国家卫生健康委员会"十四五"规划教材

全国高等学校器官-系统整合教材

Organ-system-based Curriculum

供临床医学及相关专业用

U0276307

临床技能培训与实践

Clinical Skills Training and Practice

第 **2** 版

OSBC

器官-系统
整合教材
OSBC

主　编 刘　原　刘成玉

副主编 鲍红光　蒋　沁　房学东　舒晓刚

编　者（以姓氏笔画为序）

马肖容（西安交通大学第二附属医院）　　　　张峰波（首都医科大学附属北京友谊医院）

王　俐（深圳大学总医院）　　　　　　　　林　昶（福建医科大学）

王元松（青岛大学医学部）　　　　　　　　房学东（吉林大学中日联谊医院）

吕庆娜（大连医科大学附属二院）　　　　　施学东（北京大学第一医院）

乔建梁（内蒙古医科大学附属医院）　　　　姚　强（四川大学华西第二医院）

刘　原（西安交通大学第二附属医院）　　　高　航（锦州医科大学附属第一医院）

刘　琦（同济大学附属同济医院）　　　　　崔光彬（空军军医大学唐都医院）

刘成玉（青岛大学医学部）　　　　　　　　蒋　沁（南京医科大学附属眼科医院）

刘建荣（上海交通大学医学院附属瑞金医院）　舒晓刚（华中科技大学同济医学院附属协和医院）

刘晓奇（哈尔滨医科大学附属第二医院）　　谢旭晶（中山大学附属第三医院）

刘景仑（重庆医科大学附属第一医院）　　　鲍红光（齐齐哈尔医学院附属第二医院）

张秋月（海南医学院第一附属医院）

学术秘书 刘　超（西安交通大学第二附属医院）

人民卫生出版社

·北　京·

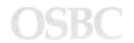

图书在版编目（CIP）数据

临床技能培训与实践 / 刘原，刘成玉主编 . —2 版
. —北京：人民卫生出版社，2021.4（2024.12重印）
全国高等学校临床医学专业第二轮器官 – 系统整合规
划教材
ISBN 978–7–117–30906–6

Ⅰ.①临…　Ⅱ.①刘…②刘…　Ⅲ.①临床医学 —高
等学校 —教材　Ⅳ.①R4

中国版本图书馆 CIP 数据核字（2020）第 222961 号

人卫智网	www.ipmph.com	医学教育、学术、考试、健康，
		购书智慧智能综合服务平台
人卫官网	www.pmph.com	人卫官方资讯发布平台

临床技能培训与实践
Linchuangjineng Peixun yu Shijian
第 2 版

主　　编：刘　原　刘成玉
出版发行：人民卫生出版社（中继线 010-59780011）
地　　址：北京市朝阳区潘家园南里 19 号
邮　　编：100021
E - mail：pmph @ pmph.com
购书热线：010-59787592　010-59787584　010-65264830
印　　刷：人卫印务（北京）有限公司
经　　销：新华书店
开　　本：850×1168　1/16　印张：35
字　　数：1035 千字
版　　次：2015 年 4 月第 1 版　　2021 年 4 月第 2 版
印　　次：2024 年 12 月第 5 次印刷
标准书号：ISBN 978-7-117-30906-6
定　　价：99.00 元
打击盗版举报电话：010-59787491　E-mail：WQ @ pmph.com
质量问题联系电话：010-59787234　E-mail：zhiliang @ pmph.com

20 世纪 50 年代,美国凯斯西储大学(Case Western Reserve University)率先开展以器官 - 系统为基础的多学科综合性课程(organ-system-based curriculum,OSBC)改革,继而遍及世界许多国家和地区,如加拿大、澳大利亚和日本等国的医学院校。1969 年,加拿大麦克马斯特大学(McMaster University)首次将以问题为导向的教学方法(problem-based learning,PBL)应用于医学课程教学实践,且取得了巨大的成功。随后的医学教育改革不断将 OSBC 与 PBL 紧密结合,出现了不同形式的整合课程与 PBL 结合的典范,如 1985 年哈佛大学建立的"New Pathway Curriculum"课程计划,2003 年约翰斯·霍普金斯大学医学院开始的"Gene to Society Curriculum"新课程体系等。

20 世纪 50 年代起,西安医学院(现西安交通大学医学部)等部分医药院校即开始 OSBC 教学实践。20 世纪 80 年代,西安医科大学(现西安交通大学医学部)和上海第二医科大学(现上海交通大学医学院)开始 PBL 教学。20 世纪 90 年代,我国整合课程教学与 PBL 教学模式得到了快速的发展,北京医科大学(现北京大学医学部)、上海医科大学(现复旦大学上海医学院)、浙江医科大学(现浙江大学医学院)、华西医科大学(现四川大学华西医学中心)、中国医科大学、哈尔滨医科大学、汕头大学医学院以及锦州医学院(现锦州医科大学)等一大批医药院校开始尝试不同模式的 OSBC 和 PBL 教学。

2015 年 10 月,全国高等学校临床医学及相关专业首轮器官 - 系统整合规划教材出版。全国 62 所院校参与编写。教材旨在适应现代医学教育改革模式,加强学生自主学习能力,服务医疗卫生改革,培养创新卓越医生。教材编写仍然遵循"三基""五性""三特定"的教材编写特点,同时坚持"淡化学科,注重整合"的原则,不仅注重学科间知识内容的整合,同时也注重了基础医学与临床医学的整合,以及临床医学与人文社会科学、预防医学的整合。首轮教材分为三类共 28 种,分别是导论与技能类 5 种,基础医学与临床医学整合教材类 21 种,PBL 案例教材类 2 种。主要适应基础与临床"双循环"器官 - 系统整合教学,同时兼顾基础与临床打通的"单循环"器官 - 系统整合教学。

2015 年 10 月,西安交通大学、人民卫生出版社、国家医学考试中心以及全国 62 所高等院校共同成立了"中国医学整合课程联盟"(下称联盟)。联盟对全国整合医学教学及首轮教材的使用情况进行了多次调研。调研结果显示,首轮教材的出版为我国器官 - 系统整合教学奠定了基础;器官 - 系统整合教学已成为我国医学教育改革的重要方向;以器官 - 系统为中心的整合教材与传统的以学科为中心的"干细胞"教材共同构建了我国临床医学专业教材体系。

经过 4 年的院校使用及多次调研论证,人民卫生出版社于 2019 年 4 月正式启动国家卫生健康委员会"十四五"规划临床医学专业第二轮器官 - 系统整合教材修订工作。第二轮教材指导思想是,贯彻《关于深化医教协同进一步推进医学教育改革与发展的意见》(国办发〔2017〕63 号)文件精神,进一步落实教育部、国家卫生健康委员会、国家中医药管理局《关于加强医教协同实施卓越医生教育培养计划 2.0 的意见》,适应以岗位胜任力为导向的医学整合课程教学改革发展需要,深入推进以学生自主学习为导向的教学方式方法改革,开展基于器官 - 系统的整合教学和基于问题导向的小组讨论式教学。

第二轮教材的主要特点是：

1. 以立德树人为根本任务，落实"以本为本"和"四个回归"，即回归常识、回归本分、回归初心和回归梦想，以"新医科"建设为抓手，以学生为中心，打造我国精品 OSBC 教材，以高质量教材建设促进医学教育高质量发展。

2. 坚持"纵向到底，横向到边"的整合思想。基础、临床全面彻底整合打通，学科间全面彻底融合衔接。加强基础医学与临床医学的整合，做到前后期全面打通，整而不乱、合而不重、融而创新；弥合临床医学与公共卫生的裂痕，加强疾病治疗与预防的全程整合；加强医学人文和临床医学的整合，将人文思政教育贯穿医学教育的全过程；强调医科和其他学科门类的结合，促进"医学＋X"的快速发展。

3. 遵循"四个符合""四个参照""五个不断"教材编写原则。"四个符合"即符合对疾病的认识规律、符合医学教育规律、符合医学人才成长规律、符合对医学人才培养岗位胜任力的要求；"四个参照"即参照中国本科医学教育标准（临床医学专业）、执业医师资格考试大纲、全国高等学校五年制本科临床医学专业规划教材内容的深度广度以及首轮器官－系统整合规划教材；"五个不断"即课程思政不断、医学人文不断、临床贯穿不断、临床实践和技能不断、临床案例不断。

4. 纸数融合，加强数字化，精炼纸质教材内容，拓展数字平台内容，增强现实（AR）技术在本轮教材中首次大范围、全面铺开，成为新型立体化医学教材的精品。

5. 规范 PBL 案例教学，建设与整合课程配套的在线医学教育 PBL 案例库，为各院校实践 PBL 案例教学提供充足的教学资源，并逐年更新补充。

6. 适应国内器官－系统整合教育"单循环"教学导向，同时兼顾"双循环"教学实际需要。

7. 教材适用对象为临床医学及相关专业五年制、"5+3"一体化本科阶段，兼顾临床医学八年制。

第二轮教材根据以上编写指导思想与原则规划为"20+1"模式，即 20 种器官－系统整合教材，1 种在线数字化 PBL 案例库。20 种教材采用"单循环"器官－系统整合模式，实现基础与临床的一轮打通。导论和概论部分重新整合为《医学导论》（第 2 版）、《人体分子与细胞》（第 2 版）、《人体形态学》（第 2 版）和《人体功能学》（第 2 版）等 7 种。将第一轮教材各系统基础与临床两种教材整合为一种，包括《心血管系统与疾病》（第 2 版）等教材 13 种，其中新增《皮肤与感官系统疾病》。1 种 PBL 综合在线案例库，即中国医学教育 PBL 案例库，案例范围全面覆盖教材相应内容。

第二轮教材有全国 94 所院校参与编写。编写过程中正值新冠肺炎疫情肆虐之际，参编专家多为临床一线工作者，更有很多专家身处援鄂抗疫一线奋战。主编、副主编、编委一手抓抗疫，一手抓教材编写，并通过线上召开审稿会和定稿会，确保了教材的质量与出版进度。百年未遇之大疫情必然推动百年未有之大变局，新冠肺炎疫情给我们带来了对医学教育深层次的反思，带来了对医学教材建设、人才队伍培养的深刻反思。这些反思和器官－系统整合教材的培养目标不谋而合，也印证了我们教材建设的前瞻性。

第二轮教材包括 20 种纸数融合教材和在线数字化中国医学教育 PBL 案例库，均为**国家卫生健康委员会"十四五"规划教材**。全套教材于 2021 年出版发行，数字内容也将同步上线。希望广大院校在使用过程中能够多提宝贵意见，反馈使用信息，以逐步修改和完善教材内容，提高教材质量，为第三轮教材的修订工作建言献策。

OSBC 主编简介

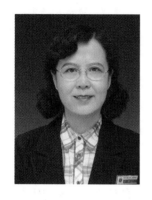

刘 原

教授,呼吸内科一级主任医师。西安交通大学医学部教学名师,西安交通大学第二附属医院副院长。全国高等院校诊断学教学指导委员会常委、中国医师协会毕业后医学教育专家指导委员会执行委员会过程考核工作委员会副主委、中国医师协会呼吸医师分会委员、陕西省医学会内科学分会副主任委员、国家医师资格考试陕西考区首席考官等。《医学教育研究与实践》和《中国医学教育技术》杂志编委。

从事医疗、科研、教学工作37年。2010年至今,全面负责医院本科生、研究生、住培生、专培生及进修生的教学管理工作。先后承担国家自然科学基金、原卫生部临床重点课题、省市科研项目10项,教育部、陕西省及校级教改课题11项,主编国内首部器官-系统整合教材《临床技能培训与实践》,主编《老年呼吸内科学》,副主编《标准化病人案例编写手册》《内科疾病药物治疗进展与决策》《高等临床医学教育与研究》,参编国家级和省级教材/专著共计13部,发表教学论文46篇、学术论文62篇,先后获得陕西省教学成果特等奖、一等奖、二等奖共6项,省、市科技进步奖3项。多次被评为校级优秀教师,2015年荣获全国首届住院医师心中的好老师,2019年获全国住院医师规范化培训优秀住培管理工作者。

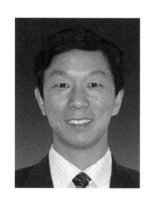

刘成玉

内科学教授,硕士研究生导师。现任青岛大学医学部教学督导委员会主任、总督学,临床技能学教学实验中心主任,医学检验学系名誉主任。全国高等学校器官-系统整合教材评审委员会委员、全国高等学校数字医学教材建设指导委员会委员、全国高等职业教育规划教材评审委员会委员、山东省医学教育学会副主任委员、山东省医学会诊断学分会副主任委员、青岛市医学教育学会主任委员、青岛市全科医学会副主任委员。担任《高校医学教学研究》《中华诊断学电子杂志》杂志编委。

从事临床教学工作35年,主要承担诊断学、内科学、临床技能学的教学工作。现为教育部卓越医生教育培养计划项目负责人。先后完成省部级教学研究课题12项,获得省部级教学成果奖和教材奖10项,主编和参编国家级和省部级规划教材、创新教材24部,发表科研教研论文130余篇。在长期的临床技能学教学实践中,探索出的"亲身体验、研读经典、名师指导、模拟训练、临床实践、反思强化"的临床实践能力教学方法,获得山东省教学成果二等奖,主编的《临床技能学》(第2版)、《临床基本技能考核与评价》被广泛应用于医学生的临床技能培训实践与考核评价。

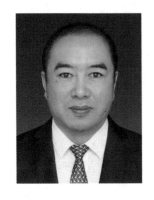

鲍红光

　　教授、主任医师、硕士生导师。齐齐哈尔医学院附属第二医院副院长、胸外科主任。兼任中国医药教育协会智能医学专业委员会副主任委员、中国研究型医院学会 QSHE 管理专业委员会委员、黑龙江省医疗保健国际交流促进会胸部微创及开放手术规范化诊疗分会副主任委员、黑龙江省医师协会毕业后教育与继续教育专业委员会副会长等。

　　从事医疗、教学、科研工作 30 多年，在胸外科疾病诊治方面积累了丰富经验。作为副主编参与编写人民卫生出版社出版的"十二五"规划教材和人民军医出版社出版的规划教材各 1 部。发表论文 60 余篇，其中 SCI 论文 5 篇。黑龙江省优秀教师，黑龙江省卫生系统突出贡献中青年专家，黑龙江省首届"龙江名医"。

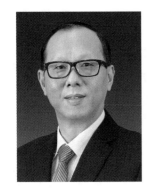

蒋　沁

　　教授、主任医师、博士生导师。南京医科大学附属眼科医院院长。中国医师协会眼科医师分会常委、中国中西医结合学会眼科专业委员会常委、教育部眼视光医学专业教学指导分委会委员、江苏省中西医结合学会眼科专业委员会主任委员、江苏省医学会眼科分会副主任委员、科技部重点项目及国家自然基金委项目评审专家。

　　从事眼科教学工作 30 余年，发表 SCI 论文 70 余篇，主持国家自然科学基金、省级科研项目 30 余项，获国家级、省级科技进步奖、引进奖等 11 项。原国家卫生和计划生育委员会"十三五"英文版规划教材 *Ophthalmology* 副主编，参编多部眼科学相关教材。

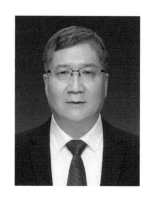

房学东

　　教授,博士生导师。现任吉林大学中日联谊医院副院长、终身教授,吉林省外科研究所所长。兼任吉林省医学会普外科学分会主任委员、中华医学会外科学分会第十八届委员、中国医师协会结直肠肿瘤专业委员会副主任委员等。

　　从事教学工作 33 年。参编《外科学》(第 9 版),担任《中华外科杂志》《中华普通外科杂志》等杂志编委。发表学术论文 176 篇,主编、主译学术专著 7 部。获吉林省科技进步奖一等奖 1 项,吉林省五一劳动奖章获得者,享受国务院政府特殊津贴,获得全国医药卫生系统先进个人等荣誉称号。

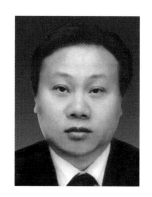

舒晓刚

　　教授,主任医师,博士生导师。华中科技大学同济医学院副院长,消化道疾病湖北省工程研究中心总负责人。武汉市民盟副主任委员、武汉市政协常委、民盟湖北省委委员。

　　从事教学工作 17 年。作为主持人及主要负责人承担多项国家自然科学基金项目、湖北省科技攻关项目等。先后在国内外权威杂志(*Gastroenterology*、*Neuron*等)发表论文数十篇。曾获湖北省科技进步奖一等奖、武汉市科技进步奖一等奖、华中科技大学教学成果奖一等奖等。

OSBC 前 言

《临床技能培训与实践》是原国家卫生和计划生育委员会"十二五"规划教材,是我国高等学校首套28种"器官-系统整合教材"(OSBC)之一。该教材出版5年来,得到了广大师生及读者的好评,我们也与广大师生及临床医务工作者共同见证了我国整合医学教育的发展和临床医疗水平的提高。《临床技能培训与实践》也在教学和临床实践中不断吸取各种新理念、新理论和新技术,从而不断发展和完善。

为了贯彻国务院办公厅《关于深化医教协同进一步推进医学教育改革与发展的意见》(国办发〔2017〕63号),进一步落实教育部、国家卫生健康委员会、国家中医药管理局《关于加强医教协同实施卓越医生教育培养计划2.0的意见》(教高〔2018〕4号),树立"大健康"理念,优化服务生命全周期、健康全过程的课程体系,根据以岗位胜任力为导向的医学整合课程教学改革发展需要,深入推进以学生自主学习为导向的教学方式和方法改革,开展基于器官-系统整合式教学和基于问题导向的小组讨论式教学,在中国整合医学联盟的指导下,我们对《临床技能培训与实践》进行了修订,以便更好地满足中国整合医学课程教育教学的需要。

为了顺应当前和未来医学发展的趋势以及对医生岗位胜任力的要求,并考虑与毕业后教育的衔接,强化医学生医德素养和临床技能的培训与实践,努力实现知识、创新与岗位胜任力的统一,教与学、基础与临床的结合。根据近年来医学整合课程教育发展和第一轮教材的反馈意见,我们开展了第二轮教材修订工作。根据2019年11月国家卫生健康委员会"十四五"规划临床医学专业第二轮器官-系统整合教材主编人会议精神和《中国本科医学教育标准——临床医学专业》(2016版),《临床技能培训与实践》(第2版)修订指导思想和原则是:

1. 坚持"德医双修"的医学教育理念,以岗位胜任力为导向,构建教材内容体系,体现课程思政,强化对医学生医学人文素质和临床基本能力的综合培养。

2. 以服务器官-系统整合教学改革为重点,以培训与实践、考核与评估为核心,紧扣教学实际、着重临床应用。注重基本理论、基本知识和基本技能与新理论、新知识、新技术的结合,紧密结合国家执业医生考试和临床医学岗位要求,丰富临床技能培训与实践内容,增强教材的指导性。

3. 以推动信息技术与专业教育深度融合为切入点,实现"纸数融合",为医学生的拓展学习提供更多的优质教学资源。

4. 体现"三基""四新""五性""四特定",以及"全""实""准""精""新"等特点,建设服务临床、引领国内器官-系统整合课程的精品教材。

《临床技能培训与实践》(第2版)修订的特点为教学内容整合化、内容编排层次化、知识结构简明化、技能培训规范化、考核评估标准化、纸数融合一体化。本教材共分21章,主要对以下内容进行了修订:

1. 加强课程思政和医学人文教育。继续整合诊断学、内科学、外科学、妇产科学、儿科学、神经病学、精神病学、传染病学、急诊医学、眼科学、耳鼻咽喉头颈外科学、皮肤性病学、护理学、医学影像学等临床思维和诊断基本方法及最常用的基本操作技能,突出其实践性和可操作性,通过案例、微课及规范化操作视频等形式,将课程思政和医学人文精神融入临床技能实践与培训过程中,在潜移默化中提升医学生的岗位胜任力和医学人文精神。特别是此教材修订工作处在新冠肺炎疫情防控的特殊时期,许多参与教材编写的临床医学专家,既要忙于临床工作和疫情的防控工作,又要挤时间编写教材,他们鞠躬尽瘁、大爱无疆的精神,为开展课程思政和医学人文教育注入了新的内涵。

2. 精炼与增减部分内容。在对全书的文字内容进行精炼基础上,适当增加能够反映医学整合课程教学和国际认可的考核评价体系内容。例如,在全部章节中增加与纸质内容相适应的数字化内容,在第二十一章中增加了临床教学常用的形成性评价方法（如 mini-CEX、DOPS 等），并用案例进行示教，为开展医学整合课程教学和形成评价的学校提供具有可操作性的内容。

3. 构建纸数融合一体化教材。以纸质教材为载体，将整合理念贯穿全书，增加同版同步的高清图片、视频、动画、微课、案例等数字化内容。在阅读纸书时通过扫描纸质教材二维码，即可学习数字化内容。数字化内容不是纸质教材的电子版，而是纸质教材的辅助学习和拓展的内容，体现了全新的教育理念、临床医学教育发展趋势以及学科前沿知识。

本教材适用于临床医学专业 5 年制、"5+3" 一体化培养本科阶段、8 年制临床医学专业，同时也可作为专业学位研究生、住院医师规范化培训学员、临床教师及青年医师的参考书。通过课程教学和学习，使医学生达到"六会"的目的，即会问（病史采集）、会查（规范查体）、会认（各种检查结果判读）、会写（病历书写）、会做（临床常用基本操作）及会说（规范沟通），以提高医学生的临床实践能力。

《临床技能培训与实践》（第 2 版）的全体编者衷心感谢第 1 版编者的辛勤劳动成果，是他们孜孜不倦的付出为本版教材的编写提供了基石。衷心感谢人民卫生出版社和中国医学整合课程联盟的大力支持，感谢来自全国 21 所高等学校从事临床教学和热爱教学工作的全体编者及教材秘书刘超老师卓有成效的工作，感谢参加数字化内容编写的人员。为了保证《临床技能培训与实践》（第 2 版）的顺利出版，全体编者在这抗击新冠肺炎的特殊时期，相互支持、真诚合作、共克时艰，最终使得教材修订工作如期完成，这段经历给我们留下了深刻而难忘的印象。但由于时间紧、任务重，且医学整合课程教材建设还处在探索阶段，加之编者水平有限，不足与疏漏在所难免，敬请广大师生和临床医务工作者不吝赐教，使之得以不断完善，并致谢意。

刘　原　刘成玉

2020 年 12 月

OSBC 目 录

第一章
病史采集与评估

病史（illness history）是在患者生活中对其心理和躯体健康产生影响的相关事件，病史是初步诊断的基础，采集病史是诊断过程的第一步。病史的基本要素包括：①患者主观的感受，可能无法被医生观察到。②患者观察到的客观改变，包括过去被患者观察到的、而无法被医生确认的一些异常改变。③不容易核实的以往事件（如过去的诊断或治疗等）。④患者的家族史和患者的社会经济地位等状况。

病史采集（history taking）的主要方法是问诊（inquiry），即医生通过对患者或相关人员系统询问获取病史资料，经过综合分析而作出临床判断的一种诊断方法。病史采集的目的有：①发现症状；②获得对病史资料的准确描述；③确定健康事件发生的准确时间；④确定疾病是否对患者的生活产生影响。

病史采集（history taking）对疾病的诊断具有极其重要的意义，也为随后对患者进行的有针对性的体格检查和各种辅助检查提供了重要的线索。有部分疾病，仅通过病史采集就可基本确定诊断，如感冒、慢性支气管炎、心绞痛等。另外，病史采集还是医患沟通、建立相互信任的重要时机，良好的沟通是医疗服务的基础，同时还可以进行健康教育，有时交流本身就是治疗的一部分。

第一节 病史采集的内容与方法

一、病史采集的内容

掌握病史采集的内容对采集完整详尽的病史资料很有帮助。全面系统的病史采集包括以下项目。

（一）一般项目

一般项目（general data）包括姓名、性别、年龄、籍贯、出生地、民族、婚姻、职业、工作单位、家庭住址、联系方式、入院日期、记录日期、病史陈述者及可靠程度等。记录年龄应记录实际年龄。

（二）主诉

主诉（chief complaint）是患者最主要的痛苦或最明显的症状或/和体征，也就是促使其就诊的最主要原因及其持续时间。确切的主诉可以初步反映病情轻重与缓急，并提供对某系统疾病的诊断线索。主诉应用一两句话进行概括，并同时注明主诉自发生到就诊的时间，如"发热伴关节肿痛3个月""间断上腹痛1周，加重伴呕吐3h""反复咳嗽、咳痰20余年，加重伴发热3d"。记录主诉应尽可能使用症状，而不是诊断，如不用"诊断甲亢3个月"，而应记录"心悸、多食、消瘦3个月"等。然而，病程较长、病情比较复杂的病例，应归纳出能反映疾病病程和特点的主诉。对当前无症状，诊断资料和入院目的十分明确的患者，也可以用以下方式记录主诉，如"患白血病3年，经检验复发10d""2周前体检发现甲状腺结节"。

（三）现病史

现病史（history of present illness）是病史的主体部分,记录患者患病后的全过程,即发生、发展、演变和诊治经过。可按以下内容和程序询问。

1. **起病情况与患病时间**　不同疾病的起病情况不一。有的起病急骤,如脑出血在激动或紧张状态突然发病;有的起病缓慢,如肺结核或肿瘤;有的疾病起病常与某些因素有关,如心绞痛常发生于劳累时,慢性胃炎有季节性。患病时间是指从起病到就诊或入院的时间。如先后出现几个症状,需按时间顺序记录,如心悸3个月,反复夜间呼吸困难2周,双下肢肿胀4d。时间长短可以按数年、数月、数天计算,发病急骤可按小时、分钟为计时单位。

2. **主要症状的特点**　包括主要症状出现的部位、性质、持续时间和程度、缓解或加重因素。这些特点有助于判断疾病所在的系统或器官以及病变的部位、范围和性质等。

3. **病因与诱因**　尽可能了解与本次发病有关的病因(如外伤、中毒、接触感染源等)和诱因(如劳累、气候或环境变化、起居饮食失调、情绪等)。

4. **病情的发展与演变**　包括患病过程中主要症状的变化或新症状的出现。如稳定型心绞痛患者疼痛规律发生改变要考虑演变为急性冠脉综合征的可能。在衰弱、乏力的基础上,肺结核患者出现剧烈的与呼吸相关的胸痛,应考虑并发胸膜炎的可能。感染性心内膜炎患者突发腰痛、血尿,要考虑菌栓脱落导致肾梗死的可能。

5. **伴随症状**　在主要症状的基础上同时出现的一系列其他症状,常是鉴别诊断的依据。如咳嗽属于常见症状,可见于多种疾病如急性咳嗽、咳痰伴发热,应考虑呼吸道感染;慢性咳嗽、咳痰伴喘息,应考虑慢性支气管炎。反之,某一疾病未出现常见伴随症状时,这种阴性表现有时称为阴性症状。重要的阴性症状也可能是鉴别诊断的重要依据。

6. **诊治经过**　患者于本次就诊前接受过的诊治措施及其结果,药物要记录名称、剂量、时间和疗效。但不可以直接采用既往的诊断。

7. **病程中的一般情况**　最后应记述患者患病后的精神、体力状态,食欲及食量的改变,睡眠与大小便的情况等。这部分内容可全面评估患者病情的轻重和预后,具有鉴别诊断价值,并指导对症治疗。

（四）既往史

既往史（past history）是患者既往的健康状况和过去曾经患过的疾病(包括各种传染病)、外伤、手术、预防接种、过敏,特别是与目前所患疾病有密切关系的情况。例如,对冠心病和脑血管意外的患者,应询问过去是否有过高血压、糖尿病和高脂血症。在记录既往史时应注意不要与现病史混淆,如目前所患肺炎,不应把数年前也患过肺炎的情况写入现病史;而对慢性支气管炎患者,则可把历年发作情况记录于现病史中,记录顺序一般按年月的先后排列。

（五）系统回顾

系统回顾（review of system, ROS）是通过一系列直接询问,最后一遍采集的病史资料,避免忽略或遗漏。主要情况应分别记录在现病史或既往史中。问诊时,可在每个系统询问几个常见症状,如有阳性结果,再全面深入地询问该系统的症状;如为阴性,一般说来可以过渡到下一个系统。

1. **头颈部**　有无视力障碍、耳聋、耳鸣、眩晕、鼻出血、牙痛、牙龈出血及声音嘶哑史。

2. **呼吸系统**　有无咳嗽、咳痰、咯血、胸痛及呼吸困难。

3. **循环系统**　有无心悸、心前区疼痛、呼吸困难、水肿等;尿量多少;有无腹腔积液、肝区疼痛等。有无风湿热、心脏疾病、原发性高血压、动脉粥样硬化等病史。

4. **消化系统**　有无腹痛、腹泻、食欲改变、嗳气、反酸、腹胀及其与进食的关系;呕血的量及颜色;排便习惯的改变;排便时有无腹痛和里急后重;有无发热与皮肤、巩膜黄染;有无乏力、体重减轻。

5. **泌尿生殖系统**　有无尿痛、尿急、尿频和排尿困难;有无夜尿增多;有无肉眼血尿和尿中泡沫增多;有无尿潴留及尿失禁等;有无高血压、水肿等。

6. **造血系统**　皮肤黏膜有无苍白、黄染、出血点、瘀斑、血肿;有无淋巴结、肝、脾大、骨痛等;有无苍白、头晕、记忆力减退、心悸、乏力等。

7. **内分泌系统及代谢**　有无怕热、多汗、心悸、手抖;有无头痛、视力障碍、闭经泌乳;有无烦渴、多尿、多食、消瘦等;有无肌肉震颤及痉挛;有无产后大出血。

8. **神经精神系统**　有无头痛、头晕;有无失眠、嗜睡、记忆力减退、抽搐、瘫痪、视力障碍、感觉及运动异常;有无性格改变、感觉与定向障碍。有无幻觉、妄想、情绪异常。

9. **肌肉与骨骼系统**　有无肌力下降、肌肉疼痛、痉挛、萎缩等;有无关节肿痛、活动障碍。有无外伤、骨折、先天畸形病史等。

(六) 个人史

个人史(personal history)包括如下内容:

1. **社会经历**　包括出生地、居住地区和居留时间(尤其是疫区和地方病流行区)、受教育程度等。

2. **职业及工作条件**　包括工作类型、劳动环境,有无特殊接触史,如有机溶剂、石棉、放射性物质等。

3. **习惯与嗜好**　生活、饮食习惯。烟酒嗜好的时间与摄入量,以及麻醉药品、毒品等。

4. **有无冶游史**　是否患过淋病性尿道炎、尖锐湿疣、下疳等性传播疾病。

(七) 婚姻史

婚姻史(marital history)包括未婚或已婚、结婚年龄、配偶健康状况、性生活情况、夫妻关系等。

(八) 月经史和生育史

月经史(menstrual history)与生育史(childbearing history)包括月经初潮的年龄、月经周期和经期天数、经血的量和颜色、有无痛经、末次月经日期、闭经日期、绝经年龄,以及妊娠与分娩次数、人工或自然流产次数。记录格式如下:

$$初潮年龄\ \frac{行经期(d)}{月经周期(d)}\ 末次月经日期/绝经年龄$$

(九) 家族史

家族史(family history)是指患者的双亲与兄弟、姐妹及子女的健康情况,特别应询问家族中是否有与患者同样的疾病,有无与遗传有关的疾病,如血友病、遗传性球形红细胞增多症、糖尿病、精神分裂症等。对已死亡的直系亲属要问明死因与年龄。

二、病史采集的方法

病史采集的方法关系到获取病史资料的数量和质量,涉及一般交流技能、病史采集技巧、医患关系处理、医学知识底蕴、临床思维方法等多个方面。在不同的临床场景,也要根据具体情况采用相应的方法和技巧。

视频:问诊示范

1. **从礼节性的交谈开始问诊**　先做自我介绍,讲明自己的职责,例如:"李先生,您好,我是主管您的医生,今天要来问问您的情况,并给您做体格检查。"这样的开场白有助于缩短医患之间的距离,保证病史采集的顺利进行。如果患者说:"你没看我的病历吗?"可以回答:"我希望亲自听您说说,这样我可以更准确地了解您的情况。"如果是首次就诊的患者,应先确认就诊者的身份信息。

2. **采用恰当的问诊方法**　病史采集的过程中,要灵活运用不同类型的问诊方法。问诊的方法有3种,即以患者为中心的问诊方法、以医生为中心的问诊方法,以及两种方法相结合的问诊方法,其特点见表1-1。

表 1-1　问诊方法及特点

方法	特点
以患者为中心的问诊方法	①采用开放式问诊,鼓励患者诉说自己认为最重要的事情,关注患者的情感和需求,让患者充分表达自己的想法,而不是应付医生的想法 ②有利于建立和谐的医患关系
以医生为中心的问诊方法	①采用封闭式问诊,不是聆听患者的诉说,而是询问特定的问题,以获得特定的细节 ②信息不完整和/或不准确,限制了医生与患者和谐医患关系的建立
两种方法相结合的问诊方法	采用两种相结合方法获得患者的生理、心理和个人社会活动等方面的资料

(1)一般性问诊(开放式问诊):常在问诊现病史、既往史、个人史等开始时使用。这种问题让患者自主地叙述病史,而不是预设一个答案。问诊开始首先问一般问题,如"您这次来看病,主要是哪里不舒服?"这样的问题,可以让患者先来叙述,医生倾听患者叙述,以确定患者的主诉。

(2)直接问诊(封闭式问诊):在获得了一些基本信息后,采用直接问诊的方法采集一些特定的有关细节。关于一个症状的特点,如部位、起病情况、诱发或缓解因素、性质、放射、严重程度、伴随症状等,都可以通过这种方法来进行。如"您何时开始腹痛的呢?""您的腹痛是什么样的疼痛?""具体是哪个地方疼?"另一种是使用一般疑问句,请患者回答"是"或"不是",或者对提供的选择作出回答,如"您的腹痛与吃饭有关系吗?""腹痛的时候,您是喜欢平躺着还是蜷曲起来?""腹痛是在深处还是在表面?"

应避免诱导性问诊,如"您胸痛时感觉左上肢疼了吗?"而应该说:"您胸痛时,注意到还有其他地方不舒服吗?"避免暗示性问诊,如"用这种药物后病情好多了吧?"避免连续提出一系列问题,可能造成患者对要回答的问题混淆不清,如"您有咳嗽吗? 咳痰量多吗? 是白痰还是黄痰?"

不要责备患者,导致其产生防御心理,如"您为什么不戒酒呢?""您为什么不早点儿来看病?"

开始问诊时,应避免用直接或选择性问题,这样会限制患者描述病史的范围,有可能遗漏重要的信息。

3. **问诊顺序**　现病史应按照时间顺序进行,明确首发症状开始的确切时间及其演变过程。如有几个症状同时出现,必须确定其先后顺序。对于每一个症状的特点要全面了解。例如,56 岁男性患者,因"发作性胸骨后疼痛 2 年,加重 2h"就诊。通过问诊,明确患者 2 年前活动后发生胸痛,疼痛位于胸骨后,为闷痛,向左上肢放射,无憋气,休息几分钟后消失。发作一般 1 个月 1 次,基本是快步行走或骑车上坡时出现。2h 前,无明显诱因,患者胸骨后疼痛再发,程度加重,持续不缓解。1h 前伴出汗、头晕、心悸,胸痛放射至左肩部。如此收集的资料能准确反映疾病的时间发展过程。

4. **过渡语言**　在问诊的 2 个内容之间使用过渡语言,向患者说明将要讨论的新话题及其理由。如过渡到既往史前,可以说:"我们刚才说了您这次患病的情况,现在再说说您以前得过什么病吧,看看与现在的问题有无联系。"如过渡到家族史之前可说:"有些病在家族里是有遗传倾向的,所以我们要了解一下您家里人的健康情况。"过渡句并不是必需的,但是,在问诊性生活史等问题之前,最好有过渡句。

5. **注意病史采集的系统性和目的性**　病史采集的顺序一般应按照病史采集的内容条目进行。但可以根据具体情况做适当调整,如一般项目的职业和工作单位可以在个人史中问诊。患者在陈述病史时可能会杂乱无章,主次不分,医生要抓住重点,针对主诉和本次就诊相关的情况深入了解,并对患者的陈述进行分析和鉴别。患者叙述与疾病无关的内容时,医生要善于引导患者回归病情的叙述。要避免无计划的重复问诊,因其会挫伤和谐的医患关系和失去患者对医生的信任。

6. **重点记录、及时小结**　医生对患者每一项陈述应做全面而重点的记录,防止遗漏和遗忘。问诊结束时,尽可能有重点地给患者重述一下病史,征求患者有无补充或纠正,以为患者提供机会,核实所述病情的准确性或澄清某些信息。一般情况下,在问诊现病史、既往史等之后均要进行小结和与患者沟通。问诊时记录要尽量简单、快速,要注意观察患者,而不是埋头记笔记,要注意患者的面部表情、肢体语言,这些可以提供非语言性的线索。

7. **核实信息**　为保证病史的准确性,有时医生要引证核实患者提供的信息,就同样的内容再次追问或重申要点以确认病史资料。例如:

患者:"我有冠心病。"

医生:"当时有胸痛吗?"

患者:"有过。"

医生:"做过什么检查吗?"

患者:"心电图。"

医生:"心电图有问题吗? 现在还保留吗?"

又如患者说"我有关节炎。"则应追问"有关节肿吗?""当初是怎么诊断的?"有些患者对于记忆不清的情况会随口称"是",有的患者会夸大或隐瞒病情。医生要以科学的严谨态度,对于不可靠或者含糊不清的部分,反复核实、询问,以获得可靠的病史。比如患者说"经常饮酒",要进一步追问"一周几次? 每次喝什么酒? 大约多少?"力求精确。

8. **语言要通俗易懂**　与患者交谈,必须用常人易懂的词语代替医学专业术语。如"您有没有睡觉时半夜憋醒,需要坐起来的情况?"不能说"您有没有夜间阵发性呼吸困难?"医学术语会让患者迷惑不清。另外,当患者使用医学术语的时候,不要就按照其表面含义理解,要追问患者,让他描述具体的意思。

9. **仪表整洁、注重礼节和举止友善**　有助于建立与患者的和谐关系,获得患者的信任,甚至能使患者讲出原想隐瞒的敏感事情。认真倾听患者描述的经历和感受,尽量不要打断。医生可以适当运用肢体语言,如微笑、点头、手势等鼓励患者的叙述。

10. **恰当地使用一些赞扬与鼓励的言语**　使患者感觉受到了肯定,愿意积极提供信息。如"您做得很好""那您一定很不容易",以及一些通俗的赞扬语,如"您已经戒烟了? 有毅力。"还可以和患者共情,例如"您当时一定很难过""我知道这对您来说很不容易,您还是把饭吃完了。"

11. **要了解患者就诊的确切目的和要求**　有时患者看似答非所问,总是提一些与主诉不相关的问题,实际上他可能还有其他目的,如咨询某些医学问题、对自身健康的担忧等。在问诊结束时,可以问患者:"还有什么问题吗?"一方面,进一步确认没有遗漏的信息;另一方面,鼓励患者提出问题。在某些情况下,咨询和健康教育是治疗成功的关键,甚至本身就是治疗的目标。医生应判断患者最感兴趣的、最想知道的及每一次可理解的信息量,从而为他提供适当的信息或指导。

12. **要尊重患者**　不要与患者对立,或将自己的道德观念强加给患者。了解患者的社会经济背景,有助于病史采集的顺利进行。无论患者的年龄、性别、信仰、教育背景和经济状况如何,都不能歧视患者,也不要轻易地怀疑患者。

13. **遇到复杂问题时承认不足**　告知患者会请上级医生会诊、请相关科室会诊、往上级医院转诊等信息,有助于患者客观地看待医患关系。

14. **做好下一步诊疗计划**　问诊结束时,应感谢患者的合作,说明下一步对患者的要求、下次就诊时间或随访计划等。

病史采集需要方法与技巧,只有理论知识与实践训练相结合,才能较好地掌握问诊的方法与技巧。只有掌握了一定的医学知识,问诊才能更系统、思维才能更连贯。像人类交往与交流的其他形式一样,不可能有机械的、一成不变的问诊模式和方法。医学生有时思维紊乱、语塞词穷,难以提出恰当的问题,问诊进展不够顺利,应在学习中不断总结经验,吸取教训。必要时可以反问自己:是否患者此时特别难受? 是否患者不能表达? 有无语言障碍? 是否患者被疾病吓倒? 医生自己是否太紧张? 是否自己的言行影响了医患关系？是否患者对自己的信任度不够？努力去发现影响问诊的原因，予以解决，才能不断提高问诊水平。

（高　航）

第二节　特殊状态与特殊人群病史采集的技巧

（一）焦虑

焦虑是面对压力常见的反应，患者经常担心自己罹患重病，情绪出现焦虑和害怕。医生应识别出患者焦虑的原因或根源，认可这种情绪的存在，不要当面对患者进行评判。同时，尽可能提供相关的信息来缓解患者的焦虑情绪，用专业、镇定、平和的态度获得患者的信任。

（二）抑郁

抑郁是一种慢性情绪低落的状态，而其抑郁状态经常被忽视。在问诊时，医生要注意评估患者的情绪，及时发现其自杀倾向，尽早请相关医生会诊。对伴有抑郁的患者要密切观察并仔细问诊病史，有时可能需要多次问诊，才能获得完整的病史资料。

（三）否定

否定是拒绝接受部分现实，给自己时间来适应变化。但是，持续的否定状态会干扰患者接受治疗以及应对挑战的能力。处于否定状态的患者常常拒绝接受自身的疾病状态。不管患者的否定是如何荒谬，医生都不可直接驳斥患者，让他"接受现实"。可通过询问其家庭成员等方式获得病史资料。

（四）多种症状并存

部分患者长期存在多种症状，如头晕、心悸、腹胀、乏力、胸闷等。医生应注意在叙述的大量症状中抓住关键，应用相对客观的指标对症状进行评价，如体重下降、肌力下降、尿量减少等。另一方面，在注意排除器质性疾病的同时，亦应考虑其精神因素，是否为"医学不能解释的症状"。但是，医生作出功能性疾病的诊断必须谨慎。

（五）缄默

由于羞涩、缺乏自信，或严重的抑郁状态导致患者缄默不语。对于这样的患者，使用开放式询问的效果不佳，使用直接询问更容易获得答案。另外，给患者足够的时间去思考和回忆，注意患者的面部表情和肢体语言。

（六）唠叨

唠叨的患者经常掌握话语的主动权，医生无法询问，每个问题都能引出一长串回答。医生不要显示出不耐烦，可以用一个直接问诊来打断患者滔滔不绝的叙述，而不要采用开放式问诊。可以说"我也想了解更多的细节，不过时间有限，下面我问一些问题，请您回答。"

（七）讨好

讨好的患者倾向于取悦医生，他们认为，如果回答问题激怒了医生，医生就会抛弃他们。医生要意识到患者的焦虑是其行为的根源，要向患者解释病史真实性的重要性。

（八）偏执型人格

当询问系统回顾时，偏执的患者经常问："你为什么问我这些？"针对患者这样的怀疑，可以直接回答："这些是常规的问题，我对每个患者都要这样问诊。"患者的妄想是没有理由的，因此一旦出现，立即结束问诊，一定要避免发怒。

（九）愤怒

愤怒或有敌意的患者是很常见的，有些患者口出不逊，还有些在问诊过程中基本保持沉默。医生经常感到厌恶、愤怒、不耐烦或灰心。医生应保持坦诚、不歧视的态度，应尽量避免对立情绪，接受患者的情绪状态。

（十）攻击

很多攻击性患者存在人格障碍，在日常生活中很容易被激怒。患者通过表现得有敌意和有攻击性，来掩饰其焦虑和无奈。这样的患者很难沟通与问诊，医生尽量避免激起患者的焦虑情绪，或先与患者建立和谐的医患关系，再进行深层次的问诊。

（十一）儿童

儿童对于医院陌生的环境，往往处于警觉状态。如果患者是学龄孩子，应该向其解释就诊和进行检查的原因，以缓解其焦虑情绪。在询问其父母的基础上，询问患儿本人的感受。小儿由于存在语言交流的障碍，问诊病史主要靠父母的描述以及对孩子的观察。

（十二）老年患者

老年人可能存在听力、视力的下降，生活不能自理，就诊时，经常有其他家庭成员陪伴。问诊时，问题要直接、简短、明确，要给老人思考的时间。同时，要注意询问其家庭成员，其与老人生活的亲密程度。必要时，可电话询问不在场的家庭成员。要注意老人的既往病史、经济社会地位、家庭成员的亲密度等。

（十三）歪曲

患者有时会有意或无意地歪曲事实，有的患者可能夸大某些症状，以博取医生的关注，有的害怕面对可能的疾病而将病情轻描淡写。医生应尽早鉴别，并通过多方面了解病情。少部分患者会有意识地歪曲事实，医生除了向其他亲属、朋友了解病情，还需要进行相关检查，客观评价病情，不要相信一面之词。

（十四）文化程度低下和语言障碍

文化程度低下者理解力低，医学知识贫乏。问诊时，语言应通俗易懂，减慢问诊的速度，注意患者回答问题的态度，如果有含糊不清，一定要向患者详细解释，务必保证患者能真正理解所问的问题，避免患者因不理解问题而盲目回答"是"或"不是"。由于患者倾向于附和医生，应尽量避免诱导性问题，多采用开放式问诊。

语言不通者，要采用通俗的语言进行问诊，最好是有翻译，并要保证尽量准确地翻译。如果翻译存在理解困难，应向翻译详细解释，保证其理解后再问诊患者。另外，可采用手势作为辅助手段。

（十五）危重症患者

问诊危重症患者的过程要简短，并可与体格检查、处理同时进行。患者一般情况改善后，再进行详细问诊和查体。病情危重者反应变慢，甚至迟钝，应有耐心。对于意识障碍患者，可询问其亲属。

（十六）残疾患者

问诊残疾患者病史较其他人更为困难。对听力损害者或聋哑人，交流更加困难。医生坐在患者的正对面，放慢说话速度，允许患者读唇语；注意房间的照明；辅以手势和面部表情。对于戴助听器的患者，询问其是否要提高声音。必要时作书面询问，书面交流。对盲人，先向患者自我介绍，解释问诊的目的，可以间断接触患者的胳膊和肩膀，更能使患者放松，配合问诊。

（高　航）

视频：特殊人群（儿童）的问诊

第三节　病史采集的实践

视频:发热
问诊

一、发热

1. 现病史

(1)起病情况与患病时间:询问起病时间,发病缓急和病程长短等。急性发热多在2周以内,长期发热是指发热超过2周以上。发热持续至少3周以上,经过系统检查未明确病因者称为不明原因的发热(FUO)。体温数小时内达到39℃或以上为骤升型发热,数天内体温逐渐升高达到高峰者为缓升型发热。

(2)病因与诱因:起病前有无明确的病因或诱因,如感染、损伤、手术或甲亢等产热增多的因素等,有无受凉、进食不洁食物,用药、输血以及高温环境等。FUO最常见的原因是感染性疾病,其次是恶性肿瘤和风湿性疾病,且风湿性疾病有可能超过恶性肿瘤。

(3)主要症状特点:发热是低热、中度热,还是高热或超高热? 常见的功能性低热有原发性低热、感染后低热、夏季低热以及生理性低热。有无特殊的热型。退热药或激素以及物理降温能否降温,疟疾患者在高热数小时后能自行缓解。午后发热常见于结核病、高温环境,脱水可进一步加重体温升高。

(4)病情发展与演变:热型有无变化,是否出现体温下降后的再度发热。是否出现超高热(41℃以上),有无伴随症状,如皮疹、精神状态或神志改变、气短、胸痛或头晕等。

(5)伴随症状:发热的伴随症状与临床意义见表1-2。

表 1-2　发热的伴随症状与临床意义

伴随症状	临床意义
寒战	大叶性肺炎、败血症、急性胆囊炎、急性肾盂肾炎、流行性脑脊髓膜炎、疟疾、钩端螺旋体病、药物热、急性溶血或输血反应等
结膜充血	麻疹、流行性出血热、斑疹伤寒、钩端螺旋体病等
口唇单纯疱疹	急性发热性疾病,常见于大叶性肺炎、流行性脑脊髓膜炎、间日疟、流行性感冒等
淋巴结大	传染性单核细胞增多症、风疹、淋巴结结核、局灶性化脓性感染、丝虫病、白血病、淋巴瘤、转移癌等
肝脾大	传染性单核细胞增多症、病毒性肝炎、肝及胆道感染、布鲁杆菌病、疟疾、结缔组织病、白血病、淋巴瘤及黑热病、急性血吸虫病等
皮肤黏膜出血	①重症感染及某些急性传染病,如流行性出血热、病毒性肝炎、斑疹伤寒、败血症等 ②某些造血系统疾病,如急性白血病、重症再生障碍性贫血、恶性组织细胞病等
关节肿痛	败血症、猩红热、布鲁杆菌病、风湿热、结缔组织病、痛风等
皮疹	麻疹、猩红热、风疹、水痘、斑疹伤寒、风湿热、结缔组织病、药物热等
昏迷	①先发热后昏迷:流行性乙型脑炎、斑疹伤寒、流行性脑脊髓膜炎、中毒性菌痢等 ②先昏迷后发热:脑出血、巴比妥类药物中毒

(6)诊治经过:就诊前患者是否到其他医疗机构就医,做过什么检查,诊断为什么病,采用过哪些治疗方法,如镇痛剂、抗生素等,其效果如何。

(7)一般情况:发病以来,患者的食欲有无改变,有无恶心呕吐,有无胃肠胀气、便秘等;大便次数、性状有无改变;有无尿频尿急尿痛,有无尿液浑浊或变红。是否影响睡眠;精神状态如何;体重有无变化。

2. 其他相关病史

(1)流行病学史:有无流行病的疫水、疫区及患者接触史;有无热带或亚热带旅游史;是否被蚊虫叮咬;是否有牛羊接触史;是否曾被蜱叮咬。

(2)既往病史:有无肿瘤化疗、人类免疫缺陷病毒(HIV)、器官移植或风湿免疫病使用激素和/或免疫抑制剂病史;有无人工关节、人工心脏瓣膜置换术史。

(3)有无药物过敏史。

(刘 琦)

二、皮肤黏膜出血

1. 现病史

(1)起病时间与发病情况:何时起病(年幼、青年或老年)和发病急缓。

(2)病因与诱因:有无接触放射性物质及毒物史;有无过敏史及外伤、感染、肝肾疾病史;既往有无易出血史。

(3)主要症状特点

1)年龄:自幼出血提示先天性出血性疾病,而成年后发病多为获得性因素所致。

2)性别:在遗传性出血性疾病中,血友病几乎均见于男性,血管性血友病男女均可发病。

3)出血部位、范围及特点:无论是血管壁异常还是血管内容物异常,临床上均表现为出血。血管壁功能异常引起的出血特点为皮肤黏膜的瘀点、瘀斑,如过敏性紫癜表现为四肢或臀部有对称性、高出皮肤(风团或丘疹样)的紫癜,可伴有痒感、关节痛及腹痛,累及肾脏时可有血尿。老年性紫癜常为手、足伸侧的瘀斑。单纯性紫癜为慢性四肢或臀部反复出现瘀斑,常见于青年女性和儿童,月经期加重。血小板减少的出血特点为皮肤黏膜同时有瘀点、紫癜和瘀斑,有鼻出血、牙龈出血、月经过多、血尿及黑便等,严重者可导致脑出血。血小板病功能异常患者血小板计数正常,出血轻微,以皮下、鼻出血及月经过多为主,但手术时可出现出血不止。由凝血因子缺乏或功能异常等凝血功能障碍引起的出血常表现有内脏、肌肉出血或软组织血肿,亦常有关节腔出血,且常有家族史或肝脏病史,如血友病。

(4)病情发展与演变:出血时间、缓急、部位、范围、特点、消退时间、出血频度。

(5)伴随症状:四肢对称性紫癜伴有关节痛、腹痛或血尿者,见于过敏性紫癜。紫癜伴有广泛性出血,如鼻出血、牙龈出血、血尿、黑便等,见于血小板减少性紫癜、弥散性血管内凝血。紫癜伴有黄疸,见于肝脏疾病。自幼有轻伤后出血不止,且有关节肿痛或畸形者,见于血友病。出血伴牙龈肿胀、皮肤毛囊过度角化应排除维生素C缺乏症。伴颅内压升高症状及中枢神经压迫症状应考虑合并颅内出血。伴关节炎或多系统损伤要警惕系统性红斑狼疮等结缔组织病。

(6)诊治经过:就诊前患者是否到其他医疗机构就医,做过什么检查,如血常规、肝肾功能、凝血功能、骨髓细胞学等检查;经过何种治疗,如止血药、抗生素等,疗效如何。

(7)一般情况:发病以来精神、睡眠、饮食、大小便、体重、体力情况。

2. 其他相关病史

(1)个人史:既往是否有接触放射性物质及毒物史;既往疾病史;女性患者有无月经过多或产后大出血;询问饮食习惯、营养状况、居住环境、职业工作条件。

(2)家族史:家族中是否有类似出血表现者。

(王 俐)

视频:头痛
病史采集

三、头痛

1. 现病史

(1)起病时间与发病情况:询问何时起病和发病急缓情况,如急性、亚急性或慢性起病。

(2)病因与诱因:询问有无劳累、感染、食用可诱发头痛的食物(如酒精、奶酪等)、药物史,是否有既往头痛或神经系统疾病史,有无口腔、牙龈及鼻腔疾病史。

(3)主要症状特点

1)头痛部位:是全头痛或局部头痛(额部、颞部、顶部、枕部、头皮),单侧或双侧头痛。头痛部位常根据血管或神经的分布有一定的规律性,而首发的疼痛部位常提示病变所在,如三叉神经痛表现为其某分支分布区域的疼痛。偏侧的头痛常考虑偏头痛,而双侧的头痛且伴有颈枕部肌肉的紧张则考虑紧张型头痛可能。额部疼痛应排除鼻窦炎、青光眼等疾病。然而,当存在头颅深部病变或颅内病变时,头痛的部位与病灶处可不符合。

2)头痛性质与程度:头痛的性质有搏动性痛、胀痛、钻痛、撕裂痛、紧箍痛、触痛等。搏动性疼痛常提示血管性头痛,可见于偏头痛、高血压头痛、酒精中毒性头痛等。头部紧箍感常为紧张型头痛的特点。针刺样或电击样疼痛则是神经痛的典型表现。而功能性头痛则表现为无固定位置的胀痛或钝痛。头痛程度一般分为轻度、中度、重度,但与病情的轻重并无平行关系。三叉神经痛、脑膜刺激的疼痛常常最为剧烈,而肿瘤的头痛则为轻中度。

3)头痛持续时间:头痛是短暂性或持续性。急性头痛且持续不减,并伴有局灶体征或意识障碍者,常见于脑出血、蛛网膜下腔出血等;急性持续头痛伴发热者常为感染性疾病。头痛发生快、持续时间短(数小时或1~2d),长期反复发作性头痛,无局灶体征,应考虑血管性头痛如偏头痛等。头痛发生快、持续时间短仅数秒至数十秒,多见于神经痛,如三叉神经痛等。慢性进行性加重头痛,伴有局灶体征或颅内压增高者,提示脑器质性病变可能性大,如颅内占位性病变、颅内压增高症等。慢性持续性头痛,长达数周、数月,甚至数年,且时轻时重,无颅内压增高,无局灶体征时,常因焦急、情绪紧张而发生者,则多为紧张型头痛或神经症性头痛。耳源性、鼻源性、牙源性头面痛或腰穿后引流性头痛多持续数天。

4)头痛加重与缓解的因素:头痛与季节、气候、体位、头位、饮食、情绪、睡眠、疲劳及脑脊液压力暂时性增高(如咳嗽、喷嚏、屏气、用力、排便)等的关系。咳嗽、打喷嚏、摇头、低头等动作可以使颅内压增高,可使血管性头痛、颅内感染所致头痛或脑肿瘤所致头痛加重。颈部疾病所致头痛常因颈部活动而加重。紧张型头痛可以通过按摩颈项肌肉而缓解。而丛集性头痛可在直立时缓解。此外,清晨头痛加重则可能提示额窦炎、筛窦炎或颅内占位性病变,三叉神经痛多发生在白天,丛集性头痛可在睡眠中发生。

(4)病情发展与演变:病程中头痛性质是否发生变化,有无新的症状出现。

(5)伴随症状:是否伴有头晕、恶心、呕吐、面色苍白、面色潮红、视物不清、闪光、畏光、复视、耳鸣、失语、瘫痪、嗜睡、晕厥、昏迷等。恶心、呕吐可能为颅内压增高刺激脑膜所致,多见颅内感染或占位性病变;呕吐后头痛缓解可见于偏头痛。眩晕或头晕多见于后颅窝病变,包括小脑、脑干等病变。发热可见于颅内、口鼻部或全身系统的感染。眼部症状如视力下降应考虑颅内压增高性头痛或青光眼。有局灶神经体征的患者应考虑脑血管病或颅内占位性病变可能。而焦虑、紧张的临床表现常提示紧张型头痛。发病前有闪光感或畏光等先兆症状则应考虑是先兆型偏头痛。

(6)诊治经过:就诊前患者是否到其他医疗机构就医,做过何种检查,如体温、血压、血常规、头颅CT、头颅MRI、脑电图、脑脊液检查等,用过何种药物治疗(如止痛药、抗生素等),疗效如何。

(7)一般情况:发病以来精神、睡眠、饮食、大小便、体重情况。

2. 其他相关病史

(1)既往有无特殊病原体如寄生虫、结核、梅毒接触或感染史。有无全身系统其他疾病史。

（2）居住环境、工作环境、吸烟饮酒、药物滥用情况。女性患者应询问月经情况。

（3）有无手术、输血、过敏、家族史。

四、眩晕

1. 现病史

（1）起病时间与发病情况：何时起病（年幼或中年以后）、发病急缓（急性、亚急性或慢性起病）和发病状态（安静状态或活动状态）。

（2）病因与诱因：是否有心血管疾病、血液疾病、眼科疾病史，有无受凉、劳累、感染史，有无精神刺激史，有无外伤史，有无晕车、晕船史，有无相关服药史（表1-3）。

表 1-3 眩晕或头昏的病因或诱因

分类	病因或诱因
心血管疾病	高血压、低血压、心律失常（阵发性心动过速、房室传导阻滞等）、病态窦房结综合征、心脏瓣膜疾病、心肌缺血、颈动脉窦综合征、主动脉弓综合征等
血液疾病	各种原因所致的贫血、出血等
中毒性、代谢性疾病	急性发热性感染、尿毒症、重症肝炎、重症糖尿病等
眼源性眩晕	先天性视力减退、屈光不正、眼肌麻痹、青光眼、视网膜色素变性等；或见于看电影、电视、电脑时间过长和／或距屏幕距离过近引起屏幕性眩晕
神经精神性眩晕	神经官能症、更年期综合征、抑郁症等

（3）症状特点：有无旋转或摇晃感，发作是否与体位改变有关，眩晕持续时间，阵发性或持续性。前庭系统性眩晕（真性眩晕）是由前庭神经系统病变（包括末梢器、前庭神经及中枢）所致，表现为旋转感、摇晃感及沉浮感等运动幻觉。非前庭系统性眩晕（假性眩晕或头昏），常由全身性疾病引起，表现为头重脚轻、头昏脑涨、眼花等，有时似乎感觉颅脑在转动但并无外界环境或自身旋转的感觉。前庭周围性眩晕及前庭中枢性眩晕鉴别见表1-4。

表 1-4 前庭周围性眩晕及前庭中枢性眩晕鉴别

鉴别点	前庭周围性眩晕	前庭中枢性眩晕
病变部位	内耳前庭感受器及前庭神经病变	前庭神经核及中枢通路病变
眩晕程度及时间	呈发作性，症状较重，持续时间较短	症状较轻，持续时间较长
眼球震颤	眼震幅度细小，多为水平或水平加旋转	眼震幅度粗大，眼震形式多变
耳蜗症状	常伴耳鸣、听力减退等	不明显
自主神经症状	常有恶心、呕吐、出汗、面色苍白	少有，且不明显
前庭功能试验	无反应或反应较弱	常呈正常反应

（4）病情发展演变：询问发作频率，是突发或反复发作，有何变化，有无新的症状出现。

（5）伴随症状：询问是否伴有耳鸣、听力下降、恶心、呕吐、共济失调、复视等。伴耳鸣、听力下降可见于前庭器官疾病、第八对脑神经病变及肿瘤。伴恶心、呕吐可见于梅尼埃病、晕动症。伴共济失调、复视可见于小脑、后颅凹或脑干病变。伴眼震可见于脑干病变、梅尼埃病。伴听力下降可见于药物中毒。

（6）诊治经过：就诊前患者是否到其他医疗机构就医，做过何种检查，如头颅CT、头颅MRI、脑电图、电测听检查、前庭功能检查、脑脊液检查、视力及眼底检查、心电图、胸片、血常规，用过何种治疗手段（药物、复位），疗效如何。

(7) 一般情况：询问发病以来精神、睡眠、饮食、大小便、体重情况。

2. 相关内容

(1) 询问居住环境、职业工作条件、日常生活压力。

(2) 询问相关家族史。

五、抽搐与惊厥

1. 现病史

(1) 起病时间与发病情况：询问首次发病时间（婴幼儿、青少年时期或中年以后）及发病急缓（急性、亚急性或慢性起病）及严重程度，可以提示倾向某些病因的诊断。

(2) 病因与诱因：询问是否有中枢神经、心血管等系统疾病或水电代谢紊乱，是否有过度运动、中暑、腹泻、呕吐、上呼吸道感染史，是否与睡眠、饮食、情绪、月经等有关系，是否有营养不良、外伤、特殊药物使用史、毒物接触史。

(3) 主要症状特点

1) 发病年龄：高热惊厥为小儿所特有。婴幼儿需考虑产伤、先天性脑发育不良、全身性感染、遗传性、特发性疾病等。少年及青年发病可能与中枢系统感染、颅脑外伤、脑血管畸形及中毒有关。中老年常患有脑血管病、各种全身疾病，须警惕颅脑肿瘤。

2) 发作先兆：询问有无眼前闪光、闻及异常气味等。

3) 抽搐部位：询问是否全身性或局部性，还是由局部扩展至全身性的抽搐。临床上，惊厥为典型的全身性强直-痉挛性抽搐。相比全身性抽搐，局限性抽搐是以身体某一局部肌肉收缩为主要表现，多见于口角、眼睑、手足等，如腓肠肌痉挛、口面多动、眼睑痉挛、痉挛性斜颈等。Jackson癫痫表现为从一处开始抽搐进而沿着大脑中央前回运动区排列形式相对应的部位扩展，是一种累及多部位的抽搐。

4) 抽搐形式：询问肢体是屈曲、伸直还是阵挛，或是震颤、抽动，有无颈部或躯干向一侧扭转。

5) 其他：询问发作时意识、发作持续时间及发作后状态等。

(4) 伴随症状：不少原因引起的抽搐症状表现类似，而询问伴随症状能帮助作出正确的病因诊断。伴有发热可见于急性感染、胃肠道功能紊乱、重度失水，惊厥也可引起发热。伴有血压增高可见于高血压脑病、肾炎、子痫等。伴有脑膜刺激征，可见于脑膜炎、蛛网膜下腔出血。伴有局灶性神经功能缺损或颅内压增高，可见于脑卒中、脑血管畸形、颅脑肿瘤。内分泌、心血管、消化、呼吸、风湿等其他系统疾病常具有相应的临床表现。某些疾病有其特殊的临床表现，如癫痫大发作伴有意识丧失、双眼上翻、口吐白沫、大小便失禁；破伤风患者意识清晰，有角弓反张、牙关紧闭、苦笑面容、肌肉剧烈疼痛；痉挛性斜颈伴有姿势异常、感觉诡计（sensory trick）等。

(5) 病情发展演变：询问抽搐是否为突发，是单次病程还是反复发作，若为反复发作，发作频率如何，病情随病程延长有何变化，有无新的症状出现。

(6) 诊治经过：询问曾经是否就诊，查体有何特殊体征，做过何种实验室检验如血常规、肝肾功能、电解质、血糖、血氨、血气分析、激素测定，脑脊液常规、生化及细胞学检查等，做过其他何种辅助检查如心电图、胸部X线、脑电图、肌电图、头颅CT、头颅MRI、血管造影、毒物分析等。有无接受治疗，采取过何种治疗如抗癫痫药、抗生素等，效果如何。

(7) 一般情况：询问发病以来精神、睡眠、饮食、大小便、体重情况。

2. 其他相关内容

(1) 询问既往有无结核、肝炎病史，有无心律失常、糖尿病、肾炎、甲状腺功能减退等。

(2) 询问有无外伤、全麻手术、药物及食物过敏。

(3) 询问工作性质，饮食习惯，不良嗜好，家族遗传病史。

(4) 患儿需仔细询问母亲分娩史及生长发育史。

六、意识障碍

意识(consciousness)是指个体对周围环境及自身状态的识别和觉察能力。意识障碍(disturbance of consciousness)是指这种感知能力出现障碍,多由于高级神经中枢功能活动受损所引起,包括意识水平下降(觉醒障碍)和意识内容改变两方面。前者表现为嗜睡、昏睡、昏迷,后者表现为意识模糊、谵妄等。

1. 现病史

(1)针对意识障碍本身的问诊:询问意识障碍的起病时间及发病情况(缓急、活动情况)、发生过程、历时长短及演变过程。意识障碍时有无伴头痛、恶心、呕吐及呕吐物的性状。有无伴抽搐、头部外伤和耳道内流血。有无伴感觉与运动障碍。意识障碍是首发症状还是在某些疾病基础上的转化,如颅脑(脑血管疾病、脑占位性疾病、颅脑外伤、癫痫等)、心血管(重度休克、心律失常等)、内分泌与代谢(甲状腺危象、尿毒症、肝性脑病、肺性脑病、低血糖等)、水电解质平衡紊乱、外源性中毒、物理性及缺氧性损害等疾病基础上转化。意识障碍系首次发生,还是反复多次发生,与既往发作过程是否相似。

(2)相关鉴别问诊:急性意识障碍伴发热者,先有发热者应询问有无重症感染性疾病(如败血症、肺炎、脑膜脑炎等),先有意识障碍者则注意有无脑出血、巴比妥药物中毒等病史。伴呼吸缓慢、瞳孔缩小者应询问有无吗啡、巴比妥类药物、有机磷杀虫药等中毒情况。有皮肤、黏膜发绀者则应询问有无硝基苯、亚硝酸盐、吸入麻醉毒品。有皮肤出血、黄疸者应询问有无肝胆疾病或溶血病。皮肤瘀点者应注意败血症、流行性脑膜炎、亚急性细菌性心内膜炎的病史特征。水肿者应询问有无肾病、甲状腺功能减退等病史。

(3)诊治经过:询问意识障碍后有无转诊治疗,曾经到过的医院,做过何种检查,如血、尿、肝肾功能、血电解质、血糖、血气分析、心电图、脑电图、脑脊液、头颅CT、头颅MRI等,结果如何。有无给予药物治疗或其他急救措施,治疗后的意识障碍再评估情况。

(4)一般情况:询问发病以来精神、睡眠、饮食、大小便、体重情况。

2. 相关既往及其他病史的问诊

(1)询问有无外伤、药物、毒品毒物服用,毒物或煤气等化学物接触。

(2)询问有无癫痫、高血压、心、肺、肝和肾脏疾病。有无糖尿病、甲亢等代谢病。

七、瘫痪

瘫痪(paralysis)是指随意运动功能的减低或丧失,由大脑皮质运动区到肌肉这一运动传导通路上的任何部位病变所导致。

1. 现病史

(1)起病时间与发病情况:询问起病时间、发病急缓(急性、亚急性、慢性隐匿起病)。急性突发者见于脑卒中患者如急性脑梗死、脑出血、蛛网膜下腔出血或脊髓梗死和出血等。慢性隐匿起病须考虑肿瘤、神经变性疾病等。并询问发病状态(安静状态或活动状态),发作形式(发作性、持续性)及持续时间。

(2)病因与诱因:询问是否有血管疾病危险因素(如高血压、糖尿病、高脂血症、肥胖、吸烟等)、心血管疾病(心律失常、心房颤动、心脏瓣膜病等)及血液系统疾病等。有无发热、受凉、腹泻、劳累、感染史,有无精神刺激史,有无外伤史,有无相关服药、毒物及酒精接触史,有无难产、宫内缺氧、出生窒息史等。有贫血、胃疾病(如萎缩性胃炎或胃大部切除术后)者,应考虑是否为脊髓亚急性联合变性。代谢性、营养障碍性疾病见于糖尿病、B族维生素缺乏等。发病前有无饱餐、寒冷、酗酒或剧烈运动诱发低钾型周期性瘫痪。精神性瘫痪见于神经症、更年期综合征、抑郁症等。

(3)主要症状特点

1)瘫痪部位:询问是否为单瘫(单个肢体)、偏瘫(一侧上下肢体)、截瘫(双下肢)、四肢瘫、交叉瘫(一侧脑神经及对侧上下肢体)或者孤立性肌群瘫。

2)瘫痪程度:询问是完全性瘫痪或不完全性瘫痪,近端重还是远端重,四肢瘫痪是否对称或不对称。

3)波动性:询问瘫痪是否表现晨轻暮重或运动后加重(病态疲劳),此为重症肌无力瘫痪者的特征,对运动不耐受性疲劳伴血乳酸增高者为线粒体肌病的特点。

(4)病情发展演变:询问是单发或反复发作缓解,或缓慢进行性加重,有无新的症状出现。反复发作者见于低钾型周期性瘫痪,反复发作缓解且有新的症状者见于多发性硬化等。缓慢进行性加重见于神经变性疾病、遗传性疾病引起的瘫痪。

(5)伴随症状:询问有无发热、肌肉疼痛、肌肉萎缩、肌肉颤动、感觉障碍、括约肌功能障碍、失语、剧烈头痛、抽搐、精神症状、呼吸困难、复视、构音障碍、饮水呛咳、吞咽困难或不自主运动等。脑炎或脑膜炎、急性脊髓炎患者常伴有发热。肌肉疼痛多见于肌源性疾病,肌肉萎缩多见于下运动神经元疾病,肌肉颤动多出现于脊髓前角细胞病变如运动神经元病。脊髓病变多伴感觉障碍和括约肌功能障碍,脊髓亚急性联合变性常有深感觉障碍。失语、头痛、抽搐、精神症状多见于脑部疾病如脑卒中、中枢神经系统感染、脑外伤、脑肿瘤等。复视、构音障碍、饮水呛咳、吞咽困难见于脑干和脑神经病变。

(6)诊治经过:询问曾经是否就诊过,查体有何特殊体征,做过何种实验室检查如血常规、肝肾功能、血电解质、血糖等,有无脑脊液常规、生化及细胞学检查等,做过何种辅助检查如心电图、胸部X线、脑电图、肌电图、头颅CT、头颅MR、血管造影、毒物分析等。有无接受治疗,采取过何种药物如抗生素、激素、免疫抑制剂等治疗,效果如何。

(7)一般情况:询问发病以来精神、睡眠、饮食、大小便、体重情况。

2. 相关内容

(1)询问居住环境、职业工作条件、日常生活压力。

(2)询问既往史:是否有甲状腺功能亢进、脑卒中、外伤、感染、肿瘤、用药、家族遗传性疾病等病史。脑卒中患者常有血管疾病危险因素、心脏病及既往脑卒中史。遗传性家族性共济失调、肌营养不良症等往往有明显的家族史。

(刘建荣)

八、咳嗽与咳痰

1. 现病史

(1)起病时间与发病情况:起病年龄,发病急或缓。

(2)病因与诱因:有无劳累、受凉及上呼吸道感染情况;是否服用血管紧张素转换酶抑制剂(ACEI);症状是否与情绪紧张、激动或特定环境有关(如吸烟、新装修或花草茂盛的环境等),与季节气候有何关系。

(3)主要症状特点

1)咳嗽的性质:区分干性还是湿性咳嗽。干性咳嗽为无痰或少痰,多见于感染性疾病初期或非感染性疾病,如急、慢性咽喉炎、喉癌、气管炎、气管异物、气管受压、支气管肿瘤、胸膜炎等。湿性咳嗽为多痰,常见于感染性疾病如肺炎、慢性支气管炎、支气管扩张、肺脓肿、空洞性肺结核等。

2)咳嗽的程度和持续时间:轻度、中度、重度或剧烈;咳嗽呈急性、亚急性或慢性。急性咳嗽(咳嗽小于3周)常见于普通感冒、急性支气管炎等。亚急性咳嗽(咳嗽3~8周)主要见于感染后咳嗽。长期咳嗽原因较多,一类为胸部X线检查有明确病变者,如慢性支气管炎、支气管扩张、肺结核、肺癌、肺脓肿等;另一类为胸部X线检查无明显异常,以咳嗽为主或唯一症状者(咳嗽大于8周)称作不明原因的慢性咳嗽,简称慢性咳嗽,常见于咳嗽变异性哮喘、上气道咳嗽综合征、嗜酸性粒细胞性支气管炎及胃食管反流性咳嗽等。

3)咳嗽的音色:会厌、喉部疾病、气管异物或受压可出现犬吠样咳嗽;声带发炎、喉返神经受压、喉癌、喉炎常为嘶哑性咳嗽;纵隔肿瘤、主动脉瘤或支气管癌压迫气管可有金属声咳嗽;支气管肺癌、严重肺气肿、声带麻痹、极度衰弱的患者咳嗽声音低弱或出现无声咳嗽。

4)痰的性状和量:痰为黏液性、浆液性、脓性或血性。支气管扩张症、肺脓肿、支气管胸膜瘘时痰量较多,清晨或晚上睡前增多,且排痰与体位有关,痰液静置后出现分层现象(上层为泡沫、中层为浆液或浆液脓性、底层为坏死组织碎屑);棘球蚴病(包虫病)可见大量稀薄含粉皮样物的浆液性痰;弥漫性肺泡癌者每天可咳数百至上千毫升的浆液泡沫样痰。常见痰液性状改变的临床意义见表1-5。

表 1-5　常见痰液性状改变的临床意义

痰液变化	临床意义
黏液性痰	急性支气管炎、支气管哮喘及肺炎初期等
浆液性痰	肺水肿、肺泡细胞癌等
脓性痰	主要见于下呼吸道化脓性感染
血性痰	支气管肺癌、支气管扩张、肺脓肿、肺结核等
脓痰伴恶臭气味	厌氧菌感染
黄绿色痰	铜绿假单胞菌感染
铁锈色痰	肺炎链球菌肺炎和肺血栓栓塞症
砖红色胶冻样痰	肺炎克雷伯菌肺炎
灰色或黑色痰	硅酸盐肺、尘肺
白黏稠痰牵拉成丝	真菌感染
粉红色泡沫样痰	急性肺水肿

(4)病情发展与演变:咳嗽是突发还是反复发作,频率有何变化,有无新的症状。

(5)伴随症状:有无发热、寒战或大汗;是否伴胸痛,疼痛的部位和性质如何;是否伴咯血,咯血的颜色和量怎样;是否伴呼吸困难;是否伴随其他症状,如咽部或胸部有烧灼感;是否有反酸,与运动是否有关。

(6)诊治经过:是否看过病,做过什么检查,如胸部 X 线、胸部 CT 等;诊断什么病;用过何种药物治疗(如抗生素)等,疗效如何。

(7)一般情况:发病以来的精神、睡眠、饮食、大小便、体重情况。

2. 其他相关病史

(1)既往有无心、肺疾病史;有无肺结核、百日咳、麻疹等传染病病史;是否在服用可能引起咳嗽的药物;有无耳鼻喉、胃病史;有无精神疾病史;近期是否做过手术或一直卧床;是否对花粉过敏。

(2)有无药物过敏史;从事何种工作,有无粉尘、化学物质、鸟粪(家中是否养鸟或鸽子)及动物接触史;有无吸入异物的可能;是否吸烟,烟量如何;是否有哮喘家族史;亲属中是否有人患结核或有类似症状者。

(刘　原)

九、咯血

1. 现病史

(1)起病时间与发病情况:何时起病(幼年、青年或中年以后)和发病急缓。

(2)病因与诱因：是否有呼吸、心血管、造血系统疾病史；有无受凉、劳累、上呼吸道感染史；有无咽部、牙龈及鼻腔疾病(排除口、咽及鼻出血)。

(3)主要症状特点

1)年龄：青壮年咯血多见于肺结核、支气管扩张、风湿性心脏病二尖瓣狭窄等；40岁以上长期吸烟咯血者，应警惕支气管肺癌；儿童长期咳嗽、咯血伴贫血，须排除特发性含铁血黄素沉着症。

2)出血前症状及伴随物：咯血前常感喉部痒、胸闷，咯出的血可混有痰液。如感上腹部不适、恶心、呕吐出的血伴有食物残渣为呕血。

3)咯血量：大量咯血(每天咯血量超过500ml或一次咯血量超过100ml)常见于支气管扩张、空洞型肺结核和慢性肺脓肿；小量咯血(每天咯血量小于100ml)主要见于支气管肺癌、肺炎、慢性支气管炎和肺栓塞。如果每天咯血量在100~500ml为中量咯血，可见于各种肺疾病。

4)颜色：肺结核、支气管扩张、肺脓肿和造血系统疾病咯血色鲜红；典型肺炎链球菌肺炎者可有铁锈色痰；砖红色胶冻样血痰可见于肺炎克雷伯菌肺炎；肺栓塞时常咯黏稠暗红色血痰；急性左心衰时可出现粉红色泡沫样血痰；二尖瓣狭窄肺淤血咯血常为暗红色。

(4)病情发展与演变：咯血的频率是突发或反复发作，有何变化，有无新的症状。

(5)伴随症状：伴发热常见于肺炎、肺结核、肺脓肿、肺出血型钩端螺旋体病、流行性出血热；伴胸痛多见于肺炎、肺结核、肺栓塞、支气管肺癌；伴呛咳可见于支气管肺癌、支原体肺炎；伴呼吸困难常见于心源性心脏病、支气管肺癌、肺栓塞等；伴皮肤黏膜出血应考虑血液病、流行性出血热、肺出血型钩端螺旋体病、风湿性疾病等；伴黄疸须注意肺出血型钩端螺旋体病、大叶性肺炎和肺栓塞等。

(6)诊治经过：是否看过病，做过什么检查，如胸部X线、胸部CT等；用过何种药物治疗(如止血药、抗生素等)治疗，疗效如何。

(7)一般情况：发病以来的精神、睡眠、饮食、大小便、体重情况。

2. 其他相关病史

(1)既往有无百日咳、麻疹合并肺炎病史；有无结核病患者接触史；有无下肢静脉血栓病史；需询问居住环境、职业工作条件及吸烟情况。

(2)有无药物过敏史。

(刘　原)

十、呼吸困难

1. 现病史

(1)起病速度与发病情况

1)突发性呼吸困难多见于气道异物阻塞、喉部炎症水肿、气胸、大面积肺栓塞、急性肺水肿、急性呼吸窘迫综合征(ARDS)及癔症等。

2)急性出现呼吸困难的临床疾病有肺水肿(急性左心衰竭、高山病、输血输液过量)、颅脑损伤、急性心包积液、大面积肺不张、心肌炎、呼吸系统急性感染、快速增长的大量胸腔积液及重度贫血等。

3)缓慢或渐进性出现的呼吸困难多见于肺部肿瘤、肺结核、尘肺、弥漫性肺纤维化、肺泡蛋白沉积症、卡氏肺囊虫肺炎、冠心病、先天性心血管病等。

(2)病因与诱因

1)有无受凉、上呼吸道感染史；有无劳累、剧烈活动史；有无精神刺激情绪激动史；有无吸入异物史；有无剧烈咳嗽史。

2)有无呼吸系统疾病史；有无心血管病史(如慢性充血性心力衰竭、房颤、细菌性心内膜炎病史)；有无糖尿病、肾功能不全及贫血等病史；有无神经精神疾病史。

3)有无药物或毒物接触史(种类、名称、用量、用法及接触时间)；有无吗啡类、巴比妥类等药物使用史;有无有机磷杀虫药、一氧化碳、亚硝酸盐类、苯胺类、氰化物等化学物质的接触和使用史。

4)有无胸、腹、盆腔、骨科(全髋关节、膝关节置换术)近期手术史;有无长期卧床、长时间空中旅行史。

5)是否有特殊的诊疗病史(如胸部放疗后可引起放射性肺炎、胸腔抽气或抽液后复张性肺水肿、拔出气管插管后可引起喉头水肿等)。

6)与季节变化的关系,如慢性阻塞性肺疾病(COPD)于寒冷季节反复发病。

(3)主要症状特点

1)年龄:小儿急性发作的呼吸困难常见于气管异物、急性喉炎(喉头水肿)、急性喉气管支气管炎、咽后壁脓肿、重症肺炎、支气管哮喘等。青壮年外伤、骨折后出现急性发作的呼吸困难要警惕肺栓塞。孕妇产后突发呼吸困难要排除羊水栓塞。老年缓慢起病的呼吸困难,应多考虑心肺疾病。无论年龄大小,患重症胰腺炎出现急性发作的呼吸困难要排除 ARDS。

2)呼吸困难的类型:呼吸困难的类型、特点与临床意义见表1-6。

表 1-6　呼吸困难的类型、特点与临床意义

类型	特点	临床意义
吸气性	吸气费力,吸气时间明显延长,可伴有吸气高调哮鸣音	喉炎、喉癌、会厌炎、气管及喉肿瘤、支气管异物或受压、支气管肺癌、甲状腺肿大等
呼气性	呼气费力,呼气时间延长,常伴有呼气期哮鸣音	支气管哮喘、喘息型慢性支气管炎、COPD 合并感染等
混合性	呼吸频率加快、深度变浅,吸气与呼气均感费力,常伴呼吸音减弱或消失或伴有病理性呼吸音	重症肺炎、重症肺结核、大面积肺栓塞、大面积肺不张、尘肺、气胸、大量胸腔积液、弥漫性肺纤维化等

3)呼吸困难与体位、劳累或运动的关系:①劳累或运动后加重,休息后缓解,仰卧位加重,坐位时减轻,常为心源性呼吸困难,见于左心衰竭或／和右心衰竭、心包积液、肺栓塞等。②呼吸困难伴有胸腔积液、腹腔积液、肝大及颈静脉怒张,患者常被迫采取半坐位,常为右心衰竭所致的呼吸困难,多见于慢性肺源性心脏病、先天性心脏病、急或慢性心包积液等。③心包疾病患者多取前倾坐位,以缓解增大心脏对左肺的压迫。④站立时气短、乏力,平躺或坐位时缓解,见于肝肺综合征(直立性低氧血症)。⑤一侧大量胸腔积液所致的呼吸困难,患者喜向患侧卧位,常见病有胸膜炎、胸膜恶性病变、胸膜转移瘤、外伤性血胸等。一侧大量气胸所致呼吸困难,患者喜向健侧卧位。

4)呼吸困难与昼夜变化的关系:夜间阵发性呼吸困难可见于左心功能不全。

(4)病情发展与演变:呼吸困难有何变化,有无新的症状。

(5)伴随症状:呼吸困难的伴随症状与临床意义见表1-7。

表 1-7　呼吸困难的伴随症状与临床意义

伴随症状	临床意义
寒战、发热	肺炎、肺脓肿、急性脓胸、胸膜炎、急性心包炎、中枢神经系统疾病、咽后壁脓肿、小儿呼吸道传染病(如白喉)等
咳嗽、咳痰	咳脓痰见于化脓性肺炎、肺脓肿、支气管扩张症并发感染、COPD 急性加重;咳粉红色泡沫样痰见于急性左心衰;咳酱色痰见于肺炎克雷伯菌肺炎;咳大量浆液性泡沫样痰见于有机磷杀虫剂中毒
胸痛	渗出性胸膜炎、大叶性肺炎、气胸、肺栓塞、急性心肌梗死、支气管肺癌、急性心包炎等
意识障碍	脑出血、脑膜炎、尿毒症、糖尿病酮症酸中毒、肺性脑病、急性中毒等
低血压或休克	肺栓塞、重症肺炎、ARDS、急性重症胰腺炎、张力性气胸、心肌梗死等
精神症状	如患者呈抽搐、牙关紧闭、暂时性无语等症状出现时,要排除癔症

（6）诊治经过：是否就诊过，做过什么检查（如胸部影像学检查、动脉血气分析、心电图、心脏超声检查、血糖等）；用过何种治疗方法（如吸氧、解痉、平喘、强心、利尿、扩血管药物），疗效如何。

（7）一般情况：发病以来的精神、睡眠、饮食、大小便、体重情况。

2. 其他相关病史

（1）既往有无类似反复发作的病史，有无精神创伤史；有无下肢静脉血栓病史；育龄期妇女要询问是否有长期服用避孕药史（肺栓塞诱因）。

（2）从事何种工作，有无职业性粉尘接触和化学药物中毒史；有无接触外源性变应原（鸽子、鸟、昆虫、毛皮、发霉谷物等）；是否吸烟（年限和烟量）；是否吸入异物；亲属中是否有人患结核，有无结核病接触史。

（3）有无药物过敏史。

（刘　原）

0105

视频：胸痛的
问诊

十一、胸痛

1. 现病史

（1）起病情况与发病时间：症状出现的时间（具体详细时间）、持续时间和起病的急缓。

（2）病因与诱因：有无受凉、劳累、情绪激动、剧烈咳嗽、外伤等。

（3）主要症状特点

1）年龄：青壮年多见于结核性胸膜炎、自发性气胸、心肌炎、心肌病等；40岁以上考虑心绞痛、心肌梗死、肺癌等。

2）疼痛部位：心肌梗死或心绞痛引起的疼痛多位于胸骨后方、心前区或者剑突下，可向左肩部或者左臂内侧放射，可达左侧小指或者环指，也可放射至左颈部及面颊部；主动脉夹层引起的疼痛多位于胸背部，向下放射至下腹、腰部、两侧腹股沟及下肢；胸膜炎引起的疼痛多位于胸部外侧偏下方；食管及纵隔疾病引起的疼痛多位于胸骨后；胸壁疾病引起的疼痛多限于局部，多有压痛，肋软骨炎多发于第2、3肋软骨，带状疱疹、肋间神经炎沿神经走行；不能明确疼痛部位且为游走性疼痛的一般多为心脏神经症。

3）疼痛性质：带状疱疹为刀割样或者烧灼样疼痛；肋间神经痛为阵发性刺痛；食管炎为烧灼痛；心绞痛和心肌梗死为压榨样疼痛并有窒息感；主动脉夹层多为胸背部撕裂样疼痛或锥痛；胸膜炎多为刺痛、钝痛或者隐痛。

4）症状持续时间：平滑肌痉挛或者血管狭窄缺血引起的疼痛为阵发性，炎症、肿瘤、栓塞、梗死引起的疼痛持续时间较长。如心绞痛多持续3~5min，心肌梗死持续数小时不缓解。

5）影响疼痛的因素：主要为疼痛的诱因、加重及缓解因素。如心绞痛可于劳累或者情绪激动时诱发，休息或者服用硝酸甘油后3~5min缓解；食管炎可于进食后诱发，服用抑酸药物后缓解；胸膜炎可因咳嗽或深呼吸加重。

（4）病情发展与演变：疼痛是突发还是反复发作，性质及持续时间有无变化，有无新的症状出现。

（5）伴随症状：胸痛的伴随症状与临床意义表1-8。

表 1-8　胸痛的伴随症状与临床意义

伴随症状	临床意义
咳嗽、咳痰和/或发热	气管、支气管和肺部疾病
呼吸困难	病变累及范围较大，如大叶性肺炎、自发性气胸、渗出性胸膜炎和肺栓塞等
咯血	肺栓塞、支气管肺癌等
面色苍白、大汗、血压下降或休克	心肌梗死、主动脉夹层、主动脉窦瘤破裂和肺栓塞等
吞咽困难	食管疾病，如反流性食管炎等

(6)诊治经过:是否到医院就诊过,做过什么检查,如心电图、胸部 X 线、胸部 CT 等;用过何种药物(如硝酸酯类药物等)治疗,疗效如何。

(7)一般情况:发病以来精神、睡眠、饮食、大小便、体重情况。

2. 其他相关病史

(1)既往有无高血压、糖尿病、冠心病、高脂血症、脑血管疾病等,如有上述疾病,是否规律用药及疾病控制情况;近期有无消化道出血、上腹痛、大便颜色加深等。

(2)有无高血压、早发冠心病家族史。

(3)有无吸烟、饮酒史。

(高 航)

十二、心悸

1. 现病史

(1)起病时间与发病情况:症状出现的时间和发病急缓。

(2)病因与诱因:有无饮酒、劳累、情绪激动、发热等诱因。

(3)主要症状特点

1)年龄:一般青年女性或绝经期妇女多考虑为神经症;老年人多为心律失常或者心脏器质性病变。

2)自觉脉搏搏动增强:多由于心脏收缩增强或者心率增快导致。生理性心脏搏动增强多见于精神紧张、饮酒后、运动等;病理性心脏搏动增强多见于器质性心脏病,如高血压心脏病、心脏瓣膜病等。其他可以导致心脏收缩增强的因素见于:甲亢、贫血、发热、嗜铬细胞瘤等。心率增快见于快速心律失常,如阵发性室上性心动过速、室性心动过速、心率增快的心房颤动等,也见于饮用咖啡、浓茶、服用一些药物、激发交感神经兴奋的因素。

3)自觉心率减慢:一般多见于慢性心律失常,如房室传导阻滞、病态窦房结综合征等。

4)自觉心跳紊乱:见于节律不整齐的情况,如期前收缩、房颤等。

(4)病情发展与演变:症状发作持续时间,是否可自行缓解,如不缓解,是否加重,是否有新的伴随症状。

(5)伴随症状:心悸的常见伴随症状及临床意义见表 1-9。

表 1-9 心悸的常见伴随症状及临床意义

伴随症状	临床意义
发热	急性传染病、风湿热、心肌炎、心包炎、感染性心内膜炎等
心前区疼痛	冠心病、心肌炎、心包炎等,亦可见于心脏神经症
呼吸困难	急性心肌梗死、心肌炎、心包炎、心力衰竭、重症贫血等
疲劳、意识模糊和晕厥	病态窦房结综合征、高度房室传导阻滞、心室颤动和阵发性室性心动过速等
消瘦及出汗、食欲亢进	甲亢,持续性心悸是甲亢的一个典型症状
失眠、焦虑	神经症
阵发性高血压	嗜铬细胞瘤

(6)诊治经过:是否到医院就诊过,做过什么检查,如心电图、心脏超声、胸部 X 线等;用过何种药物(如抗心律失常药物)治疗,疗效如何。

(7)一般情况:发病以来精神、睡眠、饮食、大小便、体重情况。

2. 其他相关病史

(1)既往有无心血管疾病病史;有无甲亢、嗜铬细胞瘤等内分泌系统疾病病史;有无贫血;有无神经症等;药物使用情况。

(2)有无药物过敏史。

(高　航)

微课:呕吐的
主要症状特点

十三、恶心与呕吐

1. 现病史

(1)起病时间与发病情况:发病时间、频率以及急缓。

(2)病因与诱因:有无不洁饮食、酗酒及类似病史,有无服用特殊药物及食物。

(3)主要症状特点

1)呕吐的时间:育龄妇女晨起呕吐多见于妊娠,其他多见于尿毒症、消化不良等;晚上或者夜间呕吐多见于幽门梗阻。

2)呕吐与进食的关系:进餐时或餐后即刻呕吐考虑精神呕吐或幽门管溃疡;餐后1h呕吐考虑为幽门梗阻;餐后近期呕吐尤其集体发病考虑为食物中毒。

3)呕吐的特点:喷射样呕吐多为颅内高压。

4)呕吐物性质:带发酵或者腐败气味多为胃潴留;带粪臭味多为低位小肠梗阻;不含胆汁为十二指肠乳头平面以上梗阻;含胆汁说明为十二指肠乳头平面以下梗阻;上消化道出血多为咖啡色胃内容物。

(4)病情发展与演变:呕吐次数,是否加重,有无新的伴随症状。

(5)伴随症状:伴腹痛、腹泻多由急性肠胃炎或者食物中毒引起;伴右上腹痛及发热、寒战、黄疸多见于胆道系统疾病;伴头痛、喷射样呕吐多见于颅内高压或者青光眼;伴眩晕、眼球震颤多见于前庭功能障碍;应用某些特殊药物,症状与药物副作用相关。

(6)诊治经过:是否看过病,做过什么检查,如腹部超声、CT、钡餐检查、胃镜等;用过何种药物(如止吐药物等)治疗,疗效如何。

(7)一般情况:发病以来精神、睡眠、饮食、大小便、体重情况。

2. 其他相关病史

(1)月经史,是否停经;有无胃肠道手术史。

(2)有无特殊用药史。

(舒晓刚)

微课:呕血的
常见病因

十四、呕血与便血

1. 现病史

(1)起病时间与发病情况:何时发病和发病急缓、出血次数及每次出血量。

(2)病因与诱因:是否有消化道疾病基础,是否有刺激性饮食、大量饮酒、毒物或者药物摄入史。

(3)主要症状特点

1)年龄:呕血:中青年多为溃疡性病变、贲门撕裂等;老年人多为恶性病变或与药物相关。便血:老年人多为缺血性肠病或肠道恶性病变,中青年多为血管畸形或者炎症性疾病。

2)出血前症状及出血颜色:呕血前多有恶心、上腹部不适等症状。呕血颜色根据出血量、在胃内残留时间及出血部位决定。量多、残留时间短多为鲜红色;量少、残留时间长多为咖啡色。便血颜色根据出血量多少、出血部位、在肠腔残留时间决定;一般出血多、速度快多为鲜红色;出血少、速度慢、在肠道存留时间长,多为暗红色。粪便可全为血液或混合有粪便,如果大便表面带血,多为痔疮。

3)出血量:出血量占循环血量10%以下时,患者一般无临床表现;出血量占循环血量10%~20%

可有头晕、无力等症状,无血压脉搏变化;出血量占循环血量 20% 以上时则有四肢湿冷、心慌、心率增快等表现;出血量占循环血量 30% 以上时则有神志不清、血压下降、呼吸急促等周围循环衰竭表现。

(4)病情发展与演变:出血的频率是突发或反复发作,有何变化,有无新的症状。

(5)伴随症状:伴慢性上腹痛,呈周期性及规律性呕血多考虑消化性溃疡;伴慢性疼痛、消瘦、贫血等,多考虑恶性疾病;伴肝脾大,有蜘蛛痣、腹壁静脉曲张、腹腔积液等表现,多为门静脉高压;伴黄疸、寒战、发热、右上腹痛,多考虑胆道出血;近期服用非甾体消炎药、酗酒、进食辛辣刺激食物,多考虑急性胃黏膜病变;便血伴里急后重多提示肛门直肠病变;伴全身出血倾向多由于血液系统疾病导致。

(6)诊治经过:是否看过病,做过什么检查,如胃镜、肠镜、腹部超声、腹部 CT 等;用过何种药物(如止血药)治疗,疗效如何。

(7)一般情况:发病以来精神、睡眠、饮食、大小便、体重情况变化情况。

2. 其他相关病史

(1)呕血患者是否有上腹部疼痛、反酸、胃灼热等病史,是否有肝病病史,是否有长期服用药物病史;便血患者是否有腹痛、腹泻病史,是否有痔疮、肛裂等,是否有胃肠手术史。

(2)有无药物过敏史。

(舒晓刚)

十五、腹痛

1. 现病史

(1)起病时间与发病情况:腹痛的发病时间,是急性发病还是慢性发病,还是慢性疼痛的急性加重;是持续性还是间歇性,与饮食、月经周期的关系等。

(2)病因与诱因:发作前有无明确的病因,如进食刺激、不洁食物、消化道病变等。有无诱发因素,如有进食油腻食物史见于胆囊炎或胆石症;常有酗酒、暴饮暴食史则见于急性胰腺炎。部分机械性肠梗阻与腹部手术有关。腹部受暴力损伤引起剧痛并有休克者,可能是肝、脾破裂所致。心理性因素见于情感异常、吸毒、戒毒等,也可见于家庭暴力等。

(3)主要症状特点:注意询问疼痛的部位、性质、持续时间、程度、缓解和加剧的因素,腹痛与年龄、性别、职业的关系等。

1)腹痛部位:一般腹痛部位多为病变所在部位,但注意有无放射痛和牵涉痛。①胃、十二指肠和胰腺疾病的疼痛多位于中上腹部;②胆囊炎、胆石症、肝脓肿等疼痛多位于右上腹;③急性阑尾炎疼痛位于右下腹麦氏点;④小肠疾病疼痛多位于脐部或脐周;⑤结肠疾病疼痛多位于下腹或左下腹;⑥膀胱炎、盆腔炎及异位妊娠破裂的疼痛位于下腹部;⑦弥漫性或部位不定的疼痛见于急性弥漫性腹膜炎、机械性肠梗阻、急性出血坏死性肠炎等;⑧急性胆囊炎的疼痛向右肩胛或右肩部放射,消化性溃疡穿孔疼痛也可放射至肩部,急性肾结石的疼痛放射至会阴部。

2)腹痛性质和程度:腹痛是钝痛、隐痛、锐痛、刺痛,还是烧灼样疼痛,是持续性还是阵发性(间歇性)。持续存在的稳定疼痛可能有脏器穿孔、腹腔炎症或出血;间歇性发作的绞痛提示空腔脏器梗阻。腹痛程度和性质变化的临床意义见表 1-10。

3)缓解和加剧腹痛的因素:患者活动、咳嗽、用力、呕吐、进食、排便、行走等可否加重或缓解疼痛。进食后腹痛减轻可能是消化性溃疡,进食后腹痛发作可能是胆绞痛。

4)腹痛与年龄、性别、职业的关系:幼儿腹痛的原因多为肠梗阻、肠套叠、先天畸形等;青年以阑尾炎、胰腺炎、消化性溃疡等多见;中老年人以胆囊炎、胆石症、恶性肿瘤、心血管疾病多见;育龄期女性要考虑异位妊娠;长期有铅接触史者要注意铅中毒。

(4)病情发展与演变:腹痛是逐渐加重还是逐渐缓解,腹痛发作的间隔时间是逐渐加长还是缩短。如果腹痛发作间隔时间缩短、疼痛加重,同时伴有其他症状,提示病情加重;反之则减轻。

微课:腹痛
案例分析

表 1-10　腹痛程度和性质变化的临床意义

疼痛程度与性质	临床意义
中上腹部突发的剧烈刀割样、烧灼样疼痛	胃、十二指肠溃疡穿孔
中上腹部持续剧痛或阵发性加剧	急性胃炎、急性胰腺炎
阵发性剧烈绞痛	胆石症、泌尿系统结石
阵发性剑突下钻顶样疼痛	胆道蛔虫病
持续性、广泛性剧痛伴腹肌紧张和板状强直	急性弥漫性腹膜炎
隐痛或钝痛	内脏性疼痛,由胃肠张力变化或轻度炎症引起
胀痛	实质性脏器的包膜牵拉所致

(5)伴随症状:腹痛的伴随症状及临床意义见表 1-11。

表 1-11　腹痛的伴随症状及临床意义

伴随症状	临床意义
发热、寒战	见于炎症如急性胆道感染、胆囊炎、肝脓肿、腹腔脓肿,也可见于腹腔外疾病
黄疸	与肝、胆、胰疾病有关
休克	有贫血者可能是腹腔脏器破裂;无贫血者则见于胃肠穿孔、绞窄性肠梗阻、肠扭转、急性出血坏死性胰腺炎。心肌梗死、肺炎也可有腹痛与休克
呕吐	食管、胃肠病变,大量呕吐则提示胃肠道梗阻
反酸、嗳气	胃、十二指肠溃疡或胃炎
腹泻	消化吸收功能障碍或肠道炎症、溃疡或肿瘤
血尿	可能为泌尿系统疾病(如泌尿系统结石)所致
饱胀不思食	可能为器质性疾病
便血	消化性溃疡、憩室炎等
腹部包块	慢性胰腺炎所致的胰腺囊肿、Crohn 病、输卵管炎、憩室炎等

(6)诊治经过:就诊前患者是否到其他医疗机构就医,做过什么检查,诊断为什么病,采用过哪些治疗方法,如镇痛剂、抗生素等,其效果如何?

(7)一般情况:发病以来,患者的食欲有无改变;有无恶心呕吐,有无胃肠胀气、便秘、畏食;大便次数、性状有无改变,最后一次大便的时间;有无尿频、尿急、尿痛,有无尿液浑浊或变红。腹痛是否影响睡眠,精神状态如何,体重有无变化。

2. 其他相关病史

(1)既往有无消化性溃疡、心血管病、泌尿生殖系统疾病病史等,育龄妇女有无停经史;有无药物滥用史、酗酒史;有无腹部手术史,有无腹部外伤史等。

(2)有无偏头痛和癫痫等家族史。

(舒晓刚)

十六、腹泻

1. 现病史

(1)起病情况与患病时间:确定腹泻的持续时间,以区分急性腹泻和慢性腹泻。慢性腹泻最初表现为急性腹泻,但随着时间的推移,症状并不缓解。有无群体发病等。

(2)起因与诱因:①急性腹泻:有无肠道疾病、急性中毒、全身性感染、变态反应性疾病、内分泌疾病等,如急性肠炎、化学药物中毒、伤寒或副伤寒、过敏性紫癜、甲亢等;②慢性腹泻:有无胃部疾病、肠道感染、肠道肿瘤、胰腺疾病、肝胆疾病、内分泌及代谢性疾病等,如慢性萎缩性胃炎。肠结核、肠道寄生虫病、溃疡性结肠炎、慢性胰腺炎、慢性胆囊炎、肠易激综合征等;③有无诱因,如腹部受凉、饮食变化、使用泻药等,或到外地旅游等。

(3)主要症状特点

1)腹泻次数与粪便性状:①急性感染性腹泻常起病骤然,于进食不洁饮食后24h内发病,每天排便次数可多达10次以上,粪便量多而稀薄,多为糊状、水样便,少数为脓血便。②慢性腹泻常起病缓慢,或起病急而转为慢性。每天排便次数增多,或腹泻与便秘交替,粪便可呈稀便,可带脓血或黏液。阿米巴痢疾粪便呈暗红色或果酱样,肠易激综合征的粪便为黏液状。

2)腹泻与腹痛的关系:急性腹痛常伴有腹痛;小肠疾病的疼痛多位于脐周,排便后疼痛缓解不明显;结肠病变的疼痛多位于下腹部,排便后可缓解;全腹痛可提示肠易激综合征、缺血性肠病等;分泌性腹泻常无明显腹痛。

(4)缓解或加重的因素:如饮用乳制品后腹泻症状是否加重,吃粗粮后是否出现症状,停止进食后是否还有腹泻。

(5)病情发展与演变:腹泻症状是逐渐加重还是逐渐缓解,如果间隔时间越来越短,腹痛加剧,伴有发热和严重脱水等,提示病情加重;慢性腹泻伴有发热、腹部包块、消瘦等可以提示器质性病变。

(6)伴随症状:腹泻的伴随症状与临床意义见表1-12。

表1-12　腹泻的伴随症状与临床意义

伴随症状	临床意义
发热	急性细菌性痢疾、伤寒或副伤寒、肠结核、肠道淋巴瘤
里急后重	结肠、直肠病变:急性痢疾、直肠炎症或肿瘤
明显消瘦	小肠病变:胃肠道恶性肿瘤、肠结核、吸收不良综合征
腹部包块	胃肠道恶性肿瘤、肠结核、Crohn病、血吸虫性肉芽肿
关节痛或肿胀	Crohn病、溃疡性结肠炎、系统性红斑狼疮、肠结核、Whipple病
腹胀	肠易激综合征、乳糖不耐症、病毒性肠炎、非溃疡性消化不良、口炎性腹泻、应用抗生素等

(7)诊治经过:就诊前患者是否到其他医疗机构就医,做过什么检查,诊断为什么病,采用过哪些治疗方法,如止泻药、抗生素等,其效果如何。

(8)一般情况:发病以来,患者的食欲有无改变;有无恶心呕吐,有无胃肠胀气、便秘、畏食;有无尿频、尿急、尿痛,有无尿液浑浊或变红。腹泻是否影响睡眠,精神状态如何,体重有无变化。

2. 其他相关病史

(1)既往有无食物过敏史、外出旅游史、集体聚餐史;有无滥用泻药史,使用抗生素史,酗酒史,胃肠道手术史、放射性治疗史等。有无饲养宠物史。

(2)既往有无糖尿病、甲状腺功能亢进症、风湿病或肿瘤病史;有无精神压力过大等病史。

(3)有无腹泻家族史。

(舒晓刚)

十七、黄疸

1. 现病史

(1)年龄:儿童黄疸常见于先天遗传性疾病〔如先天性非溶血性黄疸、葡糖-6-磷酸脱氢酶缺乏症等]，中年人梗阻性黄疸常见于胆道疾病，老年人黄疸应考虑癌性黄疸的可能。

（2）诱因：有无输血、毒物、药物、物理因素（常与溶血性黄疸有关），有无劳累、进食油腻食物（可发生胆囊炎而引起黄疸）。另外，应与球结膜下脂肪及高胡萝卜素血症（俗称假性黄疸）相鉴别。

（3）起病情况：急性起病（常见于急性溶血、急性肝炎、急性胆囊炎）或缓慢起病（如癌性黄疸），有无群体发病（如华支睾吸虫、胆道蛔虫病性黄疸）。

（4）主要症状特点：黄疸的程度和范围，黄疸颜色特点，持续时间与演变情况（梗阻性黄疸在梗阻解除后黄疸可迅速缓解，肝细胞性黄疸常迁延），黄疸病程，对全身的影响。

（5）伴随症状：是否伴寒战、高热（见于急性溶血、急性胆管炎），是否伴有腹痛、腹胀、恶心、食欲减退（如病毒性肝炎、肝癌），黄疸与发热、腹痛的关系（黄疸、高热、右上腹剧痛三联征提示急性梗阻性化脓性胆管炎），是否伴有蜘蛛痣、皮肤出血和腹腔积液（提示肝硬化），是否有贫血和尿、粪色改变（贫血、浓茶色尿提示溶血性黄疸，白陶土色大便提示梗阻性黄疸）。

（6）诊治经过：是否检查血清胆红素、尿胆红素、尿胆原、肝功能；是否进行腹部B超、CT、内镜下逆行性胰胆管造影、经皮肝穿刺胆管造影、磁共振胰胆管造影等影像学检查；是否服药治疗（包括药物名称、剂量、时间以及疗效，如抗生素治疗有效提示胆囊炎等感染性黄疸）。

（7）一般情况：发病以来的食欲、大小便性状、颜色，体重有无改变。

2. 其他相关病史

（1）有无肝病（如肝炎）、胆道疾病（如胆囊炎、胆石症）、先天性疾病、血液系统疾病病史（如溶血性黄疸）。

（2）有无寄生虫感染史（如胆道蛔虫病性黄疸）。

（3）有无长期大量饮酒史、输血史、疫区疫水接触史、药物过敏史（如药物性黄疸）。

（舒晓刚）

十八、血尿

1. 现病史

（1）起病时间与发病情况：何时起病（年幼、青年时期或中年以后）和发病急缓。

（2）病因与诱因：是否有腰部、腹部及会阴部外伤史；有无泌尿、造血系统疾病史，有无血吸虫病、结核病、泌尿系统感染、结石及肿瘤史；有无尿道外伤、器械操作史和妇科疾病史（排除尿道出血及相邻器官疾病出血污染尿液）；有无服用某些特殊药物、肌肉损伤及输血史（排除非血尿性红色尿液）。

（3）主要症状特点

1）年龄：青壮年血尿多见于泌尿系统感染、损伤、结石等；老年性患者应警惕泌尿生殖系统肿瘤。

2）血尿出现时间：发生于排尿起始阶段的血尿为初始血尿（initial hematuria），提示病变位于尿道，一般继发于炎症；发生于排尿终末阶段的血尿为终末血尿（terminal hematuria），提示病变位于膀胱颈部或尿道前列腺部，多为炎症引起；发生于排尿全过程的血尿为全程血尿（total hematuria），提示病变位于膀胱和上尿路，需警惕肿瘤可能。

3）血尿严重程度及是否合并血块：血尿程度与疾病严重性并没有肯定的相关性。肉眼血尿（gross hematuria）为肉眼能见到血色的尿，通常在1 000ml尿中含1ml血液即呈肉眼血尿。镜下血尿（microscopic hematuria）为借助于显微镜见到尿液中含红细胞，而外观无血色的尿液。新鲜尿离心后尿沉渣每高倍视野红细胞≥3个即有病理意义。任何程度的血尿都应予重视，尤其是成年人，需警惕恶性肿瘤的可能。严重的血尿可呈不同形状的凝血块，蚯蚓状血块常为来自肾、输尿管的血尿，而来自膀胱的血尿可有大小不等的凝血块。

4）颜色：血尿色泽因含血量、尿pH及出血部位而异。来自肾、输尿管的血尿或酸性尿，色泽较暗；来自膀胱的血尿或碱性尿，色泽较鲜红。轻度血尿呈洗肉水样，重度血尿可呈鲜血样，陈旧性血尿呈浓茶样。某些药物（如利福平等）可使尿液呈红色，但并非血尿。

（4）病情发展与演变：血尿的频率是突发或反复发作，有何变化，有无新的症状。

（5）伴随症状：血尿伴有或无疼痛是区别良恶性泌尿系统疾病的重要因素。血尿伴排尿疼痛大多与膀胱炎或尿石症有关，而无痛性血尿需警惕泌尿系统肿瘤，尤其在中老年人。血尿合并发热、腰痛多见于上尿路感染，伴有膀胱刺激症状则多见于下尿路感染，肾绞痛合并血尿多见于泌尿系结石或梗阻。上尿路病变引起的血尿，当凝血块通过输尿管时，会产生胁腹部的绞痛，类似于尿结石引起的肾绞痛。内科疾病如肾小球肾炎引起的镜下血尿一般同时伴有水肿、高血压等症状。

（6）诊治经过：是否曾就诊及行检查情况，如尿检或相关影像学检查；用过何种药物（如止血药、抗生素等）治疗，疗效如何。

（7）一般情况：发病以来精神、睡眠、饮食、大便、体重情况。

2. 其他相关病史

（1）既往有无结核患者接触史，有无泌尿系统感染、结石病史；询问居住环境、职业工作条件和吸烟情况。

（2）有无药物过敏史。

（张峰波）

十九、尿急、尿频与尿痛

1. 现病史

（1）起病时间与发病情况：何时起病（年幼、青年时期或中年以后）和发病急缓。

（2）病因与诱因：日常饮水量；是否有饮酒、服用辛辣刺激食物及劳累史；有无泌尿系统、妇科疾病史，有无糖尿病病史，有无慢性膀胱炎及肾盂肾炎病史；有无泌尿系统器械操作、性生活情况及手术史。

（3）主要症状特点

1）年龄：尿急、尿频与尿痛同时出现多见于年轻女性，多由泌尿系统感染引起，且多见于性活跃期；老年女性患者以尿频、尿急症状为主，多见于慢性膀胱炎；老年男性患者则以尿频、夜尿增多、尿急伴有或不伴有尿痛症状为主，多见于前列腺增生症。

2）尿痛出现部位：疼痛呈烧灼感，与膀胱、尿道或前列腺感染有关。在男性多发生于尿道远端，女性发生于整个尿道。

3）症状严重程度：正常人膀胱容量男性约400ml，女性约500ml。正常人夜间排尿次数不超过2次。尿频患者排尿次数明显增加，但每次排尿量减少。若排尿次数增加而每次尿量并不减少，甚至增多，可能为生理性（如饮水量多、食用利尿食物等）或病理性（如糖尿病、尿崩症或肾浓缩功能障碍等）。有时精神因素（如焦虑）亦可引起尿频。

4）膀胱过度活动症（overactive bladder，OAB）：以尿急为特征，伴有尿频和夜尿，可伴有或不伴有急迫性尿失禁，此症候群称为膀胱过度活动症。临床上很多疾病可出现OAB症状，如各种原因引起的膀胱出口梗阻、神经源性排尿功能障碍、泌尿生殖系统感染等。良性前列腺增生的OAB症状多为继发性的，也可能是原发病并存的症状。OAB亦可见于无尿路病变的焦虑患者。

（4）病情发展与演变：尿急、尿频与尿痛的频率，是突发还是反复发作，有何变化，有无新的症状。

（5）伴随症状：泌尿系统感染多见尿急、尿频及尿痛合并血尿。急性肾盂肾炎一般先出现发热、腰痛，其后出现膀胱刺激症状。长期且严重的膀胱刺激症状应警惕泌尿系统结核。膀胱结石可能出现严重的尿痛，并伴有排尿困难且与体位有关。良性前列腺增生症最常见的早期症状是尿频，以夜尿更明显，同时合并有排尿困难症状。泌尿系统肿瘤合并感染时也可以出现膀胱刺激症状，但往往以无痛性肉眼血尿为主。糖尿病引起的尿频症状可能合并有多饮、多食及体重减轻症状。

(6)诊治经过:是否就诊及曾行检查,如尿检或相关影像学检查;用过何种药物(如抗生素等)治疗,疗效如何。

(7)一般情况:发病以来精神、睡眠、饮食、大便、体重情况。

2. 其他相关病史

(1)既往有无结核患者接触史,有无泌尿系统感染、结石病史;询问居住环境、职业工作条件和吸烟情况。

(2)既往用药史及过敏史。

(张峰波)

二十、少尿、无尿与多尿

(一)少尿与无尿

1. 现病史

(1)起病时间与发病情况:何时起病(年幼、青年时期或中年以后)和发病急缓。

(2)病因与诱因:少尿与无尿的病因与诱因见表 1-13。

表 1-13　少尿与无尿的诱因与病因

分类	病因与诱因
肾前性	①有效血容量减少:多种原因引起的休克、重度失水、大出血、肾病综合征和肝肾综合征,大量水分渗入组织间隙和浆膜腔,血容量减少,肾血流减少
	②心脏排血功能下降:各种原因所致的心功能不全,严重的心律失常,心肺复苏后体循环功能不稳定。血压下降所致肾血流减少
	③肾血管病变:肾血管狭窄或炎症,肾病综合征,狼疮性肾炎,长期卧床不起所致的肾动脉栓塞血栓形成;高血压危象,妊娠高血压综合征等引起肾动脉持续痉挛,肾缺血导致急性肾衰竭
肾性	①肾小球病变:重症急性肾炎,急进性肾炎和慢性肾炎因严重感染,血压持续增高或肾毒性药物作用引起肾功能急剧恶化
	②肾小管病变:急性间质性肾炎包括药物性和感染性间质性肾炎;生物毒或重金属及化学毒所致的急性肾小管坏死;严重的肾盂肾炎并发肾乳头坏死
肾后性	①各种原因引起的机械性尿路梗阻:如结石,血凝块,坏死组织阻塞输尿管,膀胱进出口或后尿道等
	②尿路的外压:如肿瘤、腹膜后淋巴癌、特发性腹膜后纤维化、前列腺增生症等
	③其他:输尿管手术后,结核或溃疡愈合后瘢痕挛缩,肾严重下垂或游走肾所致的肾扭转,神经源性膀胱等

(3)主要症状特点

1)日常饮水量:尿量多少与饮水量相关。

2)症状严重程度:少尿的诊断应以 24h 尿量为准。有无引起少尿、无尿的病因,如休克、大出血、脱水或心功能不全等。

(4)病情发展与演变:少尿、无尿的频率是突发还是反复发作,有何变化,有无新的症状。

(5)伴随症状

1)伴肾绞痛见于肾动脉血栓形成或栓塞、肾结石。

2)伴心悸气促、胸闷不能平卧见于心功能不全。

3)伴大量蛋白尿、水肿、高脂血症和低蛋白血症见于肾病综合征。

4)伴有乏力、食欲缺乏、腹腔积液和皮肤黄染见于肝肾综合征。

5)伴血尿、蛋白尿、高血压和水肿见于急性肾炎、急进性肾炎。

6）伴有发热、腰痛、尿频、尿急、尿痛见于急性肾盂肾炎。

7）伴有排尿困难见于前列腺增生。

（6）诊治经过：是否就诊及曾行检查，如尿检及相关影像学检查；用过何种药物（如利尿剂等）治疗，疗效如何。

（7）一般情况：发病以来精神、睡眠、饮食、大便、体重情况。

2. 其他相关病史

（1）既往有无高血压、糖尿病病史，有无泌尿系统感染、结石病史，有无肾病病史；有无外伤史及手术史；询问居住环境、职业工作条件和吸烟情况。

（2）有无药物过敏史。

（二）多尿

1. 现病史

（1）起病时间与发病情况：何时起病（年幼、青年时期或中年以后）和发病急缓。

（2）病因与诱因：病理性多尿的原因与发生机制见表 1-14。

表 1-14　病理性多尿的原因与发生机制

分类	原因	发生机制
内分泌疾病	中枢性尿崩症	ADH 缺乏或分泌减少
	原发性甲状旁腺功能亢进症	高血钙影响肾小管浓缩功能
	原发性醛固酮增多症	大量失钾，肾小管浓缩功能减退
肾脏疾病	肾性尿崩症	肾小管上皮细胞对 ADH 灵敏度降低
	慢性肾盂肾炎	肾间质受损，影响肾小管重吸收
	慢性肾炎后期	肾小管浓缩功能障碍
	急性肾衰竭	肾小管重吸收及浓缩功能障碍
	高血压性肾损害	肾小管缺血导致其功能障碍
	失钾性肾病	肾小管空泡形成，浓缩功能减退
代谢性疾病	糖尿病	尿液葡萄糖增多导致渗透性利尿
精神性多尿	精神性烦渴、癔症	
药物性多尿	氨基糖苷类抗生素	直接肾毒性，使肾小管功能障碍
	青霉素、汞利尿剂、西咪替丁	肾脏免疫性损害
	两性霉素 B	改变肾血流量，损害肾小管的浓缩稀释功能
	排钾利尿剂	形成失钾性肾病
	糖皮质激素、噻嗪类利尿剂	血糖增高和糖尿，形成渗透性利尿

（3）主要症状特点

1）日常饮水量：尿量多少与饮水量是否相关，有无烦渴多饮。

2）症状严重程度：多尿程度应以 24h 尿量为准。

（4）病情发展与演变：多尿的频率是突发或反复发作，有何变化，有无新的症状。

（5）伴随症状

1）伴有烦渴多饮、低比重尿见于尿崩症。

2）伴有多饮多食和消瘦见于糖尿病。

3）伴有高血压、低血钾和周期性瘫痪见于原发性醛固酮增多症。

4）伴有酸中毒、骨痛和肌麻痹见于肾小管性酸中毒。

5）少尿数天后出现多尿可见于急性肾小管坏死恢复期。

6）伴神经症症状可能为精神性多饮。

（6）诊治经过：是否就诊，做过哪些检查，如尿检及相关影像学检查；用过何种药物（如利尿剂等）治疗，疗效如何。

（7）一般情况：发病以来精神、睡眠、饮食、大便、体重情况。

2. 其他相关病史

（1）既往有无高血压、糖尿病病史，有无肾病病史，有无神经系统、垂体疾病病史；询问居住环境、职业工作条件和吸烟情况。

（2）有无药物过敏史。

（张峰波）

二十一、水肿

1. 现病史

（1）起病时间与发病情况：何时起病（年幼、青年时期或中年以后），发病急缓。

（2）病因与诱因：临床上水肿可以是多种疾病的症状和体征，因此在询问病史时应注意询问既往是否有泌尿系统、心血管系统、内分泌系统疾病史，有无营养性疾病史，有无食物、药物等的过敏史，起病前有无上呼吸道感染史及疫区居住史。

（3）主要症状特点

1）全身性或局部性：引起全身性水肿最常见的原因是肾脏疾病，早期可能表现为局部水肿、晨起时眼睑或颜面水肿，随着病程的进展逐步发展为全身性水肿。水肿伴大量蛋白尿、低蛋白血症与血清胆固醇增高提示肾病综合征；伴高血压、尿改变（血尿、蛋白尿与管型尿）多提示肾炎性肾病。首发于下垂部位的水肿要考虑心脏疾病的早期阶段，严重者可出现全身水肿，合并胸腔、腹腔及心包积液。全身水肿伴腹腔积液见于肝硬化。水肿伴恶病质或慢性消耗性疾病患者出现全身性水肿，要考虑是营养不良所致。发生于妇女，呈与月经相关的周期性而无任何明显原因者为特发性水肿。

局部水肿伴皮肤潮红、灼热、疼痛，考虑为炎性水肿，见于局部炎症或血栓性静脉炎等。单侧下肢水肿多提示患肢静脉回流受阻。月经前 7~14d 出现的以眼睑、踝部与手部为主的局限性水肿伴乳房胀痛等提示经前期紧张综合征。水肿伴静脉高度扩张、弯曲、隆起，见于下肢静脉曲张，多发于小腿。局部血管神经性水肿，结合过敏史要考虑过敏性疾病。

2）凹陷性或非凹陷性：非凹陷性水肿又叫黏液性水肿。非凹陷性水肿伴全身乏力、怕冷、皮肤干燥、毛发脱落、反应迟钝、便秘等，应考虑甲状腺功能减退、腺垂体功能减退和甲状腺自身免疫性疾病等。

（4）病情发展与演变：水肿是持续还是间断反复发作；首发部位和发展顺序，累及的范围是否受体位影响；水肿发展的速度，是否为凹陷性，有无胸腔积液、腹腔积液，有无新的症状。值得注意的是，在某些疾病的早期往往出现局部水肿，随着病程的演进逐步发展为全身性水肿，甚至伴胸腔积液、腹腔积液等。

（5）伴随症状：局部水肿如伴皮肤颜色、温度的改变和压痛、皮疹等，应考虑局部炎症；全身性水肿伴心悸、气短、咳嗽、咳痰等症状，应考虑心肺疾病；伴尿量、尿色的改变多提示泌尿系统疾病；伴消化道症状、皮肤黄染和出血倾向等应考虑肝脏疾病；伴怕冷、反应迟钝、便秘等提示甲状腺功能减退。

（6）诊治经过：是否就诊及曾行检查，用过何种药物（如抗过敏药、抗生素等）；有无高血压、尿液检查和肾功能异常。

（7）一般情况：发病以来精神、睡眠、饮食、大小便、体重变化情况。患者出现快速的体重增加无其他原因可解释时，可认为是水肿的最早表现。

2. 其他相关病史

(1)既往有无食物、药物或花粉等物质的过敏史,有无寄生虫感染史,有无下肢静脉血栓病史;询问居住环境,是否来自疫区。

(2)有无引起营养不良的原因,如长期慢性腹泻、慢性消耗性疾病等。饮食情况,对于儿童患者应重点询问辅食添加情况和有无偏食、挑食等不良饮食习惯。

(张峰波)

二十二、消瘦

1. 现病史

(1)起病情况与患病时间:消瘦是刻意性还是非刻意性,是突发的还是缓慢的,何时发现消瘦,持续多长时间。

(2)病因与诱因:非刻意性消瘦中 1/3 为肿瘤,尤其是消化道肿瘤、白血病、淋巴瘤、肺癌、卵巢癌和前列腺癌等,还有内分泌代谢性疾病、胃肠失调、精神性疾病、营养不良、感染、神经损伤性麻痹和吞咽困难等。消瘦也可能有阻碍食物吸收的因素,如疼痛性口腔损伤、不合适的义齿、牙齿缺失等,也可能是过度锻炼、某些药物的代谢结果、心力衰竭、肾病等慢性疾病的晚期症状,老年人消瘦最常见的原因是精神疾病、肿瘤、药物和良性上消化道疾病。

(3)主要症状特点:消瘦的主要表现为体重下降,但体重下降比较隐匿,还要注意食欲变化、生活方式、体力活动以及排便情况与消瘦的关系。除了体重下降之外,不同原因所致的消瘦还可有原发病的表现或其他表现(表 1-15)。

表 1-15 消瘦的临床表现

病因	临床表现
肿瘤	①胃或食管:饱腹感、吞咽困难、上腹疼痛,粪便隐血试验阳性、锁骨上淋巴结大
	②胰腺:上腹或背部疼痛,食物摄取量少,吸烟、乙醇中毒、精神抑郁,无痛性黄疸
	③肺:吸烟、石棉或放射线接触史、咳嗽、咯血、胸痛、杵状指
	④淋巴瘤:发热、出汗、瘙痒、乙醇介导的淋巴结疼痛,淋巴结大、脾大、肝大
精神疾病	无快感、心情不好、睡眠较差、畏食、悲伤面容、流泪、语言反应迟钝
吸收功能障碍	水样腹泻、大便恶臭,脂溶性维生素缺乏
代谢性	①糖尿病:多饮、多尿(由于脱水或消耗、体重减轻)
	②甲亢:出汗、怕热、心悸、排便次数增加、甲状腺大、心动过速、体温上升、皮肤潮湿、反射亢进、震颤、眼球突出、眼睑下垂
感染	发热、结核或人类免疫缺陷病毒(HIV)感染的高危性,其表现多依赖于感染位置
社会压力	收入低、食物获得困难、社会隔离
口腔疾病	难于咀嚼、无牙、感染

(4)病情发展与演变:显著消瘦常常提示潜在的病理改变,短时间内体重明显下降或存在加速消瘦的现象,提示病情较重。

(5)伴随症状:消瘦的伴随症状与临床意义见表 1-16。

(6)诊疗经过:就诊前是否到其他医疗机构就医,做过什么检查,诊断为什么病,使用过哪些治疗方法,其效果如何。

(7)一般情况:发病以来,患者的食欲有无改变;有无恶心呕吐,有无胃肠胀气、腹痛、早饱、吞咽困难;精神状态如何,有无情绪波动;有无发热、寒战或多汗等;有无生活方式改变。

表 1-16　消瘦的伴随症状与临床意义

伴随症状	临床意义
吞咽困难	口、咽或食管疾病
上腹部不适、疼痛或呕血	慢性胃炎,消化性溃疡、胃癌、胆囊或胰腺疾病
下腹部不适、疼痛或便血	慢性肠炎、慢性痢疾、肠结核、肿瘤、炎症性肠病、胃癌等
黄疸	肝脏、胆囊(管)和胰腺疾病
腹泻	慢性肠炎、慢性痢疾、肠结核、倾倒综合征
咯血	肺癌、肺结核等
发热	慢性感染、肺结核、肿瘤
多尿、多饮、多食	糖尿病
情绪低落、自卑、食欲缺乏	抑郁症
皮肤黏膜色素沉着、低血压	肾上腺皮质功能减退症

2. 其他相关病史

(1)既往有无消化道疾病史和腹部手术史、心脏病史、呼吸系统疾病史、肾脏病史,有无口腔疾病,有无应激因素和恶性疾病家族史等。

(2)有无用药史,如轻泻药、抗生素、甾体类抗炎药、左旋多巴等。有无酗酒史、吸烟史等。

(3)有无恶性肿瘤家族史:有无职业改变、家庭经济状况等问题。女性患者的月经是否规律。

(舒晓刚)

第四节　系统病史采集的技能评估

一、病史采集内容评估

病史采集内容的完整性和准确性对疾病的诊断和治疗至关重要。病史采集的内容是通过问诊获取的,问诊的内容就是入院记录要求的内容,包括一般项目、主诉、现病史等。每位患者的主要症状不同,叙述方式不同,但问诊的基本框架是一致的,同一个症状反映其特征的要点是一致的,同一种疾病主要问题的基本特征是有共性的。上级医生如果可以全程观察问诊的整个过程,可以对医学生的问诊能力有全面的评价。可是,临床上这样的机会很少。采用标准化病人来进行教学与评估是一种趋势,针对每个具体病例,由专家事先设计病史采集要点。医学生对标准化病人进行询问,问出一项内容,可得相应的分数。通过这种方式,可以考查医学生对于病史采集内容的掌握情况。

病史资料

患者,女性,37 岁,教师。因间断发热 2 月余,于 2020 年 2 月 16 日就诊。

2 个月前,患者无明显诱因出现发热、畏寒、无寒战。发热时有乏力、食欲减退,热退后症状缓解。无咳嗽、咳痰,无尿急、尿频、尿痛,无腹痛、腹泻。每天发热 1~2 次,体温最高 38.7℃。服用退热药后,体温降至正常,6~8h 后再次发热。于当地医院就诊,外周血白细胞 15.3×10^9/L,粒细胞比例 85%,初步考虑为感染,给予左氧氟沙星 0.2g 静脉滴注,每天 2 次,3d 后,体温降至正常。用药 7d 后停药,无不适。10d 后再次发热,遂来我院就诊。发病以来,患者精神可,食欲差,体重下降 4kg。

既往史:从小查体发现"心脏有杂音",未进一步诊治。无外伤手术史,无肝炎、结核病史。无食物、药物过敏史。

个人及婚育史:教师,无化学药物接触史。已婚已育,育有一子一女,配偶及孩子均体健。无烟酒嗜好。

家族史:父亲死于"肺癌"。母亲体健,无家族性遗传病史。

病史采集的评分要点见表 1-17。

表 1-17 病史采集的评分要点

评估项目	评分要点	分值	得分
自我介绍	介绍姓名、职称并解释自己的职责	0.5	
一般项目	患者的姓名、年龄、职业等	1.0	
主要症状	发热	1.5	
病程	2 个月	1.5	
主要症状特点	诱因、热度、频度、时间和时程、退热方式	2.5	
伴随症状	畏寒、乏力、食欲缺乏	2.5	
阴性伴随症状	咳嗽、咳痰,腹痛、腹泻,尿频、尿急、尿痛	2.5	
诊治经过	血常规结果、治疗方案、治疗反应、病情反复	2.5	
病程中一般情况	精神可,食欲差,体重下降 4kg	1.5	
既往史	从小查体发现"心脏杂音"	1.5	
个人、婚育史	教师,已婚已育。无烟酒嗜好	1.0	
家族史	父亲死于胃癌	1.0	
结束语		0.5	
	总分	20.0	

二、病史采集方法评估

良好的病史采集方法除了可以获得准确和全面的病史资料,还有助于建立融洽的医患关系。因此,将病史采集方法的评估归纳为以下 3 个方面技能的评估:资料的收集技巧,交流技巧,医生的态度、建立融洽医患关系的技能。以下标准可以作为评估病史采集方法的参考。由教师(考官)和标准化病人评分,可以客观反映学生病史采集的基本技能。病史采集方法的评分要点见表 1-18。

表 1-18 病史采集方法的评分要点

评估项目	评分要点	分值	得分
资料的收集技巧	1)问诊组织安排合理,具有系统性和完整性	2.0	
	2)按时间顺序问诊	1.5	
	3)合理安排一般问题和特殊问题	1.5	
	4)重要内容进行引证核实	1.5	
	5)问诊中及时进行归纳小结	1.0	
	6)不同部分或转换话题时有过渡语言	1.0	
	7)避免重复提问、诱问、连续性提问	1.5	

续表

评估项目	评分要点	分值	得分
交流技巧	1）问诊进度	1.5	
	2）避免专业术语	1.5	
	3）友善的身体语言和目光接触	1.5	
	4）赞扬与鼓励	1.0	
	5）鼓励患者提问	1.0	
医生的态度、融洽的医患关系	1）仪表整洁大方，注重礼仪，佩戴胸牌	1.0	
	2）尊重患者	1.5	
	3）承认经验不足	1.0	
	总分	20.0	

（高　航）

第二章
体格检查与评估

体格检查(physical examination)是指医生运用自己的感官和借助简便的检查工具,客观了解和评估患者身体状况的一系列最基本的检查方法。在全面体格检查后,医生对患者健康状况和疾病状态提出的临床判断称为检体诊断(physical diagnosis)。

体格检查与病史采集都是初步诊断的基础。在高科技时代,强调规范化体格检查,可能使某些责任心不强的医生感到意外。但实践证明:①规范化体格检查可使患者与医生之间建立一种良好的信任和尊重的关系。②不是根据病史和体格检查结果而选择的诊断性检查,极易产生假阳性,易给患者带来经济负担。③在某些重要的诊断过程中,问诊和体格检查较其他检查有更高的灵敏度和特异性。

第一节　体格检查的基本方法与注意事项

一、体格检查的基本方法

体格检查的基本方法有视诊、触诊、叩诊、听诊和嗅诊 5 种。只有触诊和叩诊需要手法技巧,检查时一定要娴熟、轻柔,一般不需要用力触诊和叩诊,以免使患者紧张而拒绝检查。每次体格检查都是对视诊、触诊、叩诊、听诊、嗅诊 5 种检查方法的锻炼,这既是临床基本技能的练习过程,也是临床经验的积累过程,同样也是与患者交流、沟通、建立良好医患关系的过程。

(一) 视诊

视诊(inspection)是以眼睛来观察患者全身或局部状态的检查方法。通过视诊可以观察到许多全身及局部的体征,但对特殊部位(如眼底、呼吸道、消化道等)则需借用某些器械(如检眼镜、内镜等)帮助检查。

视诊最好在自然光线下进行,夜间在普通灯光下不易辨别黄疸和发绀,苍白和皮疹也不易观察清楚。侧面来的光线对观察搏动或肿物的轮廓有一定的帮助。

视诊方法简单,技巧最少,但其适用范围广,可提供重要的诊断资料和线索,有时仅用视诊就可明确一些疾病的诊断。视诊又是一种常被忽略的诊断和检查方法,极易发生视而不见的现象。学习视诊需要反复练习,并记住:视觉是一种能力,而眼力则是一种技巧。

1. **常规视诊**　体格检查的第一步就是从整体观察患者,从患者走进诊室开始,就要观察患者的步态、有无目光接触、说话的方式、体位、表情、营养状况、身体的比例、有无畸形、有无异常举动等。

2. **近距离视诊**　就是把注意力集中在某一部位进行细致观察,如皮肤科医生主要是通过近距离视诊皮损来诊断疾病。但是,很多依靠视诊获得的重要医学信息,都是借助于各种仪器来完成的,如显微镜、检眼镜、结肠镜、胃镜、支气管镜和喉镜等。

（二）触诊

触诊（palpation）是医生通过手与患者体表局部接触后的感觉（触觉、温度觉、位置觉和振动觉等）或患者的反应，发现患者有无异常的检查方法。手的不同部位对触觉的灵敏度不同（表2-1），其中以指腹和掌指关节的掌面最为灵敏，触诊时多用这两个部位。临床上使用触诊检查的范围很广，尤以腹部检查最常采用触诊。通过触诊可以发现温度、湿度、震颤、波动、摩擦感、压痛、搏动、捻发音，以及肿大器官、包块等体征。

表 2-1　触诊的感觉与评价

感觉	评价
触觉	指尖是区分触觉最灵敏的部位
温度觉	手背或手指的背部对温度比较灵敏（此处皮肤较其他部位薄）
振动觉	掌指关节掌面或手的尺侧对振动比较灵敏
位置觉或协调性	关节与肌肉活动（如用手指抓）对位置觉或协调性比较灵敏

1. **触诊方法**　由于触诊目的不同，施加的压力也不一致，触诊可将分为浅部触诊法与深部触诊法。

（1）浅部触诊法（light palpation）：医生将一手轻轻放在被检查的部位，利用掌指关节和腕关节的协同动作，轻柔地进行轻压触诊的方法（图2-1）。浅部触诊法可触及的深度为1~2cm，适用于检查体表浅在病变、关节、软组织，浅部的动脉、静脉、神经，阴囊和精索等。浅部触诊法一般不引起患者痛苦及肌肉紧张，更有利于检查腹部有无压痛、抵抗感、搏动、包块以及某些肿大脏器等。

（2）深部触诊法（deep palpation）：医生将一手或两手重叠放置于被检查部位，由浅入深，逐渐加压以达深部的触诊方法。深部触诊法可触及的深度常在2cm以上，有时可达4~5cm，适用于检查腹腔病变和脏器情况，根据检查目的和手法的不同又分为4种。

1）深部滑行触诊法（deep slipping palpation）：患者取仰卧位，双下肢屈曲，嘱患者张口平静呼吸，或与患者谈话以转移其注意力，尽量使其腹肌放松；医生以右手并拢的二、三、四指末端逐渐触向腹腔的脏器或包块，在被触及的脏器或包块上作上、下、左、右滑行触诊的方法（图2-2）。如为肠管或索条状包块，则需作与长轴相垂直方向的滑行触诊；常用于腹腔深部包块和胃肠病变的检查。

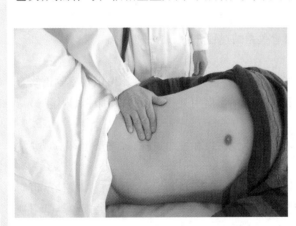

图 2-1　浅部触诊法

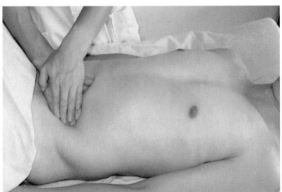

图 2-2　深部滑行触诊法

2）双手触诊法（bimanual palpation）：患者取仰卧位，双下肢屈曲，嘱患者张口平静呼吸，或与患者谈话以转移其注意力，尽量使其腹肌放松；医生将左手置于被检查脏器或包块的后部，并将被检查部位推向右手方向，以利于右手触诊，右手中间三指置于腹部进行的触诊方法（图2-3）。双手触诊法多用于肝、脾、肾和腹腔肿物的检查。

3）深压触诊法（deep press palpation）：患者取仰卧位，双下肢屈曲，嘱患者张口平静呼吸，或与患者谈话以转移其注意力，尽量使其腹肌放松；医生以一两个手指在被检查部位逐渐深压的触诊方法（图2-4），以用于检查腹腔深在病变的部位或确定腹部压痛点，如阑尾压痛点、胆囊压痛点等。

视频：深压
触诊法

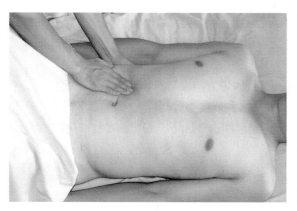

图2-3 双手触诊法

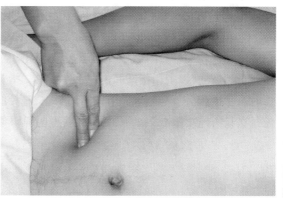

图2-4 深压触诊法

4）冲击触诊法（ballottement）：患者取仰卧位，双下肢屈曲，嘱患者张口平静呼吸，或与患者谈话以转移其注意力，尽量使其腹肌放松；医生将三四个手指并拢，以70°~90°角放置于腹壁相应的部位，作数次急速而较为有力冲击的触诊方法（图2-5），在冲击时可出现腹腔内脏器在指端浮沉的感觉，一般只适用于大量腹腔积液时肝、脾难以触及者。但冲击触诊可使患者感到不适，应避免用力过猛。

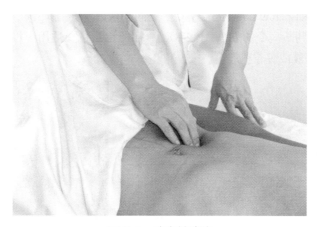

图2-5 冲击触诊法

2. 注意事项

（1）准备工作：触诊前应向患者说明触诊的目的和怎样配合，触诊时医生的手要温暖轻柔，请患者不要紧张，以免影响触诊效果。

（2）站位要准确：医生与患者都应采取适宜的位置，医生应站在患者的右侧，面向患者，以便随时观察患者的面部表情变化；患者取仰卧位时，其双手自然置于体侧，屈曲膝关节，放松腹肌。

（3）患者准备：进行下腹部触诊时，可根据需要嘱患者排空大小便，以免影响触诊，或将充盈的膀胱误认为是腹部包块。

（4）用心触诊：触诊时要手脑并用，边触诊边思考，反复斟酌，以判断病变的性质和来源。

（5）手卫生：触诊前后要洗手或手消毒。

(三) 叩诊

叩诊(percussion)是医生用手指叩击患者体表部位,使之震动而产生音响变化来判断被检查部位有无异常的检查方法。由于器官密度、组织构成和叩诊的力度不同,所产生的叩诊音也不同。

叩诊多用于肺脏、心脏、肝界和腹腔积液的检查,也用于了解肝区、脾区及肾区等有无叩击痛。

1. **叩诊方法**　根据检查手法与目的不同,叩诊又分间接叩诊法与直接叩诊法。

(1)间接叩诊法(indirect percussion):是一种被广泛采用的叩诊方法。①医生左手中指第二指节紧贴于叩诊部位(勿施重压,以免影响被叩组织的震动),其他手指稍微抬起(避免与体表接触)。②右手手指自然弯曲,以中指指端叩击左手中指第二指骨的前端,叩击方向应与叩诊部位的体表垂直。③叩诊时右手以腕关节与指掌关节的活动为主,避免肘关节及肩关节参与运动(图2-6,图2-7)。④一个部位每次只需连续叩击2~3下,如未能获得明确印象,可再连续叩击2~3下。⑤叩诊要有节律。

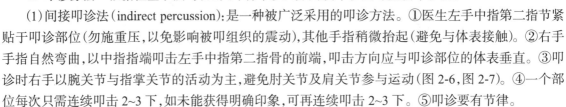

图2-6　间接叩诊法模式图

正确姿势　　错误姿势　　间接叩诊的姿势　　正确方向　　错误方向

(2)直接叩诊法(direct percussion):医生用右手中间三指的掌面直接拍击被检查的部位,借拍击的反响和指下的震动感来判断病变的方法(图2-8)。直接叩诊法主要适用于检查胸部或腹部面积较广泛的病变,如大量胸腔积液或腹腔积液等。

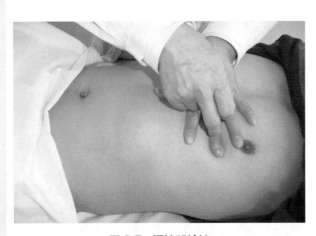

图2-7　间接叩诊法

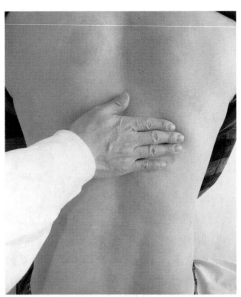

图2-8　直接叩诊法

2. **叩诊音**　即被叩击部位产生的音响,因被叩击部位组织器官的密度、弹性、含气量以及与体表的距离不同,可产生不同的音响。根据音响的强弱、频率等的不同将叩诊音分为5级,即实音(flatness)、浊音(dullness)、清音(resonance)、过清音(hyperresonance)和鼓音(tympany)。叩诊音的时限

视频:间接叩诊法

视频:直接叩诊法

与组织密度呈负相关,实音持续时间最短,随着组织密度减小,叩诊音的时限逐渐延长。各种叩诊音的特点和临床意义见表2-2。

表2-2　各种叩诊音的特点及临床意义

叩诊音	音响强度	音调	持续时间	正常存在部位	临床意义
实音	最弱	最高	最短	心、肝	大量胸腔积液、肺实变
浊音	弱	高	短	心、肝被肺覆盖部分	肺炎、肺不张、胸膜增厚
清音	强	低	长	正常肺部	无
过清音	更强	更低	更长	无	肺气肿
鼓音	最强	低	最长	胃泡区	气胸、肺空洞

3. 注意事项

(1)准备工作:环境应安静,以免影响叩诊音的判断。叩诊前应嘱患者充分暴露被叩诊部位,并使肌肉放松。

(2)体位:因叩诊的部位不同,患者须采取相应的体位。如叩诊胸部时取坐位或卧位;叩诊腹部时取仰卧位。

(3)确定部位:准确选择叩诊部位;叩诊心脏和肺脏时,一定要先确定叩诊的肋间(胸骨角是寻找肋间的标志)。

(4)注意对称部位的比较:叩诊时应注意对称部位的比较与鉴别。

(5)注意音响与震动的比较:叩诊时不仅要注意叩诊音响的变化,还要注意不同病灶震动的差异。

(6)掌握叩诊的基本要领:紧(左手中指第二指骨紧贴叩诊部位)、翘(左手其他手指稍抬起,勿与体表接触)、直(以右手中指指端垂直叩击左手中指第二指骨前段)、匀(叩击的力量要均匀一致)、快(每次叩击后右手要快速抬起),另外,还要有节奏感。

(7)手卫生:叩诊前后要洗手或手消毒。

(四) 听诊

听诊(auscultation)是医生用耳或借助于听诊器听取身体内有运动舒缩能力的脏器,或有气体、血液流动的脏器所发出的声音,以识别正常与病理状态的检查方法,听诊常用于心血管、肺及胃肠道等的检查。

1. 听诊方法

(1)直接听诊法(direct auscultation):是听诊器问世以前的听诊法。即用耳郭直接贴在患者的体表上进行听诊的方法,直接听诊法所听得的体内声音很微弱,而且既不卫生也不方便。广义的直接听诊包括听诊语音、咳嗽、呼吸、嗳气、肠鸣、呻吟、啼哭以及患者发出的其他任何声音。

(2)间接听诊法(indirect auscultation):是指采用听诊器进行听诊的方法。此法使用范围广,主要用于听诊心、肺、腹部、血管等。

听诊器由耳件、胸件及软管三部分组成,胸件有两种类型:①钟型:适用于听诊低调声音,如二尖瓣狭窄的舒张期隆隆样杂音(图2-9)。使用钟型胸件时,胸件应轻轻接触体表被检查部位,但必须完全密合。否则会牵拉钟型胸件周围的皮肤,使之发挥与膜型胸件相似的功能,过滤低调的声音。②膜型:适用于听诊高调的声音,如主动脉瓣关闭不全的杂音等。使用膜型胸件时,胸件要紧贴体表被检查部位(图2-10)。

(3)特殊听诊法:特指传染病隔离病房中,医护人员身着防护服等个人防护装备时,应用电子听诊设备进行听诊的方法。电子听诊设备由胸件、连接线及外放音箱组成。胸件收集到的听诊音被转换为音频通过音箱直接播放,不需要耳件,从而解决了听诊与医护人员防护之间的矛盾。该方法在新型冠状病毒肺炎患者救治中发挥了重要作用。

视频:特殊
听诊法

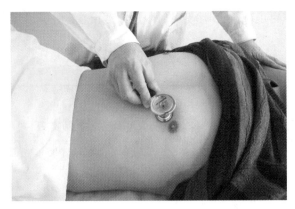

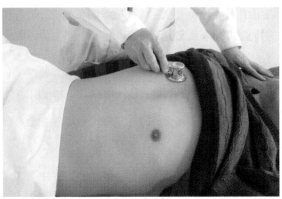

图 2-9　采用钟型胸件听诊   图 2-10　采用膜型胸件听诊

2. 注意事项

（1）准备工作：①环境要安静、温暖、避风。寒冷可引起患者肌束颤动，出现附加音，影响听诊效果。②应根据病情嘱患者采取适当的体位，对衰弱不能起床的患者，为减少患者翻身的痛苦，多使用膜型听诊器。

（2）正确使用听诊器：听诊前应注意检查耳件方向是否正确，管腔是否通畅；胸件要紧贴于被听诊的部位，避免与皮肤摩擦而产生附加音。绝不能隔衣听诊。

（3）排除干扰：听诊时注意力要集中，听诊心脏时要排除呼吸音的影响，听诊肺部时也要排除心音的影响。

（4）手卫生：听诊前后要洗手或手消毒。

（五）嗅诊

嗅诊（olfactory examination）是通过嗅觉判断发自患者的异常气味的一种检查方法。嗅诊时医生用手将患者散发的气味扇向自己的鼻部，然后仔细判断气味的性质和特点。异常气味多来自皮肤、黏膜、呼吸道、胃肠道、呕吐物、排泄物、分泌物、脓液与血液等。

医生应该有能力基于气味建立诊断，有经验的医生在第一次与患者接触时，根据患者的气味变化就能作出诊断或把握诊断方向。气味常出现在代谢性疾病或中毒以后。但气味很难精确描述，个体对气味的感觉差异极大。

二、体格检查的注意事项

体格检查一般于病史采集结束后开始，但一般检查是从患者进入诊室或在床边询问病史时开始的。体格检查的目的是进一步支持和验证病史采集中所获得的有临床意义的症状或体征，发现患者所存在的体征及对治疗的反应，为进一步确认临床诊断寻找客观依据。体格检查的注意事项见表 2-3。

表 2-3　体格检查的注意事项

体格检查的注意事项
1. 以患者为中心，尊重患者的羞怯心理。要关心、体贴患者，要有高度的责任感和良好的医德修养
2. 仪表端庄，举止大方，态度诚恳和蔼，过分不拘礼节可引发许多问题
3. 环境安静、舒适和具有私密性，最好在自然光线下进行检查
4. 检查前后要洗手或手消毒，避免交叉感染
5. 医生站在患者右侧。检查前有礼貌地对患者做自我介绍，并说明体格检查的原因、目的和要求，以更好地取得患者密切配合。检查结束应对患者的配合与合作表示感谢

续表

体格检查的注意事项
6. 充分暴露被检查部位,检查其他部位时应该适当遮挡患者的乳房(女性)和腹股沟部;但过分遮挡可能会漏掉部分重要体征
7. 男医生和实习生给女患者进行体格检查时,应该有第三人(医生、护士或家属)在场陪伴
8. 患者的体位随检查的部位不同而不同,如腹部检查时采取仰卧位(头部枕1个枕头)
9. 系统体格检查时应全面、有序、重点、规范和正确,检查手法应规范、轻柔、娴熟
10. 按一定顺序进行检查,避免重复和遗漏,避免反复翻动患者,力求建立规范的检查顺序

　　(1)先观察一般状态及生命征,然后依次头、颈、胸、腹、脊柱、四肢及神经系统,以避免不必要的重复或遗漏

　　(2)必要时进行生殖器、肛门和直肠的检查

　　(3)根据病情轻重,可调整检查顺序,有利于及时抢救和处理患者

　　(4)在体格检查过程中,应注意左、右及相邻部位等的对比检查

　　(5)根据病情变化及时进行复查,以便有助于病情观察和补充、修正诊断

(刘成玉)

第二节　系统体格检查

一、系统体格检查的原则

　　体格检查是一种采用多种检查手法获得患者健康资料的方法,由于操作的局限性,尚无一个例行的检查程序。不同的医生可能倾向于选择一种检查顺序,一般情况下,医生对大多数患者都能进行常规检查或基本检查,且对相同年龄或性别的患者采取的检查方法与顺序大致相同。但是,医生必须掌握有效的、系统的检查方法,以获得更有效的健康资料,因此,体格检查必须遵循一些原则。

　　1. **按部位检查、按系统思考**　为了检查方便,减轻患者的痛苦,医生可按照部位进行体格检查,但必须按照系统进行思考,这对确立正确的诊断十分重要。

　　2. **检查顺序合理有效**　对所有患者都应采取从头到脚、先前面后背部的顺序(图 2-11,图 2-12),以免遗漏检查部位或体征,同时,还能掌握正常变异。科学合理、规范有序的体格检查,既可以最大限度地保证体格检查的效率,又可以减少患者的不适,同时也方便医生的操作。

　　3. **尽量减少患者体位的变动**　过多的、不恰当的体位变动都会增加患者和医生的不适感,且浪费时间。因此,系统体格检查时患者最好只变动1~2次体位。

　　4. **尊重和保护患者的隐私**　医生要尊重患者的羞怯心理,注意保护患者的隐私。采用专业的、娴熟的检查手法可以得到患者的有效配合与支持,可以极大地减少检查敏感部位(如乳房、生殖器和肛门等)所产生的误会。

　　5. **局部检查与全身检查相结合**　在实际工作中,有些患者不需要进行系统体格检查,尤其是对就诊间隔时间较短的复诊患者,或仅有局部病变的患者,此时采用局部检查或重点检查即可达到目的。但一定要结合患者的实际情况,具体问题具体分析。

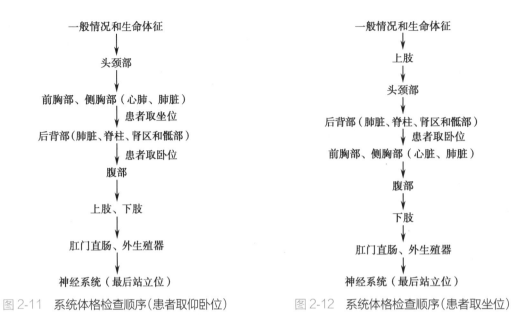

图 2-11　系统体格检查顺序（患者取仰卧位）　　图 2-12　系统体格检查顺序（患者取坐位）

6. **保证患者的知情权**　在进行体格检查时,要让患者了解体格检查的计划、内容和顺序,及时预见医生的操作,以便有效地配合医生的检查。

7. **与患者有效沟通与交流**　医生在观察患者同时,患者也在注意医生的言行。所以,要建立与患者的有效沟通和交流,医生应特别注意自己的面部表情与体态语,不要随意发表评论,确保语言交流与非语言交流都能传递有效的医学信息与专业精神,以取得患者的最大信任和配合。

8. **坚持原则但又有灵活性**　系统体格检查必须坚持系统全面、合理有序,但还要注意具体操作的灵活性。面对急诊患者、重症患者,在重点检查后,立即进行治疗或抢救,待病情稳定后再补充遗留的检查内容。对卧床不起患者的背部检查,只能在侧卧状态下进行。肛门直肠、外生殖器的检查应根据病情需要,确定是否检查,如确需检查应注意保护患者的隐私。

9. **检查手法既娴熟又规范**　体格检查的手法具有很强的技艺性,务求规范合理、娴熟,并应用得当。

10. **手脑并用且用心思考**　在系统体格检查时,强调边检查边思考,正确评价检查结果;边检查边与患者沟通,以便进一步核实补充检查内容。

二、系统体格检查的顺序及项目

系统体格检查的基本项目是根据系统体格检查的原则而拟定的,按照基本项目进行体格检查,有利于医生养成良好的职业习惯和行为规范,也有利于完成住院病历书写。按照基本项目,反复实践,可以熟能生巧,面对具体情况也能合理取舍,应用自如。

（一）准备

1. 准备和清点检查工具。

2. 自我介绍（姓名、职称,与患者握手,并进行简短交谈以融洽医患关系）。向患者说明检查的目的与意义。

3. 医生洗手或手消毒（最好患者在场）,站在患者右侧。

（二）一般状态及生命征

1. **一般状态**

（1）请患者取仰卧位。

（2）观察发育、营养、神志、面容、表情、体位。

2. **生命征**

(1)测量体温(腋测法:取体温计,观察汞柱高度,置于左腋下 10min)。

(2)触诊脉搏(一般触诊右侧桡动脉,节律规整者检查 30s,节律不规整者检查 1min),同时触诊双侧脉搏,注意是否对称。

(3)测量呼吸频率,至少 30s,注意节律、类型和深度。

(4)测量血压(首诊时应测量双臂的血压,以血压较高的一侧作为测量臂)。

(三) 头部及颈部

1. **头颅及面部**

(1)观察患者头颅外形,触诊头颅。注意观察头颅大小,有无畸形,有无异常隆起及凹陷、有无疼痛等;观察头发分布、密度、颜色和光泽,有无折断现象。

(2)观察面部颜色,有无水肿、瘢痕、皮疹、损伤等。

(3)观察两侧面部是否对称(额纹、眼裂、鼻唇沟和口角),检查面部的痛觉、触觉和温度觉,并两侧对比。

2. **眼**

(1)检查患者的视力(粗测法)。

(2)观察患者眉毛、睫毛的分布,眼睑有无水肿,用拇指在内眦部压迫小囊,观察有无分泌物。

(3)嘱患者往上看,双手拇指翻双眼下眼睑,观察下睑巩膜及结膜。

(4)嘱患者往下看,以拇指和示指先后翻开左、右上眼睑,观察上睑巩膜及结膜。

(5)检查患者的眼球有无突出或凹陷。

(6)检查患者的眼球运动功能,按照 6 个方位检查眼球运动:水平向左 - 左上 - 左下,水平向右 - 右上 - 右下。

(7)检查患者的角膜、瞳孔,角膜反射。

(8)检查患者的直接对光反射与间接对光反射。

(9)检查患者的集合反射。

3. **耳**

(1)观察患者的双侧耳郭有无畸形,触诊有无压痛及牵拉痛,触诊耳前淋巴结。

(2)观察患者的外耳道有无异常分泌物,观察鼓膜(可用耳镜)状况。

(3)触诊患者的双侧乳突,触诊耳后淋巴结。

(4)检查患者的双侧听力(采用粗略的方法)。

4. **鼻**

(1)观察患者的鼻外形有无畸形,颜色有无变化,观察有无鼻翼扇动。

(2)借助手电筒照明,检查患者的鼻前庭。

(3)检查患者的鼻孔通气情况,检查患者的嗅觉,并两侧对比。

(4)检查患者的双侧额窦有无压痛,注意肿胀、压痛、叩痛等。

(5)检查患者的双侧筛窦有无压痛,注意压痛。

(6)检查患者的双侧上颌窦有无压痛,注意肿胀、压痛、叩痛等。

5. **口、咽**

(1)观察患者有无鼻音、发音嘶哑或失声,有无饮水呛咳。

(2)观察患者的口唇、颊黏膜、腮腺开口处、牙齿、牙龈、舌质、舌苔(用压舌板和手电筒)。

(3)嘱患者舌尖顶住上腭,观察其口底。

(4)用压舌板在患者舌的前 2/3 与后 1/3 交界处,嘱患者发"啊"音,观察其腭弓、扁桃体、咽后壁及悬雍垂,检查咽反射。

(5)检查两侧软腭和咽后壁黏膜,观察其感觉有无变化以及两侧是否对称。

(6)嘱患者伸舌,观察其有无偏歪,露齿、鼓腮。

(7)检查患者舌的味觉,并两侧对比。

(8)嘱患者咬紧牙齿,触诊其双侧咀嚼肌。

6. 颈部

(1)观察患者的颈部皮肤颜色,有无水肿、瘢痕、皮疹、损伤等。观察颈部外形、颈动脉搏动情况,有无静脉怒张。

(2)观察患者颈部肌肉有无萎缩,比较两侧肌力。

(3)触诊患者的颌下、颏下、颈后、颈前、锁骨上淋巴结。

(4)去枕,检查患者的有无颈强直。

(5)取仰卧位,触诊患者的甲状腺是否肿大,检查有无压痛,触诊甲状腺峡部。

(6)头稍向左倾斜,配合吞咽动作,按正确手法检查患者的甲状腺左叶。

(7)头稍向右倾斜,配合吞咽动作,按正确手法检查患者的甲状腺右叶。

(8)分别触诊左右颈动脉。(喉结外 2cm,胸锁乳突肌内侧触诊)

(9)触诊患者的气管位置。

(10)听诊颈部(甲状腺、血管)杂音。

(四)胸部

1. 前胸部、侧胸部和肺

(1)正确暴露胸部。观察胸部皮肤颜色,注意有无水肿、瘢痕、皮疹、损伤等。

(2)观察患者的胸廓外形,有无畸形。两眼与胸廓同高,观察前胸有无异常凹陷与隆起,有无胸壁静脉曲张,乳房、乳头外形是否对称。

(3)观察患者的呼吸运动有无增强或减弱。

(4)触诊患者的肋间隙、胸廓有无压痛。

(5)触诊左右乳房(4 个象限和乳头)

(6)触诊腋窝淋巴结(用右手触诊左侧腋窝,用左手触诊右侧腋窝)

(7)检查患者的胸廓扩张度,注意前胸和后胸(上、中、下)的变化,并左右对比。

(8)嘱患者发长音"yi",以全手掌检查语音震颤(上、中、下),并左右对比。

(9)检查有无胸膜摩擦感。

(10)寻找胸骨角,确定肋间。

(11)叩诊肺脏:先从左侧第 1 肋间开始,两侧对称地叩诊,逐个肋间向下,每个肋间至少叩诊两处,自上而下,由外向内,双侧对比。

(12)叩诊肺下界:先叩锁骨中线肺下界,再叩腋中线肺下界。

(13)听诊前胸部:先从左侧第 1 肋间开始,逐个肋间向下,两侧对称地听诊,每个肋间至少听诊两处,自上而下,由外向内,双侧对比。

(14)检查患者的听觉语音,注意前胸和后胸(上、中、下)的变化,并左右对比。

(15)检查有无胸膜摩擦音。

2. 心脏

(1)观察患者的心尖搏动位置、强度及范围(医生的双眼与患者心尖部呈切线)。

(2)观察心前区有无异常隆起(两眼与患者胸廓同高,平视)。

(3)触诊心尖搏动(中指、示指并拢触诊法,手掌或手掌尺侧触诊法)。

(4)触诊心前区有无异常搏动及震颤。

(5)触诊心前区有无心包摩擦感。

(6)寻找胸骨角,确定肋间。

(7)叩诊左侧心脏相对浊音界:先从心尖搏动最强点外 2~3cm 处开始,由外向内叩诊,至浊音处翻指用笔标记一点,逐个肋间向上,至第 2 肋间,共 4 个点。

(8)叩诊右侧心脏相对浊音界:先从右锁骨中线叩出肝上界,于其上一肋间(第 4 肋间)由外向内叩诊,逐个肋间向上,至第 2 肋间,分别做标记,共 3 个点。

(9)自下而上测量各个肋间心浊音界标记点至前正中线的距离,先测量心左界,后测量心右界(需用两把直尺测量)。

(10)测量左锁骨中线至前正中线的距离。

(11)听诊二尖瓣区(心率、节律、心音、额外心音、杂音、摩擦音)。

(12)听诊肺动脉瓣区(心音、杂音、摩擦音)。

(13)听诊主动脉瓣区(心音、杂音、摩擦音)。

(14)听诊主动脉瓣第二听诊区(心音、额外心音、杂音、摩擦音)。

(15)听诊三尖瓣区(心音、额外心音、杂音、摩擦音)。

3. 后胸部、肾区及脊柱

(1)请患者坐起,双手抱肘,暴露后胸部。

(2)观察皮肤颜色,注意有无水肿、瘢痕、皮疹、损伤等。观察后胸部胸廓有无畸形,观察呼吸运动。

(3)检查胸廓活动度及其对称性。

(4)检查语音震颤,两侧对比。

(5)检查有无胸膜摩擦感。

(6)通过第 12 肋骨或肩胛下角可定出肋间。

(7)叩诊肺脏:由上至下逐个肋间叩诊,并注意两侧对比。

(8)叩诊肩胛线肺下界:先确定肩胛下角位置、平静呼吸、由上至下叩诊,做标记。

(9)叩诊肩胛线肺下界移动度:深吸气后屏气、沿平静呼吸所作标记向下叩出肺下界最低点并标记,同样,深呼气后屏气、沿平静呼吸所作标记由下向上叩出肺下界最高点,测量两点的距离即肺下界移动度。

(10)听诊两肺呼吸音,由上至下,两侧对比。

(11)检查听觉语音。

(12)检查胸膜摩擦音。

(13)检查双侧肋脊角压痛点、肋腰点压痛点。

(14)检查双侧肾区有无叩击痛。

(15)检查脊柱有无叩击痛(直接或间接叩击法)。

(16)检查脊柱有无侧弯、前后凸及压痛。

(17)检查棘突有无压痛及叩击痛。

(五)腹部、四肢、神经反射

1. 腹部

(1)请患者取仰卧位,充分暴露腹部,屈膝、腹肌放松,双上肢置于躯干两侧,平静呼吸。

(2)观察腹部皮肤颜色,注意有无水肿、瘢痕、皮疹、损伤等。观察腹部外形,是否对称,观察脐部形状,腹式呼吸是否受限,有无腹壁静脉曲张,有无瘢痕及条纹。

(3)医生蹲下,两眼与患者腹部同高,观察有无胃型、肠型、蠕动波。

(4)听诊肠鸣音并计数(至少 1min),听诊腹部血管杂音。

(5)浅触诊腹部 9 区(原则是先触诊健康部位,逐渐移向病变区域,并进行比较;健康检查时一般自左下腹开始,逆时针触诊至脐部)。

(6)深触诊腹部 9 区(原则是先触诊健康部位,逐渐移向病变区域,并进行比较;健康检查时一般自左下腹开始,逆时针触诊至脐部)。

(7)指导患者做加深的腹式呼吸 2~3 次,在右锁骨中线上触诊肝脏(双手触诊法、单手触诊法)。

(8)在剑突下触诊肝脏。

(9)检查肝 - 颈静脉回流征。

(10)触诊胆囊,检查 Murphy 征。

(11)触诊脾脏(右侧卧位、仰卧位,双手触诊法)。

(12)触诊左、右肾脏(双手触诊法)。

(13)检查输尿管压痛点(季肋点,上、中输尿管点)。

(14)检查液波震颤。

(15)检查振水音。

(16)叩诊腹部 9 区(从左下腹部开始,逆时针顺序)。

(17)叩诊肝上界、肝下界(右锁骨中线)。

(18)检查有无肝区叩击痛,胆囊区叩击痛。

(19)叩诊移动性浊音,经脐平面先左后右逐渐叩诊。

(20)检查腹壁反射。

2. 上肢

(1)正确暴露上肢,观察两侧上肢是否对称,有无畸形,皮肤有无异常。

(2)观察双手掌面及背面,检查皮肤弹性。

(3)检查双手有无杵状指、发绀及其他异常。

(4)检查指间关节及掌指关节。

(5)嘱患者握拳,检查其握力。

(6)检查腕关节(背伸、掌屈)。

(7)检查肘关节有无压痛,活动有无受限(屈、伸、旋前、旋后)。

(8)检查上臂肌力、肌张力,两侧对比。

(9)检查滑车上淋巴结(两侧)。

(10)正确暴露肩部,观察肩关节有无畸形。

(11)触诊肩关节及其周围,观察肩关节活动度。

(12)检查上肢的触觉(或痛觉),两侧对比。

(13)检查双侧腋窝淋巴结(右手检查左侧、左手检查右侧)。

(14)检查深反射(肱二头肌反射、肱三头肌反射、桡骨膜反射)。

(15)检查 Hoffmann 征。

3. 下肢

(1)正确暴露下肢,观察两下肢是否对称,下肢皮肤有无溃疡、结节、出血点,有无静脉曲张。

(2)触诊腹股沟区有无肿块、疝等。

(3)触诊双侧股动脉搏动(在耻骨结节与髂前上棘连线中点处触诊,必要时进行听诊)。

(4)触诊双侧腹股沟淋巴结。

(5)检查髋关节活动(屈髋、内旋、外旋)。

(6)观察膝关节有无红肿。

(7)触诊膝关节和浮髌试验。

(8)检查膝关节活动(屈、伸)。

(9)检查下肢肌张力及肌力。

(10)观察踝关节及足趾(有无红肿、杵状趾等)。

(11)触诊足背动脉(示指与中指位于第 1 与第 2 跖骨之间的足背面,踇长屈肌腱外侧缘触诊)。

(12)观察下肢有无水肿(用拇指按压踝部或胫骨远端内侧皮肤 10s)。

(13)检查下肢的触觉(或痛觉)。

(14)检查深反射(跟腱反射、膝腱反射、髌阵挛、踝阵挛)。

(15)检查病理反射(Babinski 征、Oppenheim 征、Gordon 征、Chaddock 征、Gonda 征)。

(16)检查脑膜刺激征(Kernig 征、Brudzinski 征)。

(17)检查直腿抬高试验。

(六) 肛门、直肠与生殖器(必要时进行检查)

1. 肛门、直肠

(1)请患者取左侧卧位,右腿屈曲。

(2)观察肛门、肛周、会阴区。

(3)戴上手套,示指涂以润滑剂行直肠指诊。

(4)观察指套有无分泌物。

2. 外生殖器

(1)解释检查的必要性,并注意保护患者隐私。

(2)请患者取舒适体位,确认已排空尿液。

男性:

(3)视诊阴毛、阴茎、龟头颈、阴茎龟头、包皮。

(4)视诊尿道外口。

(5)视诊阴囊,必要时作提睾反射。

(6)触诊双侧睾丸、附睾、精索。

女性:

(7)视诊阴毛、阴阜、大小阴唇、阴蒂。

(8)视诊尿道口及阴道口。

(9)触诊阴阜、大小阴唇。

(10)触诊尿道旁腺、巴氏腺。

(七) 共济运动、步态与腰椎运动

(1)请患者取站立位。

(2)检查指鼻试验(睁眼、闭眼)。

(3)检查双手快速轮替运动。

(4)观察步态。

(5)检查屈腰、伸腰运动。

(6)检查腰椎侧弯、旋转运动。

(八) 检查结束后的工作

整理好患者的衣物,恢复患者舒适体位,感谢患者的合作,并与患者道别。

三、系统体格检查中常见的问题

系统体格检查是最重要的临床基本能力之一,对医学生来说是相当困难的,必须反复练习、反复实践,不断强化,不断完善,才能使检查全面系统、重点突出、从容流畅、取舍得当。在系统体格检查中,常存在一些问题,对于医学生来说,必须克服或纠正,以便形成良好的习惯和正确的思路。

1. **准备不充分,缺乏系统性** 缺乏思想准备和组织安排,使检查项目遗漏或重复,检查顺序颠倒。缺乏规范系统的训练,对系统体格检查的目的、内容和方法心中无数。

2. **病史不详细,缺乏重点性** 由于病史采集不详细,健康资料不齐全,导致检查重点不突出或检查重点有误。

3. **站位不准确,体位不规范** 在进行体格检查时,医生一般站在患者右侧,并指导患者采取恰当规范的体位。如腹部检查时,患者应采取仰卧位并双下肢屈曲。测量血压时,无论患者取坐位还是卧位,必须注意肘部、血压计水银柱"0"位(汞柱式血压计)、心脏的位置。

4. 左右不对比,检查手法不熟练

(1)左右对比是体格检查的基本原则之一,由于个体不同,许多检查结果,如呼吸音、心音、脏器大小等缺乏对比性。因此,只有身体对称部位的变化才有对比性。

(2)体格检查的手法不熟悉和重点不掌握,如触诊甲状腺时的两手配合、异常呼吸音、啰音、心脏杂音的鉴别,肝脾触诊时的呼吸配合等。

5. 重理论只会背,轻实践不会做　在体格检查时,有些医学生,甚至临床医生只会动口,不会动手,只会背操作步骤,不会实际操作,且用口述代替实际操作。另外,叩诊肺部叩不出声音,触诊肝脾不会配合呼吸运动,找不出麦克伯尼点(McBurney point),不会测量头围等。

6. 配合不恰当,工具不会用

(1)在体格检查时要注意与患者配合,尤其是对某些脏器检查(如肝脏、脾脏、心脏、肺脏等),一定要配合呼吸、体位或某些动作。如触诊甲状腺时要配合吞咽动作,听诊肺部时要请患者深呼吸,以便有效地检查器官状态等。

(2)在体格检查时,常采用简单的工具,如听诊器、叩诊锤、压舌板、血压计等。可是在实际操作中,经常发生听诊器耳件戴反、血压计袖带位置不准,不会使用压舌板等情况。

7. 忽视小细节,善始不善终

(1)在体格检查中,最容易忽略耳、鼻、颈部血管、腋窝、腹股沟、肛门直肠和生殖系统的检查。

(2)在体格检查中,最容易忽视的是对患者的体贴与关怀,如用冰冷的手直接触诊患者,或用冰冷的听诊器胸件直接听诊患者(不知道温暖一下手或听诊器胸件),另外,也缺乏与患者的有效沟通交流。

(3)检查完毕,不感谢患者的配合,不恢复患者最舒适的体位,不整理患者的衣服或被褥,不整理检查工具等。

(刘成玉)

第三节　体格检查规范化操作

一、一般状态及生命征

一般状态检查以视诊为主,配合触诊、听诊和嗅诊进行检查,生命征检查要借助检查工具。

（一）性别与年龄

1. 性别　性别不难判断,因为正常人的性征很明显。

2. 年龄　一般可通过问诊得知,但在某些情况下需要通过观察和检查皮肤的弹性与光泽、肌肉的状态、毛发的颜色和分布、面与颈部皮肤的皱纹、牙齿的状态等进行判断。

（二）发育与体型

1. 发育　通过观察与检查患者的年龄、智力、体格成长状态(包括身高、体重及第二性征等)之间的关系综合评价其发育情况。成人发育正常的指标标准:①头长为身高的1/8~1/7。②胸围为身高的1/2。③双上肢水平展开的指间距离约等于身高。④坐高等于下肢的长度。

身高测量方法(裸足站立测量法):①患者取站立位,身体保持挺直(足跟、臀和肩部接触墙壁),头部保持正中位(枕部接触墙壁),②测量地板与头皮最高点水平线的垂直距离。③测量时,要压住头发

视频:性别

视频:年龄

或分开特别厚的头发,以免过高估计身高。④身高以厘米为单位记录(精确至 0.5cm)。

2. **体型** 体型是身体各部发育的外观表现,包括骨骼、肌肉的成长与脂肪分布的状态等。成年人的体型可分为 3 种,其特点见表 2-4。

视频:体型

表 2-4 成人体型的分类及特点

体型	特点
无力型(瘦长型)	体高肌瘦,颈、躯干、四肢细长,肩窄下垂,胸廓扁平,腹上角小于 90°
正力型(匀称型)	身体各个部位结构匀称适中,腹上角 90° 左右。见于大多数的正常成人
超力型(矮胖型)	体格粗壮,颈、四肢粗短,肌肉发达,肩宽平,胸围大,腹上角大于 90°

(三)营养状态

根据皮肤、毛发、皮下脂肪、肌肉等情况,结合性别、年龄、身高及体重进行综合判断营养状态。检查方法:①观察皮下脂肪充实的程度,最适宜的部位是前臂屈侧或上臂背侧下 1/3 处。②在一定时间内监测体重的变化也可反映机体的营养状态。营养状态分级的特点见表 2-5。

视频:营养

表 2-5 营养状态分级

营养状态	特点
良好	黏膜红润、皮肤有光泽且弹性良好、皮下脂肪丰满而有弹性,肌肉结实,指甲、毛发润泽,肋间隙及锁骨上窝深浅适中,肩胛部和股部肌肉丰满
不良	皮肤黏膜干燥、弹性降低,皮下脂肪菲薄,肌肉松弛无力,指甲粗糙无光泽,毛发稀疏,肋间隙及锁骨上窝凹陷,肩胛骨和髂骨嶙峋突出
中等	介于良好与不良之间

(四)意识状态

多采用问诊的方法判断意识状态,了解患者的思维、反应、情感、计算及定向力等方面的情况。对病情较为严重者,还可进行痛觉试验、瞳孔反射及腱反射等检查,以确定患者意识障碍的程度。

视频:意识状态

意识障碍可以是意识水平(觉醒或警醒)异常,也可以是意识内容(认知功能)异常。以觉醒度改变为主的意识障碍有嗜睡、昏睡、昏迷,以意识内容改变为主的意识障碍为意识模糊和谵妄。

(五)面容与表情

面容(facial features)是指患者面部呈现的状态;表情(expression)是患者面部情感的表现。患病后患者常出现痛苦、忧虑或疲惫的面容与表情,甚至出现特征性的面容和表情,对某些疾病的诊断具有重要价值。常见的异常面容的特点及临床意义见表 2-6。

视频:面容与表情

表 2-6 常见异常面容的特点及临床意义

面容	特点	临床意义
急性病容	面色潮红,兴奋不安,鼻翼扇动,口唇疱疹,表情痛苦	急性感染性疾病,如肺炎球菌性肺炎、疟疾、流行性脑脊髓膜炎
慢性病容	面容憔悴,面色晦暗或苍白无华,目光暗淡	慢性消耗性疾病,如恶性肿瘤、肝硬化、严重结核病等
贫血面容	面色苍白,唇舌色淡,表情疲惫	贫血
肝病面容	面色晦暗,额部、鼻背、双颊有褐色色素沉着	慢性肝脏疾病
肾病面容	面色苍白,眼睑、颜面水肿,舌色淡,舌缘有齿痕	慢性肾脏疾病
甲亢面容	面容惊愕,眼裂增宽,眼球凸出,目光炯炯,兴奋不安,烦躁易怒	甲状腺功能亢进(甲亢)

续表

面容	特点	临床意义
黏液性水肿面容	面色苍黄,颜面水肿,睑厚面宽,目光呆滞,反应迟钝,眉毛、头发稀疏,舌色淡肥大	甲状腺功能减退(甲减)
二尖瓣面容	面色晦暗,双颊紫红,口唇轻度发绀	风湿性心脏瓣膜病二尖瓣狭窄
肢端肥大症面容	头颅增大,面部变长,下颌增大、向前突出,眉弓及两颧隆起,唇舌肥厚,耳鼻增大	肢端肥大症
伤寒面容	表情淡漠,反应迟钝,呈无欲状态	肠伤寒、脑脊髓膜炎、脑炎等
苦笑面容	牙关紧闭,面肌痉挛,呈苦笑状	破伤风
满月面容	面圆如满月,皮肤发红,常伴痤疮和胡须生长	Cushing 综合征及长期应用糖皮质激素者
面具面容	面部呆板,无表情,似面具样	帕金森病、脑炎等
病危面容	Hippocrates 面容,面部瘦削,鼻骨嶙峋,面色呈铅灰色或苍白,表情淡漠,眼窝内陷,目光无神	大出血、严重休克、脱水、急性腹膜炎

(六)体位

视频:体位

体位(position)是指患者身体所处的状态。观察患者的体位,是自主体位、被动体位,还是强迫体位？常见强迫体位的特点及临床意义见表 2-7。

表 2-7　常见强迫体位的特点及临床意义

体位	特点	临床意义
强迫仰卧位	仰卧,双腿蜷曲,借以减轻腹部肌肉的紧张程度	急性腹膜炎等
强迫俯卧位	俯卧位可减轻脊背肌肉的紧张程度	脊柱疾病
强迫侧卧位	采用患侧卧位,可限制患侧胸廓活动而减轻疼痛,并有利于健侧代偿呼吸	一侧胸膜炎和大量胸腔积液
强迫坐位	坐于床沿上,双下肢下垂,以两手置于膝盖或扶持床边	心、肺功能不全
强迫蹲位	在活动过程中,因呼吸困难和心悸而停止活动,并采用蹲踞位或胸膝位以缓解症状	先天性发绀型心脏病
强迫停立位	在行走时心前区疼痛突然发作,患者常被迫立刻站住,并以右手按抚心前部位,待症状稍缓解后,才继续行走	心绞痛
辗转体位	辗转反侧,坐卧不安	胆石症、胆道蛔虫、肾绞痛等
角弓反张位	颈及脊背肌肉强直,头向后仰,胸腹前凸,背过伸,躯干呈弓形	破伤风、小儿脑膜炎

(七)姿势

姿势(posture)是患者身体呈现的样子。健康成人躯干端正,肢体动作灵活,联动动作协调。通过观察患者的姿势变化,了解健康状况、精神状态。常见姿势异常与临床意义见表 2-8。

表 2-8　常见姿势异常与临床意义

姿势异常	临床意义
颈部动作受限	颈椎、颈部肌肉病变
躯干制动或弯曲、捧腹而行	胃十二指肠溃疡、胃肠痉挛所致的腹痛
肩垂、弯背、拖拉蹒跚	疲劳、情绪低沉
头前倾、面略向上、姿势僵硬,双肩悬挂状伴有缓慢的震颤	帕金森病
身体僵硬、四肢几乎无运动,脊柱明显凸起	脊柱疾病,特别是脊柱强直性关节炎

(八) 步态

健康人的步态与年龄、健康状态和所受训练有关,如小儿喜急行或小跑,青壮年矫健快速,老年人常小步慢行。常见异常步态的特点和临床意义见表 2-9。

视频:步态

表 2-9　常见异常步态的特点及临床意义

步态	特点	临床意义
蹒跚步态	走路时身体左右摇摆似鸭行	佝偻病、大骨节病、进行性肌营养不良或先天性双侧髋关节脱位
醉酒步态	行走时躯干重心不稳,步态紊乱不稳健,如醉酒状	小脑疾病、乙醇及巴比妥中毒
偏瘫步态	由于瘫痪侧肢体肌张力增高,行走时患侧上肢屈曲、内收及旋前,下肢伸直、外旋、足跖屈,步行时下肢向下画圆圈	脑性偏瘫
共济失调步态	起步时一脚高抬,骤然垂落,且双目向下注视,两脚间距很宽,以防身体倾斜,闭目则不能保持平衡	脊髓病变
慌张步态	起步后小步急速趋行,身体前倾,有难以止步之势	帕金森病
跨阈步态	由于踝部肌腱、肌肉弛缓,患足下垂,行走时必须抬高下肢才能起步	腓总神经麻痹
剪刀步态	由于双下肢肌张力增高,尤以伸肌和内收肌肌张力增高明显,移步时下肢内收过度,两腿交叉呈剪刀状	脑性瘫痪与截瘫
间歇性跛行	行走过程中因下肢突发酸痛、软弱无力,需休息片刻后方能继续走动	高血压、动脉硬化、椎管狭窄、椎间盘突出症
趾行步态	以脚趾着地行走,站立期异常,全程使用脚趾	跟腱短缩、跖腱膜痉挛,特发性趾行症,单侧下肢缩短、跟痛症
跟行步态	以足跟着地行走,站立期异常	足前部损伤、跖痛症、仰趾畸形、腓肠肌无力
防痛步态	患肢负重疼痛,步行时尽可能让患肢着地时间缩短,出现单足跳动式步态	下肢外伤、下肢关节炎症、足部病变(如胼胝、跖骨头下陷、趾神经卡压等)
跳跃步态	行走时出现明显的上下跳动,如同跳跃	下肢缩短、髋和膝关节在非功能位僵直

(九) 生命征

1. 体温

(1)检查方法:体温测量使用体温计,采用摄氏单位进行记录。常用的体温测量方法有口测法、肛测法和腋测法,其操作与评价见表 2-10。

视频:体温
测量

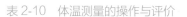
表 2-10　体温测量的操作与评价

方法	操作与评价
腋测法	①将体温计头端置于患者腋窝处,并嘱其上臂夹紧体温计(将腋窝汗液擦干,消除对体温测量的影响),10min 后读数
	②结果较口测法约低 0.2~0.4℃。方便、安全,且不易发生交叉感染,为最常用的方法
口测法	①将消毒好的体温计头端置于患者舌下,并嘱其紧闭口唇(用鼻呼吸),5min 后读数
	②结果较为可靠,但不适用于婴幼儿及神志不清者
肛测法	①患者取侧卧位,将肛门体温计的头端(涂以润滑剂)缓慢插入肛门(深度约为体温计长度的一半),5min 后读数
	②结果稳定,一般较口测法高 0.3~0.5℃。多用于婴幼儿、神志不清及某些特殊患者

（2）注意事项

1）检查体温计是否完好，汞柱是否在35℃以下。

2）选择恰当的方法。①婴幼儿、精神异常、昏迷、口腔疾病、口鼻手术者忌用口测法。②腋窝有创伤、手术、炎症、腋窝出汗较多者，肩关节受伤或消瘦者忌用腋测法。③直肠肛门手术、腹泻、心肌梗死患者忌用肛测法。

3）婴幼儿、危重躁动患者应专人守护，以防意外。

4）避免影响体温测量的各种因素，如运动、进食、冷热饮、冷热敷、洗澡、坐浴和灌肠等。

5）采用口测法时，患者不慎将体温计咬破，应及时清理玻璃碎屑，以免损伤唇、舌、口腔、食管、胃肠道黏膜，再口服鸡蛋清或牛奶，以延迟汞的吸收。

6）测量结果应及时记录于体温记录单上，并描绘出体温曲线。体温变化的规律（热型）可为诊断某些疾病提供重要价值。

视频：脉搏测量

2. 脉搏

（1）检查方法：①患者取仰卧位或坐位。②医生右手示指与中指并拢，放置于桡侧腕屈肌的外侧，腕部桡骨茎突内，以适当的压力触诊桡动脉30s。③判断其搏动的节律、脉率、强弱、紧张度以及与呼吸的关系，并计算每分钟搏动次数（图2-13）。④脉搏不规则者应延长触诊时间。

（2）注意事项

1）检查脉搏前，患者避免剧烈运动，否则要休息20min后再检查。

2）勿用拇指触诊脉搏，因拇指小动脉的搏动易与患者的脉搏混淆。

3）判断脉率与心率是否一致。如果有脉搏短绌，则由2人分别触诊脉搏和听诊心率，同时计数1min，计算出心率与脉率之差。

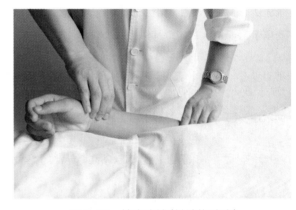

图2-13 检查脉搏（触诊桡动脉）

视频：呼吸测量

3. 呼吸

观察呼吸频率（注意患者故意控制呼吸频率）、节律，有无呼吸过快、呼吸缓慢、呼吸暂停、Cheyne-Stokes呼吸、Kussmaul呼吸、Biot呼吸等。

检查方法：①在检查脉搏后，医生继续将手指置于患者桡动脉上，观察其胸部或腹部的起伏（一起一伏为1次）。②对呼吸微弱者，医生将其耳部靠近患者的口鼻处，听其呼吸的气流声（一呼一吸为1次），计数1min。

常见的呼吸频率和深度变化见图2-14。正常成人静息状态下呼吸节律基本上均匀而整齐，病理情况下可出现呼吸节律的变化。常见异常呼吸节律的特征见表2-11。

正常

呼吸浅快

呼吸过缓

呼吸深快

图2-14 常见呼吸频率和深度变化

表 2-11 常见异常呼吸节律的特征

呼吸节律异常	特征
呼吸停止	呼吸消失
Biot 呼吸	伴长周期呼吸暂停的不规则呼吸
Cheyne-Stokes 呼吸	呼吸频率和深度逐渐增加、减小、呼吸暂停交替出现的周期性不规则呼吸。Cheyne-Stokes 呼吸周期可达 30s~2min，暂停期可维持 5~30s
Kussmaul 呼吸	呼吸深快
抑制性呼吸	胸部剧烈疼痛所致的吸气相突然中断，呼吸运动短暂地受到抑制，呼吸较正常浅而快
叹气样呼吸	在一段正常呼吸节律中插入一次深大呼吸，并常伴有叹息声

4. 血压

视频：血压
测量

（1）测量方法：常用血压计来间接测量血压，以汞柱式血压计最常用。血压间接测量可分为诊室血压测量（office blood pressure monitoring，OBPM）、动态血压测量（ambulatory blood pressure measurement，ABPM）和家庭血压测量（home blood pressure measurement，HBPM），其中 OBPM 是最常用的血压测量方法，也是目前诊断高血压病、评估疗效的基本方法，但 OBPM 不能反映 24h 血压变化。

台式水银血压计用于 OBPM，上臂式电子血压计用于 HBPM，动态血压计用于 ABPM。以台式水银血压计常用，但逐渐被电子血压计取代。

根据 Korotkoff 5 期法判断血压值。第 1 期（响亮的拍击声）代表收缩压（systolic blood pressure，SBP），第 5 期（声音消失）前的血压为舒张压（diastolic blood pressure，DBP），收缩压与舒张压之差为脉压（pulse pressure，PP）。

OBPM 方法：

1）患者取坐位或仰卧位，裸露上臂，袖带缠于上臂（袖带下缘距离肘窝 2~3cm），上臂、血压计与心脏水平一致。

2）触及肱动脉搏动，听诊器胸件置于肱动脉搏动明显处（切不可将听诊器胸件插入袖带内）。

3）充气至动脉搏动消失，再升高 20~30mmHg，然后缓慢放气；听到 Korotkoff 音第一音的数值为收缩压，消失音的数值为舒张压。

4）休息 1min，重复测量 1 次，取平均值报告。如果 2 次的收缩压或舒张压结果相差达 5mmHg 以上，应测量第 3 次，取后 2 次的平均值报告。

5）如实记录血压值，尾数以 0、2、4、6、8mmHg 表示。

（2）注意事项：由于血压测量的影响因素较多，应特别注意以下几点。

1）充分做好测量前的各项准备工作（以台式水银血压计为例）：血压计的选择与要求见表 2-12，血压测量前的准备工作见表 2-13。

2）选择合适的袖带，肥胖的人用宽袖带，儿童用窄袖带，以最大限度地减少测量误差。

3）重复测量时应将袖带内气体完全排空后 1min 再测量。

4）第 4 期通常持续 5~10mmHg，若大于 20mmHg，应将变音和声音消失的汞柱数值分别记录，如 150/90/60mmHg。若仅有变音而无声音消失，则以变音的数值为舒张压。

表 2-12 血压计的选择与要求

血压计的选择与要求
①血压计的袖带宽度约为上肢周径的 40%（约 12~14cm）
②血压计袖带气囊长度约为上肢周径的 80%，以保证能绕上臂 1 周
③打开血压计开关后，汞柱的凸面水平应在零位
④若采用非水银血压计，每次使用前均需校准

表 2-13   血压测量前的准备工作

血压测量前的准备工作
①检查室内应安静、舒适、温暖
②测量前 30min 禁止患者吸烟和饮用含有咖啡因的饮料,并至少休息 5~10min
③充分暴露被测量的上肢,且被测量上肢无动静脉瘘、无动脉切开遗留的瘢痕和水肿
④触诊肱动脉以保证有搏动
⑤被测量上肢的肱动脉与心脏处于同一水平(坐位时手臂放置于检查桌上比腰部稍高;站立位时手臂则置于中胸部的高度),将袖带均匀紧贴皮肤缠于上臂,使其下缘在肘窝上约 2~3cm
⑥医生触及肱动脉搏动后,将听诊器胸件置于搏动的肱动脉上,准备听诊

注:①常规测量上臂血压时,初次测量双臂血压,如果多次测量后双臂血压大于 10mmHg,则以血压高的一侧作为血压测量的上臂。②当双臂血压(收缩压)之差大于 20mmHg 时,要进行四肢血压测量。

二、皮肤与淋巴结检查

(一)皮肤检查

注意事项:①检查方法以视诊为主,辅以触诊。②室内自然光线充足。③必要时医生戴无菌手套。④检查内容包括颜色、弹性、湿度、温度,有无皮损、水肿、结节、毛发分布及指甲等。

视频:皮肤颜色

视频:皮肤黏膜出血

视频:蜘蛛痣

1. **颜色**

(1)整体观察皮肤的一般情况,皮肤颜色变化可以反映心肺、造血系统和肝胆系统功能。

(2)检查所有暴露部位的皮肤,包括面部、耳部、颈后、手背等。

(3)检查深肤色患者的皮肤变化时,应注意其巩膜、结膜、颊黏膜、舌、唇、甲床、手掌以及足底,可通过局部加压而鉴别瘀点、瘀斑(图 2-15)及红斑。

(4)观察皮肤颜色和色素沉着,注意有无因种族差异引起的正常变化。身体外露部分、乳头、腋窝、外生殖器、关节、肛门等处色素明显加深或其他部位出现色素沉着才有临床意义。

(5)观察皮肤有无损伤、色素脱失(图 2-16)、红斑,观察有无皮肤苍白、黄疸或发绀等。检查皮肤苍白应观察甲床、手掌、结膜、口腔黏膜和舌质颜色为宜;检查发绀以观察口唇、耳郭、面颊及肢端为宜。观察有无蜘蛛痣(一般成人可以多达 5 个)和肝掌等。

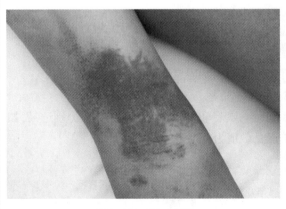

图 2-15   皮下瘀斑

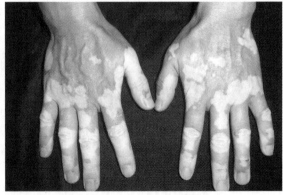

图 2-16   皮肤白癜

2. **湿度**   皮肤湿度与汗腺分泌功能有关,出汗多者皮肤较湿润,出汗少者较干燥(表 2-14)。

(1)检查皮肤有无过度干燥或多汗,老年人常有皮肤干燥、瘙痒。

（2）患者有液体潴留时,常表现为水肿(表2-15)。

（3）轻度水肿仅凭视诊常不易发现,应结合触诊进行检查。检查局限性水肿时注意局部有无破损或溃疡。

视频:水肿

表2-14 出汗异常的临床意义

出汗异常	临床意义
多汗	局部或全身异常的出汗过多,可提示严重的潜在性疾病,如发热、甲状腺毒症、肢端肥大症、糖尿病、淋巴瘤、恶性肿瘤等
少汗及无汗	维生素A缺乏症、黏液性水肿、硬皮病、尿毒症和脱水等
盗汗	夜间睡后出汗较多,有时需要更换被褥。见于恶性疾病、风湿病、感染、内分泌疾病等
冷汗	手足皮肤发凉而大汗淋漓,见于休克和虚脱患者
全身性臭汗症	①被小汗腺分泌的汗液浸渍的角蛋白和脂质,易于被皮肤寄生菌分解而产生异臭
	②食用大蒜、生葱时的某些成分可随汗液排出也可产生异臭
局部性臭汗症	①腋臭:腋窝部发出的特殊臭味(狐臭),多在青春期发病,青壮年期最明显,天热汗多或运动后更明显
	②足臭:为足底或趾间发出的臭味(穿透气性差的鞋时更明显),常伴有局部多汗

表2-15 水肿的分度及特点

分度	特点
轻度	仅见于眼睑、胫前、踝部皮下组织,指压后有轻度凹陷,平复较快
中度	全身组织均可见明显水肿,指压后出现较深凹陷,平复缓慢
重度	全身组织严重水肿,低部位皮肤紧张发亮,甚至有液体渗出,胸腔、腹腔等可有积液,外阴部也可有严重水肿

3. 弹性

（1）检查部位:常选择手背或上臂内侧皮肤。老年人因手背或上臂内侧皮下脂肪减少,干燥多皱,影响结果判断,常选择胸骨前或额部皮肤。

（2）检查方法:以拇指和示指将皮肤捏起,松手后如皮肤皱褶迅速平复为弹性良好,皱褶平复缓慢为弹性减低(图2-17)。

4. 皮疹
皮疹以视诊检查为主,辅以触诊。但是对于深肤色患者,常通过触诊来检查有无皮疹。常见皮疹有斑疹、斑块、风团、丘疹、斑丘疹等,其特点及临床意义见表2-16。

5. 皮下结节
皮下结节无论大小均应触诊检查,注意其部位、大小、硬度、活动度、有无压痛等(表2-17)。

6. 毛发
毛发的颜色、曲直与种族有关,其分布、多少和颜色可因性别与年龄的不同而不同,也受遗传、营养、精神状态和疾病等影响。毛发疾病一般可分为毛发脱落、毛发过多、毛发变色、毛发变质等,临床上以毛发脱落多见。

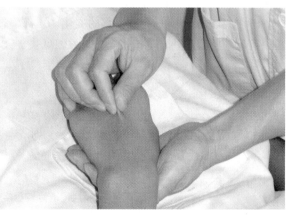
图2-17 皮肤弹性检查方法

视频:皮肤弹性

视频:皮疹

视频:毛发

表 2-16　常见皮疹的特点及临床意义

皮疹	特点	临床意义
斑疹	局部皮肤发红,不凸起皮肤表面	斑疹伤寒、丹毒、风湿性多形红斑
斑块	丘疹扩大或较多丘疹融合而成,直径大于 1cm 的隆起扁平皮损,中央可有凹陷	银屑病等
玫瑰疹	直径 2~3mm 的鲜红色圆形斑疹,压之褪色,多出现于胸、腹部	伤寒或副伤寒(有特征性)
丘疹	一种较小的实质性皮肤隆起伴有颜色改变的皮肤损害	麻疹、药物疹、湿疹等
斑丘疹	在斑疹的底盘上出现丘疹	风疹、猩红热、药物疹等
风团	真皮浅层水肿引起的暂时性、隆起性皮损,可呈红色或苍白色,周围常有红晕,大小不一、形态不规则。发展快,此起彼伏,常伴有剧痒,消退后多不留瘢痕	荨麻疹

表 2-17　临床常见皮下结节的临床特点

结节	临床特点
风湿小结	位于关节附近、长骨骺端,无压痛、圆形质硬的小结节
类风湿结节	①质较硬如橡皮,多无压痛,一般小于 2cm,与皮肤粘连或不粘连 ②多见于肘背侧、指关节、肩骨突、枕骨突、腓肠肌肌腱等
囊蚴结节	①圆形或椭圆形,黄豆至核桃大小,表面平滑无压痛,与皮肤无粘连,质地韧且有一定弹性 ②多为猪肉绦虫囊蚴结节,可见于躯干、四肢皮下或肌肉内,或颈部、乳房及阴部皮下
痛风结节	①大小不一(小米粒至 1~2cm)的黄白色结节,无症状或有疼痛,较大结节表面皮肤变薄破溃,可排出白色糊状物,不易愈合 ②好发于外耳耳轮、对耳轮、指(趾)关节、掌指关节、跖趾关节
Osler 结节	指尖、脚趾、大小鱼际肌处的蓝色或粉红色有压痛的结节,见于感染性心内膜炎
动脉炎结节	一个或多个、沿浅表动脉排列或不规则地聚集在血管近旁的小结节,好发于小腿,呈玫瑰红、鲜红或接近正常皮色,有痛感及压痛,结节中心可发生坏死,形成溃疡

视频:瘢痕

7. **瘢痕**　外伤、感染及手术等均可在皮肤上遗留瘢痕,是曾患某些疾病的证据。某些特定部位的手术瘢痕,常提示患者的手术史。

8. **指甲**　很多疾病会有手部的变化。手部检查非常重要,指甲形状和颜色的改变可为临床诊断提供有价值的线索。常见指甲变化与原因见表 2-18。

表 2-18　指甲的变化与原因

指甲变化	原因
蓝指甲	发绀、肝豆状核病、褐黄病
红指甲	红细胞增多症(微红蓝色)、一氧化碳中毒(樱桃红)
黄指甲	黄指甲综合征
杵状指	肺癌、慢性肺部化脓性感染、囊性纤维化、感染性心内膜炎、发绀性先天性心脏病、HIV 感染、慢性过敏性胃肠疾病
裂片出血	线性出血与指甲长轴平行,见于局部轻微创伤、感染性心内膜炎、结节性脉管炎、风湿性关节炎、系统性红斑狼疮、肝脏和肾脏疾病、糖尿病等
反甲	匙状指,缺铁、真菌感染、雷诺病
甲床苍白	贫血
甲脱离	甲状腺毒症、银屑病
无色素横向凹线或带	感染,营养不良,循环系统异常(雷诺病等),代谢异常(糖尿病、甲状腺功能减退),消化系统疾病,化疗药物,手术,乙醇中毒

续表

指甲变化	原因
白甲	血白蛋白减少
横向不透明白线	血白蛋白减少(也可因化疗或重病)
单根横向白线	三氧化二砷中毒、肾衰竭(也可因化疗或重病)
甲褶红斑和毛细管扩张	系统性红斑狼疮
特里甲	指甲边缘 1~2mm 之内的甲床呈白色,见于肝硬化、低蛋白血症、慢性充血性心力衰竭、成人糖尿病
对半甲	甲床近端苍白,而远端色素沉着(红色或粉红色),见于慢性肾衰竭、肝硬化
虫蚀性甲	甲板上出现分布均匀的针头大小的凹坑(似缝衣时所用的顶针箍),见于银屑病、银屑病性关节病

(二)淋巴结

淋巴结分布于全身,一般体格检查仅能检查身体各部分表浅的淋巴结。

1. 表浅淋巴结分布　表浅淋巴结常呈组群分布,一个组群的淋巴结收集一定区域的淋巴液。淋巴结收集淋巴液的范围见表 2-19,头颈部和腋窝淋巴结的分布区域见图 2-18、图 2-19。

表 2-19　淋巴结收集淋巴液的范围

淋巴结	收集范围
耳后、乳突区淋巴结	头皮
颈深部淋巴结上群	鼻咽部
颈深部淋巴结下群	咽喉、气管、甲状腺等处
锁骨上淋巴结群左侧	食管、胃等器官
锁骨上淋巴结群右侧	气管、胸膜、肺等
颌下淋巴结	口底、颊黏膜、牙龈等
颏下淋巴结群	颏下三角区内组织、唇和舌部
腋窝淋巴结群	躯干上部、乳腺、胸壁等
腹股沟淋巴结群	下肢及会阴部等

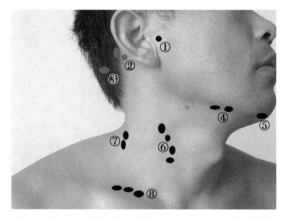

①耳前淋巴结;②耳后淋巴结;③枕淋巴结;④颌下淋巴结;⑤颏下淋巴结;⑥颈前淋巴结;⑦颈后淋巴结;⑧锁骨上淋巴结。

图 2-18　头颈部淋巴结分布

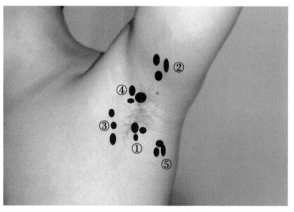

①中央淋巴结群;②外侧淋巴结群;③胸肌淋巴结群;④尖淋巴结群;⑤肩胛下淋巴结群。

图 2-19　腋窝淋巴结分布

视频:淋巴结检查

2. 检查顺序　表浅淋巴结的检查应在身体相应部位的检查过程中一并进行,为了避免遗漏,应特别注意淋巴结检查的顺序,一般为耳前、耳后、枕部、颌下、颏下、颈前、颈后、锁骨上、腋窝、滑车上、腹股沟、腘窝。

3. 检查方法　通常采用视诊和触诊方法。①视诊不仅要注意局部变化,如皮肤是否隆起、颜色、有无皮疹、瘢痕、瘘管等,还要注意全身状态。②触诊是检查淋巴结的主要方法。医生将示指、中指和无名指并拢,其指腹平放于被检查部位的皮肤上进行滑行触诊(连同皮肤一起滑行)。

(1)检查颈部淋巴结:请患者取坐位,医生站在患者背后,手指紧贴检查部位,由浅及深进行滑行触诊。触诊时嘱患者头稍低,或偏向检查侧,以使皮肤或肌肉松弛,便于触诊。

(2)检查锁骨上淋巴结:请患者取坐位或仰卧位,头部稍向前屈,医生用双手进行触诊,左手触诊右侧,右手触诊左侧,由浅部逐渐触诊至锁骨后深部(图2-20)。

(3)检查腋窝淋巴结:医生应以手扶患者前臂并稍外展,以右手检查左侧,以左手检查右侧。由浅及深,按尖群、中央群、胸肌群、肩胛下群和外侧群的顺序进行触诊(图2-21)。

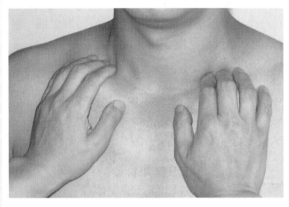

图2-20　锁骨上窝淋巴结触诊方法

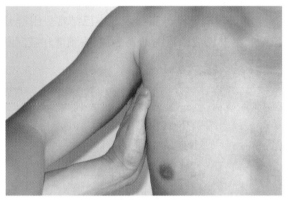

图2-21　腋窝淋巴结触诊方法

(4)检查滑车上淋巴结:医生以右手扶托患者右前臂,并嘱其稍屈肘,医生的左手小指抵在肱骨内上髁,中间三指在肱二头肌与肱三头肌肌间沟内,由上而下滑行触诊。采用右手检查左侧(图2-22)。

(5)检查腹股沟淋巴结:应先查上群,后查下群(图2-23)。

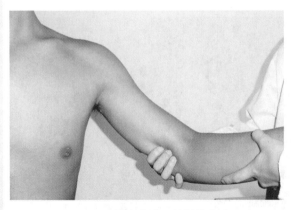

图2-22　滑车上淋巴结触诊方法

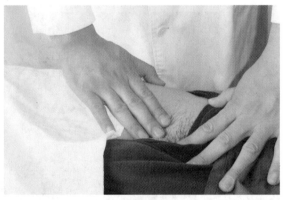

图2-23　腹股沟淋巴结触诊方法

4. 检查内容　触诊到淋巴结时,应注意其部位、大小、数量、硬度、压痛、活动度、有无粘连、局部皮肤有无红肿、瘢痕、瘘管等。同时注意寻找引起淋巴结肿大的原发病灶。

视频:头部检查

三、头部检查

(一)头发与头皮

1. 头发

(1)注意颜色、疏密度、脱发的类型与特点。注意染发、烫发因素的影响。

(2)注意病变发生部位、形状与头发改变的特点。

2. 头皮　用手循一定顺序分开头发,仔细观察头皮颜色、头皮屑,有无头癣、疖痈、外伤、血肿及瘢痕等。

(二)头颅

头颅的检查方法主要是视诊和触诊。

1. 视诊　应注意其大小、外形变化和有无异常活动。

2. 触诊　医生用双手仔细触摸头颅的每一个部位,了解其外形、有无压痛和异常隆起。

3. 测量头围　头颅的大小以头围来衡量。①患者取坐位、站立位或仰卧位。②医生以软尺自眉间绕到颅后通过枕骨粗隆。头颅异常的特点及临床意义见表 2-20。

表 2-20　常见头颅异常的特点及临床意义

头颅	特点	临床意义
小颅	头围小于同性别、同年龄组平均头围的 2 个标准差	囟门过早闭合(正常在 12~18 个月内闭合),常伴有智力发育障碍
尖颅(塔颅)	头顶部尖突高起,造成与颜面的比例异常,是由于矢状缝与冠状缝过早闭合所致	先天性尖颅并指(趾)畸形,即 Apert 综合征
方颅	前额左右突出,头顶平坦呈方形	小儿佝偻病、先天性梅毒
巨颅	额、顶、颞及枕部突出膨大呈圆形,颈部静脉充盈,对比之下颜面很小	脑积水。由于颅内压增高,压迫眼球,形成双目下视,巩膜外露的特殊表情,称落日现象
变形颅	发生于中年人,以颅骨增大变形为特征,同时伴有长骨的骨质增厚与弯曲	变形性骨炎(paget 病)

(三)颜面及其器官

1. 眼

(1)采用粗测法检查患者的视力。

(2)观察眉毛有无脱落或特别稀疏。如果眉毛外 1/3 过于稀疏或脱落见于黏液性水肿或垂体前叶功能减退症;特别稀疏或脱落多见于麻风病。

(3)观察眼睑有无睑内翻、上睑下垂、眼睑闭合障碍、眼睑水肿,有无包块、压痛、倒睫等。

(4)检查泪囊有无分泌物,观察结膜有无苍白、充血、水肿、黄染,有无分泌物等。

1)泪囊检查方法:①请患者取坐位或仰卧位,并嘱患者向上看。②医生用双手拇指轻压患者双眼内眦下方,即骨性眶缘下内侧,挤压泪囊,同时观察有无分泌物或泪液自上、下泪点溢出。

2)结膜检查方法:①请患者取坐位或仰卧位。②医生用右手检查患者左眼,左手检查右眼。③用示指和拇指捏住上睑中外 1/3 交界处的边缘。④嘱患者向下看,此时轻轻向前下方牵拉眼睑边缘,然后示指向下压迫睑板上缘,与拇指配合向上捻转睑缘。

翻转眼睑时动作要轻巧、柔和,以免引起患者的痛苦和流泪。检查后,轻轻向前下牵拉上睑,同时嘱患者往上看,即可使眼睑恢复正常位置。

(5)观察眼球的形状与运动。①检查眼球有无突出或凹陷,双侧眼球突出见于甲亢,且除突眼外还有其他眼征（表 2-21）。单侧眼球突出多由于局部炎症或眶内占位性病变所致，偶见于颅内病变。②检查眼球运动情况（检查 6 条眼外肌的运动功能）和眼球震颤。

表 2-21　甲亢眼征的表现

眼征	表现
Stellwag 征	瞬目减少
Graefe 征	眼球下转时上睑不能相应下垂
Mobius 征	表现为集合运动减弱，即目标由远处逐渐移近眼球时，两侧眼球不能适度内聚
Joffroy 征	上视时无额纹出现

　　1）眼球运动检查方法：①患者取坐位或仰卧位。②医生将目标物（棉签或手指尖）置于患者眼前 30~40cm 处。③嘱患者固定头位，眼球随目标物方向移动，一般按左、左上、左下、右、右上、右下 6 个方向的顺序进行。

　　2）眼球震颤检查方法：①患者取坐位或仰卧位。②嘱患者眼球随医生手指所示方向（水平和垂直）运动数次，观察是否出现震颤。

　　（6）观察角膜有无云翳、白斑、软化、溃疡、新生血管等，注意有无 Kayser-Fleischer（凯 - 弗）环。

　　（7）观察巩膜有无黄疸、出血等。血液中胡萝卜素、阿的平等黄色色素成分增多时，也可引起皮肤黏膜黄染，但其表现与黄疸时的巩膜有区别，黄染一般只出现于角膜周围或此处最明显（表 2-22）。

表 2-22　不同原因黄染所致巩膜黄染的特点

黄染的原因	首先出现部位	巩膜黄染特点
黄疸	巩膜（胆红素增高易与巩膜弹力蛋白结合）、软腭黏膜	近角巩膜缘轻，远角巩膜缘重
胡萝卜素增高	手掌、足底（胡萝卜素增高易沉积于角质层厚的皮下）、前额及鼻部皮肤	无巩膜、口腔黏膜黄染
药物影响	皮肤，重者巩膜黄染	近角巩膜缘重，远角巩膜缘轻

　　（8）观察瞳孔的大小、形状、位置、双侧是否等大等圆，对光反射、调节反射与集合反射等。瞳孔的反射检查方法见表 2-23。

表 2-23　瞳孔的反射检查方法与正常反应

反射	检查方法	正常反应
直接对光反射	用手电光直接照射瞳孔并观察瞳孔的变化	当受到光线刺激后瞳孔立即缩小，移开光源后瞳孔迅速复原
间接对光反射	医生以一手挡住光线以免影响检查眼，用光线照射瞳孔	照射一侧时，另一侧瞳孔立即缩小，移开光线，瞳孔扩大
调节反射	嘱患者注视 1m 以外的目标（医生的示指尖），然后将目标逐渐移向眼球（距眼球约 5~10cm）	瞳孔逐渐缩小
集合反射	嘱患者注视 1m 以外的目标（医生的示指尖），然后将目标逐渐移向眼球（距眼球约 5~10cm）	瞳孔缩小同时伴有双侧眼球向内集合称为集合反射

　　2. 耳

　　（1）观察耳郭的外形、大小、位置和对称性，是否有发育畸形、外伤瘢痕、红肿、瘘口、低垂耳等。观察是否有结节、红肿，牵拉和触诊耳郭有无疼痛。

　　（2）注意外耳道皮肤是否正常，有无溢液，外耳道有无红肿、疼痛和牵拉痛，有无脓液流出，有无外耳道瘢痕狭窄、耵聍或异物等。

（3）观察鼓膜是否穿孔，注意穿孔位置。耳郭后方皮肤有无红肿，乳突有无压痛。

（4）采用粗测法了解患者的听力。检查方法：①在安静的室内，嘱患者取坐位、闭目，并用手指堵塞一侧耳道。②医生持手表或以拇指与示指互相摩擦，自1m以外逐渐移近患者耳部，直到患者听到声音为止。③测量距离。④采用同样的方法检查另一耳。⑤比较两耳的检查结果，并与正常人的听力进行对照。

3. 鼻

（1）体位：请患者取坐位或仰卧位，医生站在患者右侧。

（2）外形：观察鼻部外形及皮肤颜色有无变化，有无鼻翼扇动（吸气时鼻孔开大，呼气时鼻孔回缩）。

（3）鼻腔检查：①患者取坐位或仰卧位，医生站在患者右侧。②请患者头部稍往后仰，医生用手指将患者鼻尖轻轻上推。③借助手电光，检查鼻中隔有无偏曲，鼻黏膜及分泌物等。

（4）鼻道通气状态检查：①患者取坐位或仰卧位，医生站在患者右侧。②医生用手指压闭患者一侧鼻翼，让其吸气，以判断通气状态。③用同样方法检查另一侧鼻孔。

（5）鼻窦检查：检查鼻窦区有无压痛，并注意两侧对比。鼻窦区压痛的检查方法见表2-24。

表2-24 鼻窦区压痛的检查方法

鼻窦	检查方法
上颌窦	双手固定于患者两侧耳后，拇指分别置于左右颧部向后按压
额窦	一手扶持患者枕部，另一拇指或示指置于眼眶上缘内侧向后向上按压。或以两手固定头部，双手拇指置于眼眶上缘内侧向后向上按压
筛窦	双手固定患者两侧耳后，双手拇指置于鼻根部与眼内眦之间向后方按压

4. 口

（1）观察口唇颜色，有无干燥并有皲裂、疱疹、肿胀、肥厚增大、唇裂、疱疹，口角有无糜烂及歪斜等。

（2）在充分的自然光线下或借助手电光，检查口腔黏膜。观察有无出血点、溃疡、充血、肿胀、瘀斑、蓝黑色色素沉着等。检查口底黏膜和舌底部时，请患者上翘舌头并触及硬腭。由于口底组织比较松软，有时需要用触诊法才能触及口底新生物，颌下腺导管结石也最好用触诊法检查。

腮腺管检查方法：①患者取坐位或仰卧位，头部放松于解剖位，张口。②医生将一手1~2指尖置于相当于上颌第二磨牙处的颊黏膜处，触诊导管开口，另一手置于颊部向内按压（即双手触诊）。③涎石病：明显触痛，可伴有腮腺管口肿胀和脓性分泌物。

（3）注意有无龋齿、残根、缺齿和义齿。牙齿的色泽与形态变化也具有重要的临床意义（表2-25）。

表2-25 牙齿的色泽与形态改变的临床意义

色泽与形态变化	临床意义
黄褐色（斑釉牙）	长期饮用含氟量过高的水
牙齿变黄（四环素牙）	儿童长期服用四环素
中切牙切缘呈月牙形凹陷且牙间隙分离过宽（哈钦森牙）	先天性梅毒的重要体征之一
单纯牙间隙过宽	肢端肥大症

（4）检查有无牙龈水肿、牙龈缘出血、牙龈挤压后溢脓、铅线、黑褐色点线状色素沉着等。

（5）观察舌质、舌苔变化及舌的活动状态。舌的性状变化特点见表2-26。

（6）观察咽部黏膜有无充血、红肿，有无分泌物增多等。咽部的检查方法：①患者取坐位，头略后仰，张大口并发"啊"音。②医生用压舌板在舌的前2/3与后1/3交界处迅速下压，此时软腭上抬。③在照明的配合下观察软腭、腭垂（悬雍垂）、软腭弓、扁桃体、咽后壁等情况。

表 2-26 舌的性状变化特点

性状	特点
干燥舌	轻度干燥不伴外形的改变,重度干燥可见舌体缩小、并有纵沟
地图舌	舌面上出现黄色上皮细胞堆积而成的隆起部分,且形状不规则,状如地图
裂纹舌	舌面上出现横向或纵向裂纹
草莓舌	舌乳头肿胀突出,呈鲜红色形如草莓
牛肉舌	舌面绛红,如生牛肉状
镜面舌	舌乳头萎缩,舌体变小,舌面光滑呈粉红色或红色(光滑舌)
毛舌	舌面上出现黑色或黄褐色毛,为丝状乳头缠绕了真菌丝以及上皮细胞角化所致

扁桃体肿大分为 3 度:①不超过咽腭弓者为Ⅰ度。②超过咽腭弓者为Ⅱ度。③达到或超过咽后壁中线者为Ⅲ度。

(7)注意口腔有无特殊气味,如臭味、腥臭味、血腥味、烂苹果味、尿味、肝臭味、组织坏死的臭味、大蒜味等。

四、颈部检查

视频:颈部
检查

(一)一般检查

1. 注意颈部分区 观察颈前三角和颈后三角有无异常。

2. 观察颈部姿势与运动 特别是颈部静态与动态时的改变,有无抬头困难、头部向一侧偏斜、运动受限且伴有疼痛、颈部强直等。

3. 观察颈部皮肤 注意颈部皮肤有无蜘蛛痣、感染(疖、痈、结核)及其他局限性或广泛性病变,如瘢痕、瘘管及各种皮肤病等。

4. 注意颈部包块 注意有无包块及其部位、数量、大小、质地、活动度、有无压痛、发生和增长的特点。检查时请患者做吞咽动作可以鉴别肿大甲状腺和甲状腺来源包块与颈前其他包块。

(二)颈部血管

观察颈部静脉有无充盈或曲张,颈动脉有无异常搏动,听诊有无杂音等。

1. 视诊

(1)颈静脉检查

1)患者取立位或坐位,观察颈静脉充盈及搏动。

2)再请患者取平卧位,可稍见颈静脉充盈,充盈的水平仅限于锁骨上缘至下颌角距离的下 2/3 以内,亦不见颈静脉搏动。

3)颈静脉充盈超过上述水平,称为颈静脉怒张。

(2)颈动脉检查

1)患者取坐位或平卧位,观察颈动脉有无搏动。

2)正常人安静时不易看到搏动,只在剧烈活动后心搏出量增加时才可见到。安静时见到明显搏动,见于主动脉瓣关闭不全、高血压、甲状腺功能亢进和严重贫血等。

(3)肝 - 颈静脉回流征:①患者取仰卧位(头垫一枕),颈静脉怒张者将床头抬高 30°~45°。②医生的右手掌紧贴患者右上腹部肝区,逐渐按压并持续 10s,同时观察颈静脉有无怒张及怒张的程度。

2. 听诊

(1)患者取坐位或卧位。

(2)将听诊器胸件放置于其颈部大血管区及锁骨上窝听诊。

（3）颈部大血管区若听到血管性（收缩期）杂音，考虑为颈动脉或椎动脉狭窄；若右锁骨上窝听到连续性"嗡鸣"样杂音，可能为颈静脉流入上腔静脉口径较宽的球部所产生（系生理性的），用手指压迫颈静脉后可消失。

（三）甲状腺

检查甲状腺应注意：①先视诊后触诊。②寻找环状软骨和甲状软骨的标志。③观察甲状腺的位置。④采用浅部触诊方法，压力不要太大（像触诊淋巴结一样）。

1. **视诊** 观察甲状腺的大小和对称性。如有甲状腺肿大，嘱患者做吞咽动作，此时甲状腺可随吞咽动作向上移动，可与颈前部其他包块相鉴别。若不易鉴别时，可请患者头向后仰、两手放在枕后再进行观察。

2. **触诊** 触诊比视诊更能明确甲状腺的轮廓及病变的性质，主要检查甲状腺的轮廓、大小、质地以及活动度。

（1）甲状腺峡部：患者取坐位，医生站在患者前面用拇指，或站在患者后面用示指从胸骨上切迹向上触诊，可感到气管前软组织。嘱患者做吞咽动作，可感到此软组织在手指下滑动，判断有无增厚和肿块。

（2）甲状腺侧叶

1）前面触诊：①患者取坐位或仰卧位，医生站在患者前面。②一手拇指施压于一侧甲状软骨，将气管推向对侧，另一手示指、中指在对侧胸锁乳突肌后缘向前推挤甲状腺侧叶。③拇指在胸锁乳突肌前缘触诊，配合吞咽动作，重复检查，可触及被推挤的甲状腺。④采用同样方法检查另一侧甲状腺（图 2-24）。

2）后面触诊：①患者取坐位，医生站在患者后面，一手示指、中指施压于一侧甲状软骨，将气管推向对侧，另一手拇指在对侧胸锁乳突肌后缘向前推挤甲状腺，示指、中指在其前缘触诊甲状腺。②配合吞咽动作，重复检查。③采用同样方法检查另一侧甲状腺（图 2-25）。

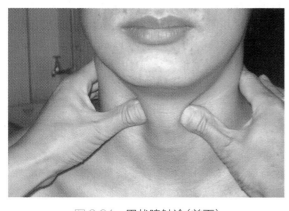

图 2-24 甲状腺触诊（前面）

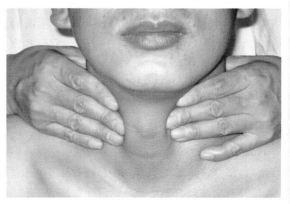

图 2-25 甲状腺触诊（后面）

甲状腺肿大可分 3 度：不能看出肿大但能触及者为Ⅰ度；能看到肿大又能触及，但在胸锁乳突肌以内者为Ⅱ度；超过胸锁乳突肌外缘者为Ⅲ度（图 2-26）。

3. **听诊** 当触到甲状腺肿大时，采用钟型胸件直接听诊甲状腺，检查有无杂音。

（四）气管

检查气管有无移位。①患者取舒适坐位或仰卧位，颈部保持自然正中位，医生站在患者右侧。②医生将示指与无名指分别置于两侧胸锁关节上，以中指在胸骨上窝进行触诊。③触到气管后，将中指放在气管前正中部位，观察中指是否在示指与无名指正中间。④若两侧距离不等，则提示气管有移位（图 2-27）。

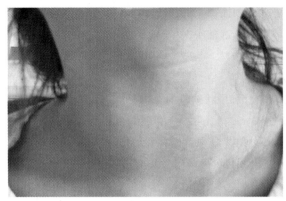
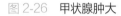

图 2-26　甲状腺肿大

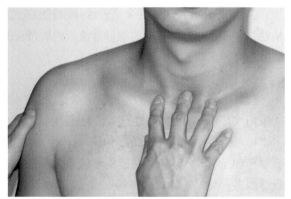

图 2-27　气管检查方法

五、胸部检查

胸部检查的注意事项：①在安静、温度适宜、光线充足的环境下进行检查，并尽可能暴露全部胸廓。②根据病情或检查的需要，患者可采取坐位或卧位。③医生按照视诊、触诊、叩诊、听诊的顺序，依次检查患者的前胸部、侧胸部及背部(后胸部)。④进行左右对称部位的比较。⑤胸部检查的内容主要包括胸廓外形、胸壁、乳房、胸壁血管、纵隔、支气管、肺、胸膜和心脏等。

(一)胸壁、胸廓与乳房检查

1. 胸壁

(1)患者取仰卧位或坐位，暴露胸部，并遮盖其他部位。

(2)观察两侧胸壁的异同。

(3)观察皮肤、营养状况、肌肉等情况，有无损伤、瘀斑、瘢痕等。

(4)观察胸壁静脉是否有充盈或曲张，若有静脉曲张或充盈应检查血流方向。将右手示指和中指并拢压在一段无分支的静脉上，然后将一手指沿着静脉压紧并向外移动，将静脉中的血流挤出，到一定距离后放松这一手指，另一指仍紧压静脉，观察这一段静脉充盈的快慢。

(5)触诊检查胸壁有无压痛。医生用右手拇指指腹或右手中间三指腹轻压胸壁，观察有无压痛。

(6)观察呼吸时胸壁运动，有无反常运动和不对称膨隆等。

(7)注意吸气时辅助呼吸机的运动和肋间隙的收缩幅度，有无肋间隙凹陷、肋间隙膨隆，有无胸壁膨隆或凹陷。

2. 胸廓

(1)暴露胸部，观察胸廓两侧是否对称及胸廓前后径与左右横径之比，有无扁平胸、桶状胸、佝偻病胸。

(2)观察胸部有无单侧及局限性变形、畸形。胸廓畸形的特点及临床意义见表 2-27。

表 2-27　胸廓畸形的特点及临床意义

畸形	特点及临床意义
扁平胸	胸廓呈扁平状，扁平胸的前后径小于左右径的一半，常见于瘦长体型者或慢性消耗性疾病(如肺结核等)
桶状胸	胸廓前后径增加，有时与左右径几乎相等或超过左右径，呈圆桶状。常见于严重肺气肿患者，亦可见于老年人或矮胖体型者
胸廓一侧变形	①胸廓一侧平坦或下陷常见于肺不张、肺纤维化、广泛性胸膜增厚和粘连等
	②胸廓一侧膨隆常见于大量胸腔积液、气胸，或一侧严重代偿性肺气肿
胸廓局部隆起	胸廓局部隆起见于心脏明显增大、大量心包积液、主动脉瘤及胸内或胸壁肿瘤等，还见于肋软骨炎、肋骨骨折等

续表

畸形	特点及临床意义
脊柱畸形引起 的胸廓改变	①严重的脊柱前凸、后凸或侧凸,可导致胸廓两侧不对称,肋间隙增宽或变窄,胸腔内器官与体 表标志的关系发生改变
	②脊柱结核或外伤等严重脊柱畸形所致的胸廓外形改变,可引起呼吸、循环功能障碍
佝偻病胸	①佝偻病串珠:胸骨两侧各肋软骨与肋骨交界处常隆起,形成串珠状
	②肋膈沟:下胸部前面的肋骨外翻,沿膈附着部位的胸壁向内凹陷形成的沟状带
	③漏斗胸:胸骨剑突处明显内陷,形似漏斗状
	④鸡胸:胸廓的前后径略长于左右径,其上下距离较短,胸骨下端前凸,胸廓前侧胸壁肋骨凹陷

3. **乳房**　正常乳房呈模糊的颗粒感和柔韧感,随着年龄和生理周期的变化可有改变。青年人乳房柔软,质地均匀一致;而老年人多呈纤维感和结节感。月经期乳房小叶充血,乳房有紧张感;妊娠期乳房增大并有柔韧感;哺乳期呈结节感。

(1)患者取坐位,双手置于身体两侧,充分暴露胸部。

(2)观察乳房大小,两侧是否对称,乳房皮肤有无发红、水肿及回缩变化。乳房皮肤回缩检查方法:①嘱患者做能使胸肌收缩、乳房悬韧带拉紧的上肢动作(如双手上举过头、双手互相推压掌面或双手推压两侧髋部)。②仔细观察乳房皮肤有无回缩。

(3)观察乳头大小和形态,应注意乳头的位置、大小,两侧是否对称、有无倒置或内陷。

(4)触诊乳房,检查乳房的硬度和弹性,有无结节及压痛。检查方法:①患者取坐位时,先双臂下垂,然后高举过头或双手叉腰。患者取仰卧位时,可用一小枕头抬高肩部,使乳房能较对称地位于胸壁上。②医生站在患者的右侧。③先检查健侧,后检查患侧。④医生的手指和手掌平置于乳房上,用指腹轻施压力,以旋转或来回滑行进行触诊。⑤为便于检查和记录,通常以乳头为中心作一垂直线和水平线,将乳房分为4个象限。依次按外上、外下、内下、内上4个象限的顺序,由浅入深地进行触诊。

(5)触诊乳晕和乳头,医生用拇指和示指轻轻挤压乳头,观察乳头有无分泌物和渗液。

(6)触诊腋窝淋巴结。

注意事项:①保护患者的隐私,于独立诊室内进行检查。②应充分暴露乳房。③先视诊再触诊,按正确的顺序全面检查。④除检查乳房外,还应检查引流乳房部位的淋巴结,以免发生漏诊。⑤最佳检查时间是月经后第5~7d。

(二)肺与胸膜检查

1. **视诊**　仔细观察呼吸运动类型,有无胸式呼吸减弱、腹式呼吸增强,或腹式呼吸减弱而胸式呼吸增强。

2. **触诊**　检查胸廓扩张度、语音震颤和胸膜摩擦感。

(1)胸廓扩张度:常在前胸部和后胸部进行检查。

1)前胸部:①请患者取坐位或仰卧位。②医生双手掌面放置于胸壁略低于乳头的位置。③拇指分别沿两侧肋缘指向前正中线,拇指尖在前正中线两侧对称部位。两拇指间留有一块松弛的皮褶(约2cm)。④请患者用力深呼吸。⑤观察拇指随胸廓扩展而分离的距离,并感受呼吸运动的范围和对称性(图2-28)。

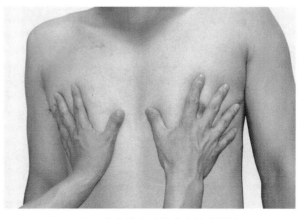

图2-28　胸廓扩张度检查方法(前胸部)

2) 后胸部:①请患者取坐位,医生站在患者的背后。②医生双手掌面置于第 10 肋水平的胸廓两侧对称部位。③拇指对称地放于患者脊柱两侧数厘米处,并向脊柱方向推挤皮肤。④请患者用力深呼吸。⑤观察双手拇指随胸廓扩展而分离的距离,并感受呼吸运动的范围和对称性(图 2-29)。胸廓扩张度变化的临床意义见表 2-28。

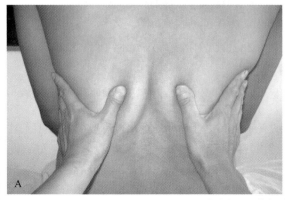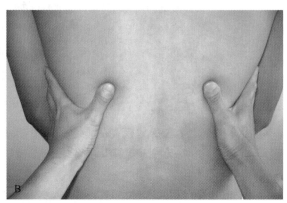

图 2-29　后胸部胸廓扩张度检查方法
A. 平静呼吸时;B. 用力深吸气时。

表 2-28　胸廓扩张度变化的临床意义

变化	临床意义
一侧胸廓扩张度降低	大量胸腔积液、气胸、胸膜粘连、胸膜增厚和肺不张等
双侧胸廓扩张度降低	阻塞性肺气肿、双侧胸膜炎及胸膜增厚等
双侧胸廓扩张度增强	呼吸运动增强,如发热、代谢性酸中毒,以及大量腹腔积液、肝脾大、腹腔内巨大肿瘤、急性腹膜炎等所致的胸式呼吸代偿性增强

(2) 语音震颤:①请患者取坐位或仰卧位,平静呼吸。②医生将左右手掌的尺侧缘或掌面轻放于患者两侧胸壁的对称部位(图 2-30)。③然后请患者用相同的强度重复发"yi"的长音,声波沿着气管、支气管及肺泡,传到胸壁所引起共鸣的震动。④医生用手掌触及这种震动(语音震颤),并自上而下、从内到外,左右交叉比较两侧相应部位语音震颤的差异(一般检查上中下三个部位),注意语音震颤有无增强或减弱。后胸部触觉震颤检查的部位见图 2-31。

语音震颤的强弱取决于气管、支气管的通畅程度以及胸壁传导情况。正常人语音震颤的强弱与发音强弱、音调高低、胸壁的厚薄以及支气管至胸壁距离等因素有关。生理情况下语音震颤的变化表 2-29。语音震颤病理性变化的临床意义见表 2-30。

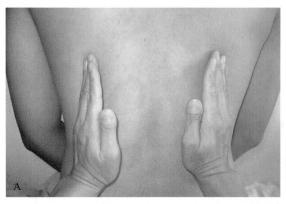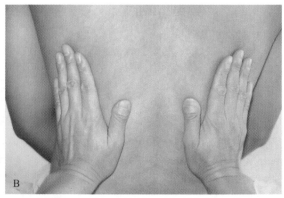

图 2-30　语音震颤检查方法
A. 手掌尺侧缘触诊检查;B. 手掌掌面触诊检查。

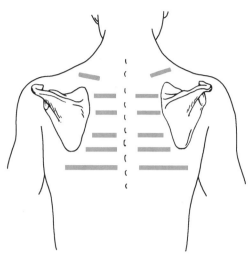

图 2-31　语音震颤检查部位（后胸部）

表 2-29　生理情况下语音震颤的变化

强	弱
成年男性	成年女性
成人	儿童
消瘦者	肥胖者
前胸上部	前胸下部
右胸上部	左胸上部
肩胛间区及左右胸骨旁第 1、2 肋间隙	肺底

表 2-30　语音震颤病理性变化的临床意义

变化	临床意义
增强	①肺实变,如大叶性肺炎实变期、大片肺梗死等。②肺空洞:特别是靠近胸壁的肺内大空腔,如肺结核和肺脓肿空洞等。③压迫性肺不张
减弱或消失	①肺泡内含气量过多,如肺气肿。②支气管阻塞,如阻塞性肺不张。③大量胸腔积液或气胸。④胸膜高度增厚、粘连。⑤胸壁皮下气肿或皮下水肿

（3）胸膜摩擦感:检查方法:①请患者取仰卧位。②医生两手掌平放在患者的胸廓下前侧部,请患者做深呼吸运动,如触及皮革相互摩擦的感觉,即为胸膜摩擦感。③通常于呼气、吸气两相均可触及,屏住呼吸时则消失,有时只能在吸气末触及。④胸膜摩擦感于胸廓下前侧部或腋中线第 5、6 肋间最易触及。

3. 叩诊　叩诊可确定肺边界和肺部含气量、液体含量及实变范围,叩诊可发现约 4.0~7.5cm 深的病变

（1）叩诊方法:胸部叩诊的方法有间接叩诊法和直接叩诊法。①叩诊前胸时,请患者取仰卧位或坐位,胸部稍前挺;叩诊侧胸时,患者取坐位,双手上抬并置于枕后,从腋窝开始,由上而下叩诊;叩诊背部,患者取坐位,双手抱肘或放在膝盖上,医生站在患者背部。②请患者放松,均匀呼吸。③寻找肋间。④检查顺序依次为前胸、侧胸、后胸部,从上而下、由外向内、两侧对比,逐个肋间(肩胛间区除外)进行检查。⑤叩诊前胸部和后胸部时,板指平贴肋间隙,并与肋骨平行;叩诊肩胛间区时板指可与脊柱平行。⑥叩诊时注意感觉及倾听。肺部叩诊的区域见图 2-32。

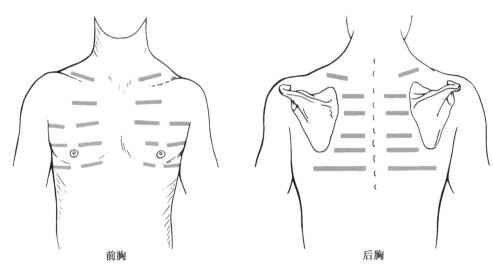

前胸   后胸

图 2-32   肺部叩诊和听诊的区域

（2）注意事项

1）影响叩诊音的因素：胸壁组织的厚薄、胸壁骨骼支架的大小和肺内含气量、肺泡的弹性和张力等均可影响叩诊音（表 2-31）。

表 2-31   影响叩诊音的因素

部位	因素
胸壁	胸壁组织增厚，如皮下脂肪较多、肌肉层较厚、乳房较大、水肿等，均可使叩诊音变浊
胸廓	胸廓的骨骼支架增大，可增强共鸣作用。肋骨软骨钙化时，胸廓变硬，可使叩诊的震动向周围扩散的范围增大
胸腔	胸腔积液可影响叩诊的震动与声音的传导
肺泡	肺泡的含气量、张力、弹性的改变。如深吸气时，肺泡张力增加，叩诊音音调增高

2）叩诊音：正常胸部叩诊呈清音，由于肺脏的含气量多少、胸壁的厚薄及邻近器官等多种因素影响，叩诊音存在一定的生理性差异（表 2-32）。当患者不能取坐位时，侧卧位叩诊背部时也可因床垫的挤压、体重及腹腔脏器的影响而产生浊音区。

表 2-32   生理性叩诊音的变化及原因

叩诊音变化	原因
前胸上部较下部相对稍浊	肺上叶的体积较下叶小，含气量较少，且上胸部的肌肉较厚
右肺上部相对稍浊	右肺上叶较左肺上叶小，且惯用右手者右侧胸大肌较左侧发达
背部较前胸部稍浊	背部的肌肉、骨骼层次较多
右侧腋下部稍浊	肝脏的影响
左侧腋前线下方呈鼓音	胃泡鼓音区的影响

（3）肺界叩诊

1）肺上界：即肺尖的宽度。①请患者取坐位，医生站在患者的背后。②自斜方肌前缘中点开始，采用间接叩诊法，逐渐叩向外侧，当清音变浊音时作一记号。③然后再由斜方肌前缘中点叩向内侧，直到清音变为浊音为止，并作一记号。④测量肺尖的宽度。⑤按上述方法叩诊另一肺尖。

2）肺前界：正常肺前界相当于心脏的绝对浊音界。肺前界的左缘相当于胸骨旁线自第 4~6 肋间隙的位置。右缘为胸骨线位置。

3）肺下界：①请患者取仰卧位，医生站在患者的右侧，寻找肋间。采用间接叩诊法，自上而下，在左、右锁骨中线上叩诊，由浊音变实音的位置为肺下界。②请患者取坐位，分别将左、右手放在头部。医生站在患者的右侧，寻找肋间。采用间接叩诊法，分别在左、右腋中线上，自上而下，叩出肺下界。③请患者取坐位，嘱其双上肢自然下垂，医生站在患者的背后，找出肩胛下角。④从肩胛线上，自上而下，采用间接叩诊法叩诊，由清音变为实音为肺下界。⑤正常人肺下界在上述三条线上分别为第6，8，10肋间（或上、下一肋间），两侧对称。

4）肺下界移动度：即相当于膈的移动范围。①请患者取坐位，医生站在患者的背后。②在患者平静呼吸时由肩胛线上叩出肺下界（扳指不要移动）。③嘱患者深吸气后并屏住呼吸，立即再向下叩诊，当由清音变为浊音时，即为肩胛线上肺下界的最低点，做标记。④患者平静呼吸后再叩出肺下界（扳指不要移动）。⑤再嘱患者深呼气后并屏住呼吸，立即向上叩诊，当由浊音变为清音时，即为肩胛线上肺下界的最高点，再做标记。⑥两个标记之间的距离即为肺下界移动度（图2-33）。⑦采用同样方法叩出双侧锁骨中线和腋中线的肺下界移动度。

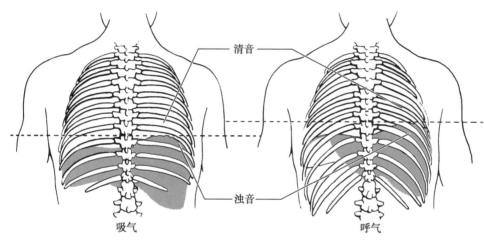

图2-33 肺下界移动度

5）胸部异常叩诊音：在正常肺脏的清音区范围内出现浊音、实音、过清音或鼓音时，则为异常叩诊音。异常叩诊音的类型取决于病变的性质、范围大小及部位深浅。一般距离胸部表面4cm以上的深部病灶、直径小于3cm的小范围病灶或少量胸腔积液时，常不能发现叩诊音的改变。胸部异常叩诊音及其临床意义见表2-33。

表2-33 胸部异常叩诊音及其临床意义

叩诊音	临床意义
浊音	肺部大面积含气量减少，如肺炎、肺结核、肺脓肿、肺梗死及肺硬化等
实音	肺内不含气的占位病变，如肺肿瘤、肺包虫或囊虫病、未液化的肺脓肿等
过清音	肺张力减弱而含气量增多，常见于肺气肿等
鼓音	①胸膜腔积气，如气胸
	②肺内空腔性病变（直径3~4cm），且靠近胸壁，如空洞型肺结核、液化的肺脓肿和肺囊肿等
	③位置表浅且腔壁光滑巨大空洞、张力性气胸时，局部呈鼓音，又具有金属性回响（空瓮音）
浊鼓音	在肺泡壁松弛、肺泡含气量减少时，局部叩诊可呈现一种兼有浊音和鼓音特点的混合音，见于肺不张、肺炎充血期和消散期、肺水肿

4. 听诊 听诊时应当描述所闻及呼吸音的强度、类型，附加音及来源，对呼吸音强度的描述还应当包括是否存在、减弱或消失等。肺部听诊的区域见图2-32。

（1）检查方法

1）患者取坐位或仰卧位,医生站在患者右侧。请患者均匀呼吸,必要时可作深呼吸或咳嗽后立即听诊,可更有利于发现呼吸音的变化及附加音。

2）选择正确的听诊部位(表2-34)。

表 2-34   呼吸音的听诊部位

呼吸音	听诊部位
支气管呼吸音	前胸在胸骨上窝、喉部,背部在颈 6、7 和胸 1、2 棘突附近
支气管肺泡呼吸音	前胸在胸骨角,背部在肩胛间区的第 3、4 胸椎水平
肺泡呼吸音	除上述两种呼吸音以外肺部均为肺泡呼吸音的听诊部位,其中以乳房下部、肩胛下部和腋窝下部的肺泡呼吸音最强

3）听诊顺序由肺尖开始,分别检查前胸部、侧胸部及后胸部,自上而下逐个肋间进行检查。

4）在左右对称的部位进行对比听诊。

5）每个听诊部位要持续听诊至少 2 个呼吸周期(包括吸气相和呼气相)。

6）听诊内容有正常呼吸音、异常呼吸音、附加音(如干啰音、湿啰音)、语音共振和胸膜摩擦音。

（2）正常呼吸音:正常人肺泡呼吸音的强弱与性别、年龄、呼吸的深浅、肺组织弹性的大小及胸壁的厚薄有关(表2-35)。4 种正常呼吸音的听诊特点与部位见表2-36。

表 2-35   肺泡呼吸音生理性变异

项目	生理性变异
性别	男性较女性为强,男性呼吸运动较强,且胸壁皮下脂肪较少
年龄	儿童较老年人强,因儿童的肺泡弹性好,且胸壁较薄,而老年人肺泡弹性较差
体型	瘦长体型者较矮胖体型者强,因胖体型者的胸壁较厚
肺泡组织	肺泡组织较多、胸壁肌肉较薄的部位较强,如乳房下部及肩胛下部肺泡呼吸音最强,其次为腋窝下部,而肺尖及肺下缘处最弱

表 2-36   4 种呼吸音的听诊特点与部位

呼吸音	听诊特点	听诊部位
气管呼吸音	粗糙、响亮且高调,吸气相与呼气相几乎相等	胸外气管
支气管呼吸音	音强而调高,吸气相较呼气相短,呼气音较吸气音强且调高	喉部、胸骨上窝,后胸部第 6、7 颈椎及第 1、2 胸椎附近
肺泡呼吸音	似上齿咬下唇吸气时发出的"fu"音,声音柔和,似吹风样。吸气音强、调高、时相长	除外支气管呼吸音及支气管肺泡呼吸音听诊区域的其余肺野
支气管肺泡呼吸音	吸气音的性质与肺泡呼吸音相似,但音调较高且较响亮。吸气与呼气相大致相同	胸骨角附近,肩胛间区第 3、4 胸椎水平以及肺尖前后部(主支气管)

（3）异常呼吸音:如在正常肺泡呼吸音听诊区内闻及支气管呼吸音则为异常支气管呼吸音,又称为管状呼吸音,其原因及评价见表2-37。异常肺泡呼吸音的临床意义见表2-38。

（4）啰音

1）干啰音:①一种带有乐性的呼吸附加音。②音调较高、持续时较长。③其强度、性质、部位、数量容易发生变化。④吸气和呼气时均可闻及,但以呼气时明显。⑤发生在主支气管以上大气道的干啰音,有时不用听诊器也可以闻及,称之为喘鸣。干啰音的分类及特点见表2-39。

表 2-37 异常支气管呼吸音的原因及评价

原因	评价
肺组织实变	①当肺组织实变范围较大,位置较表浅时,支气管呼吸音易通过较致密的肺实变组织传导到体表
	②支气管呼吸音的部位、范围和强度与病变的部位、大小和深浅有关。实变的范围越大、位置越浅,其声音越强,反之则较弱
肺内大空腔	当肺内大空腔与支气管相通,其周围肺组织又有实变时,有利于音响的传导,且音响在空腔内产生共鸣而增强,可闻及管状呼吸音
压迫性肺不张	胸腔积液压迫肺脏而发生压迫性肺不张,因肺组织较致密,有利于支气管音的传导,于积液区上方可闻及支气管呼吸音,但强度较弱且遥远

表 2-38 异常肺泡呼吸音的临床意义

异常肺泡呼吸音	临床意义
肺泡呼吸音增强	双侧增强与呼吸运动及通气功能增强、进入肺泡空气流量增多或流速加快有关;当一侧肺、胸部病变可导致健侧代偿性肺泡呼吸音增强
肺泡呼吸音减弱或消失	与进入肺泡空气流量减少或流速减慢及呼吸音传导障碍有关
呼气音延长	由于下呼吸道部分阻塞、痉挛或狭窄,导致呼气的阻力增加,或由于肺组织弹性减退
断续性呼吸音	由于肺的局部性炎症或支气管狭窄,导致空气不能均匀地进入肺泡,而出现断续性呼吸音,因伴短促的不规则间歇,又称为齿轮呼吸音
粗糙性呼吸音	由于轻度水肿或炎症浸润造成支气管黏膜不光滑或狭窄,导致气流进出不畅而形成粗糙呼吸音
异常支气管肺泡呼吸音	由于肺实变区域小且与正常含气肺组织混合存在,或肺实变部位较深并被正常肺组织所覆盖所致

表 2-39 干啰音的分类及特点

分类	特点
高调干啰音	又称哨笛音。音调高,呈短促的 "zhi-zhi" 声或带音乐性,呼气时间明显延长。多发生在较小的支气管或细支气管
低调干啰音	又称鼾音。音调低,呈呻吟声或鼾声的性质,多发生在气管或主支气管

2) 湿啰音:①呼吸音以外的附加音。②断续而短暂。③一次常连续多个出现。④于吸气时或吸气末较为明显;有时也出现于呼气早期。⑤部位较恒定。⑥性质不易变。⑦中、细湿啰音可同时存在。湿啰音的分类及特点见表 2-40。

表 2-40 湿啰音的分类及特点

分类	特点
粗湿啰音	又称大水泡音。发生于气管、主支气管或空洞部位,多出现在吸气早期
中湿啰音	又称中水泡音。发生于中等大小的支气管,多出现在吸气的中期
细湿啰音	①又称小水泡音。发生于小支气管,多在吸气后期出现
	②肺间质纤维化于深吸气末在肺底部可闻及音调高、近耳、似撕开尼龙扣带时发出的声音,称为 Velcro 啰音
捻发音	①一种极细而均匀一致的湿啰音。多在吸气末闻及,似在耳边用手指捻搓一束头发时所发出的声音
	②老年人或长期卧床的患者,可在肺底闻及捻发音,但在多次深呼吸或咳嗽后可消失

(5)语音共振:语音共振一般在气管和大支气管附近最强,其发生与语音震颤基本相似,但其更为灵敏。

检查方法:①患者取坐位或仰卧位。②医生用听诊器在肺野内听诊。③嘱患者用一般强度的声音重复发长"yi"音,声音产生的震动经气管、支气管、肺泡传至胸壁,医生用听诊器可闻及。④由上而下,由前胸、侧胸至后胸部进行听诊。⑤在对称部位反复听诊,并对比两侧对称部位的语音共振。

语音共振的分类与特点见表2-41。语音共振减弱见于支气管阻塞、胸腔积液、胸膜增厚、胸壁水肿、肥胖及肺气肿等。语音共振增强见于肺实变、肺空洞及胸腔积液(积液上方压迫性肺不张的区域)。

表2-41　语音共振的分类及特点

分类	特点
支气管语音	强度和清晰度增加,常伴有语音震颤增强、肺部叩诊浊音、支气管呼吸音,常见于肺实变
胸语音	一种更强、更响亮的支气管语音,言词清晰可辨,容易闻及。常见于大面积肺实变
羊鸣音	语音强度增加,带有鼻音性质,似"羊叫声"
	①实变(气道开放):患者发出"yi"的音,却闻及的是"ai"的音
	②实变(气道闭塞):患者发出"yi"的音,无声音
	③胸腔积液:患者发出"yi"的音,无声音。但在积液上方可闻及"ai"的音
耳语音	在正常人用耳语调发出"yi"的声音时,胸壁上只能闻及非常微弱的声音,但在肺实变时则可闻及增强的、音调较高的耳语音,对诊断肺实变具有一定价值

(6)胸膜摩擦音:胸膜摩擦音见于急性纤维素性胸膜炎、肺梗死、胸膜肿瘤、尿毒症等。

听诊特点:①请患者取仰卧位,选择肺脏移动度较大的部位,如前下侧胸壁进行听诊。②呼气、吸气均可闻及,一般以吸气末或呼气初较为明显。③近在耳边,屏气时消失。④深呼吸或加压听诊器胸件时摩擦音可增强。⑤摩擦音可在短时间内出现、消失或再出现,也可持续数天或更久。

(三)心脏检查

尽管目前心血管疾病的诊断技术日新月异,但是心脏的视诊、触诊、叩诊、听诊仍是诊断心血管疾病的基本方法。心脏检查的注意事项见表2-42。

表2-42　心脏检查的注意事项

心脏检查的注意事项
(1)患者一般取仰卧位、左侧卧位或直立坐位(身体不能左右倾斜),根据需要也可采取前倾坐位
①仰卧位适合做心前区视诊
②左侧卧位(患者身体转向左侧大约20°),可使心尖更贴近胸壁,易于检查心尖部
③直立坐位可使心底部贴近胸壁,易于检查心底部
(2)应充分暴露患者胸部,不能隔衣检查
(3)检查环境应安静,光线及温度适宜
(4)医生应全神贯注,按照视诊、触诊、叩诊、听诊的顺序,采用规范的检查手法仔细检查

1. 视诊

(1)检查方法:①患者取仰卧位。②医生站在患者的右侧,两眼与患者胸廓同高,或视线与搏动点呈切线位置。③仔细观察心前区有无隆起和凹陷、心尖搏动和心前区异常搏动。④寻找肋间,确定心尖搏动的位置和心前区的异常变化。

(2)视诊的内容

1)观察心尖搏动的位置:胸壁较厚或女性乳房悬垂时,心尖搏动不易看到,需要结合触诊共同判断。引起心尖搏动位置变化的生理性和病理性因素见表2-43、表2-44。心脏收缩时心尖向内凹陷,称为负性心尖搏动,见于粘连性心包炎与周围组织有广泛粘连时,又称为 Broadbent 征。右心室明显增大所致的心脏顺钟向移位,左心室向后移位,也可出现负性心尖搏动。

表 2-43　影响心尖搏动位置变化的生理因素

因素	位置变化
体位	仰卧位略上移,左侧卧位向左移 2.0~3.0cm,右侧卧位向右移 1.0~2.5cm
体型	超力型心脏呈横位,心尖搏动向上外移至第 4 肋间。无力型心脏呈垂位,向下内移至第 6 肋间
呼吸	深吸气时下移至第 6 肋间,深呼气时上移
年龄	婴儿和儿童心脏呈横位,心尖搏动在第 4 肋间锁骨中线偏外处
妊娠	心尖搏动向上移位

表 2-44　影响心尖搏动位置变化的病理因素

因素	机制	位置变化	临床意义
心脏因素	左心室增大	向左下移位	主动脉瓣关闭不全等
	右心室增大	向左侧移位	二尖瓣狭窄等
	左、右心室增大	向左下移位,心浊音界向两侧扩大	扩张型心肌病等
	右位心	正常心尖搏动的镜相位	先天性右位心
心外因素	纵隔移位	心尖搏动移向患侧	一侧胸膜增厚或肺不张等
		心尖搏动移向病变对侧	一侧胸腔积液或气胸等
	膈移位	心尖搏动移向左外侧	大量腹腔积液等
		心尖搏动移向内下,可达第 6 肋间	严重肺气肿等

2)心尖搏动的强度变化:生理性因素,如身体消瘦、儿童、肋间隙增宽、剧烈运动、情绪激动时可使心尖搏动增强、搏动范围增大;体胖或肋间隙变窄时心尖搏动减弱、搏动范围减小。引起心尖搏动强度变化的病理性因素及原因见表 2-45。

表 2-45　引起心尖搏动强度变化的病理性因素及原因

强度	因素	原因
增强	心脏疾病	左心室增大
	其他疾病	甲亢、发热、贫血等
减弱	心脏疾病	急性心肌梗死、扩张型心肌病、心包积液、心室扩大等
	其他疾病	左侧胸腔大量积液、积气,肺气肿

3)观察心前区有无隆起、凹陷和异常搏动:心前区隆起和凹陷的临床意义见表 2-46,心前区异常搏动的位置及临床意义见表 2-47。

表 2-46　心前区隆起和凹陷的临床意义

变化	临床意义
心前区隆起	①心脏增大:多为儿童时期先天性心脏病造成心脏肥大所致,少数见于风湿性心脏病、心肌炎后心肌病 ②鸡胸:多见于佝偻病所致的胸骨前凸 ③心包积液:大量心包积液时可出现心前区饱满
心前区凹陷	胸骨向后移位,可见于 Marfan 综合征和部分二尖瓣脱垂患者

表2-47　常见心前区异常搏动的位置及临床意义

搏动位置	临床意义
胸骨左缘第2肋间	肺动脉扩张、肺动脉高压、正常青年人(体力活动或情绪激动)
胸骨左缘第3~4肋间	消瘦、右心室增大
胸骨右缘第2肋间及胸骨上窝	升主动脉及主动脉弓扩张、升主动脉瘤、主动脉弓瘤、主动脉瓣关闭不全、贫血、甲亢
剑突下	右心室增大、腹主动脉瘤

2. **触诊**　进一步明确心尖搏动的位置,心前区有无震颤,有无心包摩擦感等。

(1)触诊方法:①中指、示指并拢触诊法:用指腹确定心尖搏动的准确位置、强度和范围(图2-34)。②手掌或手掌尺侧触诊法:触诊有无震颤和心包摩擦感,确定位置、判断心脏搏动时期(图2-35)。

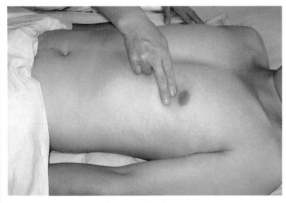

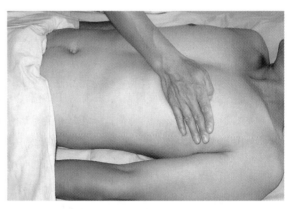

图2-34　心脏触诊方法(中指、示指并拢触诊法)　　图2-35　心脏触诊方法(手掌或手掌尺侧触诊法)

(2)触诊的注意事项:①患者最好取仰卧位,但触诊心包摩擦感可取前倾坐位。②触诊的力量应适度,不宜过大,因用力按压可降低手掌触觉感受器的灵敏度,以致触不到震颤或心包摩擦感。

(3)触诊的内容

1)心尖搏动及心前区搏动:进一步明确心尖搏动的位置及其他异常搏动等(表2-48)。

表2-48　抬举性心尖搏动与剑突下搏动的检查方法与临床意义

搏动	检查方法与临床意义
心尖部抬举性搏动	①医生将手指尖端稍用力按在心尖搏动处,心脏收缩时可使手指端抬起且持续至第二心音开始,是左心室肥厚可靠体征
	②左心室肥厚但左心室无增大者,抬举性心尖搏动见于锁骨中线内
	③左心室肥厚伴有左心室增大者,则向左下移位
剑突下搏动	①医生将手指平放于剑突下,向上后方加压,触诊搏动
	②搏动冲击指尖且吸气增强,则为右心室搏动
	③搏动冲击手指掌面且吸气时减弱,则为腹主动脉搏动

2)震颤:触诊心脏时手掌感到的一种细小震动感,又称猫喘。震颤的部位、产生时期及临床意义见表2-49。

3)心包摩擦感:①患者取前倾坐位,平静呼吸。②医生寻找患者的胸骨左缘第4肋间,并将右手手掌放置于胸骨左缘第4肋间(此处触诊最清楚)。③于收缩期、呼气末仔细触诊。④请患者屏住呼吸时再仔细触诊(心包摩擦感与呼吸无关)。

表 2-49　心前区震颤部位、时期及临床意义

部位	时期	临床意义
心尖部	舒张期	二尖瓣狭窄
胸骨左缘第 2 肋间	收缩期	肺动脉瓣狭窄
胸骨右缘第 2 肋间	收缩期	主动脉瓣狭窄
胸骨左缘第 3、4 肋间	收缩期	室间隔缺损
胸骨左缘第 2 肋间	连续性	动脉导管未闭

3. 叩诊

(1) 叩诊方法

1) 体位：患者取仰卧位或坐位。

2) 体位与板指：患者取仰卧位时，医生左手板指与肋间平行 (图 2-36)；患者取坐位时，左手板指与肋间垂直 (板指与心缘平行) (图 2-37)。

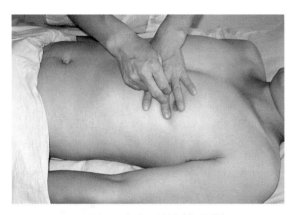

图 2-36　心脏叩诊法 (仰卧位)

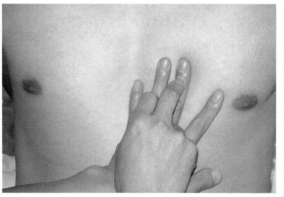

图 2-37　心脏叩诊法 (坐位)

3) 叩诊顺序：①先叩诊心脏左界，再叩诊心脏右界。②叩诊心脏左界时，从心尖搏动外 2~3cm 处开始，由外向内进行叩诊，依次向上逐一肋间叩诊至第 2 肋间。③叩诊心脏右界时，先沿右锁骨中线自上而下叩出肝上界，于其上一肋间 (一般为第 4 肋间) 从右锁骨中线处由外向内进行叩诊，依次向上叩诊至第 2 肋间为止。④由外向内叩诊过程中，当叩诊音由清音变为浊音时，分别做标记。⑤用直尺测量各标记点与前正中线的距离，同时测量左锁骨中线至前正中线的距离。

(2) 注意事项

1) 正确暴露胸部，寻找肋间与心尖搏动要准确。

2) 采用间接叩诊法，叩诊力度要适中 (轻叩诊)，用力要均匀，有时需要重复叩诊几次才能正确判断心界的位置。

3) 叩诊前，医生一定要将手搓热，以免患者受凉。

(3) 叩诊内容：确定心脏浊音界及大血管的大小、形状及其在胸腔内的位置。影响心脏浊音界变化的因素及变化特点见表 2-50，表 2-51。

4. 听诊

(1) 听诊方法

1) 患者体位：听诊心脏时，患者常采取 4 种体位：平卧位、左侧卧位、坐位和前倾坐位 (图 2-38，图 2-39，图 2-40，图 2-41)。平卧位适合全面的心脏听诊，左侧卧位主要用于听取心尖部低调杂音，坐位和前倾坐位适合听取主动脉瓣区高调反流性杂音。

表 2-50   心脏因素对心脏浊音界的影响及临床意义

心脏因素	心脏浊音界变化	临床意义
左心室增大	向左、下扩大，心腰部加深近似直角，心脏浊音界呈靴形（主动脉形心）	主动脉瓣关闭不全、高血压心脏病
右心室增大	轻度增大时无变化；显著增大时心脏相对浊音界向左右扩大，以向左扩大明显	肺源性心脏病、房间隔缺损
左、右心室增大	向两侧增大，且心脏左界向左下增大，呈普大形	扩张型心肌病、心肌炎、全心衰竭
左心房及肺动脉扩大	心腰部饱满或膨出，心脏浊音界呈梨形（二尖瓣形心）	二尖瓣狭窄
心包积液	向两侧扩大，绝对浊音界与相对浊音界几乎相同，且随体位而改变，坐位呈烧瓶形，仰卧位近似球形	心包积液

表 2-51   心外因素对心脏浊音界的影响

心外因素	心脏浊音界变化
肺气肿或胸壁较厚	心脏浊音界变小，甚至叩不出
大量胸腔积液、气胸	患侧心脏浊音界叩不出，健侧心脏浊音界移向外侧
胸膜粘连增厚、肺不张	心脏浊音界移向患侧
肺实变、肺肿瘤或纵隔淋巴结肿大	如心脏浊音界与病变浊音区重叠，则心脏浊音界叩不出
大量腹腔积液、腹腔巨大肿瘤	心脏浊音界向左扩大
胃内气体增多	心脏左界下部叩不清

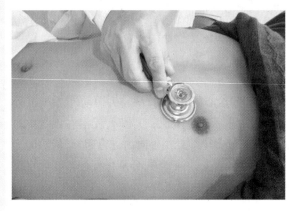

图 2-38   心脏听诊体位（平卧位）

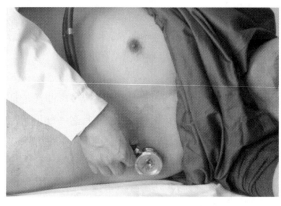

图 2-39   心脏听诊体位（左侧卧位）

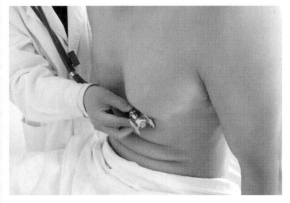

图 2-40   心脏听诊体位（坐位）

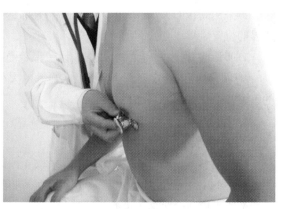

图 2-41   心脏听诊体位（前倾坐位）

2)选择听诊区及听诊顺序:心脏听诊区为4个瓣膜5个区。听诊时从二尖瓣听诊区开始(因二尖瓣病变最常见,且辨别第一、第二心音最清楚),依次是肺动脉瓣听诊区、主动脉瓣听诊区、主动脉瓣第二听诊区、三尖瓣听诊区。

(2)听诊的注意事项:①环境安静,避免隔衣听诊。②选择适当的听诊器,听诊器胶管不能打折。膜型胸件适合于听取高频声音,钟型胸件适合于听取低频声音。③听诊前一定要将听诊器胸件用手捂热,以免患者受凉。④听诊时可稍用力使胸件紧贴胸壁皮肤。⑤平静呼吸,有时亦可充分吸气后屏气进行听诊,以排除呼吸音对心音的干扰及呼吸对心脏的影响。⑥如病情允许,可请患者作适当运动后再听诊。

(3)听诊内容:心脏的听诊内容包括心率、心律、心音、额外心音、杂音及心包摩擦音等。

1)计数心率与检查心律,计数心率时以第一心音(first heart sound,S_1)为准。心脏听诊能够确定的心律失常最常见的是期前收缩和心房颤动。

2)听取第一心音与第二心音(second heart sound,S_2),并予以鉴别(表2-52)。观察心音有无增强与减弱,注意心音的性质有无改变,有无心音分裂。

3)有无奔马律(表2-53,表2-54),有无开瓣音等。

4)有无心脏杂音。注意杂音听诊的要点(表2-55),杂音的分级强度(表2-56),杂音传导方向,与体位、呼吸、运动的关系等。

5)有无心包摩擦音。①声音粗糙,似手指擦耳郭声,近在耳边。②心包摩擦音与心脏活动一致,收缩期与舒张期均能听到,以收缩期明显。③心前区均可闻及摩擦音,但常在胸骨左缘第3、4肋间心脏绝对浊音界以内最清楚,前倾坐位明显。④心包摩擦音与胸膜摩擦音的主要区别是屏住呼吸后心包摩擦音存在,而胸膜摩擦音消失。

表 2-52 第一心音与第二心音的听诊特点

心音	特点
第一心音	①音调较低;②音响较强;③性质较钝;④时间较长(持续约0.1s);⑤与心尖搏动同时出现,与颈动脉搏动同步或几乎同步;⑥心尖部听诊最清楚
第二心音	①音调较高;②音响较弱;③性质较清脆;④时间较短(持续约0.08s);⑤在心尖搏动、颈动脉搏动之后出现;⑥心底部听诊最清楚

表 2-53 舒张期奔马律的特点

类型	听诊部位	性质	时间	呼吸的影响
舒张早期奔马律	心尖部	音调低、强度弱、心率快	舒张早期、距离 S_2 约 0.15s	多为呼气末明显
舒张晚期奔马律	心尖部	音调低、强度弱	舒张晚期,S_1 前 0.1s	呼气末较强
重叠奔马律	心尖部	形成 ka-len-da-la 四音律,心率快时形成三音律	舒张早期和晚期	

表 2-54 舒张早期奔马律与第三心音(S_3)鉴别

鉴别点	舒张早期奔马律	第三心音(S_3)
原发病	严重器质性心脏病	健康人
心率	心率快,多大于 100 次/min	常于心率缓慢时出现
心音间距	3 个心音的间距大致相同	S_3 距 S_2 较近
心音性质	3 个心音性质相近	3 个心音不同
体位影响	不受体位影响	坐位或立位消失

表 2-55   心脏杂音听诊的要点与评价

要点	评价
部位	杂音最响部位与病变部位密切相关,在某瓣膜区听到杂音最响,提示病变位于相应瓣膜
时期	根据出现的时期可分为收缩期、舒张期、连续性、收缩期与舒张期均出现但不连续的双期杂音
性质	吹风样、喷射样、隆隆样、叹气样、机器样及乐音样和鸟鸣样等。器质性杂音一般多较粗糙,功能性杂音多较柔和
强度	收缩期杂音一般按 Levine 6 级法进行分级,由于舒张期杂音均为病理性的,所以不宜分级
传导	杂音常沿血流方向传导,也可经周围组织扩散。杂音越响,传导越广
与体位、呼吸、运动的关系	一些特殊体位、深吸气、深呼气和适当运动,可使杂音增强或减弱,有助于判断病变部位和性质

表 2-56   心脏杂音强度分级

级别	强度	评价
1	最轻	很弱,所占时间很短,须在安静环境下仔细听诊才能听到
2	轻度	弱,但较易听到
3	中度	较响亮,容易听到
4	响亮	响亮
5	很响	更响亮,且向四周甚至背部传导,但听诊器离开胸壁则听不到
6	最响	极响亮,震耳,甚至听诊器离开胸壁一定的距离也可听到

5. 周围血管征   周围血管征包括水冲脉、枪击音、杜柔(Duroziez)双重杂音和毛细血管搏动征,其特点见表 2-57。

表 2-57   周围血管征的特点

周围血管征	特点
水冲脉	脉波骤起骤落,犹如潮水涨落,急促有力
枪击音	在四肢动脉,特别是股动脉或肱动脉处,闻及一种短促的如同射击时的声音
杜柔双重杂音	以听诊器膜型胸件稍加压力于股动脉或肱动脉上,可闻及收缩期与舒张期双期吹风样杂音
毛细血管搏动征	用手指轻压患者指甲末端或用清洁的玻片轻压患者的口唇黏膜,使局部发白,可见到随心脏搏动而有规律的红白交替现象

六、腹部检查

注意事项:①为了便于检查与记录,按照四分法和九分法将腹部分为四区和九区。②腹部检查采用视诊、触诊、叩诊、听诊四种方法,尤以触诊最为重要。③腹部脏器触诊较难掌握,需要勤学苦练,多实践多体会。④为了避免触诊引起胃肠蠕动增加,使肠鸣音发生变化,腹部检查的顺序为视诊、听诊、触诊和叩诊,但记录时为了统一格式仍按视诊、触诊、叩诊和听诊的顺序。

(一) 视诊

1. 检查方法

(1)患者取低枕仰卧位,两上肢自然置于身体两侧。充分暴露全腹(暴露时间不宜过长,以免腹部受凉),其他部分应适当遮盖。

（2）医生站立于患者右侧，按自上而下的原则，准确、全面地进行视诊。

（3）光线宜充足而柔和，从前侧方射入视野，有利于观察腹部表面的器官轮廓、包块、肠型和蠕动波等。

2. 注意事项　①检查腹部时，不要急于触诊而忽略视诊。②进行腹部视诊前，嘱患者排空膀胱。

3. 视诊内容

（1）观察腹部外形有无膨隆或凹陷。为观察全腹膨隆的程度和变化，必要时需要测量腹围。

检查方法：①嘱患者排尿后平卧，用软尺经脐绕腹一周，测得的周长即为腹围（脐周腹围）。②测其腹部最大周长（最大腹围）。定期测量腹围可以观察腹腔内容物（如腹腔积液）的变化。

全腹膨隆除了肥胖、足月妊娠之外，还可见于病理情况，其原因与临床意义见表 2-58。腹部局部隆起多由局部脏器增大或包块所致。

表 2-58　病理性全腹膨隆的原因与临床意义

原因	临床意义
腹腔积液	①平卧时腹壁松弛，液体下沉于腹腔两侧，致使腹部扁平而宽，称为蛙腹，且腹部外形随着体位变化而改变
	②腹膜有炎症或肿瘤浸润时，腹部呈尖凸型，称为尖腹
	③常见于肝硬化门静脉高压症、结核性腹膜炎、心力衰竭等
腹内巨大包块	巨大的卵巢囊肿、畸胎瘤等
腹内积气	肠梗阻或肠麻痹
气腹	胃肠穿孔、治疗性人工气腹等

局部膨隆也可由于腹壁上的包块，而非腹腔内病变所致。其鉴别方法是嘱患者仰卧位作屈颈抬肩动作，使腹壁肌肉紧张，如膨隆更加明显，说明病变位于腹壁上。反之，病变在腹腔内。不同形状的膨隆常常提示不同的病因（表 2-59）。

表 2-59　不同形状膨隆的临床意义

形状	临床意义
圆形	囊肿、肿瘤或炎性包块（后者有压痛亦可边缘不规则）
长形	肠管病变，如肠梗阻、肠扭转、肠套叠、巨结肠
膨隆有搏动	腹主动脉上面的脏器或包块传导其搏动
随体位变更而移位	游走的脏器（肾、脾等）、带蒂肿物（卵巢囊肿）、大网膜或肠系膜上的包块
随腹压或体位而变化	可复性疝

（2）观察腹式呼吸运动有无增减与减弱。

（3）观察脐部形状。

（4）观察腹壁静脉有无充盈或曲张，并判断静脉血流方向。

1）检查方法：①患者取仰卧位。②选择一段无分支的腹壁静脉。③医生将一只手的示指和中指并拢压在静脉上，然后示指紧压静脉向外滑动，挤出该段静脉内血液，至一定距离后，中指紧压不动，放松示指，看静脉是否充盈，如迅速充盈，则血流方向是从手指放松的一端流向手指紧压的一端。④采用同样的方法，放松中指，即可看出血流方向。

2）异常静脉血流方向：①门静脉高压：腹壁曲张的静脉常以脐为中心向四周放射，血流经脐静脉而流入腹壁浅静脉流向四方（图 2-42）。②下腔静脉阻塞：曲张的静脉大多分布在腹壁两侧，脐水平以下腹部浅静脉血流方向由下而上（图 2-43）。③上腔静脉阻塞：脐水平以上的曲张静脉的血流方向由上而下。

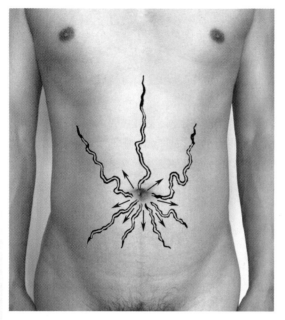

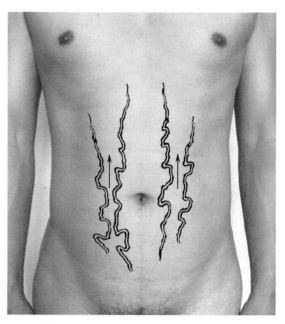

图 2-42　门静脉高压时腹壁浅静脉血流分布和方向

图 2-43　下腔静脉阻塞时腹壁浅静脉血流分布和方向

(5)观察腹部有无胃肠型和蠕动波。

(6)观察全腹,注意其皮肤颜色和完整性,有无皮疹、色素、腹纹、瘢痕、疝等。腹部常见手术切口瘢痕见图 2-44。

(二)听诊

1. 检查方法

(1)患者排空膀胱,取仰卧位,双下肢屈曲,平静呼吸。医生站在患者右侧。

(2)医生将听诊器膜型胸件紧贴于腹壁,仔细听诊每个分区,尤其注意上腹部、脐部、右下腹部及肝、脾各区。

2. 听诊内容

(1)听诊肠鸣音至少 2min(将听诊器胸件置于腹中线脐下),有时可能需要更长时间,才能确定肠鸣音是否消失。

(2)轻轻按压腹部或让患者饮水(进食),促进肠蠕动而诱发肠鸣音。

(3)仔细描述肠鸣音,是消失,还是响亮的咯咯音、偶发的咯咯音、细微的叮当音或响亮的叮当音。异常肠鸣音的特点及临床意义见表 2-60。

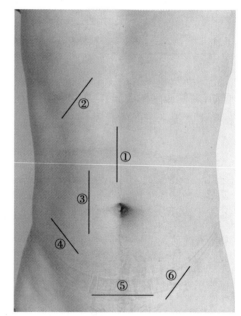

①中线切口;②右肋缘下切口;③正中旁切口;④阑尾切除术瘢痕;⑤耻骨弓上切口;⑥疝修复切口。

图 2-44　腹部常见手术切口瘢痕

(4)在每个分区仔细听诊有无血管杂音。腹部动脉性杂音的听诊部位见图 2-45。

(三)触诊

触诊是腹部检查的主要方法,触诊的方法有浅部触诊法、深部触诊法、滑行触诊法、双手触诊法,有时甚至采用冲击触诊法,不同部位的脏器触诊可采用不同的方法。腹部触诊的注意事项见表 2-61。

表 2-60 异常肠鸣音的特点及临床意义

肠鸣音	特点	临床意义
亢进	肠鸣音每分钟达 10 次以上,且肠鸣音响亮、高亢,甚至呈叮当声或金属音	机械性肠梗阻
活跃	肠蠕动增强时,肠鸣音每分钟达 10 次以上,为音调不特别高亢的一阵快速的隆隆声	急性胃肠炎、服用泻药或胃肠道大出血、早期肠梗阻
减弱	数分钟才听到 1 次	老年性便秘、腹膜炎、低血钾症、胃肠动力低下
消失	持续听诊 2min 后还未听到 1 次肠鸣音,且刺激(用手指轻叩或搔弹)腹壁后仍无肠鸣音	弥漫性腹膜炎、麻痹性肠梗阻

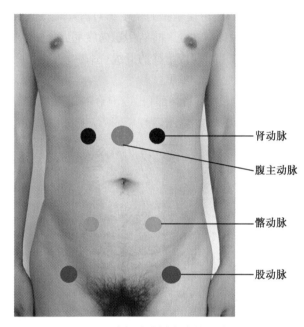

图 2-45 腹部动脉性杂音的听诊部位

表 2-61 腹部触诊注意事项

注意事项
①患者排尿后取低枕仰卧位,双上肢自然置于身体两侧,两腿屈起并稍分开,使腹肌放松
②患者张口缓慢腹式呼吸,吸气时膈向下而腹部隆起,呼气时腹部自然下陷
③医生站立于患者右侧,前臂与腹部表面在同一水平
④医生的手要温暖,指甲剪短,先以全手掌放于上腹部,使患者适应片刻,然后以轻柔动作自左下腹开始逆时针方向检查。原则是先触诊健康部位,逐渐移向病变区域,并进行比较
⑤检查肝脏、脾脏时,也可分别取左、右侧卧位,检查肾脏时也可取坐位或立位
⑥边触诊边观察患者的反应与表情,对精神紧张或有痛苦者给予安慰和解释,亦可边触诊边与患者交谈,转移其注意力而减轻腹肌紧张

   1. 检查腹部紧张度 触诊腹壁紧张度有无增强、减弱。自左下腹部开始触诊全腹部,但应注意最后触诊有病变的部位。

   2. 检查腹部压痛、反跳痛

（1）患者取仰卧位,充分暴露腹部,医生站在患者的右侧。

（2）嘱患者屈膝,尽量放松腹肌,双上肢置于躯干两侧,平静呼吸。

（3）医生用右手示、中指由浅入深按压，观察患者是否有痛苦表情或疼痛。

（4）触诊腹部出现压痛后，医生手指可于原处稍停片刻，给患者一定的适应时间，然后迅速将手抬起，观察患者面部是否出现痛苦表情，并询问疼痛是否加重（反跳痛）。

（5）腹部有压痛常为炎症、结石、结核、肿瘤等所致。反跳痛阳性提示炎症累及壁腹膜。当炎症未累及壁腹膜时，可仅有压痛而无反跳痛。

3. 触诊腹部脏器

（1）肝脏触诊：触诊肝脏可采用单手触诊法、双手触诊法和钩指触诊法。

1）患者取仰卧位，两下肢屈曲，医生站在患者右侧。

2）嘱患者做腹式呼吸。

3）单手触诊法：①在右锁骨中线上，医生右手掌放于患者的右侧腹壁，掌指关节自然伸直，手指并拢，使示指和中指的指端指向肋缘（也可使示指的桡侧缘对着肋缘，即示指的桡侧缘与肋缘平行）。②自右髂前上棘水平开始逐渐向上触诊。③呼气时右手压向腹部深处，吸气时右手缓慢抬起（手指抬起的速度一定要慢于腹部隆起的速度），以迎接下移的肝缘（图 2-46）；如此反复进行触诊，右手逐渐移向肋缘，直到触及肝缘或肋缘为止。

4）双手触诊法：医生用左手托住患者右后腰部（相当于第 11、12 肋骨与其稍下方的部位），大拇指张开，置于季肋上，右手进行触诊，其方法同上（图 2-47）。

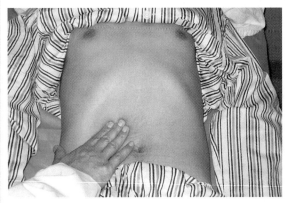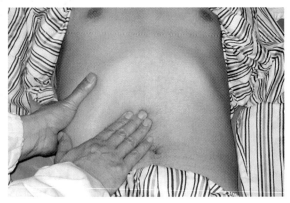

图 2-46　肝脏单手触诊法　　　　　　　图 2-47　肝脏双手触诊法

5）钩指触诊法：适用于儿童和腹壁薄软者。医生站在患者右肩旁，面向其足部，将双手置于其右前胸下部，双手第 2~5 指弯成钩状。嘱患者深呼吸，医生随其深吸气而进一步屈曲指关节，使指腹容易触及肝下缘。

6）除了触诊右侧肋下外，还要在剑突下进行触诊（自脐平面开始逐渐向上，触诊肝脏左叶）。

7）触诊肝脏时应注意其大小、硬度、形态、压痛、边缘和表面情况等。

8）注意事项：①从髂前上棘水平开始触诊；②右手置于腹直肌外缘稍外侧；③以示指和中指的指端，或示指前端桡侧触诊肝脏；④配合呼吸运动，于吸气时手指抬起的速度一定要慢于腹壁抬起的速度；⑤对大量腹腔积液的患者可采用冲击触诊法；⑥横结肠、腹直肌腱划、右肾下极易误为肝下缘；⑦肝大者应与肝下移鉴别。

在触及肝大时，应详细描述其大小、质地、表面情况及边缘、压痛等（表 2-62）。肝脏质地分级及其临床意义见表 2-63。

（2）胆囊触诊：常用的触诊方法有单手滑行触诊法和钩指触诊法。当胆囊增大未超过肋缘下，不能触及时，可采用 Murphy 征检查胆囊。

1）患者取仰卧位，两下肢屈曲，医生站在患者的右侧。

2）医生左手掌平放在患者右肋缘以上，四指与肋骨垂直交叉，左手拇指放在腹直肌外缘与肋弓交界处。

表 2-62 肝脏触诊的内容与评价

内容	评价
大小	①肝脏是否增大及增大程度,是否是肝下移
	②腹壁松软的瘦长体型者可在深吸气时于肋弓下触及肝下缘,但小于 1cm;剑突下也可触及,但小于 3cm(腹上角较锐者,小于 5cm)
质地	肝脏质地分为质软、质韧和质硬,正常肝脏质地柔软,不同肝脏疾病的质地可有变化
表面及边缘	表面是否光滑、有无结节,边缘是否整齐及厚薄。正常肝脏表面光滑、边缘整齐、厚薄一致
压痛	正常肝脏无压痛,肝大时因肝脏包膜受到牵拉或包膜因炎症反应,肝脏有压痛或触痛
搏动	正常肝脏及因炎症、肿瘤等引起的肝大不伴有搏动。当肝大压迫腹主动脉或右心室增大到向下挤压肝脏时,可出现肝脏搏动
肝区摩擦感	正常肝脏无摩擦感。肝周围炎时,肝表面和邻近的腹膜可因纤维素性渗出物而粗糙,二者相互摩擦所产生的震动可用手感知

表 2-63 肝脏质地分级及其临床意义

质地	触诊手感	临床意义
质软	如触噘起的口唇	正常人
质韧	如触鼻尖	急慢性肝炎、脂肪肝、肝淤血、肝脓肿(囊性感)
质硬	如触前额	肝硬化、肝癌

3)左拇指用力按压腹壁,嘱患者深吸气。

4)观察患者的面部表情,如表情痛苦,突然停止深吸气动作,称为 Murphy 征阳性(图 2-48),提示胆囊有炎症。

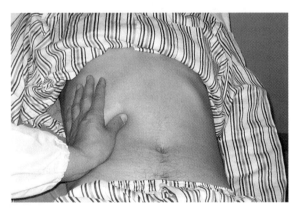

图 2-48 Murphy 征检查方法

5)只有压痛而无吸气动作中断或停止,仅称为胆囊压痛。

(3)脾脏触诊:常采用双手触诊法,也可采用钩指触诊法。脾脏明显增大时,单手触诊稍用力即可触到。

1)仰卧位触诊法:用于检查增大而位置较深的脾脏。①患者取仰卧位,两下肢屈曲,医生站在患者的右侧。②医生左手绕过患者腹部,从后(约第 7~10 肋处)向前肋缘加压。③医生右手平放于腹部(与肋弓方向垂直),自脐平面开始,与呼吸配合,逐渐触向肋弓(图 2-49)。

2)右侧卧位触诊法:用于检查轻度增大而仰卧位不易触到脾脏。患者取右侧卧位,双下肢屈曲。医生站在患者的右侧。触诊方法同前(图 2-50)。

3)测量脾脏大小:脾大时应测量 3 条线以判断其大小(图 2-51,表 2-64)。

4)触诊内容:应注意脾脏大小、形态、质地、表面情况、压痛、切迹、摩擦感等。脾大的分级见表 2-65。

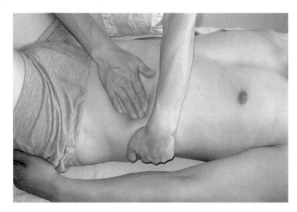

图 2-49　脾脏触诊法(仰卧位)

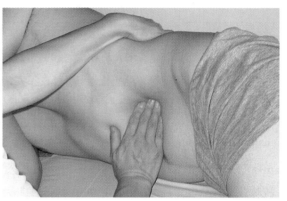

图 2-50　脾脏触诊法(右侧卧位)

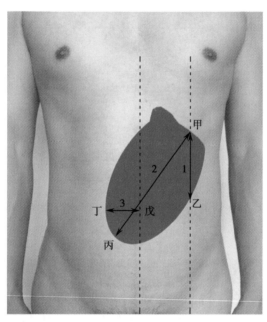

图 2-51　脾大测量法

表 2-64　脾大的测量线及评价

测量线	评价
第 1 线(甲乙线)	左锁骨中线与左肋缘交点至脾下缘的距离,轻度脾大只做第 1 线
第 2 线(甲丙线)	左锁骨中线与左肋缘交点至脾脏最远点的距离
第 3 线(丁戊线)	脾右缘至前正中线的最大距离(脾右缘超过前正中线以"+"表示,未超过以"-"表示)

表 2-65　脾大的分度及临床意义

分度	标准	临床意义
轻度	深吸气时脾下缘不超过肋下 2cm	急性和慢性肝炎、伤寒、细菌性心内膜炎、粟粒性结核、急性疟疾、败血症
中度	深吸气时脾下缘超过肋下 2cm,但不超过脐水平	肝硬化、慢性淋巴细胞白血病、慢性溶血性黄疸、淋巴瘤等
高度	深吸气时脾下缘超过脐水平或前正中线(巨脾)	慢性粒细胞白血病、黑热病、慢性疟疾、骨髓纤维化

（4）肾脏触诊：一般采用双手触诊法，也可采用单手触诊法。如果患者卧位时未触及肾脏，可采用站立位触诊。

1）患者取仰卧位，两下肢屈曲，并做较深呼吸。

2）医生站立于患者右侧，以左手掌托住患者右腰部向上托起。右手掌平放在患者的右上腹部，手指方向大致平行于右肋缘。于患者吸气时双手适当用力触诊肾脏（图 2-52）。如触及光滑钝圆的脏器，可能为肾下极。如能在双手间触及更大部分，则略能感到其蚕豆状外形，且患者常有酸痛或类似恶心的不适感。

3）触诊左肾时，医生左手越过患者腹部而托住左腰部，右手掌横置于患者的左上腹部触诊左肾。

4）如患者腹壁较厚或触诊不协调，以致右手难以压向后腹壁时，可采用以下方法：患者吸气时，用左手向前冲击后腰部，如肾下移至两手之间时，则右手有被顶推的感觉；与此相反，也可用右手向左手方向做冲击动作，左手也可有同样的感觉而触及肾脏。

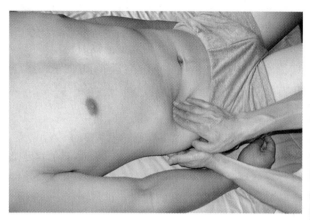

图 2-52　肾脏触诊法（双手触诊法）

（5）膀胱触诊：膀胱触诊多采用单手触诊法。正常膀胱空虚时位于盆腔内，不易触及。当膀胱增大，超出耻骨联合上缘时才能触及。

（6）胰腺触诊：正常胰腺在上腹部相当于第 1、2 腰椎处，胰头及胰颈约于中线偏右，而胰体、胰尾在中线左侧。

4. 检查腹部包块　正常腹部可触及腹直肌肌腹和腱划、腰椎椎体、骶骨岬、乙状结肠粪块、横结肠及盲肠等。触诊腹部包块应注意的内容及评价见表 2-66。

表 2-66　触诊腹部包块的内容及评价

内容	评价
部位	某些部位的包块常来源于该部位的脏器，但有些包块可在腹腔内游走，部位不定
大小	凡触及包块均应测量其大小（上下径、左右径、前后径），或用公认的实物做比喻，如鸡蛋、拳头、核桃、蚕豆等
形态	应注意包块的形状、轮廓、边缘和表面状态。规则圆形、表面光滑的包块多为良性，以囊肿、淋巴结居多；不规则、表面凹凸不平且坚硬者多为恶性肿瘤、炎性肿物或结核性包块
质地	实质性：质地柔软、中等硬度或坚硬，多见于肿瘤、炎症或结核。囊性：质地柔软，多为囊肿或脓肿
压痛	有明显压痛的包块多为炎性包块，无痛性包块多为肿瘤性
移动度	随呼吸而上下移动的包块多为肝、脾、肾、胃或其肿物；移动度大的包块多为带蒂肿物或游走的脏器；局部炎性包块、脓肿及腹膜后壁的肿物一般不能移动

5. 检查液波震颤（波动感）

（1）患者取平卧位，双下肢屈曲，平静呼吸。医生站在患者右侧。

（2）医生以左手掌面贴于患者一侧腹壁，右手四指并拢屈曲，用指端叩击对侧腹壁（或以指端冲击触诊），如有大量液体，则贴于腹壁的左手掌有被液体波动冲击的感觉，即波动感。

（3）为防止腹壁本身的震动传至对侧，可请另一人（或患者本人）将手掌尺侧缘压于脐部腹中线上，可阻止腹壁震动的传导（图 2-53）。

（4）液波震颤不如移动性浊音灵敏，腹腔游离液体超过 3 000~4 000ml 以上时才能检查出液波震颤。

6. 检查振水音

(1)患者取仰卧位,双下肢屈曲,正确暴露腹部。医生站在患者右侧。

(2)医生以一耳凑近上腹部,同时以冲击触诊法震动胃部(左上腹部),即可听到气体、液体撞击的声音。也可将听诊器膜型胸件置于上腹部进行听诊。

(3)正常人在餐后或饮用大量液体时可出现振水音,但若在清晨空腹或餐后 6~8h 以上仍有此音,则提示幽门梗阻或胃扩张。

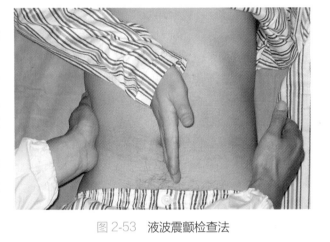

图 2-53 液波震颤检查法

(四)叩诊

一般采用间接叩诊法。①在四分区内,从左下腹部开始,按逆时针方法叩诊整个腹部。②叩诊时应熟知各个脏器的大体定位。③最后叩诊腹部疼痛区域。④叩诊时不仅要注意触痛明显的部位,也要注意浊音、鼓音和实音的位置。

1. 检查腹部叩诊音的变化 正常情况下,腹部大部分区域叩诊为鼓音,只有肝、脾所在的部位叩诊为浊音或实音。鼓音区缩小见于腹腔脏器极度增大、腹腔内有肿瘤或大量腹腔积液时,鼓音区明显扩大见于胃肠道高度胀气或胃肠道穿孔导致气腹。

2. 检查腹腔脏器大小与位置

(1)肝脏叩诊:包括肝界和肝区叩击痛。

1)患者取仰卧位或坐位。医生站在患者的右侧。若患者取仰卧位时,双下肢要屈曲。

2)正确暴露腹部,并寻找胸部线性标志和肋间。

3)肝界的叩诊:①在右锁骨中线、右腋中线和右肩胛线上叩诊肝上界,由肺部向腹部叩诊。当由清音转为浊音时,即为肝上界(肝脏相对浊音界),再向下叩诊 1~2 肋间,则浊音变实音,则为肝脏绝对浊音界(肺下界)。②由腹部鼓音区沿右锁骨中线或前正中线向上叩诊,由鼓音变浊音时,即为肝下界。

4)叩诊法确定的肝下界较触诊法高 1~2cm。肝浊音界变化的临床意义见表 2-67。

5)测量肝脏纵径(正常为 9~11cm)。

6)检查肝区叩击痛。医生的左手掌置于右前胸下部,右手握拳叩击左手背(图 2-54)。

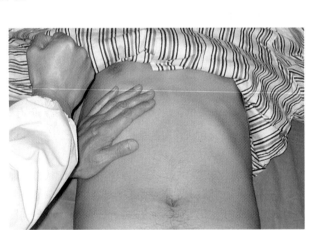

图 2-54 肝区叩击痛检查方法

表 2-67 肝浊音界变化的临床意义

浊音界	临床意义
扩大	肝癌、肝脓肿、肝炎、肝淤血、多囊肝、膈下脓肿
缩小	急性重型肝炎、肝硬化、胃肠胀气
消失(代之以鼓音)	急性胃肠穿孔、明显胃肠胀气、间位结肠、全内脏倒位
上移	右肺纤维化、右下肺不张、气腹
下移	肺气肿、右侧张力性气胸

(2)胆囊叩诊:胆囊被肝脏遮盖,不能用叩诊方法检查其大小,仅能检查胆囊区有无叩击痛。胆囊区叩击痛为胆囊炎的重要体征。

(3)脾脏和胃泡鼓音区叩诊

1)脾脏叩诊：①患者取右侧卧位,双下肢屈曲。医生站在患者右侧,寻找线性标志和肋间。②采用间接叩诊法(轻叩),在左腋中线上,自上而下叩诊。③叩出脾前界。脾浊音区在第9~11肋间,前方不超过腋前线,脾脏宽度4~7cm。

2)胃泡鼓音区叩诊。患者取仰卧位,医生在其左前胸下部肋缘以上进行叩诊。胃泡鼓音区约呈半圆形,其上界为膈、肺下缘,下界为肋弓,左界为脾脏,右界为肝左缘。胃泡鼓音区与脾浊音区变化的临床意义见表2-68。

表2-68 胃泡鼓音区与脾浊音区变化的临床意义

鼓音区/浊音区	临床意义
胃泡鼓音区缩小或消失	中度及重度脾大、左侧胸腔积液、心包积液、肝左叶增大,也见于急性胃扩张或溺水患者
脾浊音区扩大	各种原因所致的脾大
脾浊音区缩小	左侧气胸、胃扩张、肠道内气体过多

(4)肾脏叩诊：采用间接叩诊法检查肾脏有无叩击痛。

1)患者取坐位或侧卧位,双下肢屈曲,医生站在患者后右侧。

2)医生的左手掌平放在患者的肾区(肋脊角处)。

3)医生右手握拳用轻至中等强度的力量叩击左手背(图2-55),检查肾区有无叩击痛。

4)叩诊两侧肾区的力量要均等。

(5)膀胱叩诊：在耻骨联合上方进行膀胱叩诊,主要用于判断膀胱膨胀的程度。但注意膀胱内有尿液充盈时应与妊娠时增大的子宫、子宫肌瘤、卵巢囊肿的鉴别。

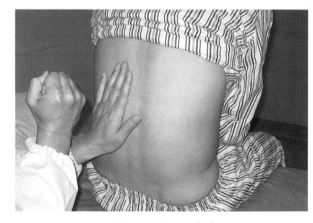

图2-55 肾区叩击痛

3. 检查腹部移动性浊音

(1)患者取仰卧位,双下肢屈曲,正确暴露腹部。医生站在患者右侧。

(2)采用间接叩诊法进行叩诊。医生自腹中部脐平面开始向患者左侧腹部叩诊,发现浊音时,板指固定不动。

(3)嘱患者右侧卧位,并保持新的体位30s后,再叩诊,并逐渐叩向腹中部,如浊音变成鼓音,表明有浊音移动。

(4)同样方法向右侧腹部叩诊,以核实浊音是否移动(图2-56,图2-57,图2-58)。

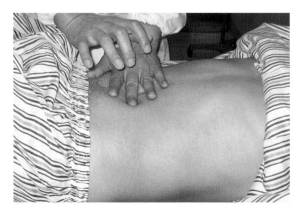

图2-56 移动性浊音检查方法(仰卧位)

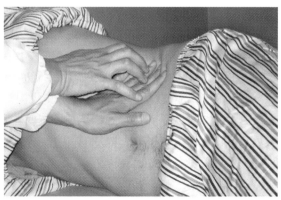

图2-57 移动性浊音检查方法(右侧卧位)

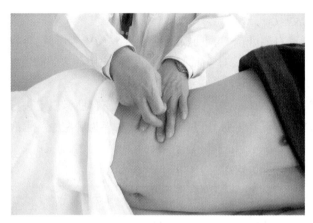

图 2-58   移动性浊音检查方法（左侧卧位）

七、生殖器、肛门与直肠检查

在临床实践中,不能忽视对生殖器、肛门与直肠的检查,但也只有在必要时进行检查。当男医生检查女患者时,一定要有第三人(医生或护士)在场陪伴,以免发生不必要的误会。检查前一定要向患者解释检查的目的与意义,取得患者的同意,并注意保护患者的隐私。

(一)男性生殖器检查

男性生殖器检查采用视诊与触诊方法。请患者褪去腰臀部衣物并覆以被单,医生戴好无菌手套,分别检查患者在仰卧位、站立位时的生殖器有无异常。

1. 阴茎

(1)观察阴茎的大小与形态,阴茎大小依据年龄和发育过程而有明显差别,皮肤微皱,颜色依人种而异,自粉色至深棕色。

(2)观察有无包茎或包皮过长。

(3)观察阴茎龟头和龟头颈颜色变化,有无破损、充血、水肿、炎症及结节等,注意阴茎龟头有无包皮垢、乳酪样分泌物。用拇指和示指检查整个龟头颈,注意有无触痛、硬结等。

(4)轻压阴茎头,观察尿道口有无红肿、分泌物、溃疡以及有无狭窄。若有异常分泌物,可留取标本送检。

2. 阴囊和睾丸

(1)嘱患者自己移开阴茎暴露阴囊,以观察其大小。

(2)展开阴囊表面观察其皮肤有无肿胀、疣、红肿、溃疡、静脉曲张等。正常阴囊皮肤呈深暗色且多皱褶。

(3)注意睾丸的大小、形状、硬度、有无触痛及缺如等。医生用双手拇指、示指和中指触诊睾丸,并两侧对比(图 2-59)。若发现坚硬、不规则区域或肿物,应进行睾丸透光度检查,并两侧对比。

(4)触诊精索有无结节、肿胀、触痛等。医生用拇指、示指从附睾到腹股沟环触诊精索(图 2-60)。

(5)医生用拇指、示指和中指触诊附睾,检查附睾的大小,有无结节和触痛等。

(6)检查前列腺的大小、表面、质地和中央沟等。①检查前向患者解释检查的目的、方法,以消除患者的恐惧。②请患者排空大小便,取肘膝位或左侧卧位,正确暴露检查部位。③检查会阴部、肛周、阴囊后皮肤。④医生右手戴手套,并涂以润滑剂。⑤将示指缓缓插入肛门,并向腹侧触诊,仔细检查前列腺。前列腺肿大分度见表 2-69。

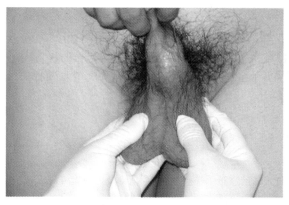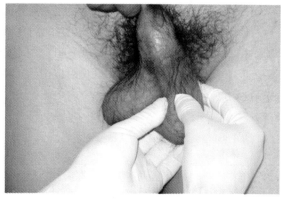

图 2-59　触诊睾丸方法

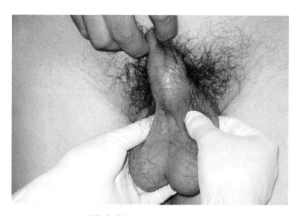

图 2-60　精索触诊方法

表 2-69　前列腺肿大的分度

分度	评价
Ⅰ度	前列腺突入直肠的距离为 1~2cm，中央沟变浅
Ⅱ度	前列腺突入直肠的距离为 2~3cm，中央沟消失
Ⅲ度	前列腺突入直肠的距离为 >3cm，中央沟明显隆起，手指触不到其上缘

（二）女性生殖器检查

女性生殖器检查包括视诊和触诊，触诊方法有双合诊、三合诊和肛腹诊。女性生殖器检查应注意：①患者取截石位，仰卧于检查台上；②排空膀胱；③防止交叉感染；④未婚女性一般行肛腹诊；⑤医生戴无菌手套检查外生殖器，同时可进一步检查内生殖器。

1. 外生殖器

（1）观察阴阜皮肤和毛发分布：医生用手分开毛发，观察皮肤有无破损或寄生虫。

（2）检查尿道口：医生用手分开阴唇，检查尿道口有无分泌物或溃疡。

（3）检查前庭：尤其注意前庭大腺及腺管，有无肿胀、红斑、扩大或分泌物。

（4）检查大小阴唇：医生用拇指和示指分开大、小阴唇，检查阴唇有无红肿、触痛，色素脱失、结节和溃疡等。

（5）检查阴道：借助阴道扩张器，仔细检查阴道黏膜，阴道分泌物等；观察子宫颈的颜色、位置、大小、形态，黏膜有无破损及分泌物情况等。

2. 子宫、卵巢和输卵管　子宫、卵巢和输卵管检查应采用双合诊法（未婚女性一般行肛腹诊），详细检查方法见专科检查。

（三）肛门与直肠检查

肛门与直肠检查以视诊和触诊为主，为了达到不同的检查目的，常需要患者采用不同的体位，其常用体位、特点及适用范围见表 2-70。肛门与直肠检查所发现的病变如包块、溃疡等应按时钟方向进行记录，并注明患者的体位。肘膝位时肛门后正中点为 12 点，前正中点为 6 点；而仰卧位时的时钟位则与此相反。

表 2-70　肛门与直肠检查的常用体位、特点及适用范围

体位	特点	适用范围
肘膝位	患者两肘关节屈曲置于检查台上，胸部尽量靠近检查台，两膝关节屈曲成直角跪于检查台上，臀部抬高	检查前列腺、精囊及内镜检查
左侧卧位	患者取左侧卧位，右下肢向腹部屈曲，左下肢伸直，臀部靠近检查台右边，医生位于患者的背后进行检查	检查病重、年老体弱或女性患者
仰卧位或截石位	患者仰卧于检查台上，臀部垫高，两下肢屈曲、抬高并外展	检查重症体弱患者、膀胱直肠窝，也可进行直肠双合诊
蹲位	患者下蹲呈排大便的姿势，屏气向下用力	检查直肠脱出、内痔及直肠息肉

1. **视诊**　仔细观察肛门及其周围皮肤与皱褶，注意有无皮肤损伤、皮疹、表皮脱落、皮赘、脓血、黏液、肛裂、瘢痕、外痔、瘘管口、溃疡或脓肿等。

2. **触诊**　肛门与直肠的触诊通常称为肛诊或直肠指诊。

（1）检查方法：①请患者排空大小便，并取仰卧位、左侧卧位或肘膝位；②医生右手戴手套或右手示指戴指套，并涂以润滑剂；③将右手示指置于肛门外口轻轻按摩，待肛门括约肌放松后，再缓缓将示指插入肛门、直肠内。

（2）检查内容：①感受肛门及括约肌的紧张度；②检查肛管及直肠的内壁有无压痛、黏膜是否光滑，有无包块及搏动感；③男性还可触及前列腺及精囊，女性还可触及子宫颈、子宫和输卵管等。

八、脊柱与四肢检查

体格检查是脊柱与四肢疾病诊断最主要和最基本的方法。在充分暴露被检查部位及其对称部位后，采取视诊、触诊、动诊和量诊进行检查，必要时也要采取叩诊和听诊，按照先上后下、先主动后被动，先健处后患处（遇到局部有肿胀、疼痛或畸形部位时）的原则进行详细检查。有时局部表现也可能是全身疾病的反应，因此，在进行局部检查时，也不能忽视全身检查。

（一）脊柱检查

注意事项：①患者取坐位或站立位；②按照视诊、触诊和叩诊的顺序进行检查；③对颈椎损伤或疑似损伤的患者，必须用牢固的颈套限制颈部的活动，并立即对颈部进行检查；④对脊柱损伤或疑似损伤的患者，在进行移动或检查前，必须用一木板对脊柱进行固定制动，以免造成进一步的损伤。

1. **检查脊柱弯曲度**　观察脊柱无有侧弯、有无前后凸出畸形。①患者取站立位或坐位，医生用手指沿脊椎的棘突尖，以适当的压力往下划压，划压后皮肤出现 1 条红色充血痕，以此痕为标准，观察脊柱有无侧弯；②患者取站立位或坐位，侧面观察脊柱有无前后突凸畸形。

2. **检查脊柱活动度**　观察脊柱的活动情况及有无异常改变。患者取直立站位、骨盆固定，嘱患者作前屈、后伸、侧弯、旋转等动作，观察脊柱的活动度。正常人脊柱有一定的活动度，颈椎、腰椎活动度最大，胸椎活动度较小，骶椎、尾椎几乎无活动性。

视频：正常脊柱

视频：脊柱弯曲度

视频：脊柱活动度检查

视频:脊柱压痛与叩击痛检查

3. 检查脊柱压痛与叩击痛

(1)压痛:①患者取坐位,身体稍向前倾;②医生站在患者的右侧,以右手拇指从枕骨粗隆开始,自上而下逐个按压脊柱棘突及椎旁肌肉,观察有无压痛,并以第7颈椎棘突骨性标志计数病变椎体的位置。

(2)叩击痛

1)直接叩击法:①患者取坐位,身体稍向前倾;②医生站在患者的右侧,用中指或叩诊锤垂直叩击各椎体的棘突(图2-61),多用于检查胸椎、腰椎。但脊椎病变,特别是颈椎骨关节损伤,应慎用此法。

2)间接叩击法:①患者取坐位;②医生站在患者的右侧;③将左手掌置于患者头部,右手半握拳以小鱼际肌部位叩击左手背,观察脊柱有无疼痛(图2-62)。脊柱叩击痛阳性见于脊柱结核、脊柱骨折及椎间盘突出症等,且叩击痛的部位多为病变部位。

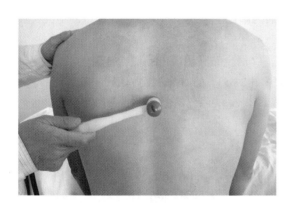

图2-61 脊柱直接叩击法

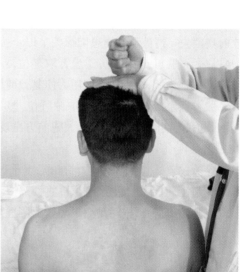

图2-62 脊柱间接叩击法

4. 脊柱检查的几种特殊试验

(1)颈椎检查的特殊试验:颈椎检查特殊试验的检查方法、阳性反应与临床意义见表2-71。

表2-71 颈椎检查特殊试验的检查方法、阳性反应与临床意义

试验	检查方法	阳性反应	临床意义
Jackson压头试验	患者取坐位,医生双手重叠放于其头顶部,向下加压	颈部疼痛,或上肢放射痛	颈椎病及颈椎间盘突出症
前屈旋颈试验	嘱患者头颈部前屈,并左右旋转	颈椎疼痛	颈椎小关节退行改变
压颈试验	患者取仰卧位,医生以双手指按压患者两侧颈静脉	颈部及上肢疼痛加重	根性颈椎病
旋颈试验	患者取坐位,头略后仰,并自动向左、右做旋颈动作	头昏、头痛、视力模糊等	椎动脉型颈椎病

(2)腰骶椎检查的特殊试验

1)摇摆试验:患者取平卧位,屈膝、屈髋,双手抱于膝前。医生手扶患者双膝,左右摇摆,如腰部疼痛为阳性多见于腰骶部病变。

2)拾物试验:将一物品放在地上,嘱患者拾起。正常人可两膝伸直,腰部自然弯曲,俯身将物品拾起。如患者先以一手扶膝蹲下,腰部挺直地用手接近物品,此即为拾物试验阳性。多见于腰椎病变,

如腰椎间盘突出症、腰肌损伤及炎症。

3）直腿抬高试验：①患者取仰卧位，双下肢伸直；②医生站在患者的右侧；③医生一手置于患者一侧大腿伸侧，另一手握其踝部，将该侧下肢抬高（屈曲髋关节），询问患者有何不适、何时出现不适，并两侧对比（图2-63）。正常人下肢可抬高至70°以上。如果抬高不足40°出现疼痛，且疼痛放射至大腿和小腿后外侧，则为阳性。如果抬高大于40°出现疼痛，有或无放射痛，则见于腰椎间盘突出症、坐骨神经痛、腰部骨骼肌损伤。

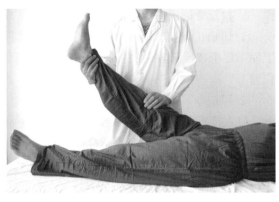

图 2-63　直腿抬高试验

在直腿抬高试验阳性时，缓慢降低患肢高度，待放射痛消失，再被动背屈患侧踝关节以牵拉坐骨神经，如出现放射痛称为加强试验阳性。

4）屈颈试验（Linder 征）：①患者取坐位，双下肢伸直；②医生站在患者的右侧；③医生一手置于患者胸前，另一手置于枕后，缓慢、用力使其颈前屈，若出现下肢放射痛则为阳性。

5）股神经牵拉试验：①患者取俯卧位，髋关节、膝关节伸直；②医生站在患者的右侧；③医生将其一侧下肢抬起，使髋关节过伸，如大腿前方出现放射痛为阳性（图2-64），可见于高位腰椎间盘突出症（腰2~3 或腰 3~4）。

6）腰骶关节试验：①患者取仰卧位，上下肢伸直。②医生站在患者的右侧。③医生将患者髋关节和膝关节过度屈曲，臀部离开床面，使腰部被动前屈（图 2-65）。如有疼痛则为阳性，提示腰部软组织损伤或腰骶椎病变，腰椎间盘突出症则为阴性。

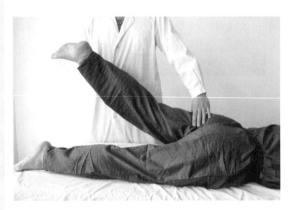

图 2-64　股神经牵拉试验

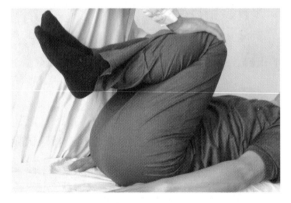

图 2-65　腰骶关节试验

（二）四肢检查

四肢检查以关节检查为主，每个关节的检查方法各不相同。但是，一般遵守一个常用的顺序，即视诊、触诊、动诊、量诊等。

1. 上肢　观察各关节有无畸形及活动情况。

（1）肩关节：①嘱患者向前、向上伸直双臂，再向后伸直双臂，观察肩关节前屈、后伸功能。②嘱患者双臂垂于体侧，并两侧平伸并向上举过头。嘱患者双臂置于胸前，由一侧向另一侧摆动，以观察肩关节的外展和内收功能。③嘱患者屈肘后做外展动作，先将手置于脑后，再向下运动至腰后侧，以观察肩关节的外旋和内旋功能。

（2）肘关节：①嘱患者固定上臂，尽力屈臂触肩，以观察其屈曲功能；②嘱患者伸直手臂，观察其外展功能；③嘱患者将肘关节置于屈曲位，嘱其旋转手臂使手掌对地，再嘱患者反方向旋转手臂使手掌向上，观察其旋前和旋后功能。

(3)腕关节:嘱患者向下屈腕检查屈曲功能,伸直手腕以检查外展功能。嘱患者伸直手腕以检查尺侧和桡侧运动。

2. 下肢

(1)测量下肢长度:下肢全长测量是判断下肢是否缩短的最有价值的单项检查,但是,其结果本身不能判断病变的位置。检查方法:①患者取仰卧位,双下肢伸直;②医生站在患者的右侧;③将皮尺金属头置于髂前上棘,拉紧皮尺量至内踝中心或下缘(图2-66),两侧对比,反复测量直到取得准确恒定的结果;④注意骨盆倾斜可影响测量结果。

(2)髋关节:观察髋关节的外形,注意髋关节的运动功能(表2-72)。

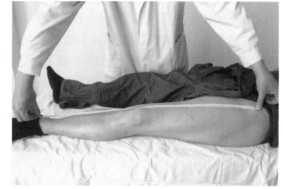

图 2-66 下肢长度测量

表 2-72 髋关节各种运动的检查方法与正常反应

运动功能	检查方法	正常结果
屈曲功能	患者取仰卧位,屈膝(或伸膝),用力使膝关节靠近胸前(全髋关节置换术患者除外)。	90°(伸膝) 120°(屈膝)
外展功能	患者取仰卧位,双下肢伸直,嘱患者向两侧平移下肢远离中轴线	40°~50°
内收功能	患者取仰卧位,双下肢伸直,一侧下肢保持外展位,另一侧下肢由中轴线向对侧移动	20°~30°
旋转功能	患者取仰卧位,一侧膝关节屈曲,嘱患者分别向内侧和外侧转动下肢,同样方法检查另一侧下肢	40°(内旋) 45°(外旋)
伸展功能	患者取俯卧位或直立站位,嘱患者伸直下肢并尽力向后方运动	30°(过伸)

检查髋关节的其他试验

1)"4"字试验:①患者取仰卧位,双下肢伸直。②医生站在患者的右侧,将患者一侧下肢屈曲,并使其外踝置于对侧髌骨上方。③医生用手下压其膝部,若同侧髋关节出现疼痛即为阳性(图2-67)。"4字"试验包括髋关节屈曲、外展和外旋三种运动,阳性说明髋关节有病变或内收肌痉挛。

2)托马斯征(Thomas 征):①患者取仰卧位,充分屈曲一侧髋关节、膝关节,并使大腿紧贴腹壁,同时,使腰部紧贴于床面(图2-68);②医生站在患者的右侧;③嘱患者将另一下肢伸直平放,若患者伸直的下肢不能平放在床上,或伸直下肢时身体向前移动,胸椎从床上抬起或腰部弓起,称 Thomas 征阳性,提示髋部病变和腰肌挛缩。

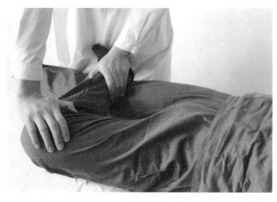

图 2-67 "4"字试验

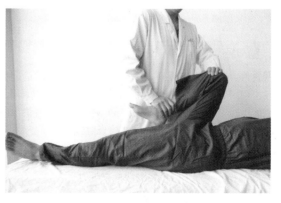

图 2-68 托马斯征

（3）膝关节：检查膝关节时应脱去长裤，两侧对比观察有无畸形以及运动情况。

1）屈曲功能：患者取直立站位，嘱患者屈膝，并用力使足跟接触臀部。

2）浮髌试验：①患者取仰卧位，双下肢伸直放松；②医生站在患者的右侧；③医生用一手的拇指和中指在髌骨上方压迫髌上囊，另一手拇指和中指在髌骨下方，将液体挤入关节腔内，示指反复垂直按压髌骨（但示指不能离开髌骨皮肤），在髌上囊处有浮动感，可以感到下压时髌骨碰触关节面，松开时髌骨浮起，即为浮髌试验阳性，提示膝关节内有中等量以上的积液（图2-69）。

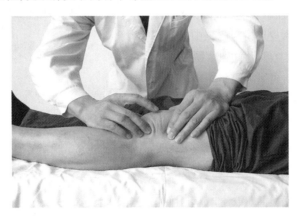

图2-69　浮髌试验

3）拇指指甲滑动试验：医生以拇指指甲背面沿髌骨表面自上而下滑动，如有明显疼痛，可疑为髌骨骨折。

4）侧方加压试验：①患者取仰卧位，膝关节伸直；②医生站在患者的右侧；③医生一手握住踝关节向外侧推抬，另一手置于膝关节外上方向内侧推压，使内侧副韧带紧张度增加，如膝关节内侧疼痛为阳性，提示内侧副韧带损伤，如向相反方向加压，外侧膝关节疼痛，提示外侧副韧带损伤。

（4）踝关节与足：检查时应将鞋袜脱去，左右对比观察。首先在不负重的情况下观察足弓是否正常、踝关节是否肿胀。足印对检查足弓、足的负重点及足宽很重要。

视频：四肢关节异常

九、神经系统检查

（一）脑神经检查

脑神经共有12对，按其功能可分为三类：①特殊感觉神经：嗅神经、视神经、前庭蜗神经。②单纯运动神经：动眼神经、滑车神经、展神经、副神经、舌下神经。③混合神经（兼有运动和感觉功能）：三叉神经、舌咽神经、面神经、迷走神经。检查脑神经应按先后顺序进行，并注意左右对比，以免重复或遗漏。脑神经检查方法与正常结果见表2-73~表2-75。

表2-73　脑神经（特殊感觉神经）检查方法与正常结果

脑神经	检查方法	正常结果
嗅神经	①观察患者鼻腔是否通畅，以排除局部鼻黏膜病变 ②请患者闭目，并用手指压住一侧鼻孔，将松节油、薄荷水等物品置于另一侧鼻孔下，嘱患者说出所嗅到的气味 ③采用相同方法检查对侧	可以识别气味，并能正确命名
视神经	视力、视野和眼底检查	视力正常、视野完整
前庭蜗神经	①听力：粗测法检查听力	正常可听见口哨声或表针滴答声
	②前庭功能：旋转试验、外耳道灌注冷水、热水试验	眼球运动正常，并能保持平衡，无头晕或眩晕症状

表 2-74 脑神经(单纯运动神经)检查方法与正常结果

脑神经	检查方法	正常结果
动眼、滑车、展神经	①检查瞳孔大小、形状和对光反射 ②医生将示指置于患者眼前 30cm 处,并嘱患者头部固定不动,随着示指移动而转动眼球	双侧瞳孔等大、等圆、对光反射存在 眼球各方向运动保持平滑、一致
副神经	嘱患者作耸肩及转头动作时,医生给予一定的阻力,比较两侧胸锁乳突肌的力量和对称性	双肩、颈部在不同方向对阻力的抵抗是一致的
舌下神经	①嘱患者伸舌,观察有无伸舌偏斜、舌肌萎缩及肌束颤动 ②嘱患者张口左右晃动舌头,再向鼻端、颌侧伸舌 ③医生用压舌板在舌一侧施加阻力,并嘱患者用力推动压舌板,两侧对比舌肌力量 ④嘱患者发 "d,t,n,l" 音,观察发音变化	伸舌居中,舌左右、上下运动一致,左右抵抗力一致,发音清晰

表 2-75 脑神经(混合神经)检查方法与正常结果

脑神经	检查方法	正常结果
三叉神经	①面部感觉:患者闭目,采用针、棉签以及冷水和热水试管测试面部(额、颊、颌)皮肤的痛觉、触觉和温度觉,并进行两侧及内外对比	对轻触和尖锐刺激都有感知
	②角膜反射:直接角膜反射、间接角膜反射	直接反射、间接反射均存在
	③运动功能:观察患者的咬肌、颞肌有无萎缩,然后双手同时触摸两侧咬肌或颞肌,嘱患者作咬牙及咀嚼动作,注意两侧收缩力是否相等。再嘱患者张口,以上下门齿缝为标准,观察张口时下颌有无偏斜	颌部闭合时两侧对称,张口时有抵抗
面神经	①运动功能:观察患者两侧额纹、眼裂、鼻唇沟和口角是否对称。嘱患者做睁眼、闭眼、皱眉、示齿、鼓腮、吹哨动作,观察动作能否正常完成,比较两侧面肌收缩是否对称	面部运动和力量对称
	②味觉:嘱患者伸舌,用棉签分别蘸取糖、盐、奎宁、乙酸溶液涂于舌前部的一侧。患者不能讲话或缩舌,令其指出事先在纸上写好的"甜、咸、苦、酸"之一。每种溶液测试完毕,用温水漱口。采用相同的方法检查对侧并比较	舌两侧味觉一致
舌咽神经和迷走神经	①检查患者说话有无声音嘶哑、鼻音 ②嘱患者张口,仔细观察其软腭及悬雍垂位置 ③请患者发"啊"音,检查两侧软腭上抬是否有力,悬雍垂有无偏斜 ④咽反射:用棉签或压舌板轻触左、右咽后壁黏膜	声音响亮清脆;当患者发"阿"音时,软腭、悬雍垂抬起,且悬雍垂居中;咽反射可引出

视频:肌力的分级

视频:肌张力检查

(二) 运动功能检查

1. **检查握力** 如果患者意识清楚,可检查其双手握力。医生伸出双手,要求患者尽最大力量握住医生的手指,并比较两侧手臂肌力(优势手的握力一般高于对侧)。

2. **检查下肢肌力** 嘱患者抬高一侧下肢,医生从相反的方向检查患者的抗阻力力量。如果患者意识丧失,可对每个甲床加压,观察患者是否有躲避动作,以检查每个肢体的肌力。

3. **检查肌张力** 嘱患者肌肉放松,医生根据触摸肌肉的硬度,或对两侧肢体进行屈曲和外展活动,判断肌张力。

4. **观察不自主运动** 患者在意识清楚的情况下,随意肌不自主收缩所产生的一些无目的的异常动作,如震颤、舞蹈样运动、手足徐动、偏侧投掷运动等。

视频:不自主运动

视频:共济
失调

5. 检查共济运动   常用的共济运动检查试验及临床意义见表2-76。

表 2-76 共济运动常用的检查试验及临床意义

试验	检查方法	临床意义
指鼻试验	请患者手臂外展伸直,再以示指触摸自己的鼻尖,由慢到快、先睁眼后闭眼重复进行	①小脑病变:同侧指鼻不准 ②感觉性共济失调:睁眼指鼻准确,闭眼时出现障碍
跟-膝-胫试验	患者取仰卧位,上抬一侧下肢,将脚跟置于另一下肢膝盖上,再沿胫骨前缘向下移动,先睁眼后闭眼重复进行	①小脑病变:动作不稳定 ②感觉性共济失调:闭眼时动作障碍
轮替试验	请患者伸直手掌,并以前臂做快速旋前旋后动作	共济失调者动作缓慢、不协调
闭目难立征	请患者脚跟并拢站立,闭目,双手向前平伸	①小脑病变:身体摇晃或倾斜 ②感觉性共济失调:睁眼能站稳,闭目时站立不稳

视频:感觉
异常

(三) 感觉功能检查

注意事项:①患者必须意识清醒,②医生应耐心向患者解释检查的目的与方法,以取得主动配合。③在安静环境中进行检查,使患者能认真体验和回答各种刺激的真实感受。④嘱患者闭目,以避免主观或暗示作用。⑤要注意两侧、上下、远近部位的对比,以及不同神经支配区的对比。⑥检查顺序是先感觉缺失部位、后正常部位。

1. 浅感觉与深感觉   浅感觉与深感觉的检查方法与临床意义见表2-77。

表 2-77 浅感觉与深感觉的检查方法与临床意义

分类	感觉	检查方法	临床意义
浅感觉	痛觉	用大头针轻刺皮肤,询问患者是否疼痛及疼痛程度,注意两侧对比	痛觉障碍见于脊髓丘脑侧束损伤
	温度觉	用分别盛有热水(40~50℃)或冷水(5~10℃)的玻璃试管接触患者皮肤,嘱其辨别冷、热感	温度觉障碍见于脊髓丘脑侧束损伤
	触觉	用棉签轻触患者的皮肤或黏膜,询问有无感觉。	触觉障碍见于脊髓丘脑前束和后索损伤
深感觉	运动觉	嘱患者闭目,医生用拇指和示指轻轻夹住患者的手指和脚趾两侧,向上或向下移动,嘱其说出移动的方向	运动觉障碍见于后索损伤
	振动觉	用震动着的音叉(128Hz)柄置于骨突起处,如手指、脚趾、内外踝、膝盖、髂嵴、胸骨、桡尺茎突、鹰嘴等处,询问患者有无震动感觉,判断两侧有无差别	振动觉障碍见于后索损伤
	位置觉	嘱患者闭目,医生移动患者肢体至某一姿势,请其描述该姿势或用对侧肢体模仿	位置觉障碍见于后索损伤

2. 复合感觉   复合感觉的检查方法见表2-78。

表 2-78 复合感觉的检查方法

感觉	检查方法
实体觉	嘱患者闭目,请患者触摸日常熟悉的物品,如钥匙、硬币、手表等,并说出物体的大小、名称和形状
定位觉	嘱患者闭目,医生用棉签轻触皮肤后,请其指出被触部位
两点辨别觉	嘱患者闭目,医生用钝脚分规的两脚同时接触皮肤,逐渐缩小两脚间距,直到患者感觉为一点时,测其两脚间距,两侧比较

(四) 神经反射检查

注意事项：①必须取得患者充分合作，避免紧张，体位保持对称、放松，以利反射的引出；②操作的部位和力度要一致，并两侧对比。③如两侧不对称或两侧明显改变时意义较大。

1. 浅反射

(1) 角膜反射：①患者取坐位或仰卧位。②医生站在患者的右侧。③直接反射：嘱患者向内上方注视。医生用细棉签毛由角膜外缘轻触患者角膜，患者迅速出现眼睑闭合反应（闭眼）。④间接反射：刺激一侧角膜，对侧眼睑也迅速出现闭合反应。⑤直接、间接反射皆消失见于患侧三叉神经病变（传入障碍）。直接反射消失，间接反射存在，见于患侧面神经瘫痪（传出障碍）。角膜反射完全消失，见于完全昏迷的患者。

(2) 腹壁反射：①患者取仰卧位，双下肢屈曲，腹壁放松；②医生站在患者的右侧；③医生用钝头竹签沿肋缘、平脐、腹股沟上，由外向内轻划腹壁皮肤（图 2-70）；④正常反射活动表现为腹壁肌肉收缩。

(3) 提睾反射：①患者取仰卧位（双下肢稍分开）或站立位，充分暴露会阴部和大腿内侧。②医生站在患者的右侧。③医生用钝头竹签由上而下轻划股内侧上部皮肤，引起同侧提睾肌收缩，睾丸上提。用同样方法检查另一侧。

(4) 跖反射：①患者取仰卧位（双下肢伸直）；②医生站在患者的右侧；③医生用钝头竹签由后向前轻划脚底外侧至小趾根部再转向蹬指根部。

(5) 肛门反射：①患者取肘膝位，充分暴露肛门；②医生站在患者的右侧；③医生用钝头竹签轻划肛门周围皮肤，引起肛门外括约肌收缩。

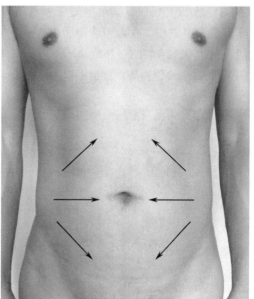

图 2-70 腹壁反射检查方法

2. 深反射 ①检查时要取得患者合作，肢体肌肉放松；②医生采用均等的叩击力量进行检查，并注意两侧对比。

(1) 肱二头肌反射：①患者取坐位或卧位，肘关节自然放松屈曲45°。②医生站在患者的右侧。③医生将左手拇指或中指置于患者肱二头肌腱上。④以叩诊锤叩击医生的左拇指或中指（图 2-71）。⑤反射活动表现为肱二头肌收缩，前臂快速屈曲。反射中枢为颈髓5~6节段，肌皮神经支配。

(2) 肱三头肌反射：①患者取坐位或卧位，上臂外展，肘部半屈曲于胸前肘关节自然放松呈屈曲状。②医生站在患者的右侧。③医生左手轻托其肘部。④以叩诊锤叩击鹰嘴上方的肱三头肌肌腱（图 2-72）。⑤反射活动表现为肱三头肌收缩，前臂伸展。反射中枢为颈髓6~7节段，桡神经支配。

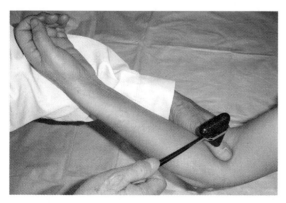

图 2-71 肱二头肌反射检查方法（坐位）

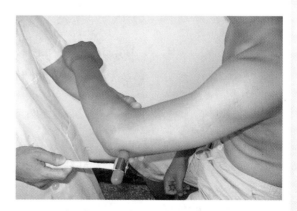

图 2-72 肱三头肌反射检查方法（坐位）

（3）桡骨膜反射：①患者取坐位或卧位，腕关节自然放松，肘部半屈半旋前位。②医生站在患者的右侧。③医生以叩诊锤轻叩桡侧茎突（图2-73）。④反射活动表现为肱桡肌收缩，肘关节屈曲，前臂旋前和手指屈曲。反射中枢为颈髓5~8节段，桡神经支配。

（4）膝反射：①患者取坐位时，膝关节屈曲90°，小腿下垂；患者取卧位时，医生用左手托其腘窝处，使膝关节呈120°屈曲。②医生站在患者的右侧。③嘱患者全身放松。④以叩诊锤叩击髌骨下方的股四头肌腱（图2-74，图2-75）。⑤反射活动表现为股四头肌收缩，小腿伸展。反射中枢为腰髓2~4节段，股神经支配。

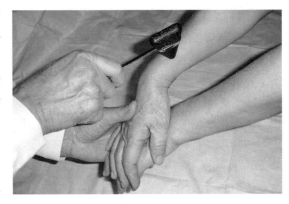

图2-73　桡骨膜反射检查方法（坐位）

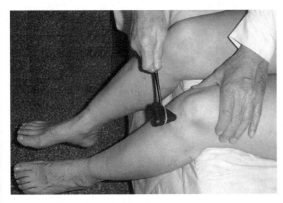

图2-74　膝反射检查方法（坐位）

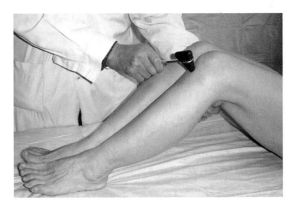

图2-75　膝反射检查方法（卧位）

（5）跟腱反射：①患者取仰卧位，髋及膝关节稍屈曲，下肢呈外旋。②医生站在患者的右侧。③医生用左手将患者足背屈成直角，以叩诊锤叩击跟腱（图2-76）。④反射活动为腓肠肌收缩，足向跖面屈曲。反射中枢为骶髓1~2节段。

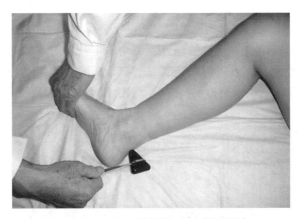

图2-76　跟腱反射检查方法（仰卧位）

（6）阵挛

1）髌阵挛：①患者取仰卧位，下肢伸直。②医生站在患者的右侧。③医生用拇指和示指按住其髌骨上缘，突然快速将髌骨向下推动数次，保持一定推力（图2-77）。阳性反应为股四头肌有节律的收缩，使髌骨快速上下移动。

视频：阵挛检查

2) 踝阵挛:患者取仰卧位,医生用左手托患者小腿后使膝部呈半屈曲,右手握其脚底快速向上用力使足背屈,保持一定推力(图 2-78)。阳性反应为踝关节节律性地往复伸屈动作。

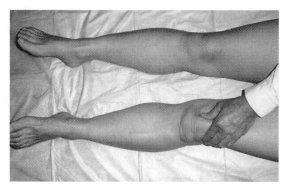

图 2-77 髌阵挛检查方法

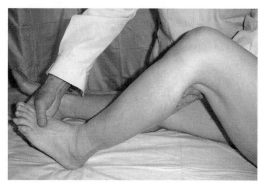

图 2-78 踝阵挛检查方法

3. **病理反射** 常用的病理反射检查方法与反应见表 2-79 和图 2-79~ 图 2-83。

表 2-79 常用的病理反射检查方法与反应

反射	检查方法	反应
Babinski 征	患者取仰卧位,下肢伸直,用钝头竹签沿患者脚底外侧缘,由后向前划至小趾根部,并转向内侧	踇指背伸、其余四趾扇面展开
Oppenheim 征	患者取仰卧位,医生用拇指和示指沿患者胫骨前缘用力由上向下滑压	踇指背伸、其余四趾扇面展开
Gordon 征	用手以一定力量捏挤患者的腓肠肌	踇指背伸、其余四趾扇面展开
Chaddock 征	用钝头竹签在患者外踝下方由后向前轻划至跖趾关节处	踇指背伸、其余四趾扇面展开
Hoffmann 征	医生左手握住患者腕部,使腕略背屈,以右手示指、中指夹住患者中指节,以拇指迅速弹刮患者的该指指甲	反射中枢为颈髓 7~ 胸 1 节段,正中神经支配。阳性反应为其余四指掌屈动作

视频:病理反射检查

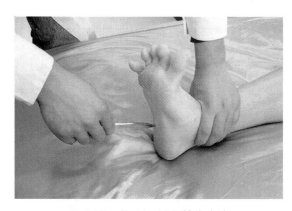

图 2-79 Babinski 征检查方法

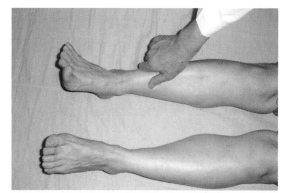

图 2-80 Oppenheim 征检查方法

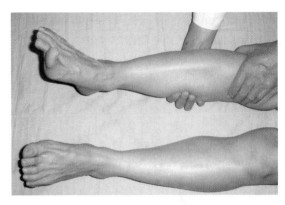

图 2-81　Gordon 征检查方法

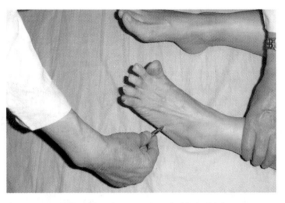

图 2-82　Chaddock 征检查方法

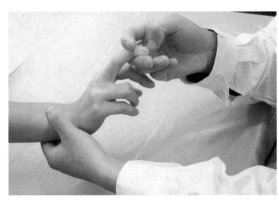

图 2-83　Hoffmann 征检查方法

视频：脑膜刺
激征检查

4. 脑膜刺激征　常见的脑膜刺激征检查方法与阳性反应见表 2-80 和图 2-84、图 2-85。

表 2-80　常见的脑膜刺激征检查方法与阳性反应

脑膜刺激征	检查方法	阳性反应
颈项强直	患者取仰卧位，医生以一手托住其枕部，另一手置于其胸前，做屈颈动作，观察下颏是否能接触胸部	颈部阻力增加或颈强直，下颏不能接触胸部
Kernig 征	患者取仰卧位，医生将其一侧下肢髋、膝关节屈曲成直角，再将其小腿抬高伸膝（正常人可达 135° 以上）	伸膝受阻并伴有疼痛和屈肌痉挛
Brudzinski 征	患者取仰卧位，下肢伸直，医生一手托起其枕部，另一手按于其胸前	头部屈曲时，双髋与膝关节同时屈曲

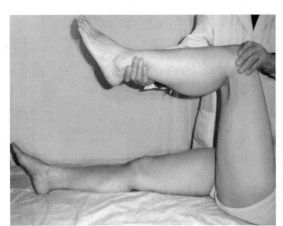

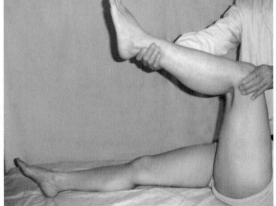

图 2-84　Kernig 征检查方法

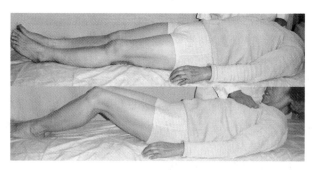

图 2-85 Brudzinski 征检查方法

视频:自主神经功能检查

（五）自主神经功能检查

1. 一般检查 主要观察皮肤黏膜、毛发与指甲、出汗以及大小便情况。

2. 自主神经反射 通过检查眼心反射、卧立位试验、皮肤划痕试验、竖毛反射和发汗试验判断交感神经和副交感神经功能（表 2-81）。

表 2-81 自主神经反射检查方法与临床意义

检查内容	检查方法	临床意义
眼心反射	嘱患者安静卧床，双眼自然闭合，计数 1min 脉率，再嘱患者闭眼后双眼球下移，医生用手指压迫患者双侧眼球 20~30s，再计数 1min 脉率	正常时脉率可减慢 10~12 次 /min。脉率无改变提示迷走神经麻痹；脉率不减慢或反而加快提示交感神经功能亢进
卧立位试验	患者在平卧位时计数 1min 脉率，迅速起立再计数 1min 脉率	脉率增加 10~12 次 /min 提示交感神经兴奋性增高；脉率减慢 10~12 次 /min 提示迷走神经兴奋性增高
皮肤划痕试验	用竹签在皮肤上适度加压划一直线	正常反应：数秒钟后呈白线条，而后变为红线条。白线条持续超过 5min 提示交感神经性兴奋增高；红线条迅速出现并明显增宽隆起提示副交感兴奋性增高或交感神经麻痹
竖毛反射	将冰块置于患者颈部（或腋下）皮肤，引起竖毛反应，7~10s 时最明显，以后逐渐消失。	根据反射障碍的部位判断交感神经功能障碍的范围
发汗试验	用碘 1.5g、蓖麻油 10ml 与 95% 乙醇 100ml 混匀，涂于皮肤，干燥后再敷以淀粉。皮下注射毛果芸香碱 10mg，引起出汗	出汗处皮肤变蓝色，无汗处皮肤颜色不变

（刘成玉）

第四节 系统体格检查技能评估

系统体格检查技能考核与评估不仅是对医生体格检查学习的检查与评价，也是国家执业医师考试的内容之一，其目的在于培养医学生系统体格检查的完整性、规范性、熟练程度，以及医患沟通能力。

一、系统体格检查技能评估的内容

系统体格检查技能评估的内容主要有准备技能、操作技能和整体印象。

1. **准备技能**　①医生衣冠整洁,手、甲卫生,检查环境安静、光线充足;②医生的态度和蔼,与患者进行恰当的沟通交流,并解释检查的目的与意义,取得患者的理解与合作,体现人文关怀;③检查工具准备齐全。

2. **操作技能**　①指导并协助患者采取正确的体位,医生的站位准确;②充分暴露被检查的部位,适当遮挡其他部位;③检查内容系统全面,无重复、遗漏和颠倒;④检查程序规范、流畅,手法娴熟,注意对称部位的对比观察;⑤患者感觉舒适,无痛苦;⑥检查用品使用熟练;⑦检查过程中保持与患者的良好沟通,关心患者,并注重保护患者隐私。

3. **整体印象**　①整个检查过程自然流畅,操作规范、态度认真,未给患者增加痛苦;②注重检查技巧,尤其是叩诊和触诊技巧;③检查前、检查中和检查后,能与患者进行有效的沟通;④检查后,恢复患者的舒适体位,整理好患者的衣物,感谢患者的合作,并与患者道别。

二、系统体格检查技能评估的项目与评分

系统体格检查技能考核评估的项目与系统体格检查的项目相对应,但应强调体格检查的系统性、完整性与检查方法的熟练程度。为了方便教学与考核评估,将系统体格检查按照系统要求分为 7 个部分 120 个项目,每个项目赋予一定的分值,以评分方式评估医学生掌握与应用的程度,既可以局部考核评估,也可系统考核评估。具体评估项目与评分见表 2-82~表 2-88。

表 2-82　医生准备与一般检查及生命征

项目	分值	得分
1. 准备和清点检查工具	2	
2. 自我介绍(姓名、职称,与患者握手,并进行简短交谈以融洽医患关系)	2	
3. 向患者说明检查的目的与意义	2	
4. 医生洗手(最好患者在场)。请患者取舒适的体位,站在患者右侧	2	
5. 观察发育、营养、神志、面容、表情、体位	2	
6. 测量体温(腋测法,10min)	2	
7. 触诊脉搏(一般触诊右侧桡动脉,至少 30s)	2	
8. 触诊双侧桡动脉,注意两侧脉搏是否一致	2	
9. 测量呼吸频率,至少 30s,注意节律、类型和深度	2	
10. 测量血压(以血压高的一侧为血压测量上臂)2 次(或 3 次),取平均值报告	2	
合计	20	

表 2-83　头颈部检查

项目	分值	得分
1. 请患者取舒适体位,观察患者面部颜色变化,头颅外形,触诊头颅	1	
2. 观察眉毛、睫毛的分布,眼睑有无水肿等	1	
3. 嘱患者往上看,双手拇指翻双眼下眼睑,观察下睑巩膜及结膜、检查泪囊	1	
4. 嘱患者往下看,观察上睑巩膜及结膜	1	
5. 检查眼球有无突出或凹陷,检查角膜、瞳孔变化	1	
6. 观察双侧耳郭有无畸形,触诊有无压痛及牵拉痛,触诊耳前淋巴结	1	

续表

项目	分值	得分
7. 观察外耳道有无异常分泌物,观察鼓膜(可用耳镜)状况	1	
8. 触诊双侧乳突	1	
9. 触诊耳后、颌下、颏下、颈后、颈前、锁骨上淋巴结	1	
10. 观察鼻外形有无畸形,有无鼻翼扇动;皮肤颜色有无变化	1	
11. 借助手电筒光,检查鼻前庭	1	
12. 检查鼻窦区有无压痛	1	
13. 观察口唇、颊黏膜、腮腺开口处、牙齿、牙龈、舌质、舌苔	1	
14. 嘱患者舌尖顶住上腭,观察其口底	1	
15. 借助压舌板观察腭弓、扁桃体、咽后壁及悬雍垂	1	
16. 观察颈部皮肤、外形、颈动脉搏动情况,有无静脉怒张	1	
17. 触诊甲状腺,检查有无增大、压痛,触诊甲状腺峡部	1	
18. 配合头部的位置和吞咽动作,检查甲状腺左叶和右叶	1	
19. 触诊左右颈动脉,触诊气管位置	1	
20. 听诊颈部(甲状腺、血管)杂音	1	
合计	20	

表 2-84　胸部检查

项目	分值	得分
1. 请患者取舒适体位,先检查前胸部,再检查后胸部	1	
2. 正确暴露胸部,观察胸部皮肤颜色,注意有无水肿、瘢痕、皮疹、损伤等	1	
3. 观察胸廓外形,有无畸形。有无胸壁静脉曲张,乳房、乳头外形是否对称,观察呼吸运动(左右对比)	1	
4. 观察心尖搏动位置、强度及范围,心前区有无异常隆起	1	
5. 触诊肋间隙、胸廓有无压痛	1	
6. 触诊左右乳房(4 个象限和乳头),检查腋窝淋巴结	1	
7. 检查胸廓扩张度,注意前胸和后胸(上、中、下)的变化,并左右对比	1	
8. 嘱患者发长音"yi",检查语音震颤,注意前胸和后胸(上、中、下)的变化,并左右对比	1	
9. 检查有无胸膜摩擦感(左右、前后对比)	1	
10. 触诊心尖搏动、心前区有无异常搏动及震颤、心前区有无心包摩擦感	1	
11. 确定肋间,叩诊肺脏:先从左侧第 1 肋间开始,每个肋间至少叩诊两处,自上而下,由外向内,双侧对比	1	
12. 叩诊肺下界:先叩锁骨中线,再叩诊腋中线,最后叩肩胛线的肺下界	1	
13. 确定肋间,叩诊心脏相对浊音,逐个肋间叩诊,并做标记	1	
14. 测量左锁骨中线位置、各个肋间心浊音界标记点至前正中线的距离、左锁骨中线至前正中线的距离	1	
15. 听诊前胸部:先从左侧第 1 肋间开始,每个肋间至少听诊两处(必要时配合深呼吸或咳嗽),自上而下,由外向内,双侧对比	1	
16. 检查患者的听觉语音,注意前胸和后胸(上、中、下)的变化,并左右对比	1	

续表

项目	分值	得分
17. 检查有无胸膜摩擦音	1	
18. 听诊二尖瓣区(心率、节律、心音、额外心音、杂音、摩擦音)	1	
19. 听诊肺动脉瓣区、主动脉瓣区(心音、杂音、摩擦音)	1	
20. 听诊主动脉瓣第二听诊区、三尖瓣区(心音、额外心音、杂音、摩擦音)	1	
合计	20	

表 2-85　腹部检查

项目	分值	得分
1. 请患者取仰卧位,充分暴露腹部,屈膝,双上肢置于躯干两侧,平静呼吸	1	
2. 观察腹部外形、脐部形状、腹式呼吸,有无腹壁静脉曲张,颜色有无变化,有无皮疹、瘢痕及条纹等	1	
3. 医生蹲下,两眼与患者腹部同高,观察有无胃型、肠型、蠕动波	1	
4. 听诊肠鸣音并计数(至少 1min),听诊腹部血管杂音	1	
5. 浅触诊腹部 9 区	1	
6. 深触诊腹部 9 区	1	
7. 指导患者做加深的腹式呼吸 2~3 次,在右锁骨中线上触诊肝脏,在剑突下触诊肝脏	1	
8. 检查肝 - 颈静脉回流征	1	
9. 触诊胆囊,检查 Murphy 征	1	
10. 触诊脾脏(右侧卧位、仰卧位,双手触诊法)	1	
11. 触诊左、右肾脏(双手触诊法)	1	
12. 检查输尿管压痛点(季肋点,上、中输尿管点)	1	
13. 检查液波震颤	1	
14. 检查振水音	1	
15. 叩诊腹部 9 区(从左下腹部开始,逆时针顺序)	1	
16. 叩诊肝上界、肝下界(右锁骨中线)	1	
17. 检查有无肝区叩击痛,胆囊区叩击痛	1	
18. 叩诊移动性浊音,经脐平面先左后右逐渐叩诊	1	
19. 请患者取坐位,检查肋脊角压痛点、肋腰点压痛点	1	
20. 检查肾区有无叩击痛	1	
合计	20	

表 2-86　脊柱与四肢检查

项目	分值	得分
1. 请患者取舒适体位,正确暴露上肢,观察两侧上肢是否对称,有无畸形,观察双手掌面及背面皮肤有无异常	1	
2. 检查皮肤弹性,检查双手有无杵状指、发绀及其他异常	1	
3. 检查指间关节及掌指关节	1	
4. 检查腕关节(背伸、掌屈)	1	

续表

项目	分值	得分
5. 检查肘关节有无压痛,活动有无受限(屈、伸、旋前、旋后)	1	
6. 检查滑车上淋巴结(两侧)	1	
7. 正确暴露肩部,观察肩关节有无畸形	1	
8. 触诊肩关节及其周围,观察肩关节活动度	1	
9. 正确暴露下肢,观察下肢是否对称,有无溃疡、结节、出血点,有无静脉曲张	1	
10. 测量下肢长度	1	
11. 触诊腹股沟区有无肿块、疝等	1	
12. 触诊双侧股动脉搏动(必要时进行听诊)	1	
13. 触诊双侧腹股沟淋巴结	1	
14. 检查髋关节活动(屈髋、内旋、外旋)、直腿抬高试验	1	
15. 观察膝关节有无红肿,触诊膝关节和浮髌试验,检查膝关节活动(屈、伸)	1	
16. 观察踝关节及足趾(有无红肿、杵状趾等)	1	
17. 用右手示指按压踝或胫前 3s,观察有无水肿,触诊足背脉	1	
18. 观察步态变化	1	
19. 检查脊柱叩击痛,脊柱侧弯、前后凸及压痛,棘突压痛及叩击痛	1	
20. 检查屈腰、伸腰运动,检查腰椎侧弯、旋转运动	1	
合计	20	

表 2-87 神经系统检查

项目	内容	分值	得分
脑神经	1. 检查患者的视力(粗测法),双侧对比	1	
	2. 检查眼球运动(按照 6 个方位检查眼球运动)	1	
	3. 检查瞳孔的大小与形状、对光反射、角膜反射、集合反射	1	
	4. 检查鼻孔通气情况,检查嗅觉功能,并两侧对比	1	
	5. 检查患者的听力(粗测法),两侧对比	1	
	6. 检查面部的痛觉、触觉和温度觉,两侧对比以及内外对比	1	
	7. 观察两侧额纹、眼裂、鼻唇沟和口角是否对称。能否正常完成睁眼、闭眼、皱眉、示齿、鼓腮、吹哨动作,比较两侧面肌收缩是否对称	1	
	8. 嘱患者伸舌,观察有无伸舌偏斜、舌肌萎缩及肌束颤动,舌的运动及抵抗力,两侧对比	1	
	9. 嘱患者发音,观察其发音变化	1	
	10. 观察患者咬肌、颞肌有无萎缩,嘱患者咬牙及咀嚼,注意两侧收缩力是否相等,观察其张口时下颌有无偏斜	1	
	11. 检查舌的味觉,两侧对比	1	
	12. 观察患者有无声音嘶哑、鼻音,观察软腭及悬雍垂位置。请患者发"啊"音,检查两侧软腭上抬是否有力,悬雍垂有无偏斜	1	
	13. 用压舌板轻触左、右咽后壁黏膜,观察咽反射	1	
	14. 嘱患者作耸肩及转头动作时,并给予一定的阻力,比较两侧胸锁乳突肌的力量和对称性	1	

续表

项目	内容	分值	得分
运动功能	15. 检查握力(患者意识要清醒)、肌力和肌张力,观察不自主运动,检查共济运动(指鼻试验、跟-膝-胫试验、轮替运动)	1	
感觉功能	16. 检查上肢、下肢的触觉(或痛觉)	1	
浅反射	17. 检查腹壁反射,检查提睾反射、肛门反射(必要时)	1	
深反射	18. 检查肱二头肌反射、肱三头肌反射、桡骨膜反射、膝反射、跟腱反射、髌阵挛、踝阵挛	1	
病理反射	19. 检查 Babinski 征、Chaddock 征、Oppenheim 征、Gordon 征、Hoffmann 征	1	
脑膜刺激征	20. 请患者去枕平卧,检查颈项强直、Kernig 征、Brudzinski 征	1	
	合计	20	

表 2-88　肛门、直肠与生殖器检查

项目	内容	分值	得分
肛门、直肠	1. 请患者取左侧卧位,右下肢屈曲,左下肢伸直	2	
	2. 观察肛门、肛周、会阴区	2	
	3. 右手戴手套,示指涂以润滑剂行直肠指诊	2	
	4. 观察指套有无分泌物	2	
外生殖器	5. 向患者解释检查的必要性,并注意保护其隐私	2	
	6. 请患者取舒适体位,并确认患者已排空尿液	2	
男性	7. 视诊阴毛、阴茎、龟头颈、阴茎龟头、包皮	2	
	8. 视诊尿道外口	2	
	9. 视诊阴囊,观察阴囊皮肤有无肿胀、疝、红肿、溃疡、静脉曲张等	2	
	10. 触诊双侧睾丸、附睾、精索	2	
女性	7. 视诊阴毛、阴阜、大小阴唇、阴蒂	2	
	8. 视诊尿道口及阴道口	2	
	9. 触诊阴阜、大小阴唇	2	
	10. 触诊尿道旁腺、巴氏腺	2	
	合计	20	

(刘成玉)

第三章
病历书写与评估

病历(medical record)是医务人员在医疗活动中形成的文字、符号、图表、影像、切片等资料的总和。既是医疗管理、医疗质量和业务水平的反映,也是临床教学、科研和信息管理的基本资料,是医疗保险赔付参考的主要依据,也是涉及医疗纠纷和诉讼的具有法律效力的文件。及时、完整、准确、规范地书写病历是医师必备的临床基本功。

第一节　病　历　书　写

一、住院期间病历

患者住院期间经治医师应书写住院病案。住院病案内容包括住院病案首页、入院记录、病程记录、手术同意书、麻醉同意书、输血治疗知情同意书、特殊检查(特殊治疗)同意书、病危(重)通知书、医嘱单、辅助检查报告单、体温单、医学影像学检查资料、病理资料等。此外,因相同的病再次入院可书写再入院病历。

(一)入院记录

入院记录(admission records)是指患者入院后,由经治医师通过问诊、查体、辅助检查获得有关资料,并对这些资料归纳分析书写而成的记录。可分为入院记录,再次或多次入院记录,24h 内入、出院记录,24h 内入院死亡记录。实习医师在实习期间应书写完整入院记录,俗称大病历;经治医生应书写入院记录,不包含系统回顾,体格检查不分条书写,不包含病历摘要和拟诊讨论。

入院记录、再次或多次入院记录应当于患者入院后 24h 内完成;24h 内入、出院记录应当于患者出院后 24h 内完成,24h 内入院死亡记录应当于患者死亡后 24h 内完成。

完整入院记录示例:

完整入院记录

姓名:王×× 　　　　　　　　　出生地:河北省××市

性别:女 　　　　　　　　　　　民族:汉族

年龄:24 岁 　　　　　　　　　　入院日期:2014 年 5 月 23 日

婚姻:未婚 　　　　　　　　　　记录日期:2014 年 5 月 23 日

职业:护士 　　　　　　　　　　病史陈述者:患者本人

现住址:×× 市 ×× 路 ×× 号 　　可靠程度:可靠

病　　史

主诉　间断腹痛、腹泻 3 年。

现病史　患者于 2011 年 6 月于进食后出现腹痛,VAS 5 分,定位不明,排便后疼痛减轻,伴排便次数增加(3~4 次 /d),大便呈黄色或褐色糊状,出现过 1 次黑便,无脓血及特殊气味,未治疗,1 个月后症状自行减轻。之后 2 年多内,约 1~2 个月发生 1 次类似上述症状,1 周内可自行缓解,发作间期无腹痛、腹泻。2014 年 3 月,患者出现劳累后腹部隐痛,以右下腹明显,VAS 2 分,无放射,与体位变化无明显关系,排便次数增加(4~5 次 /d),大便呈黄色糊状,伴里急后重,无黑便、黏液脓血便,无恶心、呕吐、排气排便停止。当地医院查血常规、肝肾功能、血脂、血沉、腹部超声大致正常(具体不详);4 月底就诊于外院,查血沉正常;肠镜:升结肠及回盲部呈铺路石样改变,多发息肉样、结节样隆起,部分表面发红,可见长约 10cm 溃疡形成,占肠腔周径 1/5,考虑克罗恩病;病理:升结肠炎性渗出、坏死伴肉芽组织形成,黏膜重度急慢性炎,腺体及杯状细胞减少,可见隐窝炎及隐窝脓肿,局灶内可见上皮肉芽肿形成;在组织切片内可见小灶状干酪样坏死,抗酸染色(+)。予美沙拉秦(艾迪莎)1g,3 次 /d,症状无缓解。5 月 12 日就诊于我院门诊,查 CMV-DNA(−),粪便寄生虫(−),TB-SPOT(A+B)=2 188+216;腹盆部 CT+ 小肠重建:末段回肠、阑尾及升结肠肠壁局限性增厚伴黏膜表面异常强化,浆膜面粗糙,符合克罗恩病改变。现为进一步诊治收入我院。患者自述 2011 年起偶有劳累或紧张后出现胸闷、乏力的症状,症状出现时量血压大约 90/50mmHg(平常血压 120/80mmHg)。起病以来,无发热、盗汗、关节炎、口腔溃疡、结节性红斑等表现。睡眠、精神可,食欲稍差,小便正常,大便如上述,体重减轻 5kg。

既往史　2013 年 5 月,出现过 1 次眩晕、恶心、全身乏力的情况,当时测血压、血糖、电解质、心电图等无异常,卧床数小时后缓解。否认高血压、糖尿病等慢性病史。否认乙型肝炎、伤寒等传染病史。否认外伤手术史及输血史,否认食物及药物过敏史,预防接种史不详。

系统回顾

头颅五官　无视力障碍、耳聋、耳鸣、眩晕、鼻出血、牙痛、牙龈出血及声音嘶哑史。

呼吸系统　除现病史所述外,既往无咳嗽、咳痰、咯血、呼吸困难、发热、胸痛、盗汗史。

循环系统　无心悸、活动后气促、心前区痛、下肢水肿、腹腔积液、头晕、头痛、晕厥、血压增高史。

消化系统　详见现病史。

泌尿生殖系统　无腰痛、尿频、尿急、尿痛、排尿困难、血尿、尿量增多、水肿、阴部瘙痒及阴部溃烂史。

造血系统　无皮肤苍白、头晕、眼花、耳鸣、记忆力减退、心悸、皮肤黏膜出血、黄疸、淋巴结及肝脾大、骨骼痛史。

内分泌与代谢系统　无怕热、多汗、乏力、头痛、视力障碍、烦渴、多尿、水肿、显著肥胖或明显消瘦病史。无毛发增多或脱落、色素沉着、性功能改变。

肌肉骨骼系统　无疼痛、关节红肿、关节畸形、肢体活动障碍及肌无力、肌肉萎缩。

神经系统　无头痛、晕厥、记忆力减退、语言障碍、失眠、意识障碍、皮肤感觉异常、瘫痪、抽搐。

精神状态　无幻觉、妄想、定向力障碍、情绪异常史。

个人史　患者生于原籍。本科学历,职业护士,在重症监护病房工作,有结核病患者的接触史。否认到过疫区。否认明确的毒物接触史。否认烟酒嗜好。

月经史　初潮 12 岁,行经天数 4~5d,月经周期 30d,末次月经 2014-5-1。月经量少(每次均不超过 10 片卫生巾),无痛经。

婚育史　未婚未育,有性生活史。

家族史　父母体健,为独生女,舅舅有类似腹痛、排便次数增多、糊状便的情况。无遗传性疾病史。

体 格 检 查

体温 36.3℃,脉搏 68 次 /min,呼吸 18 次 /min,血压 102/65mmHg。

一般状况　发育正常、营养良好,体型正常,急性病容,神志清楚,自主体位,查体合作。

皮肤、黏膜　色泽正常,无水肿、皮下出血、皮疹、皮下结节或肿块,皮温高,湿度正常。无肝掌、蜘蛛痣。

淋巴结 左侧耳后可触及 1cm 大小的淋巴结 2 个,质地中等、表面光滑、无压痛,与周围组织无粘连。其他浅表部位未触及淋巴结。

头颅 头型正常,头发色黑、有光泽、分布均匀,头部无瘢痕、无压痛及包块。

眼:眉毛无脱落,眼睑无水肿,结膜未见出血点,巩膜无黄染,双眼球运动正常,角膜透明,双侧瞳孔等大等圆,对光反射存在,集中反射存在,阅读视力正常。

耳:外耳道无流脓,乳突无压痛,听力正常。

鼻:外鼻无畸形,鼻道通畅、中隔无偏曲,无流涕,上颌窦额窦与筛窦无压痛。

口:唇无发绀,牙齿排列整齐,无龋齿,牙龈无红肿溢脓。伸舌居中。双侧扁桃体不大。咽喉部稍发红,声音无嘶哑。

颈部 对称,无抵抗,颈静脉无怒张,肝-颈静脉回流征阴性,未见颈动脉异常搏动,气管居中,甲状腺不大。无血管杂音。

胸部 胸廓对称无畸形,无静脉曲张,胸壁无压痛,乳房未触及包块。

肺脏

视诊:胸式呼吸,节律规整,呼吸运动两侧对称。

触诊:两侧呼吸动度均等,双肺触觉语颤正常,无胸膜摩擦感。

叩诊:双肺叩诊清音,肝浊音界位于右锁骨中线第 5 肋间,双肺下界位于肩胛线上第 10 肋间,肺下界移动度均为 5cm。

听诊:双肺野呼吸音清晰,未闻及异常呼吸音,无干、湿啰音,语音共振正常,未闻及胸膜摩擦音。

心脏

视诊:心前区无隆起,心尖搏动位于左侧第 5 肋间锁骨中线内 1cm 处,无异常搏动。

触诊:心尖搏动正常,无抬举性心尖搏动,各瓣膜听诊区及心前区无震颤,无心包摩擦感。

叩诊:相对浊音界正常。

心脏相对浊音界

右侧 /cm	肋间	左侧 /cm
2	Ⅱ	2
3	Ⅲ	4
3	Ⅳ	7
	Ⅴ	8

注:左锁骨中线距前正中线 9cm。

听诊:心率 68 次 /min,心律齐,$P_2>A_2$,各瓣膜听诊区心音无增强及减弱,未闻及心音分裂、额外心音、杂音及心包摩擦音。

桡动脉:无脉搏短绌、奇脉及交替脉。搏动强度正常,动脉壁弹性正常。

周围血管征:无毛细血管搏动,无水冲脉,无枪击音及 Duroziez 双重杂音。

腹部

视诊:平坦无畸形,无腹壁静脉曲张,未见胃肠型或蠕动波。无皮疹、色素沉着、条纹、瘢痕,无疝。

触诊:腹软,脐周及右下腹轻压痛,无反跳痛。腹壁未触及包块,未触及腹腔肿物。肝、脾肋下未触及,Murphy 征(-)。麦氏点无压痛。双输尿管点无压痛。液波震颤(-)。

叩诊:鼓音。肝浊音界存在,肝上界位于右锁骨中线第 5 肋间,移动性浊音(-)。双肾区无叩痛。

听诊:肠鸣音活跃,音调正常,未闻及气过水声。腹主动脉、双肾动脉、髂动脉未闻及杂音。未闻及肝脾摩擦音及振水音。

肛门及外生殖器(视病情需要检查)

脊柱 未见畸形,活动度正常,无压痛或叩痛。

　　四肢　　四肢无畸形,双下肢不肿。无肌肉萎缩、静脉曲张。关节无红肿、压痛,关节活动无受限。无杵状指(趾)。

　　神经系统　　腹壁反射存在,肱二头肌、膝腱及跟腱反射正常。Hoffmann 征(−),Babinski 征、Oppenheim 征(−),Kernig 征、Brudzinski 征(−)。

<h2 align="center">专 科 情 况</h2>

　　专科情况应当根据专科需要记录专科特殊情况,如妇产科、神经内科、肛肠科等。可无此项。

<h2 align="center">实验室检查</h2>

　　2014 年 4 月　　××医院

　　肠镜:升结肠及回盲部呈铺路石样改变,多发息肉样、结节样隆起,部分表面发红,可见长约 10cm 的溃疡形成,占肠腔周径 1/5,考虑为克罗恩病。

　　病理:升结肠炎性渗出、坏死伴肉芽组织形成,黏膜重度急慢性炎,腺体及杯状细胞减少,可见隐窝炎及隐窝脓肿。在组织切片内可见小灶状干酪样坏死,抗酸染色(+)。

　　2014 年 5 月 12 日　　我院门诊

　　TB-SPOT(A+B)=2 188+216。

　　腹盆部 CT+小肠重建:末段回肠、阑尾及升结肠肠壁局限性增厚伴黏膜面异常强化,浆膜面粗糙,符合克罗恩病改变。

<h2 align="center">摘　　要</h2>

　　患者王××,女性,24 岁。因"间断腹痛、腹泻 3 年"于 2014 年 5 月 23 日入院。2011 年 6 月进食后出现定位不明的腹痛,VAS 5 分,排便后疼痛减轻,排便次数增加(3~4 次/d),大便呈黄色或褐色糊状,出现过 1 次黑便,1 个月后症状自行减轻。之后 2 年多内,约 1~2 个月发生 1 次类似上述症状,1 周内可自行缓解,发作间期无腹痛、腹泻。2014 年 3 月劳累后出现以右下腹为著的腹部隐痛,VAS 2 分,排便次数增加(4~5 次/d),大便呈黄色糊状,伴里急后重,无黑便、黏液脓血便。4 月底肠镜:升结肠及回盲部呈铺路石样改变,多发息肉样、结节样隆起,部分表面发红,可见长约 10cm 的溃疡形成,占肠腔周径 1/5,考虑为克罗恩病;病理:升结肠炎性渗出、坏死伴肉芽组织形成,黏膜重度急慢性炎,腺体及杯状细胞减少,可见隐窝炎及隐窝脓肿,局灶内可见上皮肉芽肿形成;在组织切片内可见:小灶状干酪样坏死,抗酸染色(+)。予美沙拉嗪(艾迪莎)1g,3 次/d,症状无缓解。2014 年 5 月 12 日就诊于我院门诊,查 CMV-DNA(−),粪便寄生虫(−),TB-SPOT(A+B)=2 188+216。腹盆部 CT+小肠重建:末段回肠、阑尾及升结肠肠壁局限性增厚伴黏膜面异常强化,浆膜面粗糙。查体:左侧耳后触及淋巴结,脐周及右下腹轻压痛,肠鸣音活跃。

初步诊断:肠结核
医师签名:××

<h2 align="center">拟 诊 讨 论</h2>

　　1. 病例特点

　　(1)青年女性,慢性病程,间断发作。

　　(2)临床表现为间断腹痛、腹泻,无黏液脓血便。

　　(3)职业为护士,有结核病患者的接触史。

　　(4)查体:左侧耳后触及淋巴结,脐周及右下腹轻压痛,肠鸣音活跃。

　　(5)辅助检查:肠镜见升结肠及回盲部铺路石样改变,多发息肉样、结节样隆起。病理见炎性渗出、坏死,肉芽组织形成,小灶状干酪样坏死,抗酸染色(+)。TB-SPOT(A+B)=2 188+216。腹盆部 CT+小肠重建见末段回肠、阑尾及升结肠肠壁局限性增厚伴黏膜面异常强化,浆膜面粗糙。

　　2. 拟诊讨论　　患者为青年女性,慢性病程,表现为间断发作的腹痛(右下腹部明显)及排便次数增加,无黏液脓血便等表现。肠镜显示升结肠及回盲部有铺路石样改变,多发息肉样、结节样隆起。病理提示:炎性渗出、坏死,肉芽组织形成,小灶状干酪样坏死,抗酸染色(+)。TB-SPOT(A+B)=2 188+216。

上述症状及病理检查结果提示:肠结核诊断明确。虽然该患者无发热、盗汗、咳嗽、咳痰等其他症状,既往无结核病史,需进一步确定结核病的患病情况,行病原学及影像学检查。

　　鉴别诊断方面需排除克罗恩病。患者目前的临床表现及内镜所见亦符合克罗恩病,但患者无瘘管形成、肛周病变及营养障碍等表现,且服用美沙拉嗪效果不佳,因此需进一步筛查抗核抗体(ANA)、抗中性粒细胞胞质抗体(ANCA)、抗酿酒酵母抗体(ASCA)等指标。肠结核和克罗恩病的临床表现、X线及内镜所见常酷似,两者鉴别较为困难,然而其治疗方案及预后截然不同,必须仔细鉴别。鉴别有困难时,不能排除肠结核者,应先行诊断性抗结核治疗。经抗结核治疗2~6周后症状有明显改善,治疗2~3个月后肠镜检查病变明显改善或好转。若有手术指征(①完全性肠梗阻;②急性肠穿孔,或慢性肠穿孔瘘管形成经内科治疗而未能闭合者;③肠道大量出血经积极抢救不能有效止血者;④诊断困难需要剖腹探查者),可行手术剖腹探查,病变肠段和/或肠系膜淋巴结病理组织学检查发现干酪性肉芽肿可确诊肠结核。

　　对于该患者,目前无行探查手术的指征,可以先行抗结核治疗,早期、联合、规则用药。

　　3. 诊疗计划

　　(1)完善血常规、肝肾功能等常规检查,监测炎性指标 ESR、CRP、hsCRP。

　　(2)进一步筛查 ANA、ANCA、ASCA 等指标。

　　(3)完善粪便病原学检查,以排除感染性结肠炎。

　　(4)进一步确定全身结核感染情况,胸部 CT,大便抗酸染色。

　　(5)先给予休息和营养的一般治疗,监测患者体温,观察症状和体征的变化。

医师签名:×××

入院记录示例:

入 院 记 录

一般项目　(同完整入院病历逐项记录。)

主诉　发热、咳嗽、咳痰1周,加重伴右胸痛1d。

现病史　患者于1周前受凉后,出现咽痛、全身肌肉酸痛,随后出现畏寒、寒战,体温升高,38.7℃,伴咳嗽。自服对乙酰氨基酚1片,1h后出汗,体温降至正常。6h后,再次出现寒战、发热,症状基本同前,并出现咳黄脓痰,量较多,每天咳30~40口。自服多种感冒药,均无效。最高体温可达39.5℃。1d前,出现右侧胸痛,较剧烈,与呼吸、活动右上肢有关,屏住呼吸可缓解。为进一步诊治来我院就诊。发病以来,精神食欲差,尿色加深,尿量较少。大便干燥,夜间睡眠较差。

既往史　体健,无肝炎、结核病史,无结核密切接触史,无食物及药物过敏史,无外伤手术史,无输血史。

个人史　出生并定居在湖南长沙市,未到过疟疾、肺吸虫、血吸虫等流行区。从事公务员工作,无粉尘、化学物品及放射性物质接触史。无烟酒嗜好。否认性病和不洁性生活史。

婚姻史　结婚5年,爱人30岁,体健。夫妻关系和睦。

生育史　育有1子,儿子现年1岁3个月,身体健康。

家族史　父母体健。有2个姐姐,均体健。无类似病史。无结核、心脏病病史。

体 格 检 查

体温38.3℃,脉搏106次/min,呼吸26次/min,血压120/80mmHg。

一般情况较差,急性热病容,呼吸短促,皮温高。全身浅表淋巴结未触及肿大。口唇无苍白、发绀,眼睑无水肿,结膜无充血,巩膜无黄染。颈无抵抗,颈静脉无怒张,气管居中,甲状腺不大。胸廓对称,呼吸浅促,节律规整,右侧呼吸动度稍弱,右肺下部触觉语颤增强,触及胸膜摩擦感。右肩胛线第8肋间以下叩诊呈浊音,余肺叩诊清音,右下肺活动度3cm。右下肺可闻及支气管呼吸音,余肺呼吸音清,未闻及干性、湿性啰音。心前区无隆起,心尖搏动位于左侧第5肋间锁骨中线内侧1cm,未触及震颤,心界不大,心率106次/min,心律齐,各瓣膜听诊区未闻及病理性杂音,无心包摩擦音。腹部平坦,未见静脉显露,未见胃肠型,腹软、未触及包块,无压痛及反跳痛,肝、脾肋下未触及,Murphy 征阴性,肾区无叩痛,移动性浊音阴性。肛门及外生殖器未查。脊柱四肢无畸形,双下肢无水肿,关节无红肿,活动不受限,无杵状指(趾)。膝腱反射正常,Kernig 征及 Babinski 征阴性。

辅　助　检　查

入院时我院血常规:白细胞 $13.5 \times 10^9/L$,中性分叶核粒细胞 85%。

入院时我院胸片:右下肺实变,右侧肋膈角钝。

初步诊断:右下肺社区获得性肺炎

医师签名:××

文本:再次入院记录

(二)再次或多次入院记录

再次或多次入院记录是指患者因同一种疾病再次或多次住入同一医疗机构时书写的记录。要求及内容基本同入院记录。主诉是记录患者本次入院的主要症状(或体征)及持续时间;现病史中要求首先对本次住院前历次有关住院诊疗经过进行小结,然后再书写本次入院的现病史。

(三)24h 内入、出院记录或 24h 内入院死亡记录

1. 24h 内入、出院记录　入院不足 24h 出院的患者,可以书写 24h 内入、出院记录。

内容包括患者姓名、性别、年龄、职业、入院时间、出院时间、主诉、入院情况、入院诊断、诊疗经过、出院情况、出院诊断、出院医嘱、医师签名等。

2. 24h 内入院死亡记录　入院不足 24h 死亡的患者,可以书写 24h 内入院死亡记录。

文本:24h 内入、出院记录

内容包括患者姓名、性别、年龄、职业、入院时间、死亡时间、主诉、入院情况、入院诊断、诊疗经过(抢救经过)、死亡原因、死亡诊断、医师签名等。

(四)病程记录

病程记录是指继住院病历或入院记录后,经治医师对患者病情和诊疗过程所进行的连续性记录。内容包括患者的病情变化、重要的检查结果及临床意义、上级医师查房意见、会诊意见、医师分析讨论意见、所采取的诊疗措施及效果、医嘱更改及理由、向患者及其近亲属告知的重要事项等。

病程记录的内容与要求如下:

文本:首次病程记录

1. 首次病程记录　是指患者入院后由经治医师或值班医师书写的第一次病程记录,应当在患者入院 8h 内完成。首次病程记录的内容包括病例特点、拟诊讨论(诊断依据及鉴别诊断)、诊疗计划等。

(1)病例特点:应当在对病史、体格检查和辅助检查进行全面分析、归纳和整理后写出本病例特征,包括阳性发现和具有鉴别诊断意义的阴性症状和体征等。

(2)拟诊讨论(诊断依据及鉴别诊断):根据病例特点,提出初步诊断和诊断依据;对诊断不明的写出鉴别诊断并进行分析;并对下一步诊治措施进行分析。

(3)诊疗计划:提出具体的检查及治疗措施安排。

2. 日常病程记录　是指对患者住院期间诊疗过程的经常性、连续性记录。由经治医师书写,也可以由实习医务人员或试用期医务人员书写,但应有经治医师签名。

日常病程记录示例:

2010 年 8 月 20 日 9:30

患者近日未再排浓茶色尿,尿色黄,伴絮状物。输血后精神、食欲好,室内活动。查体:皮肤黏膜未见新发出血点或瘀斑,皮肤、巩膜黄疸较前减轻。肺部呼吸音清,肝脾不大。下肢无水肿。血涂片未见异常,游离血红蛋白 3mg/dl。尿 Rous 试验阴性。血常规:Hb 53~59g/L,PLT $(34~28) \times 10^9/L$。血 ALT 46~41U/L,TBil 109~81μmol/L,Cr 55μmol/L。患者停用可疑药物后血红蛋白稳定,黄疸减轻,尿色转阴。继续水化治疗,监测血常规、肝肾功能变化,胆红素降至 50μmol/L 后可加用环孢素。患者因溶血未能完成 5dALG 治疗,可能影响最终效果。已向患者本人及家属告知,均表示理解。

医师签名:××

3. **上级医师查房记录**　是指上级医师查房时对患者病情、诊断、鉴别诊断、当前治疗措施疗效的分析及下一步诊疗意见等的记录。

主治医师首次查房记录应当于患者入院48h内完成。内容包括查房医师的姓名、专业技术职务、补充的病史和体征、诊断依据与鉴别诊断的分析及诊疗计划等。

主治医师日常查房记录间隔时间视病情和诊疗情况确定,内容包括查房医师的姓名、专业技术职务、对病情的分析和诊疗意见等。

科主任或具有副主任医师以上专业技术职务任职资格的医师查房记录,内容包括查房医师的姓名、专业技术职务、对病情的分析和诊疗意见等。

上级医师首次查房记录示例:

×× 副主任医师首次查房记录

患者一般情况差,轻度肢体不自主运动,诉夜间睡眠差。夜班值班护士反映患者夜间谵妄较重。

查体:生命体征平稳,无发热,神志欠清,对答基本切题,偶有谵妄,皮疹基本同前。

×× 副主任医师查房:患者为老年男性,慢性病程。主要表现为四肢和躯干红斑、丘疹、水疱、大疱,目前皮损主要为糜烂、结痂。外院病理及直接免疫荧光技术(DIF)明确诊断为大疱性类天疱疮,予大剂量激素及 IVIG 治疗效果不理想,一般情况较差。结合病史及临床检查,诊断首先考虑大疱性类天疱疮,该病好发于老年人,红斑或正常皮肤有紧张性大疱,疱壁紧张不易破裂,尼氏征阴性,糜烂面容易愈合。黏膜损伤少而轻微。病理变化为表皮下大疱,基底膜带有 IgG 呈线状沉积。血清中有抗基底膜带循环抗体。患者既往皮疹符合此诊断,有外院皮肤病理、DIF 结果支持,故诊断较为明确。鉴别诊断方面:患者近期体重骤减,需与副肿瘤性天疱疮相鉴别,可筛查肿瘤相关检查以明确诊断。治疗方面,暂予曲安西龙12mg,1 次 /d,以及激素辅助用药治疗,加强营养治疗。局部治疗方面,加强清创换药,予夫西地酸(立思丁)外用预防皮肤感染。观察病情变化。做好病房环境消毒工作。

遵医嘱执行。

上级医师签名 / 医师签名:××

4. **疑难病例讨论记录**　指由科主任或副主任医师以上专业技术任职医师主持、召集有关医务人员对确诊困难或疗效不确定病例讨论的记录,内容包括讨论时间、主持人、参加人员姓名及专业技术职务、具体讨论意见及主持人小结意见等。

文本:疑难病例讨论记录

5. **交(接)班记录**　是指患者经治医师发生变更之际,交班医师和接班医师分别对患者病情及诊疗情况进行简要总结的记录。交班记录应当在交班前由交班医师书写完成;接班记录应当由接班医师于接班后 24h 内完成。接班记录参考交班记录。

文本:交班记录

6. **转科记录**　是指患者住院期间需转科时,经转入科室会诊并同意接收后,由转出科室和转入科室经治医师分别书写的记录。包括转出记录和转入记录。转出记录由转出科室医师在患者转出科室前书写完成(紧急情况除外);转入记录由转入科室医师于患者转入后 24h 内完成。转科记录的内容包括入院日期、转出或转入日期、转出与转入科室、患者姓名、性别、年龄、主诉、入院情况、入院诊断、诊疗经过、目前情况、目前诊断、转科目的及注意事项或转入诊疗计划、医师签名等。转入记录参照转出记录。

文本:转科记录

7. **阶段小结**　是指患者住院时间较长,由经治医师每月所做的病情及诊疗情况总结。阶段小结的内容包括入院日期、小结日期、患者姓名、性别、年龄、主诉、入院情况、入院诊断、诊治经过、目前情况、目前诊断、诊疗计划、医师签名等。交(接)班记录、转科记录可替代阶段小结。

文本:阶段小结

8. **抢救记录**　是患者病情危重、采取抢救过程需做的记录。因抢救急危患者,未能及时书写病历的,有关医务人员应当在抢救结束后 6h 内据实补记,并加以注明。内容包括病情变化情况、抢救时间及措施、参加抢救的医务人员姓名及专业技术职称等。记录抢救时间应当具体到分钟。

文本:抢救记录

文本:骨髓穿刺记录

文本:会诊记录

文本:术前小结

文本:术前讨论记录

文本:手术记录

文本:术后首次病程记录

文本:麻醉术后访视记录

9. 有创诊疗操作记录　是指在临床诊疗活动过程中进行的各种诊断、治疗性操作(如胸腔穿刺、腹腔穿刺等)的记录,应当在操作完成后即刻书写。

10. 会诊记录(含会诊意见)　是指患者在住院期间需要其他科室或者其他医疗机构协助诊疗时,分别由申请医师和会诊医师书写的记录。会诊记录应另页书写,内容包括申请会诊记录和会诊意见记录。申请会诊记录应当简要载明患者病情及诊疗情况、申请会诊的理由和目的、申请会诊医师签名等。会诊记录内容包括会诊意见、会诊医师所在的科别或者医疗机构名称、会诊时间及会诊医师签名等。申请会诊医师应在病程记录中记录会诊意见执行情况。

11. 术前小结　是指在患者手术前,由经治医师对患者病情所做的总结。内容包括简要病情、术前诊断、手术指征、拟施手术名称和方式、拟施麻醉方式、注意事项,并记录手术者术前查看患者相关情况等。

12. 术前讨论记录　是指因患者病情较重或手术难度较大,手术前在上级医师主持下,对拟实施手术方式和术中可能出现的问题及应对措施所作的讨论。

13. 麻醉术前访视记录　是指在麻醉实施前,由麻醉医师对患者拟施麻醉进行风险评估的记录。麻醉术前访视可另立单页,也可在病程中记录。内容包括姓名、性别、年龄、科别、病案号、患者一般情况、简要病史、与麻醉相关的辅助检查结果、拟行手术方式、拟行麻醉方式、麻醉适应证及麻醉中需注意的问题,术前麻醉医嘱、麻醉医师签字并填写日期。麻醉术前访视记录内容参见图3-1。

14. 麻醉记录　是指麻醉医师在麻醉实施中书写的麻醉经过及处理措施的记录。麻醉记录应当另页书写,内容包括患者一般情况、术前特殊情况、麻醉前用药、术前诊断、术中诊断、手术方式及日期、麻醉方式、麻醉诱导及各项操作开始和结束时间、麻醉期间用药名称、麻醉方式及剂量、麻醉期间特殊或突发情况及处理、手术起止时间、麻醉医师签名等。麻醉记录内容参见图3-2。

15. 手术记录　是指手术者书写的反映手术一般情况、手术经过、术中发现及处理等情况的特殊记录,应当在术后24h内完成。特殊情况下由第一助手书写时,应有手术者签名。手术记录应当另页书写,内容包括一般项目(患者姓名、性别、科别、病房、床位号、住院病历号或病案号)、手术日期、术前诊断、术中诊断、手术名称、手术者及助手姓名、麻醉方法、手术经过、术中出现的情况及处理等。

16. 手术安全核查记录　是指由手术医师、麻醉医师和巡回护士三方,在麻醉实施前、手术开始前和患者离室前,共同对患者身份、手术部位、手术方式、麻醉及手术风险、手术使用物品清点等内容进行核对的记录,输血的患者还应对血型、用血量进行核对。应有手术医师、麻醉医师和巡回护士三方核对、确认并签字。手术安全核查内容参见图3-3。

17. 手术清点记录　是指巡回护士对手术患者术中所用血液、器械、敷料等的记录,应当在手术结束后即时完成。手术清点记录应当另页书写,内容包括患者姓名、住院病历号(或病案号)、手术日期、手术名称、术中所用各种器械和敷料数量的清点核对、巡回护士和手术器械护士签名等。手术清点记录内容参见图3-4。

18. 术后首次病程记录　是指参加手术的医师在患者术后即时完成的病程记录。内容包括手术时间、术中诊断、麻醉方式、手术方式、手术简要经过、术后处理措施、术后应当特别注意观察的事项等。

术后病程记录应连记3d,以后按病程记录规定要求记录。

伤口愈合情况及拆线日期等应在术后病程记录中反映。

19. 麻醉术后访视记录　是指麻醉实施后,由麻醉医师对术后患者麻醉恢复情况进行访视的记录。麻醉术后访视可另立单页,也可在病程中记录。内容包括姓名、性别、年龄、科别、病案号、患者一般情况、麻醉恢复情况、清醒时间、术后医嘱、是否拔除气管插管等,如有特殊情况应详细记录,麻醉医师签字并填写日期。

×××医院
麻 醉 前 访 视 记 录 单

姓名			科室　　　　床号 住院号		术前诊断：
年龄	□男　□女	体重	kg		拟施手术：
BP　　mmHg	R　　次/分	P	次/分		

系统情况			现在状况	特殊情况
心血管	正常	否	□胸痛　□心悸　□瓣膜病变　□杂音 □高血压　□心梗　□易疲劳　□气紧	
呼吸系统	正常	否	□COPD　□肺炎 □气管炎　□哮喘　□TB	
泌尿生殖	正常	否	□尿毒症　□血尿　□肾功不全　□月经	
肝胆胃肠	正常	否	□肝病　□反流　□胃潴留　□溃疡	
神经	正常	否	□中风　□抽搐　□神经肌肉病变	
血液	正常	否		
内分泌/代谢	正常	否	□糖尿病　□甲亢/低	
肌肉	正常	否	□重症肌无力　□瘫痪	
精神	正常	否	□精神分裂症　□抑郁症	
吸烟,嗜酒,药物依赖	有	无	□吸烟　□嗜酒　□药物成瘾　□戒烟	
过敏史/病历记录	有	无	□过敏　□药名	
既往麻醉史	有	无	□插管困难　□麻醉药过敏	
家族史/外科情况	有	无	□外科手术　□恶性高热	
现在用特殊药物	有	无		
一般状况	优　良　差			
气道通畅度	正常	否	□张口<3cm　□甲颏距离<6.5cm　□颈短　□头后仰受限　□小下颌 □气管移位　□气管压迫　□气管肿瘤　□Mallampati分级 Ⅰ　Ⅱ　Ⅲ　Ⅳ	
牙齿	正常	否	□松动　□缺失　□戴冠　□义齿	
麻醉穿刺部位	正常	否	□感染　□畸形　□外伤	
胸部X片	正常	否		
心电图	正常	否		

Hb	HCT	PLTS	PT	APTT	K	BUN	血糖

总体评估	ASA分级　1　2　3　4　5　E	是否饱胃？	是	否

目前存在的问题和建议：

麻醉计划：
　　□按计划安排手术　　□安排当日,但需延迟手术　　□继续术前准备,另期安排手术

术前评估麻醉医师签字　　　　　　　　　　　　　　日期：　　年　　月　　日

图 3-1　麻醉术前访视记录单

×××医院麻醉记录单

病区＿＿＿＿　床号＿＿＿＿　日期＿＿＿＿　　　　　　　　　病案号＿＿＿＿　第　　页

姓名＿＿＿＿　性别＿＿　年龄＿＿　脉搏＿＿＿　血压＿＿＿　呼吸＿＿＿　身高＿＿＿　体重＿＿＿　ASA＿＿＿

术前诊断＿＿＿＿＿＿＿＿＿＿＿＿＿＿＿＿＿

拟行手术＿＿＿＿＿＿＿＿＿＿＿＿＿＿＿＿＿

麻醉前用药＿＿＿＿＿＿＿＿＿＿＿＿＿＿＿＿

| 血型＿＿　HGB＿＿G/L　　HCT＿L/L　　PLT＿10⁹/L |
| 凝血功能:PT＿＿S　APTT＿S　FIB＿g/L　TT＿＿S |
| 肝功:TBIL＿μmol/L　TP＿g/L　ALB＿g/L　A/G＿＿ |
| 肾功:UREA＿mmol/L　CER＿＿μmol/L　K⁺＿mmol/L |

时间　午　时　　15　30　45　　　15　30　45　　　15　30　45　　　15　30　45

ABP———
CVP———
SpO₂———
PETCO₂———kPa mmHg

		麻醉诱导期
血压×24	27 200	满意　呛咳
脉搏·21	180	呕吐　喉痉挛
呼吸○19	160	支气管痉挛
手术⊙16	140	附记
麻醉×13	120	38°
置管⊠11	100	36°
拔管⊘8	80	34°
鼻温△5	60	32°
	40	30°

血压×24　180　　　　　　　　　　　　　　　　38°
脉搏·21　160　　　　　　　　　　　　　　　　36°
呼吸○19　140　　　　　　　　　　　　　　　　34°
手术⊙16　120　　　　　　　　　　　　　　　　32°
麻醉×13　100　　　　　　　　　　　　　　　　30°
置管⊠11　80　　　　　　　　　　　　　　　　28°
拔管⊘8　60　　　　　　　　　　　　　　　　26°
鼻温△5　40　　　　　　　　　　　　　　　　24°
肛温⊠4　30　　　　　　　　　　　　　　　　22°
血温★3　20　　　　　　　　　　　　　　　　20°
　　　1　10　　　　　　　　　　　　　　　　18°
　　　0　0　　　　　　　　　　　　　　　　16°

输血(共＿ml)　　15　30　45　　　15　30　45　　　15　30　45　　　15　30　45　　麻醉恢复期

输液(共＿ml)　　　　　　　　　　　　　　　　　　　　　　咽反射恢复

失血(共＿ml)　　　　　　　　　　　　　　　　　　　　　　是否肌力恢

尿量(共＿ml)　　　　　　　　　　　　　　　　　　　　　　复良差

　患者体位　　　　　　　　　　　　　　　　　　　　　　潮气量＿ml

仰卧　侧卧　　　　　　　　　　　　　　　　　　　　　　SpO₂＿%

伏卧　截石位

椎管内:　硬外　联合　脊麻　　体位＿＿＿穿刺点＿＿＿穿刺方法　　直入旁入　落空感＿＿＿负压＿＿＿

　　　　置管方向＿＿＿＿＿穿刺深度＿＿＿cm　置管＿＿＿cm　阻滞平面　上:＿＿　下:＿＿

全麻:　诱导＿＿＿＿＿＿＿＿＿＿＿＿＿＿＿＿　　　维持　＿＿＿＿＿＿＿＿＿＿＿＿＿＿＿＿

　插管＿＿类型＿＿表麻＿＿环甲膜穿刺＿＿经口　经鼻左右　明视＿＿盲探＿＿纤支镜＿＿双腔支气管插管　左右

神经阻滞:　臂丛:腋路　锁骨上　锁骨下　肌间沟　颈丛:　颈浅　　颈深

手术后诊断:＿＿＿＿＿＿＿＿＿＿　麻醉者＿＿＿＿　　　　　＿＿＿＿＿术后镇痛＿＿＿＿

实施手术＿＿＿＿＿＿＿＿＿＿＿＿＿＿＿＿＿＿＿＿　　　　负荷量＿＿＿＿＿＿＿＿

手术者＿＿＿＿＿＿＿＿＿＿　手术护士＿＿＿＿巡回护士＿＿＿＿　　维持量＿＿＿＿＿＿＿＿

病历摘要(包括麻醉史、查体及有关治疗):

实验室检查:

心电图:

超声心动图,心导管:

肺功能:

胸部 X 线、CT、MR:

血气分析,电解质:

超声波(包括 B 型):

其他:

麻醉总结:

麻醉后随访:

麻醉后并发症:

脊神经损伤　　脊髓损伤　　麻醉后背痛　　硬膜外血肿　　脊髓前动脉综合征　　臂丛神经损伤

恶心　　呕吐　　麻醉后头痛　　尿潴留　　马尾综合征　　声音嘶哑　肺炎　肺不张　心律失常

无并发症　　　　　　有并发症　　　　　　　　死亡(死亡原因)

签名

图 3-2　麻醉记录单

×××医院手术安全核查表

科　别：＿＿＿＿＿＿＿　患者姓名：＿＿＿＿＿＿＿＿　性别：＿＿＿＿＿　年龄：＿＿＿＿＿

病案号：＿＿＿＿＿＿＿　麻醉方式：＿＿＿＿＿＿＿　手术方式：＿＿＿＿＿＿＿＿＿＿

术　者：＿＿＿＿＿＿＿　　　　　　　　　　　　手术日期：＿＿＿＿＿＿＿＿＿＿

麻醉实施前	手术开始前	患者离开手术室前
患者姓名、性别、年龄正确： 是□否□	患者姓名、性别、年龄正确： 是□否□	患者姓名、性别、年龄正确： 是□否□
手术方式确认：　是□否□	手术方式确认：　是□否□	实际手术方式确认： 是□否□
手术部位与标识正确： 是□否□	手术部位与标识确认： 是□否□	手术用药、输血的核查 是□否□
手术知情同意：　是□否□		手术用物清点正确： 是□否□
麻醉知情同意：　是□否□	手术、麻醉风险预警：	
麻醉方式确认：　是□否□	手术医师陈述：	手术标本确认： 是□否□
麻醉设备安全检查完成： 是□否□	预计手术时间□ 　　　预计失血量□	皮肤是否完整： 是□否□
皮肤是否完整：　是□否□	手术关注点□	
术野皮肤准备正确： 是□否□	其他□	各种管路：
	麻醉医师陈述：	中心静脉通路□
静脉通道建立完成： 是□否□	麻醉关注点□ 　　　其他□	动脉通路□ 　　　气管插管□
患者是否有过敏史： 是□否□	手术护士陈述： 　　　物品灭菌合格□	伤口引流□ 　　　胃管□
抗菌药物皮试结果： 有□无□	仪器设备□ 　　术前术中特殊用药情况□	尿管□ 　　　其他＿＿＿□
术前备血：　　有□无□	其他□	患者去向：
假体□/体内植入物□/影像学资料□	是否需要相关影像资料： 是□　否□	恢复室□ 　　　病房□ 　　　ICU病房□ 　　　急诊□ 　　　离院□
其他：＿＿＿＿＿＿＿＿	其他：＿＿＿＿＿＿＿＿	其他：＿＿＿＿＿＿＿＿

手术医师签名：＿＿＿＿＿＿＿＿＿＿　麻醉医师签名：＿＿＿＿＿＿＿＿＿＿

手术室护士签名：＿＿＿＿＿＿＿＿＿＿

图 3-3　手术安全核查表

手术清点记录单

手术护理记录

科别_____患者姓名_____性别____年龄____岁 床号____住院号_____第____手术间

手术部位 _____ 麻醉方式 _____ 拟行手术 _____

施行手术　1. _____　　2. _____

　　　　　3. _____　　4. _____

择期□　　急诊□　　乙肝□　　丙肝□　　梅毒□　　艾滋□　　其他 _____

术中临时用药

时间	临时医嘱	医师签名	执行时间	执行者签名

器械敷料清点记录

品名	术前	关前	术后	品名	术前	关前	术后	品名	术前	关前	术后
布巾钳 刀　柄				缝　针				大纱布			
剪　刀				带线缝针				小纱布			
小镊子								大腹纱			
血管钳				刀　片							
蚊式钳				电刀头				带　子			
组织钳				清洁片				纱　条			
持针器								棉　片			
小拉钩 可扣钳								棉　球			
				器械完整性							

尿　管：病房带 □　手术室导尿 □　尿量____ml 气囊止血带 有□ 无□　负极板位置_____

手术体位：仰卧位 □　左侧卧位 □　右侧卧位 □　俯卧位 □　截石位 □　其他_____

病人入室时间_____ 手术开始时间_____ 手术结束时间_____ 病人出室时间_____

术中交接时间 _____ 交_____ 接，_____ 交_____ 接

输液_____ml 血型_____ 输血_____ml 输血浆_____ml 输血小板_____ml

浅静脉输液部位：左上肢 □　左下肢 □　右上肢 □　右下肢 □　其他部位_____

_____标本送冰冻 □　_____ 标本送病理 □

清点人

手术者 _____ 第一助手 _____ 第二助手 _____

器械护士 _____ 巡回护士 _____ 麻醉医师 _____

手术室送病人人员_____ 病房□ 恢复室□ 重症医学科□ 其他□ 接病人人员_____ 交接时间_____

病人随身物品:病员服□　　X 光片□　　其他_____ 手术日期:____年____月____日

＊**请将手术器械敷料使用胶带和植入物条码粘贴在背面**

图 3-4　手术清点记录单

20. 出院记录　是指经治医师对患者此次住院期间诊疗情况的总结,应当在患者出院后 24h 内完成。内容主要包括入院日期、出院日期、入院情况、入院诊断、诊疗经过、出院诊断、出院情况、出院医嘱、医师签名等。出院记录示例:

出　院　记　录

姓名:×××　　　性别:女　　　年龄:19 岁　　　职业:学生

入院日期:2010 年 8 月 6 日

出院日期:2010 年 8 月 26 日

主诉　苍白、乏力 1 个月。

入院情况　患者 1 个月前无明显诱因发现肤色苍白,伴乏力、困倦、食欲缺乏,活动耐力逐渐减低,2 周前步行百米需休息。无发热、皮肤出血点、月经量增多,无皮疹、尿色尿量异常。2010 年 8 月 2 日就诊于外院,查血常规提示三系减低,骨髓涂片"增生减低,粒系增生减低,可见中幼以下粒细胞比值相对减低,红系增生减低,全片未见巨核细胞,血小板少见",血涂片"WBC 减低,淋巴细胞比值相对增高,血小板少见"。骨髓穿刺术后当天发热,抗生素治疗缓解,复查血常规:WBC $2.04×10^9$/L,N $0.49×10^9$/L,Hb 36g/L,MCV 122.1fl,PLT $18×10^9$/L,RET 1.1%;肝肾功能、凝血酶未见异常;血清铁蛋白 222.6ng/ml,维生素 B_{12} 504pg/ml,叶酸 7.47mmol/L;肝胆胰脾肾 B 超未见异常。予输红细胞 400ml。8 月 5 日至我院门诊:WBC $2.35×10^9$/L,N $0.30×10^9$/L,Hb 68g/L,MCV 94.4fl,MCHC 355g/L,MCH 33.6pg,PLT $23×10^9$/L,RET 1.02%。为进一步明确诊断收入院。患者 2010 年 4 月因咽痛、扁桃体发炎曾查血常规无明显异常(未见化验单),抗感染治疗 2d 后缓解。近期否认其他药物使用,大小便无明显异常,近 2d 大便色黑,体重无明显变化。既往史、个人史、家族史:少有感冒发热,无长期用药史。否认肝炎、结核、糖尿病、高血压病史,否认手术、外伤史,预防接种随人群。否认食物、药物过敏史。查体:全身皮肤及黏膜苍白。全身浅表淋巴结未触及肿大。双肺未闻及干性、湿性啰音。心界不大,肝脾肋下未触及。双下肢无水肿。

入院诊断　全血细胞减低

重型再生障碍性贫血可能性大

诊治经过　血常规:WBC $1.83×10^9$/L,N $0.25×10^9$/L,Hb 60g/L,MCV 92.8fl,PLT $16×10^9$/L。输红细胞 400ml,血小板 1 单位。完善相关检查:肝肾功能、凝血功能正常。粪常规+潜血阴性。血液学:外院骨髓涂片我院会诊,增生低下,淋巴细胞比例明显增高,占 66%。粒系各阶段比例减低。红系晚幼红细胞比例增高,余各阶段比例大致正常,个别可见脱核障碍现象。红细胞大小不等,可见大红细胞及嗜多色红细胞。全片仅见 1 个裸核巨核细胞,血小板少见。我院骨髓涂片:外观油脂较多,增生尚可,M∶E=0.93∶1,淋巴细胞比例明显增高(56.5%)。红系各阶段比例及形态大致正常。红细胞大小不等,可见大红细胞及嗜多色红细胞。非造血细胞易见,并可见非造血细胞团。浆细胞比例增高(3.5%),形态大致正常。全片见巨核细胞 10 个,其中颗粒巨核细胞 8 个,裸核巨核细胞 2 个,血小板少见。未见其他异常细胞。骨髓活检:少许骨及骨髓组织,造血组织中绝大部分为脂肪组织,造血组织中见少许成熟粒细胞,巨核细胞未见。骨髓核素显像:中央及外周骨髓增生低下。CD59、CD55 阳性大于 95%。血清叶酸 2ng/ml,维生素 B_{12} 354pg/ml。蛋白电泳未见明显异常。感染免疫相关:EB 抗体、TORCH 未见明显异常。ANA、抗 ENA 抗体阴性。补体、Ig、CRP 正常范围。中段尿培养:肠球菌属 10^4 CFU/ml,咽拭子阴性。考虑重度再生障碍性贫血诊断明确。第 8d 开始环孢素(田可)50mg,3 次/d,第 8~12d 应用 ALG 治疗,1.25g/d 持续静脉泵入,用药前甲泼尼龙(甲强龙)60mg/d 静脉输液抗过敏。患者第 15d 血 TBI 升高至 50.7μmol/L;第 16d 血 Hb 下降至 62~40g/L,伴浓茶色尿;第 17d TBil/DBil 130/8.4μmol/L,LDH 381U/L。尿胆原 68μmol/L,尿蛋白、胆色素、红细胞阴性。血涂片未见异常,血清 Coombs 试验阳性,游离血红蛋白 3mg/dl,尿液 Rous 试验阴性。考虑溶血性贫血,停用 ALG、环孢素,予加量甲泼尼龙,补液、碱化尿液处理,输特殊配型洗涤红细胞。患者尿色转清,Coombs 试验阴性,胆红素逐渐降至正常。

出院情况　患者近日体温最高 37.4℃,肌肉关节痛缓解。查体:巩膜苍白。昨天输红细胞 2IU,过程顺利。第 30d 血常规:WBC $3.40×10^9$/L,L 79.7%,N $0.61×10^9$/L,Hb 55g/L,PLT $32×10^9$/L;ALT 27U/L,TBil 22.8μmol/L,ALB 39g/L;CsA 138.6ng/ml(服药前)。

出院诊断　重型再生障碍性贫血

　　　　　1 程 ALG 治疗后

　　　　　药物相关性溶血性贫血

出院医嘱

(1)生活规律,注意休息,适当锻炼,注意口腔、外阴清洁,保持大便通畅,避免受凉、劳累、感染。

(2)定期复查血常规、肝肾功能。若 Hb 小于 50g/L,或有心悸、头晕等症状,输红细胞;若无出血倾向,PLT 小于 $10×10^9$/L 时输血小板,有出血倾向,PLT 小于 $20×10^9$/L 时输血小板。中性粒细胞小于 $0.5×10^9$/L,或有感染表现时,皮下注射 G-CSF(吉赛欣)。

(3)继续服用环孢素(田可),定期监测血药浓度、血压、肝肾功能,注意药物副作用。

(4)血液科门诊随诊,不适及时就诊。

出院带药

麻仁软胶囊 0.6g×40/1.2g,每晚 1 次

环孢素(田可)50mg×100,25mg×100/125mg,1 次 /12h

葡醛内酯片 50mg×100/100mg,2 次 /d

泼尼松龙 5mg×100/30mg,1 次 /d(每 3d 减量 5mg)

叶酸 5mg×100/10mg,3 次 /d

阿法骨化醇 0.25μg×30/0.25μg,1 次 /d

碳酸钙 0.5g×100/1g,3 次 /d

医师签名:×××

21. 死亡记录　是指经治医师对死亡患者住院期间诊疗和抢救经过的记录,应当在患者死亡后 24h 内完成。内容包括入院日期、死亡时间、入院情况、入院诊断、诊疗经过(重点记录病情演变、抢救经过)、死亡原因、死亡诊断等。记录死亡时间应当具体到分钟。

文本:死亡记录

22. 死亡病例讨论记录　是指在患者死亡 1 周内,由科主任或具有副主任医师以上专业技术职务任职资格的医师主持,对死亡病例进行讨论、分析的记录。内容包括讨论日期、主持人及参加人员姓名、专业技术职务、具体讨论意见及主持人小结意见、记录者的签名等。

文本:死亡病例讨论记录

23. 病重(病危)患者护理记录　是指护士根据医嘱和病情对病重(病危)患者住院期间护理过程的客观记录。病重(病危)患者护理记录应当根据相应专科的护理特点书写。内容包括患者姓名、科别、住院病历号(或病案号)、床位号、页码、记录日期和时间、出入液量、体温、脉搏、呼吸、血压等病情观察、护理措施和效果、护士签名等。记录时间应当具体到分钟。

(五)同意书

根据《中华人民共和国执业医师法》《医疗机构管理条例》《医疗事故处理条例》和《医疗美容服务管理办法》,凡在临床诊治过程中需行手术治疗、特殊检查、特殊治疗、实验性临床医疗和医疗美容的患者,应对其履行告知义务,并详尽填写同意书。同意书必须经患者或其授权人、法定代理人签字,医师签全名。同意书一式两份,医患双方各执一份。由患者授权人或其法定代理人签字的,应提供授权人的授权委托书。

1. 手术同意书　是指手术前,经治医师向患者告知拟施手术的相关情况,并由患者签署是否同意手术的医学文书。内容包括术前诊断、手术名称、术中或术后可能出现的并发症、手术风险、患者签署意见并签名、经治医师和术者签名等。

2. 麻醉同意书　是指麻醉前,麻醉医师向患者告知拟施麻醉的相关情况,并由患者签署是否同意麻醉意见的医学文书。内容包括患者姓名、性别、年龄、病案号、科别、术前诊断、拟行手术方式、拟行

麻醉方式、患者基础疾病及可能对麻醉产生影响的特殊情况、麻醉中拟行的有创操作和监测、麻醉风险、可能发生的并发症及意外情况、患者签署意见并签名、麻醉医师签名并填写日期。

3. **输血治疗知情同意书**　是指输血前，经治医师向患者告知输血的相关情况，并由患者签署是否同意输血的医学文书。输血治疗知情同意书内容包括患者姓名、性别、年龄、科别、病案号、诊断、输血指征、拟输血成分、输血前有关检查结果、输血风险及可能产生的不良后果、患者签署意见并签名、医师签名并填写日期。

4. **特殊检查、特殊治疗同意书**　是指在实施特殊检查、特殊治疗前，经治医师向患者告知特殊检查、特殊治疗的相关情况，并由患者签署是否同意检查、治疗的医学文书。内容包括特殊检查、特殊治疗项目名称、目的、可能出现的并发症及风险、患者签名、医师签名等。

(六) 住院病历中其他记录和文件

1. **病危(重)通知书**　是指因患者病情危(重)时，由经治医师或值班医师向患者家属告知病情，并由患方签名的医疗文书。内容包括患者姓名、性别、年龄、科别、目前诊断及病情危重情况、患方签名、医师签名并填写日期。一式两份，一份交患者保存，另一份归入病历中保存。

2. **医嘱单**　医嘱是指医师在医疗活动中下达的医学指令。医嘱单分为长期医嘱单和临时医嘱单。

长期医嘱单内容包括患者姓名、科别、住院病历号(或病案号)、页码、起始日期和时间、长期医嘱内容、停止日期和时间、医师签名、执行时间、执行护士签名。临时医嘱单内容包括医嘱时间、临时医嘱内容、医师签名、执行时间、执行护士签名等。

医嘱内容及起始、停止时间应当由医师书写。医嘱内容应当准确、清楚，每项医嘱应当只包含一个内容，并注明下达时间，应当具体到分钟。医嘱不得涂改。需要取消时，应当使用红色墨水标注"取消"字样并签名。

一般情况下，医师不得下达口头医嘱。因抢救急危患者需要下达口头医嘱时，护士应当复诵一遍。抢救结束后，医师应当即刻据实补记医嘱。

3. **辅助检查报告单**　是指患者住院期间所做各项检验、检查结果的记录。内容包括患者姓名、性别、年龄、住院病历号(或病案号)、检查项目、检查结果、报告日期、报告人员签名或者印章等。

4. **体温单**　为表格式，以护士填写为主。内容包括患者姓名、科室、床号、入院日期、住院病历号(或病案号)、日期、手术后天数、体温、脉搏、呼吸、血压、大便次数、出入液量、体重、住院周数等。

二、门(急)诊病历

门(急)诊病历内容包括门(急)诊病历首页、门(急)诊手册封面、病历记录、化验单(检验报告)、医学影像学检查资料等。

(一) 门(急)诊病历首页(封面)

1. 门诊手册封面内容应当包括患者姓名、性别、年龄、工作单位或住址、药物过敏史等项目。

2. 儿童、意识障碍患者、创伤患者及精神病患者就诊须填写陪伴者姓名及与患者的关系，必要时写明陪伴者工作单位、住址和联系电话。

(二) 门(急)诊病历记录

1. **初诊病历记录**　书写内容应当包括就诊时间、科别、主诉、现病史、既往史、阳性体征、必要的阴性体征和辅助检查结果、诊断及治疗意见和医师签名等。急诊病历书写就诊时间应当具体到分钟。

初诊病历示例：

2014 年 4 月 15 日　8 :05　×× 医院内科

主诉　咽痛、咳嗽 3d。

现病史　患者 3d 前出现咽痛、流涕、打喷嚏，伴全身酸痛，无发热。自服感冒清热冲剂，每次 1 包，每天 2 次,前述症状有所缓解。昨晚出现咳嗽,咳少量黄黏痰,不伴喘息、呼吸困难。咳嗽较剧烈,影响休息。既往有过敏性鼻炎,无吸烟史。

体格检查　脉搏 75 次 /min,呼吸 14 次 /min,血压 110/70mmHg。咽红,双侧扁桃体未见肿大。颈部未触及肿大淋巴结。双肺呼吸音清,未闻及干湿性啰音。心律齐,未闻及病理性杂音。

辅助检查

血常规:WBC 14.5×10^9/L,N 85%。

胸片:心、肺、膈未见异常。

　　　　　　　　　　　　　　　　　　　　　　　　　　　初步诊断　上呼吸道感染?

处理

阿奇霉素　0.25g×6/0.5g,(1 次 /d)×3d

川贝枇杷膏　200ml×1/10ml,3 次 /d

　　　　　　　　　　　　　　　　　　　　　　　　　　　医师签名:××

　　2. 复诊病历记录　复诊病历记录书写内容应当包括就诊时间、科别、主诉、病史、必要的体格检查和辅助检查结果、诊断、治疗处理意见和医师签名等。

复诊病历示例:

2014 年 4 月 22 日 10 :30　×× 医院内科

服药后,咳痰减少,转为少量白色黏痰。咳嗽加剧,为阵咳,有咽痒。夜间为著。

体检:双肺呼吸音清,未闻及干性、湿性啰音。

处理:

复方甲氧那明胶囊　2 粒,(3 次 /d)×6d

　　　　　　　　　　　　　　　　　　　　　　　　　　　医师签名:××

(三)急诊留院观察记录

　　急诊患者因病情需要留院观察期间的记录,重点记录观察期间病情变化和诊疗措施,记录简明扼要,并注明患者去向。

(四)门(急)诊抢救记录

　　抢救危重患者时,应当书写抢救记录,书写内容及要求按照住院病历抢救记录要求执行。

三、表格式住院病历

　　表格式住院病历主要对主诉和现病史以外的内容进行表格化书写,项目内容完整且省时,有利于资料储存和病历的规范化管理。

　　表格式病历设计,应根据表格式病历规范和病历表格印刷规范要求,结合本专科病种特点和要求,选派高年资临床专家负责研究设计,报省卫生行政部门备案,经省、自治区或直辖市卫生行政部门审批后使用。初学者应首先学会书写完整病历,而不能依靠表格式病历,待书写熟练之后,为了临床工作需要,再使用表格式住院病历。

四、电子病历

　　医务人员采用身份标识登录电子病历系统完成书写、审阅、修改等操作并予以确认后,系统应当显示医务人员姓名及完成时间。系统会保留每次修改记录。

　　　　　　　　　　　　　　　　　　　　　　　　　　　(高 航)

文本:急诊留院观察记录

第二节　病历书写常见错误

病历是规范化的医疗文件,其书写内容和格式都有严格的要求。如果临床基本功不扎实,不清楚病历书写的要求和格式,书写不认真等,都会出现病历书写错误。临床上病历书写比较多见的错误有以下几类:

1. **内容不准确**　如主诉与现病史描述的症状、时间不一致,入院记录与首次病程记录所记录的临床表现或辅助检查等不一致,前后矛盾。还有男性患者写出月经史;已经下肢截肢的患者写出双下肢的查体;尚未手术的患者有伤口愈合情况的描述等。现病史或既往史的描述时间顺序颠倒。要避免这类错误,需尽可能收集患者的临床资料,进行整理、思考、组织、提炼。特别是使用电子病例模板时要结合患者情况认真完善并检查输入内容是否准确。

2. **内容不完整**　例如现病史对于重要症状的描述欠完整,遗漏症状的主要特征及重要的阴性症状。诊疗过程记录遗漏重要部分;既往史系统回顾不全面,遗漏药物过敏史、输血史、手术史、女性患者的月经史;家族史和个人史的内容欠完整;体格检查漏项;病程记录内容不完整等。还有病历不完整,例如缺有创操作记录、术前讨论、出院记录等部分,遗漏医师签名等。出现这类错误的原因多为对病历书写的内容和格式不熟悉,未进行检查。要避免这类错误,需要加强病历书写要求的学习,严格要求,加强质控。经过反复的练习和指导,就可以消除类似的错误。

3. **书写不规范**　例如诊断名称、手术名称不规范,将尿量减少混同于"少尿",使用"神志糊涂"等定义不清的描述,或以诊断名称代替手术名称(如阑尾切除术写成慢性阑尾炎切除术)等;代签名;记录时间不完整(急诊或抢救记录时间需具体到分钟)或漏记;涂改病历等。出现这类错误的原因是临床基本功不扎实,对病历书写的要求不熟悉,不够重视。避免这类错误出现的措施是加强临床基本功训练,熟悉病历书写的要求。

4. **书写记录不及时**　原卫生部颁布的《病历书写基本规范》针对各种记录,包括入院记录、病程记录、手术记录、抢救记录、出院记录、死亡记录等的书写时限,均有明确的要求。出现这类错误的主要原因是对及时完成病历书写的重要性认识不足,需要加强相关规定和要求的学习,同时加强监督,加强对运行病历的检查,及时发现拖欠的病历,督促完成。

5. **其他**　如转入记录完全照抄转出记录、字迹潦草无法辨认,还有错别字等。书写的病历,字迹应该工整,以避免理解错误而产生临床差错。

要写好病历,避免以上错误,需要加强临床基本知识的学习,熟悉掌握病历书写的基本要求,充分认识病历书写的重要性,反复训练,严格要求。

(高　航)

第三节　完整入院记录的评估

入院记录评估的项目与要求见表 3-1。

表 3-1　入院记录评估的项目与要求

项目	项目要求	分值	得分
主诉	为主要症状：简明精练，与本次疾病密切相关；时间与症状一致	1	
现病史	(1)起病情况、诱因；主诉与现病史时间一致	1	
	(2)主要症状的特点详细；发展变化清晰、详尽；非罗列化验检查结果	3	
	(3)重要的伴随症状及阴性体征；一般情况完善；有鉴别诊断思路	1	
	(4)术语准确；脉络清楚、层次分明；逻辑性强	1	
其他病史	资料齐全，无遗漏	1	
体格检查	项目齐全；与现病史相关的项目有重点描述；有鉴别意义的阴性体征有描述	2	
初步诊断	病因诊断在前，逻辑关系清楚	2	
病例特点	对病史归纳总结，语言简练，要点清晰、层次分明、逻辑性强，反映鉴别诊断要点，不简单罗列	2	
拟诊讨论	思路清楚、全面地分析讨论本次住院的主要诊断、次要诊断及重要的并发症和特殊问题，条理性、逻辑性强	4	
诊疗计划	个性化地制订规范、合理的诊疗计划，要求有针对性和合理的流程。	2	
	合计	20	

（高　航）

第四章
临床常用基本操作技能与评估

第一节 常用注射技术操作与评估

视频:皮内
注射

视频:结核菌
素皮试判读

一、皮内注射

【适应证】

1. 进行药物过敏试验,以观察有无过敏反应。

2. 预防接种。

3. 局部麻醉的起始步骤。

【评估】

1. 患者评估

(1)病情、治疗情况,用药史、过敏史、家族史。

(2)意识状态、心理状态,对用药的认知及合作程度。

(3)注射部位的皮肤状况。

2. 环境评估 清洁、安静、光线适宜。

3. 医生准备 修剪指甲,洗手,戴帽子、口罩。

【操作方法】

1. 备齐药液 核对医嘱,遵医嘱抽取药液,置于无菌盘内。

2. 核对 携物品至患者床旁,清理房间,核对患者信息,自我介绍、解释目的、询问有无过敏史,取得合作。

3. 选择部位 协助患者取舒适体位,暴露部位。

4. 消毒 75% 乙醇消毒皮肤,待干。

5. 注射 二次核对,排尽注射器内的空气。左手绷紧局部皮肤,右手持注射器,针头斜面向上,与皮肤呈 5° 进针,进入皮内后放平注射器,左手拇指固定针栓,注入药液 0.1ml,使局部隆起皮丘,皮肤变白并显露毛孔(图 4-1)。

6. 拔针 迅速拔出针头,勿按压针眼。记录皮试时间。

7. 再次核对。

8. 操作后处理

(1)协助患者恢复舒适体位。

(2)整理床单元,整理物品。

(3)洗手,摘口罩。

(4)告知患者相关注意事项。

(5)由 2 名护士判定结果,正确记录皮试结果并双签。

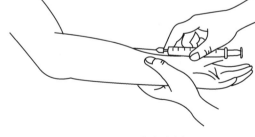

图 4-1 皮内注射

【注意事项】

1. 严格执行查对制度和无菌操作原则。

2. 在做皮试前应询问患者用药史、过敏史及家族史,如有该药物过敏史,应立即通知医生,更换药物。

3. 消毒皮肤时忌用含碘消毒剂。

4. 做皮试前应备好肾上腺素等急救药品,防止意外发生。

5. 皮试结果为阳性时,告知患者或家属,记录在病历上。

6. 皮试不能确认或怀疑假阳性时,采取对照试验。

【考核评分要点】

皮内注射的考核评分要点见表 4-1。

表 4-1　皮内注射的考核评分要点

考号:　　　　　姓名:　　　　　总得分:　　　　　考核教师:

操作项目	评分要点	分值	得分
评估	评估身体状况	1.0	
	询问患者药物过敏史,观察患者局部皮肤状况等	1.0	
物品准备	(1)洗手,戴帽子、口罩	0.5	
	(2)备齐物品	0.5	
	(3)核对	1.0	
	(4)皮试液配制剂量准确	2.0	
患者准备	(1)查对、解释,询问过敏史	0.5	
	(2)正确选择注射部位	0.5	
	(3)消毒皮肤范围方法正确	0.5	
	(4)排气方法正确,不浪费药液	0.5	
注射	(1)左手绷紧皮肤,右手持注射器,针头斜面向上与皮肤成 5° 刺入皮内	1.0	
	(2)注入药液 0.1ml,可见圆形隆起的皮丘	1.0	
	(3)拔针,勿按压	0.5	
	(4)再次核对	0.5	
操作后观察	准确记录时间,按规定时间观察结果,向患者解释注意事项	1.0	
评价	(1)动作轻巧、准确、稳重	0.5	
	(2)无菌观念强	1.0	
	(3)正确指导患者	0.5	
职业规范	(1)着装规范,仪表大方,举止端庄	1.0	
	(2)语言柔和恰当,态度和蔼可亲,关心体贴患者	1.0	
理论	(1)目的	2.0	
	(2)注意事项	2.0	
总分		20.0	

视频：皮下
注射

二、皮下注射

【适应证】

1. 注入小剂量药物，用于不宜口服给药而需在一定时间内发生药效时。

2. 预防接种。

3. 局部麻醉用药。

【评估】

1. 患者评估

(1)病情、治疗情况，用药史、过敏史、家族史。

(2)意识状态、心理状态、肢体活动能力，对用药的认知及合作程度。

(3)注射部位的皮肤及皮下组织状况。

2. 环境评估　清洁、安静、光线适宜，酌情关闭门窗，必要时备屏风。

3. 医生准备　修剪指甲，洗手，戴帽子、口罩。

【操作方法】

1. 备齐药液　核对医嘱，遵医嘱抽取药液，置于无菌盘内。

2. 核对　携物品至患者床旁，清理房间，核对患者信息，自我介绍、解释目的、询问有无过敏史，取得合作。

3. 选择部位　协助患者取舒适体位，暴露部位。

4. 消毒　消毒皮肤，直径大于 5cm，待干。

5. 注射　二次核对，排尽注射器内的空气。左手绷紧局部皮肤，右手持注射器，示指固定针栓，针头斜面向上，与皮肤呈 30°~40° 进针，将针梗的 1/2~2/3 快速刺入皮下。抽活塞无回血，缓慢注射药液。

6. 拔针　用无菌棉签轻压穿刺处，迅速拔针后按压至不出血为止(图 4-2)。

7. 观察反应　再次核对，观察用药后反应。

8. 操作后处理

(1)协助患者恢复舒适体位。

(2)整理床单元，整理物品。

(3)洗手，摘口罩。

(4)告知患者相关知识及注意事项。

(5)正确记录结果。

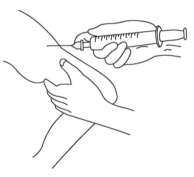

图 4-2　皮下注射

【注意事项】

1. 严格执行查对制度和无菌操作原则。

2. 刺激性强的药物不宜用皮下注射。

3. 长期需要皮下注射的患者，应有计划地更换注射部位，防止局部产生硬结。

4. 过度消瘦的患者，注射时应捏起局部组织，减小进针角度。

【考核评分要点】

皮下注射的考核评分要点见表 4-2。

表 4-2 皮下注射的考核评分要点

考号： 姓名： 总得分： 考核教师：

操作项目	评分要点	分值	得分
评估	(1)评估身体状况等	1.0	
	(2)了解有无药物过敏史及注射部位状况等	1.0	
物品准备	(1)洗手,戴帽子、口罩	1.0	
	(2)备齐物品	1.0	
操作	(1)核对医嘱	1.0	
	(2)携物品至病床旁,核对、解释	1.0	
	(3)选择注射部位,常规消毒皮肤,待干	1.0	
	(4)核对药物,排出注射器内气体	1.0	
	(5)一手绷紧皮肤,一手持注射器,以示指固定针栓使针头斜面向上,与皮肤成 30°~40° 迅速刺入针头的 2/3 或 1/2,固定针栓,抽吸活塞,无回血后缓慢注射药液	2.0	
	(6)注射完毕用无菌棉签轻压穿刺处,快速拔针后按压至不出血为止	1.0	
操作后处理	(1)安置患者于舒适体位	0.5	
	(2)清理物品	0.5	
评价	(1)动作轻柔、准确、稳重	0.5	
	(2)无菌观念强	1.0	
	(3)正确指导患者	0.5	
职业规范	(1)着装规范,仪表大方,举止端庄	1.0	
	(2)语言柔和恰当,态度和蔼可亲,关心体贴患者	1.0	
理论	(1)目的	2.0	
	(2)注意事项	2.0	
	总分	20.0	

三、肌内注射

【适应证】

用于不宜或不能静脉注射,且要求比皮下注射更快发生疗效时。

【评估】

1. 患者评估

(1)病情、治疗情况,用药史、过敏史。

(2)意识状态、心理状态、肢体活动能力、对用药的认知及合作程度。

(3)注射部位的皮肤及肌肉组织状况。

2. 环境评估 清洁、安静、光线适宜,酌情关闭门窗,必要时备屏风。

3. 医生准备 修剪指甲,洗手,戴帽子、口罩。

【操作方法】

1. 备齐药液 核对医嘱,遵医嘱正确抽取药液,置于无菌盘内。

2. 核对 携物品至患者床旁,清理房间,核对患者信息,自我介绍、解释目的、询问有无过敏史,取得合作。

视频:肌内
注射

3. **选择部位**　协助患者取舒适体位,暴露部位。

4. **消毒**　消毒皮肤,直径大于 5cm,待干。

5. **注射**　二次核对,排尽注射器内的空气。左手拇指、示指绷紧局部皮肤,右手持注射器,中指固定针栓,将针梗的 1/2~2/3 迅速垂直刺入皮肤。抽活塞无回血,缓慢注射药液(图 4-3)。

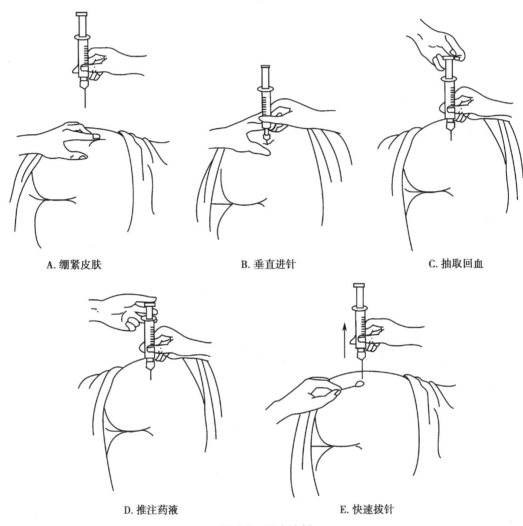

A. 绷紧皮肤　　　　　　B. 垂直进针　　　　　　C. 抽取回血

D. 推注药液　　　　　　E. 快速拔针

图 4-3　肌内注射

6. **拔针**　用无菌棉签轻压穿刺处,迅速拔针,按压至不出血为止。

7. **观察反应**　再次核对,观察用药后反应。

8. **操作后处理**

(1)协助患者穿好衣裤,恢复舒适体位。

(2)整理床单元,整理物品。

(3)洗手,摘口罩。

(4)告知患者相关知识及注意事项。

(5)正确记录。

【注意事项】

1. 严格执行查对制度和无菌操作原则。

2. 2 种或 2 种以上药物同时注射时,注意配伍禁忌。

3. 2 岁以下婴幼儿不宜选用臀大肌注射,最好选择股外侧肌、臀中肌和臀小肌注射。

4. 注射中针头折断,应稳定患者情绪,嘱其保持原位不动,固定局部组织,防止断针移位,同时尽快用无菌血管钳夹住断端取出,如断端全部埋入肌肉,应迅速请外科医生处理。

5. 长期注射者,应交替更换注射部位,选择细长针头,避免或减少硬结的发生。

【考核评分要点】

肌内注射的考核评分要点见表 4-3。

表 4-3　肌内注射的考核评分要点

考号：　　　　　　姓名：　　　　　　总得分：　　　　　　考核教师：

操作项目	评分要点	分值	得分
评估	(1)身体状况等	1.0	
	(2)了解药物使用注意事项及患者注射部位状况等	1.0	
物品准备	(1)洗手,戴帽子、口罩	1.0	
	(2)备齐物品	1.0	
操作	(1)查对医嘱	0.5	
	(2)查对药物	0.5	
	(3)配药方法正确	0.5	
	(4)抽液方法正确,不浪费药液	0.5	
	(5)查对、解释	0.5	
	(6)正确选择注射部位	1.0	
	(7)患者体位正确	0.5	
	(8)消毒皮肤范围、方法正确,再次查对	0.5	
	(9)排气方法正确,不浪费药液	0.5	
	(10)绷紧注射部位皮肤,进针角度、深度适宜,抽无回血,药液注射速度适宜	1.5	
	(11)用无菌棉签轻压穿刺处,迅速拔针,按压至不出血为止	0.5	
操作后处理	(1)协助患者穿衣裤,取舒适的卧位,整理床单位	0.5	
	(2)清理物品	0.5	
评价	(1)动作轻巧、准确、稳重、节力	0.5	
	(2)无菌观念强	1.0	
	(3)正确指导患者	0.5	
职业规范	(1)着装规范,仪表大方,举止端庄	1.0	
	(2)语言柔和恰当,态度和蔼可亲,关心体贴患者	1.0	
理论	(1)目的	2.0	
	(2)注意事项	2.0	
总分		20.0	

四、静脉注射

【适应证】

1. 注入药物,用于药物不宜口服、皮下注射、肌内注射或需迅速发挥药效时。

2. 注入药物做某些诊断性检查。

视频:静脉
注射

3. 静脉营养治疗。

4. 药物浓度高、刺激性大、量多而不宜采取其他注射方法。

【评估】

1. 患者评估

(1)病情、治疗情况、用药史、过敏史。

(2)意识状态、心理状态、肢体活动能力,对用药的认知及合作程度。

(3)穿刺部位的皮肤状况、静脉充盈度和管壁弹性。

2. 环境评估　清洁、安静、光线适宜,酌情关闭门窗,必要时备屏风。

3. 医生准备　修剪指甲,洗手,戴帽子、口罩。

【操作方法】

1. 备齐药液　核对医嘱,遵医嘱抽取药液,置于无菌盘内。

2. 核对　携物品至患者床旁,清理房间,核对患者信息,自我介绍、解释目的、询问有无过敏史,取得合作。

3. 选择部位　协助患者取舒适体位,暴露部位。

4. 皮肤消毒　穿刺部位下方放置一次性垫巾,在穿刺部位上方(近心端)约 6cm 处扎紧止血带,消毒皮肤,直径大于 5cm,待干。

5. 穿刺　二次核对,排尽注射器内的空气。嘱患者轻握拳,左手拇指绷紧静脉下端皮肤,使其固定。右手持注射器(头皮针),针头斜面与皮肤呈 15°~30° 刺入静脉,见回血再进针少许(图 4-4)。

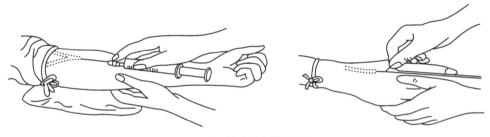

图 4-4　静脉注射进针法

6. 两松固定　松止血带,患者松拳,固定针头。

7. 推注药液　缓慢注射药液,注射过程要试抽回血(图 4-5)。

8. 拔针　注射完毕用无菌棉签轻压穿刺处,迅速拔针后按压至不出血为止。

9. 观察反应　再次核对,观察用药后反应。

10. 操作后处理

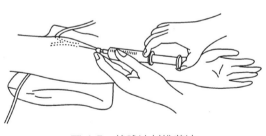

图 4-5　静脉注射推药法

(1)协助患者恢复舒适体位。

(2)整理床单元,整理物品。

(3)洗手,摘口罩。

(4)告知患者相关知识及注意事项。

(5)正确记录。

【注意事项】

1. 严格执行查对制度和无菌操作原则。

2. 长期静脉注射者要有计划地由远心端向近心端保护血管。

3. 注射对组织有强烈刺激性的药物要确认针头在静脉内可注射。

4. 股静脉注射误入股动脉,立即拔出针头,紧压穿刺处 5~10min 不出血为止。

5. 根据病情和药物性质推注药液,需要长时间、微量、均匀、精确用药时,有条件的医院可以选用微量注射泵。

【考核评分要点】

静脉注射的考核评分要点见表 4-4。

表 4-4　静脉注射的考核评分要点

考号:　　　　　姓名:　　　　　总得分:　　　　　考核教师:

操作项目	评分要点	分值	得分
评估	(1)身体状况等	1.0	
	(2)局部皮肤血管状况等	1.0	
物品准备	(1)洗手,戴帽子、口罩	1.0	
	(2)备齐物品	1.0	
操作	(1)核对医嘱,检查药物,配制药液	0.5	
	(2)携物品至病床旁,核对、解释	0.5	
	(3)选择合适静脉,注射部位下铺垫巾	0.5	
	(4)系止血带方法,常规消毒皮肤方法	0.5	
	(5)排尽空气,进针,刺入静脉,见回血可再沿静脉进针少许	2.0	
	(6)松开止血带,固定针头,缓慢注射药液,注射过程要试抽回血	2.0	
	(7)注射完毕,用无菌棉签轻压穿刺处迅速拔针后按压至不出血为止	1.0	
操作后处理	(1)安置好患者,整理床单位	0.5	
	(2)清理物品,正确记录	0.5	
评价	(1)动作轻柔、准确、稳重	0.5	
	(2)无菌观念强	1.0	
	(3)正确指导患者	0.5	
职业规范	(1)着装规范,仪表大方,举止端庄	1.0	
	(2)语言柔和恰当,态度和蔼可亲,关心体贴患者	1.0	
理论	(1)目的	2.0	
	(2)注意事项	2.0	
	总分	20.0	

五、密闭式周围静脉输液法

【适应证】

1. 补充水分及电解质,预防和纠正水、电解质及酸碱平衡紊乱。常用于各种原因引起的脱水、酸碱平衡失调患者,如腹泻、剧烈呕吐、大手术后的患者。

2. 增加循环血量,改善微循环,维持血压及微循环灌注量。常用于严重烧伤、大出血、休克等患者。

3. 供给营养物质,促进组织修复,增加体重,维持正氮平衡。常用于慢性消耗性疾病、胃肠道吸收障碍及不能经口进食(如昏迷、口腔疾病)的患者。

4. 输入药物,治疗疾病。如输入抗生素控制感染;输入解毒药物达到解毒作用;输入脱水剂降低

视频:密闭式
静脉输液法

视频:静脉留
置针输液法

颅内压等。

【评估】

1. 患者评估

(1)年龄、病情、意识状态、营养状况、治疗情况,用药史、过敏史。

(2)心理状态、配合程度。

(3)穿刺部位皮肤、血管状况及肢体活动度。

2. 环境评估　整洁、安静、舒适、安全。

3. 医生准备　修剪指甲,洗手,戴帽子、口罩。

【操作方法】

1. 备齐物品　核对医嘱,遵医嘱配好药液,输液器插入输液瓶上,关闭调节器。

2. 核对　携物品至患者床旁,清理房间,核对患者信息,自我介绍、解释目的、告知药物,做好宣教,取得合作。告知患者排尿。

3. 体位　协助患者取舒适体位。

4. 洗手　打开污物桶,洗手,戴口罩。

5. 排气　挂液体于输液架上,排净空气,头皮针放在输液器包装袋内,置于治疗盘内。

6. 消毒　穿刺部位下方放置一次性垫巾,在穿刺部位上方(近心端)约6cm处扎紧止血带,消毒皮肤大于5cm,待干,备输液贴。

7. 穿刺　二次核对,排尽输液器内的空气。嘱患者握拳,左手拇指绷紧静脉下端皮肤,使其固定。头皮针针头斜面与皮肤呈15°~30°刺入静脉,见回血再进针少许。

8. 两松固定　松止血带,嘱患者松拳,打开调节器,输液贴固定。

9. 调节滴速　根据病情、年龄、药液性质。

10. 观察反应　再次核对,观察用药后反应。

11. 操作后处理

(1)协助患者恢复舒适体位。

(2)整理床单元,整理物品。

(3)洗手,摘口罩。

(4)告知患者相关知识及注意事项。

(5)正确记录。

【注意事项】

1. 严格执行查对制度和无菌操作原则,预防感染及差错事故的发生。

2. 根据病情需要合理安排输液顺序,根据治疗原则,按急、缓、药物半衰期合理分配。

3. 长期输液的患者,合理并保护使用静脉,从远心端小静脉开始,抢救时可例外。

4. 输液前排尽空气,输液滴尽前及时更换输液瓶,或拔针,严防造成空气栓塞。

5. 注意药物配伍禁忌,对于刺激性或特殊药物,确认针头已刺入静脉内输入。

6. 严格掌握输液速度。对心、肺、肾疾病的患者,老年人、婴幼儿及输入高渗、含钾、升压药物的患者,要适当减慢输液速度;对严重脱水,心肺功能良好者应适当加快速度。

7. 输液过程加强巡视,注意观察

(1)滴入是否通畅,针头或输液管有无漏液,针头有无脱出、阻塞、移位,输液管有无扭曲、受压。

(2)出现药液外溢,输液局部肿胀或疼痛。如甘露醇、去甲肾上腺素等外溢引起局部组织坏死,立即停止输液,通知医生及时处理。

(3)密切观察有无输液反应,如出现心悸、畏寒、持续性咳嗽等症状,立即缓慢或停止输液,通知医生及时处理。

（4）每次观察巡视后，应做好记录。

8. 使用静脉留置针输液，严格掌控留置时间，一般 3~5d，最长不要超过 7d。严格按照产品说明书执行（个别产品要求不超过 96h）。

【考核评分要点】

密闭式周围静脉输液法的考核评分要点见表 4-5。

表 4-5　密闭式周围静脉输液法的考核评分要点

考号：　　　　　姓名：　　　　　总得分：　　　　　考核教师：

操作项目	评分要点	分值	得分
评估	（1）询问了解身体状况等	0.5	
	（2）穿刺部位的皮肤、血管状况等	0.5	
物品准备	（1）洗手，戴帽子、口罩	0.5	
	（2）备齐物品	0.5	
操作	（1）核对医嘱与输液卡	0.5	
	（2）检查药物，消毒，加药，在药瓶上注明	0.5	
	（3）检查输液器，消毒瓶口，插好输液器，关闭调节器	1.0	
	（4）核对患者，解释	0.5	
	（5）嘱患者排尿，协助患者取舒适卧位	0.5	
	（6）挂输液瓶于输液架上，排气一次成功，铺垫巾	1.0	
	（7）选好穿刺静脉、扎止血带，消毒皮肤范围、方法正确，备输液贴，检查输液管有无气泡	2.0	
	（8）核对，排尽空气	1.0	
	（9）穿刺方法正确，一次成功，松止血带，松拳	2.0	
	（10）打开调节器，用输液贴固定针头并贴好，取下止血带、垫巾，患者取舒适卧位，调好滴速，再次查对	2.0	
操作后处理	（1）整理床单，清理物品	0.5	
	（2）宣教、记录	0.5	
评价	（1）操作过程连贯，动作轻巧	0.5	
	（2）无菌观念强	1.0	
	（3）正确指导患者	0.5	
职业规范	（1）着装规范，仪表大方，举止端庄	0.5	
	（2）语言柔和恰当，态度和蔼可亲，关心体贴患者	0.5	
理论	（1）目的	1.0	
	（2）注意事项	2.0	
	总分	20.0	

六、经外周静脉置入中心静脉导管（PICC）输液

【适应证】

1. 给予静脉营养液等高渗溶液的患者。

2. 中长期静脉输液治疗的患者。

视频：PICC 置入术及维护

3. 外周静脉条件差且需要用药的患者。

【禁忌证】

1. 有严重出血性疾病、上腔静脉压迫综合征、不合作或躁动的患者。

2. 穿刺部位或附近组织有感染、皮炎、蜂窝织炎、烧伤等患者。

3. 乳癌根治术后患侧。

4. 预插管位置有放射性治疗史、血栓形成史、血管外科手术史或外伤者。

【评估】

1. 患者评估

(1)年龄、病情、意识状态、营养状况、治疗情况、用药史、过敏史、危险因素。

(2)既往史、现病史、PICC 穿刺史。

(3)心理状态、配合程度。

(4)穿刺部位皮肤、血管状况及肢体活动度。

(5)充分告知相关事项,患者或家属确认后签署知情同意书等。

2. 环境评估　整洁、安静、舒适、安全,便于操作。

3. 医生准备　修剪指甲,洗手,戴衣帽、口罩。

【操作方法】　经外周静脉置入中心静脉导管置管术。

1. 选择静脉　按照贵要静脉、肘正中静脉、头静脉为序,首选右侧。

2. 体位　平卧位或半卧位,充分暴露穿刺部位,手臂外展与躯干呈 90°。

3. 确定穿刺点　使用 PICC 超声,涂导电糊。

4. 洗手　打开污物桶,洗手,戴口罩。

5. 测量并记录

(1)导管预置长度:自穿刺点至右胸锁关节,向下至第三肋间隙长度。

(2)锁骨下静脉长度:导管预置长度减去 2cm。

(3)臂围:肘窝上 9cm 处。

6. 皮肤消毒　打开 PICC 穿刺包,戴无菌手套,铺治疗巾于穿刺手臂下,75% 乙醇脱脂 3 次,待干,碘伏消毒 3 遍。消毒范围直径 20cm,两侧至臂缘,每次消毒方向与上次相反,待干。

7. 建立无菌区　戴无菌手套,铺孔巾及治疗巾,将 PICC 专业包内及所需物品置无菌区域内。

8. 预充导管　检查导管的完整性,注射器抽吸肝素钠盐水注入冲洗及湿润导管。

9. 穿刺　助手协助扎好止血带。按持针器,无菌探头确定静脉,垂直进针,见回血降低穿刺针角度,平行进针少许,插入导丝,撤掉针头。

10. 麻醉与扩皮　2% 利多卡因局部麻醉,使用刀片,放导针鞘,撤导丝。

11. 送管　缓慢、均速送入约 15~20cm 时,嘱患者头转向穿刺侧贴近肩部,防止导管误入颈静脉,直至到达预定长度。抽回血,注入抽取的肝素钠盐水。

12. 撤出导针鞘及管内导丝　无菌纱布按压穿刺部位。与静脉走行平行撤出导丝。

13. 检验　注射肝素钠盐水,超声下无变化为成功。

14. 修剪导管长度　确认置入长度后保留体外长度 5cm。

15. 安装连接器　使用正压接头。

16. 冲、封管　肝素钠盐水脉冲式。

17. 固定　生理盐水清洁周围皮肤,涂皮肤保护剂待干,穿刺点用无菌纱布覆盖,导管摆放 U 型,贴 10cm×12cm 贴膜。固定胶布上注明医生、穿刺日期、时间贴于贴膜边缘。

18. 操作后处理

(1)协助患者恢复舒适体位。

（2）整理床单元，整理物品。

（3）洗手，摘口罩。

（4）告知患者相关知识及注意事项。

（5）行X线检查确认。

（6）将相关信息填入表格中。如穿刺日期、时间、医生、导管规格、型号、穿刺静脉及部位，操作过程等。

（7）导管维护：第1d更换敷料，以后每周更换一次敷料。

【注意事项】

1. 置管时送管速度不宜过快，有阻力时不能强行置入，可将导管退出少许再置入。

2. 导管插入过深，进入右心房或右心室，可引起心律失常；导管质地较硬，可造成心肌穿孔，引起心包积液、急性心脏压塞。

3. 置管后密切观察穿刺部位有无红、肿、热、痛等症状，测量臂围等数值与之前比较。必要时行超声检查。

4. 指导患者

（1）进行适当的功能锻炼，促进静脉回流，减轻水肿。

（2）置管侧避免提重及压迫。

5. 输血或血制品、抽血，输入脂肪乳等高渗性药液，应立即予0.9%氯化钠20ml脉冲式冲管，不可重力式冲管。禁止使用5ml注射器，勿用暴力，以免压强过大导致导管破损。

6. 禁止使用乙醇消毒擦拭导管，损伤材质。

7. 疑似导管移位，行X线检查，确定导管尖端所在位置。

8. 禁止将导管体外部分移入体内。

【考核评分要点】

经外周静脉置入中心静脉导管（PICC）换药的考核评分要点见表4-6。

表4-6 经外周静脉置入中心静脉导管（PICC）换药的考核评分要点

考号： 姓名： 总得分： 考核教师：

操作项目	评分要点	分值	得分
评估	（1）患者病情、自理及合作程度等	0.5	
	（2）导管及环境情况具有无菌操作环境和符合无菌标准的物品等	1.0	
物品准备	（1）洗手，戴帽子、口罩	0.5	
	（2）备齐物品	0.5	
更换正压接头	（1）携治疗车至床旁；核对、解释，协助患者取舒适体位	0.5	
	（2）使用时，用生理盐水预充新的接头	0.5	
	（3）关闭夹子，换下旧接头	0.5	
	（4）用75%乙醇消毒导管接头外壁，不少于15s	0.5	
	（5）连接新的接头，固定接头和连接处	0.5	
冲洗导管	（1）选择10ml及以上注射器，用生理盐水脉冲式冲洗导管并正压封管	0.5	
	（2）生理盐水用量：成人用量为20ml；儿童用量为6ml；限制生理盐水用量的患者减半	0.5	
	（3）正压封管：在注射最后1~2ml盐水时，边往外拔针头边往导管内推注或应用正压接头	0.5	
	（4）接头用无菌纱布包裹，也可用无菌自粘敷料覆盖	0.5	

续表

操作项目	评分要点	分值	得分
更换敷料	(1)揭去贴膜(用手固定住穿刺点,从下向上180°揭除原有敷料贴膜,以免将导管拔除,手不要触到贴膜下覆盖区域);检查穿刺点有无红肿、渗出(中心静脉导管观察固定情况);记录导管在体内刻度;再次洗手,备齐更换敷料用品,打开PICC无菌换药包;戴好无菌手套,铺无菌巾	2.0	
	(2)消毒(以穿刺点为中心进行局部皮肤消毒,范围在穿刺点上下20cm,左右到臂缘。先用75%乙醇棉球按顺、逆时针交替稍用力涂擦3遍清洁皮肤,去除胶布痕迹,勿接触穿刺点;再用1%碘伏以同法消毒皮肤3遍,防止汗毛下的区域消毒不彻底,待自然干燥)	2.0	
	(3)清洁消毒固定器安装,固定器与穿刺点距离1cm,防止患者肢体屈曲时固定器对穿刺点造成刺激;外露导管的设计:暴露体外部分的导管塑形成U型、L型固定,防止导管移动	2.0	
	(4)第一根无菌胶带固定连接器,以穿刺点为中心,使用10cm×12cm透明敷料无张力粘贴将整个外露导管完全覆盖在无菌贴膜下,第二根无菌胶带蝶形交叉固定,第三根无菌胶带加强固定连接器(中心静脉导管直接使用10cm×12cm透明敷料,以穿刺点为中心无张力粘贴)	2.0	
	(5)在胶带记录条上注明穿刺日期、更换日期、医生姓名	0.5	
操作后处理	(1)向患者交代注意事项,安置好患者,整理床单位和物品	0.5	
	(2)洗手并做记录	0.5	
评价	(1)操作正确,动作轻柔、熟练、节力	0.5	
	(2)严格无菌技术;无菌区观念明确;垃圾分类处理正确	1.0	
职业规范	(1)着装规范,举止稳重端庄	0.5	
	(2)态度和蔼,语气柔和	0.5	
理论	(1)目的	0.5	
	(2)注意事项	0.5	
总分		20.0	

七、中心静脉导管维护

视频:中心静脉导管置入术

【适应证】

同"静脉输液法",对于颈外静脉可以测量中心静脉压,锁骨下静脉可紧急放置心内起搏导管。

【评估】

1. 患者评估

(1)中心静脉导管的情况,如是否通畅、固定情况等。

(2)穿刺点局部和敷料情况,如贴膜更换时间、置管时间等。

2. 环境评估　整洁、安静、舒适、安全,便于操作。

3. 医生准备　修剪指甲,洗手,戴帽子、口罩。

【操作方法】

1. 更换接头,冲洗导管,封管。

(1)检查新接头:用肝素盐水预冲接头待用。

(2)换下旧接头:抽取残留端液体约2~3ml,见血即可。用10ml生理盐水脉冲式冲管。

（3）消毒：用75%乙醇消毒导管接头外壁及接头下皮肤。

（4）连接新接头：通常每周更换1次。

2. 选择敷料　根据患者状况选择敷料。

3. 患者体位　协助患者摆好舒适体位。检查中心静脉导管插入长度及外露长度。穿刺点是否红、肿、热、痛、分泌物、渗血等。

4. 观察穿刺部位　自下向上揭除贴膜，避免导管脱出，观察穿刺部位情况。手不要触及膜下皮肤，如无缝线固定需要使用无菌棉签或纱布固定。

5. 消毒　75%乙醇由内向外环形消毒3次，范围在穿刺点20cm，避开穿刺处直径1cm，按照顺时针、逆时针、顺时针方向。自然待干。消毒时一手略提起管路保持位置，避免管路脱出，一手用棉球或棉签消毒皮肤，尤其管路下皮肤。再用1%碘伏由穿刺点向外按照顺时针、逆时针、顺时针方向消毒。消毒小于乙醇面积，自然待干。

6. 贴膜　助手协助打开贴膜包装，医生自中心靠近近端开始向四周远端无张力按压贴合，穿刺点位于中央，使贴膜内皮肤无气泡缝隙。

7. 外露管　暴露体外部分的导管塑形成U形、L形固定，防止导管移动。查看长度。

8. 记录　标记置管及换膜时间，正确填写中心静脉导管记录。

【注意事项】

1. 回抽不畅时，不可强行推注，应检查导管深度等情况，立即通知医生。

2. 导管脱出不可回送。

3. 输入化疗药物、氨基酸、脂肪乳等高渗、强刺激性药物或输血前后，用20ml生理盐水及时脉冲式正压冲管。

4. 出现渗血、出汗等导致的敷料潮湿、卷曲、松脱或破损时，应立即更换。

5. 注意观察中心静脉导管体外长度的变化，防止导管脱出。

【考核评分要点】

中心静脉导管维护的考核评分要点见表4-7。

表 4-7　中心静脉导管维护的考核评分要点

考号：　　　　　　姓名：　　　　　　总得分：　　　　　　考核教师：

操作项目	评分要点	分值	得分
评估	（1）患者病情、自理及合作程度等	0.5	
	（2）具有无菌操作环境和符合无菌标准的物品等	0.5	
	（3）导管的使用情况，置管部位情况等	0.5	
物品准备	（1）洗手，戴帽子、口罩	0.5	
	（2）备齐物品	1.0	
更换接头	（1）携治疗车至床旁，核对、解释，协助患者取舒适体位	0.5	
	（2）使用时，用生理盐水预充新的接头	0.5	
	（3）关闭夹子，换下旧接头，抽取残留端液体约2~3ml，见血即可。用10ml生理盐水脉冲式冲管	0.5	
	（4）用75%乙醇消毒导管接头外壁，不少于15s	0.5	
	（5）连接新的接头，固定接头和连接处	0.5	
	（6）接头用无菌纱布包裹，也可用无菌自粘敷料覆盖	0.5	

续表

操作项目	评分要点	分值	得分
更换敷料	(1)揭去贴膜(用手固定住穿刺点,从下向上 180° 揭除原有敷料贴膜,以免将导管拔除,手不要触到贴膜下覆盖区域);检查穿刺点有无红肿、渗出(CVC 观察缝线固定情况);记录导管在体内刻度;再次洗手,备齐更换敷料用品,打开无菌换药包;戴好无菌手套,铺无菌巾	2.0	
	(2)消毒以穿刺点为中心进行局部皮肤消毒,范围及方法正确	2.0	
	(3)贴膜:以穿刺点为中心无张力粘贴,方法正确	2.0	
	(4)暴露体外部分的导管塑形成 U 形、L 形固定,防止导管移动。查看长度	2.0	
	(5)在胶带记录条上注明穿刺日期、更换日期、医生姓名等	1.0	
操作后处理	(1)向患者交代注意事项,安置好患者,整理床单位和物品	1.0	
	(2)洗手并做相关记录	0.5	
评价	(1)操作正确,动作轻柔、熟练、节力	0.5	
	(2)严格无菌技术;无菌区观念明确;垃圾分类处理正确	1.0	
职业规范	(1)着装规范,举止稳重端庄	0.5	
	(2)态度和蔼,语气柔和	0.5	
理论	(1)目的	0.5	
	(2)注意事项	0.5	
总分		20.0	

八、置入式静脉输液港维护

【适应证】

1. 需长期化学治疗注射的患者。
2. 需长期静脉营养注射的患者。
3. 需长期输血。
4. 需连续且长期性药物注射的患者。
5. 需经常抽血检查的患者。
6. 经常输液且血管条件差的患者。

【评估】

1. 患者评估

(1)输液港穿刺座有无移位、翻转。

(2)输液是否通畅。

(3)穿刺点局部有无压痛、肿胀、血肿、感染等。

2. 环境评估　整洁、安静、舒适、安全,便于操作。

3. 医生准备　修剪指甲,洗手,戴帽子、口罩。

【操作方法】

1. 消毒　戴无菌手套,以输液港注射座为中心,由内向外,顺时针、逆时针、顺时针螺旋式消毒,75% 乙醇脱脂 3 次,待干,碘伏消毒 3 遍。消毒范围直径为 12cm。

2. 穿刺

（1）用非主力手触诊,找到注射座,确定注射座边缘,定位穿刺隔。

（2）用非主力手的拇指、示指、中指固定注射座,做成三角形,将输液港拱起,确定三指的中心。

（3）无损伤针自三指中心处垂直刺入穿刺,直达储液槽底部。

（4）抽回血确认针头位置无误。

3. 固定　冲净无损伤针套件及输液港后,用开叉无菌小纱布垫在无损伤针针尾下方,可根据实际情况确定纱布垫的厚度,用透明敷料固定无损伤针。

4. 注明时间　注明更换敷料和无损伤针的日期和时间。

5. 封管　操作完毕,边推注边撤出无损伤针,正压封管。

【注意事项】

1. 针头必须垂直刺入,防止针尖刺入输液港侧壁。

2. 穿刺动作轻柔,有阻力不可强行进针。

3. 注射给药前应抽回血确认位置。

4. 穿刺成功后应妥善固定刺针,防止从穿刺隔中脱出。

5. 冲、封导管和静脉注射给药时必须使用 10ml 以上注射器,防止小注射器的压强过大,损伤导管、瓣膜或导管与注射座连接处。

6. 每次给药后都应用标准方式冲洗导管。

7. 抽血、输血,输高黏性药物后,应立即给予脉冲手法冲洗导管再接其他输液。

8. 治疗间歇期间应每 4 周维护 1 次。

（吕庆娜）

第二节　常用采血技术与评估

一、静脉采血术

【适应证】

1. 全血标本　抗凝血标本,主要用于临床血液学检查,如血细胞计数等。

2. 血浆标本　抗凝血经离心后的血浆,内含有凝血因子I,适用于内分泌激素、血栓、和止血情况检测等。

3. 血清标本　不加抗凝剂的血经离心后的血清,内不含凝血因子I,多适用于临床化学和免疫学检测,如肝功能、血清酶、脂类、电解质等。

4. 血培养标本　培养检测血液中的病原菌。

【评估】

1. 患者评估

（1）病情、治疗情况,意识状态、心理状态、肢体活动能力。

（2）对于血标本采集的认知及合作程度。

（3）有无生理因素影响,如吸烟、饮食、运动、体位、情绪波动、妊娠以及药物、饮酒、茶或咖啡等。

（4）需做的检查项目、采血量及是否需要特殊准备。

视频:静脉
采血术

(5)静脉充盈度及管壁弹性,穿刺部位的皮肤状况,如有无水肿、结节、瘢痕、炎症及破损、冻疮、伤口等。

2. 环境评估 清洁、安静、温湿度适宜、光线充足,酌情关闭门窗。

3. 医生准备 修剪指甲,洗手,戴帽子、口罩。

【操作方法】

1. 贴血标签 核对医嘱、检验单及血标签、采血管,贴血标签于采血管外壁上。

2. 核对患者 携物品至患者床旁,核对床号、姓名、住院号及腕带、采血管等信息,进行告知说明并取得配合。

3. 体位 协助患者取舒适体位。

4. 选择静脉 患者穿刺部位下置垫巾。

5. 消毒皮肤 在穿刺部位上方(近心端)约6cm处扎紧止血带,消毒皮肤,直径大于5cm,待干。

6. 再次核对 操作中查对,嘱患者握拳。

7. 采血 手持采血针,按照静脉注射法穿刺,见回血固定针柄,将采血针另一端刺入真空管上端,真空管内压力自动抽取所需血液量后,松止血带。拔真空管,迅速拔出针头,无菌棉签局部按压1~2min。

8. 操作后处理

(1)取下垫巾,协助患者取舒适体位,整理床单元。

(2)检查穿刺部位。

(3)操作后查对。

(4)指导患者。

(5)物品分类处理。洗手摘口罩。

(6)记录,标本送检。

【注意事项】

1. 严格执行查对制度和无菌操作制度。

2. 根据项目,采集时间要准确,包括空腹和定时采血。

3. 使用一次性采血用品。

4. 结扎止血带的时间以不超过40s为宜,过长影响血液检查结果。多项目应按照顺序进行,不可用力震荡。

5. 加强条码使用管理,杜绝差错事故。

6. 避免影响检测结果,要及时送检。

7. 物品分类处理要准确。

【考核评分要点】

静脉采血术的考核评分要点见表4-8。

表4-8 静脉采血术的考核评分要点

考号:	姓名:	总得分:	考核教师:	

操作项目	评分要点	分值	得分
评估	(1)是否按要求进行采血前准备等	1.0	
	(2)局部皮肤及血管情况等	1.0	
物品准备	(1)洗手,戴帽子、口罩	1.0	
	(2)备齐物品	1.0	

续表

操作项目	评分要点	分值	得分
操作	(1) 核对、解释	1.0	
	(2) 选择合适静脉,铺垫巾,系止血带,消毒皮肤,进针角度,刺入静脉,见回血后固定针柄,将采血针另一端刺入真空管上端,真空管内负压自动抽取所需血液量	5.0	
	(3) 松止血带,拔出真空管,用无菌棉签轻压穿刺处,迅速拔出针头,局部按压1~2min	2.0	
	(4) 采血培养标本时,消毒采瓶口,负压吸出血液入培养瓶中轻轻摇匀,瓶塞贴好无菌贴	1.0	
操作后处理	(1) 取下垫巾,整理床单元及物品	0.5	
	(2) 标本按要求及时送检	0.5	
评价	(1) 动作轻柔、准确、稳重	0.5	
	(2) 无菌观念强	1.0	
	(3) 正确指导患者	0.5	
职业规范	(1) 着装规范,仪表大方,举止端庄	0.5	
	(2) 语言柔和恰当,态度和蔼可亲,关心体贴患者	0.5	
理论	(1) 目的	1.0	
	(2) 注意事项	2.0	
总分		20.0	

二、动脉采血术

【适应证】
进行血气、乳酸和丙酮酸等测定,判断患者氧合及酸碱平衡情况,为诊断、治疗、用药提供依据。

【评估】

1. 患者评估
(1) 病情、治疗情况,意识状态、心理状态、肢体活动能力。
(2) 对于动脉血标本采集的认知及合作程度。
(3) 穿刺部位的皮肤及动脉搏动情况。
(4) 用氧或呼吸机使用情况。
(5) 有无血液性传染病史。

2. 环境评估 清洁、安静、温湿度适宜、光线充足,酌情关闭门窗。

3. 医生准备 修剪指甲,洗手,戴帽子、口罩。

【操作方法】

1. 贴血标签 核对医嘱、检验单及血标签、采血管,血标签待采血后贴好。

2. 核对患者 携物品至患者床旁,核对床号、姓名、住院号及腕带、采血标贴等信息,进行告知说明并取得配合。

3. 体位 协助患者取舒适体位。

4. 选择动脉 患者穿刺部位下置垫巾,选择合适动脉。

5. 预置容量 打开血气针,将针栓拉至底部,排气后再至预设位置1.6ml。

6. 消毒皮肤 患者穿刺部位消毒直径大于8cm,待干。医生非持针手部示指和中指消毒2次,或戴无菌手套。

0411

视频:动脉
采血术

7. **再次核对**　操作中查对。

8. **采血**　以非持针手的示、中指固定穿刺动脉,另一手持动脉血气针与皮肤呈 45°~90° 穿刺,穿刺成功,动脉血自然涌入至预设位置。

9. **拔针**　迅速拔出针头,无菌棉签或纱布局部按压 5~10min。

10. **处理标本**　排出穿刺针内气泡。针头卸下,盖上隔绝空气的针座帽。手搓标本管 5s 保证抗凝剂充分作用。

11. **操作后处理**

(1)取下垫巾,协助患者取舒适体位,整理床单元。

(2)检查穿刺部位。

(3)操作后查对。

(4)指导患者。

(5)物品分类处理。洗手摘口罩。

(6)记录,标本送检。

【注意事项】

1. 严格执行查对制度和无菌操作原则。

2. 桡动脉穿刺点为前臂掌侧腕关节上 2cm、动脉搏动明显处。股动脉穿刺点在腹股沟股动脉搏动明显处。新生儿宜选择桡动脉穿刺,因股动脉穿刺垂直进针时易伤及髋关节。

3. 拔针后局部用无菌纱布或砂袋加压止血,以免出血或形成血肿。

4. 为了防止气体逸散,血气标本必须隔绝空气,立即送检。

5. 有出血倾向者慎用动脉穿刺法采集动脉血标本。

6. 加强条码使用管理,杜绝差错事故发生。

7. 有饮水、洗澡、运动者采血前患者需休息 30min 后再采血,以免影响检查结果。

【考核评分要点】

动脉采血术的考核评分要点见表 4-9。

表 4-9　动脉采血术的考核评分要点

考号：　　　　　姓名：　　　　　总得分：　　　　　考核教师：

操作项目	评分要点	分值	得分
评估	(1)身体状况、吸氧状况和呼吸机参数的设置等	1.0	
	(2)穿刺部位皮肤及动脉搏动情况	1.0	
物品准备	(1)洗手,戴帽子、口罩	1.0	
	(2)备齐物品	1.0	
操作	(1)查对、解释	1.0	
	(2)打开血气针,将针栓拉至底部,排气后再至预设位置 1.6ml	2.0	
	(3)消毒皮肤,术者消毒示指、中指,以两指固定动脉,持血气针在两指间垂直或与动脉走向呈 45°~90° 刺入,穿刺成功,动脉血自然涌入至预设位置	4.0	
	(4)迅速拔出针头,排出穿刺针内气泡。针头卸下,盖上隔绝空气的针座帽。手搓标本管 5s 保证抗凝剂充分作用。用无菌棉签或纱布在穿刺部位按压 5~10min	2.0	
操作后处理	(1)整理物品	0.5	
	(2)标本立即送检	0.5	
评价	(1)动作轻柔、准确、稳重	1.0	
	(2)正确指导患者,检查穿刺部位	1.0	

续表

操作项目	评分要点	分值	得分
职业规范	(1)着装规范,仪表大方,举止端庄	0.5	
	(2)语言柔和恰当,态度和蔼可亲,关心体贴患者	0.5	
理论	(1)目的	1.0	
	(2)注意事项	2.0	
	总分	20.0	

(吕庆娜)

第三节　氧气吸入术与评估

视频:氧气
吸入术

【适应证】

1. 纠正各种原因造成的缺氧状态,提高动脉血氧分压和动脉血氧饱和度,增加动脉血氧含量。

2. 促进组织的新陈代谢,维持机体生命活动。

【评估】

1. 患者评估

(1)病情、年龄、呼吸状态、治疗情况,意识、心理状态、合作程度及缺氧程度。

(2)双侧鼻腔是否通气、有无鼻息肉、鼻中隔偏曲或分泌物阻塞,鼻黏膜有无肿胀、炎症。

2. 环境评估　清洁、安静、光线充足、温湿度适宜、远离火源。

3. 医生准备　修剪指甲,洗手,戴帽子、口罩。

【操作方法】

1. 核对　携物品至患者床旁,三查八对,解释目的,根据医嘱选择合适的氧疗方法。

2. 安装

(1)中心供氧:将流量表及湿化瓶安装在墙壁中心供氧装置上,打开流量开关,检查氧气流出情况,关闭流量表。

(2)氧气筒装置:将氧气筒置于支架上,打开总开关,放出少量气体,立即关上。安装氧气表,用扳手扭紧,将氧气表直立于氧气筒旁,接湿化瓶,打开总开关及流量表开关,检查氧气流出情况,关闭流量表。

3. 体位　协助患者取舒适位。

4. 洗手　打开污物桶,洗手,戴帽子、口罩。

5. 清洁鼻腔　检查鼻腔,无菌棉签湿润后清洁双侧鼻腔。

6. 湿润　检查并连接吸氧管,打开流量表,将鼻塞放与蒸馏水碗湿润,确定氧气流出,管道通畅。

7. 调节　遵医嘱调节所需流量。

8. 再次核对。

9. 插管　鼻塞轻轻插入鼻孔。

10. 固定　吸氧管环绕两侧耳部,松紧适宜(图4-6)。

11. 操作后处理

(1)协助患者取舒适体位,整理床单元。

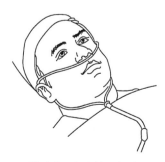

图4-6　鼻导管吸氧法

(2)操作后查对。记录用氧开始时间。

(3)进行宣教,指导患者。

(4)物品分类处理。洗手摘口罩。

(5)记录。

(6)观察用氧后情况并记录。

12. 停止吸氧

(1)解释目的。

(2)洗手,打开污物桶,洗手,戴口罩。

(3)松解并取下吸氧管,关闭流量表。如氧气筒装置再关闭总开关,打开流量表,放出余气,关闭流量表。

(4)整理

1)为患者擦净面部,协助患者取舒适体位,整理床单元,卸流量表。

2)进行宣教,指导患者。

3)物品分类处理,洗手,摘口罩。

4)记录。

【注意事项】

1. 用氧前,检查氧气装置有无漏气,是否通畅。

2. 严格遵守操作规程,注意用氧安全,切实做好"四防",防火、防油、防热、防震。

氧气筒搬运时注意避免倾倒撞击。氧气筒应放阴凉处,周围严禁烟火及易燃品,距明火至少 5m,距暖气至少 1m,防止引起燃烧。氧气表和螺旋口禁止上油。

3. 使用氧气时,先调节流量后使用。停止用氧时,先撤出吸氧管,再关闭氧气。中途改变氧流量,先分离吸氧管与湿化瓶连接处,调节好氧流量再接上吸氧管。以免一旦大量氧气进入呼吸道损伤肺部组织。

4. 常用湿化液为灭菌蒸馏水,急性肺水肿使用 20%~30% 乙醇,可降低肺泡内泡沫的表面张力,使肺泡泡沫破裂、消散,改善肺部气体交换,减轻缺氧症状。

5. 氧气筒内氧气勿用尽,压力表至少保留 0.5MPa(5kg/cm²),以免灰尘进入筒内,再充气时引起爆炸。

6. 氧气筒应悬挂"满"或"空"的标志,便于及时调换及搬运。

7. 用氧过程中应加强监测。

【考核评分要点】

氧气吸入术的考核评分要点见表 4-10 和表 4-11。

表 4-10　氧气筒吸氧操作的考核评分要点

考号:　　　　　姓名:　　　　　总得分:　　　　　考核教师:

操作项目	评分要点	分值	得分
评估	患者身体状况、鼻腔状况及病情等	2.0	
物品准备	(1)洗手,戴帽子、口罩	1.0	
	(2)核对,备齐物品	1.0	
装表	(1)打开总开关,放出少量气体,立即关上	0.5	
	(2)连接氧气表及湿化瓶,用扳手旋紧,检查有无漏气	0.5	
	(3)先关流量表,打开总开关,再打开流量表,检查氧气是否通畅,最后关流量表开关	2.0	
患者准备	(1)核对、解释	1.0	
	(2)清洁鼻腔	1.0	

续表

操作项目	评分要点	分值	得分
吸氧	(1)连接吸氧管	0.5	
	(2)调节氧流量,检查氧流量是否通畅	1.0	
	(3)插入吸氧管、固定,调节氧流量,记录	1.0	
停氧	松解并取下吸氧管,关闭流量表	0.5	
操作后处理	(1)关总开关,放出余气后关流量表,卸表,清理物品	0.5	
	(2)记录停止用氧时间	0.5	
评价	(1)操作熟练,动作轻巧、准确	0.5	
	(2)无菌观念强	1.0	
	(3)正确指导患者	0.5	
职业规范	(1)着装规范,仪表大方,举止端庄	1.0	
	(2)语言柔和恰当,关心体贴患者	1.0	
理论	(1)目的	1.0	
	(2)注意事项	2.0	
总分		20.0	

表 4-11 中心供氧法的考核评分要点

考号:　　　　　姓名:　　　　　总得分:　　　　　考核教师:

操作项目	评分要点	分值	得分
评估	患者身体状况、鼻腔状况及病情等	2.0	
物品准备	(1)洗手,戴帽子、口罩	1.0	
	(2)备齐物品	1.0	
患者准备	(1)核对、解释	0.5	
	(2)清洁鼻孔	0.5	
吸氧	(1)安装氧气流量表:安装湿化瓶,将流量表对准中心面板上两孔,用力卡入	0.5	
	(2)协助患者调整体位,清洁鼻腔	0.5	
	(3)连接吸氧管,打开流量表,将鼻塞放与蒸馏水碗湿润,确定氧气流出管道通畅	2.0	
	(4)调节合适流量后将吸氧管鼻塞部放入患者鼻腔,吸氧管两端固定于两耳	2.0	
	(5)记录用氧时间、氧流量	0.5	
	(6)协助患者取舒适卧位,再次查对,行宣教,观察氧疗效果	1.0	
停氧	(1)取下吸氧管,关流量表,清洁面部,协助患者取舒适体位,卸下氧气流量表,整理物品	2.0	
	(2)记录停止用氧时间,处理吸氧物品	0.5	
评价	(1)操作熟练,动作轻巧、准确	0.5	
	(2)无菌观念强	1.0	
	(3)正确指导患者	0.5	
职业规范	(1)着装规范,仪表大方,举止端庄	0.5	
	(2)语言柔和恰当,关心体贴患者	0.5	
理论	(1)目的	1.0	
	(2)注意事项	2.0	
总分		20.0	

(吕庆娜)

第四节   雾化吸入术与评估

视频:超声波
雾化吸入法

一、超声波雾化吸入法

【适应证】

1. **湿化气道**   呼吸道湿化不足、痰液黏稠、气道不畅者,气管切开术后的常规治疗手段。
2. **控制感染**   消除炎症,减轻呼吸道感染。如咽喉炎、支气管扩张、肺炎、肺脓肿、肺结核等。
3. **改善通气**   解除支气管痉挛,保持呼吸道通畅,如支气管哮喘等。
4. **祛痰镇咳**   减轻呼吸道黏膜水肿,稀释痰液,帮助祛痰。

【评估】

1. **患者评估**

(1)病情、治疗情况,用药史、过敏史。

(2)意识状态、心理状态、肢体活动能力、对用药的认知及合作程度。

(3)呼吸道是否通畅,面部及口腔黏膜有无感染及溃疡等。

2. **环境评估**   清洁、安静、光线及温湿度适宜。

3. **医生准备**   修剪指甲,洗手,戴帽子、口罩。

【操作方法】

1. **核对**   根据医嘱,正确配制药液。

2. **检查**   雾化器各部件是否完好,性能良好。

3. **连接**   雾化器主件与附件。

4. **加水**   加冷蒸馏水于水槽内,水量根据品牌类型而定,浸没雾化罐底部的透声膜。

5. **加药**   倒入药液 30~50ml 至雾化罐内,检查无漏水后,将雾化罐放入水槽,盖紧水槽盖。

6. **核对**   携物品至患者床旁,三查八对。

7. **宣教**   解释目的,做好宣教,取得合作。

8. **体位**   协助患者取舒适卧位。

9. **洗手**   打开污物桶,七步洗手法,戴口罩。

10. **调节雾量**   接通电源,打开电源开关,调节定时开关至医嘱所需时间。

11. **二次核对**   操作中核对。

12. **雾化吸入**   将口含嘴放入患者口中,铺治疗巾,指导闭口深呼吸,直至药液吸完或医嘱设定时间。

13. **再次核对**   操作后再次核对。

14. **雾化吸入结束处理**   取下口含嘴,关雾化开关,关电源。

15. **操作后处理**

(1)擦净患者面部,清洁口腔。取下治疗巾。

(2)协助患者取舒适体位,整理床单元。

(3)进行宣教,指导患者。

(4)物品分类处理。放掉水槽内的水,擦干待用。雾化罐、口含嘴、螺旋管浸泡于消毒液 1h,洗净晾干备用。

(5)洗手摘口罩,记录,观察治疗后情况并记录。

【注意事项】

1. 医生熟悉雾化器性能,水槽内应保持足够的水量,水温不超过50℃。

2. 观察患者排痰是否困难,若因黏稠的分泌物经湿化后膨胀致痰液不易咳出时,应予叩背咳痰,必要时吸痰。

3. 水槽底部的晶体换能器和雾化罐底部的透明膜薄而质脆,操作和清洗时,动作轻柔,防止损坏。

4. 治疗过程中加药时,直接从盖上小孔添加(不用关机)。向水槽加水,必须关机操作。

【考核评分要点】

超声波雾化吸入法的考核评分要点见表4-12。

表4-12 超声波雾化吸入法的考核评分要点

考号: 姓名: 总得分: 考核教师:

操作项目	评分要点	分值	得分
评估	患者的状况及操作环境等	2.0	
物品准备	(1)洗手,戴帽子、口罩	1.0	
	(2)备齐物品	1.0	
操作	(1)检查雾化器部件完好	2.0	
	(2)水槽内放入蒸馏水250ml,浸没罐底透声膜,雾化罐内加入所需药液30~50ml;将罐盖旋紧,把雾化罐置于水槽中,将水槽盖盖紧	2.0	
	(3)携物品到床前,核对、解释;患者颌下放置治疗巾或毛巾	1.0	
	(4)先开电源开关,预热,再开雾化开关;调节雾量,定好时间;将面罩罩在患者鼻部,患者做均匀深呼吸	2.0	
	(5)治疗完毕,擦干面部和颈部;先关雾化开关,后关电源开关	1.0	
操作后处理	整理物品	1.0	
评价	(1)动作轻柔、准确、稳重	0.5	
	(2)无菌观念强	1.0	
	(3)正确指导患者	0.5	
职业规范	(1)着装规范,仪表大方,举止端庄	1.0	
	(2)语言柔和恰当,态度和蔼可亲,关心体贴患者	1.0	
理论	(1)目的	1.0	
	(2)注意事项	2.0	
	总分	20.0	

二、氧气雾化吸入法

【适应证】

同超声波雾化吸入法。

【评估】

同超声波雾化吸入法。

【操作方法】

1. **核对** 根据医嘱及药液。

2. **检查**　雾化器各部件是否完好,性能良好。

3. **连接**　雾化器主件与附件。

4. **加药**　遵医嘱倒入药液量至雾化器药杯内,扭紧连接处。

5. **核对**　携物品至患者床旁,三查八对。

6. **宣教**　解释目的,做好宣教,取得合作。

7. **体位**　协助患者取舒适卧位。

8. **洗手**　打开污物桶,七步洗手法,戴口罩。

9. **连接**　安装氧气表,将雾化吸入连接导管连接于氧气流量表上。

10. **调节氧流量**　一般 6~8L/min。

11. **二次核对**　操作中核对。

12. **雾化吸入**　指导患者将面罩或口含嘴放入患者口鼻部或口中,指导闭口深吸气,用鼻呼气,直至药液吸完或医嘱设定时间。

13. **再次核对**　操作后核对。

14. **雾化吸入结束处理**　取下雾化器,关氧气开关。

15. **操作后处理**

(1)擦净患者面部,清洁口腔。

(2)协助患者取舒适体位,整理床单元。

(3)进行宣教,指导患者。

(4)物品分类处理。氧气雾化吸入器浸泡于消毒液 1h,洗净晾干备用。

(5)洗手摘口罩,记录,观察治疗后情况并记录。

【注意事项】

1. 正确使用供氧装置,注意用氧安全,室内应避免火源。

2. 观察并协助患者咳痰,以及痰液排出情况,如痰液仍未咳出,可以叩背、吸痰等方法协助排痰。

3. 氧气湿化瓶内勿盛水,以免水进入雾化器内使药液稀释影响疗效。

【考核评分要点】

氧气雾化吸入法的考核评分要点见表 4-13。

表 4-13　氧气雾化吸入法的考核评分要点

考号:　　　　　　姓名:　　　　　　总得分:　　　　　　考核教师:

操作项目	评分要点	分值	得分
评估	(1)患者身体状况等	1.0	
	(2)设施和环境等	1.0	
物品准备	(1)洗手,戴帽子、口罩	1.0	
	(2)备齐物品	1.0	
操作	(1)检查氧气雾化器部件完整	1.0	
	(2)核对医嘱与药液,倒入药液量至雾化器药杯内,扭紧连接处	1.0	
	(3)携带物品到床前,核对、解释;患者颌下放置治疗巾	1.0	
	(4)安装氧气装置,吸入导管连接于流量表上	1.0	
	(5)再次核对;调节氧流量至 6~8L/min,保持药杯垂直,勿使药液倾倒,待雾气喷出后置于患者口鼻部或口中	2.0	
	(6)嘱患者做均匀深呼吸,将药液吸入,至药液吸完或医嘱设定时间	1.0	
	(7)治疗完毕,将面罩或口含嘴撤下再关流量表	1.0	
	(8)擦拭患者口鼻部并漱口	0.5	

续表

操作项目	评分要点	分值	得分
操作后处理	整理物品,指导,分类处理	0.5	
评价	(1)动作轻柔、准确、稳重	0.5	
	(2)无菌观念强	1.0	
	(3)正确指导患者	0.5	
职业规范	(1)着装规范,仪表大方,举止端庄	0.5	
	(2)语言柔和恰当,态度和蔼可亲,关心体贴患者	0.5	
理论	(1)目的	1.0	
	(2)注意事项	2.0	
	总分	20.0	

(吕庆娜)

第五节　电动吸引器吸痰术与评估

视频:电动吸引器吸痰术

【适应证】

1. 清除患者呼吸道分泌物,保持呼吸道通畅。

2. 促进呼吸功能,改善肺通气。

3. 预防并发症发生。

【评估】

1. 患者评估

(1)病情、年龄、呼吸状态、治疗情况,意识、心理状态、合作程度及缺氧程度。

(2)鼻腔状况、呼吸道分泌物排出能力及血氧饱和度情况。

2. 环境评估　清洁、安静、光线充足、温湿度适宜。

3. 医生准备　修剪指甲,洗手,戴帽子、口罩。

【操作方法】

1. **核对**　洗手,戴帽子、口罩。根据医嘱备齐物品,携物品至患者床旁,三查八对。

2. **宣教**　向患者解释操作目的,做好宣教,取得合作。

3. **查体**　听诊肺部情况,协助翻身、叩背。

4. **体位**　协助患者取舒适卧位头偏向一侧,活动性义齿取出。

5. **打开吸引器(中心吸引设备)**　接通电源,打开开关,检查吸引器性能。

6. **调节**　合适负压,成人 40~53.3kPa,儿童小于 40kPa。

7. **连接吸痰管**　打开生理盐水,打开吸痰管包装前端,一手戴无菌手套,盘绕吸痰管于手中,尾端与吸引器连接管衔接。抽吸少量生理盐水,湿润吸痰管并检查吸力及通畅情况。

8. **吸痰**　反折吸痰管末端,用戴手套的手持吸痰管前端,插入约 15cm 时至咽喉部,放松吸痰管反折处,吸出口咽部分泌物。经鼻腔吸痰,沿鼻腔插入约 20~25cm 至咽喉部,旋转上提。昏迷患者可以使用压舌板或者口咽气道帮助其张口。

9. **观察**　吸痰过程中鼓励患者咳嗽,密切观察呼吸、心率、血氧饱和度及面色等,出现发绀、心率下降或血氧饱和度低于90%,立即停止吸痰。待恢复后再操作。

10. 冲洗吸痰管   退出吸痰管,抽吸生理盐水。后撤吸痰管。

11. 关闭吸引器。

12. 观察   痰液性质、颜色、量、口鼻腔黏膜及呼吸状况等。

13. 操作后处理

(1)擦净患者面部及口鼻分泌物。

(2)协助患者取舒适体位,整理床单元。

(3)整理物品,洗手,摘口罩。

(4)做好宣教,指导患者。

(5)记录。

【注意事项】

1. 严格执行无菌操作,每次吸痰应更换吸痰管。

2. 吸痰前检查吸引器性能是否良好,连接是否正确。

3. 痰液黏稠时,可以配合翻身叩背、雾化吸入,提高吸痰效果。

4. 吸痰前,给予患者100%氧气吸入30~60s。

5. 吸痰动作轻稳,防止呼吸道黏膜损伤。

6. 每次吸痰时间小于15s,以免造成缺氧。

7. 电动吸引器连续使用时间不宜过久,贮液瓶内液体达2/3时,应及时倾倒,以免液体过多吸入马达内损坏仪器。贮液瓶内应放入消毒液200ml,便于消毒清洗。

8. 选择合适的吸痰管。

【考核评分要点】

电动吸引器吸痰术的考核评分要点见表4-14。

表4-14   电动吸引器吸痰术的考核评分要点

考号:　　　　　　姓名:　　　　　　总得分:　　　　　　考核教师:

操作项目	评分要点	分值	得分
评估	(1)患者情况,鼻腔及呼吸道情况等	0.5	
	(2)环境及设施等	0.5	
物品准备	(1)洗手,戴帽子、口罩	0.5	
	(2)物品准备齐全,放置合理	1.0	
患者准备	(1)核对、解释	0.5	
	(2)患者头偏向医生	0.5	
检查	(1)吸引器连接正确,调节负压	1.0	
	(2)连接吸痰管,抽吸生理盐水检查管道是否通畅	0.5	
吸痰	(1)插入口腔或鼻腔深度正确	1.0	
	(2)手法正确	1.0	
	(3)吸痰时,折叠导管末端,插入气管内适宜深度,放开导管末端,轻柔、灵活、迅速地左右旋转上提吸痰,拔出吸痰管,吸生理盐水冲洗	2.0	
	(4)每次吸痰不超过15s,密切观察,再次吸痰,间隔2~3min	1.0	
呼吸机吸痰	(1)吸入高浓度氧气1~2min	0.5	
	(2)将吸痰管与吸引器连接,打开吸引器,断开与呼吸机连接的管道,插吸痰管旋转上提,吸痰后接至呼吸机连接的管道	1.0	
	(3)吸入高浓度氧气1~2min	0.5	

续表

操作项目	评分要点	分值	得分
观察	患者呼吸、气道通畅情况	0.5	
操作后处理	(1)吸痰完毕,擦净患者面部,整理床单位,清理物品	1.0	
	(2)记录吸痰效果、痰量、性状、颜色	0.5	
评价	(1)动作轻巧、稳重、准确	0.5	
	(2)无菌观念强	1.0	
	(3)正确指导患者	0.5	
职业规范	(1)着装规范,仪表大方,举止端庄	0.5	
	(2)语言柔和恰当,态度和蔼可亲,关心体贴患者	0.5	
理论	(1)目的	1.0	
	(2)注意事项	2.0	
	总分	20.0	

(吕庆娜)

第六节 隔离防护技术与评估

一、手卫生

医务人员洗手、卫生手消毒及外科手消毒的总称。

(一)洗手

【适应证】

清除手部皮肤污垢和大部分暂居菌,切断通过手传播感染途径。

【评估】

1. 环境的评估 清洁、宽敞。

2. 物品的评估 流动水洗手设施、洗手液、干手设施及速干手消毒液。

3. 医生评估 衣帽整洁,修剪指甲,取下手表及饰物,卷袖过肘。

【操作方法】

1. 准备 开水龙头,调节水流及水温。

2. 湿手 双手在流动水下充分淋湿。

3. 涂洗手液 取适量均匀涂抹双手。

4. 揉搓 认真洗手至少15s(图4-7)。

(1)掌心相对,手指并拢相互揉搓。

(2)掌心对手背沿指缝相互揉搓,交换进行。

(3)掌心相对,双手交叉指缝相互揉搓。

(4)弯曲手指关节在另一掌心旋转揉搓,交换进行。

(5)一手握另一手大拇指旋转揉搓,交换进行。

(6)5个手指尖并拢在另一掌心中旋转揉搓,交换进行。

视频:洗手法

(7) 握住手腕回旋摩擦,交换进行。

5. **冲净**　流动水,指尖向下。

6. **干手**　避免二次污染。

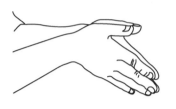 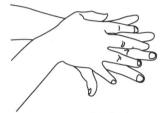 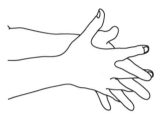

A. 掌心相对,手指　　　　　B. 掌心对手背沿指缝　　　　C. 掌心相对,双手交
并拢相互揉搓　　　　　　　相互揉搓,交换进行　　　　叉指缝相互揉搓

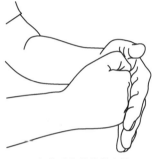 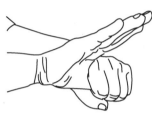 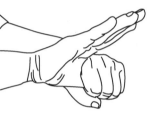

D. 弯曲手指使关节在另一　　E. 一手握另一手大拇指　　　F. 五个手指尖并拢在另一
掌心旋转揉搓,交换进行　　　旋转揉搓,交换进行　　　　掌心中旋转揉搓,交换进行

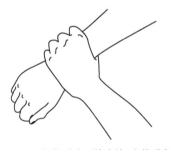

G. 握住手腕回旋摩擦,交换进行

图 4-7　七步洗手法

【注意事项】

1. 明确选择洗手方法的原则。

2. 遵循洗手流程,揉搓面面俱到。

3. 牢记洗手时机,掌握洗手指征。

(二) 卫生手消毒

【适应证】

清除致病性微生物,预防感染与交叉感染,避免污染无菌物品和清洁物品。

【评估】

同洗手。

【操作方法】

1. **洗手**　按洗手步骤洗手并保持手的干燥。

2. **涂剂**　取速干手消毒液于掌心,均匀涂抹双手,必要时增加手腕及腕上 10cm。

3. **揉搓**　按照洗手步骤,直至手部干燥。

4. **干手**　自然干燥。

【注意事项】

1. 先洗手再干燥。

2. 涂抹揉搓全覆盖。

3. 牢记卫生手消毒时机。

(三) 外科手消毒

【适应证】

清除指甲、手部、前臂的污物和暂居菌,将常居菌减少到最低程度,抑制微生物的快速再生。

【评估】

1. **环境评估**　清洁、宽敞。

2. **物品评估**　洗手池、清洁用品、洗手液、干手设施、计时装置、洗手流程及说明图等。

3. **医生评估**　衣帽整洁,修剪指甲,取下手表及饰物,卷袖过肘。

【操作方法】

1. **准备**　摘除手部饰物,修剪指甲。

2. **洗手**　调节水流,淋湿双手,取适量洗手液揉搓并刷洗双手、前臂和上臂下 1/3。

3. **冲洗**　流动水冲洗双手、前臂和上臂下 1/3。

4. **干手**　使用干手物品擦干双手、前臂和上臂下 1/3。

5. **消毒**

(1)免冲洗手消毒法:取出适量涂抹于整个双手、前臂和上臂下 1/3,认真揉搓至消毒剂干燥。

(2)冲洗手消毒法

1)涂剂揉搓:取出适量涂抹于双手、前臂和上臂下 1/3,认真揉搓 2~6min。

2)流水冲净:双手、前臂和上臂下 1/3。

3)按序擦干:无菌巾彻底擦干双手、前臂和上臂下 1/3。

【注意事项】

1. 遵循原则。

2. 充分准备。

3. 双手位置合适。

4. 操作顺序恰当。

5. 终末处理规范。

【考核评分要点】

手卫生的考核评分要点见表 4-15、表 4-16。

表 4-15　一般洗手的考核评分要点

考号:　　　　　姓名:　　　　　总得分:　　　　　考核教师:

操作项目	评分要点	分值	得分
物品准备	物品准备齐全	2.0	
洗手	(1)洗手前取下手表,卷袖过肘	0.5	
	(2)打开水龙头,湿润双手	0.5	
	(3)取适量洗手液	0.5	
	(4)双手揉搓,认真洗手	0.5	
	1)掌心对掌心揉搓	1.0	
	2)掌心对手背揉搓	1.0	
	3)指缝揉搓	1.0	
	4)手指关节搓揉	1.0	

续表

操作项目	评分要点	分值	得分
洗手	5)拇指揉搓	1.0	
	6)指尖揉搓	1.0	
	7)腕部揉搓	1.0	
	(5)注意指尖、指缝、指关节,范围为双手手腕及腕上10cm	0.5	
	(6)搓洗时间不少于15s	1.0	
	(7)流动水冲洗干净	1.0	
	(8)烘干双手或擦干	1.0	
评价	(1)动作轻柔	0.5	
	(2)层次分明	1.0	
职业规范	(1)着装规范	0.5	
	(2)仪表大方,举止端庄	0.5	
理论	(1)目的	1.0	
	(2)注意事项	2.0	
总分		20.0	

表 4-16　外科手消毒的考核评分要点

考号：　　　　　　姓名：　　　　　　总得分：　　　　　　考核教师：

操作项目	评分要点	分值	得分
物品准备	(1)物品准备齐全等	1.0	
	(2)修剪指甲等工作	1.0	
操作	(1)打开水龙头,流动水冲洗双手、前臂和上臂下1/3	1.0	
	(2)取适量洗手液	1.0	
	(3)双手揉搓,认真洗手	0.5	
	1)掌心对掌心揉搓	1.0	
	2)掌心对手背揉搓	1.0	
	3)指缝揉搓	1.0	
	4)手指关节搓揉	1.0	
	5)拇指揉搓	1.0	
	6)指尖揉搓	1.0	
	7)腕部揉搓	1.0	
	(4)无菌巾擦干	1.0	
	(5)取适量手消毒剂按七步洗手法揉搓双手、前臂和上臂下1/3,至消毒剂干燥	2.0	
评价	(1)动作轻柔	0.5	
	(2)层次分明	1.0	
职业规范	(1)着装规范	0.5	
	(2)仪表大方,举止端庄	0.5	
理论	(1)目的	1.0	
	(2)注意事项	2.0	
总分		20.0	

二、穿、脱隔离衣

视频:穿、脱
隔离衣

【适应证】

1. 接触感染性疾病的患者,如传染病患者等。

2. 可能受分泌物、排泄物、血液、体液污染时。

3. 对患者实行保护性隔离,如大面积烧伤、器官移植等。

【评估】

1. **环境评估**　清洁、宽敞。

2. **物品评估**　隔离衣 1 件、挂衣架、手消毒物品。

3. **医生评估**　衣帽整洁,修剪指甲,取下手表及饰物。卷袖过肘、洗手、戴口罩。

【操作方法】

(一) 穿隔离衣

1. **取衣**　查对隔离衣,手持衣领取下隔离衣,衣领两端向外折齐,对齐肩缝。

2. **穿袖**　清洁面朝向自己,露出肩袖内口,一手持衣领,另一手伸入一侧袖内,持衣领的手向上拉衣领,将衣袖穿好。同法穿另一侧。

3. **系领**　两手持衣领,由衣领中央顺着边缘由前向后系好衣领。

4. 系袖带。

5. **系腰带**　将隔离衣一边(约腰下 5cm 处),逐渐向前拉,见到衣边捏住,同法捏住另一侧。两手在背后将衣边边缘对齐,向一侧折叠,一手按住折叠处,另一手将腰带拉至背后折叠处,腰带在背后交叉,回到前面打一活结系好。

(二) 脱隔离衣

1. **解腰带**　解开腰带,在前面打一活结。

2. **解袖口**　解开袖口,将衣袖上拉,在肘部将部分衣袖塞入工作衣袖内,充分暴露双手。

3. 消毒双手。

4. **解衣领**　解开领带。

5. **脱衣袖**　双手持带将隔离衣从胸前向下拉,两手分别捏住对侧衣领内侧清洁面下拉脱去袖子。隔离衣需再次使用时,一手伸入另一侧袖口,拉下衣袖过手,再用衣袖遮住的手在外面握住另一衣袖的外面并拉下袖子,两手在袖内使袖子对齐,双臂逐渐退出。

6. **处理**　将隔离衣污染面向里,衣领及衣边卷至中央,一次性隔离衣放入医疗垃圾中,布质隔离衣放入医疗物品回收袋内消毒。

【注意事项】

1. 隔离衣只能在规定的区域内穿脱,使用前检查有无潮湿、破损等,长短必须遮盖工作服。

2. 隔离衣每天更换,如有潮湿或污染等,应立即更换。

3. 穿脱隔离衣过程中避免污染衣领、面部、帽子和清洁面,始终保持衣领清洁。

4. 穿好隔离衣后,双臂保持在腰部以上,视线范围内;不得进入清洁区,避免接触清洁物品。

5. 消毒手时不能沾湿隔离衣,隔离衣也不可触及其他物品。

6. 脱下的隔离衣如挂在半污染区,清洁面向外;挂在污染区则污染面向外。

【考核评分要点】

穿、脱隔离衣的考核评分要点见表 4-17。

表 4-17　穿、脱隔离衣的考核评分要点

考号：　　　　　　　姓名：　　　　　　　总得分：　　　　　　　考核教师：

操作项目	评分要点	分值	得分
物品准备	(1)洗手,戴帽子、口罩	0.5	
	(2)物品备齐	1.0	
	(3)取下手表,卷袖过肘	0.5	
	(4)检查隔离衣是否符合要求	0.5	
穿衣	(1)手持隔离衣领,清洁面向医生	0.5	
	(2)穿袖:一左、二右、三伸手,勿触及面部	2.0	
	(3)系领:衣领中央顺着边缘由前向后系好	1.0	
	(4)系袖带	0.5	
	(5)系腰带	2.0	
脱衣	(1)松腰带,前面打活结	0.5	
	(2)解袖扣	0.5	
	(3)塞袖	0.5	
消毒手	范围、方法、时间、擦手	0.5	
脱衣	(1)解衣领	0.5	
	(2)脱衣袖	1.0	
	(3)双手退出	0.5	
	(4)分类处理,区域明确	1.0	
操作后处理	再洗手	0.5	
评价	(1)动作轻巧、稳重、准确	0.5	
	(2)程序正确	1.0	
职业规范	(1)服装、鞋帽整洁	1.0	
	(2)仪表大方,举止端庄,态度和蔼	0.5	
理论	(1)目的	1.0	
	(2)注意事项	2.0	
	总分	20.0	

三、穿、脱防护服

【适应证】
保护医务人员和患者,避免感染和交叉感染。
【评估】
1. **环境评估**　清洁、宽敞。
2. **物品评估**　防护服1件、手消毒物品。
3. **医生评估**　衣帽整洁,修剪指甲,取下手表及饰物。卷袖过肘、洗手、戴口罩。
【操作方法】
1. **洗手**　穿防护服之前,脱防护服之前,脱防护服之后先洗手。
2. **取衣**　查对防护衣。
3. **穿防护服**　遵循顺序:穿下衣、穿上衣、戴帽子、拉拉链。
4. **脱分体式防护服**
(1)拉开拉链。

(2)脱帽子:上提帽子使帽子脱离头部。

(3)脱上衣:先脱袖子,再脱上衣,污染面向里放入医用垃圾内。

(4)脱下衣:由上向下边脱边卷,污染面向里放入医用垃圾内。

5. 脱连体式防护服

(1)拉开拉链:拉链拉到底部。

(2)脱帽子:上提帽子使帽子脱离头部。

(3)脱衣服:先脱袖子,再由上向下边脱边卷,污染面向里,全部脱下后卷成包裹状,放入医用垃圾内。

【注意事项】

1. 防护服只能在规定区域内穿脱,穿前检查有无潮湿、破损,长短是否合适。

2. 接触多个同类传染病患者时,防护服可连续使用;接触疑似患者时,防护衣应每次更换。

3. 防护衣如有潮湿、破损或污染,应立即更换。

【考核评分要点】

穿、脱防护服的考核评分要点见表 4-18。

表 4-18　穿、脱防护服的考核评分要点

考号:　　　　姓名:　　　　总得分:　　　　考核教师:

操作项目	评分要点	分值	得分
物品准备	(1)洗手,戴帽子、口罩	0.5	
	(2)物品备齐	0.5	
	(3)取下手表,卷袖过肘	0.5	
	(4)检查防护服是否符合要求	1.0	
穿衣	遵循顺序:穿下衣、穿上衣、戴帽子、拉拉链	2.0	
洗手	范围、方法、时间、擦手	1.0	
脱衣	分体式防护服:		
	(1)拉开拉链	1.0	
	(2)脱帽子	1.0	
	(3)脱上衣	1.0	
	(4)脱下衣	1.0	
	连体式防护服:		
	(1)拉开拉链:拉链拉到底部	1.0	
	(2)脱帽子	1.0	
	(3)脱衣服	1.0	
操作后处理	洗手	1.0	
评价	(1)动作轻巧、稳重、准确	1.0	
	(2)程序正确	1.0	
职业规范	(1)服装、鞋帽整洁	1.0	
	(2)仪表大方,举止端庄,态度和蔼	0.5	
理论	(1)目的	1.0	
	(2)注意事项	2.0	
	总分	20.0	

(吕庆娜)

第七节　无菌技术与评估

无菌技术是现代外科学的基础,在外科手术过程中尤为重要,医学生应具备无菌观念,并在临床操作及手术过程中要严格执行无菌技术。

一、进入手术室的基本要求

1. 个人卫生与健康要求　手术室人员应严格讲究卫生,手指甲应剪短,有呼吸道疾病、开放伤口及眼、鼻、喉部感染者均不宜进入手术室。

2. 严格遵守无菌原则　工作人员进入手术室应严格遵守无菌原则,穿手术室备好的刷手衣、裤、拖鞋,戴口罩、帽子;穿戴衣帽、口罩的要求为"5 不露"(即:戴好帽子,不露前额发迹;戴好口罩,不露口唇及鼻;穿刷手服上衣后内衣领口、袖口不露于刷手服之外;上衣系在裤内,不露刷手服上衣下摆;穿刷手服裤子后,不露衬裤裤脚)。

3. 对参观或手术人员的其他要求

(1)参加或参观手术人员应保持清洁安静,禁止吸烟。有呼吸道感染及化脓性病灶者原则上不应进入手术室。要加强工作的计划性,减少出入手术室的次数。

(2)参观手术人员也应穿手术室准备的衣、裤、鞋,戴口罩、帽子。每间手术室参观人员应少于 3 人,参观时严格遵守无菌原则,站在指定地点。参观者不得距手术台及手术人员太近,距离应大于 20cm,避免触碰手术无菌区域或站立过高;不得随意走动。参观感染手术后不得再进入其他手术间。

视频:刷手

二、手术人员的无菌准备——刷手

【适应证】

一切准备参加手术的医务人员。

【禁忌证】

1. 拟参加手术人员刷手区域有外伤创口或感染创面。

2. 拟参加手术人员有上呼吸道感染疾病且未治愈。

3. 对某一刷手液或消毒液过敏者需慎重选择刷手及消毒方式。

【操作方法】

(一)择期手术洗手方法

1. 肥皂水刷手法　普通肥皂洗手一遍;消毒肥皂刷洗双手 3 遍(共约 10min);无菌小毛巾擦手;浸泡双手 5min。

(1)清洗:用普通肥皂和清水洗去手、前臂、肘部及肘上 10cm 皮肤的污垢及油脂。洗手时间约为 1min。

(2)刷洗:用消毒毛刷蘸取消毒肥皂液洗刷双手、腕、前臂、肘上 10cm 的皮肤。洗刷时,把每侧手臂分成 3 个区域,即从两指尖至腕关节、从双侧腕关节至肘及双侧肘关节至肘上 10cm,刷洗顺序为指尖、手指、指间、手掌、手背及前臂和上臂的内、外、前、后侧,依次彻底、无遗漏地刷洗,两侧交替,刷手时尤应注意刷净指尖、甲沟、甲缘、指蹼、腕部。每一遍洗刷 3min。

(3)冲洗:每刷洗一遍后冲洗,冲洗时手指朝上而肘部朝下,用清水从手指向肘部冲洗,将肥皂沫冲洗干净。然后,另取消毒毛刷,同法洗刷 2~3 遍。

(4)擦手:用消毒小毛巾从手尖至手肘部顺序擦干,擦过肘部的毛巾不可回擦,以免污染。手、前臂不可触碰他物,如误触,必须重新刷洗。

(5)消毒:将手臂浸泡在含 75% 乙醇的桶内,范围至肘上 6cm 处,同时用小毛巾擦洗 5min。须防止手出桶时触碰桶口。浸泡完毕取消毒小毛巾,揩去手臂乙醇或晾干。若有乙醇过敏者,可改用 1:1 000 的苯扎溴铵溶液浸泡,也可用 1:5 000 的氯己定溶液(洗必泰液)浸泡 3min。

(6)洗手结束:浸泡消毒后拱手保持于胸前半伸位,手、臂皮肤自然晾干,双手不得下垂,不得接触未经消毒的物品,否则重新浸泡消毒。

2. 碘伏刷手法

(1)普通洗手法:用肥皂和清水洗去手、前臂、肘部及肘上 10cm 皮肤的污垢及油脂。

(2)肥皂水刷手法:按传统肥皂水刷手法的相同顺序和范围,刷洗手臂 3min。流水冲净,用消毒小毛巾擦干。

(3)0.5% 碘伏溶液擦手:用浸透 0.5% 碘伏的纱布,从一侧指尖向上涂擦直至肘上 6cm 处,同法涂擦另一侧手臂,注意涂满,时间为 3min。换纱布再涂擦一遍。保持拱手姿势,待手臂皮肤自然晾干。

3. 洗必泰液刷手法

(1)通洗手法:用肥皂和清水洗去手、前臂、肘部及肘上 10cm 皮肤的污垢及油脂。

(2)洗必泰液刷手法:用消毒毛刷蘸洗必泰液 3~5ml,按传统肥皂水刷手法的相同顺序和范围刷洗手臂 3min。流水冲净,用消毒小毛巾擦干。

(3)洗必泰液纱布擦手:用浸透洗必泰液的纱布,从一侧指尖向上涂擦直至肘上 6cm 处,同法涂擦另一侧手臂,注意涂满,为时 3min。保持拱手姿势,待手臂皮肤自然晾干。

(二) 急诊手术洗手法

急诊手术的紧迫程度有所差异,对非十分紧迫的手术,按上述方法进行彻底的手、手臂皮肤的消毒。在紧急情况下,为节约时间,最好采用碘伏或灭菌王洗手法。无此条件者可用碘伏或乙醇涂擦双手及前臂后戴无菌手套,穿手术衣时应将袖口留在手套腕部外面,再戴无菌手套。

【注意事项】

1. 冲洗肥皂液时手勿触及水龙头;刷洗时弄湿衣裤,则失去清洁衣裤隔离病菌的作用;刷洗手臂须按三段交替方法操作,不应刷完一侧手臂后才刷另一侧;刷洗手臂至近侧后不应再返回刷洗远端;丢弃毛刷时手勿伸至水池内。

2. 不应将未擦干的手臂在消毒液中浸泡;擦拭手臂不应由上臂近端向远侧擦拭;擦拭手臂时纱布不应触及未刷洗的皮肤或洗手衣。

3. 浸泡手臂时勿触及消毒桶边缘。

4. 洗手浸泡消毒后,手臂不应上举超过肩部或下垂低于腰部水平;进手术间时不应用已刷洗过的手臂推门;手臂不可触摸未经过灭菌或消毒的物品;刷洗后的手臂不可紧贴躯干两侧而造成污染。

三、手术区域的准备——患者术区的消毒

【适应证】
所有具有明确手术适应证且拟进行手术治疗患者。

【禁忌证】
无手术适应证且有手术禁忌证的患者。

【操作准备】

1. 患者准备

(1)脱去外衣,摘除项链等首饰,戴帽子遮挡头发。

视频:手术区
消毒

(2)按手术要求,麻醉后摆好体位。

(3)按手术要求已经接受术前处理,如留置导尿、胃肠减压,并标示手术部位。

2. **材料准备** 消毒弯盘、消毒纱布及消毒液、消毒用无菌持物钳。

3. **医生准备** ①应更换手术服,戴好帽子、口罩等;②刷手消毒。

【操作方法】

1. 医生站于患者右侧,接消毒弯盘(内含无菌纱布及消毒液,灭菌持物钳或卵圆钳)。以卵圆钳夹取蘸消毒液之无菌纱布,以手术切口为中心消毒 3~4 遍(注意消毒范围及顺序)。

2. 消毒顺序为以手术切口为中心,由内向外环形消毒,注意无遗漏,如有遗漏则在第 2 块消毒纱布消毒术区第 2 遍时重点消毒。不同部位的消毒范围见表 4-19。

表 4-19 各手术区皮肤消毒范围

手术部位	皮肤消毒范围
头部	头及前额
颈部	上至下唇,下至乳头连线平面,两侧至斜方肌前缘
胸部(侧卧位)	前后过中线,上至锁骨及上臂 1/3 处,下过肋缘
乳腺根治手术	前至对侧锁骨中线,后至腋后线,上过锁骨及上臂,下过脐平行线
上腹部	上至乳头连线平面,下至耻骨联合,两侧至腋中线
下腹部	上至剑突半面,下至大腿上 1/3,两侧至腋中线
腹股沟区及会阴部	上至脐线,下至大腿上 1/3,两侧至腋中线
颈椎手术	上至颅顶,下至过肩达两腋窝连线,两侧至颈前
胸椎手术	上至肩,下至两髂嵴连线,两侧至腋中线
腰椎手术	上至两腋窝连线平面,下过臀部,两侧至腋中线
肾脏手术	前后超过中线,上至腋窝平面,下至腹股沟平面
四肢	周圈均匀消毒,上下各超过一个关节

3. 有菌(污染)切口应由外向内环形消毒,最后重点消毒术区。

4. 消毒的关键是涂擦要均匀,严密无遗漏。脐部在消毒范围或手术切口范围内时,应注意每一遍消毒完毕后,应以该消毒纱布蘸脐消毒,最后应留消毒纱布重点消毒脐部。

【注意事项】

1. 碘酊消毒是依靠碘升华过程中游离碘对细菌的杀灭作用,对皮肤及组织的刺激性很大,所以使用碘酊消毒术区时必须待碘酊液干燥后,再以 75% 乙醇脱碘。脱碘必须干净,不仅发挥了碘酊的强大杀菌力,而且又能克服碘酊对皮肤的损害。

2. 碘过敏者可选用其他皮肤消毒剂。对婴儿皮肤或面部皮肤、口腔、会阴部不宜用碘酊消毒。消毒纱布勿蘸取消毒液过多,以免产生不必要的皮肤或组织损伤。

3. 手术区皮肤消毒须严格遵守无菌原则,涂擦消毒溶液时应稍用力,以便增加消毒剂渗透力。已接触消毒范围边缘或污染部位的消毒纱布,不能再返擦清洁处。

4. 消毒腹部皮肤时,可先在脐窝中滴数滴消毒液,待皮肤消毒完毕后再擦净。

四、常用手术无菌巾(单)的铺置法

消毒完毕后,由进行消毒的手术医生继续在术区铺无菌巾(单),以便在手术过程中进一步保护术区无菌。

视频:铺无菌巾(单)

【适应证】

消毒结束后拟接受手术的患者。

【操作方法】

1. **铺无菌皮肤巾** 无菌皮肤巾又称为切口巾,一般 4~6 块,薄膜手术巾 1 块。铺巾时器械护士站于手术床边,把皮肤巾 1/3 折边,第 1、2、3 块皮肤巾的折边朝向第一助手,第 4 块皮肤巾的折边向着器械护士自己,依次传递给第一助手。按逆时针顺序,第一助手接过折边的第 1 块皮肤巾,盖住切口的下方;第 2 块皮肤巾,盖住切口的对侧;第 3 块皮肤巾,盖住切口的上方;最后一块折边的皮肤巾,盖住切口的第一助手贴身侧,每一块皮肤巾的内侧缘距切口线 3cm 以内。四个交角处分别用布巾钳夹住,钳夹后钳柄自然向外。

2. **铺无菌手术中单** 铺巾完成后,医生和器械护士分别站在手术床两侧,由器械护士传递中单,在切口上、下方铺置中单,头侧铺单超过麻醉架,足侧铺单超过手术台。铺单者需注意避免手或手指触及未消毒物品。

3. **铺剖腹洞单或大单** 第一助手应再次消毒手臂并穿手术衣,戴无菌手套。将有孔洞的剖腹大单正对手术切口,短端向头部,长端向下肢,先向上方再向下方分别展开,展开时手包卷在剖腹单内,以免污染。要求短端盖住麻醉架,长端盖住器械托盘,两侧和足端应垂下超过手术床边 30cm。

4. **切口贴膜** 铺大单后、手术开始之前,将无菌塑料薄膜先放于大单切口开口的一侧,撕开一头的防粘纸向对侧缓慢拉开,同时将薄膜无缝隙粘贴于切口上。皮肤与薄膜切开后,薄膜仍粘贴附在切口边缘,可有效地防止皮肤上残存的细菌进入切口。

【注意事项】

1. 已铺下的无菌巾(单)不可随意移动,如位置不准确需调整,则只允许将巾(单)由手术区向外移动,而不能向内移动,以免污染手术区。

2. 医生已消毒的手臂不能直接接触灭菌手术敷料,铺巾(单)时双手只能接触手术单的边角部。

3. 大单的头端应盖过麻醉架,两侧和足端应垂下超过手术台 30cm 以上。

4. 打开的无菌巾(单),勿使其下缘接触无菌手术衣腰平面以下及其他非无菌物品,铺无菌巾(单)时如其被污染应立即更换。

5. 不得用布巾钳固定最外一层无菌巾(单)或固定皮管、电灼线等,可用组织钳固定,以防钳子移动造成灭菌物品污染。

6. 手术区域铺巾(单)层数原则上要求 4 层及以上。

五、穿(脱)无菌手术衣和戴手套

(一)穿传统式无菌手术衣

【适应证】

所有参加手术的医务人员,包含医生、助手及洗手护士等。

【操作方法】

1. **取手术衣** 从器械台上取出折叠好的无菌手术衣,宽敞处站立,打开手术衣;先分清衣领侧,手提衣领两端,轻轻将手术衣抖开,使无菌手术衣的另一端下垂,注意避免接触有菌区。

2. **穿手术衣** 双手提衣领两端,展开衣服,使内侧面向自己,略向上轻轻抛起,两手顺势插入衣袖中,两臂前伸,不可高举过肩,也不可向左右两侧张开,以免碰触污染。

3. **系带** 巡回护士从穿衣者的背后抓住衣领内侧面,协助将袖口后拉,并系好衣领后带;穿衣者两手交叉提起腰带,身体略向前倾,用手指夹起腰带递向后方,以便背后的巡回护士接住并协助系好腰带(图 4-8)。

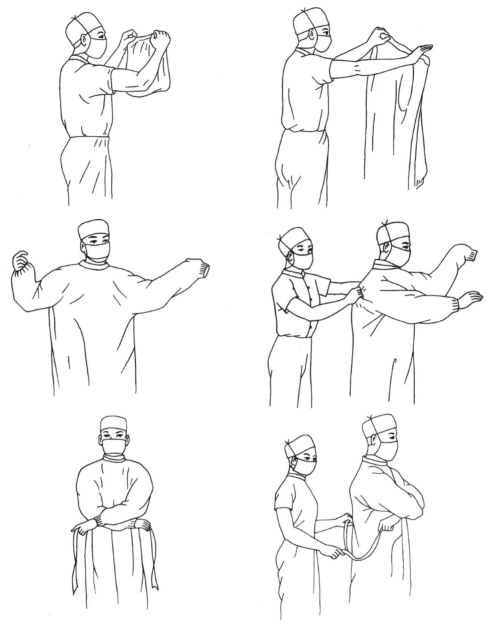

图 4-8　穿传统无菌手术衣

(二) 穿全遮背式无菌手术衣

全遮背式无菌手术衣有三对系带：领口一对系带；背部与腋下各一系带组成一对；右页宽大，能包裹医生整个背部，其上一系带与腰部前方的腰带组成一对。

【适应证】

所有参加手术的医务人员，包含医生、助手及洗手护士等。

【操作方法】

1. 取手术衣　与穿传统无菌手术衣相同。

2. 协助系带　当医务人员穿上手术衣后，巡回护士协助提拉并系好领口一对系带及左页背部与右页内侧腋下的一对系带。

3. 按常规戴好手套后，由医务人员解开一侧腰间活结(多在左侧)；巡回护士用持物钳夹取右页上的带子，从医生后面绕至前面，使手术衣右页遮盖左页，将带子传递给医生与左腰带一起系结于左腰部前。全遮背式手术衣的后页盖住医生的身后部分使其背后亦无菌(图 4-9)。

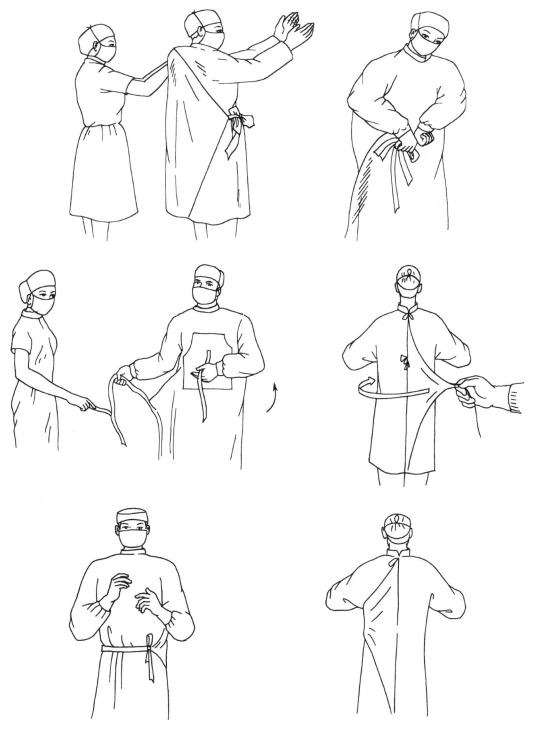

图 4-9 穿全遮背式无菌手术衣

【注意事项】

1. 穿无菌手术衣时,需在空间稍大的地方,以免被污染;避免两臂过度外展或上举过高。

2. 传递腰带时上身前倾,手勿触及手术衣。

3. 传递腰带时双手交叉而腰带不交叉。

4. 传递腰带时手不过伸,不超过腋中线或触及巡回护士的手臂。

5. 穿上无菌手术衣、戴上无菌手套后,肩部以下、腰部以上、腋前线前、双上肢为无菌区。此时,手术人员的双手不可在此无菌范围之外任意摆动,穿好手术衣以后手应举在胸前。

6. 如果无菌手术衣有破损,应立即更换。

（三）戴无菌手套

无菌手套有干、湿两种,临床上常见为戴干无菌手套。

【适应证】

所有拟参与或主持有创操作医务人员。

【禁忌证】

1. 对橡胶过敏者。

2. 对一次性无菌手套内润滑粉剂过敏者,目前有一次性无粉无菌手套。

【操作方法】

1. **戴干无菌手套的流程** 先穿手术衣,后戴手套。

（1）取手套:取已灭菌的手套,对合取出（两手套的拇指相对并朝向前方）。

（2）戴手套:左手捏住并显露右侧手套口,将右手插入手套内,戴好手套,注意未戴手套的手勿触及翻折部的外面;再用已戴上手套的右手指插入左手套口的翻折部内面,帮助左手插入手套内戴好。分别将左、右手套的翻折部翻回,并盖住手术衣的袖口（二者的接触面为相对无菌区）（图 4-10）。翻盖时注意已戴手套的手只能接触手套的外面（绝对无菌区）。

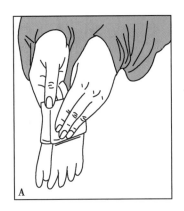
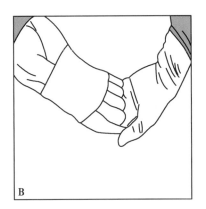
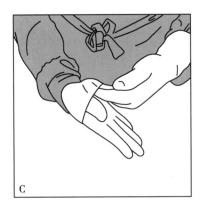

图 4-10 戴无菌手套（开放式）

A. 取手套:对合取出,捏住反折部;B. 戴手套:手勿触及翻折部外面;
C. 整理手套:翻折部翻回,盖住袖口。

（3）整理手套。

（4）用无菌盐水冲净手套外面的滑石粉。

2. **戴湿无菌手套的流程** 先戴手套,后穿手术衣。

（1）先从盛手套的盆内取出湿手套,内已盛水。

（2）如先戴左手套，则顺序为左手先伸入左手套，稍抬高左手，让积水顺腕部流出，然后将已戴手套的左手伸入右手套反折部的外圈，右手伸入右手套，抬起右手，使积水顺腕部流出；再穿无菌手术衣。此法目前临床少用。

【注意事项】

1. 戴手套过程中应严格执行无菌操作，注意手套的绝对无菌区及相对无菌区。

2. 未戴手套的手不可接触手套外面，已戴无菌手套的手不可接触未戴手套的手臂和非无菌物。戴好无菌手套后，用无菌盐水冲净手套外面的滑石粉以免其落入切口。

3. 手术衣和手套都是灭菌物品，而手术人员的手臂则是消毒水平，在操作时要严格按规程进行，即消毒水平的手臂不能接触到灭菌水平的衣面和手套面，要切实保护好手术衣和手套的"灭菌水平"。

4. 戴手套过程中勿强拉手套，发现破损立即更换。

（四）脱手术衣（连台手术更换手术衣）及手套

在手术结束后，或无菌手术后接连下一台手术时，必须脱去或更换手术衣及手套。

【适应证】

1. 手术结束后参加手术的医务人员。

2. 手术过程中需要与患者直系亲属或委托人进行沟通的参加手术的医务人员。

【操作方法】

1. **脱衣**　先由巡回护士解开衣带，并将手术衣肩部向肘部翻转，再向手的方向脱下手术衣，手套的腕部亦随之翻转于手上。医务人员自行脱手术衣时，左手抓住手术衣右肩并拉扯下，使衣袖翻向外，同法拉扯下手术衣左肩，脱下手术衣，使衣里外翻转，保护手臂及洗手服不被手术衣外侧面污染。

2. **脱手套**　手套对手套脱下第一只手套，用戴手套的手抓住另一手的手套外面翻转，脱下该手套；用已脱手套的手伸入另一手套内，将其翻转，脱下另一手套。过程中避免强拉。

3. **洗手**　脱手术衣、摘手套后应洗手，洗去手及手臂的消毒剂。

【注意事项】

1. 手术衣及接触患者创面的手套应分类放置于污物袋及手术单（服）回收袋中。

2. 一般无菌手术先脱手术衣后摘手套，手及手臂涂消毒液后继续穿手术衣、戴无菌手套进行连台手术；有菌手术先摘手套后脱手术衣。

3. 在施行污染手术后，接连下一台手术时，应重新刷洗手、臂和浸泡消毒。

六、临床操作评估

外科洗手（刷手）法的考核评分要点见表 4-20，手术区消毒、铺巾（上腹部正中切口）的考核评分要点见表 4-21，穿无菌手术衣的考核评分要点见表 4-22。

表 4-20　外科洗手（刷手）法的考核评分要点

考号：_____　　姓名：_____　　总得分：_____　　考核教师：_____

操作项目	评分要点	分值	得分
操作准备	（1）戴口罩，穿戴整齐，修指甲，洗手	1.0	
	（2）检查上肢皮肤无破损及感染，挽衣袖至肘上 10cm	1.0	
操作过程	（1）流动水洗手，至肘上 8~10cm，依顺序，无遗漏	1.0	
	（2）无菌毛巾擦干，方法、顺序正确	2.0	
	（3）消毒毛刷蘸取消毒肥皂液刷手，方法、顺序正确，时间为 3~5min	2.0	
	（4）刷手至肘上 6~8cm，双手呈拱手姿势，流动水冲洗	2.0	

续表

操作项目	评分要点	分值	得分
操作过程	(5)再次用消毒毛刷蘸取消毒肥皂液刷手,方法、顺序、范围正确。时间 3min	1.5	
	(6)再次刷手至肘上 6~8cm,双手呈拱手姿势,流动水冲洗	1.5	
	(7)再次用消毒毛刷蘸取消毒肥皂液刷手,方法、顺序、范围正确。时间 3min	1.0	
	(8)再次刷手至肘上 6~8cm,双手呈拱手姿势,流动水冲洗	1.0	
	(9)无菌毛巾擦干,至肘上 3~5cm,方法、顺序正确	2.0	
	(10)取碘伏液或含醇洗必泰液涂手及上肢至肘关节处	2.0	
	(11)双手呈拱手姿势,不交叉,自然晾干后穿手术衣	2.0	
	总分	20.0	

注:操作中不符合无菌要求扣 5 分。

表 4-21　手术区消毒 - 铺巾(上腹部正中切口)的考核评分要点

考号:＿＿＿＿＿＿　姓名:＿＿＿＿＿＿　总得分:＿＿＿＿＿＿　考核教师:＿＿＿＿＿＿

操作项目	评分要点	分值	得分
操作准备	(1)戴口罩,穿戴整齐,修指甲	1.0	
	(2)检查上肢皮肤无破损及感染,挽衣袖至肘上 10cm。标准外科洗手法洗手,毛巾擦干	2.0	
消毒	(1)入手术室,接消毒弯盘及持物钳,夹取纱布块,蘸弯消毒液,准备消毒,持钳手法正确	1.0	
	(2)上腹正中切口,由内向外环形消毒,消毒范围正确,消毒无遗漏,消毒 3~4 遍,消毒范围递减	2.0	
	(3)消毒结束,消毒器械交由巡回护士,铺无菌皮肤巾	1.0	
铺巾(单)	(1)自器械护士手中接无菌巾,站在患者右侧铺巾,注意拇指、示指、中指动作及手接巾位置;第一块铺切口下缘,平脐平面;第二块铺头侧,平剑突平面;第三块铺对侧,第四块铺己侧	2.0	
	(2)铺无菌巾(单)结束,暴露部分应距切口边缘 2~3cm;接布巾钳,在切口上、下方布巾钳内交叉钳夹无菌巾,注意勿损伤皮肤	2.0	
	(3)铺单医生及器械护士配合铺中单。第一块中单,自器械护士手中接中单一端,注意勿触碰器械护士,两人配合,打开中单,双层铺于切口下缘,上端与无菌巾(单)平齐,在铺足侧时注意无菌中单护手动作,即一手持单一角,展开铺单同时,手腕内翻,以单护手	2.0	
	(4)同法取中单,双层铺于头侧,下端与剑突平面平齐	1.0	
	(5)铺中单结束,注意无菌单落下则不可移动	1.0	
	(6)此时医生应将手部再次涂消毒液,穿无菌手术衣	1.0	
	(7)戴好无菌手套,自器械护士手中接大单,即剖腹洞单。分清头侧及足侧,将洞单洞口对准切口位置放下,依次展开头侧,足侧,注意此过程中的无菌单护手动作	2.0	
	(8)粘贴皮肤保护贴膜	1.0	
	(9)调整无菌剖腹洞单位置,连接电刀、吸引器,切口处再次消毒,准备手术	1.0	
	总分	20.0	

注:操作中不符合无菌要求扣 5 分。

表 4-22　穿无菌手术衣的考核评分要点

考号：＿＿＿＿＿＿＿　姓名：＿＿＿＿＿＿＿　总得分：＿＿＿＿＿＿＿　考核教师：＿＿＿＿＿＿＿

操作项目	评分要点	分值	得分
操作准备	（1）戴口罩，穿戴整齐，修指甲	1.0	
	（2）检查上肢皮肤无破损及感染，挽衣袖至肘上 10cm	1.0	
洗手	（1）按顺序，无遗漏；毛巾擦干	1.5	
	（2）外科洗手——肥皂液刷手法刷手，顺序、方法正确。涂消毒液	1.5	
穿衣	（1）取无菌手术衣，对折处展开，分清头、足侧	1.0	
	（2）捻紧头侧衣领处，放开足侧；分清内、外侧面	1.0	
	（3）自领口处反向展开手术衣，内侧面（绝对无菌）向外，外侧面朝向自己；轻轻抖开双侧袖口处，注意不能触碰手术衣内侧面	2.0	
	（4）双手在领口处有一向内翻转动作；再次看清袖口处已经抖开，将手术衣轻轻向上抛起，同时在手术衣落下时，双手向前平伸，自袖口处向前插入双侧衣袖	2.0	
	（5）双手及部分前臂分别插入双侧袖口后，保持向前平伸。由巡回护士帮助收紧并系颈部、前胸部系带	2.0	
	（6）轻度弯腰，双手交叉后取腰部系带向后传递，不可超过双侧腋中线（由巡回护士协助穿无菌手术衣）。如为全遮背式无菌手术衣，则继续在胸部将系带收紧系好后，取无菌手套，分清左右手	2.0	
	（7）戴无菌手套，过程中不可触碰手套翻转面内侧绝对无菌区	2.0	
	（8）戴好手套后，将手术衣侧方——一般为左侧活结解开，一手持系带一端，一手将另一端交由已洗手消毒的器械护士或巡回护士以持物钳把持	1.0	
	（9）然后顺包背方向半转身，取器械护士或巡回护士传递的一端系带，在身体解开活结处重新打一活结。注意转身方向	2.0	
	总分	20.0	

注：操作中不符合无菌要求扣 5 分。

（刘晓奇）

第八节　常用局部麻醉技术

一、局部麻醉的基础

局部麻醉是指应用局部麻醉药作用于机体的某一部位使感觉神经传导功能暂时被阻断，从而达到麻醉镇痛的效果。局部麻醉阻滞效应完全可逆，不产生任何组织损害，简便易行，安全性好，效果确切，患者清醒、并发症少和对患者呼吸、循环等生理功能影响小，是疼痛治疗学的基础。

局部麻醉包括表面麻醉、局部浸润麻醉、区域阻滞麻醉和神经阻滞麻醉。常见局部麻醉药物见表 4-23。

表 4-23　常用局部麻醉药物

常用药物	普鲁卡因	丁卡因	利多卡因	布比卡因	罗哌卡因
强度	低	高	中	高	高
毒性	低	中	中	高	中
使用浓度					
蛛网膜下腔麻醉	少用	10mg	少用	7.5~15mg	7.5~15mg
硬膜外麻醉	少用	0.2%~0.3%	1%~2%	0.50%~0.75%	0.50%~1.0%
粗神经阻滞	2%	0.3%	2%	0.75%	1%
细神经阻滞	1%	0.1%	1%	0.25%	0.25%
局部浸润麻醉	0.5%~1.0%	少用	0.2%~0.5%	0.20%~0.25%	0.20%~0.25%
表面麻醉	无	0.5%~1.0%	2%~4%	弱	弱
硬膜外镇痛	不用	不用	少用	0.10%~0.25%	0.10%~0.25%
持续时间	45min	120~180min	60~120min	5~6h	4~6h
最大剂量	1 000mg	75mg	500mg	150mg	200mg

1. 局部麻醉的适应证和禁忌证

（1）适应证：适用于各种门诊小手术和疼痛治疗；全身情况差或伴有其他严重病变而不宜采用其他麻醉方法；也可作为其他麻醉方法的辅助手段，增强麻醉效果，减少全麻药量，减轻麻醉对机体生理功能的干扰。

（2）禁忌证：局麻药物过敏、患者拒绝或无法配合；穿刺部位感染、肿瘤、局部解剖严重变异或其他不宜者。此外，局部麻醉要警惕局麻药毒性反应，并做好相应的预防诊疗。

2. 局部麻醉药的毒性反应　血液中局部麻醉药的浓度超过机体的耐受能力，引起中枢神经系统和心血管系统出现各种兴奋或抑制的临床症状，称为局部麻醉药的毒性反应。

（1）毒性反应的症状

1）中枢神经系统毒性反应症状：舌或唇麻木、头痛头晕、耳鸣、视物模糊、注视困难或眼球震颤、言语不清、肌肉抽搐、语无伦次、意识不清、惊厥、昏迷、呼吸停止、全身强直阵挛性惊厥。

2）心脏毒性反应：心肌收缩力减弱、心排出量减少、房室传导阻滞、心率减慢，甚至心搏骤停。

（2）毒性反应的预防：①应用安全剂量的麻醉药；②开放可靠的静脉通路；③无禁忌时局部麻醉药中合理加用适量肾上腺素；④防止药物误入血管；⑤警惕毒性反应的前驱症状；⑥纠正麻醉前异常病理状态；⑦合理的麻醉前用药。

（3）毒性反应的治疗：①立即停止用药；②保持呼吸道通畅；③吸氧并维持有效通气；④控制惊厥，必要时采用全身麻醉；⑤静脉注射地西泮或巴比妥类药物；⑥维持循环功能稳定。

3. 局部麻醉药中加用肾上腺素　①减慢局部麻醉药的吸收速率；②降低局部麻醉药的血药浓度；③完善对神经深层的阻滞；④延长局部麻醉或阻滞的时效；⑤减少全身性的毒性反应。

（1）加用肾上腺素的注意事项

1）末梢动脉部位禁用，如手指、足趾、阴茎等处，以防组织坏死。

2）气管内表面麻醉慎用，肾上腺素可引起气管平滑肌扩张，加速局部麻醉药的吸收。

3）对老年患者，以及患有甲状腺功能亢进、糖尿病及周围血管痉挛性疾病的患者，局部麻醉药中不加或少用肾上腺素。

4）氟烷全麻时禁用，可发生严重心律失常。

5）肾上腺素的常用浓度以不大于 1:20 万（约 5μg/ml）为宜。

（2）肾上腺素反应：局部麻醉药中加用肾上腺素，有时可引起肾上腺素反应，这可能与用量过大或皮下注射误入血管后引起血压剧升，或因其与其他拟交感胺类药物有交叉过敏反应有关。应注意与局部麻醉药中毒反应或过敏反应相区别。

1）临床表现：面色苍白、烦躁不安、心悸、气短、恶心呕吐、血压升高。

2）发生肾上腺素反应后可对症处理，如应用巴比妥类药物或吸氧。

3）对有严重高血压者可用酚妥拉明等血管扩张药治疗。

二、表面麻醉

【适应证】

较常用于咽喉部及气管黏膜、鼻腔内黏膜、眼结膜、角膜及尿道黏膜表面，适用于这些部位的浅表手术或内镜检查术。

【禁忌证】

1. 拒绝或不能配合完成麻醉的患者。

2. 较为深在部位手术如体腔手术，或表面麻醉难以取得良好麻醉效果者。

【操作方法】

1. 咽喉部及气管内表面麻醉　麻醉时让患者张开口腔将舌伸出，先用麻醉药麻醉舌体，再借用喉镜将局部麻醉药喷入或滴入咽部和喉部，直至患者咽反射抑制。可经环甲膜穿刺行气管内黏膜麻醉，常用 2% 利多卡因 2ml 或 1% 丁卡因 2ml，回吸有气泡确定穿刺针在气管内时再注药，也可用喷喉管将局部麻醉药直接喷入气管内。

2. 鼻腔内表面麻醉　用喷雾器或棉片将局部麻醉药喷入或塞入鼻腔，紧贴在需要麻醉的部位 3~5min 即可。

3. 眼部表面麻醉　将局部麻醉药 1~2 滴滴入结膜囊内，每隔 1~2min 重复 1 次，2~3min 即可达到满意的麻醉效果。

4. 尿道表面麻醉　男性患者可将麻醉药灌入尿道，然后用龟头夹子夹住阴茎头部，3~5min 即可。女性患者可用细棉棒浸药后塞于尿道内 3~5min。

【注意事项】

1. 由于不同部位黏膜对局部麻醉药的吸收速度不同，所以应用局部麻醉药的浓度也不同。

2. 表面麻醉时局部麻醉药定量困难，易发生过量致中毒，一般一次最大剂量为表 4-23 中一次最大剂量的 1/3~1/2。

3. 气管内注药禁加肾上腺素。

4. 咽喉部及气管内表面麻醉前最好应用止涎药物，减少分泌物，使局部麻醉药充分发挥作用。

5. 操作时应轻柔，切勿损伤黏膜，一旦黏膜损伤，吸收局部麻醉药极为迅速，应减少局部麻醉药的浓度及剂量或避免应用，以防局部麻醉药中毒。

三、局部浸润麻醉

【适应证】

主要用于体表手术、有创性检查和治疗术。

【禁忌证】

1. 穿刺部位有感染、肿瘤、严重畸形导致解剖变异、有凝血功能障碍以及对局部麻醉药过敏者。

2. 较为深在部位的手术如体腔手术，或局部浸润麻醉难以取得良好麻醉效果者。

3. 不能配合局部浸润麻醉的患者。

【操作方法】

1. **做皮丘** 消毒后,先用 5ml 注射器在手术切口一端推注局部麻醉药做一皮丘,使皮肤隆起呈现白色橘皮状,再经皮丘刺入皮下,沿皮肤切口走行在皮内做连续皮丘。做新皮丘时,注射针应在前一个皮丘内刺入以减少多次刺痛。

2. **逐层注药** 经皮丘逐层浸润皮下、肌膜和腹膜或胸膜。注药时加压注射,一边注药一边进针,在组织内形成张力性匐行浸润,借水压作用侵入神经,增强局部麻醉效果,并对周围组织起到水压分离及止血作用(图 4-11)。

【注意事项】

1. 每次注药前应回抽,以防局部麻醉药进入血管内。

2. 每次注药量不要超过极限量,以防局部麻醉药毒性反应。

3. 肌膜表面、肌膜下和骨膜处神经末梢分布较多,且常有粗大分支,应先退至皮下,避免针干弯曲或折断。

4. 实质脏器和脑髓等并无痛觉,不必注药。

5. 感染或肿瘤部位不宜采用局部麻醉药浸润麻醉。

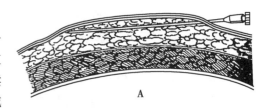
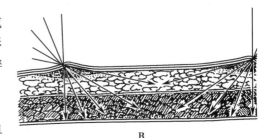

图 4-11 局部浸润麻醉
A. 刺入皮下;B. 逐层浸润。

四、区域阻滞麻醉

【适应证】

适用于门诊手术的麻醉,如小囊肿、小肿块切除术及组织活检等。

【禁忌证】

1. 穿刺部位有感染、肿瘤、严重畸形导致解剖变异、有凝血功能障碍以及对局部麻醉药过敏者。

2. 患者拒绝或不能配合完成麻醉。

3. 区域阻滞麻醉难以取得良好麻醉效果者。

【操作方法】

区域阻滞麻醉的操作要点与局部浸润麻醉基本相同,主要区别在于局部浸润麻醉是沿手术切口分层注射局部麻醉药,而区域阻滞麻醉是环绕被切除的组织(如肿块)做包围性的注射或在悬垂的组织(如舌、阴茎或带蒂的肿瘤)做环绕其基底部的浸润注射。

【注意事项】

区域阻滞麻醉的注意事项与局部浸润麻醉相同。

五、神经阻滞麻醉

【适应证】

主要取决于手术范围、手术时间、患者的精神状态及合作程度,只要手术部位局限于某一或某一些神经干(丛)所支配的范围,并且一次阻滞时间能满足手术的需要,均可视为神经阻滞麻醉的适应证。神经阻滞麻醉既可单独使用,也可与其他麻醉方法如全身麻醉、基础麻醉等联合应用。

【禁忌证】

1. 穿刺部位有感染、肿瘤、严重畸形导致解剖变异、有凝血功能障碍以及对局部麻醉药过敏者为神经阻滞麻醉的禁忌证。

2. 患者拒绝或不能配合完成麻醉。

3. 较为深在部位的手术如体腔手术,或单独神经阻滞麻醉难以取得良好麻醉效果者。

【麻醉前准备】

1. 根据患者的具体情况及手术要求,决定是否采用神经阻滞麻醉及阻滞方法。

2. 操作前应向患者解释神经阻滞麻醉的特点、要求,取得患者信任和配合。

3. 操作前应了解患者病史及穿刺有关部位的解剖情况,如疑有解剖变异,应考虑更换穿刺入路或麻醉方法。

4. 可以考虑适当的麻醉术前用药,以达到足够的镇静及镇痛效果,但注意不能过量,确保患者清醒。

（一）颈神经丛阻滞麻醉

【适应证】

颈部浅表和较深部手术,如甲状腺手术、气管切开术及颈部大块组织清除术。

【禁忌证】

需特别指出的是,严重上呼吸道梗阻者慎用或禁用此种麻醉方法。

【操作方法】

视频:颈浅丛
神经阻滞
麻醉

1. 颈浅丛神经阻滞麻醉(图 4-12)

(1)体位、定位:患者仰卧位,去枕,头偏向对侧,胸锁乳突肌后缘中点为穿刺点。

(2)阻滞方法:在穿刺点垂直缓慢进针,有刺破纸张样落空感后将局部麻醉药注射至肌膜下,一般注射 2% 利多卡因 5ml 加 0.75% 布比卡因 5ml 及 1∶1 000 的肾上腺素 0.1ml;或在此点注射 3~4ml,再沿胸锁乳突肌后缘向头侧和尾侧各注射 2~3ml。

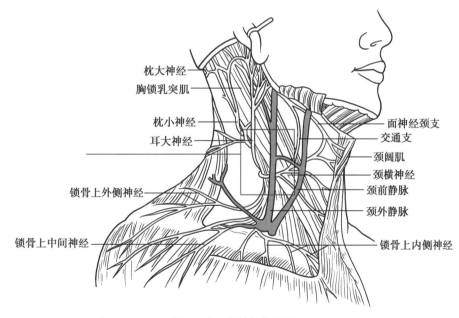

图 4-12　颈神经丛阻滞

2. 颈深丛神经阻滞麻醉

(1)体位、定位:患者仰卧,头偏向对侧。乳突尖至锁骨中点连线中点为第 4 颈椎横突位置;乳突尖下方 1~1.5cm 处为第 2 颈椎横突位置;2、4 横突之间为第 3 颈椎横突位置。

(2)阻滞方法:麻醉者位于患者头侧,左手示指、中指、无名指触得颈椎第 2、3、4 横突尖,在第 2、3、4 颈椎横突标记点以长约 4~5cm 的 22G 针头垂直方向稍向足部倾斜直达颈椎第 2、3、4 横突面,分别行神经阻滞,回吸确认无脑脊液及血液后,各点注射局部麻醉药 3~4ml,或以 C4 横突作穿刺点,一次性注入局部麻醉药 10~15ml。

【并发症及处理】

颈浅丛阻滞麻醉并发症很少见,深丛阻滞麻醉的并发症如下:

1. 药液误入硬膜外间隙或蛛网膜下腔,故此应选用短针阻滞,而且给药应缓慢,无明显反应可继续给药至阻滞完全。

2. 局部麻醉药毒性反应。

3. 膈神经阻滞最常见,因此对肺功能储备下降的患者应慎用颈深丛阻滞,尤其应尽量避免双侧颈深丛阻滞,否则会因阻滞双侧膈神经及喉返神经而出现呼吸困难和胸闷,一般立即吸氧可迅速缓解。

4. 喉返神经阻滞在双侧阻滞时更容易出现,单侧阻滞出现此类症状约在 30min 至 1h 左右缓解。

5. 霍纳综合征系颈交感神经节阻滞导致,药物代谢后短时间内症状可消失。

6. 椎动脉刺伤引起出血。

（二）臂丛神经阻滞麻醉

【适应证】

臂丛神经阻滞麻醉适用于手部和上肢的手术,如手部、上肢的骨折,骨折复位术,血管、神经探查等,也可用于肩关节手术(图 4-13)。

【禁忌证】　肩关节受过严重外伤或腋窝曾经接受外科手术导致解剖变异的患者应谨慎选择。

【操作方法】

视频:臂丛神经阻滞麻醉（肌间沟阻滞法）

1. 肌间沟阻滞法

（1）体位和定位:患者仰卧,头偏向对侧,手臂贴身旁使肩下垂。嘱患者略抬头以显露胸锁乳突肌的锁骨头,在锁骨头后缘可触及一条小肌肉即前斜角肌,前斜角肌外缘还可触及一条大小相同的肌肉即中斜角肌,位于前、中斜角肌之间的凹陷即为肌间沟。肌间沟呈上小下大的三角形。自环状软骨作一水平线,与肌间沟的交点即为穿刺点,此处相当于第 6 颈椎横突水平。

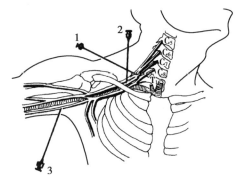

图 4-13　臂丛神经阻滞途径

1. 肌间沟途径;2. 锁骨上径路;3. 腋径路。

（2）操作方法:针头与皮肤垂直进针,略向足侧推进,直到出现异感,此时回抽无血或脑脊液,即可注入局部麻醉药 20~25ml。

（3）成功的标志:定位正确,出现异感,碰到横突,使用神经刺激器时可见上臂肌抽搐。

（4）优点:①易于掌握;②对肥胖或不易合作的小儿较为适用;③小容量局部麻醉药即可阻滞上臂及肩部;④高位穿刺不易引起气胸。

（5）缺点:①尺神经阻滞不全;②有损伤椎动脉或误入蛛网膜下隙、硬膜外间隙的风险;③不宜同时进行两侧阻滞;④低位肌间沟法可刺破胸膜产生气胸;⑤容易引起膈神经,喉返神经麻痹和霍纳综合征。

2. 锁骨上阻滞法

（1）体位与定位:患者平卧,患侧肩垫一薄枕,头转向对侧,患肢上抬靠胸。其体表标志为锁骨中点上方 1~1.5cm 处,此为穿刺点。

（2）操作方法:在锁骨中点上 1cm 处进针,并向后、内、下方推进,当患者诉有放射到手指、腕或前臂的异感时即停止前进,回抽无血或空气,即可注入局部麻醉药。如未遇到异感,针尖进入 1~2cm 深度时将触及第一肋骨,可沿第一肋骨的纵轴向前后探索,引出异感后注药。

（3）优缺点:定位简便,对肌间沟触摸不清的患者尤为适用。但气胸发生率高,临床上已较少采用。

3. 腋路臂丛阻滞法

（1）体位与定位:患者仰卧,头偏向对侧,患肢外展 90°,屈肘 90°,前臂外旋,手背贴床,呈"敬礼"状,先在腋窝处触及腋动脉搏动,取动脉搏动最高点为穿刺点。

（2）操作方法：穿刺针与动脉呈 20° 夹角，缓慢进针，直到出现刺破纸样的落空感，表明针尖已刺入腋部血管神经鞘，松开针头，针可随动脉搏动而摆动，即可认为针已进入腋鞘内。

（3）腋路臂丛阻滞成功的标志：①针随腋动脉搏动而摆动；②回抽无血；③注药后呈梭形扩散；④患者可诉上肢发麻；⑤上肢尤其前臂不能抬起；⑥皮肤表面血管扩张。

（4）优点：①易于阻滞；②不会引起气胸；③不会阻滞膈神经、迷走神经或喉返神经；④无误入硬膜外间隙或蛛网膜下隙的危险。

（5）缺点：①上肢外展困难或腋窝部位有感染、肿瘤或骨折无法移位的患者不能应用此法；②局部麻醉药毒性反应发生率较高；③上臂阻滞效果较差；④桡神经阻滞可能较差。

4. 锁骨下血管旁阻滞法

（1）体位与定位：体位同斜角肌肌间沟法。术者手指沿前、中斜角肌的肌间沟向下，直至触及锁骨下动脉搏动，仅靠其外侧做一标志。

（2）操作方法：从锁骨下动脉搏动点外侧朝下肢方向直刺，方向不向内也不向后，沿中斜角肌的内侧缘推进，刺破臂丛鞘时有突破感，待通过神经刺激器或寻找异感的方法确定为臂丛神经后，注入局部麻醉药。

（3）缺点：因仍有气胸的可能性，且穿刺时若无异感，失败率可达 50%，临床上已很少用。

【并发症及处理】

1. 气胸 多发生在锁骨上途径，也见于肌间沟途径。多由于穿刺方向不正确，进针过深，或穿刺过程中患者咳嗽使胸膜过度膨胀而刺破胸膜及肺脏导致。一般少量气胸多无症状，对于年轻、肺储备功能良好者可自行吸收；大量气胸可出现胸闷、呼吸困难、血氧检测异常，胸部正位片或 CT 检查可见胸腔内积气及压迫萎缩肺组织，轻症者可胸腔穿刺排气，大量气胸需留置胸腔闭式引流。

2. 出血及血肿 各途径穿刺时均可能刺破颈内、外静脉，锁骨下动脉及腋动脉、腋静脉，引起出血。故此，穿刺过程中注意回抽，见有血液，应即刻将穿刺针拔出，变换穿刺角度或部位，局部压迫止血。需注意大量出血可能导致颈部局部压迫症状，需及时探查减压处理。

3. 膈神经麻痹 多见于锁骨上途径或肌间沟途径，局部麻醉药经前斜角肌前方扩散到膈神经，患者出现胸闷、气短，影响通气量，必要时可用面罩吸氧或辅助呼吸，一般 30min 内即可恢复。

4. 喉返神经麻痹 常见于锁骨上途径或肌间沟途径，多由于注药时压力过大、用药量过多导致，患者出现暂时性喉返神经麻痹、声音嘶哑或失声，药物代谢后可恢复。

5. 霍纳综合征 多见于肌间沟途径，为星状神经节阻滞所引起，无须特殊处理，多自行恢复。

6. 全脊髓麻醉或硬膜外阻滞麻醉 常见于肌间沟途径，穿刺时将穿刺针刺进颈部椎间孔而进入颈段硬膜外腔或蛛网膜下腔，引起高位硬膜外或全脊髓麻醉。此时患者出现呼吸、循环、肢体运动均被抑制的症状。因此注药前注意回抽，确认无脑脊液反流后方可缓慢给药。一旦出现全脊髓麻醉，可按硬膜外腔阻滞麻醉中出现全脊髓麻醉的情况处理。

【注意事项】

1. 神经阻滞为盲探性操作，要求患者清醒合作，能及时说出穿刺针触及神经（干）丛的异感并能辨别异感放射的部位，因此操作前应向患者解释并要求配合。

2. 神经阻滞的成功有赖于穿刺入路的正确定位，因此操作者必须熟悉定位区的解剖标志及神经血管等重要组织的走行、毗邻关系。

3. 在有多种入路和阻滞方法中宜采用简便、安全和易于成功的方法；但若穿刺点附近有感染、肿瘤或畸形时，则需变换入路。

4. 神经阻滞为有创操作，因此操作力求准确、轻巧，目前采用超声引导下神经阻滞更为安全可靠，且可减少并发症。

5. 与其他局部麻醉方法一样，神经阻滞麻醉也应高度警惕局部麻醉药的毒性反应发生。

（乔建梁）

第九节　手术基本操作技术与评估

一、常用手术器械辨识

1. 手术刀　手术刀(scalpel)用于切割组织,刀柄可用于钝性分离。一般手术刀的刀片可以拆开,便于更换。刀柄与刀片应分开存放和消毒,使用时将其安装在一起。手术刀有圆、尖、弯刃刀及大、小和长短之分,以适应不同手术的需要(图4-14)。

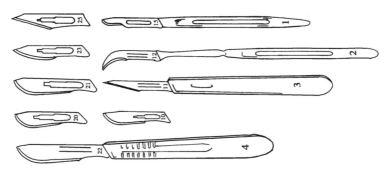

图4-14　不同种类的手术刀及刀柄

只要型号相配,一把刀柄可安装不同形状的刀片。如圆刃刀用于切开皮肤,尖刃刀用于解剖组织,弯刃刀用于空腔器官的切开和鼻咽部手术,长柄刀用于深部切割,截肢刀用于切断肢体软组织等。拆装刀片宜用持针器或止血钳夹持,以免割伤手指。刀片拆装方法见图4-15。

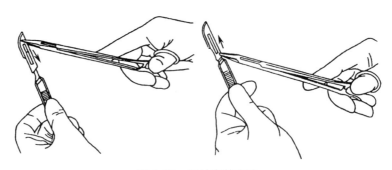

图4-15　刀片安装方法

执刀时,手握刀柄,勿直接按压刀片。执手术刀的方法有以下5种(图4-16)。

(1)持弓式:形如持提琴弓弦,用于切开较松软组织,力量较轻,动作较快,如腹部切口。

(2)抓持式:亦称指压刀背式或餐刀式,常用于较长的皮肤切口,尤其是项背部、臀部皮肤等较坚韧的部位。

(3)执笔式:用于较短的切口,如浅表小肿块,切开腹膜小口等。操作精细,用力轻柔,如将刀片稍倾斜,可用作锐性分离和组织解剖,如血管、神经等的解剖剥离等。

(4)反挑式:作小切口向上挑开,用于切开气管和引流脓肿,刺破血管、胆总管等空腔脏器,也用于延长腹膜、胸膜切口,以免损伤深部组织与器官。

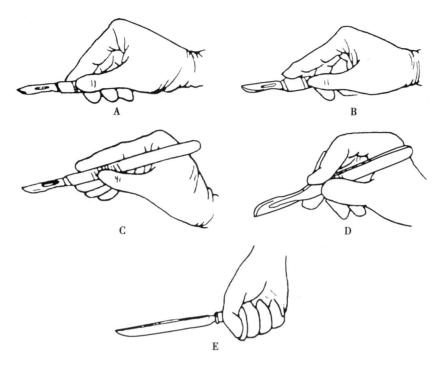

图 4-16 主要执刀方式
A. 执弓式;B. 抓持式;C. 执笔式;D. 反挑式;E. 握拳式。

(5)握拳式:用于握截肢刀环形切断肢体软组织。

除普通手术刀外,切开还可用电刀(高频电流)、超声刀等,通过热力作用使组织碳化、气化,同时有凝固止血的效果,可以节省操作时间,临床上已广为应用。但就对组织的损伤性而论,手术刀切割的损伤相对较小。

2. **手术剪** 手术剪(surgical scissors)用于剪断、分离软组织和剪线、剪敷料等。其有直、弯、长、短、尖头及圆头(钝头)等类型,根据用途选用(图 4-17)。

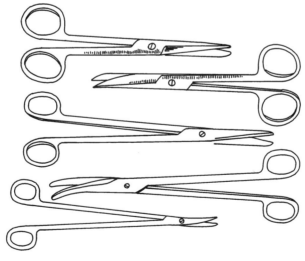

图 4-17 不同类型的剪刀

直剪一般常用于浅部手术,弯剪宜用于深部手术,尖头剪用于剪细小组织,圆头剪不易刺伤脏器。使用手术剪时,应将拇指及无名指伸入剪柄的圆环内,中指置于剪柄侧面,示指伸向前方,这样可使动作准确、稳定。持剪法如图 4-18 所示。其他器械,凡器械柄有两环者,都可使用此法持握,如止血钳、组织钳、持针器等。使用剪刀时，刀叶不宜张开过大，以免刺伤周围组织。

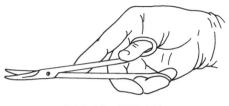

图 4-18　用剪方法

3. **止血钳**　止血钳（hemostatic forceps）用于钳夹出血点以止血，也可用于钝性分离、拔针及暂时夹持某些组织（如筋膜、腹膜等）和作线头牵引。有直、弯、无齿、有齿及各种长短的止血钳（图 4-19）。

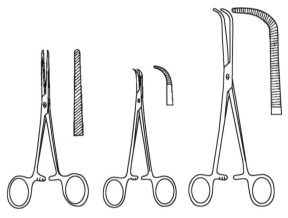

图 4-19　常见类型的止血钳

直止血钳用于夹止浅层出血组织；弯止管钳用于夹止深部组织或内脏的血管出血。

还有尖端细小的蚊式止血钳（mosquito forceps），也有直、弯两种，用于脏器、头面部及整形外科小手术的止血。

止血钳的钳夹可对组织造成严重挫伤，止血时应尽量少夹；不可钳夹皮肤，以免造成坏死影响切口愈合。有些无损伤血管钳，弹性适度，齿纹细浅，钳夹血管后损伤很小，可用于暂时阻断血流进行手术操作，如心耳钳、三翼血管吻合钳等。有齿止血钳（Kocher forceps）尖端有锐齿，可用于钳夹较厚的组织而不易滑脱，现在多用于胃肠道手术中，钳夹将要切除的胃肠壁，而不用于止血。

止血钳的持钳方法与持手术剪相同，松钳可用右手或左手（图 4-20）。利用已套入钳环的拇指与无名指相对挤压，继而旋开即可；或将钳柄两个环放于手掌，拇指与其余手指向相反方向推动钳环也可开放。

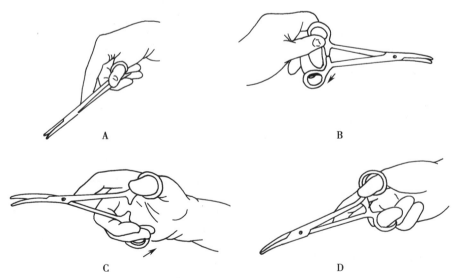

图 4-20　持止血钳法和松止血钳法
A. 正确持钳法；B. 正确松钳法；C、D. 错误持钳法。

4. 手术镊 手术镊（forceps）用于夹持、稳住或提起组织，夹持敷料，夹取异物，以便分离、缝合或进行其他操作。分无齿镊和有齿镊两种，各有长短、大小之分（图 4-21）。

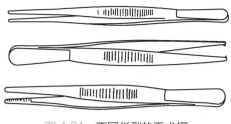

图 4-21 不同类型的手术镊

（1）无齿镊：又称为平镊（smooth forceps），尖端无齿，内部有横纹，常用以夹持脏器、神经、血管等较脆弱组织，也称为组织镊。

（2）有齿镊：又称为外科镊，尖端有齿，互相咬合，可以牢固夹持组织而不滑脱，由于夹持皮肤、皮下组织、筋膜、肌腱等较坚韧组织，也称为皮肤镊，但不用于夹重要脏器或组织，以免造成损伤。一般常用左手持镊（图 4-22）。

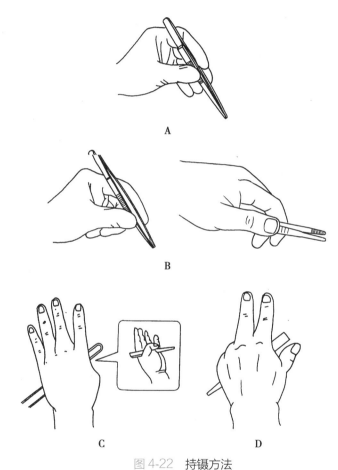

图 4-22 持镊方法

A. 正确持镊法；B. 正确持镊法；C. 拇指夹持法；D. 无名指、小指夹持法。

5. 组织钳 组织钳（tissue forceps or Allis forceps）对组织的压榨较止血钳轻，故一般用于夹持皮下组织、筋膜等软组织作为牵引，不易滑脱，有时也用于固定无菌巾、纱布垫等。胃肠组织钳尖端齿细浅，弹性较好，损伤较小，用于夹持胃肠壁作为牵引，不宜用于夹持一般软组织，否则易损坏器械（图 4-23）。

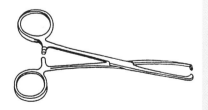

图 4-23 组织钳

6. 持针器 持针器（needle holder）又称为持针钳（needle forceps），上端较短，口内有槽，用于夹缝合针进行缝合及打结。持针器大小不同，长短各异，夹持缝合针时应使用持针器尖端夹持缝合针体的中、后 1/3 交界处，以便操作。其使用方法有两种，一种与止血钳的使用相同，另一种是将持针器握于掌心（图 4-24）。

7. 缝合针   缝合针(suture needle)可分为直针和弯针，弯针较常用，按弧度分为 1/2、3/8 弧度等，可用于缝合深、浅层各种组织。直针可用于缝合浅层组织、肌腱及胃肠道。按针前端横断面的形状，分为三角针(三棱针)和圆针。

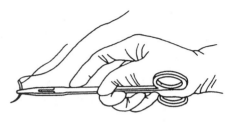

图 4-24   持针器及其使用方法

三角针较锋利，易于穿透组织，对组织损伤较大，用于缝合皮肤、韧带等组织。圆针则对组织损伤较小，用于其余各种组织。

进行细小组织缝合时，为减少针孔处粗大所造成的组织损伤，可使用一种连线的无损伤缝合针。此针无针孔，针尾粗细与缝线接近，用于细小血管、神经等的显微缝合。使用直针时用手持针，持弯针则用持针器。

8. 拉钩   拉钩(retractor)又称为牵开器，用以拉开切口，显露深层手术部位。根据其使用部位和显露深浅不同，有各种大小、长度、宽度及形状的拉钩(图 4-25)。

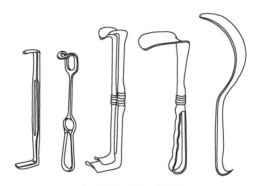

图 4-25   常见拉钩

锐爪拉钩用于牵开皮肤、瘢痕和骨等坚硬易滑的组织；扁平拉钩多用于牵开肌肉等软组织；鞍状拉钩用于牵开腹壁；S 形拉钩(图 4-26)常用于胸腔或腹腔脏器的拉开隔离；还有常用于某些特定部位代替人力持续牵引的自动拉钩(图 4-27)，如腹壁自动拉钩、腹腔圆盘式自动拉钩、肋骨拉钩等。

使用拉钩时，应以湿纱布垫置于拉钩与组织之间，以免滑动和防止对组织的损伤；牵拉时间较长时，应短时间放松、调整，以免使组织因长时间受压而缺血；还应注意不要压伤重要神经或脏器。

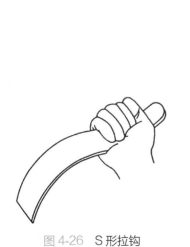

图 4-26   S 形拉钩

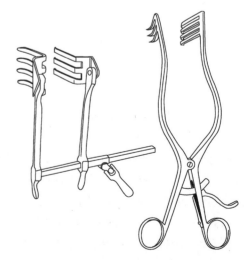

图 4-27   自动拉钩(腹部牵开器)

9. 巾钳   巾钳(towel clip)用于固定手术巾，有时可用作某些组织的牵引。

10. **环钳** 环钳(ring forceps)又称为海绵钳(sponge holding forceps),分为有齿纹和无齿纹两种。有齿环钳用于夹持纱布块、棉球等,进行皮肤消毒、钝性分离、吸出手术野中的液体或用来夹递无菌物品。无齿环钳用于夹提胃肠脏器或病变组织,使用时不要扣紧。

11. **胃钳** 胃钳(stomach clamp)的轴为多关节,钳夹力量大,压榨力强且较深,组织不易滑脱。用于胃切除时钳夹胃或结肠。

12. **肠钳** 肠钳(intestinal forceps)的齿槽薄,弹性好,对组织损伤小。用于肠切除吻合术时夹持肠管,使用时注意勿夹持过紧,以免造成肠壁缺血坏死(图 4-28)。

13. **探针** 探针(probe)又称为探子或探条,可分为普通(圆头)探针和有槽探针。用于探查窦道、瘘管的方向与深浅,并可用于窦道及瘘管的切除或切开。此外,还有其他特殊用途的探针,如胆道探子、尿道探子等。

14. **吸引管** 吸引管(suction tube)用于吸出手术区的血液、脓液、分泌液及冲洗液等。

15. **刮匙** 刮匙(curette)用于刮除坏死组织或肉芽组织等。

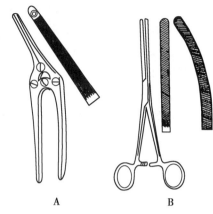

图 4-28 胃钳与肠钳
A. 胃钳;B. 肠钳。

二、常见缝合材料

外科手术离不开切开与缝合。缝合材料主要用于术中结扎血管及缝合组织。

1. 理想的缝合材料应满足的条件

(1)通用性:即能适用于任何外科手术,且价格低廉。

(2)无菌性:易于灭菌消毒且组织反应轻微,不利于细菌生长。

(3)稳定性:不致在组织内收缩或明显膨胀;能保持适当的张力强度;无电解性、无过敏性、无致癌性;如用不锈钢缝线,须无磁性。

(4)易操作性:打结时不致松开,缝线本身不致磨损或裂开。

(5)无损伤性:愈合目的达到后,能被吸收而仅引起轻微反应。

2. 缝线的选择 迄今为止,还没有完全理想的缝合材料,临床实际操作中应视手术情况,依据组织特点选用尽可能理想且具备以下特性的缝线。

(1)抗张强度均匀,柔韧性强,使用方便,结扎安全。

(2)直径均匀而恒定。

(3)无菌且不含刺激性物质或杂质,组织相容性好。

(4)缝合、结扎结果可信任。

3. 缝线的分类按不同手术用线(suture)特性分为可吸收缝线和不吸收缝线两大类。

(1)可吸收缝线(absorbable suture):常见的主要有肠线(catgut)及合成纤维线。

1)肠线:由羊的小肠黏膜下层制成。因属于异种蛋白,在人体内可引起较明显的组织反应,因此使用过多、过粗的肠线时,创口炎性反应较重。肠线有普通和铬制两种。普通肠线在体内约经 1 周左右开始吸收,多用于结扎及缝合皮肤。铬制肠线约于 2~3 周后开始吸收,用于缝合深部组织。肠线的粗细通过编号来表示,正号数越大的线越粗,"0"数越多的线越细。

2)合成纤维线:均为高分子化合物。其优点有:组织反应轻,抗张力较强,吸收时间长,有抗菌作用。这类线因富有弹性,打结时要求用四重或更多重的打结法。

(2)不吸收缝线(non-absorbable suture):常见的有桑蚕丝线、棉线、不锈钢丝、尼龙线、钽丝、银丝、亚麻线等数十种。根据缝线张力强度及粗细的不同亦分为不同型号。正号数越大表示缝线越粗,张力强度越大。"0"数越多的线越细。

1）丝线和棉线：为天然纤维纺成，表面常涂有蜡或树脂。丝线是目前临床上最常用的手术用线，其优点是组织反应小、质软、易打结而不易滑脱、抗张力较强、能耐高温灭菌、价格低。缺点是为组织内永久性异物，切口感染后易形成窦道；胆道、泌尿道缝合可致结石形成。

2）金属线：为合金制成，有不锈钢丝和钽丝，具备灭菌简易、刺激较小、抗张力大等优点，但不易打结。常用于缝合骨、肌腱、筋膜、减张缝合或口腔内牙齿固定等。

3）不吸收合成纤维线：如尼龙、锦纶、涤纶、普罗纶（prolene）等。优点是光滑、不吸收、组织反应小、抗拉力强，可制成很细的丝，多用于微小血管缝合及整形手术。其缺点是质地稍硬，线结易于松脱，结扎过紧时易在线结处折断，因此不适于有张力的深部组织缝合。

（3）特殊缝合材料：目前临床上已应用多种切口钉合和黏合材料来代替缝针和缝线完成部分缝合。主要有外科拉链、医用黏合剂、外科缝合器等。其优点是使用方便、快捷，切口愈合后瘢痕很小。但缝合仍是最基本和常用的方法。

三、切开与止血技术

视频：皮肤及组织切开

（一）皮肤及组织切开

1. 皮肤切开的基本原则 充分显露，减少损伤，大小适宜，利于修复。

2. 皮肤切开的要求 ①切口大小以方便手术为原则；②切开时要用力适当，方向要精确；③力求一次完成；④切开层次应遵循解剖学层次。

3. 皮肤切开方法 运用一种持手术刀方式，首先垂直皮肤入刀，不要太深，而后顺手术切口方向，将手术刀倾斜30°~45°走行，至预设切口末端再将手术刀逐渐垂直切口皮肤出刀（图4-29）。

手术刀做切口时深度以深至真皮层为宜，而后可用高频电刀继续切割真皮层下方各层组织。

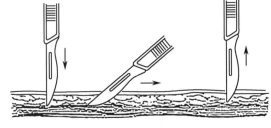

图 4-29 切开

（二）止血技术

手术操作过程中迅速彻底的止血能减少失血量，保持手术野清晰，避免污染重要器官，防止手术后出血。

1. 止血方法

（1）压迫止血：快捷、有效、方便，常为结扎止血的准备。

（2）结扎止血：多用"8"字贯穿缝合结扎止血（图4-30）。

（3）电凝止血法。

（4）填塞止血：在不得已的情况下采用，一般在3~5d后取出，有时可延续到7d。

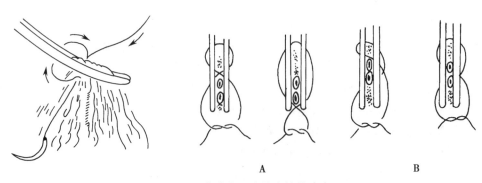

图 4-30 "8"字贯穿缝合结扎止血
A. 正确；B. 错误。

（5）药物或生物制品止血：手术创面渗血不止时,可局部应用药物。常用的药物或生物制品有血凝酶（立止血）、凝血酶、明胶海绵、淀粉海绵、止血粉、解尔分思片（胶原蛋白）、施必止等。

2. 注意事项

（1）对高血压患者,止血一定要做到认真、仔细、彻底,以防术后出血。

（2）对低血压患者止血,不能满足于当时状况的不出血,一定要在设法将血压调到正常时检查无出血方为可靠。

（3）胸腔手术的止血尤需认真,因为关闭胸腔以后负压抽吸可能会导致出血或出血加重。

四、缝合、结扎与剪线技术

视频:缝合、结扎

（一）缝合

1. 组织缝合的原则　由深到浅缝,按层次对合。浅而短的切口可按一层缝合,但缝合必须包括各层组织,不留死腔。

2. 组织缝合的要求　①组织等量、对称,对合整齐;②不留死腔;③针距、边距对等;④松紧适度;⑤缝线合适。

3. 操作方法

（1）单纯对合法

1）间断缝合法:最常用、最基本的缝合方法,互不相连。常用于皮肤、皮下组织、肌肉、腱膜和内脏器官等缝合（图 4-31）。

2）连续缝合法:从切口的一端开始先缝一针做结,缝线不剪断连续进行缝合直到切口的另一端做结。可用于张力较小的关闭缝合（图 4-31）。

3）锁边缝合法:亦称毯边缝合,常用于胃肠道后壁全层缝合或植皮的边缘固定（图 4-32）。

4）减张缝合法:常用于较大张力切口的加固缝合,减少切口张力。其方法是采用粗丝线或不锈钢丝,于切口一侧距切缘 2cm 处皮肤进针,穿过除腹膜外的腹壁各层达切口对侧皮肤的对应点出针。为避免缝线割裂皮肤,在结扎前,缝线上需套一段橡皮管或硅胶管以作枕垫,减少缝线对皮肤的压力（图 4-33）。

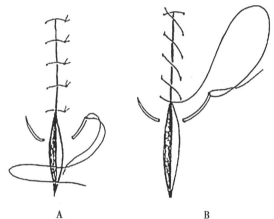

图 4-31　单纯间断缝合（A）与单纯连续缝合（B）

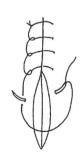

图 4-32　连续锁边缝合

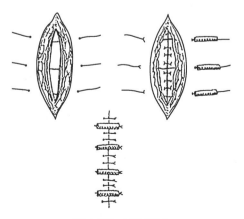

图 4-33　减张缝合

5) "8"字缝合法:缝合牢靠,不易滑脱。常用于肌肉、肌腱、韧带的缝合或较大血管的止血贯穿缝扎(图4-34)。

(2)内翻缝合法

1)间断内翻缝合法:全层间断内翻缝合(水平)首先从一侧腔内黏膜进针,穿浆膜出针,对侧浆膜进针,穿黏膜出针,线结打在腔内同时形成内翻(图4-35)。

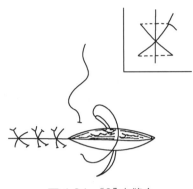

图4-34　"8"字缝合

2)连续内翻缝合法:全层连续内翻缝合(水平)用于胃肠道吻合,其进出针的方法同单纯间断内翻缝合,只是用一根缝线完成吻合口前后壁的缝合(图4-36)。因缝合不当可引起吻合口狭窄,现已很少使用。

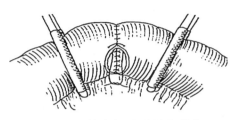

图4-35　单纯全层间断内翻缝合

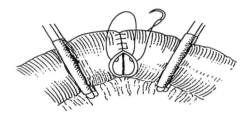

图4-36　全层连续内翻缝合

3)间断浆肌层内翻缝合(垂直):最常用的浆肌层内翻缝合法的特点是缝线穿行方向与切缘垂直,缝线不穿透肠壁黏膜层。距切缘0.4~0.5cm处进针,距切缘0.2cm处引出,跨吻合口后,距切缘0.2cm处进针,距切缘0.4~0.5cm处引出打结,吻合的胃肠壁自然内翻包埋(图4-37、图4-38)。

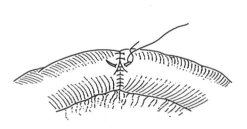

图4-37　间断(垂直)褥式内翻缝合

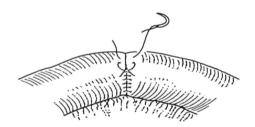

图4-38　间断(水平)褥式内翻缝合

4)连续水平褥式浆肌层内翻缝合(水平):常用于胃肠道前后壁浆肌层缝合,缝合方法类似于连续全层水平褥式内翻缝合(Connell缝合),只是缝合的层次有所不同。这种方法缝针仅穿过浆肌层而不是全层,缝线穿行于浆肌层与黏膜层之间(图4-39)。

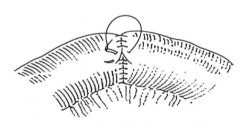

图4-39　连续水平褥式浆肌层内翻缝合

5)荷包缝合:是小范围的内翻缝合,以欲包埋处为圆心,于浆肌层环形连续缝合1周,结扎后中心内翻包埋,表面光滑,利于愈合,减少粘连(图4-40)。

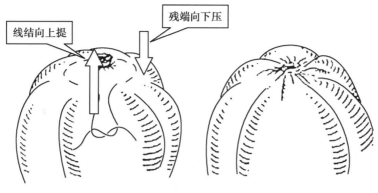

图 4-40　外荷包缝合

6)半荷包缝合:适用于十二指肠残端上下角部或胃残端小弯侧部的包埋加固(图 4-41)。

7)U 字叠瓦褥式缝合:用于实质脏器断面如肝、胰腺或脾的缝合。从创缘一侧包膜进针,穿实质达对侧包膜出针;再以同样方法返回,于创缘一侧打结。相邻两针重叠,挤压创缘达到止血或防止液体渗出的目的(图 4-42)。

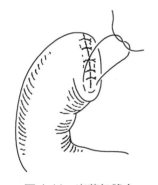

图 4-41　半荷包缝合

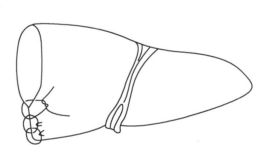

图 4-42　U 字叠瓦褥式缝合

(3)外翻缝合(褥式缝合法)(图 4-43)

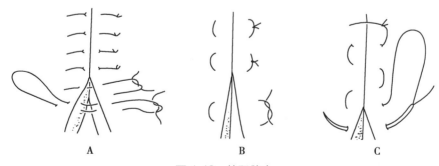

图 4-43　外翻缝合

A.间断垂直褥式外翻缝合;B.间断水平褥式外翻缝合;
C.连续水平褥式外翻缝合。

1)间断(垂直)褥式外翻缝合:用于阴囊、腹股沟等较松弛皮肤的缝合。

2)连续(水平)褥式外翻缝合:用于血管吻合或腹膜、胸膜的缝闭。

3)间断(水平)褥式外翻缝合:用于血管破裂孔的修补。

(4)皮内缝合:可分为皮内间断缝合和皮内连续缝合(图4-44、图4-45)。选用细小三角针和细丝线(0号或0/2号),缝针与切缘平行交替穿过两侧的真皮层,最后抽紧。此法的优点是皮肤表面不留缝线、切口瘢痕小而整齐。此法多用于外露皮肤切口的缝合,如颜面部、颈部手术缝合。

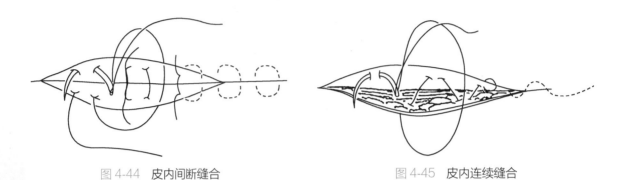

图4-44　皮内间断缝合　　　　　　　　　　图4-45　皮内连续缝合

4. 注意事项

(1)分层缝合,严密对合,勿留无效腔。

(2)组织器官不同,选择的缝针、缝线和缝合方法不同。

(3)针距、边距均匀一致,整齐美观。

(二)结扎

1. 线结的种类及操作要点

(1)外科结:第一结将线圈绕2次,第2结为一方向相反的单结。特点:不易滑脱和松动,比较牢固可靠。

(2)方结:手术中最常用,也是最基本的结,它由两个相反方向的单结重叠构成,结扎后线圈内张力越大,结扎线越紧,不易自行变松或自行滑脱。

(3)三重结:在方结的基础上再做一个与第2个单结方向相反的结即为三重结。结变得更为牢固、安全及可靠。

(4)假结:又名顺结、"十"字结。它由两个方向相同的单结构成,结扎后易自行松散和滑脱。

(5)滑结:由两个方向相反的单结构成,与方结相同。因打结时两手用力不均匀所致,易滑脱,比假结危险性更大,在外科手术操作中,必须加以避免。避免的方法主要是注意两手拉线力量要均匀,方向要正确。

注意打结时双手力度一致,不一致则易形成滑结,结扎不确实;也不宜力度过大,否则容易折断缝线。常见线结如图4-46所示。

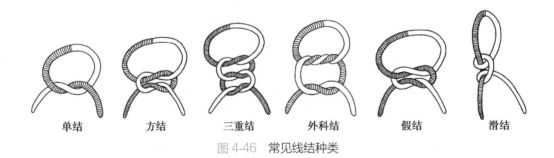

单结　　　　方结　　　　三重结　　　　外科结　　　　假结　　　　滑结

图4-46　常见线结种类

2. 打结方法

（1）单手打结法（图 4-47）

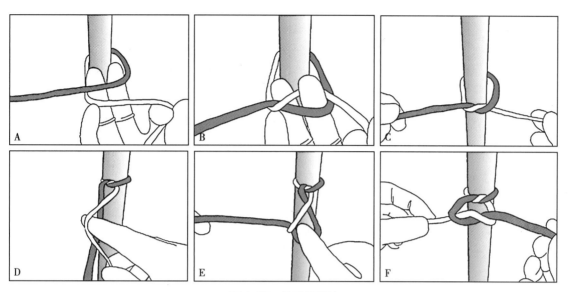

图 4-47　单手打结法

A. 指前双线交叉；B. 并指夹持前线（白线）；C. 双向拉紧防滑；D. 示指勾前（白线）绕后（黑线）；
E. 单指弯挑前线；F. 双向夹持拉紧。

（2）双手打结法（图 4-48）

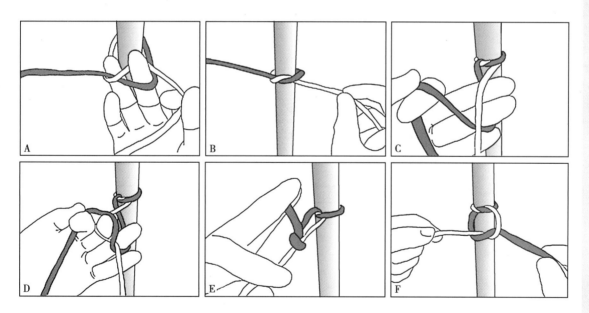

图 4-48　双手打结法

A. 右手交叉夹线（白线）；B. 双向拉紧防滑；C. 左手并指绕线（黑线）；
D. 中指勾后（黑线）绕前（白线）；E. 并指夹持挑线；F. 双向拉紧防滑。

（3）外科结（图 4-49）

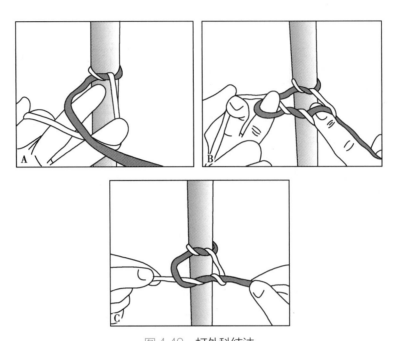

图 4-49　打外科结法
A. 结前交叉持线；B. 左中指勾前（白线）绕后（黑线），右示指勾后（黑线）绕前（白线）；
C. 双向拉紧防滑。

（4）张力结（图 4-50）

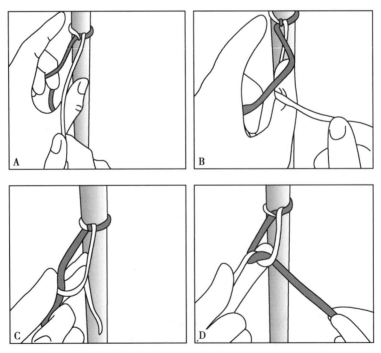

图 4-50　外科张力结
A. 左拇指外绕前线（白线）；B. 交叉勾后线（黑线）；
C. 前线（白线）绕线环结；D. 夹线双向拉紧。

3. **打结遵循的原则** 两手用力均匀、三点一线、方向正确、防止滑脱、力求直视下操作、结扎松紧适宜。

(三) 外科剪线

剪线就是将缝合或结扎后的残余缝线剪除。剪线者在打结完成后,由打结者将结扎的双线尾并拢提起,略偏向打结者左侧,剪线者可用左手托住微微张开的线剪,按"顺、滑、斜、剪"的操作要求正确剪线(图 4-51)。

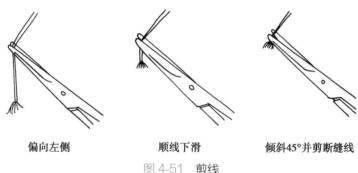

| 偏向左侧 | 顺线下滑 | 倾斜45°并剪断缝线 |

图 4-51 剪线

需要注意的是,剪线应先将剪刀近尖端稍张开,沿缝线向下滑至线结上缘,再将剪刀头稍向上倾斜 45°,然后将缝线剪断。倾斜的角度越大,遗留的线头越长;角度越小,遗留的线头越短,线结易于滑脱。一般来说,倾斜 45° 左右剪线,遗留的线头较为适中(约 2~3mm)。

五、换药与拆线技术

视频:换药与
拆线

(一) 外科换药

【适应证】

1. 手术后无菌的切口,如无特殊反应,3~5d 后第 1 次换药。

2. 感染切口,分泌物较多,应每天换药 1 次。

3. 新鲜肉芽创面,隔 1~2d 换药 1 次。

4. 严重感染或留置引流的切口及粪瘘等,应根据其引流量的多少决定换药的次数。

5. 烟卷引流切口,每天换药 1~2 次,并在术后 12~24h 转动烟卷,常在术后 48h 拔除。

6. 橡皮片或橡皮管引流切口,术后 2~3d 换药;根据引流物情况,引流 3~7d 更换或拔除。

【操作前准备】

1. **患者准备**

(1)患者应在换药室内换药,取舒适且有利于操作的体位。

(2)换药前应排空膀胱,视情况给予适当镇痛治疗。

2. **材料准备** 换药弯盘、无菌敷料、纱布、引流纱布或引流袋、消毒镊子 2 把、消毒用碘伏棉球、胶布等。

3. **医生准备**

(1)洗手,戴帽子、口罩、手套。

(2)了解患者病情,以及手术情况、创口有无引流和愈合情况。

(3)换药前与患者进行沟通。

【操作方法】

1. **去除敷料** 解开绷带、胸带或腹带。撕脱胶布的原则应由外向里,切勿生拉硬扯。外层的敷料可以用手取下;内层敷料应用镊子沿切口长轴方向揭起,新鲜切口更应注意。取出紧贴创面的敷料时应特别注意,因为渗液干结可使敷料黏结于创面,或者新生肉芽粘于内层敷料。对此,应先用生理盐水浸湿,使敷料与创面分离;再轻轻提起敷料四周或已分离的一边,夹盐水棉球轻压敷料粘着创面,慢慢取出敷料,如有毛发粘着可剪去或用松节油浸润后揭去。

2. 消毒、更换敷料　用两把镊子操作,一把接触无菌弯盘内消毒棉球或敷料,一把接触创面或创口。使用后的棉球及敷料应集中丢弃至污物盘内。根据具体的情况使用相应的消毒顺序。一般来说,对缝合的清洁切口,主要是用 75% 乙醇棉球或碘伏棉球由里向外消毒 3~5cm;对感染切口,则先用 75% 乙醇棉球或 0.5% 碘伏棉球在其周围皮肤由外向里消毒,继而用盐水棉球等清除创面脓液,并根据切口性质选用引流物,最后再用 75% 乙醇等消毒切口周围皮肤,一般消毒 2~3 次。

(1)术后切口的换药

1)一期缝合的切口:一期缝合的切口包括一般的手术切口和清创术后缝合的切口。换药的目的是检查有无积血、积液和感染的征象。

换药时,先检查切口局部,如果无异常改变,即可用碘伏消毒切口皮肤和缝线,再用乙醇消毒 1 次,或用 0.5% 碘伏消毒 2 次,消毒后纱布覆盖切口,再用胶布妥善固定。

缝线未拆除时,针眼周围常可能发红,为缝线异物反应所致,感染局限在缝线周围。继发感染后针眼周围暗红、肿胀,可见黄白色脓点或有脓液溢出,称线结脓肿,一般无全身不良反应。可以无菌干棉球压出脓液,然后涂碘伏消毒后包扎。

2)延期缝合的切口:如清创术的时间较迟或原切口的污染较重,术终留置切口缝线,但暂不结扎。此类切口在术终时填有盐水纱布,引流其渗液。术后换药每天 1~2 次,保持创面干净、湿润,但外面应保持干燥。观察创面变化,一般经过 3~5d 可有新鲜的肉芽组织。此时可将缝线结扎,使创缘合拢,以后间隔换药,直至切口愈合拆线。

(2)感染切口的换药:切口和创面已发生感染时,应观察创面的大小和深度;分泌物的颜色、气味和稠度;肉芽生长情况和脓液细菌培养的药物敏感试验结果等,判断致病菌种类和患者机体的抵抗力强弱,施行相应的治疗。换药是处理创面感染必不可少的措施。忽视换药工作,即使应用了许多抗生素,切口创面仍不能顺利愈合,而且局部处理不当还可能加重感染。

1)急性化脓性感染的切口换药:急性化脓性感染切口的主要处理方法是换药,目的是去除坏死组织,控制感染,促进愈合。常见需要换药的切口有:疖、痈、浅部脓肿等破溃或切开后,手术切口,开放性创伤和烧伤创面的感染等。换药时首先要检查切口的范围(大小和深度)、周围组织红肿情况、脓液的量及其性状、创缘和创腔底部的组织变化等,同时观察全身状态,如体温、营养状态、血象改变等。有条件时做脓液细菌培养和药物敏感实验。

换药方法:①除去原有敷料和引流物。②轻拭创面,一般用生理盐水棉球除去脓液。③剪除无活力的组织,勿伤及正常的组织。切口深处的脓液需设法尽量排出,有时要用镊子伸入脓腔;不可用力挤压脓腔,开放切口,充分引流,必要时移动体位以利引流。④重新放置引流物。表浅处一般用油纱条(布);有脓腔者除了可用油纱条外,还可留置软胶管。⑤创面上应避免使用抗生素,因为在体表使用抗生素,较易促使细菌产生耐药性。

2)特殊感染的伤口换药:①气性坏疽的局部处理:多处纵行广泛切开伤口或高位截肢,残端全部开放,不予缝合。多处切开者可见肌坏死(此点与厌氧菌性蜂窝织炎不同),脓液有类似死老鼠的气味,红褐色,较稀薄,分泌物可能带有气泡。换药时伤口需用大量氧化剂如 3% 过氧化氢、0.05% 高锰酸钾冲洗及持续湿敷;伤口敞开,已坏死的肌肉、异物或碎骨片等应彻底清除;同时加强全身治疗。必须严格施行隔离措施,工作人员接触患者前后都应换隔离衣裤和洗手消毒。换药所用的物品均需特殊处理,污染的敷料必须焚毁。②破伤风患者伤口的局部处理:经清创术后开放,通常没有明显的局部化脓表现,但仍应用大量氧化剂如 3% 过氧化氢、高锰酸钾溶液持续湿敷 1~2d;然后改用呋喃西林湿纱布和油纱条引流,伤口有脓或引流不畅者,应将伤口敞开。此外,必须施行隔离措施,污染的敷料必须焚毁。气性坏疽及破伤风患者,在有条件的医院可考虑高压氧治疗。③真菌感染创面的局部处理:真菌感染创面常继发于应用大量广谱抗生素、免疫抑制剂以及器官移植术后的患者。因此,感染常不限于创面,口腔、支气管、泌尿道等也可受累。较多见的菌种是白念珠菌。创面特点是组织颜色转暗,有霉斑或颗粒,创缘上皮停止生长,溃疡形成,敷料上也有霉斑,插管处尤易发生。诊断可取创面深部的组织镜检和做脓液、引流管的真菌培养,并抽外周血做真菌培养。创面换药时选用大蒜液、碘甘油或酮康唑等溶液进行湿敷。

(3)烧伤创面的换药:换药是治疗烧伤的一项基本措施。除Ⅰ度烧伤外,其余的烧伤创面均需要换药处理,目的是预防和治疗感染;避免创面再损伤;为组织修复和二期手术处理提供条件,促使创口愈合。

第一次处理烧伤创面(也称清创术)十分重要,面积较大者应在手术室或专门病房里施行。清创后创面可行暴露或包扎两种处理方法。暴露疗法利于观察创面变化,便于及时清拭、消毒和用药,但必须保持适宜的环境温度和湿度;包扎疗法有利于患者活动,可避免创面的再次损伤,可辅助植皮或某些用药,但必须及时更换敷料以利于保护创面新生组织。

1)Ⅱ度烧伤创面的换药:烧伤可分为Ⅰ度、Ⅱ度和Ⅲ度,一般根据水疱、显露的真皮改变、知觉等区分,处理方法有所不同。但伤后早期有的创面不易区别浅深,而且若处理不当,浅Ⅱ度的病变可变成深Ⅱ度,深Ⅱ度的病变可变成Ⅲ度。为此,换药时应仔细观察。

A. 水疱的处理:水疱的表皮完整者,先用乙醇或碘伏等消毒,然后可选择如下方法:

a. 干纱布包扎,24h后消毒,用注射器吸出水疱内液体,保留表皮;反复吸液,直至表皮干结于创面。此法的缺点是可能继发表皮下化脓。

b. 将较大的水疱表皮剪去,露出真皮,盖上单层油纱布,外加干纱布覆盖,或者创面涂布烧伤膏之类的药品,暴露时还可及时用棉球吸渗液。此法的优点是容易辨别真皮变化,但处理失当时易发生感染。如果水疱已经破裂或疱内有感染,则应剪去表皮,用氯己定(或苯扎溴铵)液消毒,创面用呋喃西林等湿敷或涂布烧伤膏之类的药物。不应涂甲紫和红汞,以免妨碍观察创面变化。

B. 创面感染的处理:均应及早充分引流,去除坏死组织,并及时覆盖创面。可选用药液纱布湿敷,涂布霜剂,或覆盖薄层油纱布,外加干纱布包扎。可用于创面的抗感染药物很多,应针对病菌种类选择。

C. 肉芽的处理:见下文"伤口肉芽的处理"。

D. 痂皮的处理:如果结痂下方无感染,可在痂皮上方用碘伏消毒,等待痂下愈合。但大多数的痂皮下易继发感染,应及时去痂(剪、切)和治疗感染。深Ⅱ度创面在关节、手等活动部位应植皮,换药久治未愈者,也应予植皮治疗。

2)Ⅲ度烧伤创面的换药:原则上,这种创面需要及早削痂并植皮修复,换药是为了准备植皮和处理术后创面。除痂的方法有:

A. 切痂:将创面的失活组织一次切除,立即或延期植上自体皮、异体皮或人造皮等。切痂后应彻底止血。

B. 削痂:主要用于深Ⅱ度烧伤,削去表面的痂皮,尽量保留存活的真皮,使成为健康或近似健康的创面,然后植上自体薄层皮片。

C. 蚕食脱痂:用于不能早期切痂、削痂的创面。要等焦痂与基底组织分离时,分期分批将其剪除,并争取早日植皮。结痂下方常已有脓液,每次换药要尽量清除,可用药液湿敷或浸泡15~20min,然后敷以烧伤膏之类,或加用酶制剂。肉芽组织比较正常时争取及早做植皮修复,可边削痂边植皮。

(4)植皮术后的换药

1)供皮区创面的换药:取全层皮片者同其他手术一期缝合的处理方法。有的切缘张力较大,宜稍迟拆线。取薄层和中厚皮片的创面,保持敷料清洁干燥,可在术后2周换药1次。内层纱布可能黏结较紧,不要强行撕下,仅更换外层敷料即可,3~4周后可自行松脱,以干纱布或内加单层液体石蜡纱布包扎。

2) 植皮区创面的换药:基本要求是皮片紧贴于植皮创面,使其获得营养而成活。创面暴露时,皮片只要密切接触植皮创面就能成活,为此必须加强护理。皮片固定后与植皮创面新生血管相连接需要一定时间,薄层皮片需 4~5d,中厚皮片需 6~8d,全层皮片需 8~10d。换言之,这是术后第一次启开包扎的时间。如为感染性肉芽创面的表层皮片移植,术后 3~5d 可做首次换药;对新鲜无菌创面的表层或中厚皮片移植,术后 8~10d 首次换药;对小面积无菌创面的全厚皮片移植,应在术后 2 周首次换药并拆线。成活的皮片比较红润,紧贴基底组织。如果皮片有水疱或部分隆起,为皮下积液或积血,应用注射器吸液或切小口排液,重新包扎固定。如果皮片变成灰黑色或成干痂,应剪去,换药后再植皮。

(5) 慢性溃疡和窦道的换药:表浅的慢性溃疡和窦道可有多种不同的病因和病理。为此类患者处理创面,必须重视诊断,积极治疗其原发病。

1) 慢性顽固性溃疡的换药:小腿溃疡较常见,多由于下肢静脉曲张、肢体瘫痪、结核、神经营养障碍或动脉硬化性脉管炎病,由下肢血液循环不良引起。换药治疗应注意:抬高患肢休息,保持溃疡面清洁,防止外伤、搔抓创面,去除不良肉芽,可用紫草油等敷贴,促使溃疡愈合。同时应当积极治疗原发病。

2) 癌性溃疡的换药:癌性溃疡见于皮肤癌、乳腺癌等破溃后,以及表浅慢性溃疡发生癌变。此类患者需要综合治疗,包括放疗、化疗、手术、免疫治疗等。局部换药可选用碘甘油、氯胺、生肌玉红膏等外敷。

3) 压疮的换药:压疮见于长期卧床的患者,如截瘫、昏迷或全身衰弱等卧床且缺少良好护理者。治疗压疮,首先要加强营养及护理,定时给患者翻身,按摩身体着床的部位,并用气垫等。压疮溃疡换药时,可用碘甘油等湿敷抑制其创面感染;待脓性分泌物清除后,可用紫草油等促使肉芽组织生长和创缘上皮新生,有些中药制剂也有良好的治疗效果。少数严重的压疮需要行植皮术治疗。

4) 窦道的换药:窦道开口于体表皮肤,与外界相通,内为盲端,管壁常为纤维瘢痕组织,应与瘘区别。外口常为小溃疡或肉芽组织,有的很小而不易察觉,可反复于外口处流出少量脓性分泌物。窦道深处多有异物残留,如缝线结、死骨、子弹等。换药时,可首先用刮匙除去窦道内的肉芽,必要时适当扩大其外口;可试用止血钳夹出其中的异物,金属异物和死骨可在 X 线下钳取,只有清除窦道内残留的异物,伤口才有可能愈合。其次,在切口内置入油纱引流条或碘甘油纱条。对于一般的非特异性的窦道经过几次换药,多数窦道可以治愈,否则可行手术切开或窦道切除。

3. 引流的处理　手术后在切口内留有引流物者,都需要定期换药。换药的方法取决于原有的病变或切口情况、引流物种类、引流液的性质和数量。切口的引流大体可分浅部和深部两类。

(1) 浅部引流切口:清洁和轻度污染的手术切口,留置引流物如橡皮条、软胶管或胶皮管,主要为引出渗血、渗液,以免积存而干扰切口愈合。观察敷料被浸湿的程度,敷料浸湿者必须及时换药,无渗出或基本不渗出时可于 24~48h 拔除引流,切口可得到一期愈合。浅部脓肿切开后,切口内留置凡士林或液体石蜡纱布条引流,术后第一天起每天换药 1 次;再置入油纱条时,应使纱布条内端达到脓腔底,切口外应可见到引流条,不可使纱条堵塞切口,使引流得到充分。油纱布无杀菌作用,不易吸收分泌物,对切口无不良刺激作用,放置时间应根据创腔变化而定。

(2) 深部引流切口:所用的引流物是乳胶管、硅胶管、塑料管、T 形管或导尿管等,一部分从手术原切口引出,但大多数另行戳孔引出体外。此类引流口一般应从术后 24h 起,每天更换敷料 1 次。用碘伏棉球等消毒切口周围皮肤;处理后用纱布围引流物覆盖切口,再以胶布固定。一般不需灌洗,但如果有积脓或坏死组织,应及时冲洗以减轻感染,有利于愈合。引流管外端应固定,以免引流管脱出或落入创腔;保持引流管通畅,必要时定期更换引流管。各种引流管的保留时间取决于具体的引流目的。例如:胸腔引流管应在呼吸平稳,透视证实肺叶复张,胸腔无积液、积气等条件下取出;腹腔引流管应在腹腔内无继续渗血、腹膜炎基本控制、无残留脓腔等情况下取出;胆道 T 形管引流,应在黄疸和胆管炎症基本消退、术后 T 形管引流已达 2 周以上、窦道形成、T 形管造影未见残余结石或肿瘤、胆总管下段通畅(暂时闭管 24h 以上无不良反应)等条件下取出,必要时应拔管后立即行胆道镜检查。

(3)引流失效:有时体腔内有渗液、渗血,但引流管无明显引流,原因可能有:引流管被凝血块或坏死组织等堵塞;内口被邻近的器官组织阻挡;内口位置不适当,离开积液处。

出现引流管失效时,首先检查有无脱出或过深;其次用注射器抽吸并注入少量生理盐水,使引流管腔通畅并无堵塞物,或注入盐水 10ml 左右,随即回抽,以判断管腔通畅与否,有时可转动后再抽吸;必要时,在 X 线下注入少量造影剂,以显示管腔和内口周围的腔隙。拔除引流管时,应先轻轻活动或转动,缓慢取出。拔除后引流道口无明显感染者可放置干纱布覆盖;有感染者应用油纱条做浅部引流,继续换药数次至愈合。

4. 切口肉芽的处理 换药的基本要求是减少乃至消除创面的致病菌,以及维护肉芽组织正常生长。少数创面的肉芽有增长过度现象,可阻碍创缘上皮向创面内生长,还可能形成过多的纤维组织结构(瘢痕愈合),所以也需要适当处理。

(1)正常肉芽:生长正常的肉芽,新鲜、干净、有光泽、色红、致密,表面呈细小而均匀的颗粒状凸起,分泌物少,触之易出血,故换药时清拭表面分泌物动作应轻柔。继而,创缘会出现新生上皮,肉芽生长均匀,红色稍浅,触之稍硬韧而不易渗血。若创面趋向愈合(瘢痕愈合),创缘上皮较快向中间伸延,创面周径缩小(切口收缩),肉芽组织变硬成为纤维组织。对此种创面换药时只需消毒,在不造成感染的前提下,可减少换药次数,每 2~3d 换敷料,使局部清洁,不用药物,注意保护创面,避免肉芽生长过速。

(2)肉芽生长不良:创面肉芽的生长与创面有无损害因素以及局部组织增生能力有关。所以,创面肉芽生长不良时,应首先分析其原因,采取相应的治疗方法。

1)肉芽不生长:常见的原因是创面有严重的化脓性感染,此时可选择创面细菌培养并做药物敏感性实验,依据结果选择合适的抗生素外用或者全身用药;之前则可以创面使用抑菌纱布湿敷,同时使创面可见新鲜健康的肉芽,方能迅速愈合。创面分泌物不多,应用盐水或液体石蜡纱条(布)敷贴,尽量保持清洁;同时尽量改善局部血液循环、理疗,但一般不用湿、热敷,并注意改善全身营养状况。

2)肉芽组织水肿:最常见的可能是有局部组织或全身的营养不良、局部淋巴回流不畅、切口内异物存留(如线头)或结核病变等。表现为肉芽组织呈水肿样,淡红或白色,表面光滑晶亮,无明显颗粒,分泌物多,触之有浮动感,松软,常高出创面。对症处理可用高渗(3%~10%)盐水或 20%~30% 硫酸镁纱布持续湿敷使肉芽脱水至水肿消退,也可剪去过高的肉芽或用刮匙刮除,注意勿伤及健康组织。

3)肉芽生长过慢:可形成慢性溃疡,呈紫黑色,表面凹陷,创缘多呈堤状隆起。这类创面营养不良,应以刮匙将表面肉芽刮除,使之出血,露出新鲜的肉芽组织以促进愈合。必须重视病因诊断,必要时取创口边缘的组织行病理学检查,排除特殊性溃疡。换药时创面可用生理盐水湿敷,也可用鱼肝油纱布覆盖创面。

5. 包扎 切口处理完后,用无菌敷料覆盖,应全部覆盖切口达到切口周围 3cm 左右。至于加盖敷料的数量,则应按切口渗出情况而定。切口无渗出液者放置 4~8 层(1~2 块)纱布已足够;如分泌物较多,所盖敷料必须相应增多,必要时加棉垫。纱布块需用胶布固定。胶布粘贴的方向尽可能与皮纹平行。

6. 妥善处理污染的敷料 更换下来的纱布、绷带及擦拭创面的棉球等,须用钳、镊夹取集中放于弯盘内,并将一次性换药器具倒入污物桶。反复使用的换药器械及碗、盒、盘擦洗清洁后,重新消毒。特殊感染的敷料应全部烧毁,器械做特殊灭菌处理。

7. 协助患者安返病房 换药后应协助患者返回病房,叮嘱换药后注意事项,并根据创口愈合情况确定下一次换药时间。

【注意事项】

1. 换药是为了促进切口和创面愈合,切口的愈合依赖于机体组织的修复能力。所以,换药前后都要观察切口的变化,如肉芽生长、炎症轻重等情况;还要注意患者的全身营养状况和评估切口的演变趋势,及时采取相应措施。

2. 为多个患者换药,应先处理无菌切口,然后(再)处理感染切口,恶性肿瘤的切口和需消毒隔离的切口(如厌氧菌感染切口)应放在最后换药;高度传染性疾病(破伤风和气性坏疽感染等)的切口在换药时,应有专人负责处理,严格遵守消毒隔离制度。医务人员应穿隔离衣、戴清洁手套;换药后可重复使用的换药用具应给予高压或煮沸灭菌;换下的敷料应予以焚毁;医务人员在换药后需要用肥皂水刷手、臂 3~5min,后用 75% 乙醇或碘伏擦拭。

3. 切口内存留渗液、脓液、坏死组织或异物等均不利于愈合,换药时可用引流、负压吸引等方法,防止渗液、脓液等在切口内积聚。

4. 换药一般应在换药室内进行,卧床患者可用扣严的治疗盘或一次性换药包至病房内换药。

5. 擦拭窦道、瘘管或较深伤口时,一次只能夹持一个棉球,不可将棉球遗留于伤口内。

6. 换药时态度和蔼,动作轻柔、熟练、迅速,关心体贴患者,尽量减少患者痛苦,擦拭创面时不可过分用力,以免新生的肉芽组织脱落。

7. 避免不必要地暴露患者身体,避免过久暴露创面,冬季应注意患者的保暖。

(二) 外科拆线

【适应证】

1. 正常手术切口,已到拆线时间,切口愈合良好,局部及全身无异常表现者。

2. 头面颈部切口 4~5d;下腹部、会阴部切口 6~7d;胸部、上腹部、背部、臀部切口 7~9d;四肢切口 10~12d,近关节处切口和减张缝线切口需 14d。

3. 切口术后有红、肿、热、痛等明显感染者,应提前拆线以便通畅引流。青少年可适当缩短拆线时间。

【禁忌证】

1. 严重贫血、消瘦,轻度恶病质者。

2. 严重失水或水、电解质紊乱尚未纠正者。

3. 老年体弱及婴幼儿患者切口愈合不良者。

4. 伴有呼吸道感染,咳嗽没有控制的胸、腹部切口。

5. 切口局部水肿,感染明显且持续时间较长者。

6. 有糖尿病、结核病史者。

7. 长期服用糖皮质激素者。

8. 腹内压增高,大量腹腔积液的腹部切口等。

【操作准备】

1. 患者准备

(1)患者应在换药室内拆线,取舒适且有利于操作的体位。

(2)拆线前应排空膀胱,视情况可在拆线前给予适当镇痛。

2. 材料准备 换药弯盘、无菌敷料、纱布、拆线剪刀、消毒镊子 2 把、消毒用碘伏棉球、胶布等。

3. 医生准备

(1)洗手,戴帽子、口罩、手套。

(2)了解患者病情、手术情况及创口有无引流、愈合情况。

(3)拆线前沟通。

【操作方法】

拆线材料、步骤与换药相同,需注意准备的材料中应有拆线剪刀或刀片。注意安置患者的体位,原则上应能充分暴露创面,光照良好,患者舒适安全,便于操作。

1. 消毒 取下敷料,用 75% 乙醇或碘伏由内至外消毒切口及周围皮肤 3~5cm(图 4-52)。

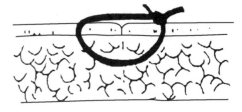

图 4-52 缝线剖面图

2. **剪线** 用镊子夹起线头轻轻提起,把埋在皮内的线段拉出针眼之外 1~2mm,将剪刀尖插进线结下空隙,紧贴针眼,在由皮内拉出的部分将线剪断(图 4-53)。

3. **拉线** 随即将缝线向切口的缝线剪断侧拉出,动作轻柔(图 4-54)。如向对侧硬拉可能因张力原因使创口被拉开,且患者有疼痛感。

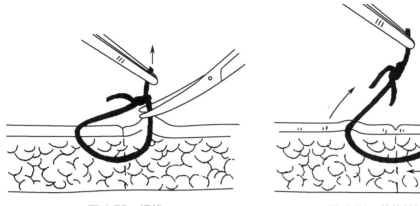

图 4-53　提线　　　　　　　　　　图 4-54　剪线并拉出线结

4. **覆盖** 75% 乙醇棉球再擦拭 1 次,覆盖敷料,胶布固定。

【注意事项】

1. 拆线的方法及无菌要求,拆线时注意提线的方向。

2. **蝶形胶布的使用** 拆线后如发现愈合不良、裂开,可用蝶形胶布将两侧拉合固定,包扎或敞开引流,换药,待其自然愈合。

3. **间断拆线** 对于切口长、局部张力高、患者营养情况较差以及有其他不利于切口愈合因素存在的患者,在常规拆线时,可先间断拆去一半的缝线,余下的在 1~2d 后拆除。

4. 拆线后 24h 内避免沾湿切口。

5. 短期(6~8 周)内避免剧烈活动,老年、体弱、营养不良及服用皮质激素者的拆线时间应延后。

六、清创技术

【适应证】

1. 伤后 6~8h 以内的新鲜伤口。

2. 污染较轻,不超过 24h 的伤口。

3. 对于头面部伤口,可将清创时间延长至伤后 24~48h 以内,并争取清创后一期缝合。

【禁忌证】

1. 有活动性出血、休克、昏迷的患者,必须首先进行有效的抢救,待病情稳定后,尽快进行清创。

2. 对于超过 24h、污染严重的伤口,应在有效抗感染、积极纠正全身状态后进行清创,创口不宜缝合。

【操作前准备】

1. **患者准备**

(1)怀疑有骨折者应行 X 线摄片:了解是否有骨折及其类型。

(2)告知患者需要配合的事项(如有不适及时报告)。

(3)术前暴露创区,难以脱去衣物可与家人沟通后剪除,清洗局部,剔除毛发。体位依创伤部位而定。

(4)清创前沟通:与患者及家属谈话,了解有无药物过敏史,做好解释,如一期缝合的原则、发生感染的可能性和局部表现等。争取患者及家属配合,并签署知情同意书。

视频:清创技术

(5)应在伤后24h内注射破伤风抗毒素,轻者用1 500IU,重者可用3 000IU。

(6)视患者伤情选择操作场所,轻者在换药室或处置室进行,较重者可在手术室内进行。

2. 材料准备　无菌手术包、无菌软毛刷、肥皂水、无菌生理盐水、3%过氧化氢溶液、75%乙醇、0.5%碘伏、止血带、无菌敷料、绷带、石膏等。

3. 医生准备

(1)洗手,戴帽子、口罩、手套。

(2)了解伤情,检查伤部,判断有无重要血管、神经、肌腱和骨骼损伤;对活动出血点应先止血,并针对伤情进行必要的准备。

【操作方法】

1. 清洗

(1)皮肤的清洗:先用无菌纱布覆盖伤口,剃去周围毛发,其范围应距离伤口边缘5cm以上,有油污者,用75%乙醇或松节油擦除。更换覆盖伤口的无菌纱布,戴无菌手套,用水和用无菌软毛刷蘸肥皂液刷洗伤肢及伤口周围皮肤2~3次,每次大量生理盐水冲洗,每次冲洗后更换毛刷及手套,更换覆盖伤口的无菌纱布,至清洁为止,注意勿使冲洗液流入伤口内(图4-55)。

(2)伤口的清洗:揭去覆盖伤口的纱布,用生理盐水冲洗伤口,并用无菌小纱球轻轻擦去伤口内的污物和异物,用3%过氧化氢溶液冲洗,待创面呈现泡沫后,再用生理盐水冲洗干净。上述步骤可重复进行至创口清洁。擦干皮肤,用75%乙醇或碘伏消毒后,铺无菌巾(单)准备手术。

(3)选择适当麻醉:如局部浸润麻醉或区域阻滞麻醉,甚至全身麻醉。

2. 清创　医生按常规洗手,穿手术衣,戴无菌手套。依解剖层次由浅入深仔细探查,识别组织活力,检查有无血管、神经、肌腱与骨骼损伤。如有较大的出血点,应予止血;如四肢创面有大量出血,可用止血带,并记录上止血带的压力及时间。

(1)皮肤清创:切除失去活力的皮肤。对不整齐有血供的皮肤,沿伤口边缘切除1~2mm的污染区域加以修整。彻底清除污染、失去活力、不出血的皮下组织,直至正常出血部位为止。对于撕脱伤剥脱的皮瓣,切不可盲目直接原位缝合,应在保证皮瓣血供的基础上切除皮下组织,仅保留皮肤,行全厚皮瓣覆盖创面(图4-56)。

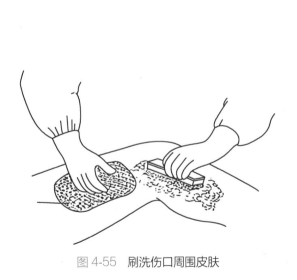

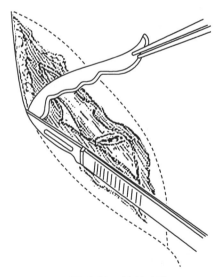

图4-55　刷洗伤口周围皮肤　　　　　　　　　　图4-56　修整皮肤

(2)清除失活组织:充分显露潜行的创腔,必要时切开表面皮肤,彻底清除存内的异物。注意应沿肢体纵轴切开深筋膜,彻底清除碾挫严重、失去生机、丧失血供的组织,尤其是坏死的肌肉,应切至出血、刺激肌组织有收缩反应为止(图4-57、图4-58)。

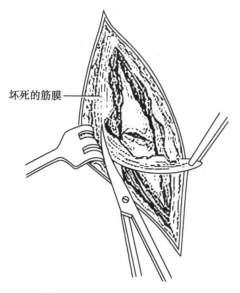
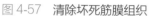

图 4-57 清除坏死筋膜组织

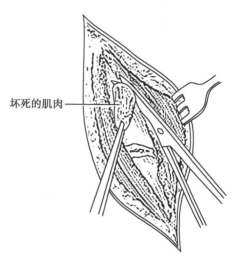

图 4-58 清除坏死肌肉组织

（3）重要组织清创

1）血管清创：血管仅受污染而未断裂，可将污染的血管外膜清理或切除；完全断裂、挫伤、血栓栓塞肢体的重要血管，则需将其切除后吻合或行血管移植；挫伤严重的小血管予以切除，断端可结扎。

2）神经清创：对污染轻者，可用生理盐水棉球小心轻拭；污染严重者可将已污染的神经外膜小心剥离切除，尽可能保留其分支。

3）肌腱清创：严重挫裂、污染、失去生机的肌腱应予以切除，二期重建；未受伤的肌腱应小心保护。

4）骨折断端清创：污染的骨折端可用刀片或锉刀刮除、咬骨钳咬除或清洗；污染进入骨髓腔内者，可用刮匙刮除。与周围组织失去联系、游离的小骨片酌情将其摘除；与周围组织有联系的小碎骨片，切勿草率地游离除去。大块游离骨片在清创后用 0.5% 碘伏浸泡 5min，再用生理盐水清洗后可以咬骨钳剪成碎骨后原位回植。此时，对于缺损严重的骨组织可能需要适当的骨折固定技术。对于严重肢体粉碎性骨折、肢体碾挫挤压严重或已经合并有气性坏疽的患者，可考虑截肢（图 4-59）。

（4）再次清洗：彻底清创后，用生理盐水再次冲洗伤口 2~3 次，然后以 0.5% 碘伏溶液浸泡伤口 3~5min。若伤口污染较重、受伤时间较长，可用 3% 过氧化氢溶液及生理盐水反复冲洗后以 0.5% 碘伏溶液浸泡伤口 3~5min。更换手术器械、手套，伤口周围再铺一层无菌巾。

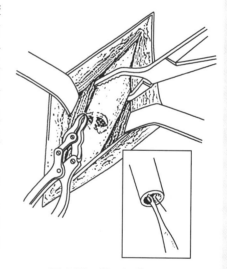

图 4-59 处理污染骨折端

3. 修复

（1）骨折的整复和固定：清创后应在直视下将骨折整复，若复位后较为稳定，可用石膏托、持续骨牵引或骨外固定器行外固定。下列情况可考虑用内固定：

1）血管、神经损伤行吻合修复者。

2）不稳定性骨折或者关节处骨折等。

3）多发骨折、多段骨折。但对创面污染严重、受伤时间较长、不易彻底清创者，内固定感染率高，应用时应慎重考虑。开放骨折患者可能外固定更为适合。

（2）血管修复：重要血管损伤清创后应在无张力下一期吻合。若缺损较多，可行自体血管移植修复。

（3）神经修复：神经断裂后，力争一期缝合修复。如有缺损，可游离神经远、近端或屈曲邻近关节使两断端靠拢缝合。缺损 >2cm 行自体神经移植。若条件不允许,可留待二期处理。

(4)肌腱修复:利器切断、断端平整、无组织挫伤,可在清创后将肌腱缝合。

(5)伤口引流:伤口表浅、止血良好、缝合后无无效腔,一般不必放置引流物。伤口深、损伤范围大且重、污染严重的伤口和有无效腔、可能有血肿形成时,应在伤口低位或另做切口放置引流物,并保持引流通畅。

(6)伤口闭合:组织损伤及污染程度较轻、清创及时(伤后 6~8h 以内)彻底者,可一期直接或减张缝合伤口;否则,宜延期缝合伤口。

【注意事项】

1. 患者体液和营养代谢失衡　根据血电解质、血红蛋白、血浆蛋白的测定等采取相应措施。

2. 感染　合理使用抗菌药物和破伤风抗毒素或免疫球蛋白。术后应观察伤口有无红肿、压痛、渗液及分泌物等感染征象,一旦出现应拆除部分或全部缝线敞开引流。

3. 伤肢坏死或功能障碍　术后应抬高伤肢,以利血液和淋巴回流。注意定期观察伤肢血供、感觉和运动功能。摄 X 线片了解骨折复位情况,如复位不佳可待创口感染控制后再行处理。

视频:外科引
流术——脓
肿切开术

七、外科引流术——脓肿切开术

【适应证】

1. 急性或慢性化脓性炎症,脓肿已形成或溃破但引流不畅者。

2. 外伤或手术后继发感染已有脓肿形成者。可行超声等检查确诊脓肿形成。

【禁忌证】

1. 急性化脓性蜂窝织炎未形成脓肿者。

2. 全身脓毒血症处于休克期者。

3. 血液系统疾病或凝血机制严重不全者。

4. 唇、面部疔痈虽有脓栓形成但不宜广泛切开引流者。

【操作前准备】

1. 患者准备

(1)询问有无药物过敏史、糖尿病史等,以及其他近期不适宜手术的病史,如近期急性心肌梗死、心律失常、凝血障碍等;评估全身状况,确定手术耐受性。

(2)术前沟通,向患者解释操作目的、操作过程、可能的风险,签署知情同意书。

(3)告知需要配合的事项(如有不适应及时报告)。

(4)术前清洗局部,剔去毛发。手术体位依脓肿所在部位而定。

2. 材料准备　无菌手术包、无菌生理盐水、2% 利多卡因 5~10ml、3% 过氧化氢溶液、75% 乙醇、碘伏、无菌敷料、绷带、胶布、无菌孔巾、消毒弯盘、无菌手套、注射器(5ml)等。

3. 医生准备

(1)掌握相关操作知识以及并发症的处理。

(2)了解患者病情、操作目的及术前辅助检查情况,确定无手术禁忌证。

(3)助手协助患者摆体位,医生戴帽子、口罩,洗手,戴手套,清点及准备器械。

【操作要点】

1. 在波动最明显处做切口。

2. 切口在脓腔的最低位,长度足够,以利于引流。

3. 切口方向与大血管、神经干、皮纹平行,避免跨越关节,以免瘢痕挛缩而影响关节功能。

4. 切口不要越过脓腔壁达到正常组织,以免感染扩散。

5. 脓肿切开后切口经久不愈,可能与脓腔引流不畅、异物存留或冷脓肿等有关。

【操作方法】

1. 消毒与铺巾　1%碘伏棉球消毒术区,由外向内,消毒3~4遍,范围由周边至切口15~20cm。消毒后铺无菌孔巾。

2. 麻醉　浅在脓肿一般使用局部浸润麻醉;对颞下窝或舌根等深在脓肿或儿童,可用全身麻醉或基础麻醉加局部麻醉。局部浸润麻醉的具体方法为:自术区处进针,先打一皮丘,顺切口方向打一切口大小条形带,自皮肤至脓肿周围组织各层进行浸润麻醉,麻醉过程中注意边负压抽吸边注射麻醉,不可刺入脓肿,脓肿基底部及周边可多打麻醉药物。

3. 切口部位选择的原则　①尽量隐蔽,面部常用下颌下、颌后或发际内切口;②切口方向尽可能与皮纹一致;③切口部位尽量位于脓肿的最低位,有利于脓液的自然引流。

4. 切口长度　一般应与脓肿大小一致,但浅表脓肿亦可小于脓肿直径。

5. 脓肿切开　按设计切开皮肤或黏膜,用止血钳插入脓腔后撑开,充分放出脓液;对于有纤维分隔的脓腔,可以手指分离脓腔内纤维间隔。注意保护术区内血管及神经组织。

6. 冲洗清理脓腔　以生理盐水及过氧化氢液反复冲洗至无脓液,蘸干脓腔。刮勺刮除或组织剪、手术刀去除脓肿壁。再次以过氧化氢液及生理盐水冲洗脓腔,蘸干。浅在的脓腔一般不留置引流,以无菌干纱布充填,注意不宜过紧或过松;深在脓腔有明显渗血者,应用盐水纱布或纱条填塞,无渗血者也可用乳胶管于创腔低位做引流。

7. 包扎　除长切口需做部分创缘缝合外,一般以无菌干纱布包扎创口。

【注意事项】

1. 切口设计应兼顾有利引流、减少术后瘢痕和神经损伤,特别深在的脓腔,创道较长,应注意血管、神经的保护。

2. 手术仅为使脓液充分引流,分离脓腔时尽可能避免损伤正常组织,以减少感染扩散的可能。

3. 脓肿切开引流后,局部及全身症状无明显缓解多系引流不畅或另有脓肿未能引流,应探明原因以补救。

4. 切开引流虽为脓肿治疗最直接有效的方法,但还应注意术后有效抗生素的应用和水、电解质平衡。有条件者应送脓液培养及药敏试验,其结果对进一步用药有重要参考价值。

5. 对疖、痈中央形成黄色脓点,或痈有多发性脓肿且难于穿破皮肤者,可考虑在不损伤周围红肿区的前提下,由变软区做保守性切开,剪去坏死组织和脓栓,借助术后高渗盐水持续湿敷引流,切忌术中钝性分离。

八、静脉切开/插管术

【适应证】

1. 病情紧急,如大出血、休克等需要紧急输血或输液,而静脉穿刺又有困难时,可做静脉切开。
2. 中心静脉压测定、静脉心血管造影、右心室内起搏电极安放等,有时也需要静脉切开。

【禁忌证】

患者已经休克或者濒临死亡,建议送重症监护病房抢救,进行深静脉穿刺插管。

【操作前准备】

1. 患者准备

(1)体位:其手术体位因部位而定。一般上肢静脉切开术多为平卧且上肢水平外展位:头静脉切开,前臂内旋;贵要静脉切开,前臂外旋;大隐静脉切开术则多为平卧且下肢外旋位。

(2)静脉切开常见部位:建立静脉通路进行输液或输血,常选用头静脉或大隐静脉切开。在前臂桡侧中部或上1/3开头静脉输液的效果较好。位于内踝上、前各1cm的大隐静脉,位置比较恒定而且容易显露,临床较多应用;严重休克或下肢远端严重创伤患者,也可选用中位或高位大隐静脉切开。

（3）麻醉：多选用局部浸润麻醉。

2. **材料准备**　无菌手术包、无菌生理盐水、2% 利多卡因 5~10ml、3% 过氧化氢溶液、75% 医用乙醇、碘伏、无菌敷料、绷带、胶布、无菌孔巾、消毒弯盘、无菌手套、注射器等。

3. **医生准备**

（1）了解患者病情、操作目的及术前辅助检查情况，确定手术适应证。

（2）手术前医患沟通：向患者及家人解释操作目的、操作过程、可能的风险，签署手术知情同意书。

（3）助手协助患者摆体位，医生戴帽子、口罩，洗手，戴手套，清点及准备器械等。

【操作方法】

以大隐静脉为例（图 4-60）。

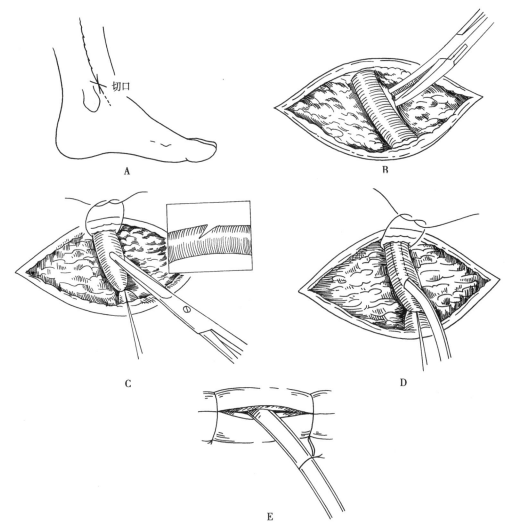

图 4-60　静脉切开术

A. 切口位置；B. 游离静脉；C. 结扎远端，做近端插管创口，预留结扎线；
D. 插管；E. 结扎近端并固定插管。

1. 常规消毒术区，铺无菌洞巾，局部浸润麻醉。

2. 于大隐静脉踝上起始端做 2~3cm 与静脉相交斜行皮肤切口，或与静脉平行的纵切口（图 4-60A）。

3. 用尖剪刀或止血钳在静脉两侧钝性分离皮下组织，将静脉挑出（图 4-60B）。

4. 从静脉深面穿过止血钳，导过两条长丝线。用远侧的结扎线将静脉结扎，并用止血钳夹住两个线头。近侧的结扎线只先打一个单结但不拉紧(图 4-60C)。

5. 提起远侧的结扎线作为牵引,在两结扎线间,用尖剪刀将静脉剪一 V 形切口。预先将硅胶插管接通输液管,输液管排气后,从裂口插入静脉内,见有回血后,结扎近侧的线,将插管结扎在静脉腔内(图 4-60D)。

6. 将插管与输液管连接并检查畅通后,剪短结扎线。间断缝合切口 2~3 针,其中一针将插管固定,以防插管脱出。用纱布覆盖切口并用胶布或绷带固定(图 4-60E)。

【注意事项】

1. 操作过程轻柔,避免暴力。

2. 操作过程注意无菌,否则易导致菌血症。

3. 急救结束,静脉扩容后,应及时拔除浅静脉插管,避免感染。

九、临床操作评估

手术基本操作的考核评分要点见表 4-24,清创术的考核评分要点见表 4-25,外科换药术的考核评分要点见表 4-26,戴无菌手套的考核评分要点见表 4-27。

表 4-24　手术基本操作的考核评分要点

考号:＿＿＿＿＿　　姓名:＿＿＿＿＿　　总得分:＿＿＿＿＿　　考核教师:＿＿＿＿＿

操作项目	评分要点	分值	得分
操作准备	(1)戴口罩,衣、帽整齐,修指甲,洗手	1.0	
	(2)操作材料准备	1.0	
洗手戴手套	(1)操作前外科洗手,步骤、方法正确,遵循无菌原则	1.0	
	(2)医生戴无菌手套,步骤、方法正确,遵循无菌原则	1.0	
切开	(1)消毒、铺无菌手术单,步骤、方法正确	1.0	
	(2)再次消毒后切开,持刀手法正确,切开动作正确,切开深度一致均匀	1.0	
	(3)切开后止血	1.0	
缝合	(1)缝合前再次消毒,选择缝合针及缝线正确	1.0	
	(2)持针器使用正确,钩镊辅助进针,进针角度、进针点位置正确;出针,有齿钩镊使用方法正确	2.0	
	(3)缝合组织对和良好,缝合深浅一致,缝合后对皮	1.0	
	(4)基本缝合方法:间断、连续、褥式、"8"字缝合	2.0	
止血	(1)出血点钳夹准确,止血钳使用正确	1.0	
	(2)选择结扎止血法止血,止血钳带线结扎方法正确	1.0	
	(3)熟悉并能正确使用基本止血法进行止血操作	1.0	
打结	(1)单手打结法,熟练打结,无假结、滑结。线结均匀	1.0	
	(2)双手打结法,熟练打结,无假结、滑结。线结均匀	1.0	
	(3)双手打结法,熟练打外科、张力结。线结均匀	1.0	
	(4)特殊情况下打结,打深部结、无张力结即原位结。线结均匀	1.0	
	总分	20.0	

注:操作中不符合无菌要求扣 5 分。

表 4-25　清创术的考核评分要点

考号：＿＿＿＿＿＿＿＿＿　姓名：＿＿＿＿＿＿＿＿＿　总得分：＿＿＿＿＿＿＿＿＿　考核教师：＿＿＿＿＿＿＿＿＿

操作项目	评分要点	分值	得分
操作准备	(1)戴口罩,衣、帽整齐,修指甲,洗手	1.0	
	(2)评估患者有无适应证及禁忌证,清创材料准备,检查物品	1.0	
	(3)医生与患者及家属沟通,签署手术同意书	1.0	
体位	核对患者,手术环境适宜,助手协助患者摆体位	1.0	
清洗止血	(1)无菌敷料覆盖创区,毛刷蘸肥皂液刷洗创区周围皮肤,冲洗	1.0	
	(2)过氧化氢溶液及生理盐水冲洗创区,活动出血点钳夹止血	1.0	
消毒铺单	(1)无菌敷料覆盖创区,消毒创区周围皮肤	1.0	
	(2)铺无菌孔巾	1.0	
麻醉、再次清洗	(1)局部浸润麻醉创区或相应麻醉,方法正确	1.0	
	(2)再次消毒创区,过氧化氢溶液及生理盐水冲洗,蘸干创区	1.0	
清理	(1)医生由助手配合探查有无活动出血,钳夹、结扎止血	1.0	
	(2)探查有无异物并去除	1.0	
清创、修复	(1)消毒创区后,视患者病情进行组织清创	2.0	
	(2)若有血管、神经、肌腱、骨等组织清创,则依要求清创,修复。冲洗创区	1.0	
缝合、包扎	(1)视创腔大小,低位留置引流,再次消毒后依解剖层次逐层缝合,勿留无效腔。不能缝合者可开放,二期修复	2.0	
	(2)术区包扎	1.0	
术后处理	(1)安置患者回病室,交代注意事项,妥善处理清创物品及敷料	1.0	
	(2)观察患者生命体征,洗手,注射破伤风抗毒素	1.0	
	总分	20.0	

注:操作中不符合无菌要求扣 5 分。

表 4-26　外科换药术的考核评分要点

考号：＿＿＿＿＿＿＿＿＿　姓名：＿＿＿＿＿＿＿＿＿　总得分：＿＿＿＿＿＿＿＿＿　考核教师：＿＿＿＿＿＿＿＿＿

操作项目	评分要点	分值	得分
操作准备	(1)戴口罩,衣、帽整齐,修指甲,洗手	1.0	
	(2)换药物品准备	1.0	
沟通	换药室内换药,患者体位舒适,医生与患者沟通,取得配合	1.0	
换药	(1)取、开换药包正确,戴手套	1.0	
	(2)用手取下外层敷料,正确持镊取下内层敷料,沿切口的长轴方向揭起;遇最里层与切口粘连时,先用盐水浸湿再揭去	2.0	
	(3)评估、告知患者切口愈合情况,有无红肿、触痛、皮下波动感等愈合不良表现,若有引流,评估引流作用及是否通畅	2.0	
	(4)两手持镊,两把镊子操作;一把接触换药盒内无菌消毒棉球,交换至另一把镊子上再接触患者切口	2.0	
	(5)对于清洁切口,以消毒棉球由内到外无遗漏地消毒,由内向外消毒 3~5cm;消毒 2 遍	2.0	

续表

操作项目	评分要点	分值	得分
换药	(6)对于感染切口,由外向里消毒;	2.0	
	(7)可根据切口性质选用引流纱条等;再消毒切口周围皮肤	2.0	
	(8)覆盖消毒纱布,覆盖达到切口周围3cm左右,厚度适中(4~6层)	1.0	
	(9)擦净皮肤,胶布粘贴的方向尽可能与皮纹平行	1.0	
术后处理	(1)协助患者回病室,告知注意事项及下次换药时间	1.0	
	(2)妥善处理换药后敷料等物品	1.0	
	总分	20.0	

注:操作中不符合无菌要求扣5分。

表 4-27　戴无菌手套的考核评分要点

考号:＿＿＿＿＿＿　　姓名:＿＿＿＿＿　　总得分:＿＿＿＿＿＿　　考核教师:＿＿＿＿＿＿

操作项目	评分要点	分值	得分
操作准备	(1)戴口罩,衣、帽整齐,修指甲	1.0	
	(2)检查双手及上肢皮肤无破损及感染,挽衣袖至肘上10cm	1.0	
操作过程—戴手套	(1)清洁洗手,方法、顺序正确	1.0	
	(2)选择合适型号手套,平展无菌手套内包装,分清前后、左右;打开内包装	2.0	
	(3)先戴左手。将右手手套对向扣置于左手手套之上,右手捻两手套外侧缘,取出手套,注意不接触手套腕部翻转面内侧的绝对无菌区	2.0	
	(4)将两手套交由左手拇指、示指捻紧,轻抖,以右手拇指、示指,捻两手套相对应内侧缘,此时两手套口张开	2.0	
	(5)左手拇指内收,四指并拢,对准左手手套,向内侧伸入,在手套拇指开口处,张开拇指,之后对其他四指开口处张开四指,伸入、戴好。松左手手套,继续捻紧右手手套	2.0	
	(6)戴好手套的左手四指并拢,自右手手套腕部翻转面内侧伸入,同时松右手,将右手自手套开口处同左手姿势伸入右手手套,注意左手此时不可触碰右手套翻转面	2.0	
	(7)调节双手手套,使手指、手掌与手套完全戴好	1.0	
	(8)顺次以双手四指将手套腕部翻转面反向展平,过程中不可触碰有菌区。翻转面包埋手术衣袖或操作服衣袖	2.0	
操作过程—摘手套	(1)以右手拇指及示指、中指捻左手套腕部翻转面处,向前反向牵拉至手腕部以远,最好不超过手掌部,再以左手拇指、示指、中指同法拉右手套至右手同样位置	2.0	
	(2)右手捻左手套,左手捻右手套,相互牵拉,摘下手套。过程中手套外侧面不外露	1.0	
	(3)摘下手套后再次清洁洗手	1.0	
	总分	20.0	

注:操作中不符合无菌要求扣5分。

(刘晓奇)

第五章

临床常用辅助检查结果判读

辅助检查对疾病的诊断、鉴别诊断、治疗效果及转归判断可以提供更加客观的依据。本章将简要介绍目前临床上常用辅助检查的结果判读,包括心电图检查、影像学检查、动脉血气分析、肺功能检查等结果判读。心电图检查是心血管疾病检查中最常用的方法,心电图是诊断心律失常最可靠的方法之一,是判定心肌梗死的重要依据,也是发现心肌损害的独特方式,对心房、心室肥大的诊断有一定的价值。影像学技术近些年来飞速发展,在临床上应用越来越广泛,对各种疾病的检出率和诊断准确率明显提高,在疾病的诊断、定位、定性中发挥越来越重要的作用。由X线、数字减影血管造影(DSA)、超声、CT、MRI所组成的医学影像学家族已经成为临床主要的诊断和鉴别诊断方法、医院现代化的重要标志。动脉血气分析是判断机体是否存在酸碱平衡失调以及缺氧和缺氧程度的可靠指标,目前在临床各科低氧血症和酸碱失衡的诊断、救治中,已经成为必不可少的检验项目。肺功能检查可以用于评价患者呼吸生理功能的基本状况,明确肺功能障碍的程度和类型,对研究疾病的发病机制、病理生理、明确诊断、指导治疗、判断疗效和疾病康复、劳动力的鉴定以及胸腹部大手术的耐受性等都具有重要意义。

第一节　心电图检查与心电图检查结果判读

一、心电图导联

常规12导联心电图分为6个肢体导联(Ⅰ、Ⅱ、Ⅲ、aVR、aVL、aVF)及6个胸导联(V_1~V_6)。肢体导联是利用不同颜色电极夹放置于人体手腕及脚踝部,采集心电信号。红、黄、绿、黑4种颜色电极夹分别连接右侧腕部、左侧腕部、左侧脚踝、右侧脚踝。胸导联利用6个吸球放置于胸前特定部位,记录心电信息。各导联吸球的位置:V_1位于胸骨右旁第4肋间,V_2位于胸骨左旁第4肋间,V_3位于V_2和V_4连线中点,V_4位于左锁骨中线第5肋间,V_5位于左腋前线与V_4同一水平,V_6位于左腋中线与V_4同一水平。胸导联和肢体导联连接示意图见图5-1和图5-2。

二、心电图机操作步骤

1. **检查设备**　检查心电图机电极夹及吸球是否完整,记录纸是否充足,电池是否充满。
2. **核对信息**　详细核对患者的信息,并与患者进行沟通。
3. **患者体位**　患者取平卧位,全身放松状态;暴露胸部、手腕及脚踝部位,并保证局部皮肤清洁;注意患者肢体不要接触金属床架;用生理盐水或乙醇涂抹电极夹及吸球接触部位的皮肤。

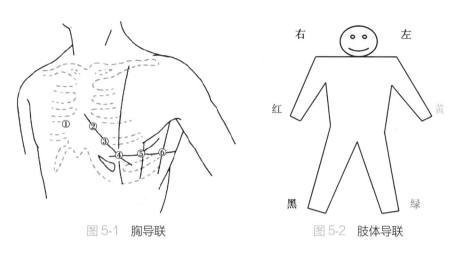

图 5-1　胸导联　　　　　　　　图 5-2　肢体导联

4. **连接导联线**　准确连接电极夹及胸前导联吸球。

5. **描记**　开机,观察心电图描记是否平稳,有无干扰,待信号稳定后记录并打印。

6. **标记信息**　取下记录纸后,标记患者信息、记录时间及导联。

7. **检查后处理**　协助患者整理衣物。

三、心电图波形与测量

心电图多描记在特殊的记录纸上,横线代表时间,纵线代表心电振幅。当走纸速度为 25mm/s 时,每两条纵线间(1mm)代表 0.04s,当标准电压为 1mV=10mm 时,两条横线间(1mm)表示 0.1mV。心电图由 P 波、PR 段、QRS 波、ST 段、T 波、U 波组成(表 5-1)。心电图各波段的名称及测量见图 5-3。图 5-4 是一份正常十二导联心电图。

表 5-1　正常心电图各波形正常值

波段	正常值	异常的意义
P 波	时间 <0.12s 振幅 <0.25mV	时间延长见于左房肥大 振幅增加见于右房肥大
PR 间期	0.12~0.20s	延长见于一度房室传导阻滞;缩短见于预激综合征
QRS 波	时间 <0.12s	延长见于束支或室内传导阻滞
ST 段	正常位于等电位线	抬高见于急性心肌梗死、心包炎、早期复极综合征等;压低见于心肌缺血、心肌劳损等
T 波	振幅一般不低于同导联 1/10	T 波高尖见于高血钾或者急性心肌损伤;T 波低平见于慢性心肌缺血
QT 间期	0.32~0.44s	QT 间期延长可诱发室性心动过速

四、心电图分析方法

准确快速判断心电图需要扎实的心脏电生理知识及长期的临床经验。对于初学者,心电图阅读可以归纳成六步读图法。

1. **计算心率**　包括心房率、心室率。

2. **分析 P 波**　判断窦性心律或异位心律,并明确有无心房的肥大。

3. **分析 PR 间期**　观察 P 波与 QRS 波群的关系。如 PR 间期延长,提示可能存在房室传导阻滞,而 PR 间期缩短则提示可能存在预激综合征。

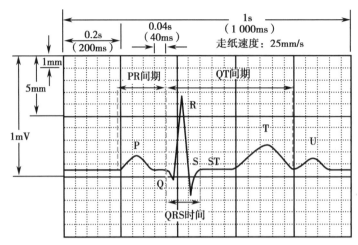

图 5-3　心电图各波段的名称及测量

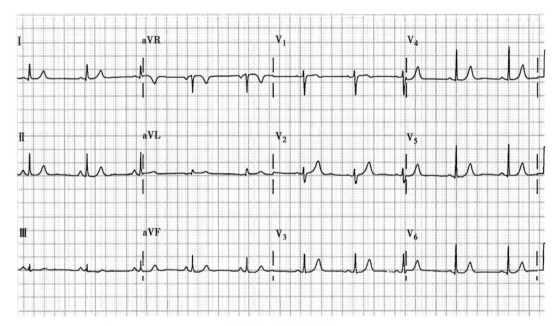

图 5-4　正常心电图

4. **分析 QRS 波群**　包括 QRS 波群的形态及电压,有无钟向转位及心室肥厚,有无增宽等各种情况分析。

5. **分析 ST 段**　包括 ST 段抬高和降低。

6. **分析 T 波**　包括 T 波高尖、低平、倒置等。

五、常见异常心电图结果判读

(一)心律失常

1. **窦性心动过速**　P 波在 Ⅰ、Ⅱ、aVF、V_4~V_6 导联直立,在 aVR 导联倒置,心率成人大于 100 次/min,1 岁以内大于 140 次/min,1~6 岁大于 120 次/min。PR 间期、QT 时限相应缩短(图 5-5)。

2. **窦性心动过缓**　P 波在 Ⅰ、Ⅱ、aVF、V_4~V_6 导联直立,在 aVR 导联倒置,频率小于 60 次/min。PR 间期大于 0.12s(图 5-6)。

3. **房性期前收缩**　QRS 波前出现一个变异的 P′ 波;QRS 波一般不变形,P′R>0.12s;代偿间歇常不完全(图 5-7)。

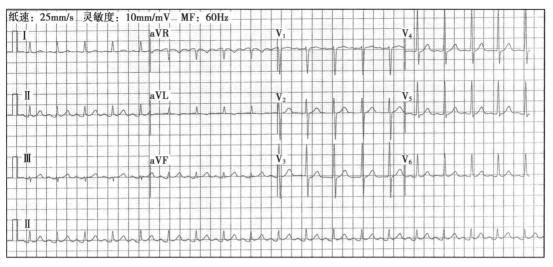

图 5-5 窦性心动过速

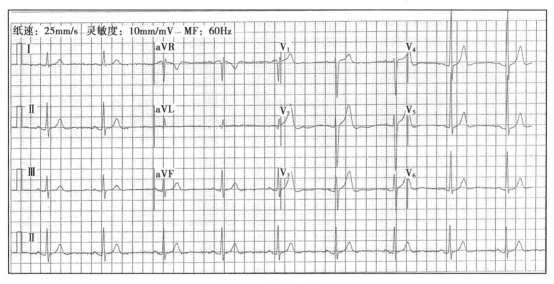

图 5-6 窦性心动过缓

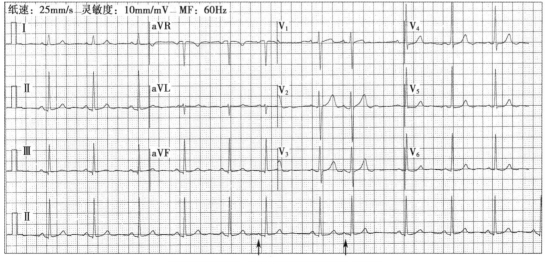

QRS 波前出现一个变异的 P′ 波（箭头所指）。

图 5-7 房性期前收缩

4. 心房颤动　无正常 P 波,代之以大小不等、形状各异的 f 波,通常以 V_1 导联最明显,频率为 350~600 次 /min;心室律绝对不规则,未用药物控制的情况下快速者多见;QRS 波一般不增宽,有时因室内差异传导而出现增宽变形的 QRS 波(图 5-8)。

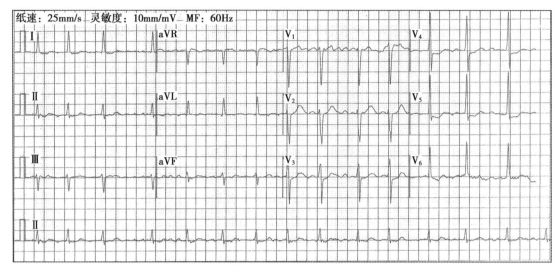

图 5-8　心房颤动

5. 阵发性室上性心动过速　P′波不易辨别,节律规则。频率 150~240 次 /min,绝对匀齐。QRS 波与窦性心律者相同,仅当伴有束支传导阻滞或因差异传导时增宽变形(图 5-9)。

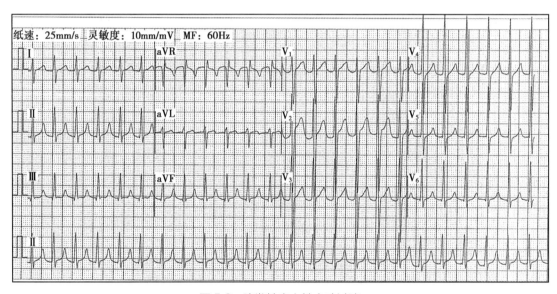

图 5-9　阵发性室上性心动过速

6. 室性期前收缩　提前出现宽大畸形的 QRS 波,时限 ≥ 0.12s;伴有继发性 ST-T 改变;往往伴有完全性代偿间歇(图 5-10)。

7. 室性心动过速　心室率多在 140~200 次 /min,节律可稍不齐;QRS 波群宽大畸形,时限通常大于 0.12s(图 5-11)。如有室房分离、窦性夺获、室性融合波,可以诊断。

8. 心室颤动　无正常 QRS-T 波群,代之以连续快速而相对规则的大振幅波动,频率达 200~250 次 /min。图 5-12 显示过早的室性期前收缩(R on T)诱发了心室颤动。

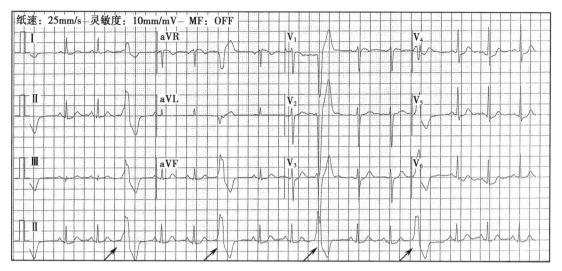

图 5-10 室性期前收缩

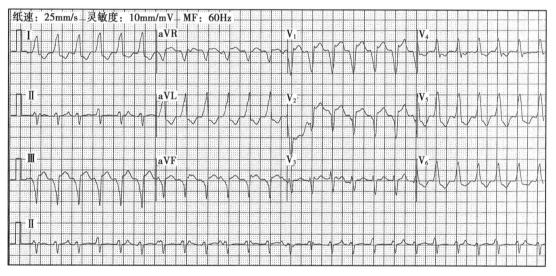

图 5-11 室性心动过速

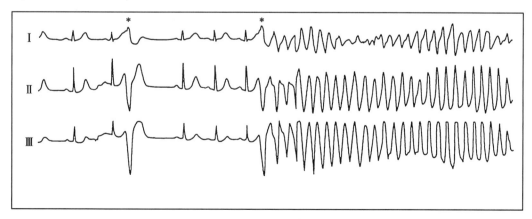

图 5-12 心室颤动

9. 房室传导阻滞

（1）一度房室传导阻滞：PR 间期 ≥ 0.21s（14 岁以下儿童为 0.18s），每个 P 波之后有 QRS 波（图 5-13）。

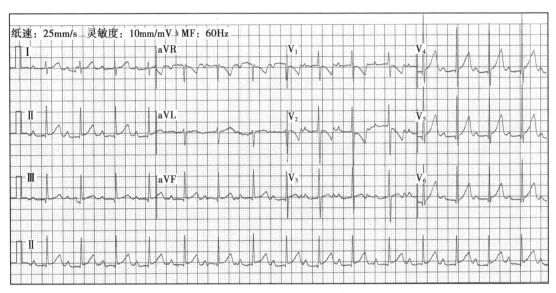

图 5-13　一度房室传导阻滞

（2）二度 I 型房室传导阻滞：P 波规律地出现，PR 间期逐渐延长，直到 1 个 P 波后脱漏 1 个 QRS 波群，漏搏后 PR 间期缩短，之后又逐渐延长，如此周而复始地出现，称为文氏现象（图 5-14）。

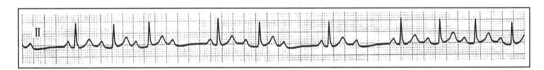

图 5-14　二度 I 型房室传导阻滞

（3）二度 II 型房室传导阻滞：PR 间期恒定（正常或延长）；部分 P 波后无 QRS 波群（间歇性脱漏）（图 5-15）。

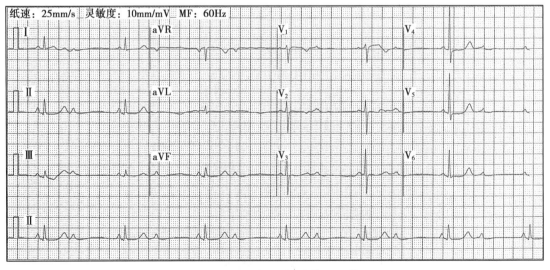

图 5-15　二度 II 型房室传导阻滞

（4）三度房室传导阻滞：P 波全部不能下传，与 QRS 波毫无关系（PR 间期不固定，而 PP、RR 间期各自规则）；心房率快于心室率（图 5-16）。

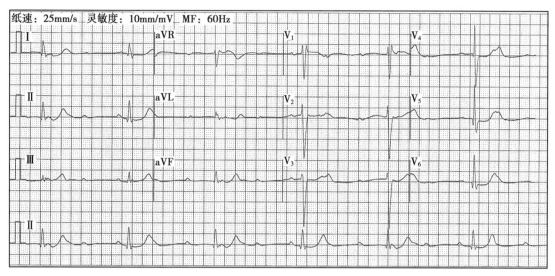

图 5-16　三度房室传导阻滞

10. 束支传导阻滞

（1）右束支传导阻滞：最具特征性的表现是 V_1 或 V_2 导联 QRS 呈 rsR′ 或 M 型；I、V_5、V_6 导联 S 波增宽而有切迹；aVR 导联呈 QR 型，R 波宽而有切迹；V_1 导联 R 峰时间大于 0.05s；V_1、V_2 导联 ST-T 改变；QRS 波群时间 ≥ 0.12s 为完全性右束支传导阻滞（图 5-17），形态相似但 QRS 波群时间小于 0.12s 为不完全性右束支传导阻滞。

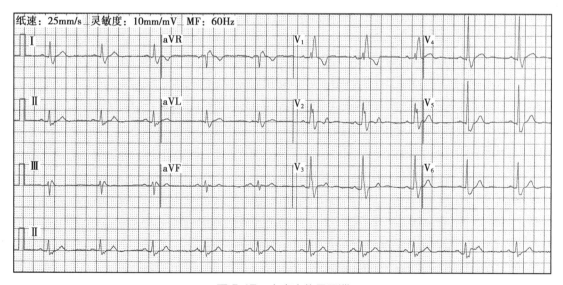

图 5-17　右束支传导阻滞

（2）左束支传导阻滞：V_1、V_2 导联呈 rS 波或呈宽而深的 QS 波；I、aVL、V_5、V_6 导联 R 波增宽，顶峰粗钝或有切迹（q 波一般消失），V_5、V_6 导联 R 峰时间大于 0.06s；ST-T 与主波方向相反；QRS 波群时间 ≥ 0.12s 为完全性左束支传导阻滞（图 5-18）。形态相似但 QRS 波群时间小于 0.12s 为不完全性左束支传导阻滞。

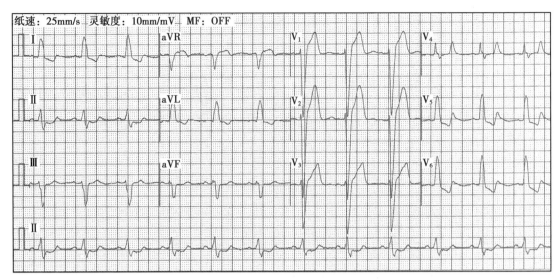

图 5-18 左束支传导阻滞

（二）心房肥大与心室肥厚

1. **右心房肥大** P 波高尖,振幅≥ 0.25mV,以Ⅱ、Ⅲ、aVF 导联表现最为突出,又称为"肺型 P 波"。V_1 导联 P 波直立时,振幅≥ 0.15mV;P 波双向时,振幅的算术和≥ 0.20mV（图 5-19）。

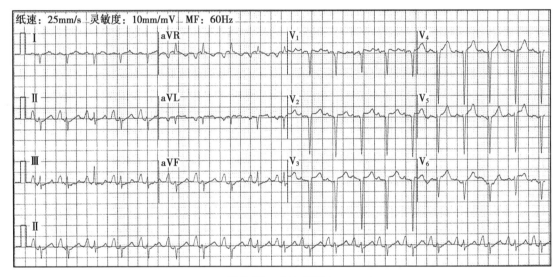

图 5-19 右心房肥大

2. **左心房肥大** P 波增宽≥ 0.12s,常呈双峰型,两峰间距≥ 0.04s,以Ⅰ、Ⅱ、aVL 导联明显,又称为"二尖瓣型 P 波";PR 段缩短,P 波 /PR 段时间大于 1.6（图 5-20）。

3. **左心室肥厚**

（1）QRS 波群电压增高:R_{V5} 或 R_{V6}>2.5mV,R_{V5} + S_{V1}>4.0mV（男）或 >3.5mV（女）;$R_Ⅰ$>1.5mV,R_{aVL}>1.2mV,R_{aVF}>2.0mV,$R_Ⅰ$+$S_Ⅲ$>2.5mV;R_{aVL}+ S_{V3}>2.8mV（男）或 >2.0mV（女）（图 5-21）。

（2）额面 QRS 心电轴左偏。

（3）QRS 波群时间延长,但一般仍小于 0.12s。

（4）ST-T 改变:在 R 波为主的导联 ST 下移,T 波低平、双向或倒置;S 波为主的导联 T 波直立。

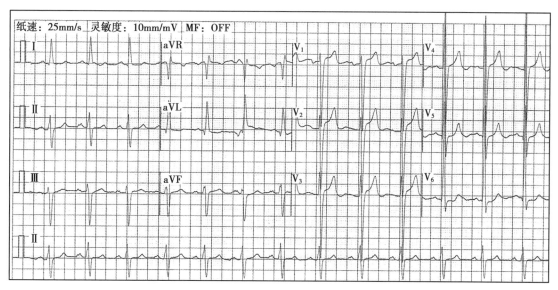

图 5-20 左心房肥大

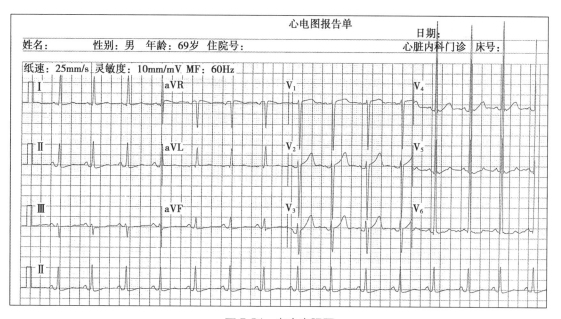

图 5-21 左心室肥厚

4. 右心室肥厚

(1) V_1 导联 R/S ≥ 1,呈 R 型或 Rs 型,V_5 导联 R/S ≤ 1 或 S 波加深,aVR 导联以 R 波为主;

(2) $R_{V1}+S_{V5}>1.05mV$(重症大于 1.2mV),$R_{aVR}>0.5mV$。

(3) 电轴右偏 ≥ + 90°(重症可大于 +110°)。

(4) 常伴有右胸导联(V_1、V_2)ST 段压低,T 波倒置(图 5-22)。

(三)心肌缺血和心肌梗死

1. 心肌缺血 主要表现为 ST 段下移,T 波低平或者倒置。图 5-23 可见 Ⅰ、aVL、V_4~V_6 导联 T 波倒置。

2. 心肌梗死 根据心电图改变,心肌梗死分为非 ST 段抬高型和 ST 段抬高型心肌梗死。非 ST 段抬高型心肌梗死与心肌缺血心电图难以鉴别,但前者存在 ST 段及 T 波的动态演变。ST 段抬高型心肌梗死心电图随心肌梗死发生的时间表现不同,主要包括 T 波高尖、ST 段抬高、病理性 Q 波形成、T 波倒置等,并且根据出现异常的导联,可以进行心肌梗死的定位诊断(表 5-2)。

急性前壁心肌梗死和急性下壁心肌梗死心电图分别见图 5-24、图 5-25。

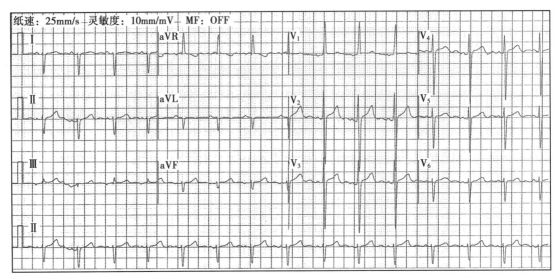

图 5-22 右心室肥厚

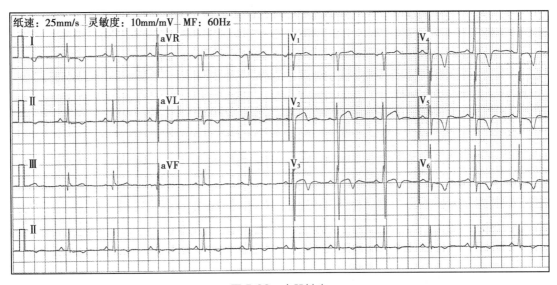

图 5-23 心肌缺血

表 5-2 心电图导联与心室部位及冠状动脉供血区域的关系

导联	心室部位	供血的冠状动脉
$V_1 \sim V_3$	前间壁	左前降支
$V_3 \sim V_5$	前壁	左前降支
$V_1 \sim V_5$	广泛前壁	左前降支
I、aVL、V_5、V_6	侧壁	左前降支或左回旋支
$V_7 \sim V_9$	正后壁	左回旋支或右冠状动脉
II、III、aVF	下壁	右冠状动脉或左回旋支
$V_{3R} \sim V_{4R}$	右心室	右冠状动脉

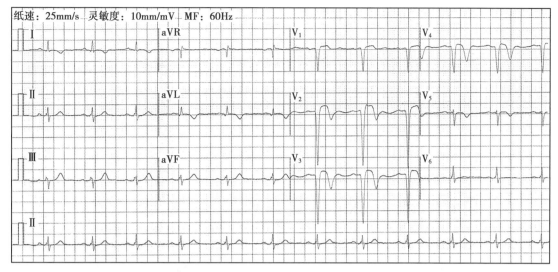

图 5-24 急性前壁心肌梗死
V_1~V_4 导联 ST 段弓背向上抬高,病理性 Q 波形成。

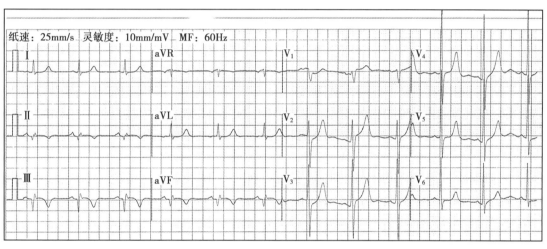

图 5-25 急性下壁心肌梗死
Ⅱ、Ⅲ、aVF 导联 ST 段弓背向上抬高,病理性 Q 波形成。

六、动态心电图检查与结果判读

微课:动态心
电图检查案例

动态心电图(ambulatory electrocardiogram,AECG)是指连续记录 24h 或更长时间的心电图,患者能够在日常活动的情况下进行连续的心动图监测和记录,可提供患者白天和夜间不同状态下的心电活动信息。

1. **动态心电图仪组成** 主要由记录系统和回放分析系统组成。记录系统包括导联线和记录器,可连续记录和储存三通道心电信号。近年来,12 导联动态心电图系统已广泛应用于临床(图 5-26)。回放分析系统主要由计算机系统和心电分析软件组成。回放系统可以对记录到的心电信号进行自动分析。工作人员通过人机对话方式将计算机自动分析的心电图进行判定、核查、修改和编辑,打印出异常心电图图例以及有关的数据,最后作出诊断。

2. **动态心电图的临床应用** 检查过程中,应要求患者按时间记录其活动状态和有关症状。记录到的某些结果,尤其是 ST-T 改变,应结合病史、症状及其他临床资料综合分析以作出正确的诊断。

分析报告应包括:①监测期间的心律,24h 心搏总数,平均心率,最高与最低心率及发生的时间;

②监测各导联 ST-T 改变的形态、程度、持续时间和频率，ST 段异常改变与心率变化及症状的关系；③各种心律失常的类型，包括快速性和 / 或缓慢性心律失常，异常心搏总数，发生频率，持续时间，形态特征及心律失常与症状、日常活动和昼夜的关系等；④选择并打印有代表性的正常和异常的心电图片段；⑤对植入心脏起搏器的患者，报告中还应包括起搏器功能的分析。

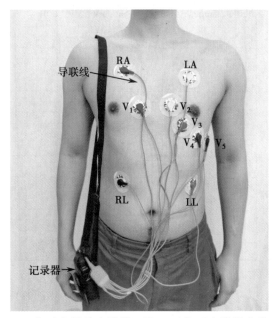

RA：位于右锁骨中线第 2 肋；RL：位于右锁骨中线第 7 肋缘；LA：位于左锁骨中线第 2 肋；LL：位于左锁骨中线第 7 肋缘；V_1：位于胸骨右缘第 4 肋间；V_2：位于胸骨左缘第 4 肋间；V_3：位于 V_2 与 V_4 两点连线的中点；V_4：位于左锁骨中线与第 5 肋间相交处；V_5：位于左腋前线与 V_4 同一水平处；V_6：位于左腋中线与 V_4 同一水平处。

图 5-26　12 导联动态心电图系统

七、心电图运动负荷试验与结果判读

心电图运动负荷试验（ECG exercise test）是一种无创、简便实用、相对安全的临床心血管疾病检查手段，可以用于判断是否存在心肌缺血及发现早期冠心病。

早期冠心病患者在静息状态下可以不发生心肌缺血，当运动负荷伴随心肌耗氧量增加时，冠状动脉血流量不能相应增加，即可引起心肌缺血，心电图出现异常改变。运动负荷量需根据患者的年龄和病情设定，分为极量与亚极量两挡。极量负荷量是指心率达到人体的生理极限的负荷量，最大心率粗略算法为（220- 年龄）次 /min。亚极量负荷量是指心率达到 85%~90% 最大心率的负荷量，临床多采用亚极量负荷试验。60 岁以下患者一般常规选择经典的 Bruce 运动方案分级标准，年龄较大或心功能不全者选用 Bruce 修订方案分级标准。

运动试验方法有 3 种：

1. 平板运动试验（treadmill test）　目前应用最广泛。患者在活动的平板上走动，根据所选择的运动方案，仪器自动分级依次递增平板的速度及坡度以调节运动负荷量，直至患者心率达到预期水平，分析运动前、中、后的心电图变化作出判断。

2. 踏车运动试验（bicycle ergometer test）　患者在装有功率计的踏车上运动，以速度和阻力调节负荷大小，负荷量分级依次递增，每级运动 3min。男性由 300（kg·m）/min 开始，每级递增 300（kg·m）/min；女性由 200（kg·m）/min 开始，每级递增 200（kg·m）/min，直至达到预期心率。运动前、中、后多次进行心电图记录，进行分析判断。

3. 二级梯运动试验　又称为 Master 试验，该方法虽简单、易行、经济、安全，但由于负荷量小，敏感性较差，假阴性率较高，已基本淘汰。

运动试验的适应证包括：①鉴别诊断不典型胸痛或可疑冠心病；②评估冠心病患者的心脏负荷能力；③评估冠心病的药物治疗、介入治疗效果；④作为冠心病易患人群流行病学调查的筛选试验。

运动试验的禁忌证包括：①急性冠脉综合征；②心力衰竭；③中、重度瓣膜病或先天性心脏病；④急性或严重慢性疾病；⑤重度高血压；⑥急性心包炎或心肌炎；⑦急性肺栓塞、主动脉夹层；⑧重度主动脉瓣狭窄；⑨严重残疾不能运动者。

目前国内外较公认的心电图运动负荷试验阳性标准为：①运动中出现典型心绞痛；②运动中出现 ST 段下斜型或水平型下移 ≥ 0.1mV，持续时间大于 1min。

（谢旭晶）

第二节　常见疾病影像学检查结果判读

近年来,影像学检查技术在临床上应用越来越广泛,对各种疾病的检出率和诊断准确率明显提高,在疾病的诊断、定位、定性中发挥越来越重要的作用。由X线、数字减影血管造影(DSA)、超声、CT、MRI所组成的医学影像学家族已经成为临床主要的诊断和鉴别诊断方法、医院现代化的重要标志。

一、呼吸系统疾病

(一)呼吸系统影像检查方法的选择

影像学检查在呼吸系统疾病的诊断中具有重要价值。X线检查经济方便、应用广泛,是胸部疾病诊断的基本检查方法。但X线检查对肺内细小病灶或隐匿性病灶易漏诊,对病变的定位及定性诊断均存在一定局限性。超声检查由于骨性胸廓及含气肺组织对其成像的干扰,导致其在肺部疾病诊断中的应用受到较大的限制,仅可用于评价胸壁肿瘤、炎症和外伤。对于检查胸膜病变如胸膜肿瘤、胸膜腔积液,超声也有一定价值。胸部CT(computed tomography,CT)检查是断面成像,具有良好的密度分辨率,能够发现常规胸部X线片上不能显示的很多影像信息。目前,胸部CT检查已成为呼吸系统疾病诊断的最主要检查方法。胸部CT可以清楚地显示胸壁、肺及纵隔病变,有助于更加准确地对疾病作出定位及定性诊断,且CT增强扫描可了解病变的血供情况及与纵隔大血管的关系,提高鉴别病变良恶性的准确率。磁共振成像(magnetic resonance imaging,MRI)具有软组织分辨率高、多参数成像的特点,因此在胸部疾病诊断中的优势得到认可,应用得到推广,尤其是在胸壁、胸膜、纵隔及肺门部疾病诊断中较CT具有明显的优势,如纵隔疾病的定性诊断,不使用对比剂也可较好地显示纵隔或/和肺门淋巴结情况等。而MRI功能成像在肺部疾病诊断中也有很好的应用前景,如肺部占位性病变的良恶性判断及恶性肿瘤非手术治疗的疗效评估等。但是,因为MRI对肺部细小病灶及钙化不敏感,临床上根据情况需与CT结合应用。

(二)正常胸部X线片(胸部正侧位)

正常胸部X线片(图5-27和图5-28)是包括胸壁软组织、骨性胸廓、心脏大血管、肺、胸膜和膈肌等各种相互重叠组织的综合投影。为便于描述病变部位,通常将两侧肺野人为划分为上、中、下三野(第2、4前肋下缘连线)及内、中、外三带(每侧肺野纵向三等分)。

(三)常见疾病检查结果判读

1. 肺炎

(1)大叶性肺炎:根据病理分期各期影像表现不同,典型的红色和灰色肝变期表现为大叶或肺段分布的密度均匀的致密影,其内见透亮支气管影,即"空气支气管征"。X线表现见图5-29,CT表现见图5-30。

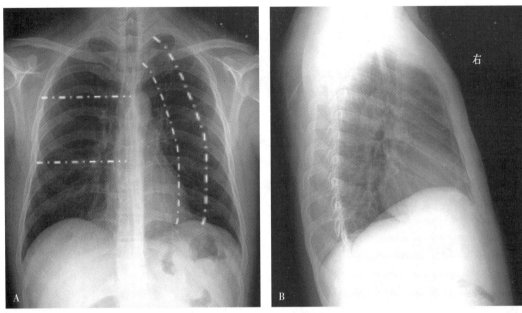

图 5-27　正常男性胸部 X 线片

A. 胸部后前位,肺野划分如虚线所示;B. 胸部侧位。骨性胸廓对称,气管、纵隔居中,双肺野清晰,
肺纹理走行自然,心影形态及位置正常,双侧膈面光滑,肋膈角锐利。

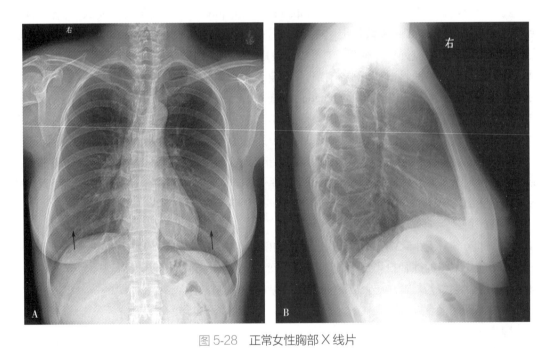

图 5-28　正常女性胸部 X 线片

A. 胸部正位;B. 胸部侧位。女性乳房重叠于两肺下野,呈下缘清楚、上缘不清且密度向上逐渐
变淡的半圆形致密影。乳头位于两肺下野约第 5 前肋间水平,呈圆形致密影,边界清楚,双侧对
称(箭头所示)。

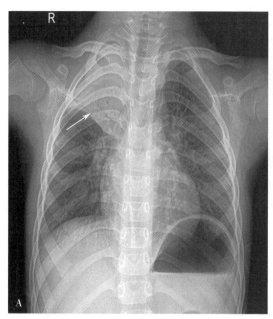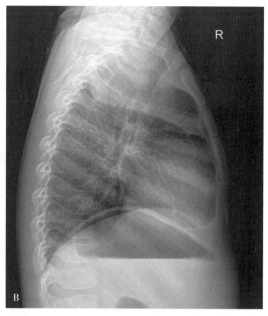

图 5-29　大叶性肺炎 X 线表现

A. 胸部正位;B. 右侧位。右上肺三角形致密影,其内见"空气支气管征"(箭头所示)。

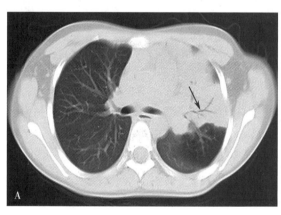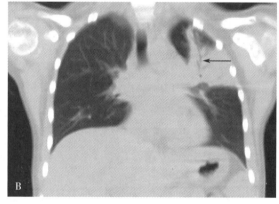

图 5-30　大叶性肺炎 CT 表现

A. CT 肺窗;B. CT 冠状位重建。左肺上叶大片状密度增高影,其内可见"空气支气管征"(箭头所示)。

　　(2)支气管肺炎(小叶性肺炎):多见于婴幼儿、老年和极度衰弱的患者。影像学表现为双肺纹理增粗,病变多位于两肺中下野内、中带,沿肺纹理分布的多发散在斑片影,边缘模糊,可融合成较大片状影。X 线表现见图 5-31,CT 表现见图 5-32。

　　2. 肺结核　根据结核病分类标准分为 5 类,其影像学表现各不相同。

　　(1)急性粟粒型肺结核的 X 线和 CT 表现见图 5-33。

　　(2)继发型肺结核:成年人肺结核最常见的类型,包括浸润性肺结核、结核球、干酪性肺炎和纤维空洞性肺结核等,前两者更为常见。影像表现多种多样,可以一种征象为主或多种征象并存。主要征象有:

　　1)局限性斑片影,见于两肺上叶尖段、后段及下叶背段(图 5-34)。

　　2)大叶性干酪性肺炎:一个肺叶或肺段呈大片致密影,其内见不规则的"虫蚀样"空洞,边缘模糊。

　　3)支气管播散病变:沿支气管分布的斑点状影,形成"树芽征"。

　　4)结核球:圆形,0.5~4cm 不等,边界清楚,密度较高,内可见点状或环形钙化,病灶周围见散在的

微课:肺结核
的影像表现

纤维增殖灶,称"卫星灶"(图 5-35)。

5)结核性空洞:洞壁较薄,内外壁较光整,周围多发"卫星灶"。

6)肺间质改变:磨玻璃密度影,小叶间隔增厚和气道壁增厚等。

7)硬结钙化或索条影。

8)侵犯胸膜时出现胸腔积液、胸膜局限性或广泛增厚,可伴有钙化(图 5-36)。

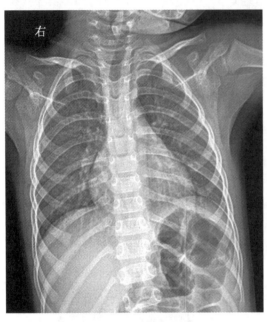

图 5-31　支气管肺炎 X 线表现(胸部正位)
双肺纹理增多、增粗,双肺中下肺野中内带可见沿支气管分布的小斑片状致密影,边界模糊,密度不均。

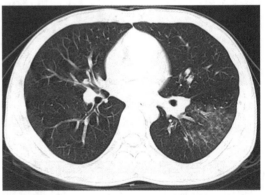

图 5-32　支气管肺炎 CT 表现(CT 肺窗)
左肺下叶见沿支气管分布的斑片状高密度影。

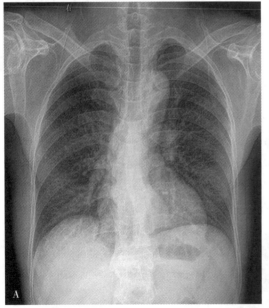

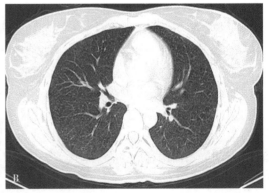

图 5-33　急性粟粒型肺结核
A. 胸部正位。双肺弥漫性粟粒状阴影,结节大小为 1~3mm,边缘清晰。主要特点为"三均匀",即分布均匀、大小均匀和密度均匀。B. CT 肺窗。双肺弥漫性分布粟粒状结节,境界清,"三均匀",双肺野呈磨玻璃样密度改变。

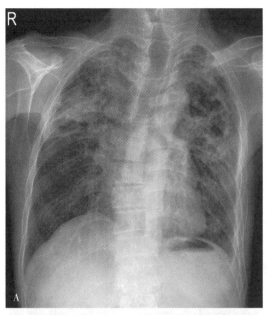

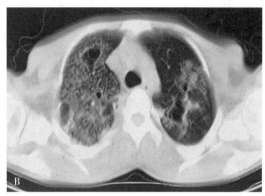

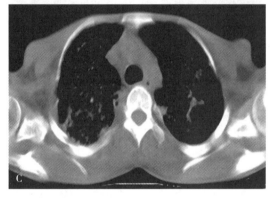

图 5-34 浸润性肺结核

A. 胸部正位。双肺中上野可见斑片状致密影,边界模糊,其内可见高密度硬结钙化灶及纤维条索影;B. CT肺窗;C. CT纵隔窗。双肺上叶见多发结节状、片状密度增高影,并可见大小不等空洞形成,空洞壁厚薄不均,邻近胸膜增厚、粘连;右肺上叶另可见点状钙化影。

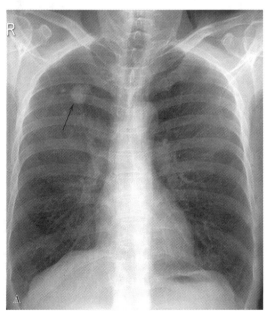

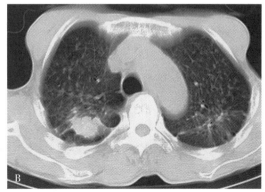

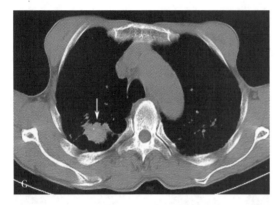

图 5-35　结核球

A.胸部正位。右肺上野可见球形高密度影(箭头所示),边缘光整、清晰,其内可见点状高密度钙化影,病灶周围可见散在结节样及条索状高密度影,即"卫星灶";B. CT 肺窗;C. CT 纵隔窗。右肺上叶后段可见结节状高密度影,其内可见点状钙化影(箭头所示),病变边缘呈浅分叶改变,并可见索条影及胸膜肥厚粘连,病变周围及左肺上叶尖后段另可见散在结节及索条影(卫星灶)。

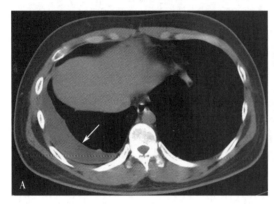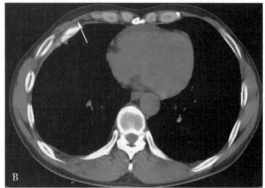

图 5-36　结核性胸膜炎

A. CT 纵隔窗。右侧胸膜增厚,胸膜腔积液(箭头所示);B. CT 纵隔窗。右侧胸膜增厚、钙化(箭头所示)。

3. 肺癌　根据肿瘤发生部位分为中央型和周围型。

(1)中央型肺癌:X 线表现为肺门区肿块,分叶状或边缘不规则,可伴有阻塞性肺炎或肺不张(图 5-37)。CT 显示支气管腔内或壁内外肿块,管壁不规则,管腔"鼠尾状"狭窄或"杯口状"截断,

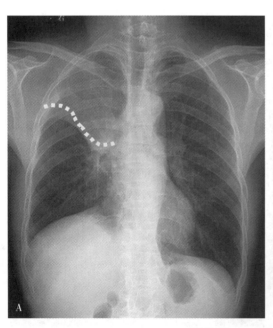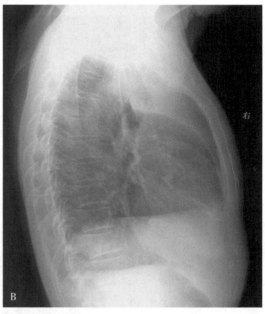

图 5-37　中心型肺癌 X 线表现

A.胸部正位;B.右侧位。右肺上叶支气管截断,于上叶开口处可见肿块影,右上肺呈三角形致密影,尖端指向肺门,肿块与不张肺组织下缘共同构成反"S"征(虚线所示),水平裂向上移位。

阻塞性肺炎表现为受累支气管远端肺组织实变,肺不张表现为远侧一叶或一段肺组织体积缩小,密度均匀增高。CT 增强扫描可显示肿瘤是否侵犯纵隔结构,是否有肺门、纵隔淋巴结转移(图 5-38、图 5-39)。

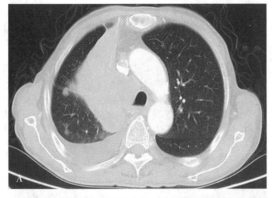
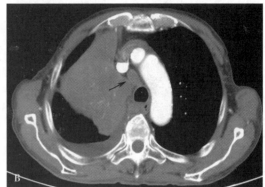
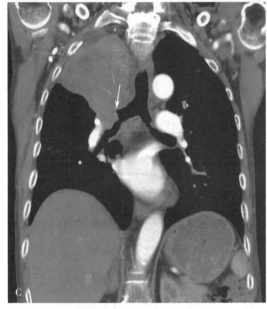

图 5-38 中心型肺癌 CT 表现

同一患者 CT 图像:A. CT 肺窗;B. CT 纵隔窗;C. 冠状位重建。右肺上叶支气管截断(白色箭头所示),局部见不规则软组织肿块影,远侧肺组织不张与肿块分界不清,增强扫描肿块强化不均匀,纵隔见增大淋巴结影(黑色箭头所示),右侧胸膜腔见积液。

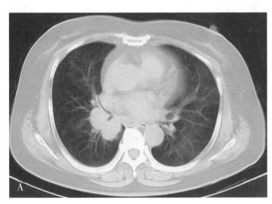
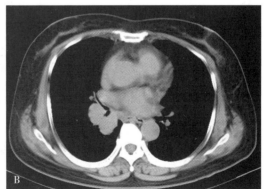

图 5-39 中心型肺癌 CT 表现

A. CT 肺窗;B. CT 纵隔窗。右肺下叶支气管腔变窄,周围可见软组织密度肿块影,边缘呈分叶状。

（2）周围型肺癌：X线表现为肺内结节影，形态不规则，内部可有不规则厚壁偏心性空洞，边缘常见分叶、毛刺及胸膜凹陷（图5-40）。CT更清晰显示肿瘤内部特征（图5-41）。

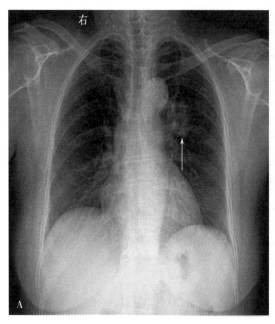
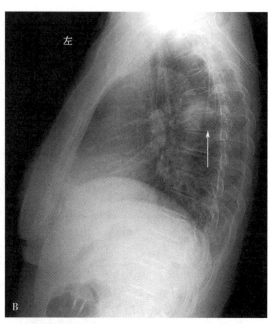

图5-40　周围型肺癌X线表现

A.胸部正位；B.右侧位。左肺上叶尖后段可见团块状高密度影（箭头所示），
密度不均、边界模糊，呈分叶状，周边可见放射状细毛刺征。

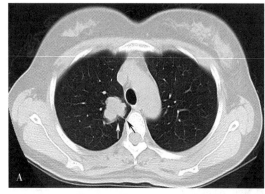
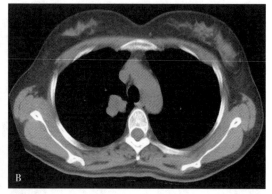

图5-41　周围型肺癌CT表现

A.CT肺窗；B.CT纵隔窗。右肺上叶见软组织密度肿块影，其内密度均匀，边缘不规则，
可见深分叶征（白色箭头所示）及胸膜牵拉征（黑色箭头所示）。

4. **气胸**　气胸的X线和CT表现见图5-42。

5. **胸腔积液**　胸腔积液的X线和CT表现见图5-43。

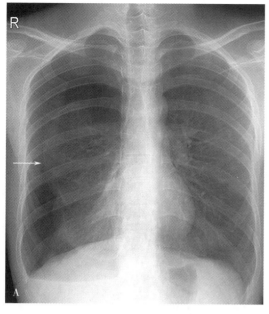

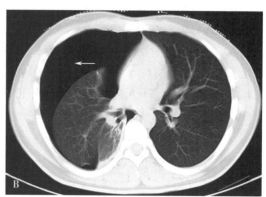

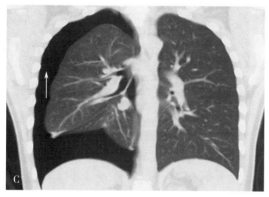

图 5-42　气胸

A. 胸部正位。右侧肺组织压缩（箭头所示），压缩的肺组织外侧为无肺纹理走行的气胸区；B. CT 肺窗；C. CT 冠状位重建。外周无肺组织的极低密度区为气胸区（箭头所示），右肺组织受压向肺门区收缩。

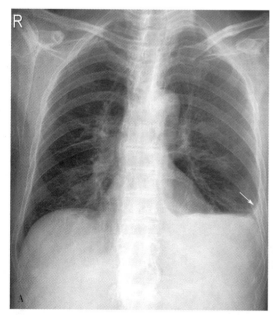

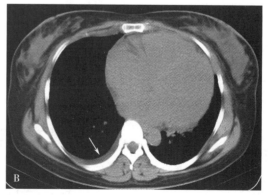

图 5-43　胸腔积液

A. 胸部正位。左侧肋膈角变钝，膈面消失，可见外高内低弧形液面影（箭头所示），上缘位于第 4 前肋下方水平。B. CT 纵隔窗。右侧胸膜腔内可见沿后胸壁下走行弧形均匀液性密度影（箭头所示），上缘清晰。

二、循环系统

(一) 循环系统影像检查方法的选择

循环系统包括心脏、大血管和外周血管。普通 X 线心脏摄片可整体显示心脏、大血管的位置、形态、大小、边缘及轮廓,并能全面评价肺血循环的变化。常作为大多数心脏、大血管疾病的基本筛选方法。超声检查由于操作方便、费用较低,可以实时动态显示心脏、血管的解剖结构和搏动,还可对心功能和血流进行测量和分析。因此,超声检查已成为心血管疾病的首选和主要的检查技术,但是冠状动脉及复杂的先天性心血管疾病等,CT 检查仍为首选和主要的无创性检查方法。近年来,MRI 心血管成像也逐渐得到认可,尤其是心脏、大血管电影成像的动态观察对心脏室腔结构、夹层动脉瘤及破口等的显示更具优势,也是无辐射、安全、可靠的外周主干血管大范围成像的检查技术。

(二) 常见疾病检查结果判读

1. 二尖瓣型心脏　二尖瓣型心脏的 X 线表现见图 5-44。

2. 主动脉型心脏　主动脉型心脏的 X 线表现见图 5-45。

3. 普大型心脏　普大型心脏的 X 线表现见图 5-46。

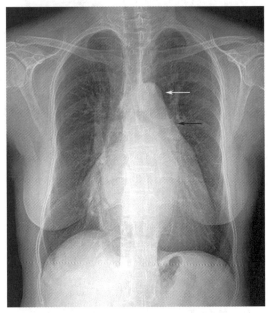

图 5-44　二尖瓣型心脏(胸部正位)
心影呈梨形,主动脉结较小(白色箭头所示),肺动脉段丰满或膨隆(黑色箭头所示),心左缘下段圆钝,心右缘下段较膨隆。常见于二尖瓣病变、房间隔缺损等。

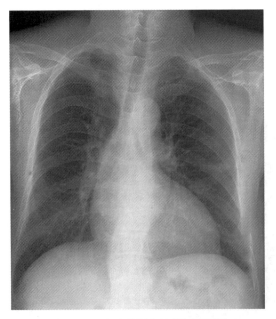

图 5-45　主动脉型心脏(胸部正位)
主动脉结增宽,肺动脉段内凹,左心缘向左下延长。常见于主动脉瓣病变、高血压性心脏病等。

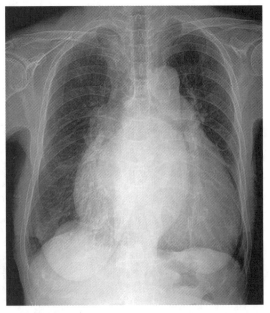

图 5-46　普大型心脏(胸部正位)
心脏向两侧较均匀增大,常见于全心衰竭、大量心包积液等。

4. **CT 血管造影**　是临床指南推荐诊断胸痛三联征的首选检查技术,可以快速、无创诊断血管疾病。

三、消化系统

(一) 消化系统影像检查方法的选择

消化系统疾病包括消化道(食管及胃肠道)和消化腺(肝脏、胆道系统及胰腺)疾病。X线片是急腹症首选的检查方法,如肠梗阻、胃肠道穿孔、胆道系统结石及泌尿系统结石等。胃肠道造影检查具有无痛苦、整体观察效果好、实时动态观察胃肠蠕动功能及方便、经济、实用等特点,是目前胃肠道疾病诊断的首选检查方法,尤其在功能性胃肠道疾病的诊断方面,其他检查方法不能替代。此项检查虽然能够较好地显示管腔内壁黏膜异常、管腔形态及蠕动等情况,但不能较好地评价病变的管壁外延伸情况,因此具有一定的局限性。超声检查方便、无创、无辐射,广泛用于检查消化系统实质脏器、胆道及腹膜腔疾病,并可作出较准确的诊断。CT 是目前消化系统实质脏器及胆道系统、脾脏、腹膜腔及腹膜后疾病最主要的影像检查技术。CT 平扫即能发现绝大多数病变;多期动态增强扫描不仅能进一步提高病变的检出能力,且可依据病变的强化方式、程度及动态变化,对疾病作出正确的定性诊断。MRI 具有软组织分辨率高、多参数成像的特点,独有的磁共振胰胆管造影(magnetic resonance cholangiopancreatography, MRCP)、脂肪抑制技术和扩散加权成像(diffusion weighted imaging, DWI),结合 MRI 动态增强扫描,可进一步提高对肝、胆、胰、脾、腹腔及腹膜后病变的诊断和鉴别诊断能力。

(二) 常见疾病检查结果判读

1. **消化道疾病**

(1)食管静脉曲张:食管钡餐造影见图 5-47。

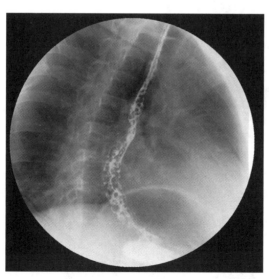

图 5-47　食管静脉曲张

食管中下段黏膜皱襞增宽、纡曲,呈蚯蚓状充盈缺损,管壁边缘为锯齿状,钡剂通过缓慢。

(2)食管癌:食管钡餐造影见图 5-48。

(3)胃癌

1)浸润型胃癌的上消化道钡餐造影见图 5-49。

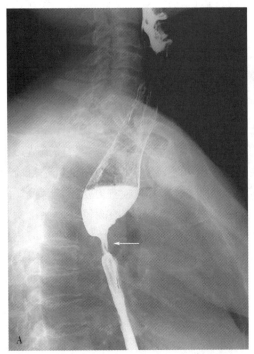

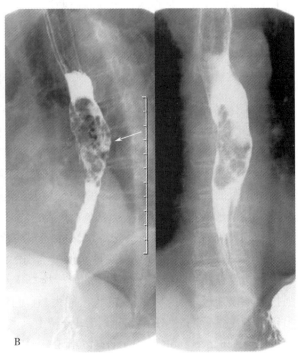

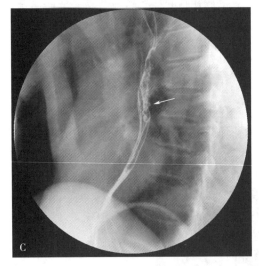

图 5-48　食管癌

A. 食管中段癌（浸润型），食管中段局限性管腔狭窄（箭头所示），表面不规则，黏膜皱襞中断、破坏，透视下动态观察显示管壁僵硬，钡剂通过受阻，其上方食管扩张；B. 食管中段癌（增生型），食管中段可见肿瘤向腔内生长为主，呈不规则或菜花状充盈缺损，钡剂通过缓慢受阻（箭头所示）；C. 食管中段癌（溃疡型），食管中段可见突向腔内的肿块与食管纵轴平行的长条状不规则的龛影，钡剂通过缓慢受阻（箭头所示）。

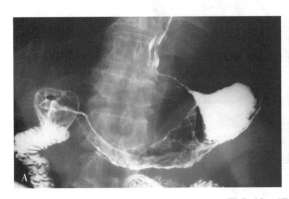

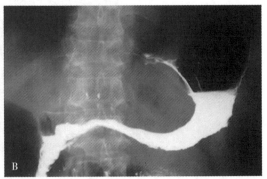

图 5-49　浸润性胃癌

A. 黏膜像；B. 充盈像。肿瘤侵及胃体、胃窦，胃腔明显缩小，胃壁僵硬，胃黏膜皱襞消失、破坏，形成"皮革胃"，胃腔形态不随体位变化而变化。

2）胃小弯溃疡型胃癌的上消化道钡餐造影见图5-50。

（4）结肠癌：结肠气钡双重造影见图5-51。

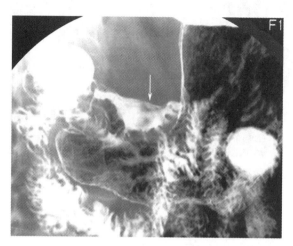

图5-50 胃小弯溃疡型胃癌

胃小弯钡剂涂抹不均匀，可见不规则半月状龛影（半月综合征，箭头所示），龛影外缘平直、内缘不整齐，龛影周围绕以宽窄不等的透亮环堤，环堤表面有"指压痕"，指压痕间可见"裂隙征"。

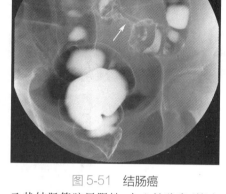

图5-51 结肠癌

乙状结肠管腔局限性、向心性狭窄（箭头所示），黏膜中断、破坏，透视下动态观察管壁僵硬。

2. 腹部疾病

（1）肝脏疾病

1）肝硬化：①形态学变化：全肝萎缩，肝叶比例失调，轮廓凹凸不平，肝门、肝裂增宽。②密度、信号、回声不均匀：因脂肪变性、纤维组织增生及再生结节形成导致不均匀，增强扫描动脉期轻度强化，门脉期与肝实质背景类似。③间接征象：脾大、腹腔积液及静脉曲张等门静脉高压征象。CT表现见图5-52，MRI表现见图5-53，超声表现见图5-54。

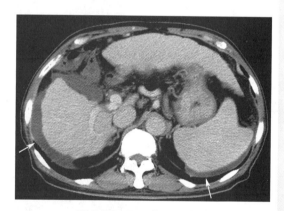

图5-52 肝硬化CT表现

CT增强（门静脉期）。肝左叶体积增大，右叶缩小，边缘不规则，肝裂增宽，门静脉增宽，脾脏体积增大，肝脏及脾脏外缘可见弧形水样密度影（箭头所示）。

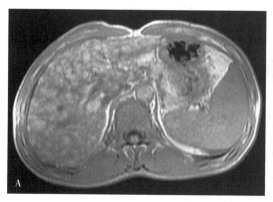

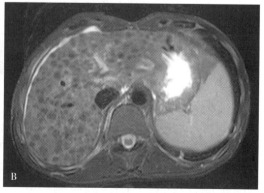

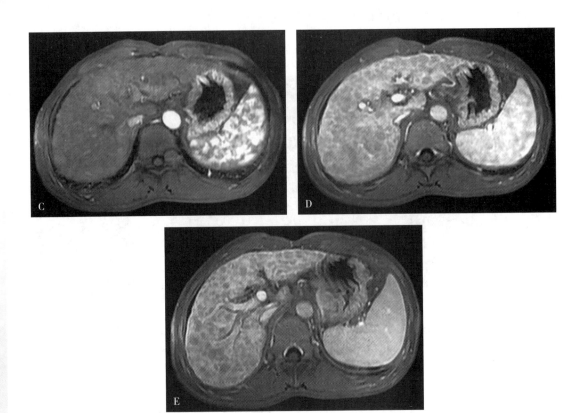

图 5-53　肝硬化 MRI 表现

A. MRI T_1WI；B. MRI T_2WI；C. 动脉期；D. 门静脉期；E. 延迟期。平扫肝脏边缘不规则，肝脏各叶比例失调，肝实质信号不均匀，T_1WI 见多发稍高信号结节影，T_2WI 呈稍低信号影；门静脉增宽，脾脏体积增大，肝脏外缘见液性信号影；增强扫描，肝内结节呈轻度强化。

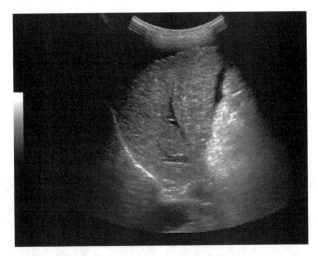

图 5-54　肝硬化 B 超表现

肝脏包膜欠光滑，内部光点增粗、增强，分布不均匀，肝右叶前方可见腹腔积液液性暗区。

2）肝癌：多为肝细胞肝癌（hepatocellular carcinoma，HCC），病变常发生于肝硬化背景上，分为巨块型、结节型和弥漫型，HCC 主要由肝动脉供血，因此动脉期显著强化，门脉期强化开始减退，造影剂"快进快出"是其典型表现。CT 表现见图 5-55，MRI 表现见图 5-56，超声表现见图 5-57。

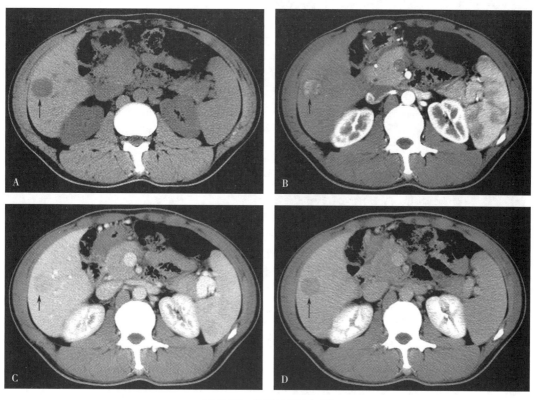

图 5-55 肝癌(CT 表现)

A. CT 平扫;CT 增强,B. 动脉期;C. 门静脉期;D. 延迟期。平扫肝右叶后下段见类圆形低密度影(箭头所示),边界欠清晰;增强扫描,肝右叶后下段低密度影动脉期呈显著不均匀强化(箭头所示),门脉期强化迅速减退,呈相对低密度影(箭头所示),延迟期呈低密度影(箭头所示)。

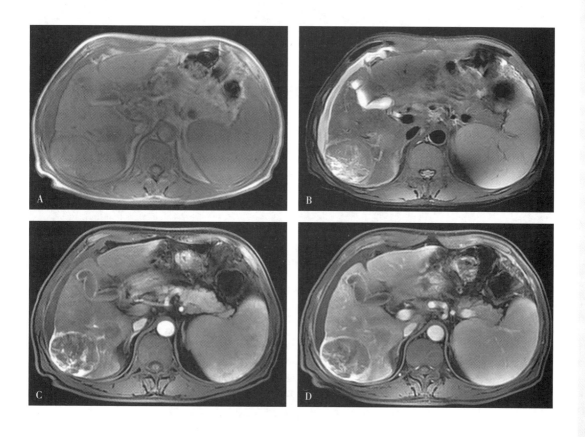

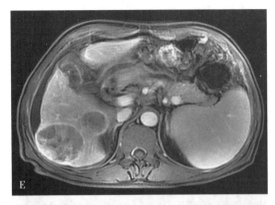

图 5-56　肝癌（MRI 表现）
A. MRI T$_1$WI；B. MRI T$_2$WI；MRI 增强，C. 动脉期；
D. 门静脉期；E. 延迟期。平扫 T$_1$WI 示肝右叶后段
见团块状低信号影，T$_2$WI 呈高信号影，边界清晰，周
围见低信号假包膜影，增强扫描动脉期呈显著不均
匀强化，门脉期及延迟期强化迅速减退。

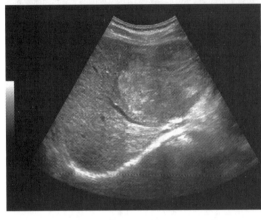

图 5-57　肝癌（B 超表现）
肝左内侧叶及右前叶见 7.3cm×8.7cm 较强回声区，
边界尚清，内回声分布不均匀，肝中静脉受压。

　　3）肝血管瘤：典型表现为增强扫描动脉期周边的结节状显著强化，强化随时间逐渐向中心扩展，
各期强化程度高于或等于临近正常肝实质，"快进慢出"是其特征，CT 表现见图 5-58。

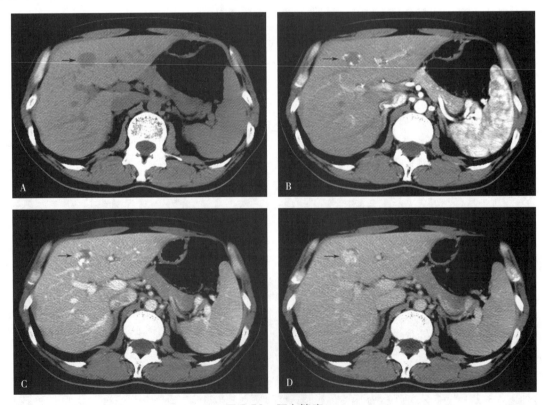

图 5-58　肝血管瘤
A. CT 平扫；CT 增强，B. 动脉期；C. 门静脉期；D. 延迟期。平扫肝左叶内侧段见类圆形
低密度影，边界较清晰；增强扫描"快进慢出"（箭头所示）。

4）肝囊肿的 CT 表现见图 5-59。

5）肝损伤的 CT 表现见图 5-60。

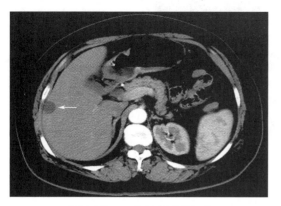 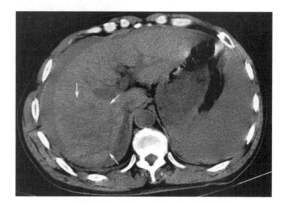

图 5-59　肝囊肿（CT 增强）　　　　　　图 5-60　肝损伤（CT 平扫）

肝右叶前段可见一类圆形低密度影（箭头所示），边　　肝右叶见斑片状低密度影（白色箭头所示），边界不
界清晰，增强扫描未见强化。　　　　　　　　　　清，肝脏外缘见新月形液性密度影（黑色箭头所示）。

（2）胆囊疾病

1）急性胆囊炎的 CT 表现见图 5-61，MRI 表现见图 5-62，超声表现见图 5-63。

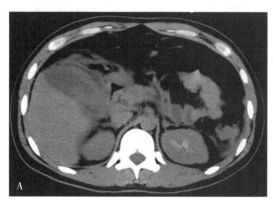 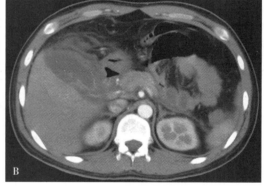

图 5-61　急性胆囊炎（CT 表现）

A. CT 平扫；B. CT 增强。平扫显示胆囊体积增大，直径大于 5cm，胆囊壁弥漫性增厚，大于 3mm，胆囊窝
内见水样密度影；增强扫描显示胆囊壁呈线样显著强化，呈分层状，其中周边无强化的环形低密度层，提
示为浆膜下水肿带或渗出。

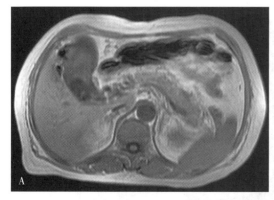 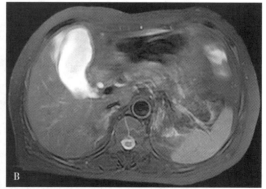

图 5-62　急性胆囊炎（MRI 表现）

A. MRI T_1WI；B. MRI T_2WI。胆囊体积增大，壁增厚，胆囊腔内见结石影，T_1WI 呈结节状稍
高信号影，T_2WI 呈低信号影，胆囊窝内见条片状水样信号影。

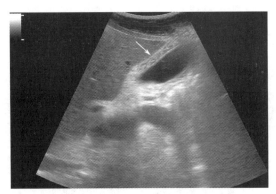

图 5-63　急性胆囊炎（B 超表现）
胆囊壁增厚，厚 0.6cm，呈双边征（箭头所示）。

2）胆囊结石的 CT 表现见图 5-64，超声表现见图 5-65。

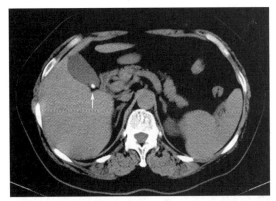

图 5-64　胆囊结石（CT 平扫）
胆囊腔内见结节状钙质高密度影（箭头所示）。

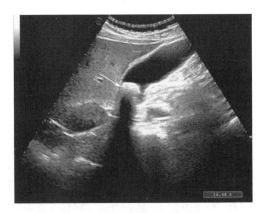

图 5-65　胆囊结石（B 超）
胆囊壁 0.3cm，欠光滑，胆囊腔内可见数个大小不等的强回声光团（箭头所示），后伴声影，较大的 1.6cm。

（3）脾脏疾病

1）脾损伤的超声表现见图 5-66。

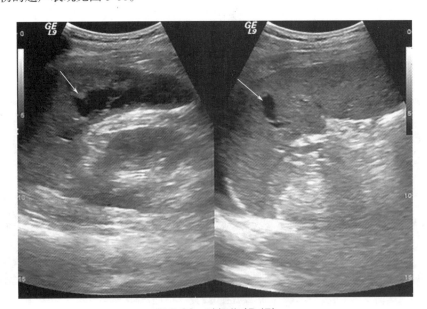

图 5-66　脾损伤（B 超）
脾脏上级（左）及中部（右）可见不规则液性暗区（箭头所示），较大者范围约 1.7cm×5.8cm。

2)脾破裂的 CT 表现见图 5-67。

(4)胰腺疾病:急性胰腺炎的 CT 表现见图 5-68,MRI 表现见图 5-69。

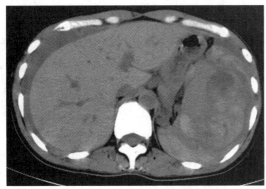

图 5-67 脾破裂(CT 平扫)

脾脏正常形态消失,脾区见不均匀团片状高、低混杂密度影,肝、脾外缘见液性密度影。

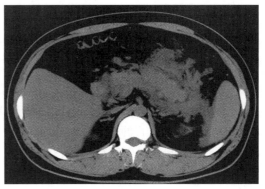

图 5-68 急性胰腺炎(CT 平扫)

胰腺形态饱满,密度减低,胰周脂肪间隙模糊,可见大量液性密度影。

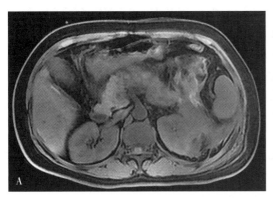
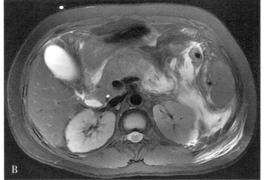

图 5-69 急性胰腺炎(MRI)

A. MRI T_1WI;B. MRI T_2WI。胰腺体积增大,胰腺实质于 T_2WI 信号增高,胰周脂肪间隙模糊,胰腺周围条片状液性渗出影。

3. 胃肠道急腹症

(1)肠梗阻:X 线表现如图 5-70。

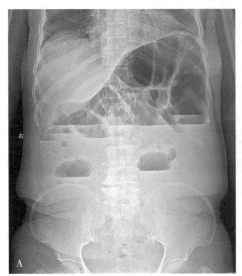
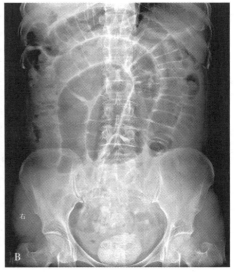

图 5-70 单纯性小肠梗阻

A. 立位腹 X 线片;B. 卧位。立位见腹部多发大小不等的阶梯状液气平,卧位显示腹部肠管明显扩张。

（2）胃肠道穿孔：X 线表现如图 5-71。

四、泌尿系统

（一）泌尿系统影像检查方法的选择

泌尿系统的常见疾病包括先天性发育异常、结石、炎症、肿瘤及外伤等。不同成像技术和检查方法可用于不同部位和不同疾病的检出及诊断。腹部 X 线片多仅作为泌尿系统结石的初筛方法。静脉肾盂造影（intravenous pyelography，IVP）检查，又称排泄性尿路造影检查，能够显示泌尿系统疾病所致的肾盂、肾盏、输尿管和膀胱形态及其腔内改变，同时能够直接观察和判断肾脏的排泄功能，但显示肾脏实质的异常及泌尿系统的壁外情况效果不理想。目前，超声检查有其方便易行、检查费用低、无辐射等特点，通常可作为泌尿系统疾病的首选影像学检查方法，超声检查能够发现大多数疾病，

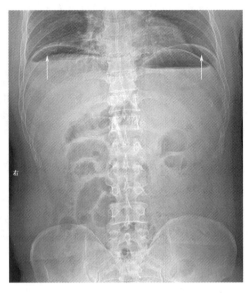

图 5-71　胃肠道穿孔（立位腹 X 线片）
双侧膈下见弧形气体影（箭头所示）。

且常能作出准确诊断。同时，也是健康体检的主要手段。若超声检查效果不佳或难以明确诊断时，需进一步选择 CT 作为主要检查方法，MRI 通常作为继超声和 CT 检查之后的重要补充检查手段，在诊断与鉴别诊断中常有助于进一步提高病变的定位及定性准确性。

（二）常见疾病检查结果判读

1. 泌尿系统结石

（1）肾结石的 X 线表现见图 5-72，超声表现见图 5-73。

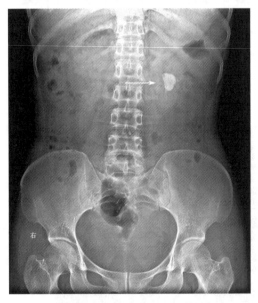

图 5-72　肾结石（KUB X 线片）
左肾影内可见类圆形及点状高密度
钙质浓影（箭头所示）。

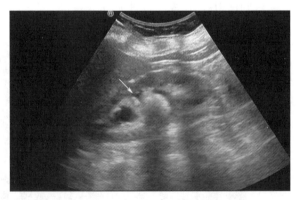

图 5-73　肾结石（B 超）
集合系统可见范围约 1.2cm×5.6cm 的液性分离，另于集合系统内可见两个大小不等的强回声光斑（箭头所示），后伴声影，较大的约 2.3cm×2.0cm。

(2)输尿管结石的 X 线表现见图 5-74,超声表现见图 5-75。

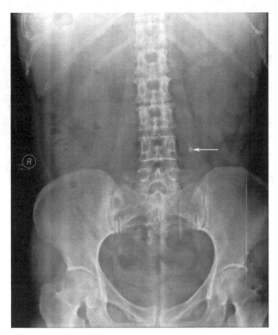

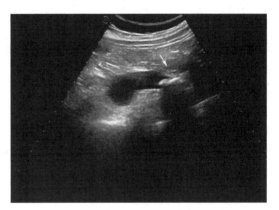

图 5-74　输尿管结石(KUB X 线片)
左侧输尿管走行区(腰 4 椎体左侧横突旁)可见一类圆形高密度钙质浓影(箭头所示),边界清晰,密度均匀,与输尿管走行一致。

图 5-75　输尿管结石(B 超)
右侧输尿管上段内径增宽,为 1.0cm,距肾门部 3cm 处可见直径 1.9cm 的不规则弧形强回声光斑(箭头所示),后伴声影。

(3)膀胱结石的 X 线表现见图 5-76,超声表现见图 5-77。

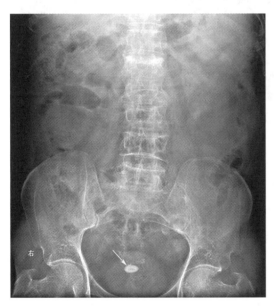

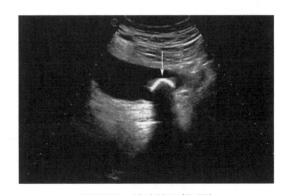

图 5-76　膀胱结石(KUB X 线片)
盆腔内膀胱重叠处可见一椭圆形高密度钙质浓影(箭头所示),大小约 1.0cm×1.8cm 边界清晰,密度均匀。透视下观察结石位置随体位改变。

图 5-77　膀胱结石(B 超)
膀胱腔内可见直径 2.2cm 的强回声光斑(箭头所示),后伴声影,位置随体位改变。

微课:CT 尿路成像临床应用

2. 肾损伤的 CT 表现见图 5-78。

五、运动系统

(一)运动系统影像检查方法的选择

X 线检查目前仍是骨、关节疾病首选的影像学检查方法。对于软组织疾病,由于 X 线检查缺乏良好的天然对比,因此,需进一步选择 CT 或 / 和 MRI 检查。CT 检查具有密度分辨力高、无影像重叠等特点,显示细微骨质改变和软组织病变明显优于 X 线片。CT 值的测量对于病变内脂肪、气体、钙化或骨化组织具有决定意义。MRI 检查有利于观察病变的血供、病变与血管的关系、血管本身病变

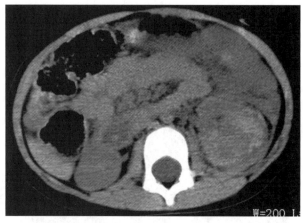

图 5-78　肾损伤(CT 平扫)
左肾正常形态消失,肾实质内见高密度影,肾包膜下见弧形高密度影,周围脂肪间隙模糊。

等,尤其在韧带、半月板等损伤性疾病诊断中,MRI 可作为首选的检查方法,X 线和 CT 检查方法由于其局限性一般不用于此类疾病的检查。但 MRI 对确定骨和软组织内的钙化和骨化不敏感,常需参考 X 线片或 CT 检查。

(二)常见疾病检查结果判读

1. 骨折

(1)左尺、桡骨远端骨折的 X 线表现见图 5-79。

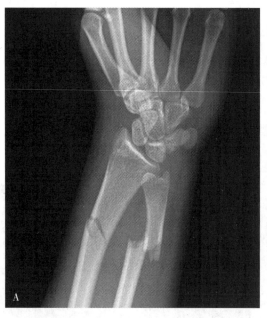
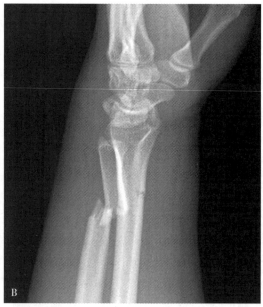

图 5-79　左尺、桡骨远端骨折
A. 左尺桡骨正位;B. 左尺桡骨侧位。左尺、桡骨远端骨质连续性中断,可见低密度线样骨折线,尺骨骨折断端移位及轻度成角。

(2)肋骨骨折的 X 线和 CT 表现见图 5-80。
(3)腰椎骨折的 CT 表现见图 5-81。

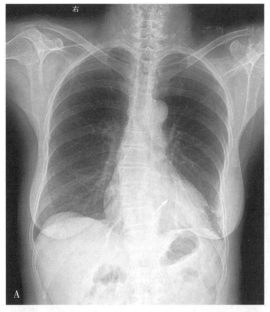

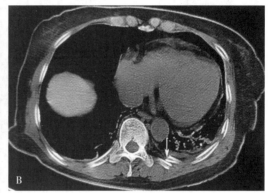

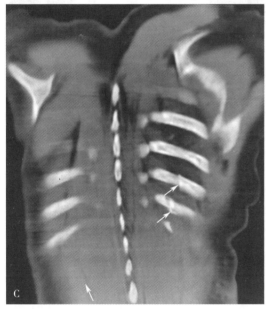

图 5-80 肋骨骨折
A. 胸部正位;B. CT 轴位骨窗;C. CT 骨窗冠状位重建。X 线片左侧第 9 后肋骨质连续性中断(箭头所示);CT 图像显示左侧第 8~11 后肋骨折,部分断端错位(箭头所示)。

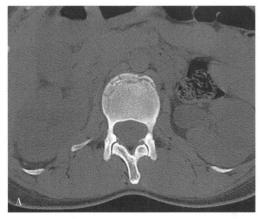

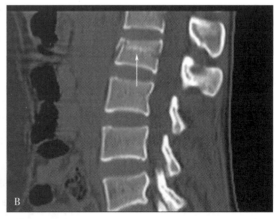

图 5-81 腰椎骨折
A. CT 骨窗(经腰 1 椎体上缘横断面);B. CT 矢状位重建。腰 1 椎体楔形改变,椎体边缘骨质连续性中断,前上缘碎骨块可见移位,椎体内可见横行致密影(断端嵌插,箭头所示)。

2. 腰椎间盘突出　腰椎间盘突出的 CT 表现和 MRI 表现见图 5-82。

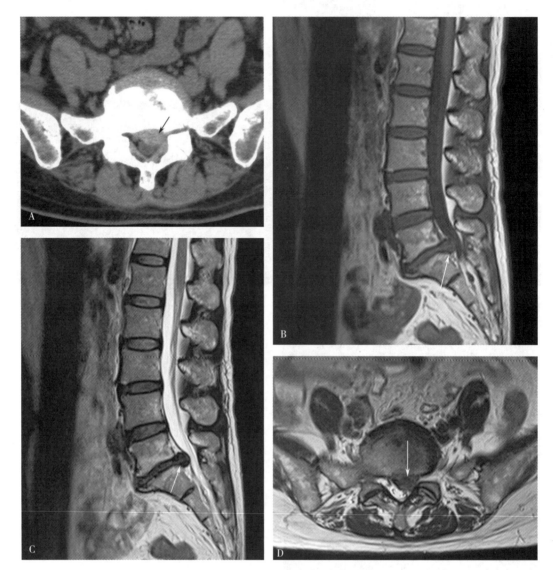

图 5-82　腰椎间盘突出

A. CT 软组织窗。腰 4~5 椎间盘向椎体左后方突出(箭头所示),相应椎管前后径变窄,该水平硬膜囊及腰 4~5 左侧神经根受压;B. MRI T_1WI(矢状位);C. MRI T_2WI(矢状位);D. MRI T_2WI(横轴位)。腰 4~5 椎间盘向左后方突入椎管内(箭头所示),相应椎管前后径变窄,该水平硬膜囊及腰 4~5 左侧神经根受压。腰 4~5 椎间隙稍变窄,腰 4、5 椎体对应面骨质信号异常,T_1WI 及 T_2WI 均呈高信号改变,提示终板损伤。

六、中枢神经系统

(一) 中枢神经系统影像检查方法的选择

　　X 线片较少应用于中枢神经系统的检查,通常只用来评估颅骨和脊柱的骨质改变。CT 平扫是颅内各种疾病的常规检查方法,是颅脑外伤和脑出血首选的检查方法,尤其对急性期脑出血的检出十分敏感。目前,MRI 检查是中枢神经系统疾病最重要和首选的影像学检查方法,因其软组织分辨率高,对脑组织细微结构显示较 CT 清晰,发现病变更敏感。磁共振 DWI 是目前发现和诊断超急性期脑梗死的首选和唯一的影像学检查方法。磁共振血管成像(magnetic resonance angiography,MRA)作为不使用对比剂的无创性检查技术,常规应用于脑血管疾病的检查,可以明确诊断脑动脉主干及主要分支的狭窄和闭塞。磁共振功能成像如波谱成像、灌注成像、BOLD 成像在中枢神经系统中有广阔的应用前景。

（二）常见疾病检查结果判读

1. 颅脑外伤

（1）颅骨骨折的 X 表现见图 5-83，CT 表现见图 5-84。

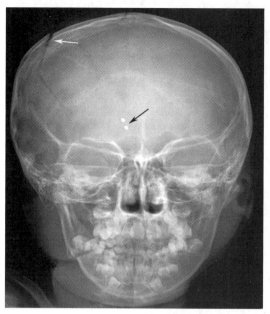

图 5-83　颅骨骨折（头颅正位）

额骨右侧及顶骨骨质连续性中断，可见不规则透亮线影（骨折线，白色箭头所示），邻近软组织内可见点状金属异物存留（黑色箭头所示）。

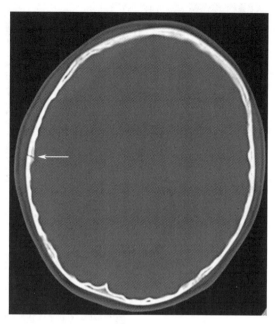

图 5-84　颅骨骨折（CT 骨窗）

右侧颞骨骨质连续性中断，见线样低密度骨折线影（箭头所示），边缘锐利。

（2）硬膜外血肿的 CT 表现见图 5-85。

（3）硬膜下血肿的 CT 表现见图 5-86。

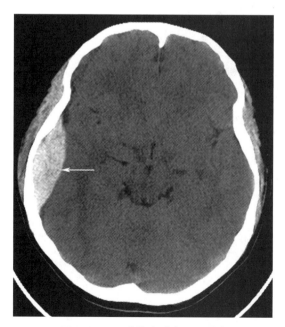

图 5-85　硬膜外血肿（CT 平扫）

右侧颞部颅骨内板下见双凸形高密度影（箭头所示），边界清晰，邻近脑实质受压。

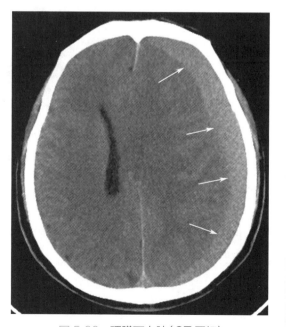

图 5-86　硬膜下血肿（CT 平扫）

左侧额颞部颅骨内板下见新月形高密度影（箭头所示），邻近脑实质受压变形，中线结构略向右偏，左侧侧脑室受压明显变窄。

2. 脑出血

(1)急性期脑出血的 CT 表现和 MRI 表现见图 5-87。

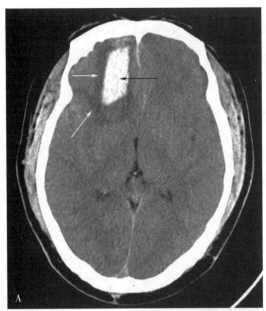
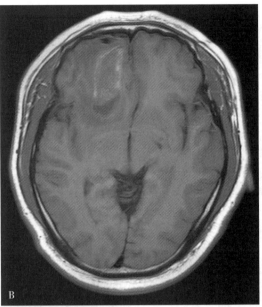
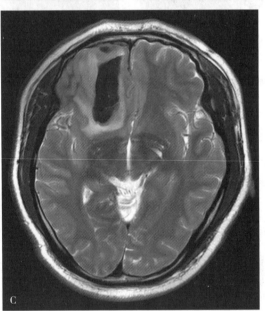

图 5-87　急性期脑出血

A. CT 平扫：右侧额叶可见片状高密度出血影(黑色箭头所示)，边界清晰，周围脑实质见片状低密度水肿带(白色箭头所示)；B. MRI T_1WI；C. MRI T_2WI。右侧额叶血肿在 T_1WI 上呈等信号，T_2WI 上呈低信号，边缘见线样 T_1 稍高信号影，提示红细胞破裂开始从周边向中心扩展，血肿边缘已逐渐向亚急性期过渡，血肿周围见 T_2 高信号水肿带。

（2）亚急性期脑出血的 MRI 表现见图 5-88。

3. 脑梗死

（1）缺血性脑梗死的 CT 表现见图 5-89，MRI 表现见图 5-90。

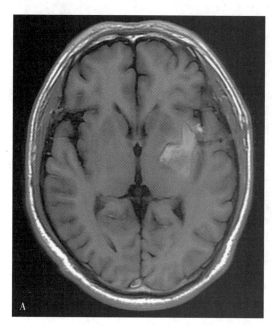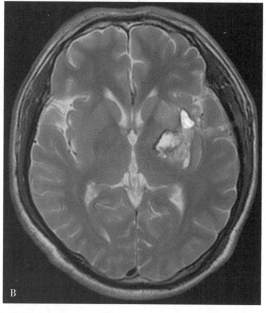

图 5-88 亚急性期脑出血

A. MRI T_1WI；B. MRI T_2WI。左侧基底节区见片状出血灶，在 T_1WI、T_2WI 图像上均呈高信号，病变中心呈 T_1 等信号，周边见线样低信号影环绕，提示含铁血黄素沉积，出血处于亚急性期。

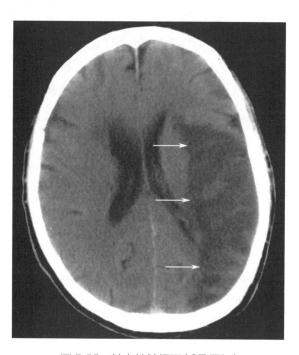

图 5-89 缺血性脑梗死（CT 平扫）

左侧颞顶叶见大片状低密度影（箭头所示），边界清晰，病变范围与左侧大脑中动脉供血分布区一致。

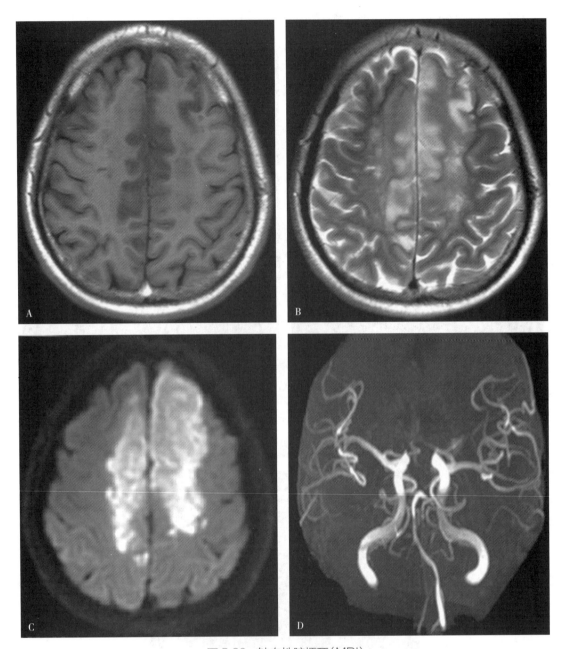

图 5-90　缺血性脑梗死(MRI)

A. MRI T₁WI;B. MRI T₂WI;C. DWI;D. MRA。双侧额叶脑回、扣带回肿胀,见片状异常信号影,T₁WI 呈稍低信号、T₂WI 呈高信号,边界欠清晰,灰白质同时受累,与双侧大脑前动脉供血区一致,无明显占位征象;病变区 DWI 呈高信号改变,提示急性期脑梗死;MRA 显示双侧大脑前动脉闭塞。

（2）出血性脑梗死的 CT 表现见图 5-91，MRI 表现见图 5-92。

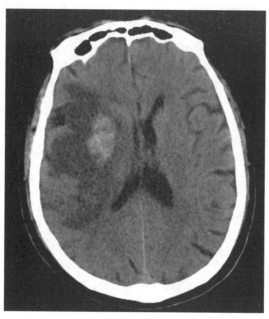

图 5-91 出血性脑梗死（CT 平扫）
右侧额、颞叶见片状低密度影，其内见斑片状高
密度出血影，中线居中，右侧侧脑室受压变形。

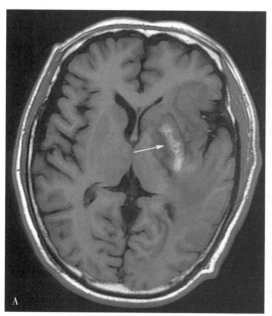
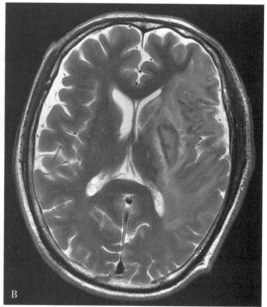

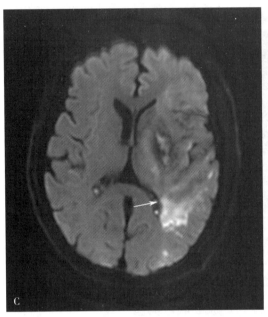
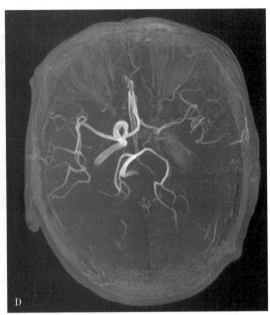

图 5-92　出血性脑梗死(MRI)

A. MRI T_1WI;B. MRI T_2WI;C. DWI;D. MRA。左侧额、颞叶脑回肿胀,脑沟变浅、消失,左侧豆状核及额、颞叶见片状异常信号影,在 T_1WI 上呈稍低信号,T_2WI 呈高信号,其内见片状 T_1 高信号影(箭头所示),提示出血性改变,在 DWI 上病变呈高信号(箭头所示);MRA 显示左侧大脑中动脉主干较对侧纤细,远端分支较对侧稀疏,提示左侧大脑中动脉供血障碍。

(3)腔隙性脑梗死的 CT 表现见图 5-93,MRI 表现见图 5-94。

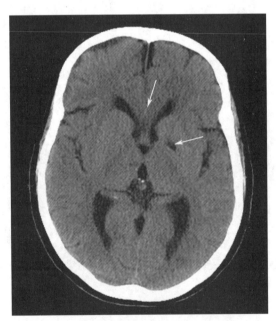

图 5-93　腔隙性脑梗死(CT 平扫)

左侧豆状核见点状低密度影(箭头所示),边界清晰。

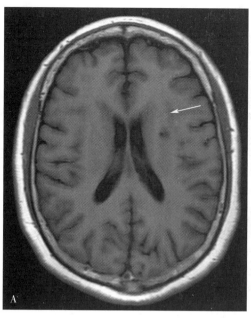
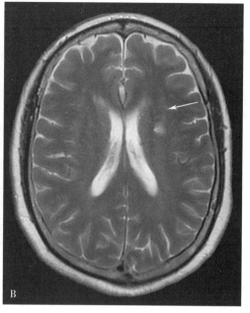

图 5-94　腔隙性脑梗死（MRI）

A. MRI T_1WI；B. MRI T_2WI。左侧侧脑室旁见点状 T_1 低信号（箭头所示）、T_2 高信号影（箭头所示），
边界清晰，直径小于 15mm，提示为腔隙性脑梗死。

七、女性生殖系统

女性生殖系统常见疾病包括妊娠、肿瘤、感染及先天性畸形等，影像学检查不仅能显示各脏器的解剖结构，还可显示病灶的位置、大小及范围。超声可无创地评价妊娠过程，是诊断异位妊娠、胎盘位置异常等疾病的首选检查方法。

（崔光彬）

第三节　动脉血气分析结果判读

血液气体和酸碱平衡正常是体液内环境稳定和机体赖以健康生存的重要因素，通过血气分析（blood gas analysis，简称血气），可了解机体氧的供给和酸碱平衡状况。血气是指对血液中物理溶解气体和相关酸碱指标的监测分析，通常血气分析仪是通过三支电极分别对全血中酸碱度、氧分压及二氧化碳分压进行定量测定，并计算出酸碱平衡检测指标和动脉血氧饱和度（SaO_2）。

一、血气分析临床常用指标及意义

血气所用的标本是动脉血、动脉化的耳血及静脉血，但临床最常用的是动脉血。血气在临床应用广泛，特别是动态的动脉血气监测对于判断危重病人的呼吸功能和酸碱失衡、指导治疗及判断预后均有重要的作用。动脉血气分析常用指标及临床意义见表 5-3。

表 5-3　动脉血气分析常用指标及临床意义

指标	参考值	临床意义
酸碱度(pH)	7.35~7.45 平均 7.40	呼吸和代谢混合参数。pH>7.45,碱血症;pH<7.35,酸血症;pH 正常提示:①无酸碱失衡;②代偿性酸碱失衡;③复合性酸碱失衡
二氧化碳分压(PaCO$_2$)	35~45mmHg 平均 40mmHg (4.7~6.0kPa)	呼吸性参数。PaCO$_2$>45mmHg,高碳酸血症,提示:①呼吸性酸中毒;②代谢性碱中毒代偿性增高,代偿极限 ≤ 55mmHg;③肺通气不足。PaCO$_2$<35mmHg,低碳酸血症,提示:①呼吸性碱中毒;②代谢性酸中毒代偿性降低,代偿极限 ≤ 10mmHg。③肺通气过度。判断呼吸衰竭的类型,Ⅱ 型呼吸衰竭 PaCO$_2$>50mmHg,同时 PaCO$_2$<60mmHg
氧分压(PaO$_2$)	95~100mmHg (12.6~13.3kPa)	判断缺氧指标。低氧血症通常 PaO$_2$<80mmHg 或低于同龄人参考值低限,PaO$_2$=100-(0.33 × 年龄 ± 5mmHg)。PaO$_2$<60mmHg 为呼吸衰竭,PaO$_2$<40mmHg 为重度缺氧
血氧饱和度(SaO$_2$)	95%~98%	判断缺氧指标(不灵敏)。PaO$_2$ 57mmHg,SaO$_2$ 接近 90%。临床常用无创指脉氧仪来连续监测人体血氧情况,正常应不低于 94%
肺泡 - 动脉血氧分压差(P$_{(A-a)}$O$_2$)	≤ 30mmHg	判断肺换气(摄氧)功能的指标。增高见于弥漫性间质性肺病、肺水肿、ARDS、右 - 左分流、通气 / 血流失调如阻塞性肺气肿、肺不张、肺栓塞等
血氧含量(CaO$_2$)	8.55~9.45mmol/L (19~21ml/dl)	判断动脉血携氧量的综合指标。SaO$_2$ 和血红蛋白降低都可导致 CaO$_2$ 减少
实际碳酸氢盐(AB 或 HCO$_3^-$)	22~27mmol/L	呼吸和代谢混合参数。反映血液实际 HCO$_3^-$ 量的指标。AB>27mmol/L,提示:①代谢性碱中毒;②呼吸性酸中毒代偿性增高,慢性呼吸性酸中毒代偿极限 ≤ 45mmHg。AB<22mmol/L,提示:①代谢性酸中毒;②呼吸性碱中毒代偿性降低,慢性呼吸性碱中毒代偿极限 ≤ 12mmol/L
标准碳酸氢盐(SB)	22~27mmol/L 平均 24mmol/L	代谢性参数。反映代谢性酸碱平衡的指标,不受呼吸因素的影响。SB>27mmol/L 提示代谢性碱中毒,SB<22mmol/L 提示代谢性酸中毒;正常人 SB 和 AB 均为 22~27mmol/L;AB>SB 提示呼吸性酸中毒,AB<SB 提示呼吸性碱中毒,AB 与 SB 的差值反映呼吸因素对 HCO$_3^-$ 的影响程度
缓冲碱(BB)	45~55mmol/L 平均 50mmol/L	代谢性参数。反映机体对酸碱紊乱时总的缓冲能力,不受呼吸因素的影响,代谢性酸中毒 BB 减少;代谢性碱中毒 BB 增加
剩余碱(BE)	0 ± 2.3mmol/L	代谢性参数。反映血浆碱储量增加或减少的指标,较 SB 更全面。BE 正值时表示缓冲碱增加,BE 负值时表示缓冲碱减少
*阴离子间隙(AG)	8~16mmol/L 平均 12mmol/L	代谢性参数。血清中常规测得的阳离子与阴离子总数之差称 AG。AG = Na$^+$-(Cl$^-$ + HCO$_3^-$)。判断代谢性酸中毒和各种混合性酸碱失衡的重要指标。高 AG 代谢性酸中毒(如乳酸酸中毒、尿毒症、酮症酸中毒)。AG 升高数 = HCO$_3^-$ 下降数

　* 目前血气分析仪可直接测出动脉血中的 K$^+$、Na$^+$、Cl$^-$,可粗测 AG,如同时测定静脉血的电解质计算 AG 将更加精确(正常血清钾 3.5~5.5mmol/L,血钠 135~145mmol/L,血氯 95~105mmol/L)。

二、血气分析对呼吸衰竭类型与程度的判定

　　1. **Ⅰ型呼吸衰竭**　是由于换气功能障碍所致,常见病因有 ARDS、间质性肺疾病、急性肺栓塞、肺炎等。在海平面平静呼吸空气的条件下,血气表现为 PaO$_2$<60mmHg(8.0kPa),PaCO$_2$ 降低或正常。

2. **Ⅱ型呼吸衰竭**　是由于各种原因所致的气道阻塞及呼吸肌功能不全使肺泡通气不足所致。在海平面平静呼吸空气的条件下,血气表现为 $PaO_2<60mmHg(8.0kPa)$、$PaCO_2>50mmHg(6.67kPa)$。呼吸衰竭分度见表 5-4。

3. **吸氧条件下判断呼吸衰竭**　如 $PaO_2>60mmHg(8.0kPa)$,但 $PaCO_2>50mmHg(6.67kPa)$,判断为吸氧条件下Ⅱ型呼吸衰竭;如 $PaO_2>60mmHg(8.0kPa)$,但 $PaCO_2<50mmHg(6.67kPa)$,须计算氧合指数判定呼吸衰竭。氧合指数(PaO_2/FiO_2)$<300mmHg$,提示呼吸衰竭(FiO_2 为吸入氧浓度,氧合指数正常参考值为 400~500)。

表 5-4　呼吸衰竭分度

分度	PaO_2/mmHg	$PaCO_2$/mmHg	SaO_2/%	意识状态
轻度	<60	>50	>80	清楚
中度	<50	>70	<80	嗜睡或谵妄等
重度	<40	>90	<40	昏迷

三、血气分析对酸碱平衡失调的判定

(一)根据动脉血 pH 判断是酸血症还是碱血症

动脉血气 pH 7.35~7.45,$PaCO_2$ 35~45mmHg(4.67~6.0kPa),HCO_3^-(或 AB)22~27mmol/L,说明无酸碱失衡。如动脉血 pH<7.35,称为酸血症,pH>7.45 称为碱血症。有酸血症或碱血症必定有酸中毒或碱中毒,但有酸中毒或碱中毒不一定有酸血症或碱血症。2 种或 2 种以上的酸碱失调同时存在时,动脉血 pH 取决于各种酸碱平衡失调相互平衡后的结果。

(二)判断原发还是继发性(代偿性)变化以确定代谢性还是呼吸性酸碱失衡

1. **原发性变化决定了 pH 偏酸还是偏碱**　根据 $pH=pK+\log\dfrac{HCO_3^-}{\alpha\cdot PaCO_2}$,pH 的变化取决于 HCO_3^-(或 AB)与 $PaCO_2$ 的比值,任何一个因素的原发改变均可使另一个因素发生继发性(代偿性)的变化即原发性 HCO_3^- 升高必有代偿 $PaCO_2$ 升高,原发性 HCO_3^- 下降,必有代偿性 $PaCO_2$ 下降(同向变化),从而使 pH 趋于正常,因此原发性变化决定了 pH 偏酸还是偏碱。

2. **pH 改变的影响因素是 HCO_3^- 还是 $PaCO_2$**　若为 HCO_3^-,则为代谢性酸碱失衡;若为 PCO_2,则属于呼吸性酸碱失衡。

3. **图表法**　将各种酸碱平衡紊乱所表现出的动脉血 pH(H^+ 浓度)、$PaCO_2$ 和 HCO_3^- 之间的相互关系绘制成图即 Siggaard-Andersen 酸碱平衡诊断卡(图 5-95)。在酸碱平衡诊断卡上能快速方便地了解酸碱平衡紊乱的情况,特别对单纯性酸碱失衡的诊断较为适用。

(三)判断是单纯性还是混合性酸碱失衡

1. **目测法**　①若 HCO_3^- 升高、而 $PaCO_2$ 下降或相反;HCO_3^- 下降、而 $PaCO_2$ 升高,呈相反变化,必有混合性酸碱失衡存在。如 pH<7.35、$PaCO_2$>45mmHg、HCO_3^-<22mmol/L 为呼吸性酸中毒合并代谢性酸中毒;pH>7.45、$PaCO_2$< 35mmHg、HCO_3^- >27mmol/L,为呼吸性碱中毒合并代谢性碱中毒。②若 HCO_3^- 和 $PaCO_2$ 明显异常,但 pH 却在正常范围,提示有混合性酸碱失衡存在。③无论 pH 正常与否,只要 HCO_3^- 或 $PaCO_2$ 继发改变超出代偿极限(表 5-5),应判断为混合性酸碱失衡。

2. **公式法**　根据单纯性酸碱失衡的预计代偿公式计算原发性紊乱的预测代偿范围(预测值),若其变化在预测代偿范围之内判断为单纯性酸碱失衡,若落在范围之外,应考虑合并其他类型的酸碱失衡。如急性或慢性呼吸性酸中毒或碱中毒,预测 $HCO_3^- = 24+\Delta HCO_3^-$,实测 HCO_3^- 若在预测值范围之内为代偿反应,但若超出预测值范围,提示为混合性酸碱失衡(表 5-5)。

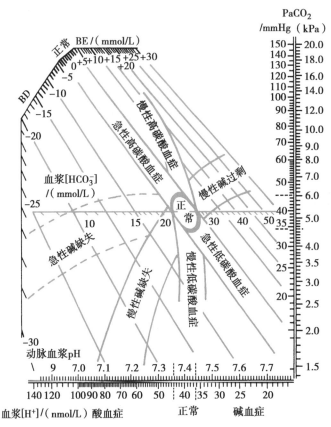

图 5-95   Siggaard-Andersen 酸碱平衡诊断卡

表 5-5   常用单纯性酸碱失衡的预计代偿公式

原发酸碱失衡	原发改变	代偿改变	预计代偿公式	代偿极限
急性呼吸性酸中毒	$PaCO_2 \uparrow$	$HCO_3^- \uparrow$	急性 $\Delta HCO_3^- = \Delta PaCO_2 \times 0.07 \pm 1.5$	30mmd/L
慢性呼吸性酸中毒	$PaCO_2 \uparrow$	$HCO_3^- \uparrow$	慢性 $\Delta HCO_3^- = \Delta PaCO_2 \times 0.35 \pm 5.58$	45mmol/L
急性呼吸性碱中毒	$PaCO_2 \downarrow$	$HCO_3^- \downarrow$	急性 $\Delta HCO_3^- = \Delta PaCO_2 \times 0.2 \pm 2.5$	18mmol/L
慢性呼吸性碱中毒	$PaCO_2 \downarrow$	$HCO_3^- \downarrow$	慢性 $\Delta HCO_3^- = \Delta PaCO_2 \times 0.5 \pm 2.5$	12mmol/L
代谢性酸中毒	$HCO_3^- \downarrow$	$PaCO_2 \downarrow$	$PaCO_2 = HCO_3^- \times 1.5 + 8 \pm 2$	10mmHg
代谢性碱中毒	$HCO_3^- \uparrow$	$PaCO_2 \uparrow$	$\Delta PaCO_2 = \Delta HCO_3^- \times 0.9 \pm 5$	55mmHg

注:①有 Δ 者为变化值,无 Δ 者为实测值。
　②代偿极限:代偿调节所能达到的最大值或最小值。

3. **混合性酸碱失衡的判断**　根据临床资料、联合 AG 和潜在 HCO_3^- 判断是否存在混合性酸碱失衡。依靠病史和临床表现,分析其酸碱失衡的原因,判断是呼吸性还是代谢性病因或两方面因素都参与引起酸碱紊乱。呼吸性酸中毒或呼吸性碱中毒患者,若电解质有明显异常应计算 AG,确定有无高 AG 代谢性酸中毒和三重酸碱失衡。

根据 AG 将代谢性酸中毒分为两类:①高 AG、正常血氯性代谢性酸中毒;②高血氯、正常 AG 性代谢性酸中毒。当高 AG 性代谢性酸中毒时,AG 的升高数恰好等于 HCO_3^- 的下降值时,既 $\Delta AG = \Delta HCO_3^-$,于是由 AG 派生出一个潜在 HCO_3^- 的概念。根据电中和原理,潜在 $HCO_3^- =$ 实测 $HCO_3^- + \Delta AG$, $\Delta AG =$ 实测 AG– 参考值 AG(正常均值)12。潜在 HCO_3^- 可揭示代谢性碱中毒并高 AG 代谢性酸中毒和三重酸碱失衡中存在的代谢性碱中毒。若 AG 升高,应计算潜在 HCO_3^-。当潜在 $HCO_3^- >$ 预计 HCO_3^- 提示有代谢性碱中毒存在。用潜在 HCO_3^- 替代实测 HCO_3^- 与预计代偿公式计算所得的预计 HCO_3^- 相比,若潜在 $HCO_3^- >$ 预计 HCO_3^-,即可判定并发代谢性碱中毒。

（四）判断代偿程度

酸中毒或碱中毒是指机体内以 HCO_3^- 和 / 或 $PaCO_2$ 为原发改变引起 pH 变化的病理生理过程。单纯性酸碱失衡时机体必须发挥调节机制的作用,以恢复[HCO_3^-]/[H_2CO_3]比值达 20:1,这种过程即为代偿过程。反映酸碱失衡代偿程度的定量指标是酸碱失衡的预计代偿公式(表 5-5),代偿程度可分为 4 种,即未代偿、部分代偿、最大代偿及完全代偿,其代偿程度受肾和肺脏功能、病程长短、原发病及治疗措施等因素的影响。通常代谢性酸碱失衡主要由呼吸代偿(肺代偿),肺代偿于 15~30min 开始,机体达最大代偿反应的时间为 12~24h;而呼吸性酸碱失衡主要由肾脏代偿,肾脏代偿于 6~18h 开始,需 3~5d 达最大代偿。由于发病时间短,机体尚未发挥代偿作用,一个成分原发改变,而另一个成分还未发生相应改变,pH 异常称为未代偿;随着发病时间的延长,代偿器官开始代偿,一个成分原发改变,另一个成分亦发生改变,但尚未使[HCO_3^-]/[H_2CO_3]比值达 20:1,pH 仍异常,称为部分代偿;当机体的调节作用达到高峰时的代偿功能称为最大代偿,此时机体发挥最大代偿能力所能达到的代偿值称最大代偿极限,若机体发挥最大代偿能力且超出最大代偿反应的时间(即代谢酸碱失衡 >24h,呼吸酸碱失衡 >5d),pH 恢复正常称为完全代偿性酸碱失衡,若 pH 仍未恢复正常称为失代偿性酸碱失衡。

（五）常见酸碱失衡实例分析

1. 单纯性酸碱失衡(simple acid base disorders)

(1)呼吸性酸中毒:以原发性的血浆 $PaCO_2$ 升高所引起的一系列病理生理过程称为呼吸性酸中毒。

1)急性呼吸性酸中毒:$PaCO_2$ 升高,pH 正常或低于正常,HCO_3^- 可正常或代偿性升高,但在预计代偿范围内,代偿极限 30mmol/L,BE 可基本正常。

2)慢性呼吸性酸中毒:$PaCO_2$ 升高,pH 正常或低于正常,HCO_3^- 可代偿性升高,但在预计代偿范围内,代偿极限 45mmol/L,$HCO_3^- >$ SB,BE 正值可增大。

病例 1 患者,女性,38 岁。支气管哮喘患者,因气喘急性发作半天入院。动脉血气分析:pH 7.34,$PaCO_2$ 49.4mmHg,HCO_3^- 25.8mmol/L。

判断方法:① pH 7.34<7.35,酸血症。② $PaCO_2$ 49.4mmHg>45mmHg,高碳酸血症,$PaCO_2$ 与 pH 改变一致,应考虑 $PaCO_2$ 为原发改变,提示呼吸性酸中毒。③ HCO_3^- 25.8mmol/L,在正常范围,提示无继发改变(未代偿),故 pH 异常。④患者病情急性发作仅半天,故判断为急性未代偿性呼吸性酸中毒。

判定结果:急性未代偿性呼吸性酸中毒。

病例 2 患者,男性,68 岁。慢性阻塞性肺疾病合并肺心病 8 年,近 10d 因受凉呼吸道感染病情加重而入院。动脉血气分析:pH 7.28,$PaCO_2$ 68mmHg,HCO_3^- 31mmol/L。

判定方法:① pH 7.28<7.35,酸血症。② $PaCO_2$ 68>45mmHg,高碳酸血症,$PaCO_2$ 与 pH 改变一致,应考虑 $PaCO_2$ 为原发改变,提示呼吸性酸中毒。③ HCO_3^- 31mmol/L>27mmol/L(参考值高限),改变与 pH 不一致(偏碱)。为鉴别 HCO_3^- 代偿性增高还是合并代碱,结合患者为慢性呼吸系统疾病,应选用慢性呼吸性酸中毒的预计代偿公式计算 HCO_3^- 预计值,预计 $HCO_3^- = HCO_3^-$(正常均值)24+ ΔHCO_3^-;$\Delta HCO_3^- = \Delta PaCO_2 \times 0.35 \pm 5.58$;$\Delta PaCO_2 =$ 实测 $PaCO_2$ 68−$PaCO_2$(正常均值)40;预计 $HCO_3^- =$24+(68−40)× 0.35 ± 5.58=33.8 ± 5.58=28.22~39.38(mmol/L),实测 HCO_3^- 31mmol/L,在代偿变化范围内,故为单纯性呼吸性酸中毒。因 pH 7.28<7.35,患者病情加重超过肾脏代偿时限(5d),故为慢性失代偿性呼吸性酸中毒。

判定结果:慢性失代偿性呼吸性酸中毒。

(2)呼吸性碱中毒:以原发性的血浆 $PaCO_2$ 降低所引起的一系列病理生理过程称为呼吸性碱中毒。①急性呼吸性碱中毒:$PaCO_2$ 降低,pH 正常或高于正常,HCO_3^- 可代偿性下降,但在预计代偿范围内,代偿极限 18mmol/L,BE 可基本正常。②慢性呼吸性碱中毒:$PaCO_2$ 降低,pH 正常或高于正常,HCO_3^-

可代偿性下降,但在预计代偿范围内,代偿极限 12mmol/L,HCO₃⁻(AB)<SB,BE 负值可增大。

病例 1　患者,男性,58 岁。酒精性肝硬化合并肝昏迷 5h。动脉血气分析:pH 7.49,PaCO₂ 30.2mmHg,HCO₃⁻ 22.0mmol/L。

判断方法:① pH 7.49>7.45,碱血症。② PaCO₂ 30.2<35mmHg 为低碳酸血症,与 pH 变化一致,应考虑 PaCO₂ 为原发改变,提示呼吸性碱中毒。③ HCO₃⁻ 为 22mmol/L,为正常范围低限,提示患者机体尚未发挥代偿。④患者病情急性发作仅 5h,故判断为急性未代偿性呼吸性碱中毒。

判定结果:急性未代偿性呼吸性碱中毒。

病例 2　患者,男性,67 岁。肝硬化合并上消化道大出血入院治疗 1 周。动脉血气分析:pH 7.46,PaCO₂ 28.2mmHg,HCO₃⁻ 19.5mmol/L。

判定方法:① pH 7.46>7.45,碱血症。② PaCO₂ 28.2<35mmHg,为低碳酸血症,与 pH 改变一致,应考虑 PaCO₂ 为原发改变,提示呼吸性碱中毒。③ HCO₃⁻ 19.5mmol/L<22mmol/L,与 pH 改变不一致(偏酸)。为鉴别 HCO₃⁻ 代偿性减低还是合并代谢性酸中毒,结合患者入院治疗 1 周的病史,应选用慢性呼吸性碱中毒的预计代偿公式计算 HCO₃⁻ 预计值。预计 HCO₃⁻=HCO₃⁻(正常均值)24−ΔHCO₃⁻;ΔHCO₃⁻=ΔPaCO₂×0.5±2.5;ΔPaCO₂=PaCO₂(正常均值)40−实测 PaCO₂ 28.2=11.8;预计 HCO₃⁻=24−(11.8×0.5)±2.5=18.1±2.5=15.6~20.6mmol/L,实测 HCO₃⁻ 19.5mmol/L,在代偿变化范围内,故为单纯性呼吸性碱中毒。

判定结果:慢性失代偿性呼吸性碱中毒。

(3)代谢性酸中毒:以原发性的血浆 HCO₃⁻ 下降所引起的一系列病理生理过程称为代酸。HCO₃⁻ 原发性减少,PaCO₂ 可代偿性下降,但在预计代偿范围内,代偿极限为 10mmHg(表 5-3),pH 正常或低于正常。临床上按 AG 将代谢性酸中毒分高 AG 型和高 Cl⁻ 型代谢性酸中毒。高 AG 型代谢性酸中毒,血 Cl⁻ 正常;高 Cl⁻ 型代谢性酸中毒,AG 可正常。

病例　患者,女性,52 岁。重症肺炎伴感染性休克入院治疗 2d,动脉血气分析:pH 7.36,PaCO₂ 24.2mmHg,HCO₃⁻ 13.2mmol/L。

判定方法:① pH 7.36<7.40(正常均值),偏酸。② HCO₃⁻ 13.2mmol/L<22mmol/L(参考值低限),与 pH 改变相一致,应考虑为原发改变,提示代谢性酸中毒。③ PaCO₂ 24.2mmHg<35mmHg 为低碳酸血症,与 pH 改变相反(偏碱)。为鉴别 PaCO₂ 代偿性减低还是合并呼吸性碱中毒,结合患者的病史,应选用代谢性酸中毒的预计代偿公式计算 PaCO₂ 预计值。PaCO₂ 预计值=HCO₃⁻×1.5+8±2=13.2×1.5+8±2=27.8±2=25.8~29.8mmHg。实测 PaCO₂ 26.8mmHg 在代偿范围之内,属代偿性改变。

判定结果:代偿性代谢性酸中毒。

(4)代谢性碱中毒:以原发性的血浆 HCO₃⁻ 升高所引起的一系列病理生理过程称为代谢性碱中毒。HCO₃⁻ 原发性升高,PaCO₂ 可代偿性上升,但在预计代偿范围内,代偿极限为 55mmHg,pH 正常或升高。

病例　患者,女性,42 岁。因间断腹痛、稀水便 6d 住院。动脉血气分析:pH 7.52,PaCO₂ 46.6mmHg,HCO₃⁻ 37.1mmol/L。

判定方法:① pH 7.52>7.45,碱血症。② HCO₃⁻ 37.1mmol/L>27mmol/L(参考值高限),与 pH 改变相一致,提示代谢性碱中毒。③ PaCO₂ 46.6mmHg>45mmHg,高碳酸血症,与 pH 改变相反,为继发改变。为鉴别是否合并呼吸性酸中毒,结合患者的病史,应选用代谢性碱中毒的预计代偿公式计算 PaCO₂ 预计值。PaCO₂ 预计值=PaCO₂ 40(正常均值)+ΔPaCO₂;ΔPaCO₂=ΔHCO₃⁻×0.9±5,故 PaCO₂ 预计值=40+(37.1−24)×0.9±5=51.79±5=46.79~56.795mmHg,实测 PaCO₂ 46.6mmHg,未超过代偿范围,且病程 6d,超过最大代偿时限,故为失代偿性单纯性代谢性碱中毒。

判定结果:失代偿性代谢性碱中毒。

2. 混合性酸碱失衡(mixed acid base disorders)

(1)呼吸性酸中毒合并代谢性碱中毒:急或慢性呼吸性酸中毒合并不适当的 HCO₃⁻ 升高(超出代偿

范围或代偿极限),或代谢性碱中毒合并不适当的 $PaCO_2$ 增加(超出代偿范围或代偿极限)所发生的混合性酸碱失衡。血气分析示 $PaCO_2$ 升高,pH 正常、降低或升高均可,HCO_3^- 升高,BE 正值明显增大。临床常见两种情况,一种是以呼吸性酸中毒为主,即呼吸性酸中毒合并代谢性碱中毒;另一种以代谢性碱中毒为主,即代谢性碱中毒合并呼吸性酸中毒。

病例1 患者,女性,70 岁。系肺心病合并肺性脑病患者,住院治疗 1 周。动脉血气分析:pH 7.37,$PaCO_2$ 93.5mmHg,HCO_3^- 51.7mmol/L,BE 19.1mmol/L。

判定方法:① pH 7.37<7.40(正常均值),偏酸;② $PaCO_2$ 93.5mmHg>45mmHg,为高碳酸血症,与 pH 改变一致,提示呼吸性酸中毒;③ HCO_3^- 51.7mmol/L>27mmol/L(参考值高限),且超过慢性呼酸时 HCO_3^- 代偿极限 45mmol/L,提示代谢性碱中毒。也可应用慢性呼酸的预计代偿公式计算 HCO_3^- 预计值。HCO_3^- 预计值= HCO_3^-(正常均值)24+ ΔHCO_3^- =24+0.35× $\Delta PaCO_2$ ±5.58=24+0.35×(实测 $PaCO_2$ 93.5-$PaCO_2$ 正常均值 40)±5.58=42.73±5.58=37.15~48.31mmol/L,实测 HCO_3^- 51.7>48.31mmol/L,提示代谢性碱中毒存在。

判定结果:呼吸性酸中毒合并代谢性碱中毒。

病例2 患者,男性,69 岁。系慢性阻塞性肺疾病合并肺心病患者,住院治疗半月。动脉血气分析:pH 7.52、$PaCO_2$ 55.5mmHg、HCO_3^- 43.7mmol/L。

判定方法:① pH 7.52>7.45(正常高限),碱血症;② HCO_3^- 43.7mmol/L>27mmol/L(参考值高限),与 pH 改变一致,提示代谢性碱中毒;③ $PaCO_2$ 55.5mmHg>45mmHg(参考值高限),为高碳酸血症,且超过代谢性碱中毒时 $PaCO_2$ 代偿极限 55mmHg,提示存在呼吸性酸中毒。

判定结果:代谢性碱中毒合并呼吸性酸中毒。

(2)呼吸性酸中毒合并代谢性酸中毒:急性、慢性呼吸性酸中毒合并不适当的 HCO_3^- 下降或代谢性酸中毒合并不适当的 $PaCO_2$ 升高均可称为呼吸性酸中毒合并代谢性酸中毒。血气分析示 pH 明显降低,$PaCO_2$ 升高,HCO_3^- 减少、正常或轻度升高,慢性呼吸性酸中毒时实测 HCO_3^- <24+ $\Delta PaCO_2$ ×0.35-5.58。

病例 患者,男性,58 岁。系慢性阻塞性肺疾病合并腹泻、感染性休克患者。pH 6.95,$PaCO_2$ 62.4mmHg,HCO_3^- 12.4mmol/L,BE-17.4mmol/L。

判定方法:① pH 6.95<7.35,酸血症。② $PaCO_2$ 62.4mmHg>45mmHg,为高碳酸血症,与 pH 改变一致,提示呼吸性酸中毒。③ HCO_3^- 12.4mmol/L<22mmol/L 参考值低限,BE-17.4(参考值低限 -2.3mmol/L),明显减少,与 pH 改变一致,提示代谢性酸中毒。

判定结果:呼吸性酸中毒合并代谢性酸中毒。

(3)呼吸性碱中毒合并代谢性碱中毒:呼吸性碱中毒合并不适当的 HCO_3^- 增高或代谢性碱中毒合并不适当的 $PaCO_2$ 降低所发生的混合性酸碱失衡。血气分析示 pH 明显升高,$PaCO_2$ 多见于降低或正常,HCO_3^- 多见于升高或正常,这与呼吸性碱中毒和代谢性碱中毒两者的相对严重性有关。

病例 患者,男性,45 岁。系急性胰腺炎合并腹膜炎患者。pH 7.62,$PaCO_2$ 27.4mmHg,HCO_3^- 28.3mmol/L,BE 7.2mmol/L。

判定方法:① pH 7.62 >7.45,碱血症。② $PaCO_2$ 27.4mmHg<35mmHg,为低碳酸血症,与 pH 改变一致,提示呼吸性碱中毒。③ HCO_3^- 28.3mmol/L>27mmol/L(参考值高限),BE 7.2mmol/L>2.3mmol/L(参考值高限),与 pH 改变一致,提示代谢性碱中毒。

判定结果:呼吸性碱中毒合并代谢性碱中毒。

(4)呼吸性碱中毒合并代谢性酸中毒:呼吸性碱中毒伴有不适当的 HCO_3^- 下降或代谢性酸中毒伴有不适当的 $PaCO_2$ 减少所发生的混合性酸碱失衡。临床常见两种情况,一是以呼吸性碱中毒为主,即呼吸性碱中毒合并代谢性酸中毒;另一种以代谢性酸中毒为主,即代谢性酸中毒合并呼吸性碱中毒。

病例1 患者,女性,18 岁,系重症肺炎合并急性肾衰患者。pH 7.41,$PaCO_2$ 24.2mmHg,HCO_3^- 14.1mmol/L,BE-12.4mmol/L。

判定方法：① pH 7.41>7.40（正常均值），偏碱。② $PaCO_2$ 24.2<35mmHg，为低碳酸血症，与 pH 变化一致，提示呼吸性碱中毒。③ HCO_3^- 14.1<22mmol/L（参考值低限），提示代谢性酸中毒。预计 HCO_3^-=24+ΔHCO_3^-=24+Δ$PaCO_2$×0.5±2.5=24+（40-24.2）×0.5±2.5=31.90±2.5=29.40~34.40（mmol/L），实测 HCO_3^- 14.1< 预计 HCO_3^- 29.40mmol/L，证实存在代谢性酸中毒。

判定结果：呼吸性碱中毒合并代谢性酸中毒。

病例 2　患者，男性，53 岁。系糖尿病合并肺炎患者。pH 7.36，$PaCO_2$ 29.1mmHg，HCO_3^- 16.1mmol/L。

判定方法：① pH 7.36<7.40（正常均值），偏酸。② HCO_3^- 16.1mmol/L<22mmol/L（参考值低限），与 pH 变化一致，提示代谢性酸中毒。③ $PaCO_2$ 29.1mmHg<35mmHg（参考值低限），低碳酸血症。为鉴别 $PaCO_2$ 代偿性减低还是合并呼吸性碱中毒，结合患者的病史，应选用代谢性酸中毒的预计代偿公式计算 $PaCO_2$ 预计值。$PaCO_2$ 预计值 =HCO_3^-×1.5+8±2=16.1×1.5+8±2=32.15±2=30.15~34.15（mmHg）。实测 $PaCO_2$ 29.1mmHg<30.15mmHg，超出代偿范围，提示存在呼吸性碱中毒。

判定结果：代谢性酸中毒合并呼吸性碱中毒。

（5）代谢性酸中毒合并代谢性碱中毒：此型失衡动脉血气 pH、$PaCO_2$、HCO_3^- 均可表现为降低、正常或升高，主要取决于两种原发失衡的相对严重程度，按 AG 可分为 AG 升高型和 AG 正常型。

病例　患者，男性，20 岁。系糖尿病昏迷患者。pH 7.40，$PaCO_2$ 40.3mmHg，HCO_3^- 24.1mmol/L，K^+ 3.9mmol/L，Na^+ 140.1mmol/L，Cl^- 90.2mmol/L。

判定方法：① AG= Na^+-（HCO_3^-+ Cl^-）=140.1-（24.1+90.2）=25.8>16（AG 参考值高限），提示有高 AG 代谢性酸中毒。②若 AG 升高，应计算潜在 HCO_3^-。③高 AG 性代谢性酸中毒时，若潜在 HCO_3^->HCO_3^-（参考值高限）27mmol/L，也提示合并代谢性碱中毒。ΔAG=25.8-16=9.8mmol/L，潜在 HCO_3^-=实测 HCO_3^-+ΔAG=24.1+9.8=33.9>27（mmol/L），且 Cl^- 90.2mmol/L<95mmol/L（参考值低限），提示有低氯性代谢性碱中毒。④本例患者 pH 7.40，$PaCO_2$ 40.3mmHg，HCO_3^- 24.1mmol 均在正常范围，若不计算 AG 和潜在 HCO_3^-，就无法发现存在的酸碱失衡。

判定结果：高 AG 代谢性酸中毒合并低氯性代谢性碱中毒。

3. 三重酸碱失衡（triple acid-base disorders，TABD）　一种呼吸性酸碱失衡（呼吸性酸中毒或呼吸性碱中毒）合并代谢性酸中毒加代谢性碱中毒称为三重酸碱失衡（TABD）。TABD 分为呼吸性酸中毒型（呼吸性酸中毒 + 代谢性碱中毒 + 高 AG 代谢性酸中毒）和呼吸性碱中毒型（呼吸性碱中毒 + 代谢性碱中毒 + 高 AG 代谢性酸中毒）。

（1）呼吸性酸中毒型 TABD 血气特点：pH 多下降或正常，少见升高；$PaCO_2$ 升高；HCO_3^- 升高或正常；AG 增高（提示代谢性酸中毒）、HCO_3^- 的变化与 AG 升高不成比例；若 AG 升高，应计算潜在 HCO_3^-，潜在 HCO_3^-= 实测 HCO_3^-+ΔAG；同时还应计算预计 HCO_3^-（高限）=HCO_3^-（正常均值）24+ΔHCO_3^-，按慢性呼吸性酸中毒预计代偿公式计算 ΔHCO_3^-=Δ$PaCO_2$×0.35+5.58，若潜在 HCO_3^-> 预计 HCO_3^-（高限），提示合并代谢性碱中毒。

病例　患者，男性，70 岁。系慢性肺心病合并肾衰竭患者，经利尿剂、糖皮质激素等药物治疗 1 周后动脉血气分析：pH 7.38，$PaCO_2$ 71.2mmHg，HCO_3^- 42mmol/L，K^+ 5.1mmol/L，Na^+ 136mmol/L，CL^- 68mmol/L。

判定方法：① pH 7.38<7.40，偏酸。② $PaCO_2$ 71.2mmHg>45mmHg，高碳酸血症，与 pH 变化一致，提示呼吸性酸中毒。③ AG= Na^+-（HCO_3^-+ Cl^-）= 136-（42+68）=26（mmol/L）>16（mmol/L），提示有高 AG 代谢性酸中毒。④若 AG 升高，应计算潜在 HCO_3^-。当潜在 HCO_3^-> 预计 HCO_3^- 提示存在代谢性碱中毒。⑤计算预计 HCO_3^-（高限）=HCO_3^-（正常均值）24+ΔHCO_3^-，按慢性呼吸性酸中毒预计代偿公式计算 ΔHCO_3^-=Δ$PaCO_2$×0.35+5.58=0.35×（71.2-40）+5.58=10.9+5.58；预计 HCO_3^-（高限）=HCO_3^-（正常均值）24+ΔHCO_3^-=24+10.9+5.58=34.9+5.58=40.4（mmol/）L。⑥计算潜在 HCO_3^-= 实测 HCO_3^-+ΔAG；ΔAG=AG 实测值 26-AG（正常均值）12=14（mmol/L），潜在 HCO_3^-= 实测 HCO_3^- 42+ΔAG 14=56（mmol/L），即潜在 HCO_3^- 56mmol/L> 预计（高限）HCO_3^- 40.48mmol/L，且 Cl^- 68mmol/L<95mmol/L

（参考值低限），提示有低氯性代谢性碱中毒。

判定结果：呼吸性酸中毒合并低氯性代谢性碱中毒和高 AG 代谢性酸中毒（呼吸性酸中毒型 TABD）。

（2）呼吸性碱中毒型 TABD 血气特点：pH 升高或正常，少见下降；$PaCO_2$ 下降；HCO_3^- 下降或正常；AG 升高（提示代谢性酸中毒），HCO_3^- 的变化与 AG 升高不成比例；若 AG 升高，应计算潜在 HCO_3^-，潜在 HCO_3^- ＝实测 HCO_3^- ＋Δ AG；同时还应计算预计 HCO_3^-（高限），按慢性呼碱代偿公式计算 HCO_3^- 预计值（高限）＝ HCO_3^- 正常均值（24）－Δ HCO_3^-，Δ HCO_3^- ＝Δ $PaCO_2$ ×0.5+2.5，当潜在 HCO_3^- ＞预计 HCO_3^-（高限），提示合并代谢性碱中毒。

病例 患者，男性，24 岁。系细菌性痢疾合并感染性休克患者，住院治疗 5d。动脉血气分析：pH 7.55，$PaCO_2$ 28.5mmHg，HCO_3^- 24.0mmol/L，血电解质 Na^+ 139mmol/L，K^+ 3.5mmol/L，Cl^- 94mmol/L。

判定方法：① pH 7.55＞7.45，碱血症。② $PaCO_2$ 28.5＜35mmHg，低碳酸血症，与 pH 变化一致，提示呼吸性碱中毒。③ AG＝Na^+－（Cl^-＋HCO_3^-）＝139－（94+24）＝21mmol/L＞16mmol/L（参考值高限），提示高 AG 代谢性酸中毒。④若 AG 升高，应计算潜在 HCO_3^-。当潜在 HCO_3^-＞预计 HCO_3^- 提示存在代谢性碱中毒。⑤为了判断有无代谢性碱中毒并存，按慢性呼吸性碱中毒代偿公式计算 HCO_3^- 预计值，计算预计 HCO_3^-（高限）＝ HCO_3^- 正常均值（24）－Δ HCO_3^-，Δ HCO_3^- ＝Δ $PaCO_2$ ×0.5+2.5，Δ $PaCO_2$ ＝$PaCO_2$ 40（正常均值）－实测 $PaCO_2$ 28.5＝11.5mmHg，预计 HCO_3^-（高限）＝24－（11.5×0.5）+2.5＝18.25+2.5＝20.75mmol/L。⑥计算潜在 HCO_3^- ＝实测 HCO_3^- ＋Δ AG，Δ AG＝实测 AG 21－AG 12（正常均值）＝9mmol/L，潜在 HCO_3^- ＝24+9＝33，潜在 HCO_3^- 33＞预计 HCO_3^-（高限）20.75mmol/L，提示合并代谢性碱中毒。

判定结果：呼吸性碱中毒合并代谢性碱中毒和高 AG 代谢性酸中毒（呼吸性碱中毒型 TABD）。

（刘 原）

第四节 常用肺功能检查结果判读

肺功能是了解人体呼吸系统功能状态的检查指标，是胸部疾病诊断、治疗、指导康复及评估预后的重要检查内容。

肺功能的主要用途：①判断肺功能损害的程度和肺功能障碍的类型，协助诊断肺部疾患，亦可作为疗效观察的依据。②评估患者对外科手术、麻醉的耐受性，判定手术指征、保证手术的安全。③对从事特殊工种的人员进行职业性肺病诊断和劳动力鉴定。④对运动员、飞行航空人员及潜水员等作呼吸生理测试，有助于人员选拔和训练。⑤用于吸烟或大气污染对呼吸系统影响以及环境监测方面的相关研究等。

肺功能主要特点：①肺功能的改变可以早于胸部 X 线或 CT 等影像学异常，也可以先于临床症状。如早期吸烟的患者小气道功能检测异常却无临床症状，但肺功能异常不能说明其病因或病理性质。②在病变局限或轻微时，即使有肯定的病理改变，由于肺部有巨大的代偿能力，肺功能测定可以正常。③正常人肺功能测定值受年龄、性别、身高、体重、种族、体位等多种因素的影响，个体差异较大，故需反复测定，同时根据多元回归的方程得出正常预计值。

各种肺功能检查从不同的角度去分析呼吸生理的改变以及疾病对呼吸功能的影响，种类繁多，但目前我国临床应用较多的是：①肺容量测定。②肺通气功能测定。③支气管反应性测定。④弥散功能测定。

组图：肺功能检查报告

一、肺容积和肺容量检查常用指标及结果判读

肺容积是指在安静情况下,测定一次呼吸所出现的容积变化,不受时间限制具有静态解剖意义。潮气容积、补吸气容积、补呼气容积及残气容积是四种基础肺容积,它们之间彼此互不重叠。肺容量是由两个或两个以上的基础肺容积组成,深吸气量、功能残气量、肺活量及肺总量是四种基础肺容量。肺容积 / 肺容量的组成与常用指标见图 5-96。

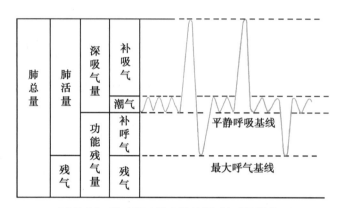

图 5-96　肺容积 / 肺容量的组成与常用指标

（一）常用指标

1. **肺活量**（vital capacity, VC）　是指深吸气末做最大呼气所呼出的气量（即深吸气量加补呼气量 IC+ERV）,又称为一次慢呼气肺活量（SVC）。一般 VC 检查重复 3 次,取 VC 最大值（VC MAX）。正常值通常以其实测值 / 预计值（VC%）来表示,VC% 正常参考值≥ 80%,若 VC% 为 60%~79% 为轻度降低,40%~59% 为中度降低,小于 40% 为重度降低。

2. **功能残气量**（functional residual capacity, FRC）　是指平静呼气末肺内所含有的气量。正常人相当于肺总量（TLC）的 40%。FRC 实测值 / 预计值 % 的参考值≥ 80% 且 <120%。

3. **残气容积**（residual volume, RV）　是指用力呼气后肺内不能呼出的残留气量。正常人相当于 TLC 的 25%。RV 实测值 / 预计值 % 的正常参考值≥ 80% 且 <120%。

4. **肺总量**（total lung capacity, TLC）　深吸气后肺内所含有的总气量,等于肺活量加残气量。TLC 实测值 / 预计值 % 的正常参考值同 VC%。

5. **残总比值**　即 RV/TLC 的比值（RV/TLC%）,常用来判断肺气肿的情况（除外 TLC 减少所致的 RV/TLC 增高）。60 岁以下者,若 RV/TLC%,≤ 35%,表示无肺气肿。若大于 35%,则表示肺气肿存在。若年龄超过 60 岁,RV/TLC% 大于 40% 提示肺气肿。

（二）临床意义

1. **VC、TLC、RV 及 FRC 下降**

（1）肺脏体积减小:肺切除或肺实质损害如肺部大面积炎症、占位性肺疾患及肺不张等。

（2）限制性功能障碍:胸廓活动障碍如胸廓畸形、胸腔积液、胸膜广泛增厚粘连、胸廓畸形、膈肌病变及肺间质纤维化等。

2. **TLC、RV 及 FRC 增高**　阻塞性通气功能障碍,如支气管哮喘急性发作或慢性阻塞性肺疾病（COPD）等。

3. **RV/TLC% 可作为判断肺气肿程度的指标**　RV/TLC% 判断肺气肿程度的分级见表 5-6。

表 5-6 　根据 RV/TLC% 判断肺气肿的分级(RV/TLC)　　　　　　　　　　单位:%

分级	年龄 <60 岁	年龄 ≥ 60 岁
无肺气肿	≤ 35	≤ 40
轻度肺气肿	36~45	41~50
中度肺气肿	46~55	51~60
重度肺气肿	≥ 56	≥ 61

(三) 实例分析

病例 1 　患者,男性,68 岁。以间断咳嗽、咳痰 30 年,加重伴气短 1 周就诊。查体:神志清楚,口唇发绀,桶状胸,双肺可闻及散在干、性湿性啰音。肺功能容量检查结果:VC 82%,TLC 150%,RV 230%,RV/TLC 61%。

判定方法:① VC 为 82%,在正常范围(参考值 ≥ 80% 预计值);② TLC 为 150%,RV 为 230%,二者均增高(参考值 ≥ 80% 且 <120%),且 RV/TLC 为 61%>60%,提示重度肺气肿。

判定结果:①阻塞性肺通气功能障碍。②重度肺气肿。需做肺通气功能检查,有条件也可加做气道阻力测定进一步确诊。

病例 2 　患者,女性,25 岁。以气短、右侧胸痛 10d 就诊。查体:体温 37.8℃,右侧胸廓饱满,右锁骨中线第 3 肋间以下叩诊呈浊音,呼吸音明显减低。肺功能容量检查结果:VC 57%,TLC 53%,RV 51%,RV/TLC 35%。

判定方法:① VC 为 57%、TLC 为 53% 均为中度降低(参考值 <60% 为中度降低);② RV 为 51%,明显降低(参考值 ≥ 80% 且 <120%),RV/TLC%35 为正常(年龄 <60 岁,参考值 ≤ 35%)。

判定结果:中度限制性肺通气功能障碍,可做肺通气功能检查进一步确诊。

二、肺通气功能检查常用指标及结果判读

肺通气功能又称为动态肺容积,是指单位时间内随呼吸运动进出肺的气量和流速。肺通气功能检查是评价呼吸功能的重要指标。

(一) 常用指标

1. **用力肺活量(forced vital capacity,FVC)** 　也称为时间肺活量,是指深吸气至肺总量位后以最大用力、最快速度所能呼出的气量(图 5-97)。

正常人 3 秒内可将肺活量全部呼出,FVC ≥ 80% 预计值为正常,60%~79% 为轻度降低,40%~59% 为中度降低,<40% 为重度降低。如 FVC<1.5L 为手术禁忌。在限制性通气功能障碍时,FVC=VC,但在阻塞性通气功能障碍时,由于 FVC 呼气明显受时间的影响,故 FVC<VC。

2. **第 1 秒钟用力呼气容积** 　第 1 秒钟用力呼气容积(forced expiratory volume in one second,FEV_1),简称为 1 秒量,是最大吸气至肺总量位后用力快速呼气的第 1 秒钟呼出的气量(图 5-97)。

FEV_1 既是容量测定,也是 1 秒之内平均的流量测定,故无论是阻塞性还是限制性通气功能障碍,均可导致 FEV_1 的下降。正常人实测 FEV_1 占预计值 ≥ 80%,如 FEV_1<1L(或 FEV_1% 预计值 <40%)为手术禁忌。

3. **1秒率** 　即第1秒钟用力呼气量占用力肺活量的比值,

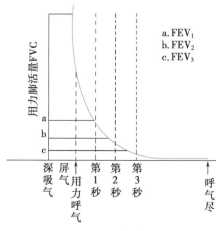

图 5-97 　用力肺活量

常以 FEV_1/FVC(%)表示。年龄越大,FEV_1/FVC% 越低。正常值:年龄 <60 岁,FEV_1/FVC% ≥ 75% 为正常;年龄 ≥ 60 岁,FEV_1/FVC% ≥ 70% 为正常。如 FEV_1/FVC%<40% 为手术禁忌。在阻塞性通气功能障碍时,FEV_1 和 FEV_1/FVC% 均下降,但在限制性通气功能障碍时,由于 FVC 降低,故 FEV_1/FVC%可正常或增高。

4. 最大呼气中段流量　最大呼气中段流量(maximal mid expiratory flow,MMEF,MMF)是指用力呼出气量为 25%~75% 肺活量间的平均流量。MMEF 参考值 ≥ 70%~80% 预计值,如 MMEF%<70%,可提示小气道病变。

5. 最大呼气流量 - 容积曲线　最大呼气流量 - 容积曲线(maximum expiratory flow volume curve,MEFV)是指最大用力呼气过程中将呼出的气体容积与相应的呼气流量所记录的曲线。现代计算机技术可将瞬间流量和容积的函数进行计算,形成流量 - 容积曲线(flow-volume curve,F-V 曲线)。由于 F-V 曲线在呼吸过程中形成一个密闭的环,称为流量 - 容积环(flow-volume loop,F-V 环)(图 5-98)。F-V 曲线检查主要用于阻塞性和限制性疾病的诊断,图 5-99 可显示阻塞性通气障碍,主要因流量的下降而表现为曲线的低平,大气道阻塞时以呼气相前期的流量下降为著,小气道病变则在呼气相中后期流量降低,但其肺容量的减少并不明显。限制性通气障碍则以肺容量的减少为主,而流量的下降并不明显,故其曲线形态为尖帐形。

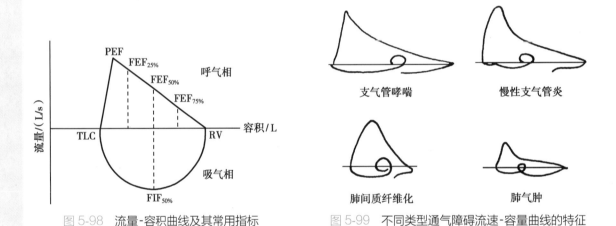

图 5-98　流量-容积曲线及其常用指标　　图 5-99　不同类型通气障碍流速-容量曲线的特征

(1)最高呼气流量(peak expiratory flow,PEF):是用力呼气时的最高气体流量,是反映气道通畅性及呼吸肌力量的一个指标,PEF<70% 预计值为异常。由于患者可通过微型呼气峰流量仪自行测得 PEF,故它有很大的实用价值。

(2)用力呼出 25% 肺活量时的瞬间流量($FEF_{25\%}$,$\dot{V}_{75}$):是反映呼气早期的流量指标,正常情况下 $FEF_{25\%}$ 略低于 PEF,大气道阻塞时 $FEF_{25\%}$ 明显降低,$FEF_{25\%}$ 与 PEF 和 FEV_1 能共同评价大气道功能,如三者中有两个以上指标降低可提示大气道病变。$FEF_{25\%}$<70% 预计值为异常。

(3)用力呼出 50% 肺活量时的瞬间流量($FEF_{50\%}$,$\dot{V}_{50}$):正常情况下 $FEF_{50\%}$ 与 MMEF 接近。$FEF_{50\%}$ 可与 MMEF、$FEF_{75\%}$ 共同参与对小气道功能障碍的判断。$FEF_{50\%}$<70% 预计值为异常。

(4)用力呼出 75% 肺活量时的瞬间流量($FEF_{75\%}$,$\dot{V}_{25}$):是反映呼气后期的流量指标。$FEF_{75\%}$ 意义与 $FEF_{50\%}$、MMEF 相同,共同评价小气道功能,如三者中有两个以上指标降低可提示小气道阻塞。$FEF_{75\%}$<70% 预计值为异常(PEF、$FEF_{25\%}$、$FEF_{50\%}$、$FEF_{75\%}$,55%~69% 为轻度降低;40%~54% 为中度降低;<40% 为重度降低。)

(5)$FEF_{50\%}$ 与 $FEF_{75\%}$ 比值:即 $\dot{V}_{50}/\dot{V}_{25}$<2.5,提示小气道功能障碍。

6. 每分钟静息通气量　每分钟静息通气量(minute ventilation,V_E)是指静息状态下每分钟出入肺内的气量。V_E = 潮气容积(VT)× 呼吸频率(RR/min)。V_E>10L/min 表明通气过度,V_E<3L/min 为通气

不足。V_E 可用于计算通气储备功能。

7. **最大通气量**　最大通气量(maximum voluntary ventilation,MVV)是指在 1min 内以最快呼吸频率和最大的呼吸幅度所测出的最大呼吸气量。一般测 12s 或 15s 的气量乘以 5 或 4 即为每分钟最大通气量。MVV 实测值/预计值 ≥ 80% 为正常,它是反映呼吸肌力强弱、胸廓肺弹性回缩力、气道阻力以及患者体力和主观努力程度等综合因素的指标,是临床上常用于通气功能障碍和通气功能储备能力考核的指标,也是判断手术耐受性的重要指标之一。MVV 实测值占预计值百分比低于 50% 时,做胸部和上腹部手术风险增大,一般也不宜行肺切除手术;如 MVV%<30% 为手术禁忌。

8. **肺泡通气量**　肺泡通气量(alveolar ventilation,VA)是指安静状态下每分钟进入呼吸性细支气管及肺泡、参与气体交换的有效通气量。V_A 主要受无效腔与潮气量比值(V_D/V_T)的影响,比值小则有效肺泡通气量增加;比值大则减少。参考值 3~5.5L/min。

通气功能测定的禁忌证:①近期(3 个月内)有休克、心肌梗死病史者;②1 月内心绞痛、大咯血、心功能不稳定、癫痫大发作者;③主动脉瘤、未控制好的高血压者;④气胸、巨大肺大疱、严重甲亢、鼓膜穿孔、呼吸道传染病或急性期呼吸道感染患者等。

(二) 临床意义

1. **通气储备功能的评估**　正常通气储量大于 95%,小于 86% 为通气功能储备不佳,小于 70% 为胸部手术禁忌。气急阈为 60%~70%。

$$通气储量(\%) = \frac{最大通气量 - 静息通气量}{最大通气量} \times 100\%$$

2. **判断通气功能障碍的类型**　根据通气功能损害的性质分为阻塞性、限制性及混合性通气功能障碍(表 5-7)。

表 5-7　各种通气功能障碍的鉴别

指标	阻塞性	限制性	混合性
容量指标			
VC	正常/减低	减低	减低
TLC	正常/增高	减低	不定
RV	增高	减低	不定
RV/TLC	增高	正常/增高	不定
通气指标			
FVC	正常/减低	减低	减低
FEV_1	减低	减低/正常	减低
FEV_1/FVC	减低	正常/增高	减低
MMEF	减低	正常/减低	减低
$FEF_{50\%}$	减低	正常/减低	减低
$FEF_{75\%}$	减低	正常/减低	减低
MVV	减低	正常/减低	减低

3. **判断通气功能障碍的程度**　肺功能的损害程度与疾病发作频度、严重程度、生活质量及病死率等因素有关,但目前国内外标准不统一。中华医学会根据美国胸科协会(American Thoracic Society,ATS)和欧洲呼吸协会(European Respiratory Society,ERS)2005 年有关肺功能检查联合指南,建议不论阻塞性、限制性或混合性通气功能障碍,均按照 FEV_1 占预计值的百分率对肺通气功能障碍的程度进行分级(表 5-8)。

表 5-8 肺通气功能障碍的程度分级

分级	FEV_1 占预计值 /%
轻度	≥ 70%，但 < 正常预计值下限或 FEV_1/FVC 比值 < 正常预计值下限
中度	60%~69%
中重度	50%~59%
重度	35%~49%
极重度	<35%

（三）实例分析

病例 1 患者，男性，62 岁。以间断咳嗽、咳痰 10 年余，加重伴气短 1 周就诊。吸烟 20 年，每天 1 包。查体：双侧肋间隙增宽，双肺语音震颤减弱，叩诊呈过清音，双下肺偶可闻及湿性啰音。肺功能检查结果：VC 80%，TLC 135%，RV/TLC 52%，FEV_1 57%，FEV_1/FVC 51%，MMEF 42%。

判定方法：① VC 80%，在正常范围（参考值 ≥ 80% 预计值）；② TLC 为 135%，增高（参考值 ≥ 80% 且 <120%），RV/TLC52%，提示为中度肺气肿；③ FEV_1 为 57%，为中重度损害；MMEF 42%，为明显降低（参考值 ≥ 70%~80%），提示小气道功能障碍。

判定结果：①中重度阻塞性肺通气功能障碍。②中度肺气肿。③小气道功能障碍。有条件也可加做气道阻力测定进一步完善检查。

病例 2 患者，男性，66 岁。以反复咳嗽、咳痰、气喘 15 年余，加重 2 周就诊。吸烟 30 年，每天 2 包。查体：口唇轻度发绀，双侧肋间隙增宽，双肺语音震颤减弱，叩诊呈过清音，双肺呼吸音减低，可闻及散在干性啰音。肺功能检查结果：VC 60%，TLC 66%，RV 85%，RV/TLC 51%，FEV_1 51%，FEV_1/FVC 58%，MMEF 22%，$FEF_{75\%}$ 29%、$FEF_{50\%}$ 28%。

判定方法：① VC 60%，TLC 66%，均轻度降低（参考值 <80% 为轻度降低），提示有限制性通气功能障碍。② RV 85% 在正常范围（参考值 ≥ 80% 且 <120%）。由于 TLC 降低引起 RV/TLC 增高（51%）大于 40%，故不能诊断肺气肿。③ FEV_1 51% 为中重度降低，MMEF 22%，$FEF_{75\%}$ 29%，$FEF_{50\%}$ 28% 均为重度降低（参考值 <40% 为重度降低），提示有阻塞性通气功能障碍。根据 FEV_1 中重度降低，提示中重度肺通气功能障碍。④ TLC 66% 为轻度降低，提示有轻度限制性通气功能障碍。

结果判定：中重度混合性通气功能障碍（以阻塞为主）。

三、气道反应性测定常用指标及结果判读

气道反应性是指气道对于各种物理、化学、药物或生物刺激的收缩反应，如果该种刺激在正常人呈无反应状态或反应程度较轻，而在某些人可引起明显的支气管狭窄即称后者为支气管高反应性。

（一）常用指标

1. **呼气峰流量变异率** 呼气峰流量变异率（peak expiratory flow rate，PEFR）是指一定时间（24h）内 PEF 在各时间点的变异程度。PEF 一般在清晨最低，下午最高，但变异程度 <12%。若 PEFR ≥ 20%，提示气道舒缩功能变异程度较大，气道可逆性阳性。以下是目前应用较多的计算方法。

$$PEFR = \frac{2 \times (PEF_{最高值} - PEF_{最低值})}{PEF_{最高值} + PEF_{最低值}} \times 100\%$$

2. **支气管激发试验**（branchial provocation test，BPT）**常用指标** FEV_1 和 PEF 及 $FEF_{50\%}$ 等，其中因 FEV_1 结果可靠、重复性好，故被临床广泛应用。

定性判断标准:以肺功能指标的改善率来判断,不同的指标阳性判断标准亦不相同,以 FEV_1 为例,当 FEV_1 较基础值下降 $\geq$ 20%,判断激发试验阳性,即气道反应性增高;若吸入最大浓度后,仍未达到上述标准,则为激发试验阴性,气道反应性正常。乙酰甲胆碱(methacholine,Mch)、组胺(histamine,His)是临床常用的非特异性的激发药物。

$$FEV_1\,改变率(\%)=\frac{用药后(或激发后)FEV_1-用药前(或激发前)FEV_1}{用药前(或激发前)FEV_1}\times100\%$$

定量判断标准:

(1) $PD_{20}FEV_1$:是指 FEV_1 从原来基础值下降20%所需的累积诱发剂的剂量即激发剂量(provocative dose,PD_{20})。

(2) $PC_{20}FEV_1$:是指 FEV_1 从原来基础值下降20%所需诱发剂的累积浓度即激发浓度(provocative concentration,PC_{20})。

(3)气道反应性正常:以 $PD_{20}FEV_1$ 为指标时,Mch<12.8μmol,His<7.8μmol;若以 $PC_{20}FEV_1$ 为指标时,Mch<16mg/ml,His<8mg/ml。

(4)气道高反应性(airway hyperreactivity,BHR):以 $PD_{20}FEV_1$(His)和 $PC_{20}FEV_1$(Mch)变化可将其严重程度进行分级(表5-9)。

表5-9　气道高反应性的分级

指标	分级	分度标准
$PD_{20}FEV_1$(His)	重度	<0.1μmol(0.03mg)
	中度	0.1~0.8μmol(0.03~0.24mg)
	轻度	0.9~3.2μmol(0.25~0.98mg)
	极轻度	3.3~7.8μmol(0.99~2.20mg)
$PC_{20}FEV_1$(Mch)	重度	<1.0mg/ml
	中度	1.0~4.0mg/ml
	轻度	4.1~16mg/ml

3. 支气管舒张试验(bronchial dilation test,BDT)常用指标　FEV_1 最常用,当给予舒张支气管的药物后 FEV_1 改变率较用药前增加12%以上(FEV_1 改变率计算公式同上),且 FEV_1 绝对值增加大于200ml,则为支气管舒张试验阳性。

(二)临床意义

1. 协助支气管哮喘的诊断

(1)BPT:以咳嗽为主要表现的咳嗽变异性哮喘者;症状、体征不典型伴有可疑哮喘病史者;处于哮喘缓解期而肺功能检查无异常者,若支气管激发试验阳性可确定诊断。注意受试者在检查前48h停用抗组织胺药物(如氯苯那敏、异丙嗪)、色甘酸钠及皮质激素类药物。12h前停用支气管扩张剂(如氨茶碱、沙丁胺醇、丙卡特罗等)。试验前 FEV_1 占预计值 $\geq$ 70%才能进行激发试验。

禁忌证:①有心和/或肺功能不全、高血压、甲亢、妊娠、大动脉瘤等;②严重咽喉炎、1周之内有预防接种、职业性过敏因素的接触及对吸入诱发剂明确过敏等;③有过敏性休克、严重的血管性水肿、严重的喉头水肿及不能解释的荨麻疹病史者;④近期内有咯血者。

(2)BDT:若阳性时有助于支气管哮喘的诊断,但当结果阴性时也不能完全排除支气管哮喘。如支气管哮喘发作,支气管腔内有大量黏液影响药物在气道作用,此外药物也可影响结果,故要求受试者在检查前4~6h停止吸入短效 β 受体激动剂,12h前停用口服短效茶碱或 β 受体激动剂,24~48h前停用缓效或长效的支气管扩张剂。禁忌证：①对支气管扩张剂过敏者；②肺功能检查证实无气道阻塞者（BDT 要求用药前受试者 $FEV_1 < 70\%$）；③其他禁忌与肺通气功能检查相同。

（3）PEFR：日内或昼夜波动率 ≥ 20%，气道可逆性阳性，可提示支气管哮喘。

2. 评估哮喘的病情严重程度和判断治疗效果及指导预防

（1）BHR 严重程度分级与哮喘的病情呈正相关，轻度 BHR 哮喘患者，症状轻，病情稳定；重度 BHR 者，容易出现严重的喘息，症状重，须积极治疗，警惕猝死。

（2）通过支气管舒张试验，可了解气道的可逆性改变和对治疗药物的敏感性。

（3）由于患者可通过微型呼气峰流量仪自行测得 PEF 和计算 PEFR，通过二者的变化，可监测病情、评价药物疗效。

3. 特异性气道激发试验可用于寻找相应的变应原。

（三）实例分析

患者，男性，23 岁。以发作性咳嗽、胸闷 1 年、加重 2 周就诊。发病以来，自服过"阿莫西林、罗红霉素"症状无明显减轻，未用其他药物。查体：双肺呼吸音清，未闻及干性、湿性啰音。行胸部 X 线检查未见异常；常规肺功能检查示 VC 83%，TLC 85%，RV 88%，FEV_1 84%，FEV_1/FVC 81%，MMEF 62%，$FEF_{75\%}$ 58%、$FEF_{50\%}$ 52%。为进一步明确诊断，做支气管激发试验，$PD_{20}FEV_1$（His）2.2μmol。

判定方法：① VC 83%，TLC 85%，RV 88%，FEV_1 84%，FEV_1/FVC 81% 均正常。② MMEF 62% 减低（参考值 ≥ 70%），$FEF_{75\%}$ 58%，$FEF_{50\%}$ 52% 均减低（参考值 55%~69% 为轻度降低），提示小气道功能障碍。③ $PD_{20}FEV_1$（His）2.2μmol 为轻度气道高反应。

结果判定：①轻度小气道功能障碍。②支气管激发试验阳性。结合临床资料分析，符合咳嗽变异性哮喘的肺功能特点。

四、弥散功能测定常用指标及结果判读

除了具有通气功能外，肺脏还是人体进行气体交换的唯一器官。气体分子（有呼吸生理意义的主要为氧气和二氧化碳）通过肺泡膜（肺泡 - 毛细血管膜）进行气体交换的过程称为弥散。

（一）常用指标

1. 肺弥散功能　肺弥散功能（diffusing capacity of the lung for carbon monoxide，D_LCO）是指 CO 在 1mmHg 肺泡—毛细血管膜两侧气体压力差条件下，每分钟从肺泡进入血液的毫升数，其单位是 ml/（mmHg·min），反映肺脏进行气体交换的功能。

2. 比弥散量　是肺弥散功能（D_LCO）与肺泡通气量（V_A）之比（D_LCO/V_A），D_LCO 与吸入的气体量、肺容积有直接关系，但 D_LCO/V_A 不受其影响，故能更好地反映肺的弥散功能。D_LCO、D_LCO/V_A 受年龄、身高、体重、性别、体位等影响，一般以测定值在预计值的 80%~120% 为正常。若测定值在预计值 60%~79% 为轻度降低，40%~59% 为中度降低，小于 40% 为重度降低。

（二）临床意义

D_LCO 升高可见于红细胞增多症、肺出血等；D_LCO 减少常有重要的临床意义，常见于：①肺泡膜毛细血管壁增厚如弥漫性肺间质纤维化、肺水肿、肺泡蛋白沉着症、急性肺损伤、弥漫型肺泡癌、尘肺、嗜酸性肉芽肿等。②弥散面积减少性疾患如 COPD、毁损肺、肺叶切除、多发肺栓塞等。③肺毛细血管的血红蛋白减少如贫血。④通气血流比例失调如肺部感染等。

（三）实例分析

患者，男性，70 岁。以进行性气短、干咳半年就诊。查体：口唇、手指末梢发绀，双下肺可闻及 Velcro 啰音。胸部 CT 示双肺外带胸膜下分布为主的网状影。肺功能检查示：VC 57%，TLC 55%，RV 51%，RV/TLC 39%，FEV_1 69%，FEV_1/FVC 88%，MMEF 110%，$FEF_{75\%}$ 120%，$FEF_{50\%}$ 115%。D_LCO 41%，D_LCO/V_A 75%。

判定方法:① VC 57%,TLC 55%,RV 51% 均中度降低,（参考值 <60% 为中度降低）,RV/TLC 39%为正常(年龄 >60 岁,参考值 <40%)。② FEV_1 69% 中度降低,提示中度肺通气功能障碍。③ FEV_1/FVC 88%,MMEF 110%,$FEF_{75\%}$ 120%,$FEF_{50\%}$ 115% 均正常。④ D_LCO 41% 为中度降低(参考值 40%~59% 为中度降低),D_LCO/V_A 70%,为轻度降低(参考值 60%~79% 为轻度降低)。

结果判定:①中度限制性肺通气功能障碍。②弥散功能障碍。结合临床资料,符合特发性肺纤维化肺功能特点。

（刘　原）

第六章
临床常用实验室检查结果判读

实验室检查是诊断性检查（diagnostic tests）的重要组成部分，是指对人体的各种标本进行生物学、微生物学、免疫学、化学、血液学、细胞学或遗传学等检查，以获得反映机体功能状态与疾病的病因或病理变化相关的检查结果，对诊断、鉴别诊断、判断预后等具有重要作用。越来越多的诊断性检查为医生作出正确的诊断、鉴别诊断和正确治疗方案提供了依据。与体格检查相比，诊断性检查对于某些疾病的诊断具有更高的灵敏度和特异度。但是，到目前为止，还没有一项诊断性检查的灵敏度和特异度能达到100%，阴性结果并不能完全地排除疾病。一位优秀的医生会在正确的时间为患者选择合适的诊断性检查，并且能够正确解释和运用检查结果，以便为诊断与鉴别诊断疾病、预后判断与疗效观察提供更有价值的依据。

第一节　血液常规检查

一、红细胞计数及血红蛋白

【参考值】　红细胞和血红蛋白参考值见表6-1。

组图:血常规
检查报告单

表6-1　红细胞和血红蛋白参考值

分组	红细胞 /(×10^{12}/L)	血红蛋白 /(g/L)
成年男性	4.3~5.8	130~175
成年女性	3.8~5.1	115~150
新生儿	6.0~7.0	170~200

【临床意义】

1. 生理性变化　红细胞生理性变化与临床意义见表6-2。

表6-2　红细胞生理性变化与临床意义

变化	临床意义
增多	①缺氧，如新生儿、高山居民、登山运动员、剧烈运动和体力劳动等
	②激素影响，如雄激素增高，如成年男性高于女性；肾上腺皮质激素增多，如情绪波动等
	③静脉压迫时间 >2min，毛细血管血比静脉血测定结果增高（增高 10%~15%）
	④日内差异，如同一天内上午 7 时的红细胞数量最高
	⑤药物影响，如应用肾上腺素、糖皮质激素药物等；长期重度吸烟等

续表

变化	临床意义
减低	主要见于生理性贫血
	①生长发育过快,导致造血原料相对不足,如6个月~2岁婴幼儿
	②造血功能减退,如老年人
	③血容量增加,如妊娠中晚期血浆量明显增多,红细胞被稀释而减低(减低达16%)
	④长期饮酒(减低约5%)

2. 病理性变化

(1)增多:病理性红细胞增多分为相对性增多和绝对性增多,绝对性增多又分为继发性增多和原发性增多,其临床意义见表6-3。

文本:红细胞计数和血红蛋白测定的评价

表6-3 红细胞病理性增多的临床意义

分类	临床意义
相对性增多	多见于血液浓缩,如严重呕吐、腹泻、大量出汗、大面积烧伤、慢性肾上腺皮质功能减退、尿崩症、甲亢危象、糖尿病酮症酸中毒
绝对性增多	
继发性	① EPO代偿性增多:由血氧饱和度减低所引起,增多的程度与缺氧程度成正比,见于肺气肿、肺源性心脏病、发绀型先天性心脏病,以及携氧能力低的异常血红蛋白病等 ② EPO非代偿性增多:由于某些肿瘤或肾脏疾病引起EPO增多,如肾癌、肝细胞癌、卵巢癌、肾胚胎瘤、肾上腺皮质腺瘤、子宫肌瘤以及肾盂积水、多囊肾等
原发性	原因不明的骨髓增殖性疾病,如真性红细胞增多症

(2)减少:见于各种原因(造血功能障碍、造血原料不足、红细胞丢失或破坏过多)引起的贫血。当RBC<1.5×10^{12}/L,Hb<45g/L时,应考虑输血。根据血红蛋白减少的程度,将贫血分为4度(表6-4)。

表6-4 贫血程度分度

分度	血红蛋白浓度/(g/L)
轻度贫血	男性:90≤Hb<120;女性:90≤Hb<110
中度贫血	60≤Hb<90
重度贫血	30≤Hb<60
极重度贫血	Hb<30

二、红细胞形态

【参考值】 双凹圆盘形或略呈椭圆形,大小均一,平均直径7.5μm;瑞-吉染色为淡橙红色,血红蛋白充盈良好,呈正常色素性;生理性淡染区约为直径的1/3;胞质内无异常结构。

【临床意义】

1. 正常形态红细胞 除健康人外,也可见于急性失血性贫血、部分再生障碍性贫血、部分白血病。

2. 异常形态红细胞 红细胞大小异常、红细胞形状异常、红细胞血红蛋白含量异常和红细胞异常结构与排列异常的临床意义见表6-5~表6-8。

组图:红细胞形态变化

表 6-5　红细胞大小异常的临床意义

异常	临床意义
小红细胞	健康人偶见。提示血红蛋白合成障碍,见于缺铁性贫血、珠蛋白生成障碍性贫血
大红细胞	叶酸及维生素 B_{12} 缺乏所致的巨幼细胞贫血,也可见于溶血性贫血、骨髓增生异常综合征(MDS)等
巨红细胞	常见于巨幼细胞贫血,MDS 时的病态造血不仅能见到巨红细胞,甚至还有直径大于 $20\mu m$ 的超巨红细胞
红细胞大小不均	严重增生性贫血(尤其是巨幼细胞贫血),与骨髓造血功能紊乱、造血监控与调控功能减弱有关

表 6-6　红细胞形状异常的临床意义

异常	临床意义
球形红细胞	主要见于遗传性球形红细胞增多症、自身免疫性溶血性贫血、新生儿溶血病及红细胞酶缺陷所致的溶血性贫血等
椭圆形红细胞	健康人约有 1%。常见于遗传性椭圆形红细胞增多症、巨幼细胞贫血,偶见于缺铁性贫血、骨髓纤维化、镰形细胞性贫血等
靶形红细胞	常见于低色素性贫血,尤其是珠蛋白生成障碍性贫血,也见于胆汁淤积性黄疸、脾切除后,以及制作血涂片未及时干燥固定等
口形红细胞	健康人偶见(<4%)。常见于遗传性口形红细胞增多症,也可见于酒精中毒、某些溶血性贫血及肝病等
镰形红细胞	镰形细胞性贫血(在缺氧的条件下)
棘形红细胞	多见于无 β- 脂蛋白血症;也可见于脾切除后、酒精性肝病、脂质吸收异常、色素性视网膜炎
锯齿形红细胞	遗传性或获得性 β- 脂蛋白缺乏症,也可见于脾切除后、酒精中毒性肝病、尿毒症等
泪滴形红细胞	健康人偶见,其增多主要见于骨髓纤维化,也可见于某些贫血
裂红细胞	健康人小于 2%,DIC、微血管病性溶血性贫血时增多
红细胞形态不整	最常见于巨幼细胞贫血
咬痕细胞(角细胞)	常见于氧化损伤、G-6-PD 缺乏症
水泡细胞(水坑细胞)	多见于氧化损伤、G-6-PD 缺乏症
不规则收缩红细胞	多见于 G-6-PD 缺乏症、血红蛋白病

表 6-7　红细胞血红蛋白含量异常的临床意义

异常红细胞	临床意义
低色素性	缺铁性贫血、珠蛋白生成障碍性贫血、铁粒幼细胞性贫血、某些血红蛋白病
高色素性	巨幼细胞贫血、溶血性贫血
多色素性	各种增生性贫血(尤其是溶血性贫血)
着色不一	铁粒幼红细胞性贫血

表 6-8　红细胞异常结构与排列异常的临床意义

异常红细胞	临床意义
豪 - 焦(Howell-Jolly)小体	①脾切除、无脾症、脾萎缩、脾功能低下；②红白血病、巨幼细胞贫血；③溶血性贫血
卡波环	恶性贫血、溶血性贫血、铅中毒、白血病、巨幼细胞贫血、增生性贫血和脾切除后
嗜碱性点彩红细胞	铅中毒、珠蛋白生成障碍性贫血
帕彭海默小体	铁粒幼细胞贫血、血红蛋白病、脾功能减退等
有核红细胞	溶血性贫血、白血病、严重缺氧、骨髓转移性肿瘤、骨髓纤维化
红细胞缗钱状形成	多发性骨髓瘤、巨球蛋白血症等
红细胞自凝	冷凝集素综合征、自身免疫性溶血性贫血

三、血细胞比容

【参考值】　成年男性：0.40~0.50；成年女性：0.37~0.48；儿童：0.33~0.42；新生儿：0.47~0.67。

【临床意义】　血细胞比容(hematocrit, HCT)的临床意义与红细胞计数相似，HCT 减低是诊断贫血的指标。HCT 增加可因红细胞数量绝对增加或血浆量减少所致(表 6-9)。

文本：血细胞
比容测定的
评价

表 6-9　HCT 增高和减低的原因

HCT	机制	原因
减低	红细胞减少	各种原因所致的贫血、出血
	血浆量增多	竞技运动员(生理性适应)、中晚期妊娠、原发性醛固酮增多症、过多补液
增加	红细胞增多	真性红细胞增多症、缺氧、肿瘤、EPO 增多
	血浆量减少	各种原因所致的液体丢失，如液体摄入不足、大量出汗、腹泻与呕吐、多尿

四、红细胞平均指数

【参考值】　不同人群红细胞平均指数的参考值不同(表 6-10)。

文本：红细胞
平均指数测
定的评价

表 6-10　不同人群红细胞平均指数的参考值

分组	MCV/fl	MCH/pg	MCHC/(g/L)
新生儿	86~120	27~36	250~370
1~3 岁	79~104	25~32	280~350
成人	80~100	26~34	320~360

【临床意义】　贫血的形态学分类取决于红细胞计数、血红蛋白浓度和 HCT 的准确性。综合分析 MCV，MCH，MCHC 可用于贫血的形态学分类(表 6-11)。

表6-11　贫血形态学分类及临床意义

贫血类型	MCV	MCH	MCHC	临床意义
正细胞性贫血	正常	正常	正常	急性失血性贫血、急性溶血性贫血、再生障碍性贫血、白血病等
大细胞性贫血	增高	增高	正常	叶酸、维生素 B_{12} 缺乏或吸收障碍
单纯小细胞性贫血	降低	降低	正常	慢性炎症、尿毒症
小细胞低色素性贫血	降低	降低	降低	慢性失血性贫血、缺铁性贫血、珠蛋白生成障碍性贫血等

五、网织红细胞计数

文本：网织红细胞计数的评价

【参考值】　绝对数：成人和儿童为 $(24\sim84)\times10^9/L$。Retic 百分数：成人和儿童为 0.5%~1.5%；新生儿为 2.0%~6.0%。

【临床意义】　网织红细胞（reticulocyte，Retic）计数是反映骨髓造血功能的重要灵敏指标，对贫血的诊断、鉴别诊断及疗效观察等具有重要意义。Retic 的临床意义与评价见表6-12。

表6-12　Retic 的临床意义与评价

意义	评价
评价骨髓增生能力	Retic 增多：表示骨髓造血旺盛，见于各种增生性贫血，溶血性贫血增多尤为显著
	Retic 减少：是无效造血的指征，见于非增生性贫血、慢性病性贫血
贫血疗效观察的指标	当贫血经过抗贫血治疗有效时，可出现网织红细胞反应，即 Retic 增高先于 RBC 和 Hb，于治疗 2~3d Retic 即升高，7~10d 达高峰，2 周以后逐渐降至正常水平
骨髓移植后监测	骨髓移植后第21d，如 Retic 大于 $15\times10^9/L$，表示无移植并发症
放疗和化疗的监测	机体接受放疗、化疗后，如出现骨髓抑制，Retic 降低；停止治疗，骨髓功能恢复后 Retic 逐渐恢复

六、红细胞体积分布宽度

【参考值】　RDW-CV：11.5%~14.5%，RDW-SD：(42 ± 5) fl。

【临床意义】

1. 用于贫血的形态学分类　不同病因引起的贫血，红细胞形态学特点不同，根据 MCV、红细胞体积分布宽度（red cell volume distribution width，RDW）对贫血进行形态学分类见表6-13，对贫血的鉴别诊断有一定的参考价值。

表6-13　根据 MCV、RDW 的贫血形态学分类

MCV	RDW	贫血类型	常见疾病
增高	正常	大细胞均一性	部分再生障碍性贫血、MDS 等
	增高	大细胞不均一性	巨幼细胞贫血
正常	正常	正常细胞均一性	再生障碍性贫血、白血病、失血性贫血、某些慢性肝肾疾病性贫血等
	增高	正常细胞不均一性	早期缺铁性贫血、混合型营养缺乏性贫血等
减低	正常	小细胞均一性	轻型珠蛋白生成障碍性贫血
	增高	小细胞不均一性	缺铁性贫血

2. **用于缺铁性贫血的诊断、鉴别诊断和疗效观察**　缺铁性贫血和轻型 β- 珠蛋白生成障碍性贫血为小细胞低色素性贫血,缺铁性贫血 RDW 增高,而珠蛋白生成障碍性贫血患者 88% 为正常。缺铁性贫血在缺铁潜伏期时 RDW 即有增高,治疗后贫血已得到纠正,RDW 仍未降至正常水平,可能反映体内贮存铁尚未完全补足,故 RDW 对缺铁性贫血治疗中的动态监测可能有一定的价值。

七、白细胞计数与细胞分类计数

【参考值】

文本:白细胞计数与分类计数的评价

1. **白细胞计数**　成人:$(3.5~9.5) \times 10^9$/L;新生儿:$(15~20) \times 10^9$/L;儿童:$(5~12) \times 10^9$/L。
2. **白细胞分类计数**　成人白细胞分类计数参考值见表 6-14。

表 6-14　成人白细胞分类计数参考值

细胞	百分率 /%	绝对值 /($\times 10^9$/L)
中性粒细胞分叶核(Nsg)	40~75	1.8~6.3
嗜酸性粒细胞(E)	0.4~8.0	0.02~0.52
嗜碱性粒细胞(B)	0~1	0~0.06
淋巴细胞(L)	20~50	1.1~3.2
单核细胞(M)	3~10	0.1~0.6

【临床意义】

1. **中性粒细胞**

(1)生理性变化:中性粒细胞生理性变化受年龄,运动、疼痛和情绪影响,妊娠、分娩,以及日常活动(进餐、安静、活动等)影响,一天之间的变化可达 1 倍。吸烟者平均白细胞总数高于非吸烟者 30%。

(2)病理性增多:中性粒细胞病理性增多可分为反应性增多和异常增生性增多。①反应性增多:反应性白细胞(中性粒细胞)增多的原因与临床意义见表 6-15。其中急性感染及炎症是反应性白细胞(中性粒细胞)增多的最常见的原因。②异常增生性增多:是造血干细胞克隆性疾病,由造血组织中粒细胞大量异常增生并释放到外周血所致,主要见于白血病、骨髓增殖性疾病。

表 6-15　反应性白细胞(中性粒细胞)增多的原因与临床意义

原因	临床意义
急性感染	细菌、某些病毒、真菌、螺旋体、立克次体及寄生虫感染等(白细胞增高最常见的原因)
炎症	支气管炎、肾炎、肾盂肾炎、结肠炎、风湿性关节炎、风湿热、胰腺炎、甲状腺炎等
组织损伤	严重外伤、大手术、大面积烧伤、急性心肌梗死(急性心肌梗死后 1~2d,白细胞常明显增多,且可持续 1 周左右,借此可与心绞痛鉴别)
血细胞破坏	严重血管内溶血(红细胞破坏产物刺激骨髓释放)
急性失血	消化道大出血、脾破裂,宫外孕破裂等
急性中毒	急性安眠药中毒、农药中毒、糖尿病酮症酸中毒及尿毒症等
恶性肿瘤	非造血系统恶性肿瘤,特别是肝癌、胃癌和肺癌等(与肿瘤的坏死性产物促使骨髓贮存池粒细胞的释放、肿瘤细胞产生促粒细胞生成素有关)

(3)病理性减少:中性粒细胞减少的病因很多(表 6-16)。当粒细胞 $<1.0 \times 10^9$/L 时极易发生感染;

当粒细胞 $<0.5 \times 10^9/L$ 时,严重感染及疾病复发的危险性增加。

表 6-16   中性粒细胞减少的原因

类别	原因
感染	病毒、革兰氏阴性杆菌(伤寒)、某些原虫感染,以病毒感染常见
造血系统疾病	再生障碍性贫血、PNH、骨髓转移癌、巨幼细胞贫血、粒细胞缺乏症等
理化损伤	接触放射线、氯霉素、抗肿瘤药物、苯、有机磷、汞、铅等
脾功能亢进	脾淋巴瘤、脾血管瘤、肝硬化、门静脉或脾静脉栓塞、心力衰竭、类脂质沉积病等
自身免疫疾病	ITP、自身免疫性溶血性贫血、SLE、类风湿性关节炎等

2. 嗜酸性粒细胞

(1)增多:常见于过敏性疾病及寄生虫感染,亦常见于某些恶性肿瘤、骨髓增殖性疾病。

(2)减少:①长期使用糖皮质激素、ACTH 和肾上腺皮质功能亢进症;②急性传染病早期、大手术及烧伤等应激状态时。

3. 嗜碱性粒细胞   ①增多:见于过敏性和炎症性疾病、嗜碱性粒细胞白血病、骨髓增殖性疾病、内分泌疾病、重金属中毒、放射性损伤等;②减少:见于过敏性休克、促肾上腺皮质激素或糖皮质激素应用过量以及应激反应等。

4. 淋巴细胞

(1)增多:淋巴细胞数量受某些生理因素的影响,如午后和晚上比早晨高;出生 1 周后婴儿淋巴细胞可达 50% 以上,可持续至 6~7 岁,后逐渐降至成人水平。病理性淋巴细胞增多的原因和临床意义见表 6-17。

表 6-17   病理性淋巴细胞增多的原因和临床意义

原因	临床意义
感染性疾病	急性细菌感染恢复期,某些病毒性急性传染病,某些慢性感染如结核病恢复期等
造血系统疾病	急性淋巴细胞白血病和慢性淋巴细胞白血病急性期以原始及幼稚淋巴细胞增多为主;慢性淋巴细胞白血病以成熟淋巴细胞增多为主
组织移植术后	排斥前期淋巴细胞绝对值增高,可作为监测组织或器官移植排斥反应的指标之一
其他	再生障碍性贫血、粒细胞减少症及粒细胞缺乏症时淋巴细胞相对增高
药物	阿司匹林、氟哌啶醇、铅、左旋多巴、苯妥英等

(2)减少:淋巴细胞减少主要见于应用肾上腺糖皮质激素、烷化剂、抗淋巴细胞球蛋白等治疗,以及放射线损伤、免疫缺陷性疾病、丙种球蛋白缺乏症等。

5. 单核细胞   其减少一般无临床意义,病理性增多主要见于感染、结缔组织病、造血系统疾病、恶性疾病、胃肠道疾病等。

八、白细胞形态

(一)中性粒细胞形态变化

1. 中性粒细胞毒性变化   在病理情况下,中性粒细胞可发生大小不均、中毒颗粒、空泡形成、杜勒小体和退行性变等形态改变,其临床意义见表 6-18。

组图:白细胞
形态变化

表 6-18　中性粒细胞毒性变化及临床意义

毒性变化	临床意义
大小不均	某些病程较长的化脓性炎症,与内毒素等因素作用于骨髓内早期中性粒细胞,使其发生顿挫性不规则分裂、增殖有关
中毒颗粒	严重感染及大面积烧伤等情况。中毒指数愈大,感染、中毒的情况愈严重
空泡变性	严重感染、败血症等
杜勒小体	严重感染、妊娠、MDS 等
退行性变	衰老和病变的细胞

2. **中性粒细胞的核象变化**　健康人外周血液中的中性粒细胞主要以分叶核为主,杆状核小于 5%,无原始和幼稚细胞。病理情况下,中性粒细胞核象可发生核左移或核右移。

(1)核左移:外周血液中性粒细胞杆状核增多(>5%),有时还可出现晚幼粒、中幼粒或早幼粒等幼稚细胞时称为核左移。核左移常见于各种病原体所致的急性感染、急性溶血、急性中毒和白血病。

(2)核右移:外周血液中 5 叶核以上的中性粒细胞 >3% 称为核右移,严重核右移常伴白细胞总数减少,是造血功能衰退的表现。核右移常见于巨幼细胞贫血、内因子缺乏所致的恶性贫血、感染、尿毒症或 MDS 等。

3. **巨多核中性粒细胞**　细胞胞体较大,直径达 16~25μm,核分叶过多,常超过 5 叶,甚至在 10 叶以上,核染色质疏松。常见于巨幼细胞贫血或应用抗代谢药物治疗后。

4. **棒状小体**　白细胞胞质中出现的红色细杆状物质,1 个或数个,长约 1~6μm,称为棒状小体。急性淋巴细胞白血病无棒状小体,而在急性粒细胞白血病和急性单核细胞白血病时则可见到棒状小体。

(二)淋巴细胞形态变化

1. **异型淋巴细胞**　健康人外周血液偶见异型淋巴细胞。异型淋巴细胞增多主要见于传染性单核细胞增多症、病毒性肝炎、流行性出血热、湿疹等病毒性疾病和过敏性疾病等。

2. **卫星核淋巴细胞**　淋巴细胞主核旁有 1 个游离的卫星小核称为卫星核淋巴细胞。常见于接受较大剂量电离辐射、核辐射之后,或其他理化因素、抗癌药物等造成的细胞损伤。常作为致畸、致突变的客观指标之一。

组图:淋巴细胞形态变化

九、血小板计数

【参考值】　(125~350)× 10^9/L。

【临床意义】

1. **生理性变化**　如午后略高于早晨;春季低于冬季;平原居民低于高原居民;月经前减低,月经后增高;妊娠中晚期增高,分娩后减低;运动、饱餐后增高,休息后恢复;静脉血的血小板计数较毛细血管血高 10%。

文本:血小板计数的评价

2. **病理性变化**　血小板数低于 100×10^9/L 称为血小板减少。血小板数超过 400×10^9/L 为血小板增多。血小板减少是引起出血的常见原因。当血小板计数为(20~50)× 10^9/L 时,可有轻度出血或手术后出血;低于 20×10^9/L 可有较严重的出血;低于 5×10^9/L 时可导致严重出血。病理性血小板减少和增多的原因及临床意义见表 6-19。

表 6-19   病理性血小板减少和增多的原因及临床意义

变化	原因	临床意义
减少	生成障碍	急性白血病、再生障碍性贫血、骨髓肿瘤、放射性损伤、巨幼细胞贫血等
	破坏过多	ITP、脾功能亢进、SLE 等
	消耗过多	DIC、血栓性血小板减少性紫癜等
	分布异常	脾大、血液被稀释等
	先天性	新生儿血小板减少症、巨大血小板综合征等
	其他	某些细菌和病毒感染,如伤寒、败血症和麻疹等
增多	原发性	慢性粒细胞白血病、原发性血小板增多症、真性红细胞增多症等
	反应性	急性化脓性感染、大出血、急性溶血、肿瘤等
	其他	外科手术后、脾切除等

（王元松）

第二节   尿液常规检查

【参考值】   尿液检查的指标与参考值见表 6-20。

表 6-20   尿液检查的指标与参考值

指标	参考值
颜色与透明度	新鲜尿液呈淡黄色、清澈透明
尿量	成人为 1 000~2 000ml/24h,婴幼儿约为成人的 3 倍,学龄前和学龄儿童为成人 2 倍
比重	成人 1.015~1.025,婴幼儿的尿比重偏低,空腹晨尿比重一般大于 1.020
酸碱度	新鲜尿液多呈弱酸性,pH 约 6.5,波动于 4.5~8.0
蛋白质	阴性（≤ 150mg/24h）
尿糖	阴性（0.56~5.00mmol/24h）
酮体	阴性
尿胆红素与尿胆原	尿胆红素:阴性（≤ 2mg/L）。尿胆原:阴性或弱阳性（≤ 10mg/L）
红细胞	①直接涂片检查法:偶见 /HPF;②离心尿液检查法:0~3 个 /HPF
白细胞和脓细胞	①直接镜检:0~3 个 /HPF;②离心镜检:0~5 个 /HPF
上皮细胞	①肾小管上皮细胞:无;②移形上皮细胞:无或偶见;③鳞状上皮细胞:男性偶见,女性为 3~5 个 /HPF
管型	偶见透明管型
结晶	少量生理性结晶,如草酸钙结晶、磷酸盐结晶、马尿酸结晶、尿酸结晶及非结晶型尿酸盐等

文本:尿液标本采集与注意事项

图片:尿常规检查报告单

【临床意义】

1. **颜色与透明度** 生理情况下尿液颜色变化较大:①大量饮水、寒冷时尿量增多则颜色淡;②饮水少、运动、出汗等时尿量少而颜色深;③食用大量胡萝卜、木瓜等可使尿液呈深黄色,食用芦荟则尿液呈红色;④女性月经血的污染可使尿液呈红色;⑤药物对尿液颜色也有一定的影响。常见的病理尿液颜色变化有红色、深黄色、白色等。

文本:尿液理学检查的评价

(1)红色:最常见的尿液颜色变化(表 6-21),其中以血尿最常见。尿液内含有一定量的红细胞时称为血尿。1L 尿液中含有 1ml 以上血液,且尿液外观呈红色,称为肉眼血尿。

表 6-21 红色尿液的种类颜色变化及临床意义

种类	尿液颜色	临床意义
血尿	淡红色云雾状、洗肉水样或混有血凝块	①泌尿生殖系统疾病:如炎症、损伤、结石、出血或肿瘤等。②出血性疾病:如血小板减少性紫癜、血友病等。③其他:如感染性疾病、结缔组织疾病、心血管病、内分泌代谢疾病、某些健康人剧烈运动后的一过性血尿等
血红蛋白尿	暗红色、棕红色甚至酱油色	蚕豆病、PNH 及血型不合的输血反应、阵发性寒冷性血红蛋白尿、行军性血红蛋白尿、免疫性溶血性贫血等
肌红蛋白尿	粉红色或暗红色	肌肉组织广泛损伤、变性,如急性心肌梗死(AMI)、大面积烧伤、创伤等
卟啉尿	红葡萄酒色	常见于先天性卟啉代谢异常等

(2)深黄色:最常见于胆红素尿,尿液呈深黄色,振荡后泡沫仍呈黄色,胆红素定性试验阳性。常见于胆汁淤积性黄疸及肝细胞性黄疸。但尿液放置过久后,胆红素被氧化为胆绿素使尿液呈棕绿色。

(3)白色:白色尿液的种类、颜色变化及临床意义表 6-22。

表 6-22 白色尿液的种类、颜色变化及临床意义

种类	尿液颜色	临床意义
乳糜尿	乳白色、乳状浑浊或凝块,有光泽感	常见于丝虫病,也可见于结核、肿瘤、肾病综合征、肾小管变性、胸腹部创伤或某些原因引起肾周围淋巴循环受阻
脓尿	黄白色或白色	泌尿系统化脓性感染,如肾盂肾炎、膀胱炎、尿道炎等
结晶尿	黄白色、灰白色或淡粉红色	由于尿液含有高浓度的盐类结晶所致,以磷酸盐和碳酸盐最常见,还可见尿酸盐、草酸盐结晶

(4)黑褐色:见于重症血尿、变性血红蛋白尿,也可见于酪氨酸病、酚中毒、黑尿酸症或黑色素瘤等。

(5)蓝色:主要见于尿布蓝染综合征,也可见于尿蓝母、靛青生成过多的某些胃肠疾病。

(6)淡绿色:见于铜绿假单胞菌感染。

2. **尿量**

(1)多尿:成人 24h 尿量超过 2 500ml,小儿 24h 尿量超过 3 000ml 称为多尿。①生理性多尿:见于习惯性多饮、精神紧张、受寒等;②病理性多尿:见于内分泌疾病、肾脏疾病和代谢性疾病等(表 6-23)。

表 6-23 病理性多尿的分类与临床意义

分类	临床意义
肾脏疾病	慢性肾炎、慢性肾盂肾炎、失钾性肾病、急性肾衰竭多尿期、慢性肾衰竭早期等
内分泌疾病	尿崩症、原发性醛固酮增多症、甲亢等
代谢性疾病	糖尿病

(2)少尿与无尿:成人 24h 尿量少于 400ml(或每小时少于 17ml),学龄前儿童尿量少于 300ml/24h,婴幼儿尿量少于 200ml/24h,称为少尿;成人 24h 尿量少于 100ml,小儿少于 30~50ml,称为无尿。少尿

与无尿主要由于肾前性、肾性和肾后性等因素所致(表6-24)。

表6-24   少尿与无尿常见的分类与临床意义

分类	临床意义
肾前性	休克、严重脱水、电解质紊乱、失血过多、大面积烧伤、高热、心力衰竭、肝硬化腹腔积液、严重创伤、感染、肾动脉栓塞及肿瘤压迫
肾性	急性肾小球肾炎、慢性肾炎急性发作、急性肾衰竭少尿期及各种慢性疾病所致的肾衰竭、急性间质性肾炎、急性肾小管坏死、肾移植术后排斥反应
肾后性	输尿管结石、损伤,肿瘤、前列腺肥大、膀胱功能障碍

3. 比重

(1)增高:见于出汗过多、脱水、急性肾小球肾炎、肾病综合征、糖尿病等。

(2)降低:见于大量饮水、慢性肾小球肾炎、肾小管间质性疾病、慢性肾衰竭、尿崩症等。尿比重固定于 1.010 ± 0.003,提示肾脏浓缩稀释功能丧失。

4. 酸碱度(pH)

尿液 pH 受食物、药物和多种疾病的影响。尿液酸碱度的变化与临床意义见表6-25。

表6-25   尿液酸碱度的变化与临床意义

酸碱度变化	临床意义
pH 降低	进食肉类等,服用氯化铵、维生素 C 等酸性药物,酸中毒、高热、糖尿病、痛风等
pH 增高	进食较多蔬菜,服用噻嗪类利尿剂、碳酸氢钠等碱性药物,碱中毒、膀胱炎及肾小管性酸中毒等。另外,尿液放置过久因尿素分解释放氨,可使尿液变碱
药物干预	尿液 pH 可作为用药的一个指标,用氯化铵酸化尿液,可促使碱性药物从尿液中排出;而用碳酸氢钠碱化尿液,可促使酸性药物从尿液中排出

图片:尿蛋白定量检查报告单

5. 蛋白质

尿液蛋白质含量超过 150mg/24h,或用定性方法检查呈阳性反应称为蛋白尿。

(1)生理性蛋白尿:①功能性蛋白尿:是指因剧烈运动(或劳累)、受寒、发热、精神紧张、交感神经兴奋等所致的暂时性蛋白尿,与肾血管痉挛或充血导致肾小球毛细血管壁的通透性增加有关。多见于青少年,尿蛋白定性不超过(+),定量不超过 500g/24h;②体位性蛋白尿:又称直立性蛋白尿,可能是直立时前突的脊柱压迫左肾静脉导致局部静脉压增高而引起,卧位休息后蛋白尿即消失。此种蛋白尿多发生于瘦高体型的青少年。

(2)病理性蛋白尿:各种肾脏及肾外疾病所致的蛋白尿,多为持续性蛋白尿(表6-26)。

文本:尿液化学检查的评价

表6-26   病理性蛋白尿的分类与临床意义

分类	临床意义
肾小球性蛋白尿	急性肾炎、肾缺血和糖尿病肾病
肾小管性蛋白尿	肾盂肾炎、间质性肾炎、重金属中毒、药物损害及肾移植术后等
混合性蛋白尿	糖尿病、系统性红斑狼疮等
溢出性蛋白尿	溶血性贫血、挤压综合征多发性骨髓瘤等
组织性蛋白尿	肾小管受炎症或药物刺激等
假性蛋白尿	肾脏以下的泌尿道疾病如膀胱炎、尿道炎、尿道出血及尿液内混入阴道分泌物等

6. 尿糖

(1)血糖增高性糖尿:①糖尿病:由糖尿病引起的糖尿最常见;②内分泌疾病:如甲亢、垂体前叶功能亢进、嗜铬细胞瘤、Cushing 综合征等;③其他:肝硬化、肝功能不全、胰腺炎、胰腺癌等。

（2）血糖正常性糖尿：血糖正常，由于肾小管病变导致重吸收葡萄糖的能力降低，即肾糖阈下降而出现糖尿，又称肾性糖尿。见于慢性肾炎、肾病综合征、间质性肾炎和家族性糖尿病等。

（3）暂时性糖尿：暂时性糖尿可见于饮食性糖尿、精神性糖尿、妊娠性糖尿、应激性糖尿、新生儿糖尿和药物性糖尿等。

（4）非葡萄糖性糖尿：大量摄入戊糖、果糖、半乳糖和乳糖等可以起相应糖尿，或某些先天性疾病和代谢障碍患者可出现其他糖尿。哺乳期可发生乳糖尿，肝功能不全患者可出现果糖尿和/或半乳糖尿，大量进食水果可有果糖尿、戊糖尿等。

（5）假性糖尿：尿液中含有还原性物质，如维生素 C、尿酸、葡糖醛酸，以及某些药物如异烟肼、链霉素、水杨酸、阿司匹林等。

7. 酮体 尿液酮体阳性见于糖尿病性酮症、非糖尿病性酮症中毒、药物影响等。

8. 尿胆红素与尿胆原 尿胆红素、尿胆原检查主要用于黄疸的鉴别，其变化特点见表 6-27。

表 6-27 不同类型黄疸尿胆原和尿胆红素的变化特点

指标	健康人	溶血性黄疸	肝细胞性黄疸	胆汁淤积性黄疸
尿液颜色	浅黄	深黄	深黄	深黄
尿胆原	弱阳性/阴性	强阳性	阳性	阴性
尿胆素	阴性	阳性	阳性	阴性
尿胆红素	阴性	阴性	阳性	阳性

9. 显微镜检查

（1）红细胞：离心尿液中红细胞增多，超过 3 个/HPF，且外观无血色者，称为镜下血尿。①均一性红细胞：见于肾小球以外部位的泌尿系统的出血，如尿路结石、损伤、出血性膀胱炎、血友病、剧烈活动等；②非均一性红细胞：见于肾小球肾炎、肾盂肾炎、肾结核、肾病综合征，此时多伴有蛋白尿和管型；③混合性红细胞：以上 2 种红细胞混合存在。

文本：尿液有形成分（显微镜）检查的评价

（2）白细胞和脓细胞：主要用于泌尿系统感染诊断。如果尿液白细胞增多，超过 5 个/HPF，称为镜下脓尿。白细胞增多主要见于肾盂肾炎、膀胱炎、肾移植排异反应、药物性急性间质性肾炎、新月形肾小球肾炎、阴道炎和宫颈炎等。

（3）上皮细胞：上皮细胞检查对泌尿系统疾病有定位诊断的价值。①肾小管上皮细胞增多：提示肾小管有病变，见于急性肾小球肾炎、急进性肾炎、肾小管坏死性病变；②移行上皮细胞增多：提示泌尿系统相应部位病变，膀胱炎、肾盂肾炎时明显增多，并伴有白细胞增多；③鳞状上皮细胞增多：尿道炎时大量增多，并伴有白细胞或脓细胞增多。

（4）管型：管型的体积越大、越宽，表明肾脏损伤越严重。但是，当肾脏疾病发展到后期，可交替使用的肾单位、肾小管和集合管浓缩稀释功能完全丧失后，则不能形成管型。所以，管型消失是病情的好转还是恶化，应结合临床综合分析。尿液常见管型的临床意义见表 6-28。

表 6-28 常见管型的临床意义

管型	临床意义
透明管型	健康人偶见，肾实质性病变时增多
红细胞管型	急性肾小球病变、肾小球出血
白细胞管型	肾脏感染性病变或免疫性反应
上皮细胞管型	肾小管坏死
颗粒管型	肾实质性病变伴有肾单位淤滞
蜡样管型	肾单位长期阻塞、肾小管有严重病变、预后差

组图：尿液管型

续表

管型	临床意义
脂肪管型	肾小管损伤、肾小管上皮细胞脂肪变性
肾衰管型	急性肾衰竭多尿期,慢性肾衰竭出现提示预后不良
细菌管型	肾脏有细菌感染、肾脓毒性疾病
真菌管型	肾脏真菌感染
结晶管型	肾小管内结晶伴有肾衰竭、隐匿性肾炎

组图:尿液
结晶

(5)结晶:尿液中病理性结晶可由疾病因素或药物代谢异常所致,如胆红素结晶、胱氨酸结晶、亮氨酸结晶、酪氨酸结晶、胆固醇结晶和药物结晶等。尿液中常见的病理性结晶及其临床意义见表6-29。

表6-29　尿液中常见的病理性结晶及其临床意义

结晶	形态特征	临床意义
胆红素结晶	黄红色成束的针状或小块状	胆汁淤积性黄疸、肝硬化、肝癌、急性重型肝炎、急性磷中毒
胱氨酸结晶	无色的片状六边形,常重叠排列	肾结石、膀胱结石
亮氨酸结晶	黄褐色小球状,具有同心纹	急性磷中毒、氯仿中毒、急性重型肝炎、肝硬化
酪氨酸结晶	略黑色,细针状,束状或羽毛状排列	急性磷中毒、氯仿中毒、急性重型肝炎、肝硬化
胆固醇结晶	无色缺角的方形薄片状	肾盂肾炎、膀胱炎、肾淀粉样变性或脂肪变性
磺胺嘧啶结晶	棕黄色不对称秸束状或球状	同时伴红细胞出现提示药物性损伤
磺胺甲噁唑结晶	无色透明的长方形六面体	同时伴红细胞出现提示药物性损伤

(王元松)

第三节　粪便常规检查

文本:粪便标
本采集的注
意事项

【参考值】 粪便常规检查的指标与参考值见表6-30。

表6-30　粪便常规检查的指标与参考值

指标	参考值
量、性状与颜色	①成人每天一般排便1次,约100~300g,为成形软便,呈黄褐色,有少量黏液,有粪臭;②婴幼儿粪便可为黄色或金黄色糊状
细胞	无红细胞,偶见白细胞,少见柱状上皮细胞
食物残渣	偶见淀粉颗粒、脂肪小滴,可见少量肌肉纤维、结缔组织、弹力纤维、植物细胞和植物纤维
粪便隐血试验	阴性
病原微生物	①粪便球菌与杆菌的比例大致为1:10,约占粪便干重的1/3,多为正常菌群;②可有人体酵母菌,无寄生虫及虫卵

图片:粪便常规检查报告单

【临床意义】

1. **量** 粪便量常随食物的种类、饮食量以及消化功能状态而变化。细粮和肉食为主者粪便量较少;粗粮和蔬菜为主者粪便量较多。

2. **性状** 病理情况下粪便性状改变及临床意义见表6-31。

表6-31 粪便性状改变及临床意义

粪便	特点	临床意义
稀汁便	脓样,含有膜状物	假膜性小肠结肠炎
	洗肉水样	副溶血性弧菌食物中毒
	红豆汤样	出血性小肠炎
	稀水样	艾滋病伴发肠道隐孢子虫感染
米泔样便	白色淘米水样,含有黏液片块	霍乱、副霍乱
黏液便	小肠病变,黏液混于粪便中;大肠病变黏液附着在粪便表面	肠道炎症或受刺激、肿瘤或便秘、某些细菌性痢疾
溏便	粥样、粗糙	消化不良、慢性胃炎、胃窦潴留
胨状便	黏胨状、膜状或纽带状物	过敏性肠炎、慢性细菌性痢疾
鲜血便	鲜红色,滴落于排便之后或附在粪便表面	直肠癌、直肠息肉、肛裂或痔疮
脓血便	脓样、脓血样、黏液血样、黏液脓血样	细菌性痢疾、阿米巴痢疾、结肠癌、肠结核、溃疡性结肠炎
乳凝块	黄白色乳凝块或蛋花样	婴儿消化不良、婴儿腹泻
变形便	球形硬便	习惯性便秘、老年人排便无力
	细条、扁片状	肠痉挛、直肠或肛门狭窄
	细铅笔状	肠痉挛、肛裂、痔疮、直肠癌

3. **颜色** 粪便颜色可因进食种类不同而异,肉食者粪便偏黑褐色,进食过多绿色蔬菜者粪便呈暗绿色。病理情况下,粪便颜色变化及意义见表6-32。

表6-32 粪便颜色变化及意义

颜色	生理性	病理性
淡黄色	婴儿	服用大黄、山道年、番泻叶,胆红素增多
绿色	食用大量绿色蔬菜	服用甘汞、某些抗生素及胆绿素增多
白陶土色	食用大量脂肪	胆汁淤积性黄疸,服用硫酸钡、大量金霉素
红色	食用大量番茄、红辣椒、西瓜等	直肠癌、痔疮、肛裂等,服用利福平
果酱色	食用大量咖啡、可可、樱桃、桑葚、巧克力等	阿米巴痢疾、肠套叠等
柏油色	食用动物血和肝脏等	上消化道出血,服用铁剂、活性炭等

4. **细胞** 病理情况下,粪便中细胞增多的临床意义见表6-33。

表 6-33　粪便中细胞增多的临床意义

细胞	临床意义
红细胞	①肠道下段的病变;②阿米巴痢疾有大量堆积、变性的红细胞,且数量多于白细胞;③细菌性痢疾红细胞形态多正常,数量少于白细胞,且分散存在
白细胞	以中性粒细胞为主。①肠炎时白细胞 <15 个 /HPF,常分散存在;②细菌性痢疾、溃疡性结肠炎白细胞大量增多,可见成堆的脓细胞;③肠易激综合征、寄生虫感染嗜酸性粒细胞增多
吞噬细胞	急性细菌性痢疾、出血性肠炎等,吞噬细胞是诊断急性细菌性痢疾的主要依据之一
上皮细胞	大量增多或成片出现见于结肠炎、假膜性小肠结肠炎
肿瘤细胞	结肠癌、直肠癌

文本:粪便隐血试验的评价

5. **粪便隐血试验**　粪便隐血试验(fecal occult blood test,FOBT)的临床意义与评价见表 6-34。当 FOBT 阳性时,应及时检查出血源。如果未能查到出血源,则有可能是假阳性,应该在 3~6 个月之后再重新检查 FOBT,直至检查到出血源或排除出血为止。

表 6-34　FOBT 的临床意义与评价

临床意义	评价
诊断消化道出血	凡是能引起消化道出血的疾病或损伤都可使 FOBT 呈阳性反应
鉴别溃疡与肿瘤	FOBT 对消化性溃疡诊断的阳性率为 40%~70%,且呈间断性阳性;FOBT 对消化道恶性肿瘤诊断的阳性率达 95%,且呈持续性阳性
恶性肿瘤筛查	① FOBT 常作为消化道恶性肿瘤的筛查试验
	②对 50 岁以上的无症状中老年人,每年做 1 次 FOBT,对早期发现消化道恶性肿瘤具有重要价值
	③ FOBT 作为消化道恶性肿瘤的筛查试验,其特异度不可能达到 100%,因此,FOBT 结果必须与临床其他资料结合分析,进行诊断与鉴别诊断

6. **病原体**

(1)细菌:大肠埃希菌、厌氧杆菌、肠球菌为成人粪便的主要细菌;而产气杆菌、变形杆菌、铜绿假单胞菌等多为过路菌;双歧杆菌、拟杆菌、葡萄球菌和肠杆菌为婴儿粪便的主要细菌。正常粪便的菌量和菌谱处于相对稳定状态,保持着与宿主间的生态平衡。若正常菌群消失或比例失调,称为肠道菌群失调症。

(2)真菌:正常粪便极少见假丝酵母菌,且多为外源性污染所致。病理情况下,以白色假丝酵母菌为多见,常见于长期应用广谱抗生素、激素、免疫抑制剂和放射治疗、化学治疗以及各种慢性消耗性疾病等。

(3)寄生虫及虫卵:粪便检查是诊断肠道寄生虫感染的最直接和最可靠的方法,可用肉眼观察粪便中寄生虫虫体和显微镜检查虫卵和包囊体。

(王元松)

组图:粪便寄生虫卵

第四节　常用肝脏功能实验室检查

【参考值】 常用肝脏功能实验室检查的指标与参考值见表 6-35。

表 6-35　常用肝脏功能实验室检查的指标与参考值

指标	参考值
蛋白质	成人总蛋白 60~80g/L；清蛋白 40~55g/L；球蛋白 20~30g/L；清蛋白 / 球蛋白（A/G）为（1.5~2.5）∶1
蛋白电泳	清蛋白:62%~71%；α_1 球蛋白:3%~4%；α_2 球蛋白:6%~10%；β 球蛋白:7%~11%；γ 球蛋白:9%~18%
前清蛋白	免疫比浊法:200~400mg/L
胆红素	成人:STB 3.4~17.1μmol/L；CB 0~6.8μmol/L；UCB 1.7~10.2μmol/L；CB/STB 0.2~0.4
尿液胆红素与尿胆原	胆红素：阴性（≤ 2mg/L）。尿胆原：阴性或弱阳性（≤ 10mg/L）
氨基转移酶	① ALT：男:9~50U/L；女:7~40U/L（速率法） ② AST：男:15~40U/L；女:13~35U/L（速率法）
碱性磷酸酶（ALP）	成人 39~117U/L，儿童 117~390U/L（AMP 缓冲液法）
γ- 谷氨酰转移酶（GGT）	<50U/L（硝基苯酚速率法）

【临床意义】

1. 血清蛋白质和清蛋白（A）、球蛋白（G）

（1）肝脏损害：①中度以上活动性肝炎、肝硬化、原发性肝癌等慢性肝脏损害时,常出现清蛋白减少、球蛋白增加,并随病情加重而更加明显；②严重肝功能损害时,清蛋白和球蛋白变化更明显,可出现 A/G 倒置；③血清清蛋白和 A/G 比值的动态观察对评价肝损害程度有重要意义,有助于评估病情的发展和预后；④病情恶化时清蛋白逐渐减少,A/G 比值下降,病情好转则清蛋白逐渐回升,A/G 比值也逐渐接近正常。

（2）其他:肝外及其他全身性疾病也可引起血清蛋白变化（表 6-36）。

表 6-36　肝外及其他全身性疾病血清蛋白质的变化

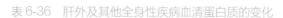

血清蛋白质变化	病因及常见疾病
血清总蛋白和清蛋白增高	血液浓缩:急性失水、肾上腺皮质功能减退等
血清总蛋白和清蛋白减少	①蛋白质丢失过多:肾病综合征、大面积烧伤等
	②蛋白质消耗过多:恶性肿瘤、甲亢、结核病等
	③蛋白质摄入不足:营养不良或吸收障碍
血清总蛋白和球蛋白增高	①慢性感染性疾病:结核病、疟疾、黑热病等
	②自身免疫性疾病:系统性红斑狼疮、风湿热等
	③ M 球蛋白血症:多发性骨髓瘤、淋巴瘤等

2. 血清蛋白电泳　常见疾病血清蛋白电泳的变化及临床意义见表6-37。

表6-37　常见疾病血清蛋白电泳的变化及临床意义

常见疾病	清蛋白	α_1	α_2	β	γ	临床意义
急性肝炎	↓	↓	↓	↓	↑	早期病变较轻时可无异常
慢性肝炎、肝硬化	↓				↑	γ球蛋白升高显著，β区到γ区可连成一片，出现β-γ桥
原发性肝癌	↓	↑	↑			清蛋白和α_1球蛋白区带间可出现一条甲胎蛋白带
多发性骨髓瘤	↓				↑	β、γ球蛋白区带出现一特殊区带称M蛋白
肾病综合征	↓		↑	↑	↓	
系统性红斑狼疮	↓				↑	

3. 血清前清蛋白　①降低：见于各种肝脏疾病，如肝炎、肝硬化、肝癌、胆汁淤积性黄疸、营养不良等；②升高：见于淋巴瘤等。

4. 血清胆红素　血清 STB、CB、UCB 的临床意义与评价见表6-38。

表6-38　血清 STB、CB、UCB 的临床意义与评价

临床意义	评价
判断有无黄疸及程度	隐性黄疸或亚临床黄疸：STB 为 17.1~34.2μmol/L
	轻度黄疸：STB 为 34.2~171μmol/L
	中度黄疸：STB 为 171~342μmol/L
	重度黄疸：STB>342μmol/L
判断黄疸类型	溶血性黄疸：STB 增高伴 UCB 增高，CB/STB<0.2
	肝细胞性黄疸：STB、CB、UCB 均增高，CB/STB 为 0.2~0.5
	胆汁淤积性黄疸：STB 增高伴 CB 升高，CB/STB>0.5

5. 尿液胆红素与尿胆原　胆红素阳性见于胆汁淤积性黄疸、肝细胞性黄疸，而溶血性黄疸为阴性。尿胆原阳性见于肝细胞性黄疸，溶血性黄疸为强阳性，而胆汁淤积性黄疸多为阴性。

血液、尿液与粪便的胆红素代谢变化对黄疸的诊断和鉴别诊断具有重要价值（表6-39）。

表6-39　不同类型黄疸的鉴别诊断

标本	项目	健康人	溶血性黄疸	肝细胞性黄疸	胆汁淤积性黄疸
血清	总胆红素	正常	增高	增高	增高
	未结合胆红素	正常	增高	增高	正常 / 增高
	结合胆红素	正常	增高 / 正常	增高	增高
尿液	颜色	浅黄	深黄	深黄	深黄
	胆红素	阴性	阴性	阳性	阳性
	尿胆原	弱阳 / 阴性	强阳性	阳性	阴性
粪便	颜色	黄褐	深色	黄褐或变浅	变浅或白陶土色
	粪胆素	正常	增高	减低 / 正常	减低 / 消失

文本：血清胆红素测定的评价

文本:血清酶学测定的评价

6. 氨基转移酶 常见疾病 ALT、AST 的变化及临床意义见表 6-40。

表 6-40　常见疾病 ALT、AST 的变化及临床意义

疾病	ALT	AST	临床意义
急性病毒性肝炎	↑↑↑	↑↑	ALT 升高更明显,ALT/AST>1;感染后 3~5 周转氨酶逐渐下降,ALT/AST 恢复正常,如不能恢复或反复波动半年以上提示转为慢性。急性重症肝炎初期 AST 升高显著,若病情恶化黄疸加深,转氨酶活性反而降低,出现"胆酶分离"现象,提示肝细胞大量死亡,预后差
慢性病毒性肝炎	↑/N	↑/N	轻度升高或正常,ALT/AST>1,若 AST 升高显著,ALT/AST<1,提示进入活动期
酒精性肝炎	N	↑	ALT 接近正常,AST 升高
药物性肝炎、脂肪肝、胆汁淤积	↑/N	↑/N	转氨酶轻度升高或正常
肝硬化	不定	不定	与肝细胞坏死程度有关,代偿期可正常,失代偿期可轻、中度升高,终末期可正常或降低
心肌梗死		↑	6~8h 后 AST 升高,18~24h 达高峰,4~5d 恢复正常;再升高提示范围扩大或新发

注:↑:轻度升高;↑↑:中度升高;↑↑↑:明显升高;N:正常。

7. 碱性磷酸酶 常见疾病 ALP 的变化及临床意义见表 6-41。

表 6-41　常见疾病 ALP 的变化及临床意义

分类	常见疾病	ALP	临床意义
肝胆疾病	胆汁淤积性黄疸、原发性肝癌、病毒性肝炎、肝硬化	↑~↑↑↑	ALP 持续升高应考虑肝脏有无占位性病变。其他肿瘤(如乳腺癌、卵巢癌等)出现 ALP 增高要警惕肝脏转移的可能
骨骼疾病	纤维性骨炎、骨细胞瘤、佝偻病、骨折愈合期	↑~↑↑↑	因成骨细胞功能旺盛,增生活跃引起 ALP 生成增多
其他	妊娠中晚期、生长中儿童	↑	生理性增高

8. γ-谷氨酰转移酶 常见疾病 γ-谷氨酰转移酶(GGT,γ-GT)的变化及临床意义见表 6-42。

表 6-42　常见疾病 GGT 的变化及临床意义

常见疾病	GGT	临床意义
胆道梗阻性疾病	↑↑	GGT 是胆汁淤积、胆道梗阻的灵敏指标,胆汁淤积性黄疸、胆汁性肝硬化、肝癌肿瘤压迫时,GGT 显著升高,升高程度与梗阻时间、严重程度呈正相关,并与 ALP、胆红素水平平行
急性肝炎、肝硬化	↑	中度升高
慢性肝炎、肝硬化	↑/N	持续升高提示病情活动或恶化,非活动期可正常
原发性肝癌	↑↑	肿瘤压迫、癌细胞合成 GGT,尤其在肝癌结节增生时 GGT 升高
酒精性肝炎	↑↑	酒精的诱导作用使 GGT 明显升高,急性比慢性升高更明显
药物性肝炎	↑	受苯巴比妥、苯妥英、安替比林等影响
脂肪肝、胰腺疾病	↑	可轻度升高

(王元松)

第五节　常用肾脏功能实验室检查

【参考值】　常用肾功能实验室检查的指标与参考值见表 6-43。

图片:肾功能
检查报告单

表 6-43　常用肾功能实验室检查的指标与参考值

指标	参考值
肌酐	全血:88.4~176.8μmol/L;血清(浆):男性 53~106μmol/L,女性 44~97μmol/L
内生肌酐清除率	成人 Ccr 为 80~120ml/min
尿素	成人:3.2~7.1mmol/L。婴儿、儿童:1.8~6.5mmol/L
尿酸	男性:268~488μmol/L;女性:178~387μmol/L
浓缩稀释试验	① 24h 尿量为 1 000~2 000ml;②最高尿比重应大于 1.020,最高与最低比重之差应在 0.009 以上;③昼尿量比夜尿量为(3~4):1;④夜尿量不应超过 750ml
尿渗量	①禁饮后 600~1 000mOsm/kgH₂O;②血浆渗量 275~305mOsm/kgH₂O;③尿液 / 血浆渗透量比值为(3~4.5):1

【临床意义】

1. **内生肌酐清除率**　内生肌酐清除率(endogenous creatinine clearance rate,Ccr)测定的临床意义与评价见表 6-44。

文本:内生肌
酐清除率测
定的评价

表 6-44　Ccr 测定的临床意义与评价

临床意义	评价
判断肾功能损害	当 GFR 降低到参考值的 50%,Ccr 可低至 50ml/min,但 Cr、UREA 仍正常。故 Ccr 是较早反映 GFR 的灵敏指标
评估肾功能	根据 Ccr 可将肾功能分为 4 期
	第 1 期(肾衰竭代偿期)Ccr 为 51~80ml/min
	第 2 期(肾衰竭失代偿期)Ccr 为 20~50ml/min
	第 3 期(肾衰竭期,尿毒症前期)Ccr 为 10~19ml/min
	第 4 期(尿毒症期或终末期肾衰竭)Ccr<10ml/min
指导临床治疗	①慢性肾衰竭 Ccr 为 30~40ml/min,应开始限制蛋白质摄入
	②慢性肾衰竭 Ccr<30ml/min,用氢氯噻嗪等利尿治疗常无效,不宜应用
	③慢性肾衰竭 Ccr<10ml/min,应结合临床进行肾替代治疗,对袢利尿剂反应极差
	④肾衰竭时,可根据 Ccr 来调节由肾代谢或经肾排出药物的剂量和决定用药时间间隔

2. **尿素**

(1)判断肾功能损害的程度:血清尿素(UREA)不是早期判断肾功能的指标,但对慢性肾衰竭病情严重程度判断有价值。①肾衰竭代偿期 UREA<9mmol/L;②肾衰竭失代偿期 UREA>9mmol/L;③肾衰竭期 UREA>20mmol/L。

(2)评价蛋白质摄入或分解情况:急性传染病、高热、上消化道大出血、大面积烧伤、大手术和甲亢、

文本:血清尿
素测定的
评价

高蛋白饮食等 UREA 增高,而血肌酐多不增高。

3. **肌酐**　血肌酐(Cr)浓度可作为 GFR 受损的指标,其灵敏度较 UREA 好,但并非早期诊断指标。血肌酐检测的临床意义与评价见表 6-45。

文本:血肌酐测定的评价

表 6-45　血肌酐检查的临床意义与评价

临床意义	评价
评价肾小球滤过功能	①急性肾衰竭血清 Cr 明显升高,且呈进行性,是器质性损害的指标,可伴少尿或非少尿
	②慢性肾衰竭 Cr 升高程度与病变严重性一致。代偿期:Cr<178μmol/L;失代偿期:Cr>178μmol/L;肾衰竭期:Cr>445~707μmol/L;尿毒症期:Cr>707μmol/L
鉴别肾前性和肾性少尿	①肾性少尿 Cr 常超过 200μmol/L,UREA 与 Cr 同时增高,UREA/Cr ≤ 10:1
	②肾前性少尿 Cr 不超过 200μmol/L,UREA 升高较快,Cr 不相应升高,UREA/Cr 常 >10:1

4. **尿浓缩稀释试验**　①少尿伴高比重见于血容量不足引起的肾前性少尿;②多尿伴低比重,或夜尿增多伴比重固定在 1.010,表明肾小管浓缩功能差,见于慢性肾炎、慢性肾衰竭、慢性肾盂肾炎或尿崩症等。

文本:尿浓缩稀释试验与尿渗量测定的评价

5. **尿渗量**　尿渗量高于血浆渗量时,表示尿液浓缩,称为高渗尿;低于血浆渗量时表示尿液稀释,称为低渗尿;若与血浆渗量相等则为等渗尿。

6. **血液尿酸**　增高见于高尿酸血症、痛风、白血病及其他恶性肿瘤。

(王元松)

第六节　血清电解质检查

【参考值】　血清电解质检查的指标与参考值见表 6-46。

图片:血清电解质检查报告单

表 6-46　血清电解质检查的指标与参考值

指标	参考值
血钾	3.5~5.5mmol/L
血钠	135~145mmol/L
血钙	①总钙:成人 2.25~2.58mmol/L,儿童 2.50~3.00mmol/L
	②离子钙:成人 1.10~1.34mmol/L,儿童较成人高 0.05mmol/L,新生儿 1.07~1.27mmol/L
血氯	95~105mmol/L
血磷	成人 0.96~1.62mmol/L,儿童 1.45~2.10mmol/L

【临床意义】

1. **血钾**　血钾超过 5.5mmol/L 时称为高钾血症。血钾低于 3.5mmol/L 时称为低钾血症,其中血钾在 3.0~3.5mmol/L 为轻度低钾血症;2.5~3.0mmol/L 为中度低钾血症;<2.5mmol/L 为重度低钾血症。血钾浓度变化的发生机制与临床意义见表 6-47。

文本:血钾测定的评价

表 6-47 血钾浓度变化的发生机制与临床意义

分类	发生机制	临床意义
高钾血症	①摄入过多	如高钾饮食、静脉输注大量钾盐
	②排出减少	如急性肾衰竭少尿期、肾上腺皮质功能减退症、系统性红斑狼疮
	③细胞内钾外移增多	如组织损伤和血细胞破坏、缺氧和酸中毒、使用 β- 受体阻滞剂或洋地黄类药物
	④假性高钾	如血管外溶血等
低钾血症	①分布异常	如应用大量胰岛素、低钾性周期性麻痹、碱中毒等
	②丢失过多	如频繁呕吐、长期腹泻、肾衰竭多尿期、肾小管性酸中毒、肾上腺皮质功能亢进症、长期应用速尿等利尿剂

2. **血钠** 血钠超过 145mmol/L,并伴有血液渗透压过高者,称为高钠血症。血钠低于 135mmol/L 称为低钠血症。血钠浓度变化的发生机制与临床意义见表 6-48。

表 6-48 血钠浓度变化的发生机制与临床意义

分类	发生机制	临床意义
高钠血症	①水分摄入不足	如进食困难、昏迷等
	②水分丢失过多	如大量出汗、烧伤、长期腹泻、呕吐、糖尿病性多尿
	③内分泌病变	如肾上腺皮质功能亢进症、原发性或继发性醛固酮增多症
	④摄入过多	
低钠血症	①丢失过多	如慢性肾衰竭多尿期和大量应用利尿剂。
	②细胞外液稀释	如水钠潴留
	③消耗性低钠或摄入不足	如肺结核、肿瘤、肝硬化等慢性消耗性疾病,饥饿、营养不良、长期低钠饮食等

3. **血钙** 血清总钙超过 2.58mmol/L 称为高钙血症。血清总钙低于 2.25mmol/L 称为低钙血症。高钙血症、低钙血症的发生机制与临床意义见表 6-49。

表 6-49 高钙血症和低钙血症的发生机制与临床意义

分类	机制	临床意义
高钙血症	溶骨作用增强	原发性甲状旁腺功能亢进症、多发性骨髓瘤、急性骨萎缩骨折后和肢体麻痹等
	肾功能损害	急性肾衰竭的少尿期,钙排出减少而沉积在软组织中
	摄入过多或吸收增加	静脉输入钙过多、维生素 D 中毒等
低钙血症	成骨作用增强	甲状旁腺功能减退症、恶性肿瘤骨转移等
	吸收减少或摄入不足	佝偻病、婴儿手足搐搦症、骨质软化症、长期低钙饮食等

4. **血氯**

(1)增高:血清氯超过 105mmol/L 称为高氯血症,可发生在排出减少、血液浓缩、吸收增加、代偿性增高、低蛋白血症、摄入过多情况时,见于急性或慢性肾衰竭的少尿期、心功能不全、呼吸性碱中毒、肾脏疾病等。

（2）减低：血清氯低于95mmol/L称为低氯血症。见于：①摄入不足，如饥饿、营养不良、低盐治疗等；②丢失过多，如严重呕吐、腹泻、慢性肾衰竭、糖尿病以及应用噻嗪类利尿剂、慢性肾上腺皮质功能不全、呼吸性酸中毒等。

5. 血磷

（1）增高：血磷增高见于原发性或继发性甲状旁腺功能减退症、肾衰竭、摄入维生素D过多和肢端肥大症、多发性骨髓瘤、骨折愈合期、Addison病、急性重型肝炎等。

（2）减低：血磷减低的发生机制与临床意义见表6-50。

表6-50　血磷减低的发生机制与临床意义

发生机制	临床意义
摄入不足或吸收障碍	饥饿、恶病质、吸收不良、活性维生素D缺乏等
丢失过多	大量呕吐、腹泻、血液透析、肾小管性酸中毒、应用噻嗪类利尿剂等
转入细胞内	静脉注射胰岛素或葡萄糖、过度换气综合征、碱中毒等
其他	酒精中毒、糖尿病酮症酸中毒、甲状旁腺功能亢进症、维生素D抵抗性佝偻病等

（王元松）

第七节　血糖及其代谢产物检查

【参考值】　血糖及其代谢产物检查的指标与参考值见表6-51。

表6-51　血糖及其代谢产物检查的指标与参考值

指标	参考值
空腹血糖（FPG）	3.9~6.1mmol/L（葡萄糖氧化酶法）
口服葡萄糖耐量试验（OGTT）	① FPG 3.9~6.1mmol/L；②口服葡萄糖后0.5~1h，血糖达高峰；③ 2h血糖（2hPG）< 7.8mmol/L；④ 3h血糖恢复至空腹水平
空腹胰岛素	10~20mU/L
释放试验	口服葡萄糖后胰岛素高峰在30min~1h，峰值为空腹胰岛素的5~10倍
C-肽	①空腹：0.3~1.3nmol/L。②兴奋试验：口服葡萄糖后30min~1h出现高峰，其峰值为空腹C-肽的5~6倍
糖化血红蛋白（HbA$_1$c）	HbA$_1$c 4%~6%（高压液相法），HbA$_1$ 5%~8%

组图：血糖及其代谢产物检查报告单

文本：血糖测定的评价

【临床意义】

1. 空腹血糖

（1）增高：空腹血浆葡萄糖（fasting plasma glucose，FPG）增高称为空腹血糖过高（IFG），FPG超过7.0mmol/L称为高糖血症。根据FPG水平将高糖血症分为3度：轻度增高（7.0~8.4mmol/L），中度增高

(8.4~10.1mmol/L),重度增高(>10.1mmol/L)。当 FPG 超过 9mmol/L(肾糖阈)时尿糖呈现阳性。

　　1)生理性增高:餐后 1~2h、高糖饮食、剧烈运动和情绪激动等。

　　2)病理性增高:病理性血糖升高的原因与临床意义见表 6-52。

表 6-52　病理性血糖升高的原因与临床意义

原因	临床意义
内分泌与代谢性疾病	如糖尿病、甲状腺功能亢进(甲亢)、巨人症、肢端肥大症、皮质醇增多症、嗜铬细胞瘤和胰高血糖素瘤等
应激性因素	如颅内压增高、颅脑损伤、中枢神经系统感染、AMI、大面积烧伤、急性脑血管病等
药物影响	如噻嗪类利尿剂、口服避孕药、泼尼松等
肝脏和胰腺疾病	如严重的肝病、坏死性胰腺炎、胰腺癌等
其他	如高热、呕吐、腹泻、脱水、麻醉和缺氧等

　　(2)减低:FPG 低于 3.9mmol/L 为低血糖。①生理性减低:饥饿、长期剧烈运动、妊娠期等;②病理性减低:病理性血糖减低的原因与临床意义见表 6-53。

表 6-53　病理性血糖减低的原因与临床意义

原因	临床意义
胰岛素过多	如过量使用胰岛素、口服降糖药、胰岛 β 细胞增生或肿瘤等
对抗胰岛素激素分泌不足	如肾上腺皮质激素、生长激素缺乏
肝糖原贮存缺乏	如急性重型肝炎、急性肝炎、肝癌等
消耗性疾病	如严重营养不良、恶病质等
非降糖药物影响	如磺胺药、水杨酸、吲哚美辛等
其他	急性酒精中毒,先天性糖原代谢酶缺乏,特发性低血糖

　　2. 口服葡萄糖耐量试验　口服葡萄糖耐量试验(oral glucose tolerance test,OGTT)主要用于诊断糖尿病、判断糖耐量异常(IGT)、鉴别尿糖和低糖血症,还可用于胰岛素和 C- 肽释放试验。

　　(1)诊断糖尿病:符合以下条件者可诊断糖尿病。①有糖尿病症状,FPG ≥ 7.0mmol/L。② OGTT 2hPG ≥ 11.1mmol/L。③有临床症状,随机血糖 ≥ 11.1mmol/L。若临床症状不典型,需在不同时间重复检查确诊,但一般不主张做第 3 次 OGTT。

　　(2)判断 IGT:FPG<7.0mmol/L,2hPG 为 7.8~11.1mmol/L,且血糖达峰值时间延长至 1h 后,血糖恢复正常时间延长至 2~3h 后,同时伴有尿糖阳性者为 IGT。IGT 约 1/3 能恢复正常,1/3 仍为 IGT,1/3 最终转为糖尿病。IGT 常见于 2 型糖尿病、肢端肥大症、甲亢、肥胖症及皮质醇增多症等。

　　(3)平坦型糖耐量曲线:FPG 降低,口服葡萄糖后血糖上升不明显,2hPG 不升高而仍处于低水平状态。常见于胰岛 β 细胞瘤、肾上腺皮质功能亢进症、腺垂体功能减退症等。

　　(4)储存延迟型糖耐量曲线:口服葡萄糖后血糖急剧升高,提前出现峰值并大于 11.1mmol/L,而 2hPG 又低于空腹水平。常见于胃切除或严重肝损伤。

　　(5)鉴别低血糖:①功能性低血糖:FPG 正常,口服葡萄糖后高峰出现时间及结果均正常,但 2~3h 后出现低血糖,见于特发性低糖血症。②肝源性低血糖:FPG 低于正常,口服葡萄糖后血糖高峰提前并高于正常,2hPG 仍处于高水平,且尿糖阳性。常见于广泛性肝损伤、病毒性肝炎等。

　　3. 血清胰岛素和胰岛素释放试验　主要用于糖尿病分型诊断及空腹低血糖患者的评估。血清胰岛素水平和胰岛素释放试验的临床意义见表 6-54。

表 6-54　血清胰岛素水平和胰岛素释放试验的临床意义

分类	临床意义
糖尿病	1 型糖尿病空腹胰岛素明显降低,口服葡萄糖后释放曲线低平;2 型糖尿病空腹胰岛素可正常或稍高,口服葡萄糖后胰岛素呈延迟释放反应
胰岛 β 细胞瘤	常出现高胰岛素血症,呈现高水平曲线,血糖值降低
其他	肥胖、肝功能损伤、肾衰竭、肢端肥大症、巨人症等血清胰岛素水平增高;腺垂体功能低下、肾上腺皮质功能不全或饥饿时,血清胰岛素水平减低

4. 血清 C- 肽

(1)血清 C- 肽增高:胰岛素自身免疫性疾病、胰岛细胞瘤、肥胖、服用糖皮质激素、高胰岛素血症、肾功能不全等。

(2)血清 C- 肽减低:①外源性胰岛素所致的低血糖。②1 型糖尿病空腹 C- 肽低于正常,且口服葡萄糖后无高峰;2 型糖尿病空腹 C- 肽正常或稍高,刺激后高峰延迟。若无 C- 肽降低,对试餐试验有一定反应能力,说明 β 细胞有一定贮备功能,用胰岛素治疗可考虑减量或停用;若 C- 肽明显降低,则仍需用胰岛素。

5. 糖化血红蛋白

(1)评价糖尿病控制程度:HbA_1c 增高提示近 2~3 个月糖尿病控制不良,HbA_1c 愈高,血糖水平愈高,病情愈重。糖尿病控制良好者 2~3 个月检查 1 次,控制欠佳者 1~2 个月检查 1 次。

(2)筛查糖尿病:$HbA_1c < 6\%$ 可排除糖尿病;$HbA_1c > 6\%$ 可诊断糖尿病。

(3)预测血管并发症:由于 HbA_1c 与氧的亲和力强,可导致组织缺氧,故其长期增高,可引起组织缺氧而发生血管并发症。

(4)鉴别高血糖:糖尿病所致高血糖其 HbA_1c 增高,而应激性高血糖 HbA_1c 正常。

(王元松)

文本:糖化血红蛋白测定的评价

第八节　血清脂质和脂蛋白检查

【参考值】　血清脂质和脂蛋白检查的指标与参考值见表 6-55。

表 6-55　血清脂质和脂蛋白检查的指标与参考值

指标	参考值
总胆固醇(TC)	①理想范围:<5.18mmol/L;②边缘性升高:5.18~6.19mmol/L。③升高:≥ 6.20mmol/L
三酰甘油(TG)	①理想范围:<1.70mmol/L;②边缘性水平:1.70~2.20mmol/L;③升高:≥ 2.26mmol/L
乳糜微粒(CM)	阴性
高密度脂蛋白胆固醇(HDL-C)	①理想范围 >1.04mmol/L;②减低:<0.91mmol/L;③升高:≥ 1.55mmol/L
低密度脂蛋白胆固醇(LDL-C)	①理想范围 <3.37mmol/L;②边缘性升高:3.37~4.12mmol/L;③升高:≥ 4.14mmol/L

图片:血脂检查报告单

续表

指标	参考值
脂蛋白(a)[LP(a)]	0~300mg/L
载脂蛋白 A Ⅰ(apoA Ⅰ)	1.40~1.14g/L
载脂蛋白 B(apoB)	0.60~1.12g/L
apoA Ⅰ/apoB	1~2

文本:血清总胆固醇测定的评价

文本:血清三酰甘油测定的评价

文本:血清高密度脂蛋白胆固醇测定的评价

文本:血清低密度脂蛋白胆固醇测定的评价

【临床意义】

1. **总胆固醇**　总胆固醇(total cholesterol,TC)作为诊断指标既不特异,也不灵敏,因而只能作为动脉粥样硬化的预防、发病估计、疗效观察的参考指标。

(1)TC 增高:①动脉粥样硬化所致的心、脑血管疾病;②各种高脂蛋白血症、胆汁淤积性黄疸、甲状腺功能减退症(甲减)、类脂性肾病、肾病综合征、糖尿病等。

(2)TC 减低:①甲亢;②严重肝脏疾病,如肝硬化和急性重型肝炎等。

2. **三酰甘油**　应在空腹 12~16h 后静脉采血检查三酰甘油(triglyceride,TG)。

(1)TG 增高:①冠心病;②原发性脂质异常血症、动脉粥样硬化症、肥胖症、糖尿病、痛风、甲状腺功能减退(甲减)、肾病综合征、高脂饮食和胆汁淤积性黄疸等。

(2)TG 减低:①低 β- 脂蛋白血症和无 β- 脂蛋白血症;②严重的肝脏疾病、吸收不良、甲亢、肾上腺皮质功能减退症等。

3. **乳糜微粒**　CM 极易受饮食中 TG 影响。如果血液脂蛋白酯酶(LPL)缺乏或活性减低,则血清CM 不能及时被廓清,而使血清浑浊。

4. **高密度脂蛋白胆固醇**

(1)HDL-C 增高:HDL-C 与 TG 呈负相关,HDL-C 水平高的个体患冠心病危险性小,常用此指标评价发生冠心病的危险性。绝经前女性 HDL-C 水平较高,其冠心病患病率较男性和绝经后女性低。

(2)HDL-C 减低:常见于动脉粥样硬化、急性感染、糖尿病、肾病综合征,以及应用雄激素、β- 受体阻滞剂和孕酮等药物。

5. **低密度脂蛋白胆固醇**

(1)LDL-C 增高:见于家族性高胆固醇血症、遗传性高脂蛋白血症、甲减、肾病综合征、胆汁淤积性黄疸、肥胖症以及应用雄激素、β- 受体阻滞剂、糖皮质激素等。

(2)LDL-C 减低:见于无 β- 脂蛋白血症、甲亢、吸收不良、肝硬化等。

6. **脂蛋白(a)**　LP(a)增高见于:①缺血性心、脑血管疾病;② AMI、外科手术、急性创伤和急性炎症;③肾病综合征、尿毒症、糖尿病肾病等。

7. **载脂蛋白 A Ⅰ**　apoA Ⅰ水平反映 HDL 水平,与 HDL 呈明显正相关,与冠心病发病率呈负相关,是较灵敏的指标。apoA Ⅰ减低见于:①家族性apoA Ⅰ缺乏症、家族性α-脂蛋白缺乏症(Tangier病)、家族性 LCAT 缺乏症和家族性低 HDL 血症等;② AMI、糖尿病、慢性肝病、肾病综合征和脑血管病等。

8. **载脂蛋白 B**　apoB 直接反映 LDL 水平,可用于评价冠心病危险性和调脂治疗效果,对冠心病危险性预测优于 LDL 和 TC。① apoB 增高:见于高 β- 脂蛋白血症、糖尿病、甲减、肾病综合征和肾衰竭等;② apoB 减低:见于低 β- 脂蛋白血症、无 β- 脂蛋白血症、apoB 缺乏症、恶性肿瘤、甲亢、营养不良等。

9. **载脂蛋白 A Ⅰ/载脂蛋白 B**　apoA Ⅰ/apoB 随着年龄增长而降低。动脉粥样硬化、冠心病、糖尿病、脂质异常血症、肥胖症等 apoA Ⅰ/apoB 减低。

(王元松)

第九节 红细胞沉降率测定

【参考值】 魏氏法：男性 0~15mm/h；女性 0~20mm/h。

【临床意义】 红细胞沉降率(erythrocyte sedimentation rate，ESR)简称血沉，是一项常规筛检试验，主要用于观察病情的动态变化、区别功能性与器质性病变、鉴别良性肿瘤与恶性肿瘤等。

生理性血沉增快受年龄、月经周期、妊娠等影响(表 6-56)。病理性血沉增快的临床意义见表 6-57。病理性血沉减慢常见于真性红细胞增多症、低纤维蛋白原血症、充血性心力衰竭、红细胞形态异常等。

图片：血沉报告单

文本：血沉测定的评价

表 6-56 生理性血沉增快的意义

状态	意义
性别	女性由于纤维蛋白含量高，血沉较男性快
新生儿	红细胞数量较多，血沉(≤2mm/h)较慢
儿童(<12 岁)	红细胞数量生理性低下，血沉稍快
妊娠 3 个月~产后 3 周妇女	因生理性贫血、胎盘剥离、产伤和纤维蛋白原含量增高，可使血沉增快
大于 50 岁	由于纤维蛋白原含量逐渐增高，可使血沉增快

表 6-57 病理性血沉增快的临床意义

疾病	临床意义
组织损伤	如严重创伤和大手术后、心肌梗死后 3~4d 血清急性时相反应蛋白迅速增多
恶性肿瘤	与肿瘤组织坏死、纤维蛋白原增高、感染和贫血有关
炎症疾病	急性细菌性感染(急性时相反应蛋白迅速增多)、风湿病活动期(抗原抗体复合物增加)、结核病活动期、风湿热活动期(纤维蛋白原明显增高)、HIV 感染
自身免疫病	结缔组织疾病，血沉与 C 反应蛋白、类风湿因子、抗核抗体等具有相似的灵敏度
高球蛋白血症	多发性骨髓瘤、巨球蛋白血症、SLE、肝硬化、慢性肾炎、免疫球蛋白增高
高胆固醇血症	动脉粥样硬化、糖尿病、黏液性水肿、原发性家族性高胆固醇血症
其他	退行性疾病、巨细胞性动脉炎和风湿性多肌瘤

(王元松)

第十节　凝血功能及纤溶活性检查

图片:血凝常
规检查报
告单

【参考值】　凝血功能及纤溶活性检查的指标与参考值见表 6-58。

表 6-58　凝血功能及纤溶活性检查的指标与参考值

指标	参考值
PT	成人 11~13s,超过正常对照 3s 为异常。口服抗凝剂治疗监测时报告方式为 INR=PTR^{ISI}
APTT	25~35s,超过正常对照值 10s 为异常
TT	16~18s,超过正常对照值 3s 为异常
Fg	成人:2.00~4.00g/L;新生儿:1.25~3.00g/L
FDP	阴性(<5mg/L)
D-D	阴性(<250μg/L)

【临床意义】

1. 凝血酶原时间

文本:凝血酶
原时间测定
的评价

(1)PT 延长:多于外源性 F Ⅱ、F Ⅴ、F Ⅶ、F Ⅹ 和纤维蛋白原减低所致,可见于 DIC、原发性纤溶亢进、维生素 K 缺乏和肝脏疾病。

(2)PT 缩短:见于口服避孕药、高凝状态及血栓性疾病。

(3)治疗监测:INR 是口服抗凝剂(如华法林)治疗的首选监测指标。口服抗凝剂抗凝治疗时,INR 监测结果及其治疗评价见表 6-59。

表 6-59　口服抗凝剂抗凝治疗的 INR 监测结果及其治疗评价

INR	评价
>4.5	如果 Fg 和 PLT 仍正常,则提示抗凝过度,应减少或停止用药
<4.5	同时伴有 Fg 和 / 或 PLT 减低时,则见于 DIC 或肝脏疾病等,应减少或停止口服抗凝剂
1.5~2.5	预防深静脉血栓形成,口服抗凝剂达到有效剂量的结果
2.0~3.0	治疗静脉血栓形成、肺栓塞、心脏瓣膜病,口服抗凝剂达到有效剂量的结果
3.0~4.5	治疗动脉血栓栓塞、心脏机械瓣膜置换、复发性系统性栓塞症,口服抗凝剂达到有效剂量的结果

文本:活化部
分凝血活酶时
间测定的评价

2. 活化部分凝血活酶时间

(1)APTT 延长:①F Ⅷ、F Ⅸ 水平降低的血友病甲、乙,F Ⅺ 缺乏症,部分血管性血友病;②严重的 F Ⅰ、F Ⅱ、F Ⅴ、F Ⅹ 缺乏,如严重肝脏疾病、维生素 K 缺乏症等;③原发性或继发性纤溶亢进;④口服抗凝剂、应用肝素等;⑤血液循环中存在病理性抗凝物质,如抗 F Ⅷ 或 F Ⅸ 抗体、狼疮样抗凝物等。

(2)APTT 缩短:高凝状态和血栓性疾病,如 DIC 高凝期、心肌梗死、深静脉血栓形成等。

3. 凝血酶时间　TT 缩短一般无临床意义。

(1)TT 延长:①低(无)纤维蛋白原血症和异常纤维蛋白原血症,其中更多见于获得性低纤维蛋白原血症;②肝素或类肝素抗凝物质,如肝素治疗、肿瘤和 SLE 等;③原发性或继发性纤溶亢进时(如 DIC),由于 FDP 增多对凝血酶有抑制作用,可导致 TT 延长。

(2)溶栓治疗的监测:使用链激酶、尿激酶等溶栓治疗时,TT 维持在其基础值的 1.5~2.5 倍,则可达到较好的治疗效果。

4. 纤维蛋白原

(1)Fg 增高:①感染:毒血症、肺炎、亚急性细菌性心内膜炎等;②无菌性炎症:肾病综合征、风湿热、风湿性关节炎等;③血栓前状态与血栓性疾病:糖尿病、AMI 等;④恶性肿瘤;⑤外伤、外科手术后、放射治疗后;⑥其他:妊娠晚期、妊娠期高血压疾病等。

(2)Fg 减低:①原发性纤维蛋白原减少或结构异常:低(无)纤维蛋白原血症、异常纤维蛋白原血症;②继发性纤维蛋白原减少:DIC 晚期、纤溶亢进、重症肝炎和肝硬化等。

(3)溶栓治疗的监测:使用链激酶、尿激酶等溶栓治疗时,一般认为 Fg 维持在 1.2~1.5g/L 为宜,若低于 1.0g/L,则有出血的可能。

5. 纤维蛋白(原)降解产物 FDP 阳性或增高见于原发性纤溶亢进或继发性纤溶亢进,如 DIC、肺栓塞、深静脉血栓形成、恶性肿瘤、肝脏疾病、器官移植排斥反应和溶栓治疗等。

6. D-二聚体 ① DIC、深静脉血栓、肺栓塞、脑梗死、AMI、严重肝脏疾病、慢性肾炎、急性白血病等 D-D 增高。② D-D 是诊断深静脉血栓和肺栓塞的主要筛查指标之一。当 D-D 阴性时,可排除深静脉血栓和肺栓塞。③继发性纤溶亢进(如 DIC)D-D 增高,而在原发性纤溶亢进早期 D-D 正常,可作为两者的鉴别指标之一。

(王元松)

文本:纤维蛋白原测定的评价

文本:D-二聚体测定的评价

第十一节 心肌损伤标志物检查

【参考值】 心肌损伤标志物检查的指标与参考值见表 6-60。

表 6-60 心肌损伤标志物检查的指标与参考值

指标	参考值
CK	酶偶联法(37℃):男性 38~174U/L,女性 26~140U/L
CK-MB	①免疫抑制法:CK-MB<10U/L;CK-MB/CK<5%。② CK-MB$_1$<0.71U/L。③ CK-MB$_2$<1.0U/L。④ MB$_2$/MB$_1$<1.4
LDH	①连续监测法:104~245U/L;②速率法:95~200U/L
cTnT	① 0.02~0.13μg/L;② >0.2μg/L 为临界值;③ >0.5μg/L 可诊断 AMI
cTnI	① <0.2μg/L;② >1.5μg/L 为临界值
Mb	①定性:阴性;②定量:ELISA 法 50~85μg/L,RIA 法 6~85μg/L,>75μg/L 为临界值
FABP	h-FABP<5μg/L

图片:心肌损伤标志物检查报告单

【临床意义】

1. 肌酸激酶 血清 CK 浓度增高的原因与评价见表 6-61。CK 减低见于长期卧床、甲亢、激素治疗等。

文本:肌酸激酶测定的评价

表 6-61　血清 CK 浓度增高的原因与评价

原因	评价
急性心肌梗死	① CK 在 AMI 发病 3~8h 即明显增高,峰值在 10~36h,3~4d 恢复正常
	②如果在 AMI 病程中 CK 再次升高,提示再次发生心肌梗死
	③发病 8h 内 CK 不增高,不能轻易排除 AMI
	④发病 24h CK 小于参考值上限,可排除 AMI
心肌炎和肌肉疾病	心肌炎、多发性肌炎、横纹肌溶解症、进行性肌营养不良、重症肌无力
溶栓治疗	① AMI 溶栓治疗后出现再灌注,导致 CK 活性增高,使峰值时间提前
	②发病后 4h 内 CK 达峰值,提示冠状动脉的再通能力达 40%~60%
手术	心脏手术或非心脏手术后均可导致 CK 增高,其增高的程度与肌肉损伤的程度、手术范围、手术时间有密切关系

文本:肌酸激酶同工酶测定的评价

2. 肌酸激酶同工酶

(1)AMI:CK-MB 对 AMI 早期诊断的灵敏度明显高于总 CK,其阳性检出率达 100%,且具有高度的特异性。CK-MB 在发病后 3~8h 增高,9~30h 达高峰,48~72h 恢复正常水平。与 CK 比较,其高峰出现早,消失较快,虽对诊断发病较长时间的 AMI 有一定困难,但对再发心肌梗死诊断有重要价值。CK-MB 高峰时间出现早者较出现晚者预后好。

(2)其他心肌损伤:见于心绞痛、心包炎、慢性心房颤动、安装起搏器等。

3. 乳酸脱氢酶

乳酸脱氢酶(LDH)测定的临床意义见表 6-62。

表 6-62　乳酸脱氢酶(LDH)测定的临床意义

疾病	临床意义
心脏疾病	AMI 时 LDH 较 CK、CK-MB 增高晚(8~18h 开始增高),24~72h 达到峰值,持续 6~10d。病程中 LDH 持续增高或再次增高,提示梗死面积扩大或再次出现梗死
肝脏疾病	急性病毒性肝炎、肝硬化、胆汁淤积性黄疸,以及心力衰竭和心包炎时的肝淤血、慢性活动性肝炎等 LDH 显著增高
恶性肿瘤	淋巴瘤、肺癌、结肠癌、乳腺癌、胃癌、宫颈癌等 LDH 均明显增高
其他	贫血、肺梗死、骨骼肌损伤、进行性肌营养不良、休克、肾脏病等 LDH 均明显增高

文本:心肌肌钙蛋白 T 测定的评价

4. 心肌肌钙蛋白 T

(1)诊断 AMI:cTnT 是诊断 AMI 的确定性标志物。AMI 发病后 3~6h cTnT 即升高,10~24h 达峰值,其峰值可为参考值的 30~40 倍,10~15d 后恢复正常。

(2)判断微小心肌损伤:cTnT 浓度变化能检查到不稳定型心绞痛患者发生的微小心肌损伤。

(3)预测血液透析患者心血管事件:肾衰竭患者反复血液透析可引起血液动力学和血脂异常,及时检查血清 cTnT 浓度变化,可预测其心血管事件的风险。cTnT 增高提示预后不良或发生猝死的危险性增大。

文本:心肌肌钙蛋白 I 测定的评价

5. 心肌肌钙蛋白 I

cTnI 是灵敏和特异的 AMI 标志物。心肌损伤后 4~6h cTnI 释放入血,达到诊断决定值,症状发作后 14~36h 达到峰值,5~10d 恢复正常。cTnI 高峰出现时间与 CK、CK-MB 相似。与 cTnT 一样,但 cTnI 远多于 CK。因此,①cTnI 灵敏度高于 CK,不仅能诊断 AMI,而且能检查微小损伤;②有较长的检查窗口期;③易于判断再灌注成功与否;④血液 cTnI 浓度与心肌损伤范围有较好相关性,可用于判断病情严重程度。

6. 肌红蛋白　①早期诊断 AMI 和心肌再梗死：AMI 患者发病后 30min~2h 肌红蛋白(Mb)即可升高,5~12h 达到高峰,18~30h 恢复正常,是 AMI 发生后出现最早的可检查的指标。Mb 诊断 AMI 的灵敏度为 50%~59%,特异性为 77%~95%。阴性预测值 100%,在胸痛发作 2~12h 内,如 Mb 阴性可排除 AMI。因其消除很快,如再梗死发生,血清 Mb 可再次升高。②其他：骨骼肌损伤,如急性肌肉损伤、肌病、休克、急性或慢性肾衰竭时 Mb 也可升高。

7. 脂肪酸结合蛋白

(1)诊断 AMI：AMI 发病后 30min~3h,血浆脂肪酸结合蛋白(FABP)开始增高,12~24h 内恢复正常,故可作为 AMI 损伤的早期标志物。与 Mb 一样,也可用于早期排除 AMI。

(2)其他：骨骼肌损伤、肾衰竭患者血浆 FABP 也可增高。

(王元松)

第十二节　淀粉酶检查

【参考值】　①血液：600~1 200 Somogyi U/L,30~220 SI U/L。②尿液：<5 000 Somogyi U/24h,6.5~48.1 SI U/h。

【临床意义】　淀粉酶(AMS)变化可用于急性胰腺炎的诊断和急腹症的鉴别诊断。急性胰腺炎发作期血清淀粉酶显著升高,但持续时间较短,半衰期短(约 2h),于 24~72h 下降至正常；发病 12~24h 尿液淀粉酶升高,持续时间较长。临床上以血液 AMS 变化为主要诊断依据,尿液 AMS 变化仅为参考。

AMS 增高还见于胰腺癌初期、胰腺外伤、急性腹膜炎、溃疡病穿孔、流行性腮腺炎、服用镇静剂、酒精中毒及肾功能不全等。

图片:血清淀粉酶检查报告单

文本:血清和尿液淀粉酶测定的评价

(王元松)

第十三节　血清铁及其代谢产物检查

【参考值】　血清铁及其代谢产物检查的指标与参考值见表 6-63。

表 6-63　血清铁及其代谢产物检查的指标与参考值

指标	参考值
血清铁	①男性：11~30μmol/L；②女性：9~27μmol/L；③儿童：9~22μmol/L
血清总铁结合力	①男性：50~77μmol/L；②女性：54~77μmol/L
血清铁蛋白	①男性：15~200μg/L；②女性：12~150μg/L

图片:血清铁及其代谢产物检查报告单

【临床意义】

1. 血清铁　血清铁降低见于：①铁缺乏,如缺铁性贫血；②慢性失血,如月经过多、消化性溃疡、恶性肿瘤、慢性炎症等;③需求增多,如婴幼儿生长期、哺乳、妊娠等;④其他,如严重感染、肝硬化、尿毒症、恶性肿瘤等。

血清铁增高可见于溶血性贫血、再生障碍性贫血、巨幼红细胞性贫血、急性肝炎、铅中毒、血色病和铁剂治疗中等。

2. 血清总铁结合力　总铁结合力(TIBC)增高常见于缺铁性贫血、红细胞增多症、妊娠后期、急性肝炎等。TIBC 减低见于肝硬化、慢性肝损伤、肾病综合征、肝脏疾病等。

3. 血清铁蛋白　铁蛋白(SF)增高见于:①体内贮存铁增加:原发性血色病、继发性铁负荷过大;②铁蛋白合成增加:炎症、肿瘤、白血病、甲亢等;③贫血:溶血性贫血、再生障碍性贫血、恶性贫血;④组织释放增加:肝坏死、慢性肝病等。SF 减低常见于缺铁性贫血、大量失血、长期腹泻、营养不良等。

(王元松)

第十四节　甲状腺功能检查

【参考值】　甲状腺功能检查的指标与参考值见表 6-64。

表 6-64　甲状腺功能检查的指标与参考值

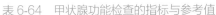

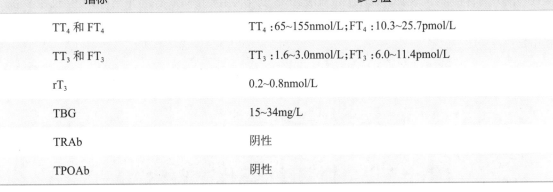

指标	参考值
TT_4 和 FT_4	TT_4 :65~155nmol/L;FT_4 :10.3~25.7pmol/L
TT_3 和 FT_3	TT_3 :1.6~3.0nmol/L;FT_3 :6.0~11.4pmol/L
rT_3	0.2~0.8nmol/L
TBG	15~34mg/L
TRAb	阴性
TPOAb	阴性

【临床意义】

1. 甲状腺素和游离甲状腺素

(1)TT_4 :TT_4 是判断甲状腺功能状态最基本的体外筛查指标。①增高:主要见于甲亢、先天性甲状腺素结合球蛋白增多症、原发性胆汁性肝硬化、妊娠,以及口服避孕药或雌激素等;②减低:主要见于甲减、缺碘性甲状腺肿、低甲状腺素结合球蛋白血症等。

(2)FT_4 :FT_4 不受血浆甲状腺素结合球蛋白(thyroxine-binding globulin,TBG)影响,诊断甲亢的灵敏度优于 TT_4。①增高:见于甲亢、甲亢危象、甲状腺激素不敏感综合征等;②减低:主要见于甲减、应用抗甲状腺药物、糖皮质激素、苯妥英钠、多巴胺等。

2. 三碘甲状腺原氨酸和游离三碘甲状腺原氨酸

(1)TT_3 :TT_3 是诊断甲亢非常灵敏的指标。① TT_3 增高:甲亢时 TT_3 可高出健康人 4 倍,而 TT_4 仅为 2.5 倍。也是诊断 T_3 型甲亢(T_3 增高而 T_4 不增高)的特异性指标,如功能亢进型甲状腺腺瘤、多发性甲状腺结节性肿大。② TT_3 减低:可见于甲减,但减低不明显,有时甚至轻度增高。因此,T_3 不是诊断甲减的灵敏指标。

(2)FT_3:FT_3增高对诊断甲亢最灵敏,早期或具有复发前兆的 Graves 病的患者血清 FT_4 处于临界值,而 FT_3 已明显增高。T_3 型甲亢时 T_3 增高较 T_4 明显,FT_4 可正常,但 FT_3 已明显增高。FT_3 减低见于低 T_3 综合征、慢性淋巴细胞性甲状腺炎晚期、应用糖皮质激素等。

3. 反三碘甲状腺原氨酸

(1)rT_3 增高:①甲亢:rT_3 增高诊断甲亢的符合率为 100%。②非甲状腺疾病:如 AMI、肝硬化、尿毒症、糖尿病、脑血管病、心力衰竭等 rT_3 可增高。③药物影响:普萘洛尔、地塞米松、丙硫嘧啶等可致 rT_3 增高。当甲减应用甲状腺激素替代治疗时,rT_3、T_3 正常说明用药量合适;若 rT_3、T_3 增高,而 T_4 正常或偏高,提示用药过量。

(2)rT_3 减低:①甲减:甲减时 rT_3 明显减低,对轻型或亚临床型甲减诊断的准确性优于 T_3、T_4;②药物影响:应用抗甲状腺药物治疗时,rT_3 减低较 T_3 缓慢,当 rT_3、T_4 低于参考值时提示用药过量。

4. 甲状腺素结合球蛋白

(1)TBG 增高:非特异性增高常伴有 TT_3、TT_4 含量升高,而 FT_3、FT_4 无明显变化,患者可无甲亢表现,如妊娠、口服避孕药、大剂量雌激素治疗、家族性 TBG 增多症等。甲减时 TBG 增高,但 TT_3、TT_4 含量降低。

(2)TBG 减低:常见于甲亢、遗传性 TBG 减少症、肢端肥大症、肾病综合征、恶性肿瘤、严重感染等。也可见于大量应用糖皮质激素和雄激素等。

5. 促甲状腺素受体抗体　TRAb 可作为检查 Graves 病及判断治疗效果和预后的一种可靠方法。TRAb 阳性见于 Graves 病、暂时性新生儿甲状腺毒症。在应用抗甲状腺药物治疗过程中,如 TRAb 持续阳性,不能停药,一旦停药便有复发的危险。

6. 甲状腺过氧化物酶抗体　TPOAb 阳性见于慢性淋巴细胞性甲状腺炎(桥本甲状腺炎、自身免疫性甲状腺炎)、原发性黏液性水肿、Graves 病、Addison 病、慢性纤维性甲状腺炎。TPOAb 浓度与 TSH 浓度有关,TPOAb 阳性提示可能发生甲状腺功能衰竭。大约 10% 的健康人和非自身免疫性甲状腺疾病患者体内有低浓度的 TPOAb。

(王元松)

第十五节　浆膜腔积液检查

文本:浆膜腔积液标本采集的评价

一、一般性状检查

(一)量

【参考值】　胸膜腔液 <20ml,心包腔液 10~30ml,腹膜腔液 <50ml。

【临床意义】　正常胸膜腔、腹膜腔和心包膜腔内均有少量的液体。病理情况下液体增多,其量与病变部位和病情严重程度有关,可由数毫升至上千毫升。

(二)颜色

【参考值】　清亮、淡黄色。

【临床意义】　渗出液颜色随病情而改变,漏出液颜色较浅(表 6-65)。

文本:浆膜腔积液一般性状检查的评价

表 6-65　浆膜腔液常见颜色变化及临床意义

颜色	临床意义
红色	恶性肿瘤、结核病急性期、风湿性疾病等
黄色	各种原因引起的黄疸
绿色	铜绿假单胞菌感染
乳白色	化脓性胸膜炎、丝虫病淋巴结肿瘤、淋巴结结核、慢性肾炎肾变期、肝硬化、腹膜癌等
咖啡色	内脏损伤、恶性肿瘤、出血性疾病及穿刺损伤时积液
黑色	曲霉菌感染

（三）透明度

【参考值】 清晰透明。

【临床意义】 积液透明度常与其所含的细胞、细菌和蛋白质数量等有关。漏出液因所含细胞和蛋白质少呈透明或微浑；渗出液因含细胞、细菌等成分较多呈不同程度浑浊。

（四）比重

【参考值】 漏出液 <1.015，渗出液 >1.018。

【临床意义】 积液比重高低与其所含的溶质有关。漏出液因含细胞、蛋白质少比重低于 1.015。渗出液因含细胞、蛋白质多比重常大于 1.018。

（五）pH

【参考值】 7.40~7.50。

【临床意义】 ①胸腔积液：pH<7.4 提示炎性积液；如 pH<7.3 且伴有葡萄糖减低，提示有并发症的炎性积液、类风湿积液和恶性积液等；如 pH<6.0，多因胃液进入胸腔使 pH 减低所致，见于食管破裂或严重脓胸。②腹腔积液：腹腔积液感染时，细菌代谢产生酸性物质增多，使 pH 减低。pH<7.3，见于自发性细菌性腹膜炎。③心包积液：pH 明显减低可见于风湿性、结核性、化脓性、恶性肿瘤性、尿毒症性心包炎等，其中恶性、结核性积液 pH 减低程度较明显。

（六）凝固性

【参考值】 不易凝固。

【临床意义】 渗出液因含有较多纤维蛋白原等凝血物质而易于凝固，但当其含有大量纤维蛋白溶酶时也可不发生凝固。

二、化学检查

（一）蛋白质

【参考值】 ①Rivalta 试验：漏出液：阴性；渗出液：阳性。②蛋白质定量：漏出液 <25g/L；渗出液 >30g/L。

【临床意义】 ①胸腔积液：蛋白质对鉴别积液性质有一定误差，需要结合其他指标综合判断，如胸腔积液蛋白质与血清蛋白质之比大于 0.5，多为渗出液。②心包积液：蛋白质对鉴别积液性质价值不大。③血清腹腔积液清蛋白梯度（SAAG）对鉴别肝硬化腹腔积液与其他疾病所致的腹腔积液有一定鉴别价值。肝硬化门静脉高压性积液 SAAG 大于 11g/L，其他原因的腹腔积液 SAAG 常小于 11g/L。综合分析浆膜腔积液蛋白质的变化对鉴别渗出液和漏出液以及形成积液的原因有重要意义（表 6-66）。

文本：浆膜腔积液化学与免疫学检查的评价

表 6-66　漏出液和渗出液蛋白质测定比较

试验项目	漏出液	渗出液
Rivalta 试验	阴性	阳性
蛋白质定量 /(g/L)	<25	>30
蛋白电泳	α、γ- 球蛋白低于血浆,清蛋白相对较高	与血浆相近
积液 / 血清蛋白	<0.5	>0.5

（二）葡萄糖

【参考值】　3.6~5.5mmol/L。

【临床意义】　漏出液葡萄糖含量与血清相似,积液葡萄糖减低或积液含量与血清含量的比值小于 0.5,一般见于风湿性积液、积脓、恶性积液、结核性积液、狼疮性积液或食管破裂。

（三）脂类

【参考值】　胆固醇:1.6mmol/L。三酰甘油:0.65mmol/L。

【临床意义】　腹腔积液胆固醇大于 1.6mmol/L 时多为恶性积液。而胆固醇小于 1.6mmol/L 时多为肝硬化性积液。胆固醇增加的积液中有时可见胆固醇结晶。三酰甘油含量大于 1.26mmol/L 则提示为乳糜性胸腔积液;小于 0.57mmol/L 则可排除乳糜性胸腔积液。真性与假性乳糜性积液的鉴别见表 6-67。

表 6-67　真性与假性乳糜性积液的鉴别

鉴别点	真性乳糜性积液	假性乳糜性积液
病因	胸导管阻塞或梗阻	慢性胸膜炎症所致积液
外观	乳糜性	乳糜性
乙醚试验	变清	无变化
脂肪含量 /%	>4	<2
脂蛋白电泳	乳糜微粒区明显	乳糜微粒区带不明显或缺如
胆固醇	低于血清	高于血清
三酰甘油 /(mmol/L)	>1.26	<0.57
蛋白质含量 /(g/L)	>30	<30
脂肪	大量,苏丹Ⅲ染色阳性	少量,有较多脂肪变性细胞
胆固醇结晶	无	有
细菌	无	有
细胞	淋巴细胞增高	混合性细胞

（四）酶学

【参考值】

1. **乳酸脱氢酶（LDH）**　①漏出液:LD 接近血清;②渗出液:LD>200U/L,积液 LD/ 血清 LD 比值大于 0.6。

2. **其他**　①溶菌酶（LZM）:0~5mg/L;②腺苷脱氨酶（ADA）:<45U/L;③碱性磷酸酶（ALP）:40~150U/L;④淀粉酶（AMY）:0~300U/L。

【临床意义】　浆膜腔积液酶学检测及其增高的临床意义见表 6-68。

表 6-68　浆膜腔积液酶学检测及其增高的临床意义

酶学指标	临床意义
腺苷脱氨酶	主要见于结核性、风湿性积液,而恶性积液、狼疮性积液次之,漏出液最低
溶菌酶	主要见于感染性积液;恶性积液与血清 LZM 比值小于 1.0。恶性积液 LZM 减低而 LD 增高,LZM 与 LD 的分离现象是恶性胸膜腔积液的特点
乳酸脱氢酶	见于化脓性积液、恶性积液、结核性积液等,化脓性积液 LD 活性增高最明显;积液 LD/ 血清 LD 比值大于 1.0 则为恶性积液
淀粉酶	胰源性腹膜腔积液显著增高、消化道穿孔所致腹膜腔积液或者食管穿孔所致胸膜腔积液也增高
碱性磷酸酶	恶性浆膜腔积液、小肠狭窄或穿孔所致腹膜腔积液明显增高,非肿瘤性积液低于血清水平

（五）免疫学及肿瘤标志物

浆膜腔积液免疫学和肿瘤标志物检测的临床意义见表 6-69。

表 6-69　浆膜腔积液免疫学和肿瘤标志物检测临床意义

指标	临床意义
癌胚抗原	正常:0~5ng/ml(化学发光免疫法)。积液 CEA>20ng/ml,积液 / 血清 CEA>1.0 时,有助于恶性积液诊断(对腺癌所致积液诊断价值最高)
甲胎蛋白	正常:0~8.1ng/ml(化学发光免疫法)。积液 AFP 与血清浓度呈正相关。腹腔积液 AFP>300ng/ml 时,有助于诊断原发性肝癌所致腹腔积液
C 反应蛋白	<10mg/L 为漏出液;>10mg/L 为渗出液;其灵敏度、特异性均约为 80%
癌抗原 125	腹腔积液 CA125 增高:可提示卵巢癌转移
组织多肽抗原	诊断恶性积液的特异性较高。肿瘤患者治疗后,若 TPA 又增高,提示肿瘤复发可能
类风湿因子	积液 RF 效价 >1:320,且积液 RF 效价高于血清,可作为诊断类风湿积液依据
鳞状细胞癌抗原	对诊断鳞状上皮细胞癌有参考价值:如积液中浓度增高与宫颈癌侵犯或转移程度有关
γ- 干扰素	结核性积液:γ-INF 明显增高;类风湿性积液:γ-INF 减低
肿瘤坏死因子	增高见于结核性积液;也见于风湿病、子宫内膜异位所致腹腔积液,但其程度低

三、显微镜检查

（一）细胞计数

【参考值】　漏出液 <0.1×10⁹/L;渗出液 >0.5×10⁹/L。

【临床意义】　积液出现少量红细胞多因穿刺损伤所致,故少量红细胞对渗出液和漏出液的鉴别意义不大,但如见大量红细胞提示为出血性渗出液,可来自恶性肿瘤、肺栓塞、结核病等。浆膜腔积液细胞增高的临床意义见表 6-70。

表 6-70　浆膜腔积液细胞增高临床意义

细胞	数量 /(×10⁹/L)	临床意义
红细胞	>100	恶性肿瘤(最常见)、创伤(包括标本采集穿刺伤)、肺栓塞等
淋巴细胞	>0.20	结核性、肿瘤性积液
中性粒细胞	>1.00	化脓性积液

文本:浆膜腔积液显微镜检查的评价

(二) 白细胞分类

【临床意义】 ①中性粒细胞增高:常见于化脓性渗出液(细胞总数常超过 $1.0 \times 10^9/L$)、结核性早期渗出液;②淋巴细胞增高:主要见于是慢性炎症如结核、梅毒、肿瘤或结缔组织病所致渗出液;如同时见胸腔积液 T 淋巴细胞增多,外周血 T 淋巴细胞减少,且两者之比大于 1 时,则更支持诊断;③嗜酸性粒细胞增高:常见于变态反应和寄生虫病所致渗出液;也见于多次反复穿刺、人工气胸、术后积液、结核性渗出液吸收期、系统性红斑狼疮、充血性心力衰竭、肺梗死、霍奇金病、间皮瘤等。

原因不明的浆膜腔积液,经检查大致可分为渗出液或漏出液。但是,有些浆膜腔积液既有渗出液的特点,又有漏出液性质,这些积液称为"中间型积液"。其形成的原因可能是:①漏出液继发感染;②漏出液长期滞留在浆膜腔,致使积液浓缩;③漏出液含有多量血液。因此,判断积液的性质除了依据实验室的检验结果外(表 6-71),还应结合临床其他检查结果,进行综合分析,才能准确诊断。

表 6-71 漏出液与渗出液鉴别

项目	漏出液	渗出液
病因	非炎症性	炎症性、外伤、肿瘤或理化刺激
颜色	淡黄色	黄色、红色、乳白色
透明度	清晰透明或琥珀色样	浑浊或乳糜样
比重	<1.015	>1.018
pH	>7.3	<7.3
凝固性	不易凝固	易凝固
Rivalta 试验	阴性	阳性
蛋白质含量 /(g/L)	<25	>30
积液 / 血清蛋白质	<0.5	>0.5
葡萄糖 /(mmol/L)	接近血糖水平	<3.33
LDH/(U/L)	<200	>200
积液 / 血清 LDH	<0.6	>0.6
细胞总数 /($\times 10^9/L$)	<0.1	>0.5
有核细胞分类	淋巴细胞为主,可见间皮细胞	急性炎症以中性粒细胞为主,慢性炎症或恶性积液以淋巴细胞为主
肿瘤细胞	无	可有
细菌	无	可有

腹膜腔积液主要病因有肝硬化、肿瘤和结核性腹膜炎等,约占 90% 以上。胸膜腔积液主要病因为结核性胸膜炎和恶性肿瘤,且有向恶性肿瘤为主发展的趋势。心包膜腔积液主要病因为结核性、非特异性和肿瘤性,结核性仍占首位,但呈逐年降低的趋势,而肿瘤性则呈逐年上升趋势。结核性与恶性胸腔积液鉴别见表 6-72。

表 6-72 结核性和恶性胸腔积液鉴别

鉴别点	结核性	恶性
外观	黄色、血性	血性多见
腺苷脱氨酶	>40	<25
积液 / 血清腺苷脱氨酶	>1.0	<1.0
溶菌酶 /(mg/L)	>27	<15

续表

鉴别点	结核性	恶性
积液 / 血清溶菌酶	>1.0	<1.0
癌胚抗原 /（μg/L）	<5	>15
积液 / 血清癌胚抗原	<1.0	>1.0
铁蛋白 /（μg/L）	<500	>1 000
乳酸脱氢酶 /（U/L）	>200	>500
细菌	结核分枝杆菌	无
细胞	淋巴细胞	可见肿瘤细胞

（王元松）

第十六节　常用肿瘤标志物检查

【参考值】 常用肿瘤标志物检查的指标与参考值见表 6-73。

表 6-73　常用肿瘤标志物检查的指标与参考值

指标	参考值
甲胎蛋白	<25μg/L（RIA、CLIA、ELISA）
癌胚抗原	<5μg/L（RIA、CLIA、ELISA）
前列腺特异抗原	t-PSA<4.0μg/L，f-PSA<0.8μg/L（RIA、CLIA、ELISA），f-PSA/t-PSA>0.25
糖类抗原 19-9	<37kU/L（IRMA、CLIA、ELISA）
糖类抗原 125	<35kU/L（ELISA、ECLIA）

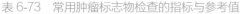

【临床意义】

1. 甲胎蛋白

（1）肝脏疾病:原发性肝细胞性肝癌患者血清甲胎蛋白（AFP）升高,诊断阈值 >300μg/L,但约有 10% 的原发性肝癌患者为阴性。病毒性肝炎、肝硬化时 AFP 也有不同程度的升高（20~200μg/L）。

（2）生殖腺疾病:生殖腺胚胎癌（睾丸癌、卵巢癌、畸胎瘤等）、胃癌或胰腺癌时,血中 AFP 含量也可升高。

（3）妊娠:妊娠 3 个月后孕妇 AFP 开始升高,7~8 个月达高峰,以后下降,但多低于 300μg/L,分娩后 3 周恢复正常。孕妇血清 AFP 异常升高,应考虑可能是胎儿神经管缺损畸形。

2. 癌胚抗原 癌胚抗原（CEA）明显升高主要见于胰腺癌、结肠癌、乳腺癌、直肠癌、胃癌、肺癌等,病情好转时,CEA 浓度下降,病情加重时可升高。另外,CEA 轻度升高也可见于结肠炎、胰腺炎、肝脏疾病、肺气肿及支气管哮喘等。胃液和唾液 CEA 检查对胃癌诊断有一定价值。

3. 前列腺特异抗原 前列腺特异抗原（PSA）是诊断前列腺癌的肿瘤标志物,且 f-PSA/t-PSA 比值对诊断有更高的特异性和准确性。

（1）前列腺癌：① 60%~90% 前列腺癌患者血清 t-PSA 浓度明显升高；前列腺癌切除术后，90% 患者血清 t-PSA 浓度明显减低；②前列腺癌切除术后 t-PSA 浓度无明显减低或再次升高，提示转移或复发；③当 t-PSA 处于 4.0~10.0μg/L 时，f-PSA/t-PSA 比值 <0.1 提示前列腺癌。

（2）前列腺良性病变：约有 14% 良性前列腺肿瘤、前列腺肥大或急性前列腺炎血清 PSA 浓度升高。

4. 糖类抗原 19-9

（1）辅助诊断价值：糖类抗原 19-9（CA19-9）是目前胰腺癌的首选肿瘤标志物。胰腺癌、肝胆和胃肠道疾病时血清 CA19-9 可明显升高，但无早期诊断价值。CA19-9 与 CEA 联合检查对胃癌诊断准确率可达 85%。

（2）监测价值：连续检查血清 CA19-9 对胰腺癌等病情进展监测、手术疗效、预后估计及复发诊断有重要价值。

文本：糖类抗原 19-9 测定的评价

5. 糖类抗原 125

（1）卵巢癌：卵巢癌血清糖类抗原 125（CA125）浓度明显升高，其阳性率高达 60%~90%，目前认为，CA125 是妇女卵巢浆液性囊腺瘤的首选标志物。

（2）其他恶性肿瘤：宫颈癌、乳腺癌、胰腺癌、胆道癌、肝癌、胃癌、结肠癌、肺癌等也有一定的阳性反应。

（3）良性病变：良性卵巢瘤、子宫肌瘤、子宫内膜异位症、盆腔炎、卵巢囊肿等血清 CA125 也可升高。肝硬化失代偿期血清 CA125 明显升高。妊娠 3 个月内 CA125 也可升高。

文本：糖类抗原 125 测定的评价

（王元松）

第十七节　临床免疫学检查

一、病毒性肝炎抗原抗体

【参考值】 甲型肝炎病毒（HAV）标志物：阴性。乙型肝炎病毒标志物：阴性。丙型肝炎病毒标志物：阴性。

【临床意义】

1. 甲型肝炎病毒标志物　HAV 标志物各项检查指标临床意义见表 6-74。

图片：肝炎病毒标志物与人类免疫缺陷病毒、梅毒检查报告单

表 6-74　HAV 标志物各项检查指标临床意义

检查指标	临床意义
HAVAg	粪便检查阳性可作为急性感染的证据
HAV-RNA	粪便检查阳性对早期确诊甲型病毒性肝炎具有特异性
抗 HAV-IgM	HAV 感染早期产生的抗体，发病后数天即可呈阳性，是新近感染的依据
抗 HAV-IgG	甲型肝炎发病后较晚出现的保护性抗体，持续多年或终生。抗 HAV-IgG 阳性表明既往感染，但人体已具有针对 HAV 的免疫力，常用于流行病学调查

文本：乙型肝炎病毒标志物检测的评价

2. 乙型肝炎病毒（HBV）标志物　HBV 标志物阳性的临床意义见表 6-75。临床常选用 HBV 表面抗原（HBsAg）、HBVe 抗原（HBeAg）、HBV 表面抗体（anti-HBs）、HBV 核心抗体（anti-HBc）、HBVe 抗体（anti-HBe）作为检查指标，其临床意义见表 6-76。

表 6-75   HBV 标志物阳性的临床意义

检查指标	临床意义
HBsAg	只有抗原性,无传染性,是 HBV 感染的最早证据,在潜伏期即可呈阳性。发病 3 个月 HBsAg 尚未转阴提示易发展为慢性乙型肝炎或肝硬化。携带者 HBsAg 也呈阳性而肝功能正常
anti-HBs	保护性抗体,表示对 HBV 有免疫力,见于乙型肝炎恢复期、既往感染、乙型肝炎疫苗接种后
HBeAg	在 HBV 复制时产生,并从感染的肝细胞内释放入血,阳性提示 HBV 在复制,有较强的传染性,持续阳性提示可能转为慢性乙型肝炎或肝硬化
anti-HBe	常见于 HBeAg 转阴患者,提示 HBV 大部分被清除,传染性低,但并非保护性抗体,仍有传染性
HBcAg	存在于感染的肝细胞核内,并被 HBsAg 包裹,其阳性提示 HBV 复制活跃,传染性强
anti-HBc	不是保护性抗体,表明 HBV 感染肝细胞后在复制,具有传染性。在急性感染时,anti-HBc 主要为 IgM 型,是近期感染的指标。IgG 型在发病后 1 个月左右产生,可持续数年或终生,是既往感染的指标
HBV-DNA	诊断乙型肝炎的直接依据,提示 HBV 复制并具有传染性

表 6-76   乙型肝炎五项检查结果与临床意义

HBsAg	HBsAb	HBeAg	HBeAb	HBcAb	临床意义
+	−	+	−	−	急性 HBV 感染早期,HBV 复制活跃
+	−	+	−	+	急性或慢性乙肝,HBV 复制活跃,传染性强
+	−	−	+	+	急性或慢性乙肝,HBV 复制减弱或停止
+	−	−	−	+	急性或慢性乙肝,HBV 复制减弱或停止
+	+	+	−	+	不同亚型 HBV 再感染
+	−	−	−	−	HBV-DNA 处于整合状态
+	+	−	+	−	表面抗原、e 抗原变异
−	−	−	+	−	HBV 感染恢复期
−	+	−	−	−	HBV 感染恢复期
−	−	−	−	+	曾感染 HBV,未产生 HBsAb
−	−	−	+	+	HBV 低度复制
−	+	−	−	−	HBV 感染恢复期或接种 HBV 疫苗

3. 丙型肝炎病毒(HCV)标志物   HCV-RNA 阳性是 HCV 感染和复制的直接标志。抗 HCV-IgM 在血清中出现较早,是早期诊断的指标,持续阳性提示可转为慢性丙型肝炎。抗 HCV-IgG 阳性提示既往感染。

二、自身抗体检查

【参考值】   类风湿因子 <20kU/L。抗核抗体:阴性。抗 DNA 抗体:阴性。抗环瓜氨酸肽抗体:阴性。
【临床意义】

1. 类风湿因子

(1)类风湿性疾病:①类风湿因子(RF)阳性率可高达 70%~90%。②IgG 型 RF 与患者的滑膜炎、血管炎和关节外症状有关;IgM、IgA 型的效价与病情严重程度和骨质破坏有关;如 IgM 型 RF>80kU/L 常提示预后不良。

组图:自身抗体检查报告单

文本:类风湿因子测定的评价

（2）其他自身免疫性疾病：RF 阳性还可见于多发性肌炎、硬皮病、SS、SLE、自身免疫性溶血性贫血、慢性活动性肝炎等。

（3）感染性疾病：传染性单核细胞增多症、结节病、感染性心内膜炎等 RF 也可呈阳性反应，但特异性不高。

2. **抗核抗体**　SLE、药物性狼疮、混合性结缔组织病、全身性硬皮病、多发性肌炎、狼疮性肾炎、系统性硬化、类风湿性关节炎（RA）、桥本甲状腺炎和干燥综合征等可出现抗核抗体（ANA）阳性反应。未治疗的 SLE 的 ANA 阳性率达 80%~100%；活动期的阳性率几乎为 100%。经激素治疗后阳性率可降低。故 ANA 常作为自身免疫性疾病的筛查指标。

3. **抗 DNA 抗体**

（1）抗 dsDNA 抗体阳性：抗 dsDNA 抗体是 SLE 的特征性抗体，也是参与 SLE 发病机制中唯一的一种自身抗体。其阳性主要见于活动期 SLE，其阳性率为 70%~90%，特异性为 95%，是诊断、监测和治疗 SLE 的重要指标之一。

（2）抗 ssDNA 抗体阳性：抗 ssDNA 抗体阳性见于 SLE（阳性率 70%~95%），尤其是合并有狼疮性肾炎。另外，抗 ssDNA 抗体阳性还可见于重叠结缔组织病、药物诱导的狼疮和慢性活动性肝炎等，但无特异性。

4. **抗环瓜氨酸肽抗体**　抗环瓜氨酸肽抗体（ACCPA）对 RA 具有相当高的特异性和灵敏度（68%~75%），即使是 RA 早期患者，其灵敏度也达到 40%~60%。ACCPA 不仅是 RA 早期诊断指标，而且是鉴别侵蚀性、非侵蚀性 RA 的灵敏指标，ACCPA 阳性者通常出现或易发展成较抗体阴性者更严重的关节骨质破坏。联合检测 RF 和 ACCPA 可提高诊断的灵敏度。

（王元松）

文本:抗核抗体与抗 DNA 抗体测定的评价

第十八节　血液和尿液绒毛膜促性腺激素检查

【**参考值**】　①定性：阴性。②定量：<2μg/L。

【**临床意义**】

1. **早期妊娠诊断**　尿液人绒毛膜促性腺激素（human chorionic gonadotropin，hCG）是诊断早期妊娠的指标。

2. **妊娠早期异常监测**　整个妊娠期 hCG 呈双峰曲线，第一峰在妊娠 80d 左右，约 5 400μg/L，100d 后生理性下降，140~200d 维持在低而平稳水平；第二峰在妊娠 260d，约 2 000μg/L，临产期又稍有下降。异位妊娠（宫外孕）hCG 低于正常妊娠，亦可用作急腹症时的鉴别诊断。

3. **流产诊断与治疗**

（1）流产与死胎：不完全流产子宫内仍有活胎盘组织时试验仍为阳性；完全流产或死胎可由阳性转为阴性。

（2）先兆流产：如 hCG 小于 200μg/L，有流产或死胎可能，当降到 50μg/L，则发生难免流产。保胎治疗中，如 hCG 逐渐下降，提示保胎无效；反之，则保胎成功。

（3）检测残留胚胎组织：人工流产后 hCG 仍呈阳性提示宫内尚有残存胚胎组织。产后 9d 或人工流产术后 25d，hCG 应恢复正常，否则考虑有异常。

4. **滋养层肿瘤诊断及监测**　葡萄胎、绒毛膜上皮癌及男性睾丸畸胎瘤等尿中 hCG 含量可达 8 000μg/L 以上。

组图:血液和尿液 hCG 检查报告单

文本:hCG 测定的评价

5. Down 综合征产前筛选试验　Down 综合征孕妇血清 AFP 和非结合型雌三醇含量降低,而血清 hCG 含量升高,此为 Down 综合征三联试验的指标之一。

6. 其他疾病　如脑垂体疾病、甲亢、卵巢囊肿、子宫内膜增生或子宫颈癌等 hCG 也可以升高。

(王元松)

第十九节　痰 液 检 查

文本:痰液标本采集及注意事项

【参考值】　痰液检查指标与参考值见表 6-77。

表 6-77　痰液检查的指标与参考值

指标	参考值
一般性状	无痰液或仅有少量白色、灰白色泡沫样或黏液样痰液,新鲜痰液无特殊气味
有形成分	少量中性粒细胞和上皮细胞,无细菌及其他结构

【临床意义】

1. 一般性状变化

(1)痰液量:呼吸系统疾病患者痰液量增多,可为 50~100ml/24h,且依病种和病情而异。急性呼吸系统感染较慢性炎症的痰液量少,病毒感染较细菌感染痰液量少。痰液量增多常见于支气管扩张、肺脓肿、肺水肿、肺空洞性改变和慢性支气管炎,有时甚至超过 100ml/24h。

在疾病治疗过程中,如痰液量减少,一般提示病情好转;如有支气管阻塞使痰液不能排出时,可见痰液量减少,反而表明病情加重。

(2)颜色:在病理情况下痰液颜色可发生改变,但缺乏特异度。痰液颜色改变的常见原因及临床意义见表 6-78。

表 6-78　痰液颜色改变的常见原因及临床意义

颜色	常见原因	临床意义
黄色、黄绿色	脓细胞增多	肺炎、慢性支气管炎、支气管扩张、肺脓肿、肺结核
红色、棕红色	出血	肺癌、肺结核、支气管扩张
铁锈色	血红蛋白变性	急性肺水肿、大叶性肺炎、肺梗死
粉红色泡沫样	肺淤血、肺水肿	左心功能不全
烂桃样灰黄色	肺组织坏死	肺吸虫病
棕褐色	红细胞破坏	阿米巴肺脓肿、肺吸虫病
灰色、灰黑色	吸入粉尘、烟雾	矿工、锅炉工、长期吸烟者
无色(大量)	支气管黏液溢出	肺泡细胞癌

(3)性状:不同疾病产生的痰液可有不同的性状,甚至出现异物,这种性状改变有助于临床诊断。痰液性状改变及临床意义见表 6-79。

表 6-79　痰液性状改变及临床意义

性状	特点	临床意义
黏液性	黏稠、无色透明或灰色、白色、牵拉成丝	急性支气管炎、支气管哮喘、早期肺炎；白假丝酵母菌感染
浆液性	稀薄、泡沫	肺水肿、肺淤血、棘球蚴病
脓性	脓性、浑浊、黄绿色或绿色、有臭味	支气管扩张、肺脓肿、脓胸向肺内破溃、活动性肺结核等
黏液脓性	黏液、脓细胞、淡黄白色	慢性气管炎发作期、支气管扩张、肺结核等
浆液脓性	痰液静置后分 4 层，上层为泡沫和黏液，中层为浆液，下层为脓细胞，底层为坏死组织	肺脓肿、肺组织坏死、支气管扩张
血性	痰液中带鲜红血丝、血性泡沫样痰、黑色血痰	肺结核、支气管扩张、肺水肿、肺癌、肺梗死、出血性疾病等

（4）气味：血腥气味见于各种原因所致的呼吸道出血，如肺癌、肺结核等；粪臭味见于膈下脓肿与肺相通时、肠梗阻、腹膜炎等；特殊臭味见于肺脓肿、晚期肺癌、化脓性支气管炎或支气管扩张等；大蒜味见于砷中毒、有机磷杀虫剂中毒等。

2. 痰液有形成分　病理性痰液可见较多的红细胞、白细胞及其他有形成分，其临床意义见表 6-80。

表 6-80　痰液中常见有形成分及临床意义

有形成分	临床意义
红细胞	支气管扩张、肺癌、肺结核
白细胞	中性粒细胞增多见于化脓性感染；嗜酸性粒细胞增多见于支气管哮喘、过敏性支气管炎、肺吸虫病；淋巴细胞增多见于肺结核
上皮细胞	可见鳞状上皮、柱状上皮细胞，肺上皮细胞，无临床意义。增多见于呼吸系统炎症
肺泡巨噬细胞	肺炎、肺淤血、肺梗死、肺出血
癌细胞	肺癌
寄生虫和虫卵	寄生虫病
结核分枝杆菌	肺结核
放线菌	放线菌病
夏科 - 雷登结晶	支气管哮喘、肺吸虫病
弹性纤维	肺脓肿、肺癌
胆固醇结晶	慢性肺脓肿、脓胸、慢性肺结核、肺肿瘤
胆红素结晶	肺脓肿

3. 痰液病原学检查的应用

（1）肺部感染性疾病的病原学诊断：痰液的性状对诊断有一定的意义。如痰液为黄色或黄绿色脓性提示呼吸道化脓性感染；如痰液有恶臭则提示厌氧菌感染。痰液涂片革兰氏染色可大致识别感染细菌的种类。要严格按照要求采集标本进行细菌培养，以鉴定菌种、筛查敏感药物，指导临床药物治疗。

（2）开放性肺结核的诊断：如痰液涂片发现结核分枝杆菌，则可诊断为开放性肺结核。若采用集菌法进行结核分枝杆菌培养，除了可了解结核分枝杆菌有无生长繁殖能力外，还可进一步进行药敏试验、菌型鉴定。

（王元松）

第二十节　临床常用危急值报告范围

危急值(critical values)是指临床出现过高或过低,并直接危及患者生命的实验室检查结果。如果医生能及时得到患者的检查信息,迅速采取有效的干预或治疗措施,即可能挽救患者的生命,否则可能会出现严重的后果。但不同的医院应建立各自的危急值,另外,由于实验室检查前的影响因素并非由检验人员所控制,某些危急值并非患者真实的检查结果,患者也无相应的危急表现,因此,医生必须认真分析,以免漏诊或误诊。临床常用危急值参考范围见表 6-81。

表 6-81　临床常用危急值范围

分类	项目	危急值范围
血细胞相关	血红蛋白 /(g/L)	$\leq 30, \geq 200$
	白细胞(成人)/($\times 10^9$/L)	$\leq 0.5, \geq 30$
	白细胞(儿童)/($\times 10^9$/L)	$\leq 2.0, \geq 30$
	血小板 /($\times 10^9$/L)	成人$\leq 20, \geq 1\,000$,新生儿$\leq 30, \geq 1\,000$
体液与电解质	钠 /(mmol/L)	$\leq 120, \geq 160$
	镁 /(mmol/L)	$\leq 0.3, \geq 1.3$
	钾 /(mmol/L)	$\leq 2.2, \geq 6.2$
	离子钙 /(mmol/L)	$\leq 0.55, \geq 1.55$
	总钙 /(mmol/L)	$\leq 1.5, \geq 3.15$
血糖相关	空腹血糖 /(mmol/L)	$\leq 2.2, \geq 22.2$
肝脏功能相关	白蛋白 /(g/L)	≤ 15
出血凝血相关	凝血酶原时间 /s	>45
	活化部分凝血酶原时间 /s	≥ 100
	INR	≥ 4
	纤维蛋白原 /(g/L)	$\leq 1.0, \geq 10.0$
其他	尿素 /(mmol/L)	≥ 28
	肌酐 /(μmol/L)	≥ 900
	pH	$\leq 7.25, \geq 7.55$
	血浆 HCO_3^- 浓度 /(mmol/L)	$\leq 10, \geq 40$

注:以上危急值范围仅供参考。

（王元松）

第七章
呼吸系统基本技能与临床诊疗思维评估

呼吸系统基本技能与临床诊疗思维包括了呼吸系统疾病诊断的常用基本技能、临床诊疗思维以及综合运用所学知识分析问题和解决问题的能力。通过对重点病史采集、重点体格检查、病例分析及呼吸系统疾病常用基本技能的培训，考核与评估医学生临床基本技能操作的规范性、准确性、技巧性和完整性，评估医学生对患者的人文关怀、职业精神和岗位能力等。教师还可根据不同培养目标，调整病例分析和临床基本技能操作的难度，以达到分层培训与考核的目的。

第一节 胸膜腔穿刺术

视频：胸膜腔
穿刺术

【适应证】

1. 胸膜腔积液需明确诊断。

2. 中、大量胸膜腔积液或气胸，需抽液或抽气以缓解肺压迫症状。

3. 胸膜腔穿刺注射药物以达到治疗目的。

【禁忌证】

1. 止血功能与凝血功能障碍或血小板少于 60×10^9/L 并未有效纠正者。

2. 患者极度衰竭或不能合作者。

3. 拟穿刺点胸部皮肤有化脓性感染者。

【操作前准备】

1. **患者准备** 告知患者穿刺目的、操作过程及注意事项，并签署知情同意书；测量患者血压、呼吸、脉搏。

2. **材料准备** 胸膜腔穿刺包、消毒用品、麻醉药品、注射器、胶布、无菌手套、标本容器。

3. **医生准备** 戴口罩、帽子，洗手。

【操作方法】

1. **体位** 胸膜腔抽液患者取坐位面向椅背，两前臂置于椅背上，前额伏于前臂上；不能坐起者可取半卧位，患侧前臂上举抱于头枕部。胸膜腔抽气患者通常为半卧位或坐位。

2. **选择穿刺点** 通过叩诊、胸部 X 线、胸部 CT 或 B 超检查确定最佳穿刺点。胸膜腔抽液常选择腋前线第 5 肋间，腋中线第 6~7 肋间，腋后线或肩胛线第 7~8 肋间。胸膜腔抽气常选在患侧锁骨中线第 2 肋间或腋中线的第 4~5 肋间。用甲紫棉签在皮肤上标记穿刺点。

3. **消毒** 戴帽子、口罩。常规消毒皮肤，以穿刺点为中心，向周边环形扩展至少 15cm。戴无菌手套，打开穿刺包，铺盖无菌孔巾，孔巾中心对准穿刺点。

4. **麻醉** 核对麻药，并在助手协助下抽取 2% 利多卡因 2~4ml。先在穿刺点皮下注射形成皮丘，然后将注射器垂直于皮肤表面,沿肋骨上缘表皮至胸膜壁层局部行浸润麻醉,间断负压回吸,如无液体、气体或鲜血,则注射麻药。测定刚能够抽出积液或积气时进针的长度作为下一步穿刺大概需要的进针深度。

5. **穿刺** 抽吸穿刺针,试验通畅度及有无漏气;止血钳夹闭乳胶管,并向针头方向卷,排出空气;左手紧绷皮肤,右手执穿刺针,沿麻醉点的肋骨上缘缓慢进针,参考麻醉时的进针深度,见有积液流出则停止穿刺,固定穿刺针,将乳胶管连接 50ml 注射器,松开止血钳,回抽注射器(抽气方法相同)。注射器抽满后,止血钳夹闭乳胶管,取下注射器,排出液(气)体,记录所抽液(气)体量,留取积液标本送检。

6. **拔针** 穿刺完毕,嘱患者呼气末屏住气,拔出穿刺针,局部消毒,压迫片刻,无菌敷料覆盖,胶布固定。

7. **术后处理** 嘱患者卧床休息,测血压、心率,观察其有无头晕、胸闷、气短症状。及时将抽取的积液标本分送相应检查,按规定处理穿刺用物。

【注意事项】

1. 对于经反复解释仍精神紧张的患者,可于穿刺前 30min 肌内注射地西泮 10mg,同时还可口服可待因 30mg 以止痛、镇咳。

2. 肋间神经、血管位于肋骨的下缘,因此穿刺时应沿肋骨上缘并垂直于皮肤进针。

3. 应避免在肩胛线第 9 肋间和腋后线第 8 肋间以下进行穿刺,防止损伤腹腔脏器。

4. 严格无菌操作,防止空气进入胸膜腔。

5. 每次抽液不宜过快、过多。诊断性抽液为 50~100ml;治疗性抽液为第一次小于 600ml,以后每次小于 1 000ml。抽气量通常一次不超过 1 000ml,至呼吸困难缓解为止;如抽气量大于 4 000ml,应考虑为交通性气胸,须放置胸膜腔闭式引流管。

【并发症与处理】

1. **胸膜反应** 在穿刺过程中,如果患者出现面色苍白、头晕、心悸、气短、出汗等症状,立即停止操作,请患者平卧,给予吸氧,可紧急注射 0.1% 肾上腺素 0.3~0.5ml,并进行其他对症处理。

2. **复张性肺水肿** 如胸膜腔积液引流速度过快或一次引流量大于 1 500ml,可导致受压肺泡快速复张引起复张性肺水肿。主要表现为胸闷、气短、咳泡沫痰。治疗主要为限制液体量、利尿、吸氧,必要时可给予小剂量糖皮质激素。

3. **气胸** 气胸的产生原因:一是由于穿刺过深或抽液、抽气过程中患者咳嗽导致针尖刺伤复张的肺;二是在更换注射器或拔除穿刺针时气体进入胸膜腔。少量气胸多可自行吸收,大量气胸须放置胸膜腔闭式引流管。

4. **出血** 如穿刺过程中损伤肺,可引起咯血,一般小量可自行停止,如较大量咯血须立即给予止血治疗;如伤及肋间血管,可出现胸壁血肿或血胸,如出血量较大,须行止血治疗并抽出胸内积血,必要时胸腔镜或开胸探查止血;如穿刺点位置过低,可能会误伤肝、脾或肾,可导致出血性休克,应立即抢救,必要时手术治疗。

(鲍红光)

第二节 胸膜活检术

动画:胸膜活检术

【适应证】

1. 胸膜腔积液原因未明的疾病。

2. 疑似胸膜原发肿瘤或转移瘤。

3. 疑似胸膜结缔组织疾病或肉芽肿性疾病。

【禁忌证】

1. 胸膜腔消失者。

2. 止血功能与凝血功能障碍或血小板少于 $60 \times 10^9/L$ 并未有效纠正者。

3. 患者极度衰竭或不能合作者。

4. 拟穿刺点胸部皮肤有化脓性感染者。

【操作前准备】

1. **患者准备**　告知患者穿刺目的、操作过程及注意事项,并签署知情同意书;测量患者血压、呼吸、脉搏。如遇有精神过度紧张的患者,可于活检前 30min 肌内注射地西泮(安定)10mg,同时可口服可待因 30mg 以镇静、止痛及镇咳。

2. **材料准备**　胸膜活检穿刺包、消毒用品、麻醉药品、注射器、胶布、无菌手套、标本容器。

3. **医生准备**　戴口罩、帽子;洗手。

【操作方法】

1. **体位**　患者所取体位、局部消毒、麻醉过程同本章第一节"胸膜腔穿刺术"。本检查可与胸膜腔穿刺术合并进行,先抽液,后活检。

2. **活检部位的确定**　依据胸部 X 线、胸部 CT 或 B 超检查定位,并用甲紫棉签在皮肤上标记穿刺活检部位。

3. **穿刺**　用胸腔穿刺针沿穿刺点垂直刺入胸膜腔后,拔出穿刺针芯,将 50ml 注射器连接于穿刺针上,先抽取胸膜腔积液,并送实验室检查。

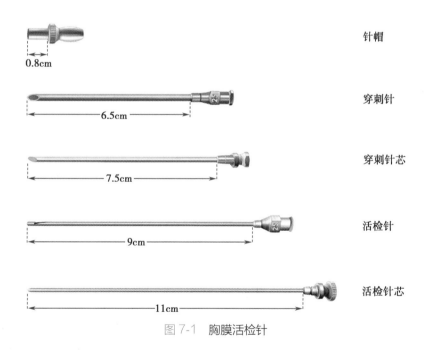

图 7-1　胸膜活检针

4. **活检**　移去注射器,迅速将带针芯活检针插入胸腔穿刺套管针内(图 7-1)。调整套管针和活检针方向,使其与肋骨成 30°,并使活检针钩体朝向下方。先将活检针芯后退 2cm,而后套管针连同胸膜活检针缓慢后退,遇阻力时即表示已达胸膜壁层,此时活检针钩住胸膜并固定,并将套管向里推送 1.5~2cm 左右,使壁层胸膜组织切入在穿刺针管内,继之将活检针拉出,即可获得胸膜活检标本(约 1~2mm 大小)。同时用针帽堵住外套管口,防止空气进入。

为提高活检阳性率,可改变胸膜活检针钩体切口方向,重复切取 2~3 次。将切取之组织块放入 10% 甲醛或 95% 乙醇中固定后送检。

5. **拔针**　穿刺完毕,嘱患者呼气末屏住气,拔出穿刺针,局部消毒,压迫片刻,无菌敷料覆盖,胶布固定。

6. **术后处理**　嘱患者卧床休息,测血压、心率,观察其有无头晕、胸闷、气短症状。及时将抽取的积液标本分送相应检查,按规定处理穿刺用物。

【注意事项】

1. 应避免损伤肋间血管及神经。

2. 操作应熟练、仔细,尽量减少穿刺针漏气而使空气进入,发生气胸。

3. 胸膜腔积液量大且压力高时,活检后应注意加压包扎或延长压迫时间,以避免胸膜腔积液外漏。

4. 其他注意事项同本章第一节"胸膜腔穿刺术"。

【并发症与处理】

术后应密切观察有无并发症的发生。常见并发症主要有胸膜反应、气胸、出血、继发感染等。并发症的处理同本章第一节"胸膜腔穿刺术"。

（鲍红光）

第三节　胸膜腔闭式引流术

视频:胸膜腔
闭式引流术

视频:胸膜腔
闭式引流管
拔除

【适应证】

1. 各种类型的气胸,经胸膜腔穿刺抽气肺不能复张者。

2. 血胸(中等量以上),难以通过抽液缓解者。

3. 中、大量胸膜腔积液(如恶性肿瘤胸膜转移),经反复穿刺抽吸治疗不佳者。

4. 支气管胸膜瘘、食管吻合口瘘及食管破裂者。

5. 脓胸或乳糜胸者。

6. 开放性胸外伤、开胸术后。

【禁忌证】

1. 凝血功能障碍有出血倾向者或正在接受抗凝治疗者。

2. 非胸膜腔内积气、积液,如肺大疱或肺囊肿者。

3. 结核性脓胸。

4. 肝性胸腔积液等漏出液,持续引流可导致大量蛋白质和电解质丢失者。

【操作前准备】

1. **患者准备**　告知患者胸膜腔闭式引流术的目的和临床意义,简述操作过程及注意事项,取得患者的理解和配合,并签署知情同意书。测量患者血压、呼吸、脉搏。

2. **材料准备**

(1)胸膜腔闭式引流包:内含弯盘 2 个、弯止血钳 4 把、孔巾 1 块、巾钳 2 把、棉球 20 个、纱布 4 块、小消毒杯 2 个、直径合适的引流管 2 根(一般以外径约 0.8cm 的透明塑料管或硅胶管为宜)或穿刺套管 1 个、水封引流瓶 1 个或闭式引流袋 1 个。

(2)消毒用品:2.5% 碘酊和 75% 乙醇。

(3)麻醉药物:2% 利多卡因 5ml。

(4)其他:5ml、10ml 和 50ml 注射器各 1 个,500 或 1 000ml 量杯各 1 个,无菌手套 2 副,有靠背的座椅一个,抢救车 1 个备用。

3. **医生准备**

(1)两人操作。

(2)洗手,戴无菌帽、口罩和无菌手套。

(3)助手协助患者体位摆放,观察操作过程中患者的情况。

(4)详细了解病史,根据 X 线胸片、CT 及超声等影像学资料和检查协助定位。

(5)掌握胸膜腔闭式引流术操作的相关知识、并发症的诊断和处理。

【操作方法】

1. **体位** 根据病情轻重,患者取坐位或半卧位,上肢抬高抱头或置于胸前。

2. **切口部位选择** 依据病变部位和引流物性质决定切口部位。气胸引流位置可选在锁骨中线第 2 肋间;引流液体(如血胸、脓胸、乳糜胸等)时,切口可选在腋前线 4~5 肋间或腋中线 6~7 肋间;若为局限性积液(包裹性积液),应借助 B 超检查和其他影像学检查定位,以确定切口部位和引流管入路。

3. **消毒** 常规消毒切口周围 15cm 范围的皮肤,打开胸膜腔闭式引流穿刺包,铺盖无菌孔巾,孔巾中心对准切口部位。

4. **麻醉** 核对麻醉药品,可用 1%~2% 利多卡因沿切口方向至少形成一个 2cm 长的局部浸润麻醉(适用于肋间切开和套管针插管法),包括皮肤、皮下、肌层以及肋骨骨膜,麻醉至壁层胸膜后,再进针少许刺入胸膜腔行试验性抽吸,以确定有无积液或积气。

5. **插管方法** 可选用肋间切开插管法、套管针插管法、肋骨切除插管法。

(1)肋间切开插管法

1)在切口部位沿肋间做 2cm 的切口,用弯止血钳钝性分离胸壁肌层,于肋骨上缘穿破壁层胸膜进入胸膜腔。此时有明显的突破感,同时切口中有液体溢出或气体喷出。

2)撑开止血钳,扩大创口,用另一把止血钳沿长轴夹持引流插管前端,顺着撑开的止血钳将引流管送入胸膜腔,引流管进入胸膜腔的长度以其末端侧孔距皮缘至少 5cm 为宜。将引流管远端接水封瓶或闭式引流袋,让患者咳嗽或做深呼吸运动,观察水柱波动是否随呼吸上下运动,必要时调整胸膜腔内引流管的位置。如为交通性气胸,可连接胸膜腔闭式引流负压吸引装置。

3)缝合皮肤,固定引流管,同时检查各接口是否牢固,避免漏气。

(2)套管针插管法

1)紧贴肋骨上缘,在麻醉处切开皮肤约 2cm,用恒力持续转动套管针,使之逐渐刺入胸壁,进胸膜腔时有明显突破感。

2)将引流管末端用止血钳夹住,拔出针芯,迅速将引流管自侧壁插入套管腔,送入胸膜腔内预定深度。然后缓慢退出套管针套管,将引流管远端接水封瓶或闭式引流袋。

3)缝合皮肤并固定引流管,查验各接口是否牢固及有无漏气。

(3)肋骨切除插管法

1)仅适用于脓液黏稠的脓胸患者,操作应在手术室进行。

2)切口应借助影像学检查定位于脓腔底部。沿肋骨做长 5~7cm 切口(局部麻醉范围相应扩大或选用其他麻醉方式),切开胸壁肌肉,显露肋骨,切开骨膜,剪除一段长约 4cm 的肋骨。

3)术中切开脓腔,吸出脓液,探查脓腔,剥离粘连,放置一较粗的闭式引流管以利引流。

【注意事项】

1. 术前细致了解病情,认真检查和定位对于确定引流部位非常重要,此外,不应忽视患侧支气管是否通畅。如病情允许,应先行影像学(X 线、CT 或纤维支气管镜等)检查,以避免引流后患侧肺不能膨胀而导致的脓胸。

2. 局部麻醉后应先行胸膜腔穿刺,抽出气体以后再切开皮肤、放置引流管。如遇张力性气胸,应先穿刺抽气减压后再行胸膜腔闭式引流术。

3. 分离肋间组织时,止血钳要紧贴肋骨上缘,避免损伤肋间血管和神经。

4. 留置在胸膜腔内的引流管长度一般应控制在其末端侧孔距皮缘至少 5cm 左右,否则易脱出引起开放性气胸或皮下气肿。

5. 缝合皮肤固定线时,进针要深,直抵肌肉层,关闭肌肉与皮下之间的间隙,皮肤缝合不宜太致密。

6. 水封瓶内玻璃管下段在水平面下 2~3cm,不宜过深,否则胸内气体不易逸出。

7. 开始引流时应控制放液和放出气体的速度,特别是对于肺压缩严重或肺萎陷时间较长者,缓慢控制性地放液或放气可防止复张后肺水肿的发生。

8. 应严格无菌操作,防止逆行感染。引流装置应保持无菌,也应保持伤口处敷料清洁干燥,一旦浸湿及时更换。引流瓶位置应低于胸膜腔 60~100cm,防止引流液逆行。应定时更换引流瓶。

9. 妥善固定,管道密封。引流管道各衔接处均要求严格密封,不能漏气。引流瓶应置于特殊的架子上,防止被踢倒或抬高。搬运移动患者或患者行走前,应先用止血钳夹住近端引流管,防止水封瓶的液体倒流入胸膜腔或引流管脱落,以利搬运。搬运后或患者行走时,先将引流瓶放于低于胸膜腔的位置,再松开止血钳,并注意保持引流瓶直立。

10. 注意保持引流管通畅,使其不受挤压、扭曲和/或阻塞。术后应鼓励患者咳嗽或行深呼吸运动,并每日帮助患者起坐及变换体位,使引流畅通无阻。应注意观察引流瓶中气液面的波动情况,经常挤捏引流管,不要使之受压、扭曲,确保引流通畅。

11. 应逐日记录引流量及其性质和变化,并行引流前、后的呼吸音对比,常规行胸部 X 线检查,观察患侧肺脏膨胀情况。

12. 术后气体引流患者,在引流通畅情况下,嘱患者咳嗽时无活动性漏气;液体引流患者日引流量小于 200ml/d,且颜色清亮;特殊如脓胸患者引流量需小于 50ml/d,引流液清亮且胸膜腔内感染控制;如有胸腔内脏器如食管、肺等脏器损伤,更需经检查证实创口愈合,胸膜腔内无积气、积液;而后经胸部 X 线或胸部 CT 检查证实肺膨胀良好者,可考虑拔出引流管。反之,若肺不能膨胀,则应考虑是否行进一步的手术处理。

13. 拔除引流管时,应嘱患者深吸气后屏气,用无菌纱布盖住引流口,迅速拔管,压紧纱布,避免空气进入胸膜腔。

【并发症与处理】

常见并发症主要有胸膜反应、出血、复张性肺水肿、引流不畅或气胸复发、皮下气肿、切口出血、渗液或 / 和胸膜腔感染。

1. **引流不畅或皮下气肿**　由于插管的深度不够或固定不牢,致使引流管或其侧孔位于胸壁软组织中或引流管被血凝块等堵塞导致引流不畅。因引流管连接不牢,大量漏气,造成皮下气肿。须调整引流管位置,必要时可重新置管,胸带加压包扎可阻止漏气。

2. **气胸复发**　多由于气体自引流切口进入,或肺破口未能完全愈合导致;此时根据影像检查结果,气胸量少时可密切观察或胸膜腔穿刺排气;气胸量多时建议再次置管引流。

3. **切口出血**　表现为自切口鲜血流出,多由拔管时伤及肺内粘连带或肋间切口出血;偶有损伤膈肌血管,或患者凝血功能较差导致,根据出血量及胸部影像检查判断转归,严重时可能出现失血性休克,可先行局部加压包扎,当出现低血压、失血性休克,需要输血,输液,甚至胸腔镜或开胸探查止血。

4. **切口渗液**　由于引流位置较低,胸膜腔积液原发病未有效治疗;和 / 或引流不充分、彻底,过早拔除引流时出现,一般局部加压包扎即可封闭胸膜腔;需寻找切口渗液原因,积极治疗。

5. **切口或 / 和胸膜腔感染**　长时间留置引流管、引流不充分或切口处污染均可引起切口或胸膜腔感染。除加强切口局部消毒换药外,须做切口处和 / 或胸膜腔积液细菌培养,适当静脉给予抗生素,争取早日拔出引流管。

6. **其他**　处理同本章第一节"胸膜腔穿刺术"。

（鲍红光）

第四节　基本技能与临床诊疗思维评估示例

一、重点病史采集

（一）病例简介

患者，女性，58 岁。发热、左侧胸痛 20 余天，气短 5d。患者 20d 前无明显诱因出现发热，测体温 37.5~37.8℃，每天晨起或午后较明显，同时感左下胸钝痛，与体位变化或深呼吸无关，但服"芬必得 1 片"可短时间减轻疼痛。自觉疲乏无力，但无寒战、盗汗，自服"阿莫西林""罗红霉素"，1 周症状未改善。近 5d 来逐渐感气短，活动后加重，故来医院就诊。发病以来睡眠稍差，饮食如常，大小便无异常，体重减轻 3kg。既往体健，无传染病史，无手术外伤史，无药物过敏史。无烟酒嗜好。无结核病接触史，工作环境良好。子女及配偶体健，配偶有吸烟嗜好。父亲患胃癌病故。

（二）重点病史采集内容与评分要点

病史采集过程中要注意的重点内容与评分要点见表 7-1。

表 7-1　重点病史采集内容与评分要点

考号：　　　　　　姓名：　　　　　　总得分：　　　　　　考核教师：

采集项目	评分要点	分值	得分
自我介绍	介绍姓名、职称并解释自己的职责	0.5	
一般项目	患者的姓名、年龄、职业、住址、联系方式等	1.0	
主要症状	发热、胸痛	2.0	
病期	20 余天	2.0	
起病情况	无明显诱因，逐渐起病	1.0	
主要症状特点	(1) 发热（热度、频度、时间和时程）：低热 37.5~37.8℃，每日晨起或午后较明显	2.0	
	(2) 胸痛（部位、性质、影响因素）：左下胸，钝痛，止痛药可短时间减轻疼痛，但体位变化或深呼吸对胸痛影响不大	2.0	
伴随症状	(1) 气短，逐渐发展，活动后加重	1.0	
	(2) 无寒战、无盗汗	1.0	
诊治经过	未就医，自服"阿莫西林、罗红霉素"1 周，无效；但服"芬必得"胸痛可稍减轻	1.5	
一般情况	发病以来睡眠稍差，饮食如常，大小便无异常，体重减轻 3kg	1.0	
其他相关病史	(1) 既往无结核病史及其他传染病史	0.5	
	(2) 患者无烟酒嗜好，但配偶吸烟		
	(3) 无药物过敏史	1.0	
	(4) 家族中有肿瘤病史	0.5	

续表

采集项目	评分要点	分值	得分
总结与安排	讨论初步诊断,安排下一步检查并给出处理意见	0.5	
技巧	(1)条理性强,层次清晰	0.5	
	(2)提问规范(无诱导性、连续性、责难性及暗示性提问)	0.5	
	(3)注意倾听,举止亲切友好	0.5	
	(4)及时核实患者提供的信息,恰当使用过渡性语言及结束语	0.5	
	总分	20.0	

二、重点体格检查

病例同病史采集,根据上述病史采集的结果,进行有的放矢的重点体格检查,尽可能减少患者的不适,用较短的时间完成必要的体格检查项目:生命体征,一般检查,头颈部、胸廓和肺部、心脏、腹部、脊柱四肢、神经系统检查。检查的顺序和手法同系统体格检查,查体过程中注意保护患者,观察其反应并相互及时沟通。

针对本病例的重点查体内容与评分要点见表 7-2。

表 7-2　重点查体内容与评分要点

考号:　　　　　　姓名:　　　　　　　　总得分:　　　　　　考核教师:

查体项目	评分要点	分值	得分
生命体征	体温 37.8℃,脉搏 88 次 /min,呼吸 27 次 /min,血压 120/80mmHg	1.0	
一般检查	意识清楚,慢性病容,自动体位	0.5	
头颈部	巩膜未见黄染,结膜无充血和水肿,口唇轻度发绀,咽部无充血,扁桃体无肿大。颈静脉无怒张,气管稍向右移位,锁骨上淋巴结未触及肿大	1.0	
胸和肺	视诊:左侧胸廓饱满,肋间隙增宽,胸壁静脉无曲张	0.5	
	触诊:左侧胸壁压痛,无皮下气肿及皮下捻发感,左右腋窝淋巴结未触及肿大,胸廓扩张度不对称,左侧呼吸运动减弱、触觉语颤减弱,未触及胸膜摩擦感	2.0	
	叩诊:胸廓左侧第 4 肋间隙以上叩诊呈清音,以下为浊音;右肺叩诊清音,肺上界宽度均为 4cm。平静呼吸时右肺下界于肩胛线第 10 肋间隙	2.0	
	听诊:左侧第 4 肋间隙以下呼吸音减弱,语音共振减弱,无胸膜摩擦音;右肺呼吸音清、未闻及干性、湿性啰音	2.0	
心脏	视诊:心尖搏动位于第 5 肋间左锁骨中线内 1.5cm,搏动减弱	0.5	
	触诊:心尖搏动位置同视诊,心前区无震颤,无心包摩擦感	1.0	
	叩诊:心浊音界右侧稍扩大,左侧无法确定	2.0	
	听诊:心率 88 次 /min,律齐,A$_2$>P$_2$,未闻及杂音及心包摩擦音	1.5	
腹部	视诊:腹部平坦,腹式呼吸存在	0.5	
	触诊:腹软,无压痛及反跳痛,未触及包块;肝肋下刚触及,无触痛;胆囊未触及,胆囊区无压痛;脾肋下触及,无触痛	1.0	
	叩诊:鼓音;肝浊音界正常,肝区无叩痛;无移动性浊音;肋脊角无叩痛	1.0	
	听诊:肠鸣音正常,未闻及血管杂音,无摩擦音	0.5	

续表

查体项目	评分要点	分值	得分
脊柱四肢	无畸形,无压痛及叩痛,活动自如;无杵状指(趾),双下肢无水肿	0.5	
神经系统	肱二头肌反射、肱三头肌反射、膝反射正常,凯尔尼格征、巴宾斯基征阴性	0.5	
技巧	(1)查体前检查者须洗手	0.5	
	(2)动作熟练、手法规范	0.5	
	(3)注意对比,无重复、颠倒、遗漏	0.5	
	(4)注意交流和保护患者	0.5	
	总分	20.0	

三、呼吸系统疾病病例分析

患者,男性,68岁,农民。因"反复咳嗽、咳痰20年,加重伴心悸、气短2周"收住院。20年前开始每遇受凉、感冒后咳嗽、咳痰加重,以冬季为著,经自服"消炎药"(药名、剂量不详)后症状可减轻。近2周受凉后咳嗽加重,咳出黄色脓性痰,每天痰量约为30~40ml,伴心悸、气短,活动后加重。无胸痛、无咯血、无盗汗,自觉有发热(未测体温)。发病以来夜间休息差,食量减少。既往无糖尿病、冠心病、高血压病史,无麻疹合并肺炎、百日咳病史。吸烟40年,平均1包/d。对磺胺类药物过敏,无手术外伤史。

查体:体温38.1℃,脉搏90次/min,呼吸25次/min,血压135/85mmHg。慢性病容,白天嗜睡,对答反应迟钝,营养不良,半卧位。皮肤黏膜无黄染和出血点,浅表淋巴结未触及。球结膜充血水肿,口唇发绀。颈软,颈静脉明显充盈,气管居中,甲状腺不大。胸廓前后径增宽,肋间隙增宽,剑突下胸骨下角增宽,呼吸动度和语音共振减弱,叩诊双肺呈过清音,可闻及散在湿啰音。剑突下可见心脏搏动,心界不大,心率90次/min,律齐,未闻及病理性杂音。腹平坦,肝肋下3cm,有轻压痛,肝颈回流征阳性,脾肋下未触及。肠鸣音5次/min,移动性浊音阴性。双下肢凹陷性水肿,无杵状指(趾)。肱二头肌反射、肱三头肌反射和膝反射正常,Kernig征、Babinski征阴性。

辅助检查:血常规示红细胞5.5×10^{12}/L,血红蛋白174g/L,白细胞12.54×10^9/L,中性粒细胞82.10%;胸部X线片提示双肺透光度增强,肋间隙增宽,肺纹理达外带,心尖圆钝;心电图除V_5导联R/S<1,余未见异常。血气分析:pH 7.158,$PaCO_2$ 89.3mmHg,PaO_2 48.7mmHg,HCO_3^-(AB)31.7mmol/L,BE 0.9mmol/L,SB 24.1mmol/L。

根据以上临床资料,请写出初步诊断与诊断依据、鉴别诊断、进一步检查及治疗原则。

(一)初步诊断与诊断依据(初步诊断12分,诊断依据8分)

1. 慢性支气管炎急性发作期

(1)老年男性,中年发病,吸烟40年,长期咳嗽20年,以冬季为著。

(2)近2周症状加重,血常规示白细胞计数和中性粒细胞百分比均增高,支持急性发作期的诊断。

2. 阻塞性肺气肿

(1)查体发现胸廓前后径增宽,肋间隙增宽,剑突下胸骨下角增宽,提示桶状胸,呼吸动度和语音共振减弱,叩诊双肺呈过清音。

(2)胸部X线片提示双肺透光度增强,肋间隙增宽。

3. 慢性肺源性心脏病失代偿期　心功能Ⅳ级,Ⅱ型呼吸衰竭,肺性脑病,失代偿性呼吸性酸中毒。

(1)在长期慢性咳嗽、咳痰的基础上又出现心悸、气短,心电图示V_5导联R/S<1,支持肺源性心脏病诊断。

(2)查体发现患者在半卧位时颈静脉明显充盈,肝肋下3指,有轻压痛,肝颈回流征阳性,双下肢凹陷性水肿,提示右心衰竭,心功能Ⅳ级。

(3)血气 $PaO_2<60mmHg$, $PaCO_2>50mmHg$,可确诊为Ⅱ型呼吸衰竭,结合患者白天嗜睡,对答反应迟钝,提示早期肺性脑病。

(4)血气分析提示失代偿性呼吸性酸中毒。

(二)鉴别诊断(10分)

1. 慢性支气管炎需与支气管哮喘、支气管扩张症、肺结核等相鉴别

(1)支气管哮喘:发病多为幼年或青年,可有个人及家族过敏性疾病史,症状与体征变化大,发作时气喘,双肺可闻及哮鸣音,但发作终止后可无任何症状与体征,支气管扩张试验阳性。慢性支气管炎多中老年发病,常有吸烟史,长期咳嗽、咳痰可伴气喘,急性加重时双肺可闻及干、湿性啰音,对支气管扩张剂效果不如支气管哮喘明显,支气管扩张试验阴性。

(2)支气管扩张症:虽有慢性咳嗽、咳痰,但痰量较多,常有咯血,多在儿童和青年时发病,可有麻疹合并肺炎史,X线胸片显示"双轨征""环状阴影",目前多采用高分辨率CT确诊。

(3)肺结核:常有发热、乏力、盗汗、消瘦等症状,X线胸片和痰液检查找抗酸杆菌可以鉴别。

(4)支气管肺癌:咳嗽常为刺激性干咳或咳嗽性质改变,多为痰中带血,男性患者多有长期吸烟史,胸部CT及支气管镜检可明确诊断。

2. 肺源性心脏病需与冠心病、风湿性心脏病、心肌病相鉴别

(1)冠心病:多有典型的心绞痛、心肌梗死病史,常伴有高血压、高脂血症、糖尿病,胸部X线、心电图(ECG)、超声心动图(UCG)均呈左心室肥厚的征象。而肺源性心脏病是以肺动脉高压、右心房和右心室增大为特征。

(2)风湿性心脏病:风湿性心脏病三尖瓣关闭不全要与肺源性心脏病相对性三尖瓣关闭不全相鉴别,风湿性心脏病二尖瓣狭窄所致肺动脉高压和右心室增大亦要与肺源性心脏病相鉴别。前者多在40岁以前发病,常有风湿性心肌炎或关节炎病史,二尖瓣狭窄查体可闻及"隆隆"样舒张期杂音,ECG呈双峰P波,UCG可有"城垛样"改变,有助于诊断。

(3)心肌病:多为全心增大,无慢性支气管炎、肺气肿病史,行UCG、心肌核素显像、心脏MR及心脏CT冠脉造影有助于诊断。

3. 肺性脑病主要与脑血管病相鉴别　脑血管病多有高血压、高血脂,可有神经系统阳性体征,头颅CT、MR有助于诊断。

(三)进一步检查项目(4分)

1. 痰涂片、痰细菌培养和药物敏感试验。

2. 病情改善后可行肺功能检查。如吸入支气管扩张剂后 $FEV_1/FVC<70\%$ 和 $FEV_1\%<80\%$,可以明确诊断为慢性阻塞性肺疾病。同时可以进行GOLD分级,如 $RV/TLC>40\%$,可确诊肺气肿。

3. 心脏超声检查,排除其他心脏疾病。

4. 血电解质测定。

(四)治疗原则(6分)

1. 抗感染　去除细菌感染诱因,先经验性选用抗生素,之后可根据痰培养结果及抗生素敏感试验调整药物。

2. 控制呼吸衰竭

(1)Ⅱ型呼吸衰竭应控制性氧疗,如持续低流量吸氧(1~2L/min),每天大于15h。

(2)通畅气道:①祛痰、雾化;②解痉、平喘,如胆碱能受体阻断剂、 β_2-受体激动剂及茶碱制剂;③可口服泼尼松或静脉滴注甲泼尼龙,时间不要超过14d;④气管切开、插管、机械通气;⑤呼吸兴奋剂。

3. 控制心力衰竭

(1)减轻前负荷:利尿剂应小量、联合(排钾和保钾利尿剂)、间歇给药,注意补钾。

（2）正性肌力药：常用小剂量、速效和排泄快的洋地黄类制剂，如毛花苷丙。

（3）抗凝治疗有助于减低肺动脉压。

4. 治疗并发症　如呼吸性酸中毒、肺性脑病，以纠正缺氧和解除 CO_2 潴留为主。

四、临床操作考核

（一）胸膜腔积液穿刺术

胸膜腔积液穿刺术的考核评分要点见表 7-3。

表 7-3　胸膜腔积液穿刺术的考核评分要点

考号：　　　　　　　姓名：　　　　　　　总得分：　　　　　　　考核教师：

操作项目	评分要点	分值	得分
术前准备	（1）医患沟通，签署知情同意书，测量患者血压、呼吸、脉搏	1.0	
	（2）准备胸膜腔穿刺包、消毒用品、麻醉药品、注射器、胶布、无菌手套、标本容器、口罩、帽子	1.0	
体位	协助患者采取合适体位	1.0	
胸部查体	视、触、叩、听，选择穿刺点。	1.0	
消毒	常规消毒皮肤，范围 15cm；戴无菌手套，打开穿刺包。	1.5	
铺巾	无菌孔巾中心对准穿刺点。	0.5	
麻醉	（1）用注射器吸入 2% 利多卡因	1.0	
	（2）在穿刺点局部皮下注射形成一皮丘，将注射器垂直于皮肤表面，沿肋骨上缘缓慢刺入各层行局部浸润麻醉	1.0	
	（3）间断负压回吸，每进 2~3mm 回吸 1 次，无液体或血液后注射利多卡因，逐层浸润麻醉，直至胸膜。如有液体吸出，则提示进入胸膜腔，退针并记录穿刺针长度	2.0	
穿刺	（1）抽吸穿刺针，试验通畅度及检查乳胶管有无漏气	1.0	
	（2）夹闭乳胶管，并向针头方向卷，排出空气，估算穿刺深度	1.0	
	（3）左手紧绷皮肤，右手执穿刺针，沿麻醉点的肋骨上缘进针直至相应深度，见有积液流出，停止穿刺，左手固定穿刺针	2.0	
抽液	（1）将乳胶管连接注射器，松开血管钳，回抽注射器	1.0	
	（2）注射器抽满后，血管钳夹闭乳胶管，取下注射器，排出液体，留取标本	1.0	
	（3）循环重复上述操作。诊断性穿刺抽液 50~100ml；治疗性穿刺首次小于 600ml，以后每次小于 1 000ml。注意抽液速度不能过快	1.0	
拔针	（1）穿刺完毕，嘱患者呼气末屏住气，拔出穿刺针	0.5	
	（2）局部消毒，压迫片刻；无菌敷料覆盖，胶布固定	0.5	
术后处理	（1）嘱患者卧床休息，测血压、心率，观察患者有无头晕、胸闷、气短等症状	1.0	
	（2）记录抽液量及性质，分送相应检查	0.5	
	（3）穿刺用物的处理	0.5	
	总分	20.0	

注：凡操作中不符合无菌要求扣 5 分。

（二）胸膜活检术

胸膜活检术的考核评分要点见表 7-4。

表 7-4　胸膜活检术的考核评分要点

考号：　　　　　　姓名：　　　　　　总得分：　　　　　　考核教师：

操作顺序	评分要点	分值	得分
术前准备	(1)医患沟通,签署知情同意书,测量患者血压、呼吸、脉搏	1.0	
	(2)准备胸膜活检穿刺包、消毒用品、麻醉药品、注射器、胶布、无菌手套、标本容器、口罩、帽子	1.0	
体位	协助患者采取合适体位	1.0	
胸部查体	视、触、叩、听,选择穿刺活检点	1.0	
消毒	常规消毒皮肤,范围 15cm;戴无菌手套,打开活检包	1.5	
铺巾	无菌孔巾中心对准穿刺活检部位	0.5	
麻醉	(1)用注射器吸入 2% 利多卡因	1.0	
	(2)在穿刺活检点局部皮下注射形成一皮丘,将注射器垂直于皮肤表面,沿肋骨上缘缓慢刺入各层行局部浸润麻醉	1.0	
	(3)间断负压回吸,每进 2~3mm 回吸 1 次,无液体或血液后注射利多卡因,逐层浸润麻醉,直至胸膜;如有液体吸出,则提示进入胸膜腔,退针并记录穿刺针长度	1.0	
穿刺	(1)抽吸改良的 Cope 针,试验通畅度及检查套管有无漏气	1.0	
	(2)将改良的 Cope 针于穿刺点将套管针连同穿刺针同时刺入胸膜腔	1.0	
	(3)拔出穿刺针芯,将 50ml 注射器连接于套管针上,先抽取胸膜腔积液,并送实验室检查	1.0	
活检	(1)移去注射器,迅速将钝头钩针插入套管针内。调整套管针和钩针方向,使其与肋骨成 30° 角,并使钩针体切口朝向下方	1.0	
	(2)将套管针连同钩针缓慢后退,遇阻力时即示已达胸膜壁层,此时旋转钩针钩住胸膜并固定	1.5	
	(3)将套管向里推送 1cm 左右,使壁层胸膜组织切入在套管内,继之将钩针拉出,即可获得胸膜活检标本(约 1~2mm 大小)。同时用拇指堵住外套管口,防止空气进入	1.5	
	(4)为提高活检阳性率,可改变钩针切口方向,重复切取 2~3 次将切取之组织块放入 10% 甲醛或 95% 乙醇中固定送检	1.0	
拔针	(1)活检完毕,嘱患者呼气末屏住气,拔出套管针	0.5	
	(2)局部消毒,压迫片刻;无菌敷料覆盖,胶布固定	0.5	
术后处理	(1)嘱患者卧床休息,测血压、心率,观察患者有无头晕、胸闷、气短等症状	1.0	
	(2)记录抽液量及性质,分送相应的胸膜腔积液和活检组织检查	0.5	
	(3)穿刺用物的处理	0.5	
	总分	20.0	

注:凡操作中不符合无菌要求扣 5 分。

(三) 胸膜腔闭式引流术

胸膜腔闭式引流术的考核评分要点见表 7-5。

表 7-5 胸膜腔闭式引流术(肋间切开插管法)考核评分要点

考号: 姓名: 总得分: 考核教师:

操作项目	评分要点	分值	得分
术前准备	(1)医患沟通,签署知情同意书,测量患者血压、呼吸、脉搏	1.0	
	(2)准备胸膜腔闭式引流包、消毒用品、麻醉药品、注射器、胶布、无菌手套、标本容器、口罩、帽子	1.0	
体位	协助患者采取合适体位	1.0	
切口部位选择	依据影像学资料(X线、CT或超声检查)所示的病变部位、范围及引流物的性质(气体、液体如血胸、脓胸、乳糜胸等)决定切口引流部位,再通过视、触、叩、听确认穿刺闭式引流位点	1.0	
消毒	常规消毒皮肤,范围15cm;戴无菌手套,打开胸膜腔闭式引流包	1.0	
铺巾	无菌孔巾中心对准穿刺闭式引流位点	0.5	
麻醉	(1)核对麻醉药品,用注射器吸入1%~2%利多卡因	1.0	
	(2)在穿刺点局部皮下注射形成一皮丘,将注射器垂直于皮肤表面,沿肋骨上缘缓慢刺入各层行局部浸润麻醉	1.0	
	(3)间断负压回吸,每进2~3mm回吸1次,无液体或血液后注射利多卡因,逐层浸润麻醉,直至胸膜,如有气体或液体溢出,则提示进入胸膜腔,退针并记录穿刺针长度	1.0	
切开、插入引流管	(1)在选择切口部位沿肋间做2~3cm的切口	1.0	
	(2)用弯血管钳钝性分离胸壁肌层,于肋骨上缘穿破壁层胸膜进入胸膜腔	1.0	
	(3)观察切口中有无液体溢出或气体喷出	0.5	
	(4)撑开血管钳,扩大创口,用另一把血管钳沿长轴夹持引流插管前端,顺着撑开的血管钳将引流管送入胸膜腔,引流管进入胸膜腔的长度以其末端侧孔距皮缘至少5cm为宜	1.5	
连接引流瓶引流	(1)将引流管远端接水封瓶或闭式引流袋	1.0	
	(2)让患者咳嗽或做深呼吸运动,观察水柱波动是否随呼吸上下运动	1.0	
	(3)水封瓶内玻璃管下段在水平面下2~3cm,不宜过深	0.5	
	(4)观察引流装置通畅与否,必要时调整胸膜腔内引流管的位置	0.5	
缝合、固定	(1)缝合皮肤固定线时,进针要深,直抵肌肉层,关闭肌肉与皮下之间的间隙,皮肤缝合不宜太致密	1.0	
	(2)局部消毒,固定引流管,无菌敷料覆盖,检查各接口是否牢固,有无漏气	1.0	
术后处理	(1)嘱患者卧床休息,测血压、心率,观察患者有无头晕、胸闷、气短等症状	1.0	
	(2)术后应鼓励患者咳嗽或行深呼吸运动,并每日帮助患者起坐及变换体位,使引流畅通无阻	0.5	
	(3)应注意观察引流瓶中气液面的波动情况,注意保持引流管通畅,使其不受挤压、扭曲和/或阻塞	0.5	
	(4)记录抽液量及性质,分送相应检查	0.5	
	总分	20.0	

注:凡操作中不符合无菌要求扣5分。

(鲍红光)

第八章
循环系统基本技能与临床诊疗思维评估

循环系统基本技能与临床诊疗思维主要介绍超声心动图、24h 动态血压监测、心包穿刺术等心血管系统基本技能。超声心动图能够显示心脏结构,观察血流状态,评估心脏功能及治疗效果,它既可以作为诊断心血管疾病有效的手段,又可以作为心血管疾病的研究工具,在临床诊断和研究中发挥着越来越重要的作用,其临床应用价值已经得到大家的公认。24h 动态血压相比诊室血压更能反映患者血压的真实情况,对于高血压的诊断、高血压类型的判定以及高血压药物疗效的评估具有重要价值。心包穿刺术是一项有创性检查,用于诊断心包积液的性质及病因,同时可以抽液,缓解心脏压塞症状。

第一节　超声心动图结果判读

超声心动图主要用于评估心脏结构及功能,是目前临床工作不可缺少的诊断方法。超声心动图是先天性心脏病、心肌病、心脏瓣膜病的主要确诊手段,也是冠心病、高血压的重要评估方法。目前临床常用的超声心动图方法为二维及彩色多普勒超声心动图,另外,M 型超声心动图、负荷超声心动图、组织超声心动图及三维超声心动图等也在临床具有一定的应用价值。

超声心动图观察内容包括心底大血管的结构、内径;各心房、心室大小;心室壁厚度、动度;各瓣膜结构、活动度;左心室收缩及舒张功能等。彩色多普勒可确定心房、心室、大血管之间血液流动方向、流量。

一、超声心动图参考值

(一)成人 M 型超声心动图参考值

成人 M 型超声心动图参考值见表 8-1。

表 8-1　成人 M 型超声心动图参考值

项目	参考值
主动脉内径 /mm	男性:33~36 ;女性:28~32
左心房内径 /mm	男性:28~32 ;女性:19~33
左心室舒张期末内径 /mm	男性:45~55 ;女性:35~50
左心室收缩期末内径 /mm	男性:25~37 ;女性:20~35

续表

项目	参考值
右心室内径 /mm	10~20
肺动脉内径 /mm	18~22
室间隔厚度 /mm	6~11
左室后壁厚度 /mm	7~11
右室前壁厚度 /mm	3~5

（二）成人二维超声心动图参考值

1. 不同切面参考值 胸骨旁左室长轴切面和心底短轴切面参考值见表 8-2。

表 8-2 胸骨旁左室长轴切面和心底短轴切面参考值

部位	项目	参考值
胸骨旁左室长轴切面	主动脉瓣环内径 /mm	14~26
	窦上升主动脉内径 /mm	21~34
	左房内径 /mm	最大前后径 25~35；最大上下径 31~55
	左房面积 /cm²	9.0~19.3
胸骨旁心底短轴切面	右室流出道 /mm	19~22
	肺动脉瓣环内径 /mm	11~22
	主肺动脉内径 /mm	24~30
	左肺动脉内径 /mm	10~14
	右肺动脉内径 /mm	8~16
	主动脉瓣口面积 /cm²	>3.0

2. 心尖四腔切面参考值 心尖四腔切面参考值见表 8-3。

表 8-3 心尖四腔心切面参考值

部位	项目	参考值
左心房	左房内径上下径 /mm	31~51
	左房内径左右径 /mm	25~44
	二尖瓣环左右径 /mm	19~31
	右心房内径（收缩末期径）/mm	上下径 34~49
右心房	右心房面积 /cm²	11.3~16.7
	右心房左右径 /mm	32~45
	三尖瓣环左右径 /mm	17~28
左心室	左室舒张期长径 /mm	70~84
	左室舒张期横径 /mm	37~54
	左室舒张面积 /cm²	21.2~40.2
右心室	右室舒张长径 /mm	55~78
	右室舒张横径 /mm	33~43
	右室舒张面积 /cm²	5.4~14.6

3. 频谱多普勒测量参考值　频谱多普勒测量参考值见表8-4。

表8-4　频谱多普勒测量参考值

项目	参考值
二尖瓣口血流速度 /(cm/s)	成人:60~130；儿童:80~140
三尖瓣口血流速度 /(cm/s)	成人:30~70；儿童:50~80
主动脉瓣口血流速度 /(cm/s)	成人:100~170；儿童:120~180
肺动脉口血流速度 /(cm/s)	成人:60~90；儿童:70~110
正常腔静脉血流速度 /(cm/s)	28~80
肺静脉血流速度 /(cm/s)	40~60

二、心脏瓣膜病变的判断标准

1. 瓣膜关闭不全　判断标准有几种,在此仅介绍最常用的面积法(表8-5)。

表8-5　根据反流束面积判断瓣膜关闭不全的标准　　　　　　　　　　单位:cm²

病变部位	轻微	轻度	中度	重度
二尖瓣和三尖瓣	<1	1~4	4~8	>8
主动脉瓣和肺动脉瓣	<1	1~3	3~6	>6

2. 二尖瓣狭窄程度　超声心动图对二尖瓣狭窄程度的评估见表8-6。

表8-6　超声心动图对于二尖瓣狭窄程度的评估

狭窄程度	瓣口面积 /cm²	平均压差 /mmHg	PHT/ms
轻度	1.5~2.0	<5	<150
中度	1.0~1.5	5~10	150~220
重度	<1.0	>10	>220

3. 主动脉瓣狭窄　超声心动图对主动脉瓣狭窄程度的评估见表8-7。

表8-7　超声心动图对主动脉瓣狭窄程度的评估

狭窄程度	瓣膜形态	瓣叶运动	瓣口面积 /cm²	瓣口面积指数 /(cm²/m²)	最大压差 /mmHg	平均压差 /mmHg
轻度	瓣叶增厚	运动受限	>1.0	0.9~1.1	16~50	<25
中度	瓣叶增厚	运动减低	1.0~0.75	0.6~0.9	50~80	25~50
重度	瓣膜明显增厚	瓣叶固定不动	<0.75	<0.6	>80	>50

4. 三尖瓣狭窄　超声心动图对三尖瓣狭窄程度的评估见表8-8。

表 8-8 超声心动图对三尖瓣狭窄程度的评估

狭窄程度	瓣口面积 /cm²	峰值流速 /(m/s)	平均速度 /(m/s)	最大压差 /mmHg	平均压差 /mmHg
轻度	>3.0	1~1.3	<1	4~6	2~3
中度	1.8~3.0	1.3~1.7	1~1.2	7~12	3~5
重度	<1.7	>1.7	>1.2	>12	>5

（谢旭晶）

第二节　24 小时动态血压监测

微课：24 小时动态血压监测

24 小时动态血压相比诊室血压更能反映患者血压的真实情况,对于高血压的诊断、高血压类型的判定以及高血压药物疗效的评估具有重要价值。动态血压监测一般在白天每半小时测量 1 次血压,夜间每一小时测量血压 1 次。动态血压监测报告内容包括:24 小时收缩压及舒张压平均值、最大值、最小值;清醒期间(08:00~22:00)收缩压及舒张压平均值、最大值、最小值;睡眠期间(22:00~08:00)收缩压及舒张压平均值、最大值、最小值;收缩压及舒张压超过限值百分比;各个测量点血压具体数值;24 小时血压趋势等。

24 小时动态血压监测血压正常值为小于 130/80mmHg;白天(清醒期间)血压正常值为小于 135/85mmHg;夜间(睡眠期间)血压正常值为小于 120/70mmHg。

正常血压波动白天高,夜间低,呈杓形曲线。

（谢旭晶）

第三节　心包穿刺术

心包穿刺术主要用于对心包积液性质的判断及病因诊断,同时对于心脏压塞患者可以挽救生命,减轻症状。对于化脓性心包炎,通过穿刺排脓、冲洗和药物注射,达到一定的治疗作用。

【适应证】

1. 抽取心包积液,缓解心脏压塞症状。

2. 明确心包积液性质。

3. 心包内注入药物(主要针对化脓性心包炎)。

【操作前准备】

1. **患者准备**

(1)消除顾虑,签署知情同意书。穿刺过程避免咳嗽和深呼吸,术前可口服地西泮。

(2)术前测量患者血压、心率。

(3)嘱患者穿刺时有气急、心悸等不适立即告诉医生,以便给予相应的处理。

2. **材料准备**　心包穿刺包 1 个、碘伏 1 瓶、棉签 1 包、手套 2 副、2% 利多卡因 1 支、胶布 1 卷、敷料 2 包、血压计 1 个、听诊器 1 个、污物盒 1 个、利器盒 1 个、50ml 注射器 1 个、10ml 注射器 1 个、治疗车 1 个。

3. **医生准备**

(1) 术前对患者询问病史、体格检查、心电图、X 线及超声检查,明确适应证。

(2) 超声确定穿刺部位,确定穿刺途径。

【操作方法】

1. **患者体位**　多取坐位或半卧位。

2. **穿刺部位**　胸骨下穿刺点或心前区穿刺点。

3. **消毒**　穿刺部位皮肤常规消毒、铺巾、麻醉。

4. **再次检查用品**　穿刺前检查心包穿刺包是否正常完好,针头、空针及引流管是否通畅。

5. **穿刺**　按照既定穿刺部位及途径进针,抽出液体后,固定针头,置入导引导丝,用尖刀片稍划开患者皮肤,沿导丝置入扩张鞘,保留导丝,拔出扩张鞘,沿导丝置入引流管。

(1) 心前区穿刺点:于左侧第 5 肋间隙,心浊音界左缘向内 1~2cm 处,沿第 6 肋上缘向内向后指向脊柱进针。此部位操作技术较胸骨下穿刺点的难度小,但不适于化脓性心包炎或心包积液较少患者的穿刺。

(2) 胸骨下穿刺点:取左侧肋弓角作为胸骨下穿刺点,穿刺针与腹壁角度为 30°~45°,针刺向上、后、内,达心包腔底部,针头边进边吸,至吸出液体时即停止前进。

6. **包扎固定**　固定引流管,接引流袋,缓慢引流,记录引流的液体量。穿刺局部盖以纱布、胶布固定。

7. **穿刺液送检**　抽出液体后,根据需要分别做细菌学、生化学、细胞学检查。

【注意事项】

1. 在心电监护下进行,发现异常时,酌情处理或停止操作。

2. 穿刺过程中嘱患者不要咳嗽或深呼吸。

3. 掌握好穿刺方向及进针深度。进针速度要慢,当有进入心包腔的感觉后即回抽有无液体,如未见液体,针头亦无心脏搏动感时尚可缓缓边进边抽。若针头有心脏搏动感应立即将针头稍后退,换另一方向抽取,避免损伤心肌及血管。

4. 抽液过程中应注意随时夹闭胶管,以免空气进入心包腔。抽液速度宜缓慢,首次抽液量以 100ml 左右为宜,以后每次抽液 300~500ml,避免抽液过多导致心脏急性扩张。

5. 术中密切观察患者的脉搏、面色、心律、心率变化,如有虚脱等情况,应立即停止穿刺,将患者置于平卧位,并给予适当处理。

6. 术后静卧,每半小时测 1 次脉搏、血压,共 4 次,以后每 2 小时 1 次,共观察 24 小时。

【并发症与处理】

1. **心肌损伤及冠状动脉损伤引起出血**

(1) 预防:应选择积液量多的部位,术前用超声心动图定位,测量从穿刺部位至心包的距离,以决定进针的深度;缓慢进针;穿刺针引流出积液后,停止进针,立即引入导引导丝。

(2) 引起出血后及时抽出积血,防止心脏压塞;建立液体通路,保持血流动力学稳定;必要时外科开胸止血治疗。

2. **气胸**　尽可能用超声心动图定位,选择合适的进针部位及方向,避免损伤肺组织。少量气胸多可自行吸收,如大量气胸须放置胸腔闭式引流管。

3. **心律失常**　穿刺针损伤或触及心肌时可以出现心律失常。术中应缓慢进针,注意进针的深度,一旦出现心律失常,立即后退穿刺针少许,观察心律变化。

4. **感染**　严格遵守无菌操作,穿刺部位充分消毒,避免感染。

视频:心包穿刺术

(谢旭晶)

第四节　基本技能与临床诊疗思维评估示例

一、重点病史采集

（一）病例简介

患者，女性，68 岁。因阵发性胸痛 10 年，活动后气短 1 年入院。患者 10 年前开始间断出现心前区疼痛，呈压迫性痛伴有紧缩感，向左肩放射。多于体力活动、情绪激动时发作，持续数分钟，休息后可缓解，曾在当地医院诊断为冠心病、高血压、糖尿病，口服阿司匹林、硝酸甘油等治疗。1 年前情绪激动后出现剧烈胸痛，含服"硝酸甘油"无效，持续 3h 逐渐缓解。发病第 2d 在当地医院就诊，诊断为"急性前壁心肌梗死"，具体治疗方案不详。患者出院后出现乏力、劳力性呼吸困难，并进行性加重。近 2 个月来，出现腹胀、食欲缺乏、双下肢水肿，为进一步诊治，来我院治疗。既往有高血压病史 15 年，间断服用降压药物，有糖尿病史 12 年。无药物过敏史，无外伤手术史，无烟酒嗜好。母亲患高血压、糖尿病，父亲因肺癌病逝，配偶体健，有吸烟嗜好，约 20 支 /d。

（二）重点病史采集内容与评分要点

病史采集过程中要注意的重点内容和评分要点见表 8-9。

表 8-9　重点病史采集内容与评分要点

考号：＿＿＿＿＿＿　　姓名：＿＿＿＿＿＿　　总得分：＿＿＿＿＿＿　　考核教师：＿＿＿＿＿＿

采集项目	评分要点	分值	得分
自我介绍	介绍姓名、职称并解释自己的职责	0.5	
一般项目	患者的姓名、年龄、职业、住址、联系方式等	1.0	
主要症状	胸痛、气短	2.0	
病期	10 年	2.0	
起病情况	劳力性胸痛，逐渐加重；1 年前出现一次剧烈胸痛，后出现劳力性呼吸困难，食欲减退	1.0	
主要症状特点	(1)胸痛(诱因、部位、性质、持续时间、缓解方式)：劳力或者情绪激动诱发，位于心前区向左肩放散，持续几分钟，休息或者服用"硝酸甘油"缓解	2.0	
	(2)1 年前出现一次剧烈胸痛，持续 3h，含服硝酸甘油无效	2.0	
	(3)1 年来气短，2 月来食欲缺乏，腹胀，双下肢水肿	2.0	
诊治经过	当地医院就诊，诊断为冠心病　急性前壁心肌梗死	2.0	
一般情况	发病以来睡眠稍差，饮食差，大小便无异常	1.0	
其他相关病史	(1)高血压病史 15 年	0.5	
	(2)糖尿病病史 12 年	0.5	
	(3)家族有高血压及糖尿病史	0.5	
	(4)配偶吸烟	0.5	
总结与安排	讨论初步诊断，安排下一步检查并给出处理意见	0.5	

续表

采集项目	评分要点	分值	得分
技巧	（1）条理性强，层次清晰	0.5	
	（2）提问规范（无诱导性、连续性、责难性及暗示性提问）	0.5	
	（3）注意倾听，举止亲切友好	0.5	
	（4）及时总结信息，恰当使用过渡性语言及结束语	0.5	
	总分	20.0	

二、重点体格检查

根据病史采集结果，进行有目的的重点体格检查，尽可能减少患者的不适，用较短的时间完成必要的体格检查项目：生命体征、一般检查、头颈部、胸廓和肺部、心脏、腹部、脊柱四肢、神经系统。检查的顺序和手法同系统体格检查，查体过程中注意保护患者，观察其反应并相互及时沟通。

本病例的重点查体内容和评分要点见表 8-10。

表 8-10　重点查体内容与评分要点

考号：_____　姓名：_____　总得分：_____　考核教师：_____

查体项目	评分要点	分值	得分
生命体征	体温 36.8℃，脉搏 92 次 /min，呼吸 27 次 /min，血压 110/80mmHg	2.0	
一般检查	意识清楚，自动体位	0.5	
头颈部	巩膜未见黄染，结膜无充血和水肿，口唇无发绀，咽部无充血，扁桃体无肿大。双侧颈静脉怒张，气管无移位，锁骨上淋巴结未触及肿大	1.5	
胸和肺	视诊：双侧胸廓对称，胸壁静脉无曲张	0.5	
	触诊：双侧呼吸动度一致，胸廓扩张度对称，未触及胸膜摩擦感	0.5	
	叩诊：胸廓左侧第 5 肋间隙以上叩诊呈清音，以下为浊音；右肺叩诊清音	1.0	
	听诊：左侧第 5 肋间隙以下呼吸音减弱，右下肺可闻及细湿啰音	1.0	
心脏	视诊：心尖搏动位于第 6 肋间左锁骨中线外 0.5cm	2.0	
	触诊：心尖搏动位置同视诊，心前区无震颤，无心包摩擦感	1.0	
	叩诊：心浊音界向左下扩大	2.0	
	听诊：心率 92 次 /min，律齐，心音低钝，未闻及杂音及心包摩擦音	1.0	
腹部	视诊：腹部平坦，腹式呼吸存在	0.5	
	触诊：腹软，无压痛及反跳痛，未触及包块；肝肋下 3cm 触及，有压痛；胆囊未触及，胆囊区无压痛；脾肋未触及，无触痛	1.0	
	叩诊：鼓音；肝浊音界正常；无移动性浊音；肋脊角无叩痛	1.0	
	听诊：肠鸣音正常，未闻及血管杂音，无摩擦音	0.5	
脊柱四肢	无畸形，无压痛及叩痛，活动自如；无杵状指（趾）	0.5	
	双下肢中度凹陷性水肿	1.0	
神经系统	肱二头肌反射、肱三头肌反射、膝反射正常，凯尔尼格征、巴宾斯基征阴性	0.5	

续表

查体项目	评分要点	分值	得分
技巧	(1)查体前检查者须洗手	0.5	
	(2)动作熟练、手法规范	0.5	
	(3)注意对比,无重复、颠倒、遗漏	0.5	
	(4)注意交流和保护患者	0.5	
	总分	20.0	

三、循环系统疾病病例分析

患者,男性,58岁,教师。因阵发性心前区疼痛2年,加重4h入院。患者2年前开始间断出现心前区疼痛,呈压迫性痛伴有紧缩感,不放射,3~5d发作1次,持续3~5min。多于工作劳累、饱餐或情绪激动时发作,休息后可在5~10min内缓解。近5d来因劳累心前区疼痛发作频繁,并进行性加重,休息时也有发作。每天发作3~4次,每次持续10~15min。4h前因情绪激动出现剧烈胸痛,持续不能缓解,含服"硝酸甘油"无效,伴大汗、乏力、胸闷、恶心、呕吐,呕吐物为胃内容物。发病以来无发热及咳嗽,食欲尚可,睡眠不佳,大小便正常。既往有高血压病史5年,最高血压为170/106mmHg,间断服用降压药物,否认糖尿病史。吸烟20年,约20支/d,无药物过敏史,无外伤手术史。母亲患高血压病,父亲因心肌梗死于4年前去世。

查体:体温36.8℃,脉搏93次/min,呼吸24次/min,血压150/100mmHg。发育正常,营养良好,痛苦面容,神志清晰,仰卧位。口唇及甲床无发绀,无颈静脉怒张。胸廓对称,无畸形,双肺呼吸音清。心前区无隆起,心尖搏动位于左侧第5肋间锁骨中线稍内侧0.5cm处。心前区未触及震颤。叩诊心浊音界不大,听诊心率93次/min,律齐,心音低钝。各瓣膜听诊区均未听到杂音及心包摩擦音。腹部稍膨隆,柔软,全腹无压痛及肌紧张,肝、脾不大。四肢活动自如,双下肢无水肿。

辅助检查:心电图Ⅱ、Ⅲ、aVF导联ST段弓背样抬高。血液生化检查:肌钙蛋白0.46ng/ml(0~0.04ng/ml);肌红蛋白160.5ng/ml(0~70ng/ml);肌酸激酶同工酶14.6ng/ml(0.3~4.0ng/ml)。

根据以上临床资料,请写出初步诊断与诊断依据、鉴别诊断、进一步检查及治疗原则。

(一)初步诊断与诊断依据(初步诊断12分,诊断依据8分)

1. 初步诊断

(1)急性下壁ST段抬高型心肌梗死,Killip 1级。

(2)高血压病(2级,很高危)。

2. 诊断依据

(1)中年男性,劳力性心绞痛病史2年,4h前出现剧烈胸痛,含服硝酸甘油不能缓解。

(2)心电图Ⅱ、Ⅲ、aVF导联ST段弓背样抬高;肌钙蛋白0.46ng/ml(0~0.04ng/ml),肌红蛋白160.5ng/ml(0~70ng/ml),肌酸激酶同工酶14.6ng/ml(0.3~4.0ng/ml)。

(3)既往高血压病史,入院血压150/100mmHg。

(二)鉴别诊断(10分)

1. 心绞痛 心绞痛疼痛一般不超过15min,含服硝酸甘油可缓解;心电图无明显变化或者暂时性ST段和T波变化;心肌损伤标志物不高。

2. 急性心包炎 心包炎发热与疼痛往往同时出现,呼吸和咳嗽加重,早期即有心包摩擦音;心电图除aVR外,其余导联均有ST弓背向下抬高,T波倒置,无异常Q波出现。

3. 急性肺动脉栓塞 可发生胸痛、咯血、呼吸困难和休克。但常伴有右心室负荷急剧增加,表现为发绀、肺动脉瓣区第二心音亢进、颈静脉充盈、肝大、下肢水肿等。血浆D-二聚体升高。心电图示

Ⅰ导联S波加深,Ⅲ导联Q波显著,T波倒置,胸导联过渡区左移,右胸导联T波改变等。

4. 急腹症　急性胰腺炎、急性胆囊炎、消化性溃疡穿孔、胆石症等均有上腹部疼痛,部分下壁心肌梗死也可表现为上腹部症状,但通过心电图及血清心肌酶学测定可鉴别。

5. 主动脉夹层　胸痛亦非常剧烈,常向背、肋、腹、腰和下肢放射,双上肢血压及动脉搏动可有显著不同。通过超声心动图、X线或磁共振显像有助于诊断。

(三) 进一步检查项目(4分)

1. 继续动态观察心电图及心肌损伤标志物变化。
2. 检查血常规、血糖、血脂系列、电解质、肝肾功能。
3. 有条件进行急诊冠状动脉造影检查。

(四) 治疗原则(6分)

1. 监护和一般治疗

(1)休息、吸氧、监测。

(2)解除疼痛:吗啡、哌替啶等。

2. 抗血小板及抗凝治疗

3. 改善心肌血供　β-受体阻断剂、硝酸甘油等。

4. 再灌注治疗　急诊经皮冠脉介入治疗、溶栓治疗、紧急冠状动脉旁路移植术。

5. 治疗各种并发症　如心律失常、休克、心力衰竭等。

四、临床操作考核

心包穿刺术的考核评分要点见表8-11。

表8-11　心包穿刺术的考核评分要点

考号:＿＿＿＿＿＿　姓名:＿＿＿＿＿＿　总得分:＿＿＿＿＿＿　考核教师:＿＿＿＿＿＿

操作顺序	评分要点	分值	得分
术前准备	(1)核对患者信息,明确穿刺目的,排除禁忌证	1.0	
	(2)签署知情同意	1.0	
	(3)向患者交代注意事项	1.0	
	(4)准备心包穿刺包、消毒用品、麻醉药品、注射器、胶布、无菌手套、标本容器、口罩、帽子等	1.0	
体位	根据穿刺途径,协助患者采取合适体位	1.0	
穿刺部位	心脏视、触、叩、听,可在超声引导下选择穿刺点	2.0	
消毒	常规消毒皮肤,范围15cm;戴无菌手套,打开穿刺包	1.0	
铺巾	无菌孔巾中心对准穿刺点	0.5	
麻醉	(1)用注射器吸入2%利多卡因	0.5	
	(2)在穿刺点局部皮下注射形成一皮丘,沿穿刺方向缓慢刺入,间断负压回吸,每进2~3mm回吸1次,无液体或血液后注射利多卡因,逐层浸润麻醉。如有液体吸出,则提示进入心包腔,退针并记录穿刺针长	1.0	
穿刺	(1)抽吸穿刺针,试验通畅度	1.0	
	(2)左手紧绷皮肤,右手执穿刺针,沿预定的穿刺途径进针直至相应深度,见有积液流出,停止穿刺,左手固定穿刺针	2.0	

续表

操作顺序	评分要点	分值	得分
穿刺	(3)沿穿刺针置入导引导丝,退出穿刺针;尖刀片划开皮肤,沿导引导丝置入扩张鞘扩张;拔出扩张鞘,沿导引导丝植入引流管,此时引流管应处于夹闭状态	2.0	
引流	(1)将引流管连接引流袋,放开引流管	1.0	
	(2)首次抽液不超过 100~200ml,以后每次抽液 300~500ml。注意抽液速度不能过快	1.0	
伤口处理	局部消毒,压迫片刻;无菌敷料覆盖,胶布固定	1.0	
术后处理	(1)嘱患者卧床休息,测血压、心率,观察有无头晕、胸闷、气短等	1.0	
	(2)记录抽液量及性质,送检	0.5	
	(3)穿刺用物的处理	0.5	
	总分	20.0	

(谢旭晶)

第九章
消化系统基本技能与临床诊疗思维评估

消化系统基本技能与临床诊疗思维包括了消化系统疾病诊断的常用基本技能、临床诊疗思维以及综合运用所学知识分析问题和解决问题的能力。通过对重点病史采集、重点体格检查、病例分析及消化系统疾病常用基本技能的培训,考核与评估医学生临床基本技能操作的规范性、准确性、技巧性和完整性,评估医学生对患者的关爱、职业精神和工作态度等。

第一节 胃管置入术

视频:胃管置入术

【适应证】

1. 昏迷、极度厌食者插管行营养治疗。

2. 胃液检查。

3. 急性胃扩张及食物中毒等。

4. 上消化道穿孔及幽门狭窄。

5. 急腹症有明显胃肠胀气或较大腹部手术前准备。

【禁忌证】

严重的颌面部损伤、食管静脉曲张、近期食管腐蚀性损伤、各种原因的鼻腔阻塞、食管或贲门狭窄或梗阻,严重呼吸困难,精神异常和极度不合作者。

【操作前准备】

1. **患者准备** ①核对患者,并对患者的病情进行评估,注意有无禁忌证;②告知患者或家属胃管置入的目的、操作过程及注意事项;③训练患者置管时的配合要领,以保证置管顺利进行;④取下活动义齿;⑤签署知情同意书。

2. **材料准备** 治疗碗、消毒胃管、弯盘、钳子、20ml注射器、纱布、治疗巾、无菌手套、液体石蜡、棉签、胶布、夹子及听诊器。

3. **医生准备** 戴好口罩、帽子,操作前洗手。

【操作方法】

1. **患者体位** 患者取坐位或半卧位。不能坐起者可取右侧卧位;昏迷者取去枕平卧位(头后仰);中毒者可取左侧卧位或仰卧位。

2. **测量置入胃管长度** 取出胃管,检查胃管是否通畅,测量胃管置入长度,注意测量后胃管的刻度标记。胃管置入的长度相当于从鼻尖到耳垂,再到胸骨剑突的长度,或从前额发际到胸骨剑突的长度,成人一般为55~60cm。

3. **置管** ①于患者颌下铺治疗巾,弯盘置于患者的口角处;②检查鼻腔,清洁鼻孔;③医生戴无菌手套;④用液体石蜡润滑胃管前段,医生左手持纱布托住胃管,右手持胃管前段,沿选定的鼻孔置入胃管,先稍向上而后平行,再向后下缓慢轻轻置入到咽喉部(14~16cm)时,嘱患者做吞咽动作,在吞咽时顺势将胃管置入,直到预定长度;⑤初步固定胃管,检查胃管是否盘曲在口腔内。

4. 检查胃管的位置

(1)抽:胃管末端接注射器抽吸,如有胃液抽出,表示已插入胃内。

(2)听:用注射器向胃管内注入10~20ml空气,同时用听诊器听诊胃部,如有气过水声,表示胃管已插入胃内。

(3)看:将胃管末端置于盛水的治疗碗内,观察有无气泡逸出,如果无气泡逸出,表明胃管在胃内;若有气泡连续逸出且与呼吸相一致,表示其误入气管内。

5. 固定 ①确认胃管在胃内后,将鼻孔处的胃管用胶布缠绕2周做标记,并固定于鼻翼两侧;②用纱布拭去患者口角的分泌物,撤弯盘、摘手套;③用胶布将胃管固定于患者的面颊部;④将胃管末端折叠用纱布包好,用夹子夹住,撤治疗巾;⑤将胃管置患者枕旁备用。

6. 操作后处理

(1)协助患者整理衣物,并恢复其舒适卧位,感谢患者的合作,嘱患者好好休息。

(2)将所有物品整理好,放于指定位置。

【注意事项】

1. 置管动作要轻、稳,特别注意置管过程是"咽",不是"插",尤其是在通过咽喉、食管狭窄处时,以免损伤食管黏膜。

2. 在置管过程中,患者出现恶心呕吐,立即停止置管,嘱患者深呼吸,以分散患者的注意力,缓解紧张情绪。如果出现呛咳、呼吸困难、发绀等,提示胃管误入气管,应立即拔出胃管,休息片刻后再置管。

3. 对于昏迷患者,在置管前将患者的头部后仰,在胃管到达咽喉部时,用左手将患者头部托起向前屈(使下颌紧贴胸骨柄,增大咽喉部通道的弧度),可使胃管顺利进入胃内。

【并发症与处理】

1. **胃管误入气管** 主要是由于患者合作不良或不能合作所致。置管前应积极与患者及家属沟通交流,争取患者的合作,另外,采用多种方法验证胃管的位置。

2. **胃食管反流与误吸** 主要是由于胃管置留时间过长导致食管下端括约肌松弛,或昏迷、颅脑损伤患者不能吞咽口腔分泌物,易将反流的胃内容物误吸入呼吸道所致。对于胃食管反流患者,可抬高床头,并采用抑酸和促进胃动力药物。另外,对于长期卧床者应积极排痰,发生吸入性肺炎时应用抗生素治疗。

3. **鼻腔出血** 主要是由于置管时用力过猛、留置胃管时间过长所致。置管时动作要轻稳,发生出血时可采用缩血管药物,必要时可请专科医生会诊。另外,密切观察患者的鼻黏膜,及时处理黏膜糜烂。

4. **恶心呕吐** 置管过程中患者常有流泪、恶心呕吐、咳嗽等症状,可于置管前3~5min给予1%丁卡因喷雾麻醉后再置管。另外,拔除胃管的速度不能过快、动作不能过猛。

5. **食管黏膜糜烂** 主要与长期留置胃管的胃食管反流以及胃管与食管黏膜摩擦,导致的食管黏膜损伤有关。出现食管黏膜糜烂时可采用抑酸治疗。另外,食管黏膜有溃疡、出血时,应及时拔除胃管。

(房学东)

第二节　腹腔穿刺术

视频:腹腔穿刺术

【适应证】

1. 原因未明的腹膜腔积液,检查积液的性质,协助确定病因或腹膜腔给药。

2. 大量腹膜腔积液的穿刺放液,以减轻大量腹腔积液引起的呼吸困难或腹胀症状。

【禁忌证】

1. 肝性脑病先兆,放腹腔积液可加速肝性脑病发作。

2. 腹膜炎广泛粘连者。

3. 巨大卵巢囊肿,棘球蚴病性囊性包块,妊娠中后期。

4. 严重电解质紊乱。

【操作前准备】

1. **患者准备**　①询问患者有无麻醉药过敏史,向患者解释穿刺的目的、术中注意事项及配合要求;②签署知情同意书;③嘱患者排空膀胱(排尿)。

2. **材料准备**　治疗盘、穿刺包、皮尺、血压计、消毒液、无菌棉球、麻醉药等。

3. **医生准备**　①衣帽整洁,戴口罩,洗手;②检查患者的生命体征、腹部体征,测量腹围,观察病情变化;③与患者进行良好的沟通。

【操作方法】

1. **患者体位**　患者取坐位或半坐位、平卧位、稍左侧卧位。再次进行腹部检查,叩诊移动性浊音,确认有腹腔积液。

2. **选择穿刺点**　①通常选择脐与左髂前上棘连线中、外 1/3 交点处,此处不易损伤腹壁动脉;②脐与耻骨联合连线中点上 1.0cm,偏左或偏右 1.5cm 处;③少量腹腔积液患者取侧卧位,取脐水平线与腋前线交点,此处常用于诊断性穿刺;④包裹性分隔积液,需在 B 超指导下定位穿刺。

3. **消毒**　①自穿刺点由内向外常规消毒 2 遍,范围以穿刺点为中心,直径为 15cm,第 2 遍的消毒范围不要超过第 1 遍;②戴无菌手套,铺消毒孔巾。

4. **麻醉**　以 2% 利多卡因于穿刺点自皮肤至壁腹膜逐层向下浸润麻醉(先在皮下打 1 个直径为 5~10mm 的皮丘)。

5. **穿刺**　①医生以左手示指与拇指固定穿刺部位皮肤,右手持针经麻醉路径垂直刺入皮肤后,以 45° 刺入腹壁再垂直刺入腹膜腔,当针头阻力突然消失时,表示针尖已进入腹膜腔,即可抽取腹腔积液 20~100ml 置于消毒容器中送检;②术中观察患者的反应,并注意保暖。

6. **放液**　①诊断性穿刺时,可直接采用20ml 或50ml 无菌注射器和 7 号针头进行穿刺;②大量放液时,可用针尾连接橡皮管的 8 号或 9 号针头穿刺(助手用消毒止血钳固定针头,并夹闭橡胶管);③一般放液每次 3 000~6 000ml,肝硬化患者第一次放液不能超过 3 000ml。

7. **加压固定**　拔出穿刺针,覆盖消毒纱布,以手指压迫数分钟,再用胶布固定。

8. **操作后处理**

(1)协助患者整理衣物,恢复舒适卧位,术后测量患者的生命体征、腹围,嘱患者平卧,并使穿刺针孔位于上方,防止腹腔积液漏出。感谢患者的合作,嘱患者好好休息。

(2)将所有物品整理好,放于指定位置。

【注意事项】

1. 放液速度不宜过快、放液量不宜过多,可在腹部加压沙袋,以防腹压骤降,内脏血管扩张而造成血压降低,甚至发生休克。若腹腔积液流出不畅,可将穿刺针稍作移动或稍变换体位。

2. 术后嘱患者取仰卧位,使穿刺孔位于上方,可防止腹腔积液渗漏。若有大量腹腔积液,腹膜腔压力太高,可采用腹带加压包扎。

3. 放液前后均应测量腹围、脉搏、血压,观察病情变化。

4. 诊断性穿刺时,应立即送检腹腔积液常规、生化、细菌培养和脱落细胞检查。

【并发症与处理】

1. **肝性脑病与电解质紊乱** 主要与放液速度过快、放液量过多、禁忌证掌握不严格有关。处理措施:①严格掌握禁忌证;②严格控制放液速度和放液量;③积极维持酸碱平衡和电解质平衡。

2. **出血、损伤脏器** 可能与患者凝血功能障碍、穿刺不规范和动作粗暴等有关。处理措施:①操作前复查凝血功能;②准确选择穿刺点,操作过程中动作要轻、稳。

3. **感染** 可能与无菌观念不严格有关。处理措施:①严格无菌操作;②进行合理的抗菌治疗。

4. **休克** 可能与穿刺放液速度过快、放液量过多有关。处理措施:①严格控制放液速度和放液量;②采取补液、吸氧等措施。

(房学东)

第三节 三腔二囊管置管术

视频:三腔二囊管置管术

【适应证】

食管胃底静脉曲张破裂大出血,一般止血措施难以控制的患者。

【禁忌证】

1. 严重的高血压、冠心病、心功能不全患者。

2. 胸腹主动脉瘤患者。

3. 病情危重或极度不合作者。

4. 咽喉部、食管病变难以完成置管者。

【操作前准备】

1. **患者准备** ①核对患者,并对患者的病情进行评估,特别要注意患者的生命体征和意识状态,注意有无禁忌证;②告知患者或家属三腔二囊管置管术的目的、操作过程及注意事项,以保证置管顺利进行;③签署知情同意书。

2. **材料准备** ①三腔二囊管;②其他物品:50ml注射器、止血钳、镊子、治疗盘、无菌纱布、液体石蜡、500g沙袋、治疗碗、无菌手套、棉签、压舌板、绷带、宽胶布等;③血压计、听诊器。

3. **医生准备** 戴好口罩、帽子;操作前洗手,戴手套。

【操作方法】

1. **患者体位** 患者取仰卧位,头偏向一侧,或取侧卧位。

2. **检查三腔二囊管** 取出三腔二囊管,检查气囊是否漏气,导管是否通畅;分别标注3个腔的通道,并进行长度标记。

3. **置管**

(1)将三腔二囊管的前端和气囊表面涂以液体石蜡,用注射器抽尽囊内残气后夹闭导管。

(2)铺无菌治疗巾,检查患者鼻腔,并清洁、润滑鼻孔。

(3)将三腔二囊管经鼻孔插入,到达咽部时嘱患者做吞咽动作,使三腔二囊管顺利进入65cm标记处。当进入65cm处或抽吸胃管有胃内容物时,表明管的头端已进入胃内。

4. 胃气囊注气

(1)使用注射器向胃气囊内注入250~300ml空气,使胃气囊膨胀,用血压计测量胃气囊内压力,并使压力保持在40mmHg。用止血钳将胃气囊的管口钳住。

(2)将三腔二囊管向外牵引,牵引过程中感觉到有中等弹性阻力时,表明膨胀的胃气囊已压于胃底部。

(3)适度拉紧三腔二囊管,用胶布将其固定在患者面部,或用500g沙袋通过滑轮固定于床头的牵引架上。

5. 胃气囊减压抽液

(1)胃气囊首次充气持续压迫24h后,每12h需要减压15~30min。

(2)减压前,给患者服用液体石蜡20ml,10min后将三腔二囊管向胃内略送入,使气囊与胃底黏膜分离,去除止血钳,让气囊内气体自行缓慢放出。

(3)用注射器从胃管内抽出内容物,观察有无活动性出血,如果有活动性出血,立即充气压迫。

(4)如果无活动性出血,10~20min后继续充气压迫12h;12h后,给患者服用液体石蜡20ml,再次放气减压,留管观察24h后,如果无出血,即可拔管。

(5)拔管前,必须给患者服用液体石蜡20ml(以防胃黏膜与气囊粘连),抽尽气囊内的气体,再缓缓拔出三腔二囊管。

6. 食管气囊注气

(1)胃气囊内注气后仍有出血时,再向食管气囊内注入100~150ml空气(使膨胀的气囊压迫食管下段)。

(2)用血压计测量食管气囊内压力,使压力保持在35~45mmHg,用止血钳将食管气囊的管口钳住。

(3)食管气囊充气压迫8~12h后,放气减压30~60min。

7. 拔管

(1)出血停止24h后,先将食管气囊内的气体放出,放松牵引;再放出胃气囊内的气体,继续观察有无出血。

(2)观察24h后无出血,给患者服用液体石蜡20ml,抽尽2个囊内的气体,再缓缓拔出三腔二囊管。

(3)观察2个囊壁上的血迹,了解出血的部位。

8. 操作后处理

(1)协助患者整理衣物,恢复其舒适卧位,谢谢患者的合作,嘱患者好好休息。

(2)将所有物品整理好,放于指定位置。

【注意事项】

1. 最好在出血间歇期进行置管,以免胃内容物反流引起窒息。

2. 气囊充气压迫24h后,应放气减压,以免压迫时间过久导致黏膜糜烂。

3. 牵引力量不宜过大,以防压迫过重引起黏膜糜烂。

4. 注意气囊是否漏气,以免达不到压迫止血的目的。

5. 三腔二囊管置管术需要2个人操作,助手协助判断三腔二囊管是否进入胃内,并观察患者的情况。

【并发症与处理】

1. **黏膜损伤**　患者紧张和躁动不安、置管时的强行操作、反复多次置管、气囊注气加压,均可导致鼻咽部、食管黏膜受损,组织水肿,甚至形成瘢痕狭窄。处理措施:①置管时动作要轻、稳;②定时放气减压;③置管前、减压前、拔管前均要给患者服用液体石蜡;④拔管后及时处理黏膜破损等。

2. **呼吸困难**　主要是由于置管时三腔二囊管充气过早(胃气囊嵌塞于贲门或食管下端即充气)、气囊被牵拉脱出而堵塞喉部(胃气囊漏气)所致。处理措施:①做好胃管长度标记,置管时尽量将置管长度超过标记处,充气后将胃气囊轻轻往外牵拉;②如果胃气囊破裂或漏气,应立即剪断导管,放尽囊内气体后拔管。根据病情变化重新置管;③充气不足时,应将囊内气体放尽,重新置管并再次充气。

3. 心动过缓 由于膨胀的胃气囊压迫胃底,引起迷走神经张力增高所致。处理措施:①吸氧,并立即放尽囊内气体;②牵拉力量不能过大。

4. 食管穿孔 主要由于置管时动作粗暴或用力不当、各种原因造成静脉曲张破裂的食管黏膜缺血、坏死等所致。处理措施:①置管时动作要轻、稳,避免强烈刺激;②定时放气,牵拉力量不能过大。

(房学东)

第四节 灌 肠 术

视频:灌肠术

【适应证】

1. 各种原因引起的便秘及肠积气。

2. 结肠、直肠疾病检查及手术前的准备。

3. 高热降温,分娩前准备。

【禁忌证】

妊娠、急腹症、胃肠道出血、严重心血管疾病等患者。

【操作前准备】

1. 患者准备 ①核对患者,并对患者的病情进行评估,特别注意患者的生命体征和意识状态、肛门及肛周皮肤黏膜情况,注意有无禁忌证;②告知患者或家属灌肠的目的、操作过程及注意事项,以保证灌肠顺利进行;③灌肠前排空膀胱。

2. 材料准备 ①治疗盘、一次性灌肠器一套、肛管、止血钳、液体石蜡、棉签、卫生纸、手套、小橡胶单和治疗巾1套(或一次性尿垫)、水温计。②弯盘、便盆及便盆巾。③0.1%~0.2%肥皂液或生理盐水(成人每次用量为500~1 000ml),温度为39~41℃。降温时的温度为28~32℃,中暑时用4℃等渗盐水。

3. 医生准备 戴好口罩、帽子,操作前洗手。

【操作方法】(成人大量不保留灌肠)

1. 患者体位 患者取左侧卧位,双膝屈曲,脱裤至膝部以充分暴露臀部,将患者臀部移至床边。

2. 垫治疗巾 检查并打开灌肠器包,将橡胶单和治疗巾垫于患者臀下,将弯盘置于肛门旁。

3. 准备灌肠器 将灌肠器挂于输液架上,灌肠器内倒入灌肠液,其液面距离患者肛门40~60cm。

4. 润滑肛管 医生戴手套,连接肛管并润滑肛管前端,排气后夹管。

5. 插管并灌肠 医生左手持卫生纸将臀部分开,暴露肛门,嘱患者缓慢深呼吸,右手持肛管轻轻插入肛门内7~10cm,左手固定肛管,右手开放管夹,使灌肠液缓缓灌入。

6. 观察灌肠效果与患者反应 观察灌肠器内液面下降情况及患者反应,如液面停止下降,多由于肛管前端孔道被粪便阻塞,可移动肛管或挤压肛管使阻塞的管口通畅。

7. 拔管 灌肠液即将灌完时,夹闭肛管,左手分开臀部,右手用卫生纸包裹肛管轻轻拔出,放入弯盘,擦净肛门。

8. 操作后处理

(1)协助患者整理衣物,恢复舒适卧位,嘱患者保留灌肠液5~10min后再排便,不能下床的患者给予便盆。谢谢患者的合作,嘱患者好好休息。

(2)将所有物品整理好,放于指定位置。

【注意事项】

1. 选择合适的灌肠液 根据患者情况选择合适的灌肠液,并掌握灌肠液的温度、浓度和用量,灌肠的流速、压力等。

2. 特殊情况的处理 肝性脑病患者禁用肥皂水灌肠,以减少氨的产生和吸收;充血性心力衰竭和水钠潴留患者禁用生理盐水;伤寒患者的灌肠液不宜超过 500ml,其液面不得高于肛门 30cm。

3. 密切观察患者的反应 如患者感觉有腹胀或有便意,可嘱患者张口深呼吸,并降低灌肠器的高度以减慢流速,减轻腹压;如患者出现面色苍白、出冷汗、剧烈腹痛等症状,可能与肠痉挛或出血有关,应立即停止灌肠并及时处理。

【并发症与处理】

大量不保留灌肠的并发症有:直肠黏膜损伤、肠穿孔等。主要与肛管不合适、患者不合作、插管用力过猛或强行插管等有关。处理措施:①积极与患者沟通,争取患者理解与合作;②选择合适的肛管;③选择舒适的操作体位;④避免多次反复插管;⑤插管动作要轻柔,肛管插入的深度要适宜,插管前用液体石蜡润滑肛管;⑥密切观察患者的反应。

(房学东)

第五节 基本技能与临床诊疗思维评估示例

一、重点病史采集

(一)病例简介

患者,男性,32 岁。反复上腹部疼痛 4 年,加重伴黑便 2d。患者于 4 年前无明显原因出现上腹部疼痛,呈烧灼样,饥饿时及夜间疼痛明显,每到秋冬季节、进食生冷或辛辣食物后疼痛加重。无恶心呕吐、无腹泻。曾服用雷尼替丁治疗后疼痛可缓解,但未经系统治疗。2d 前因劳累及吃冷饮后再次出现上腹部疼痛,呈持续性烧灼样,并伴有反酸、食欲减退。1d 前出现黑便 2 次,伴恶心、头晕、出汗、心慌等症状,无呕吐,遂来就诊。发病以来睡眠稍差,饮食尚可,小便无异常,体重无明显变化。既往体健,无传染病史,无手术外伤史,无药物过敏史。吸烟,每天 5~10 支。配偶体健,父母体健,家族中无肿瘤病史。

(二)重点病史采集内容与评分要点

病史采集过程中要注意的重点内容和评分要点见表 9-1。

表 9-1 重点病史采集内容与评分要点

考号:_____   姓名:_____   总得分:_____   考核教师:_____

采集项目	评分要点	分值	得分
自我介绍	介绍姓名、职称,解释自己的职责	0.5	
一般项目	患者的姓名、年龄、职业、住址、联系方式等	1.0	
主要症状	上腹部疼痛	2.0	
病期	4 年	2.0	
起病情况	无明显诱因,逐渐起病	1.0	

续表

采集项目	评分要点	分值	得分
主要症状特点	(1)上腹部疼痛,呈烧灼样,饥饿时及夜间疼痛明显,每到秋冬季节、进食生冷或辛辣食物后疼痛加重	2.0	
	(2)黑便	2.0	
伴随症状	(1)泛酸、食欲减退	1.0	
	(2)恶心、头晕、出汗、心慌	1.0	
诊治经过	曾服用雷尼替丁治疗,但未经系统治疗	1.5	
一般情况	睡眠稍差,饮食尚可,小便无异常,体重无明显变化	1.0	
其他相关病史	(1)既往体健,无传染病史,无手术外伤史	0.5	
	(2)吸烟(每天5~10支)	0.5	
	(3)无药物过敏史	1.0	
	(4)家族中无肿瘤病史	0.5	
总结与安排	讨论初步诊断,安排下一步检查并给出处理意见	0.5	
技巧	(1)条理性强,层次清晰	0.5	
	(2)提问规范(无诱导性、连续性、责难性及暗示性提问)	0.5	
	(3)注意倾听,举止亲切友好	0.5	
	(4)及时核实患者提供的信息,恰当使用过渡性语言及结束语	0.5	
	总分	20.0	

二、重点体格检查

病例同病史采集,根据上述病史采集的结果,进行有的放矢的重点体格检查,尽可能减少患者的不适,用较短的时间完成必要的体格检查项目:生命体征、一般检查、头颈部、胸廓和肺部、心脏、腹部、脊柱四肢、神经系统。检查的顺序和手法同系统体格检查,查体过程中注意保护患者,观察其反应并相互及时沟通。

针对本病例的重点查体内容与评分要点见表9-2。

表9-2 重点查体内容与评分要点

考号:_____ 姓名:_____ 总得分:_____ 考核教师:_____

查体项目	评分要点	分值	得分
生命体征	体温36.4℃,脉搏89次/min,呼吸28次/min,血压130/80mmHg	1.0	
一般检查	发育正常,营养良好,意识清楚,表情自如,自动体位	0.5	
头颈部	巩膜无黄染,结膜无充血和水肿,口唇无发绀,咽部无充血,扁桃体无肿大。颈静脉无怒张,气管无移位,锁骨上淋巴结未触及	1.0	
胸和肺	视诊:胸廓无异常,肋间隙无增宽、变窄,胸壁静脉无曲张。	0.5	
	触诊:胸廓扩张度无增强、减弱,呼吸运动无增强、减弱,语音震颤无增强、减弱,无胸膜摩擦感	2.0	
	叩诊:肺部叩诊清音,肺下界活动度无异常	2.0	
	听诊:呼吸音无增强、减弱,语音共振无增强、减弱,无胸膜摩擦音;双肺呼吸音清,未闻及干、湿性啰音	2.0	

续表

查体项目	评分要点	分值	得分
心脏	视诊:心尖搏动位于第 5 肋间左锁骨中线内 1.5cm,无增强、减弱	0.5	
	触诊:心尖搏动位置同视诊,心前区无震颤,无心包摩擦感	1.0	
	叩诊:心浊音界两侧无增大、缩小	2.0	
	听诊:心率 89 次 /min,律齐,$A_2>P_2$,未闻及杂音及心包摩擦音	1.5	
腹部	视诊:腹部平坦,呼吸运动无增强、减弱,未见肠型及蠕动波,上腹部无搏动,无皮疹、色素沉着,无腹壁静脉曲张	0.5	
	触诊:腹软,上腹部有压痛,无反跳痛,肝脾未触及,无包块,麦氏点无压痛,Murphy 阴性	1.0	
	叩诊:腹部叩诊鼓音,肝浊音界无缩小、消失,无移动性浊音,肝区和肾区无叩击痛	1.0	
	听诊:肠鸣音 4 次 /min,无振水音及血管杂音	0.5	
脊柱四肢	无畸形,无压痛及叩痛,活动自如;无杵状指(趾),双下肢无水肿	0.5	
神经系统	肱二头肌反射、肱三头肌反射、膝反射正常,Babinski 征、Kernig 征阴性	0.5	
技巧	(1)查体前检查者须洗手	0.5	
	(2)动作熟练、手法规范	0.5	
	(3)注意对比,无重复、颠倒、遗漏	0.5	
	(4)注意与患者沟通交流和保护患者隐私	0.5	
	总分	20.0	

三、消化系统疾病病例分析

患者,男性,53 岁。因"反复胃烧灼感 7 年,加重伴胸骨后疼痛 20d"收住院。7 年前,患者不明原因出现胃烧灼感,伴有反酸,每于进食辛辣食物或饮酒后症状加重,偶尔伴有咽下困难,饮用温水后可缓解。之后,症状反反复复,由于未影响工作而未予重视,也未经过特别治疗。20d 前,胃烧灼感加重,并伴有胸骨疼痛,且在仰卧位、弯腰及进食过酸食物后加重,并伴有夜间咳嗽、憋气症状。无恶心、呕吐、腹泻等。发病以来饮食尚可,睡眠差。既往体健,无消化性溃疡、胃炎等病史,无结核、肝炎等传染病病史,无肿瘤家族史。无手术及外伤史,无药物过敏史等。吸烟 20 余年,每天 10~15 支,饮酒 20 余年,每天 2~3 瓶啤酒。

查体:体温 36.5℃,脉搏 79 次 /min,呼吸 24 次 /min,血压 126/80mmHg。一般情况可,发育正常,营养中等,神志清,查体合作。皮肤黏膜无黄疸及皮疹,浅表淋巴结无肿大。颈软,甲状腺无肿大。心肺无异常,腹软,无胃型、肠型及蠕动波,无压痛及反跳痛,肝脾肋下未触及,无移动性浊音,双下肢无水肿。

辅助检查:血液常规检查无异常,肝功能和肾功能无异常。B 超显示肝脾无异常,胸部影像学检查无异常,心电图检查无异常。

根据以上临床资料,请写出初步诊断与诊断依据、鉴别诊断、进一步检查及治疗原则。

(一) 初步诊断与诊断依据(初步诊断 12 分,诊断依据 8 分)

1. 初步诊断 胃食管反流病。

2. 诊断依据

(1)中年男性,有长期饮酒史,慢性病程。

(2)反复的胃烧灼感,伴有反酸、胸骨后疼痛、咽下困难等症状,在仰卧位、弯腰时易发,且食用过酸食物易诱发。

（二）鉴别诊断（10分）

完整而准确的病史是胃食管反流病（gastroesophageal reflux disease，GERD）诊断的基础，对于一些难治性胃灼热伴有咽下困难的患者，需要与消化性溃疡、食管癌、真菌性食管炎、心绞痛等鉴别（表9-3）

表9-3 胃食管反流病的鉴别诊断

疾病	鉴别点
消化性溃疡	①慢性病程；②周期性发作和节律性中上腹部隐痛、灼痛、钝痛或饥饿样痛；③与饮食之间有明显的相关性和节律性；④秋末至初春寒冷季节更为明显；⑤发作期上腹部有局限性压痛
食管癌	①早期无特异性症状，可有胸骨后不适、烧灼感或疼痛等；②典型症状为进行性的咽下困难或哽咽感；③由于肿瘤浸润和炎症反应可出现频繁吐黏液；④晚期可有消瘦、贫血、营养不良等
心绞痛	①有心绞痛的危险因素；②典型症状是劳累后或情绪激动时胸骨上段或中段后的压榨性、闷胀性或窒息性疼痛，持续数分钟，可放射至左肩、左臂前内侧、小指和无名指；③休息或服用硝酸甘油可缓解；④发作时可有焦虑、皮肤苍白、出冷汗等
嗜酸性粒细胞性食管炎	①好发于儿童和20~40岁成人，男性多于女性；②50%患者有哮喘、皮肤反应和嗜酸性粒细胞增多；③典型表现为胸部疼痛或烧灼感、吞咽固体食物困难、食物嵌塞；④食管活检有助于确诊
真菌性食管炎	①多有长期使用大量广谱抗生素的病史；②主要症状为咽下困难和胸骨后疼痛，泛酸、胃烧灼感较少；③真菌检查为阳性

（三）进一步检查项目（4分）

1. **X线检查** 可显示食管黏膜有无病变、狭窄、食管裂孔疝等，并能显示钡剂的胃食管反流。

2. **内镜检查** 可有效缩短诊断时间，活组织检查既是食管炎的灵敏指标，也是排除食管癌的最好方法。

3. **24h食管pH监测** 是目前鉴定胃食管反流的"金标准"。

4. **食管压力监测** 虽然不能直接反映胃食管反流，但能反映食管胃交界处的屏障作用。

5. **其他** 如血液生化指标、肿瘤标志物检测有助于排除心源性或肿瘤性疾病等。

（四）治疗原则（6分）

治疗目的是控制症状、治愈食管炎症、减少复发和防治并发症。

1. **调整生活方式** 体位是减少反流的有效方法，如餐后保持直立位，避免过度负重，不穿紧身衣，睡眠时抬高床头等。睡前3h勿进食，以减少夜间胃酸分泌等。

2. **药物治疗**

（1）抑酸药：质子泵抑制剂（PPI）能持久抑制基础胃酸和刺激后胃酸的分泌，是治疗GERD的有效药物。

（2）抗酸药和黏膜保护药：保护黏膜，促使受损黏膜愈合。

（3）促动力药：通过改善食管运动功能、促进胃排空、提高食管下括约肌（LES）张力等作用，减少食管的酸暴露时间，达到防止反流的目的。

（4）联合用药：抑酸药与促动力药联合应用是目前治疗反流性食管炎最常用的方法。

3. **内镜治疗** 内镜随访和治疗的目的是尽量减少Barrett食管（BE）患者罹患食管癌转外科手术的风险。

4. **手术治疗** 掌握好手术适应证。对无法停药且手术条件好的患者，手术治疗比终身用药治疗好，控制反流症状也比药物治疗好。

四、临床操作考核

(一) 胃管置入术

胃管置入术的评分要点见表 9-4。

表 9-4　胃管置入术考核评分要点

考号：＿＿＿＿＿＿　　姓名：＿＿＿＿＿＿　　总得分：＿＿＿＿＿＿　　考核教师：＿＿＿＿＿＿

操作项目	评分要点	分值	得分
术前准备	①核对患者,评估患者病情;②告知患者或家属置管的目的、操作过程及注意事项;③取下活动义齿;④签署知情同意书	1.0	
	准备治疗碗、消毒胃管、弯盘、钳子、20ml 注射器、纱布、治疗巾、无菌手套、石蜡油、棉签、胶布、夹子及听诊器	1.0	
	医生戴好口罩、帽子;操作前洗手	1.0	
患者体位	协助患者取合适体位	1.0	
测量胃管长度	取出胃管,检查胃管是否通畅。测量胃管置入长度,注意测量后胃管的刻度标记,成人一般为 55~60cm	1.0	
置管	①于患者颌下铺治疗巾,弯盘置于患者的口角处。检查鼻腔、清洁鼻孔	1.0	
	②医生戴无菌手套	1.0	
	③用石蜡油润滑胃管前段,左手持纱布托住胃管,右手持胃管前段,沿选定的鼻孔置入胃管,先稍向上而后平行,再向后下缓慢轻轻置入到咽喉部(14~16cm)时,嘱患者做吞咽动作,在患者吞咽时顺势将胃管置入,直到预定长度	3.0	
	④初步固定胃管,检查胃管是否盘曲在口腔内	1.0	
检查胃管的位置	①抽:胃管末端接注射器抽吸,如有胃液抽出,表示已插入胃内	1.0	
	②听:用注射器从胃管内注入 10~20ml 空气,同时用听诊器听诊胃部,如有气过水声,表示胃管已插入胃内	1.0	
	③看:将胃管末端置于盛水的治疗碗内,观察有无气泡逸出,如果无气泡逸出,表明胃管在胃内;若有气泡连续逸出且与呼吸相一致,表示其误入气管内	1.0	
固定	①确认胃管在胃内后,将鼻孔处的胃管用胶布缠绕 2 周做标记,固定于鼻翼两侧	1.0	
	②用纱布拭去患者口角的分泌物,撤弯盘、摘手套	0.5	
	③再用胶布将胃管固定于患者的面颊部	1.0	
	④将胃管末端折叠用纱布包好,用夹子夹住,撤治疗巾	1.0	
	⑤将胃管置患者枕旁备用	0.5	
术后处理	①协助患者整理衣物,并恢复其舒适卧位,谢谢患者的合作,嘱患者好好休息	1.0	
	②将所有物品整理好,放于指定位置	1.0	
	总分	20.0	

注:操作中不符合无菌要求扣 5 分。

（二）腹腔穿刺术

腹腔穿刺术的考核评分要点见表 9-5。

表 9-5　腹腔穿刺术的考核评分要点

考号：＿＿＿＿＿＿　　姓名：＿＿＿＿＿＿　　总得分：＿＿＿＿＿＿　　考核教师：＿＿＿＿＿＿

操作顺序	评分要点	分值	得分
术前准备	①询问患者有无过敏史,向患者解释穿刺的目的、术中注意事项及配合要求;②签署知情同意书;③嘱患者排空膀胱(排尿)	1.0	
	①操作者衣帽整洁、戴口罩,洗手;②检查患者的生命体征、腹部体征,测量腹围,观察病情变化;③与患者进行良好的沟通	2.0	
	准备治疗盘、穿刺包、皮尺、血压计、消毒液、无菌棉球、麻醉药等	1.0	
患者体位	协助患者取合适体位。再次进行腹部检查,叩诊移动性浊音,确认有腹腔积液	2.0	
选择穿刺点	①通常选择脐与左髂前上棘连线中、外 1/3 交点处,此处不易损伤腹壁动脉 ②脐与耻骨联合连线中点上 1.0cm,偏左或偏右 1.5cm 处 ③取脐水平线与腋前线交点(侧卧位),此处常用于诊断性穿刺 ④包裹性分隔积液,需在 B 超指导下定位穿刺	1.0	
消毒	①自穿刺点由内向外常规消毒 2 遍,范围以穿刺点为中心的直径 15cm,第 2 遍的消毒范围不要超过第 1 遍	2.0	
	②戴无菌手套,铺消毒孔巾	2.0	
麻醉	以 2% 利多卡因于穿刺点自皮肤至壁腹膜逐层向下浸润麻醉(先在皮下打直径为 5~10mm 的皮丘)	2.0	
穿刺	①操作者以左手示指与拇指固定穿刺部位皮肤,右手持针经麻醉路径垂直刺入皮肤后,以 45° 刺入腹壁再垂直刺入腹膜腔,当针头阻力突然消失时,表示针尖已进入腹膜腔,即可抽取腹腔积液 20~100ml 置于消毒容器中送检	3.0	
	②术中观察患者的反应,并注意保暖	0.5	
加压固定	拔出穿刺针,覆盖消毒纱布,以手指压迫数分钟,再用胶布固定	1.5	
术后处理	①协助患者整理衣物,恢复舒适卧位,术后测量患者的生命征、腹围,嘱患者平卧,并使穿刺针孔位于上方,以免腹腔积液漏出	1.0	
	②将所有物品整理好,放于指定位置	1.0	
	总分	20.0	

注:操作中不符合无菌要求扣 5 分。

（三）三腔二囊管置入术

三腔二囊管置入术的考核评分要点见表 9-6。

表 9-6　三腔二囊管置入术考核评分要点

考号：＿＿＿＿＿＿　　姓名：＿＿＿＿＿＿　　总得分：＿＿＿＿＿＿　　考核教师：＿＿＿＿＿＿

操作顺序	评分要点	分值	得分
术前准备	①核对患者,并对患者进行评估,注意有无禁忌证;②告知患者或家属置管的目的、操作过程及注意事项;③签署知情同意书	1.0	
	准备物品:①三腔二囊管;②其他物品:50ml 注射器、止血钳、镊子、治疗盘、无菌纱布、液体石蜡、500g 沙袋、治疗碗、无菌手套、棉签;压舌板、绷带、宽胶布等;③听诊器、血压计	0.5	
	操作者戴好口罩、帽子;操作前洗手,戴手套	0.5	

续表

操作顺序	评分要点	分值	得分
体位	协助患者取合适的体位	0.5	
检查三腔二囊管	取出三腔二囊管,检查气囊是否漏气,导管是否通畅;分别标注3个腔的通道,并进行长度标记	0.5	
置管	①将三腔二囊管的前端和气囊表面涂以液体石蜡,用注射器抽尽囊内残气后夹闭导管	0.5	
	②铺无菌治疗巾,检查患者鼻腔,并清洁、润滑鼻孔	0.5	
	③将三腔二囊管经鼻孔插入,到达咽部时嘱患者做吞咽动作,使其顺利进入65cm标记处。当进入65cm处或抽吸胃管有胃内容物时,表明管的头端已进入胃内	2.0	
胃气囊注气	①向胃气囊内注入250~300ml空气,使其膨胀,并测量压力,并使压力保持在40mmHg。钳住胃气囊的管口	1.0	
	②将三腔二囊管向外牵引,牵引过程中感觉到有中等弹性阻力时,表明已膨胀的胃气囊已压于胃底部	1.0	
	③适度拉紧三腔二囊管,用胶布将其固定在患者面部,或用500g沙袋通过滑轮固定于床头的牵引架上	1.0	
减压抽液	①胃气囊首次充气持续压迫24h后,每12h需要减压15~30min	0.5	
	②减压前,给患者服用液体石蜡20ml,10min后将三腔二囊管向胃内略送入,使气囊与胃底黏膜分离,去除止血钳,让气囊内气体自行缓慢放出	1.0	
	③用注射器从胃管内吸出胃内容物,观察有无活动性出血,如果有活动性出血,立即充气压迫	1.0	
	④如果无活动性出血,10~20min后继续充气压迫12h;12h后,给患者服用液体石蜡20ml,再次放气减压,留置观察24h后,如果无出血,即可拔管	1.0	
拔管	拔管前给患者服用液体石蜡20ml(以防胃黏膜与气囊粘连),抽尽气囊内的气体,再缓缓拔出三腔二囊管	1.0	
食管气囊注气	①胃气囊内注气后仍有出血时,再向食管气囊内注入100~150ml空气	1.0	
	②测量食管气囊内压力,使压力保持在35~45mmHg,钳住食管气囊的管口	0.5	
	③充气压迫8~12h后,放气减压30~60min	0.5	
拔管	①出血停止24h后,先将食管气囊内的气体放出,放松牵引;再放出胃气囊内的气体,继续观察有无出血	1.0	
	②观察24h后无出血,给患者服用液体石蜡20ml,抽尽二囊内的气体,再缓缓拔出三腔二囊管	1.0	
	③观察2个囊壁上的血迹,了解出血的部位	0.5	
术后处理	①协助患者整理衣物,恢复其舒适卧位,谢谢患者的合作,嘱患者好好休息	1.0	
	②将所有物品整理好,放于指定位置	1.0	
总分		20.0	

注:操作中不符合无菌要求扣5分。

(四) 灌肠术

灌肠术的评分要点见表 9-7。

表 9-7　灌肠术考核评分要点

考号:＿＿＿＿＿＿　姓名:＿＿＿＿＿＿　总得分:＿＿＿＿＿＿　考核教师:＿＿＿＿＿＿

操作顺序	评分要点	分值	得分
前术准备	①核对患者,并对患者进行评估,特别是肛门及肛周皮肤黏膜情况;②告知患者或家属灌肠的目的、操作过程及注意事项;③灌肠前排空膀胱	2.0	
	物品准备:①治疗盘,灌肠器,肛管,血管钳,液体石蜡,棉签,卫生纸,手套,小橡胶单和治疗巾(或一次性尿垫),水温计;②弯盘,便盆及便盆巾;③肥皂液或生理盐水	2.0	
	操作者戴好口罩、帽子,操作前洗手	1.0	
患者体位	患者取合适体位,并充分暴露臀部	2.0	
垫治疗巾	检查并打开灌肠器包,将橡胶单和治疗巾垫于患者臀下,将弯盘置于肛门旁	2.0	
准备灌肠器	将灌肠器挂于输液架上,灌肠器内倒入灌肠液,其液面距离患者肛门40~60cm	2.0	
润滑肛管	操作者戴手套,连接肛管并润滑肛管前端,排气后夹管	2.0	
插管并灌肠	操作者左手持卫生纸将臀部分开,暴露肛门,嘱患者缓慢深呼吸,右手持肛管轻轻插入肛门内 7~10 cm,左手固定肛管,右手开放管夹,使灌肠液缓缓灌入	2.0	
观察灌肠效果	观察灌肠器内液面下降情况及患者反应	1.0	
拔管	灌肠液即将灌完时,夹闭肛管,左手分开臀部,右手用卫生纸包裹肛管轻轻拔出,放入弯盘,擦净肛门	2.0	
术后处理	①协助患者整理衣物,恢复舒适卧位,嘱患者保留 5~10min 后再排便,不能下床的患者给予便盆。谢谢患者的合作,嘱患者好好休息	1.0	
	②将所有物品整理好,放于指定位置	1.0	
总分		20.0	

注:操作中不符合无菌要求扣 5 分。

(房学东)

第十章

泌尿系统基本技能与临床诊疗思维评估

　　泌尿系统是将人体代谢产物排出体外的重要器官,任何引发尿液排出障碍的原因,终将威胁人体代谢平衡。下尿路梗阻(如尿道狭窄、良性前列腺增生等)导致的急性或慢性排尿障碍(尿潴留)是最常见的泌尿外科急症之一。导尿是保证尿路畅通,避免尿潴留后续危害的最直接、有效的处置手段之一。对于因尿道狭窄等原因所致的无法实施导尿的患者,膀胱造瘘术是较为理想的处置手段。此外前列腺疾病(炎症、增生、肿瘤等)也是男性常见的泌尿外科病症之一,前列腺的物理诊断在临床中具有重要的意义。泌尿系统疾病的诊疗实践中,应具有"全局"意识,不仅着眼于泌尿系统,也应对由此引发的全身代谢状况的影响予以重视。

第一节　导　尿　术

【适应证】

1. 无菌法取尿标本做检查或做尿细菌学检查。

2. 解除尿潴留。

3. 测定膀胱内残余尿量。

4. 测定膀胱容量和膀胱内压力改变,测定膀胱对冷热刺激的感觉及膀胱本体觉。

5. 行膀胱注水试验,鉴别膀胱破裂。

6. 注入对比剂,进行膀胱造影检查。

7. 昏迷、休克、危重患者尿量监测。

8. 产科手术前的常规导尿。大型手术中持续引流膀胱,防止膀胱过度充盈及监测尿量。腹部手术前彻底排空膀胱以防止术中膀胱损伤。

9. 进行下尿路动力学检查。

10. 膀胱内药物灌注或膀胱冲洗。

11. 探测尿道有无狭窄,了解少尿或无尿原因。

12. 前列腺、膀胱手术后膀胱冲洗。

【禁忌证】

急性尿道炎、急性前列腺炎、急性附睾炎、月经期、尿道狭窄、尿道闭锁等。

【操作前准备】

1. **患者准备**　告知患者导尿的目的、操作过程及注意事项;测量患者血压、呼吸、脉搏。

2. **材料准备**　无菌导尿包1个(内有导尿管1根、止血钳1把、镊子1把、治疗碗2个、液体石蜡球2个、有盖标本瓶1个、棉球8个、纱布1块、弯盘1个、洞巾1块),治疗盘1个(内有弯盘1个、无菌治疗碗 1 个、内盛干棉球数个、无菌止血钳 1 把、油布治疗巾 1 块、0.5% 碘伏溶液、无菌手套 2 副),留置导尿管另备宽胶布 1 条,细长胶布 1 条,备皮用具、引流管及引流袋各 1 个。气囊尿管应准备 10ml 注射器及 10ml 生理盐水充盈气囊。

视频:导尿术
(女)

3. **医生准备**　戴口罩、帽子,洗手。

【操作方法】

1. **体位**　患者取仰卧位,屈髋屈膝,大腿外展及外旋,臀下垫胶布单及棉片。

2. **消毒**

(1)以持物钳打开导尿包内层包布,并夹取无菌钳一把,夹棉球,0.5% 碘伏消毒外阴部。男性患者从尿道口开始,而后周围皮肤,应翻卷包皮消毒。女性患者按前庭、小阴唇、大阴唇、会阴、大腿内侧 1/2、臀部、肛周及肛门的顺序消毒,即以尿道口为中心,按由内而外,自上而下的顺序消毒。

视频:导尿术
(男)

(2)医生戴无菌手套,取无菌洞巾铺好。

3. **润滑导尿管**　取弯盘置于无菌巾上,导尿管前端涂无菌液体石蜡润滑,末端置于弯盘内。

4. **插管**

(1)对女性患者,医生以左手拇指及示指分开小阴唇(注意以无菌纱布缠绕手指),显露尿道口;对男性患者,医生以无菌纱布缠绕阴茎后,用左手拇指及示指夹持阴茎,上提阴茎以消除尿道耻骨下弯。右手持无菌钳将导尿管前端轻轻插入尿道。

(2)插管至有尿液自导尿管流出后,将导尿管缓慢拉出至刚好无尿液滴出时,再将导尿管向膀胱内送入 1~2cm。

5. **留取尿标本**　如需留尿培养,应接取中段尿于无菌试管内。

6. **拔管**　导尿完毕,将导尿管慢慢抽出。若需留置导尿管,应用胶布将导尿管妥善固定。气囊导尿管,应注无菌生理盐水 10ml 充盈气囊。

【注意事项】

由于气囊导尿管的特殊结构,若操作和使用不当可发生一些不良后果,如尿道损伤、气囊嵌顿于尿道等。

1. 严格无菌操作,预防尿路感染。

2. 插入尿管动作要轻柔,若插入时有阻力,可用无菌钳施以持续助力,见有尿液流出时再插入 2cm,勿过深或过浅,尤忌暴力抽动尿管。

3. 选择导尿管的粗细要适宜,对小儿或怀疑有尿道狭窄者,尿管宜细。

4. 对膀胱过度充盈者,排尿宜缓慢以免骤然减压引起出血或晕厥,反复多次,逐渐排空膀胱。第一次导尿量不可超过 500ml,以防腹腔内压突然降低,大量血液滞留于腹腔血管内,造成血压下降,产生虚脱;亦可因膀胱突然减压,导致膀胱黏膜充血引起血尿。

5. 测定残余尿时,嘱患者先自行排尿,然后导尿。正常人残余尿量小于 10ml。

6. 插管前应向患者做好解释工作,并告知患者导尿管需由专业人员拔除。尤其对意识障碍者,注意防止其自行拔管造成尿道损伤。

7. 对于前列腺增生患者,因腺体增大变硬或充血水肿,插管时往往在后尿道受阻,因此插管时要观察导尿管插入深度是否达到要求范围,有无尿液流出,切忌盲目充盈水囊,造成尿道损伤。可嘱患者深呼吸,减轻腹压使膀胱颈部肌肉放松,并充分润滑导尿管后徐徐插入膀胱。

8. 妥善固定导尿管及尿袋的位置,导尿管与尿袋之间连接管要有足够长度,防止活动时用力牵拉造成气囊导尿管损伤尿道。

【并发症与处理】

1. **尿道黏膜损伤**　多由尿管置入困难时暴力操作所致,表现为尿道外口出血,有时伴血块;尿道内口疼痛,排尿时加重伴局部压痛;部分有排尿困难甚至发生尿潴留;有严重损伤时可出现会阴血肿,尿外渗,甚至直肠瘘;并发感染时出现尿道流脓或尿道周围脓肿。症状较轻者,留置导尿 1 周以上即可,如出现严重损伤,应行尿道镜或开放手术探查。

2. **尿路感染**　由于无菌操作不规范、尿道损伤以及留置尿管时间过长所致。主要症状为尿频、尿急、尿痛,当感染累及上尿路时可有寒战、发热,尿道口可有脓性分泌物。尿液检查可有红细胞、白细胞,细菌培养可见阳性结果。当尿路感染发生时,应尽可能拔除导尿管,并根据病情采用合适抗菌药物进行治疗。

3. **血尿**　多由膀胱快速失压所致,如血尿较为严重,可根据情况使用止血药物及膀胱冲洗。镜下血尿一般不需特殊处理。

(张峰波)

视频:耻骨上
膀胱穿刺造
瘘术

第二节　耻骨上膀胱穿刺造瘘术

【适应证】

1. **临时性膀胱造瘘术的适应证**

(1)梗阻性膀胱排空障碍所致的尿潴留,如前列腺增生症、尿道狭窄、尿道结石等,且导尿管不能插入者。

(2)阴茎和尿道断裂伤。

(3)尿道手术后确保尿路的愈合,如尿道整形、吻合手术和膀胱手术后。

(4)化脓性前列腺炎、尿道炎、尿道周围脓肿等。

2. **永久性膀胱造瘘术的适应证**

(1)神经源性膀胱功能障碍,不能长期留置导尿管,或留置导尿管后反复出现睾丸炎或附睾炎者。

(2)下尿路梗阻伴尿潴留,因年老体弱及重要脏器有严重疾病不能耐受手术者。

(3)尿道肿瘤行全尿路切除术后。

【禁忌证】

1. 膀胱空虚,术前无法使之充盈。

2. 有下腹部及盆腔手术史,穿刺膀胱估计有损伤腹腔脏器的危险。

3. 膀胱内充满血块或黏稠脓液,穿刺造瘘管周径小,不能满意引流。

4. 出血性疾病。

5. 膀胱挛缩。

6. 过于肥胖,腹壁太厚(相对禁忌)。

【操作前准备】

1. **患者准备**　告知患者穿刺目的、操作过程及注意事项,并签署知情同意书;测量患者血压、呼吸、脉搏。

2. **材料准备**　特制不锈钢套管针、Foley 二腔或三腔气囊导尿管、注射器、利多卡因注射液、手术刀、持针器、缝合针、缝线、输血器、生理盐水等。

3. **医生准备**　戴口罩、帽子;操作前洗手。

【操作方法】

1. **体位**　患者取仰卧位,常规消毒铺巾,充分充盈膀胱。

2. **定位穿刺点**　于耻骨联合上方一横指处利多卡因局部浸润麻醉,用注射器刺入,抽到尿液后,标记深度,在此处做 1cm 长的皮肤切口。

3. **穿刺** 拔出注射器,换膀胱穿刺套针,依同一方向穿刺膀胱,进入膀胱后有落空感,拔出套针芯,见尿液流出。

4. **固定** 立即用相应管径的导管从套针腔插入膀胱,退出套针,固定造瘘管于皮肤上。

【注意事项】

1. 在穿刺时,一定要有满意的膀胱充盈。对膀胱充盈不够者,禁忌勉强穿刺,必须再次给予膀胱内注入生理盐水充盈。可用叩诊叩出浊音区,必要时使用超声定位。

2. 穿刺针与皮肤呈垂直方向或稍向足侧倾斜,倾斜度过大易损伤膀胱或前列腺静脉,造成出血及血肿形成。避免明显偏离中线,否则易损伤腹壁下动脉。

3. 过度充盈的膀胱,避免放出尿液过快,以免膀胱过快失压诱发膀胱出血以及腹压突然降低引起低血容量性休克。

4. 有下腹部手术史的患者慎重穿刺,以免损伤腹腔、盆腔脏器,必要时采取开放膀胱造瘘手术。

5. 永久性膀胱造瘘患者,应于术后每 4~6 周更换造瘘管 1 次,保持尿液引流通畅,以免造成感染及结石形成。

【并发症与处理】

1. **穿刺后出血** 因穿刺针损伤膀胱前静脉或膀胱壁血管所致。一般较轻,多可自行消失;血尿明显时,先除外膀胱内出血。术后注意保持尿流通畅,注意观察尿液改变。严重的血尿可适当应用止血药物,必要时手术处理。

2. **低血压和膀胱内出血** 尿潴留 500ml 以上的老年人,避免引流过快。否则,可能引起低血压及膀胱内出血。

3. **术后膀胱痉挛和膀胱刺激症状** 表现为阴茎头和尿道外口放射痛、尿频、尿急及耻骨上区疼痛,系因造瘘管刺激膀胱三角区及膀胱底部致膀胱经常处于无抑制收缩状态。可膀胱内注入普鲁卡因,低压冲洗膀胱,给予 M 受体阻滞剂对症处理。必要时可调整造瘘管位置。

4. **尿液引流不畅或外漏** 可能是造瘘管因血块、脓块阻塞或引流管位置不当,过深或过浅所致,或因术后膀胱痉挛致膀胱内压力过大,尿液从导管周围溢出。可及时予以冲洗或调整造瘘管位置,必要时可更换导管,严重时可置管负压吸引。

5. **腹内脏器损伤** 多发生于有下腹部手术史者,故对有此病史者应谨慎,注意穿刺部位与方法,掌握适应证与禁忌证。证实有此并发症时应及时手术处理。

6. **泌尿系感染** 与留置造瘘管的时间有关。长期留置造瘘管患者易发生。口服抗生素,多饮水,保持造瘘管的通畅,定期更换造瘘管及冲洗膀胱,避免尿液反流等有助于减少感染的发生率。

7. **膀胱结石** 长期留置造瘘管及感染是继发膀胱结石的主要原因。结石较小,一般附着于造瘘管,可以和造瘘管一起拔除;结石较大者,需要手术处理。增加饮水量有助于预防结石的发生。

(张峰波)

第三节 前列腺检查及按摩术

【适应证】

1. 前列腺增生症、前列腺癌及慢性前列腺炎的诊断及鉴别诊断。

2. 留取前列腺液常规检查及细菌培养。

3. 慢性前列腺炎的诊断及治疗。

【禁忌证】

急性前列腺炎,严重肛裂,肛门狭窄者。

【操作前准备】

1. **患者准备**　告知患者前列腺检查及按摩的目的、操作过程及注意事项。

2. **材料准备**　手套、液体石蜡、载玻片、无菌标本杯。

3. **医生准备**　戴口罩、帽子,洗手。

视频:前列腺
检查和按摩

【操作方法】

1. **前列腺检查**

(1)患者体位:患者可采用站立弯腰体位、胸膝位、侧卧位等不同体位。

(2)检查:医生戴手套,示指涂以足够的润滑剂,并注意缓解患者的紧张情绪,轻柔缓慢地将示指放入患者肛门、直肠,进行前列腺指检(图10-1)。

正常前列腺如栗子大小、较平,质地韧、有弹性,后面能触及中央沟,表面光滑。注意前列腺的大小、质地、有无结节、压痛,中央沟是否变浅或消失。不仅要对前列腺进行详细的检查,而且应该仔细触诊整个直肠,以发现是否有其他异常。最后还应检查肛门括约肌张力。

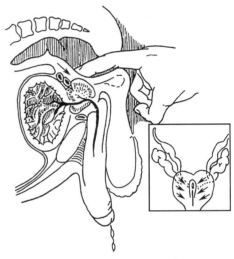

图 10-1　前列腺指检及按摩示意图

2. **前列腺按摩**

(1)直肠指检:患者先排空膀胱并行尿检,医生做直肠指检。

(2)前列腺按摩:医生指检的手指自前列腺两侧向中间沟,自上向下纵向按摩 2~3 次,再按摩中间沟 1 次,将前列腺液挤入尿道,并由尿道口滴出,直接收集前列腺液送检,需行前列腺炎细菌培养者,注意尿道外口的消毒,防止体表细菌污染。

【注意事项】

1. 前列腺检查及按摩会引起前列腺特异性抗原(PSA)的升高,应避免在测定 PSA 前进行该项操作。

2. 前列腺在正常情况下,精囊不能触及。只有当梗阻或感染,精囊变大时方可通过直肠指检触及。

3. 通过直肠指诊(digital rectal examination,DRE)可发现良性前列腺增生、前列腺癌等。如 DRE 发现前列腺结节或肿块,应注意除外前列腺癌可能。

【并发症与处理】

1. **血尿**　因挤压前列腺所致,一般较轻,无须特殊处理,做好解释工作并嘱多饮水。

2. **便血**　多由暴力操作,合并内痔等引起,一般无须特殊处理。

(张峰波)

第四节　基本技能与临床诊疗思维评估示例

一、重点病史采集

(一)病例简介

患者,男性,58 岁,以"间断无痛性全程肉眼血尿 1 个月"为主诉入院。1 个月前无明显诱因出现全程无痛性肉眼血尿,淡红色,无血块,无尿频、尿急,大量饮水后尿色变淡至清亮,未予重视,未行检查及治疗。5d 前再次出现性质类似的血尿,伴血块,无发热,无腰痛,无下腹部疼痛,外院超声提示膀胱占位,建议进一步检查及治疗。发病以来,神志清楚,精神可,饮食正常,大便正常,体重未见明显改变。既往体健,无肝炎、结核等传染病史,无手术外伤史,无药物过敏史。抽烟 30 年,1 包 /d,偶尔饮酒。配偶及 1 女均体健。家族中无类似病例,否认家族遗传病史。

(二) 重点病史采集内容与评分要点

病史采集过程中要注意的重点内容与评分要点见表 10-1。

表 10-1 重点病史采集内容与评分要点

考号:＿＿＿＿＿＿＿　　姓名:＿＿＿＿＿＿＿　　总得分:＿＿＿＿＿＿＿　　考核教师:＿＿＿＿＿＿＿

采集项目	评分要点	分值	得分
自我介绍	介绍姓名、职称并解释自己的职责	0.5	
一般项目	患者的姓名、年龄、职业、住址、联系方式等	1.0	
主要症状	无痛性肉眼血尿	2.0	
病期	1 个月	2.0	
起病情况	无明显诱因,间断出现	1.0	
主要症状特点	(1)间歇出现无痛性肉眼血尿,呈全程血尿,淡红色,大量饮水后尿色变淡至清亮	2.0	
	(2)无尿频、尿急,有血块	2.0	
伴随症状	(1)无发热,无腰痛	1.0	
	(2)无下腹部放射痛	1.0	
诊治经过	外院行泌尿系 B 超提示膀胱占位,未行治疗	1.5	
一般情况	发病以来睡眠可,饮食如常,大便无异常,体重无减轻	1.0	
其他相关病史	(1)既往无结核病史及其他传染病史	0.5	
	(2)有吸烟嗜好,偶尔饮酒	0.5	
	(3)无药物过敏史	1.0	
	(4)家族中无癌症病史	0.5	
总结与安排	讨论初步诊断,安排下一步检查并给出处理意见	0.5	
技巧	(1)条理性强,层次清晰	0.5	
	(2)提问规范(无诱导性、连续性、责难性及暗示性提问)	0.5	
	(3)注意倾听,举止亲切友好	0.5	
	(4)及时核实患者提供的信息,恰当使用过渡性语言及结束语	0.5	
	总分	20.0	

二、重点体格检查

病例同病史采集,根据上述病史采集结果,进行重点体格检查,尽可能减少患者的不适,用较短的时间完成必要的体格检查项目:生命体征、一般检查、头颈部、胸廓和肺部、心脏、腹部、脊柱四肢、神经系统。检查的顺序和手法同系统体格检查,查体过程中注意保护患者,观察其反应并相互及时沟通。

针对本病例的重点查体内容与评分要点见表 10-2。

表 10-2　重点查体内容与评分要点

考号：_____　姓名：_____　总得分：_____　考核教师：_____

查体项目	评分要点	分值	得分
生命体征	体温 36.8℃，脉搏 88 次 /min，呼吸 18 次 /min，血压 120/80mmHg	1.0	
一般检查	意识清楚，精神可，自动体位	0.5	
头颈部	巩膜未见黄染，结膜无充血和水肿，口唇无发绀，咽部无充血，扁桃体无肿大。颈静脉无怒张，气管无移位，锁骨上淋巴结未触及肿大	1.0	
胸和肺	视诊：胸廓正常，肋间隙正常，胸壁静脉无曲张	0.5	
	触诊：胸壁无压痛，无皮下气肿及皮下捻发感，左右腋窝淋巴结未触及肿大，胸廓扩张度对称，双侧呼吸运动、触觉语颤正常，未触及胸膜摩擦感	2.0	
	叩诊：双肺叩诊清音。平静呼吸时肺下界于肩胛线第 10 肋间	2.0	
	听诊：呼吸音正常，语音共振正常，无胸膜摩擦音，未闻及干、湿性啰音	2.0	
心脏	视诊：心尖搏动位于第 5 肋间左锁骨中线内 1.5cm，搏动正常	0.5	
	触诊：心尖搏动位置同视诊，心前区无震颤，无心包摩擦感	1.0	
	叩诊：心浊音界右侧稍扩大，左侧无法确定	2.0	
	听诊：心率 88 次 /min，律齐，未闻及杂音及心包摩擦音	1.5	
腹部	视诊：腹部平坦，腹式呼吸存在	0.5	
	触诊：腹软，无压痛及反跳痛，未触及包块，肝肋下未触及，无触痛；胆囊未触及，胆囊区无压痛；脾肋下未触及，无触痛	1.0	
	叩诊：鼓音；肝浊音界正常，肝区无叩痛；无移动性浊音；肋脊角无叩痛	1.0	
	听诊：肠鸣音正常，未闻及血管杂音，无摩擦音	0.5	
脊柱四肢	无畸形，无压痛及叩痛，活动自如；无杵状指（趾），双下肢无水肿	0.5	
神经系统	肱二头肌反射、肱三头肌反射、膝反射正常，凯尔尼格征、巴宾斯基征阴性	0.5	
技巧	(1)查体前医生须洗手 (2)动作熟练、手法规范 (3)注意对比，无重复、颠倒、遗漏 (4)注意交流和保护患者	0.5 0.5 0.5 0.5	
	总分	20.0	

三、泌尿系统疾病病例分析

患者，男性，68 岁，农民。因"进行性排尿困难 2 年，加重 3 个月"收住院。2 年前无明显诱因逐渐出现排尿困难，尿频、尿急、尿痛，夜尿增多，夜间小便 3~4 次，自觉尿不净，排尿迟缓、断续、排尿无力、尿线细，排尿时间延长，间断口服盐酸坦索罗辛胶囊，0.2g/d，初期症状减轻，其后渐不佳。近 3 个月来排尿困难加重，尿线细，不成线，排尿滴沥，夜间小便 7~8 次，尿不净，排尿费力，按压腹部排尿情况无好转，继续口服坦索罗辛症状无改善。发病以来夜间休息差，饮食正常。既往无糖尿病、冠心病、高血压病史，无肝炎、结核等急慢性传染病史。无食物及药物过敏史。无烟酒嗜好。无手术外伤史。无输血史。

查体：体温 36.5℃，脉搏 80 次 /min，呼吸 20 次 /min，血压 130/80mmHg。发育正常，神志清楚，精神可，营养中等。全身皮肤黏膜无黄染和出血点，浅表淋巴结未触及。球结膜充血水肿，口唇无发绀，颈软，颈静脉无充盈，气管居中，甲状腺不大。胸廓对称，肋间隙正常，呼吸动度和语音共振正常，叩诊双肺呈清音，未闻及散在湿啰音。心脏搏动正常,心界不大,心率 80 次 /min,律齐,未闻及病理性杂音。腹平坦,无压痛及反跳痛,肝脾肋下未触及,肠鸣音 4 次 /min,移动性浊音阴性。双下肢无凹陷性水肿,无杵状指(趾)。生理反射存在,病理反射未引出。专科查体:双肾区无隆起及叩击痛,双侧输尿管行径区无压痛,膀胱区膨隆,按之有尿意,有压痛,叩诊浊音区脐下 5cm,阴茎发育正常。双侧睾丸附睾正常,阴囊无水肿、血肿。肛诊前列腺体积增大,质中,无压痛,中央沟变浅,未触及明显结节,肛门括约肌无松弛,指套无血迹。上腹部 B 超正常。泌尿系超声提示前列腺 Ⅱ 度肥大,膀胱残余尿量 400ml,双肾、双侧输尿管、膀胱未见异常。

根据以上临床资料,请写出初步诊断与诊断依据、鉴别诊断、进一步检查及治疗原则。

(一)初步诊断与诊断依据(初步诊断 12 分,诊断依据 8 分)

1. 前列腺增生症

(1)老年男性,有进行性排尿困难病史。

(2)肛诊前列腺体积增大,质中,无压痛,中央沟变浅,未触及明显结节。

(3)泌尿系超声提示前列腺 Ⅱ 度大。

2. 慢性尿潴留

(1)膀胱区膨隆,按之有尿意、有压痛,叩诊浊音区脐下 5cm。

(2)B 超提示膀胱残余尿量 400ml。

(二)鉴别诊断(10 分)

1. 前列腺癌 若前列腺有结节,质地硬,或血清 PSA 异常,鉴别需行 MRI 和前列腺穿刺活检。

2. 膀胱颈挛缩 亦称膀胱颈纤维化。多为慢性炎症所致,发病年龄较轻,多在 40~50 岁出现排尿不畅症状,但前列腺体积不增大,膀胱镜检查可有助确诊。

3. 尿道狭窄 多有尿道损伤及感染病史,行尿道膀胱造影与尿道镜检查可鉴别。

4. 神经源性膀胱 临床表现与前列腺增生症相似,有排尿困难、膀胱残余尿量增多、肾积水和肾功能不全,多为动力性梗阻。患者常有中枢或周围神经系统损害的病史和体征,如有下肢感觉和运动障碍、会阴皮肤感觉减退、肛门括约肌松弛或反射消失等。影像学常显示上尿路有扩张积水,膀胱常呈“圣诞树”形。尿流动力学检查可以明确诊断。

(三)进一步检查项目(4 分)

1. 尿常规、血肌酐。

2. 血清前列腺特异性抗原(PSA)。

3. 尿流率及尿流动力学检查。

4. 国际前列腺症状评分(IPSS)。

(四)治疗原则(6 分)

1. 观察 轻度梗阻者(IPSS 7 分以下)一般不需特殊处理,可等待观察。

2. 药物治疗 常用的有 α- 受体阻断剂、5α 还原酶抑制剂和植物类药等。常用药物有特拉唑嗪、多沙唑嗪及坦索罗辛等,对 IPSS 中度者疗效较好。

3. 手术治疗 对症状严重、存在明显梗阻或有并发症者应选择手术治疗。如有尿路感染、残余尿量较多或有肾积水、肾功能不全时,宜先留置导尿或膀胱造瘘引流尿液,并行抗感染治疗,待上述情况明显缓解后再择期手术。手术疗效肯定,但有一定并发症。经尿道前列腺电切术适用于大多数良性前列腺增生患者,是目前最常用的手术方式。开放性手术现很少选用。

4. 其他疗法 经尿道切除、消融、气化等均已应用于临床,疗效肯定。

四、临床操作考核

(一)导尿术

导尿术的考核评分要点见表 10-3。

表 10-3　导尿术考核评分要点

考号:＿＿＿＿＿＿　姓名:＿＿＿＿＿＿　总得分:＿＿＿＿＿＿　考核教师:＿＿＿＿＿＿

操作项目	评分要点	分值	得分
术前准备	(1)医患沟通,测量患者血压、呼吸、脉搏	1.0	
	(2)准备导尿包、消毒用品、麻醉润滑药品、生理盐水、注射器、无菌手套、标本容器、口罩、帽子	2.0	
体位	协助患者采取合适体位,仰卧,两腿屈膝外展,臀下垫油布或中单	1.0	
局部清洁	男性翻开包皮清洗;女性翻开大阴唇清洗	1.5	
消毒	男性自尿道口向外旋转擦拭数次消毒,再由龟头向阴茎消毒;女性由尿道口向外周消毒。戴无菌手套,打开导尿包	2.0	
铺巾	男性用消毒巾裹住阴茎;女性铺洞巾露出尿道口	1.0	
麻醉及润滑	尿道内注入表面麻醉剂或无菌石蜡油	1.0	
插入导尿管	(1)以左手拇、示指夹持阴茎,并将阴茎提起与腹壁成钝角	2.0	
	(2)右手将涂有无菌润滑油之导尿管慢慢插入尿道,导尿管外端用止血钳夹闭,将其开口置于消毒弯盘中,男性约进入 15~20cm,女性约进入 6-8cm,松开止血钳,尿液即可流出	2.0	
留取尿液样本	如需留尿培养,应接取中段尿于无菌试管内	1.0	
拔除尿管	导尿完毕,将导尿管慢慢抽出	1.0	
留置导尿	若需留置导尿管,应用胶布将导尿管妥善固定。若为气囊导尿管,应注入无菌生理盐水或注气 4~5ml 将气囊充起,并接引流袋	1.5	
术后处理	(1)嘱患者观察尿液性状,避免不慎拔出尿管	1.5	
	(2)导尿用物的处理	1.5	
	总分	20.0	

注:操作中不符合无菌原则扣 5 分。

（二）耻骨上膀胱穿刺造瘘术

耻骨上膀胱穿刺造瘘术的考核评分要点见表 10-4。

表 10-4　耻骨上膀胱造瘘术考核评分要点

考号:＿＿＿＿＿＿　姓名:＿＿＿＿＿＿　总得分:＿＿＿＿＿＿　考核教师:＿＿＿＿＿＿

操作项目	评分要点	分值	得分
术前准备	(1)医患沟通,签署知情同意书,测量患者血压、呼吸、脉搏	1.0	
	(2)材料准备:准备膀胱穿刺造瘘包、消毒用品、麻醉药品、生理盐水、注射器、胶布、无菌手套、标本容器、口罩、帽子	1.5	
体位	协助患者采取合适体位,仰卧,臀下垫油布或中单	1.0	
充盈膀胱	自尿管注入生理盐水或患者憋尿,充分充盈膀胱	1.0	
背部查体	视、触、叩、听,选择穿刺点,一般选在耻骨联合上一横指	1.0	

续表

操作项目	评分要点	分值	得分
消毒	常规消毒皮肤,范围 15cm;戴无菌手套,打开穿刺包	1.5	
铺巾	无菌洞巾中心对准穿刺点	0.5	
麻醉	(1)用注射器吸入 2% 利多卡因	1.0	
	(2)在穿刺点局部皮下注射形成一皮丘,将注射器垂直于皮肤表面,刺入各层行局部浸润麻醉	1.0	
	(3)间断负压回吸,每进 2~3mm 回吸 1 次,无液体或血液后注射利多卡因,逐层浸润麻醉,直至膀胱壁;如有液体吸出,则提示进入膀胱腔,退针并记录穿刺针长度	2.0	
穿刺	(1)拔出注射器,换膀胱穿刺套针,依同一方向穿刺膀胱进入膀胱后有落空感,拔出套针芯,见尿液流出	1.5	
	(2)立即用相应管径的导管从套针腔插入膀胱,退出套针	1.5	
留取尿液样本	如需留尿培养,应接取中段尿于无菌试管内	1.5	
固定造瘘管	局部消毒,缝合伤口并固定造瘘管;无菌敷料覆盖,胶布固定	1.0	
术后处理	(1)嘱患者卧床休息,测血压、心率,观察患者有无头晕、心悸等症状	1.0	
	(2)观察引流尿液性状,嘱患者避免不慎拔出造瘘管	1.0	
	(3)穿刺用物的处理	1.0	
	总分	20.0	

注:操作中不符合无菌原则扣 5 分。

(三) 前列腺检查及按摩术

前列腺检查及按摩术的考核评分要点见表 10-5。

表 10-5　前列腺检查及按摩术考核评分要点

考号:＿＿＿＿＿＿　姓名:＿＿＿＿＿＿　总得分:＿＿＿＿＿＿　考核教师:＿＿＿＿＿＿

操作项目	评分要点	分值	得分
术前准备	(1)医患沟通	1.0	
	(2)材料准备:液体石蜡、手套、标本容器、口罩、帽子	1.5	
体位	协助患者采取合适体位,可采用站立弯腰体位、胸膝位、侧卧位等	1.5	
局部清洁	翻开包皮消毒尿道外口(留取无菌标本时)	1.0	
检查项目	(1)注意前列腺的大小、质地、有无结节、压痛,中央沟是否变浅或消失	2.0	
	(2)仔细触诊整个直肠,以发现是否有其他异常	1.5	
	(3)检查肛门括约肌张力	1.5	
按摩方法	(1)检查前,患者先排空膀胱	1.5	
	(2)医生做直肠指检	1.5	
	(3)自前列腺两侧向中间沟,自上向下纵向按摩 2~3 次,再按摩中间沟 1 次,将前列腺液挤入尿道,并由尿道口滴出	2.0	

续表

操作项目	评分要点	分值	得分
留取样本	(1)直接收集前列腺液送检	1.5	
	(2)如需留前列腺液做细菌培养,弃去第1滴,留取第2滴及其后的前列腺液于无菌杯中	1.5	
术后处理	(1)嘱患者卧床休息,测血压、心率,观察患者有无头晕、心悸等症状	1.0	
	(2)检查用物的处理	1.0	
	总分	20.0	

（张峰波）

第十一章
造血系统基本技能与临床诊疗思维评估

造血系统疾病诊治的基本技能包括淋巴结穿刺术、骨髓穿刺术、骨髓活检术、常见血液疾病典型骨髓象判读以及病例分析等，同时也介绍了常见造血系统疾病临床诊疗思维能力的培养和评估方法，以期达到掌握造血系统疾病基本操作的技能要领、正确判读常见造血系统疾病的骨髓象特点、学会常见血液病临床诊疗的思维方法的目标。

第一节　淋巴结穿刺术

【适应证】

协助不明原因淋巴结肿大（炎症、结核感染、造血系统肿瘤、淋巴转移癌）的诊断。

【操作前准备】

1. **材料准备**　载玻片、消毒用品、注射器、无菌敷料、胶布。

2. **医生准备**　戴口罩、帽子；操作前洗手。

【操作方法】

1. **穿刺部位**　选择显著肿大、易于操作的病变淋巴结。

2. **消毒**　常规消毒局部皮肤和医生手指。

3. **穿刺**　医生以左手拇指和示指固定穿刺淋巴结，右手持 10ml 干燥注射器，沿淋巴结长轴刺入淋巴结内，然后边拔针边用力抽吸，利用负压吸出淋巴结内的液体和细胞成分。

4. **涂片**　拔出针头后，将注射器取下充气，再将针头内的抽吸液喷射到载玻片上，并立即涂片。

5. **包扎固定**　穿刺结束后，穿刺部位适当加压后敷以无菌敷料，并用胶布固定。

【注意事项】

1. 要选择易于固定的淋巴结，不宜过小并需要远离大血管及神经。

2. 穿刺时，若未能获得抽取液，可将穿刺针由原穿刺点刺入，并在不同方向连续穿刺，用力抽吸数次，直到获取抽吸液。

3. 制备涂片前要注意观察抽取液的外观和性状，协助提示病变性质。炎性病变抽取液为淡黄色，结核性病变抽取液为黄绿色，可见干酪样坏死物质。

（马肖容）

第二节　骨髓穿刺术与骨髓活检术

视频:骨髓穿刺术

一、骨髓穿刺术

【适应证】

1. 原因不明的肝、脾、淋巴结肿大,发热、恶病质。

2. 某些寄生虫病,如疟疾、黑热病。

3. 外周血液中血细胞数目和形态异常,如白细胞计数增高,检见幼稚细胞。

4. 骨髓液细菌等病原微生物培养。

【禁忌证】

1. 血友病和有明显出血倾向的患者。

2. 妊娠晚期孕妇做骨髓穿刺应慎重。

【操作前准备】

1. **患者准备**　告知患者穿刺目的、操作过程及注意事项,并签署知情同意书;测量患者血压、呼吸、脉搏。

2. **材料准备**　骨髓穿刺包、载玻片、消毒用品、麻醉药品、注射器、胶布、无菌手套、标本容器。

3. **医生准备**　戴口罩、帽子;操作前洗手。

【操作方法】

1. **选择穿刺部位**

(1)髂前上棘穿刺点:髂前上棘后1~2cm处,该处骨面平坦,易于固定,操作方便,危险性极小。

(2)髂后上棘穿刺点:骶椎两侧、臀部上方突出的骨面。

(3)胸骨穿刺点:胸骨柄、胸骨体相当于第1、2肋间隙的部位。此处胸骨较薄,且其后有大血管和心房,穿刺时务必小心,以防穿透胸骨而发生意外。当其他部位穿刺失败时,如为骨髓增生减低性疾病,必要时仍需进行胸骨穿刺。

(4)腰椎棘突穿刺点:腰椎棘突突出的部位。儿童有时也选用胫骨粗隆。

2. **体位**　采用髂前上棘和胸骨穿刺时,患者取仰卧位;采用髂后上棘穿刺时,患者取侧卧位;采用腰椎棘突穿刺时,患者取坐位或侧卧位。

3. **麻醉**　常规消毒局部皮肤,医生戴无菌手套,铺无菌洞巾。然后用2%利多卡因做局部皮肤和骨膜麻醉。

4. **穿刺**　依据患者穿刺部位局部情况,将骨髓穿刺针的固定器固定在适当的长度上。医生左手拇指和示指固定穿刺部位,右手持骨髓穿刺针与骨面垂直刺入,若为胸骨穿刺,则应与骨面成30°~40°刺入。当穿刺针针尖接触骨质后,沿穿刺针的针体长轴左右旋转穿刺针,并向前推进,缓缓刺入骨质。当突然感到穿刺阻力消失,且穿刺针已固定在骨内时,表明穿刺针已进入骨髓腔。

5. **抽取骨髓液**

(1)拔出穿刺针针芯,接上干燥的注射器(5~10ml),用适当的力量抽取骨髓液。

(2)当穿刺针在骨髓腔时,抽吸时患者感到有尖锐酸痛,随即便有红色骨髓液进入注射器。

(3)抽取骨髓液一般不超过0.2ml。如果需要做骨髓液细菌培养,应在留取骨髓涂片标本后,再抽取2ml用于细菌培养。若未能抽取骨髓液,则可能是针腔被组织块堵塞或"干抽"(如骨髓纤维化时),

应重新插上针芯,再刺入或退出少许,或者重新选择穿刺部位。

6. **涂片** 将骨髓液滴在载玻片上,立即制备骨髓液涂片数张。

7. **拔针** 骨髓液抽取完毕,重新插入针芯。左手取无菌纱布置于穿刺处,右手将穿刺针拔出,穿刺点消毒后将无菌敷料敷于局部,适当按压后用胶布固定。

8. **术后处理** 嘱患者休息,观察穿刺局部有无出血。嘱患者穿刺局部清洁干燥。整理用物,将制成的骨髓片和骨髓培养标本及时送检。

【注意事项】

1. 骨髓穿刺前应进行凝血检查,血友病患者禁止骨髓穿刺检查。

2. 骨髓穿刺针和注射器必须干燥,以免发生溶血。

3. 穿刺针针头进入骨质后要避免过大摆动,以免折断穿刺针。胸骨穿刺时不可用力过猛、穿刺过深,以防穿透内侧骨板而发生意外(损伤心脏和大血管危及生命)。

4. 穿刺过程中,如果感到骨质坚硬,难以进入骨髓腔时,不可强行进针,以免断针。应考虑为大理石骨病的可能,及时行骨骼 X 线检查,以明确诊断。

5. 做骨髓细胞形态学检查时,抽取的骨髓液不可超过 0.2ml,以免骨髓稀释,影响结果判定。

6. 穿刺抽取骨髓液后立即涂片,避免凝固。

7. 送检骨髓液涂片(一般多于 4 张),同时加送 2~3 张外周血涂片,协助造血情况分析。

二、骨髓活检术

【适应证】

骨髓增生异常综合征、骨髓纤维化、低增生性白血病、骨髓转移癌、再生障碍性贫血、多发性骨髓瘤等。

【禁忌证】

1. 血友病和有明显出血倾向的患者。

2. 妊娠晚期孕妇做骨髓活检术应慎重。

【操作前准备】

1. **患者准备** 告知患者骨髓活检的目的、操作过程及注意事项,并签署知情同意书;测量患者血压、呼吸、脉搏。

2. **材料准备** 骨髓活检包、载玻片、消毒用品、麻醉药品、注射器、胶布、无菌手套、标本容器。

3. **医生准备** 戴口罩、帽子;操作前洗手。

【操作方法】

1. **选择检查部位** 多选择髂前上棘或髂后上棘。

2. **体位** 采用髂前上棘检查时,患者取仰卧位;采用髂后上棘检查时,患者取侧卧位。

3. **麻醉** 常规消毒局部皮肤,医生戴无菌手套,铺无菌洞巾,然后行皮肤和骨膜麻醉。

4. **穿刺** 将骨髓活组织检查穿刺针的针管套在手柄上。医生左手拇指和示指将穿刺部位皮肤压紧固定,右手持穿刺针手柄以顺时针方向进针至骨质一定的深度后,拔出针芯,在针座后端连接上接柱(接柱可为 1.5cm 或 2.0cm),再插入针芯,继续按顺时针方向进针,其深度达 1.0cm 左右,再转动针管 360°,针管前端的沟槽即可将骨髓组织离断。

5. **取材** 按顺时针方向退出穿刺针,取出骨髓组织,立即置于 95% 乙醇或 10% 甲醛溶液中固定,并及时送检。

6. **拔针固定** 消毒活检部位后,敷以无菌敷料并胶布固定。

【注意事项】

1. 开始进针深度不可太深,否则不易取得骨髓组织。

2. 活检术前应检查凝血功能。血友病患者禁忌骨髓活组织检查。

(马肖容)

第三节　常见造血系统疾病骨髓象判读

1. **急性粒细胞白血病未分化型（AML-M_1）骨髓象特点**　AML-M_1 骨髓中原始粒细胞 ≥ 90%［占非红系有核细胞（NEC）百分比］,早幼粒及其以下阶段细胞 <10%（图 11-1）。

2. **急性粒细胞白血病部分分化型（AML-M_2）骨髓象特点**　AML-M_2 骨髓中原始粒细胞 30%~89%（NEC）,早幼粒及以下阶段粒细胞 >10%,单核细胞 <20%。我国学者又将其骨髓分为 M_{2a} 和 M_{2b},后者指骨髓中原始及早幼粒细胞增多,且以形态异常的中性中幼粒细胞为主,核仁易见,核浆发育明显不平衡,这类细胞 >30%（图 11-2）。

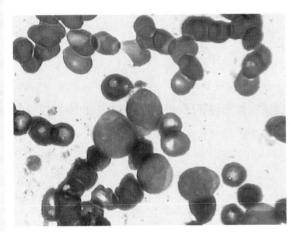

图 11-1　AML-M_1 骨髓象

粒细胞过度增生,原粒细胞大于 90%（NEC）,
可见 Auer 小体。

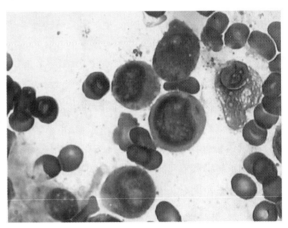

图 11-2　AML-M_2 骨髓象

粒系细胞异常增生,M_{2a} 亚型原粒细胞 30%~89%
（NEC）,早幼粒以下阶段的细胞 >10%。

3. **急性早幼粒细胞白血病（AML-M_3,APL）骨髓象特点**　AML-M_3 骨髓中以颗粒增多的异常早幼粒细胞为主,比例 >30%（NEC）,原始粒细胞以及中幼粒细胞以下阶段细胞少见。可有“内外浆”现象及 Auer 小体,内浆中充满粗大或细小的嗜苯胺蓝颗粒（图 11-3）。

4. **急性粒单核细胞白血病（AML-M_4）骨髓象特点**　AML-M_4 骨髓中粒系、单核系细胞异常增生,原始细胞占 NEC 的 30% 以上。粒细胞占 30%~80%,单核细胞 >20%。M_4Eo 比较特殊,除具有 M_4 的特点外,异常嗜酸性粒细胞 >5%（NEC）（常 <30%）（图 11-4）。

5. **急性单核细胞白血病（AML-M_5）骨髓象特点**　AML-M_5 骨髓中单核系各阶段细胞（原始单核、幼稚单核及单核细胞）≥ 80%（NEC）。M_{5a} 指原始单核细胞 ≥ 80%,M_{5b} 指原始及幼稚单核细胞 >30%,但原始单核细胞 <80%（图 11-5）。

6. **急性淋巴细胞白血病（ALL-L_1）骨髓象特点**　ALL-L_1 骨髓中原始/幼稚淋巴细胞比例 ≥ 20%。原幼淋巴细胞以小细胞（直径 ≤ 12μm）为主,胞质量少,染色质为较粗颗粒状,核仁不见或小而不清楚（图 11-6）。

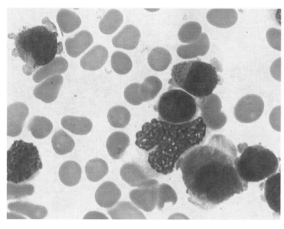

图 11-3 AML-M$_3$ 骨髓象

粒系过度增生,以异常早幼粒细胞为主,比例 >30%（NEC）,此细胞胞体大小悬殊,胞质分内外两层,内层胞质中充满粗大的嗜苯胺蓝颗粒,外层胞质呈淡蓝色且无颗粒,有的细胞胞质中可见"柴捆状"Auer 小体。

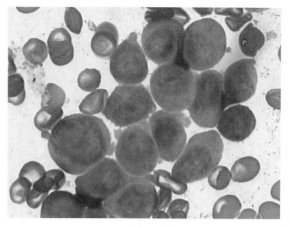

图 11-4 AML-M$_4$ 骨髓象

粒系、单核系细胞异常增生。在 M$_{4a}$,以原粒、早幼粒细胞增生为主,原、幼单核细胞 >20%（NEC）。在 M$_{4b}$,以原、幼单核细胞增生为主,原粒＋早幼粒细胞 >20%（NEC）。在 M$_{4c}$,原始细胞既具粒系又具单核细胞特征者 >30%（NEC）。在 M$_4$Eo,除上述特点外,嗜酸性粒细胞占 5%~30%。

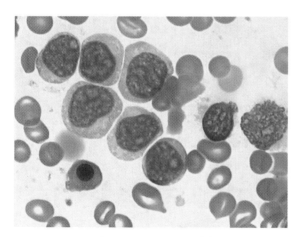

图 11-5 AML-M$_5$ 骨髓象

单核系细胞异常增生,M$_{5a}$ 原始单核细胞 ≥ 80%（NEC）,胞体大小可不一致。M$_{5b}$ 原始单核细胞小于 80%,其余为幼稚单核及单核细胞。

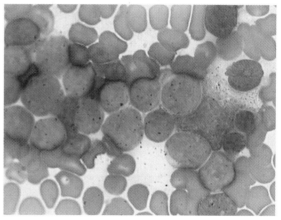

图 11-6 ALL-L$_1$ 骨髓象

以小原淋巴细胞为主,胞体小而一致,胞质量极少,核型不规则,染色质呈较粗颗粒状,核仁小而不清楚。

7. **急性淋巴细胞白血病（ALL-L$_2$）骨髓象特点** 原幼淋巴细胞大小不等,以大细胞为主（直径 >12μm）,胞质量较多,染色质较 L$_1$ 疏松,核仁大而清楚（图 11-7）。

8. **急性淋巴细胞白血病（ALL-L$_3$）骨髓象特点** 原幼淋巴细胞以大细胞（直径 >12μm）为主,大小均一,胞质量多,深染,内有明显空泡,染色质呈细颗粒状,核仁明显（图 11-8）。

9. **缺铁性贫血（IDA）骨髓象特点** 骨髓增生活跃,以中晚幼红细胞增生为主,有核红细胞胞体小,胞质量少且发育滞后于胞核,边缘不整齐,成熟红细胞中心淡染区明显扩大。细胞内外铁均减少,以外铁减少最为明显（图 11-9）。

10. **巨幼细胞贫血（MA）骨髓象特点** 骨髓增生活跃,以红系增生为主,各系都可有巨幼样变,

红系最明显,胞体大,胞核发育落后,有"老浆幼核"现象,可见双核或多核巨幼红细胞,胞质中易见
Howell-Jolly(H-J)小体(图 11-10)。

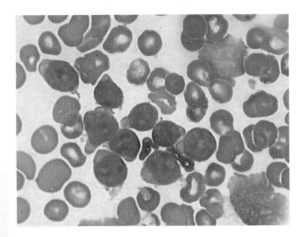

图 11-7　ALL-L₂ 骨髓象

以大原淋巴细胞为主,大小不均,胞质量较多,核型不
规则,常见凹陷或切迹,染色质颗粒较 L₁ 型细致,易见
核仁。

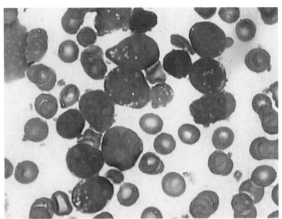

图 11-8　ALL-L₃ 骨髓象

以大原淋巴细胞为主,胞质量较多,染深蓝色,富含空
泡,核型多规则,染色质呈细颗粒状,核仁明显。

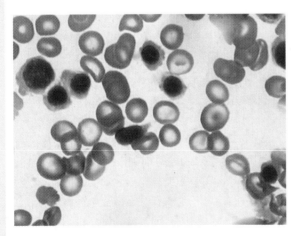

图 11-9　IDA 骨髓象

增生明显活跃,有核红细胞体小,胞质量少,边缘不
整齐,成熟红细胞中心淡染区明显扩大。

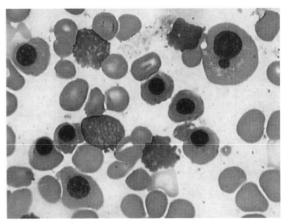

图 11-10　MA 骨髓象

骨髓增生明显活跃,粒细胞有巨幼样变,以巨晚幼粒、
杆状核粒细胞多见,成熟粒细胞可见多分叶现象,有核
红细胞有巨幼样改变,可见"老浆幼核"的发育失衡现
象,蚕食样改变、核分叶、核出芽等病态造血的巨红细
胞,胞质中易见 H-J 小体,巨核细胞也可巨型变,部分胞
核多分叶。

11. 再生障碍性贫血(AA)骨髓象特点　骨髓增生减低或极度减低,各系造血细胞尤其是早期细
胞显著减少,淋巴细胞等非造血细胞相对增多,巨核细胞明显减少或缺如(图 11-11)。

12. 多发性骨髓瘤(MM)骨髓象特点　骨髓浆细胞异常,以原、幼浆细胞型增多为主,骨髓
瘤细胞形态多样,胞核不规则,常双核、多核,易见核仁,染色质较疏松,车轮状排列,胞质深蓝色
(图 11-12)。

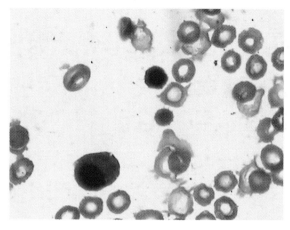

图 11-11　AA 骨髓象

骨髓增生减低或极度减低,粒、红两系细胞均严重减少,粒系以成熟粒细胞为主,红系以中、晚幼红细胞为主,淋巴细胞相对增多,巨核细胞明显减少或不见。浆细胞、组织嗜碱细胞、网状细胞等非造血细胞相对增多。

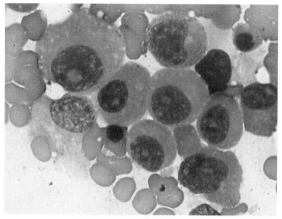

图 11-12　多发性骨髓瘤(MM)骨髓象

骨髓瘤细胞的大小和形态明显变异,以原、幼浆细胞型增多为主,且可见双核、多核、巨大型者。

(马肖容)

第四节　基本技能与临床诊疗思维评估示例

一、重点病史采集

(一)病例简介

患者,女性,28 岁。乏力 3 年,加重伴发热、齿龈出血 1 周。3 年前,患者无明显诱因自觉乏力,活动后心慌,休息后好转,当地医院血常规检查显示:红细胞(RBC)2.1×10^{12}/L,血红蛋白(Hb)71g/L,白细胞(WBC)3.2×10^{9}/L,血小板(PLT)79×10^{9}/L,给予叶酸、维生素 B_{12} 常规治疗无明显好转,未再复查。1 周前,自觉乏力加重并伴发热,无明显热型,每天低热为主,体温最高 38.5℃,自发齿龈出血,不易止血,自觉咽痛,无寒战、头晕、皮肤出血、关节痛、咳嗽、腹泻、气短,遂来医院就诊。发病以来,饮食及大小便正常,月经量增多,体重无改变。既往体弱,易患上呼吸道感染,经常服用"去痛片"。每月染发 1 次,1 年前家庭房屋装修入住。无传染病史及手术外伤史,无药物过敏史、输血史及烟酒嗜好。经期规律,经量增多,子女和配偶体健,父亲有糖尿病史。

(二)病史采集内容与评分要点

病史采集过程中要注意的重点内容和评分要点见表 11-1。

表 11-1　重点病史采集内容与评分要点

考号:＿＿＿＿＿　　姓名:＿＿＿＿＿　　总得分:＿＿＿＿＿　　考核教师:＿＿＿＿＿

采集项目	评分要点	分值	得分
自我介绍	介绍姓名、职称并解释自己的职责	0.5	
一般项目	患者的姓名、年龄、职业、住址、联系方式等	1.0	
主要症状及时间	乏力 3 年,加重伴发热、齿龈出血 1 周	2.5	

续表

采集项目	评分要点	分值	得分
起病情况	无明显诱因,逐渐起病	1.0	
主要症状特点	(1)乏力(程度、演变、缓解因素):活动后心慌,休息后好转,逐渐加重	1.0	
	(2)发热(热度,热型和时程):无明显热型,每天低热为主,体温最高达 38.5℃	1.0	
	(3)齿龈出血(诱因、程度):自发齿龈出血,不易止血	1.0	
伴随症状	(1)月经量增多	1.0	
	(2)咽痛	1.0	
	(3)无寒战、头晕、皮肤出血、关节痛、咳嗽、腹泻、气短	1.0	
诊治经过	于当地医院查血常规提示 Hb 71g/L,RBC 2.1×10^{12}/L,WBC 3.2×10^9/L,PLT 79×10^9/L,给予叶酸、维生素 B_{12} 常规治疗无明显好转,未再复查	1.5	
一般情况	食欲及大小便正常,月经量增多,体重无改变	1.0	
其他相关病史	(1)既往体弱,易患上呼吸道感染	0.5	
	(2)经常服用"去痛片"	0.5	
	(3)每月染发 1 次,1 年前家庭房屋装修入住	0.5	
	(4)无药物过敏史、输血史及无烟酒嗜好。无传染病史手术外伤史	0.5	
	(5)父亲有糖尿病史	0.5	
小结与处理	讨论初步诊断,安排下一步检查并给出处理意见	2.0	
问诊技巧	(1)条理性强,层次清晰	0.5	
	(2)提问规范(无诱导性、暗示性提问)	0.5	
	(3)内容全面,重点突出	0.5	
	(4)注意倾听,自然友好,恰当使用过渡性语言及结束语	0.5	
	总分	20.0	

二、重点体格检查

病例同病史采集,根据上述病史采集的结果,进行有的放矢的重点体格检查,尽可能减少患者的不适,用较短的时间完成必要的体格检查项目:生命体征、一般检查、头颈部、胸廓和肺部、心脏、腹部、脊柱四肢、神经系统。检查的顺序和手法同系统体格检查,查体过程中注意保护患者,观察其反应并相互及时沟通。对本病例的重点查体内容和评分要点见表 11-2。

表 11-2　重点查体内容与评分要点

考号:_____　姓名:_____　总得分:_____　考核教师:_____

查体项目	评分要点	分值	得分
生命体征	体温 37.6℃,脉搏 97 次/min,呼吸 20 次/min,血压 110/70mmHg	1.0	
一般检查	意识清楚,贫血外貌,自动体位。皮肤苍白无黄染,无出血点,全身浅表淋巴结未触及肿大	1.5	
头颈部	巩膜未见黄染,结膜苍白,口唇苍白,齿龈渗血,咽部充血,扁桃体无肿大,颈静脉无怒张	1.0	

续表

查体项目	评分要点	分值	得分
胸廓及肺脏	胸壁:胸骨无压痛	0.5	
	视诊:胸廓对称无畸形,呼吸规则 20 次 /min	0.5	
	触诊:胸廓扩张度对称,双侧触觉语颤强度一致,未触及胸膜摩擦感	0.5	
	叩诊:双肺叩诊清音,肺上界宽度均为 4cm。平静呼吸时两肺下界位于锁骨中线第 6、腋中线第 8、肩胛线第 10 肋间隙,肺下界移动度 7cm	1.0	
	听诊:双肺呼吸音清晰,未闻及异常呼吸音及干、湿性啰音,语音共振正常,未闻及胸膜摩擦音	1.0	
心脏	视诊:心尖搏动位于第 5 肋间左锁骨中线内 1.5cm,搏动正常	0.5	
	触诊:心尖搏动位置同视诊,心前区无震颤,无心包摩擦感	1.0	
	叩诊:心浊音界无扩大	2.0	
	听诊:心率 97 次 /min,律齐,$A_2 = P_2$,未闻及杂音及心包摩擦音	1.5	
腹部	视诊:腹部平坦,腹式呼吸存在	0.5	
	触诊:腹软,无压痛及反跳痛,未触及包块;肝脾肋下未触及,胆囊未触及,胆囊区无压痛	1.5	
	叩诊:鼓音;肝浊音界正常,肝区无叩痛;移动性浊音阴性;肋脊角无叩痛	1.0	
	听诊:肠鸣音正常,未闻及血管杂音,无摩擦音	1.0	
脊柱四肢	无畸形,无压痛及叩痛,活动自如;无杵状指(趾),双下肢无水肿	1.0	
神经系统	肱二头肌反射、肱三头肌反射、膝反射正常、颈无抵抗,Kernig 征及 Brudzinski 征阴性,Babinski 征、Chaddock 征、Oppenheim 征、Gordon 征均阴性	1.0	
查体技巧	(1)查体前检查者须洗手	0.5	
	(2)动作熟练、手法规范、轻柔	0.5	
	(3)注意对比,顺序正常,无重复、遗漏	0.5	
	(4)交流适度,自然亲切,注意保护患者	0.5	
	总分	20.0	

三、造血系统疾病病例分析

患者,男性,24 岁,以"发热 2 周,皮肤出血 2d"为主诉入院。2 周前,患者无明显诱因出现发热,每天体温 37.5~38℃,无明显热型,无咽痛、咳嗽及腹泻。血常规示 Hb 91g/L,RBC 2.7×10^{12}/L,WBC 11.1×10^9/L,PLT 73×10^9/L,淋巴细胞比例 65%,自行服用"阿莫西林"0.5g 3 次 /d,未予诊治。以后症状逐渐加重。2d 前,患者出现自发皮肤出血,位于四肢及颈部,下肢为著,并有大片瘀斑,渐觉头晕、下肢疼痛、齿龈出血,伴头晕、乏力、心慌、气短,无关节痛、下肢水肿、视物模糊等,复查血常规显示 RBC 1.9×10^{12}/L,Hb 65g/L,WBC 75×10^9/L,PLT 13×10^9/L,淋巴细胞比例 81%,为求诊治急诊入院。发病以来食欲缺乏,尿色黄,大便正常,夜间休息差。既往体健,否认肝炎、结核病史,无手术、外伤史,无烟酒嗜好,对青霉素过敏。从事装修行业 2 年,父亲患淋巴瘤去世。

查体:体温 38.2℃,脉搏 91 次 /min,呼吸 22 次 /min,血压 130/65mmHg。意识清楚,贫血外貌,全身皮肤黏膜苍白,四肢及颈部可见密集紫癜,下肢大片瘀斑,无黄染和发绀,双颈部可触及 3 枚肿大淋巴结,直径 2cm,质中,活动,无触痛。结膜苍白,口唇苍白,咽充血,扁桃体Ⅰ度肿大。颈软,气管居中,甲状腺无肿大。胸廓对称无畸形,胸骨中下段压痛阳性。双肺叩诊清音,呼吸音清晰,未闻及干湿啰音。叩诊心界不大,心率 91 次 /min,律齐,未闻及病理性杂音。腹平坦,肝肋下未触及,脾肋下 4cm,质中无触痛,肠鸣音 4~5 次 /min,移动性浊音阴性。双下肢无水肿。肱二头肌反射、肱三头肌反射和膝反射正常,巴宾斯基征阴性。

辅助检查:血常规 RBC 1.9×10^{12}/L,Hb 65g/L,WBC 75×10^9/L,PLT 13×10^9/L,淋巴细胞比例 81%,可见原始淋巴细胞。骨髓检查:骨髓增生极度活跃,淋巴系统增生为主,原始淋巴细胞占有核细胞 65%,大小不等,粒细胞系统、红细胞系统、巨核细胞系统增生均受抑制,提示急性淋巴细胞白血病(L_2)。

依据以上临床资料,请写出初步诊断及诊断依据、鉴别诊断、进一步检查及治疗原则。

（一）初步诊断及诊断依据(初步诊断 12 分,诊断依据 8 分)

1. 初步诊断 急性淋巴细胞白血病(L_2)。

2. 诊断依据

(1)病史:年轻男性,急性起病,发热 2 周,皮肤出血 2d。

(2)查体:体温 38.2℃,贫血外貌,全身皮肤黏膜、结膜、口唇苍白,皮肤密集紫癜及瘀斑,双颈部可触及肿大淋巴结,胸骨中下段压痛阳性,脾肋下 4cm。

(3)辅助检查:血常规 RBC 1.9×10^{12}/L,Hb 65g/L,WBC 75×10^9/L,PLT 13×10^9/L,淋巴细胞比例 81%,可见原始淋巴细胞。骨髓检查提示急性淋巴细胞白血病(L2)。

（二）鉴别诊断(10 分)

1. 类白血病反应 常有原发疾病,白细胞计数增高(20~100)$\times 10^9$/L,可见中晚幼粒细胞,一般无贫血和血小板减少及肝、脾、淋巴结肿大。骨髓增生,可见核左移,原始细胞有时会增多,无 Auer 小体,可见中毒颗粒,中性粒细胞碱性磷酸酶显著增高。

2. 再生障碍性贫血 贫血、出血、感染表现,肝、脾、淋巴结一般不大,全血细胞减少,多部位骨髓穿刺增生减低,外周血及骨髓无原始及幼稚细胞增加,非造血细胞相对增多。

3. 骨髓增生异常综合征 表现为全血细胞减少,一般老年人为多,起病较缓,发展较慢,骨髓可见病态造血,部分外周血和骨髓可见原始和 / 或幼稚细胞,但原始细胞小于 20%。

（三）进一步检查项目(4 分)

1. 骨髓细胞化学染色 过氧化物酶(POX)、糖原(PAS)、非特异性酯酶(NSE)等染色以进一步鉴别白血病类型。

2. 白血病免疫学分型 按照免疫学积分系统进行 T/B 分型和髓系分型,有助于急性白血病分型诊断。

3. 细胞遗传学和分子生物学检查 骨髓染色体核型分析、疾病相关融合基因筛查、预后基因突变等检查,有利于疾病危险度分层和预后判断。

4. 血液生化检查 血尿酸、乳酸脱氢酶、凝血检查等。

（四）治疗原则(6 分)

1. 抗白血病治疗

(1)化疗:分为诱导缓解化疗[如 VP(长春新碱＋泼尼松)、DVLP(长春新碱＋柔红霉素＋左旋门冬酰胺酶＋强的松)等],巩固强化化疗[如 CAM(环磷酰胺＋阿糖胞苷 +6- 巯基嘌呤)、HD-MTX(大剂量甲氨蝶呤)、HD-AraC(大剂量阿糖胞苷)等为主的联合化疗]和维持治疗[6MP+MTX(6- 巯基嘌呤＋甲氨蝶呤)口服]。

(2)异基因造血干细胞移植治疗:中高危患者首选的缓解后治疗,是目前唯一可能治愈 ALL 的手段。

(3)中枢神经系统白血病(CNSL)防治:鞘内注射化疗药物、头颅放疗、高剂量化疗等。

2. 其他治疗 包括水化、碱化、成分输血、支持治疗、防治感染及出血,预防高尿酸血症、电解质紊乱、酸中毒及肝肾功能不全。

四、临床操作考核

骨髓穿刺术的考核评分要点见表 11-3。

表 11-3　骨髓穿刺术的考核评分要点

考号：＿＿＿＿＿＿　　姓名：＿＿＿＿＿＿　　总得分：＿＿＿＿＿＿　　考核教师：＿＿＿＿＿＿

操作项目	评分要点	分值	得分
术前准备	了解病史(注意有凝血检查,无出血倾向)	1.0	
	操作器械和材料准备(准备穿刺包、无菌手套、消毒物品、麻醉药品、载玻片等,注意穿刺包消毒日期)	1.0	
	向患者说明穿刺的必要性,签知情同意书	1.0	
选择穿刺体位	髂前上棘及胸骨穿刺时,患者取仰卧位 髂后上棘、腰椎穿刺时患者取侧卧位	1.0	
选择穿刺部位	髂前上棘穿刺点:位于髂前上棘后 1~2cm 髂后上棘穿刺点:骶椎两侧、臀部上方突出的骨面 胸骨穿刺点:胸骨柄或胸骨体相当于第 1、2 肋间隙的位置 腰椎棘突穿刺点:位于腰椎棘突突出处	2.0	
穿刺	穿刺部位常规消毒	1.0	
	戴无菌手套	1.0	
	铺消毒洞巾	1.0	
	2% 利多卡因局部麻醉	1.0	
	将骨髓穿刺针的固定器固定在适当长度并检查	1.0	
	左手固定穿刺部位,右手持针经麻醉处垂直骨面缓慢刺入并左右旋转,穿刺针的抵抗感突然消失且穿刺针固定在骨内时、表示已进入骨髓腔,拔出针芯接干燥注射器,抽取骨髓 0.1~0.2ml	4.0	
	将骨髓液滴在载玻片上,立即制备骨髓液涂片数张	1.0	
	操作结束拔出穿刺针,穿刺点消毒后将无菌敷料敷于局部,胶布固定	1.0	
	取外周血推片数张一起送检	1.0	
完成穿刺	叮嘱术后注意事项,患者返回病房	2.0	
	总分	20.0	

注:操作中不符合无菌要求扣 5 分。

(马肖容)

　　糖尿病是内分泌代谢系统常见疾病,其发病率逐年升高,目前已成为危及人民健康的公共卫生问题。毛细血管法血糖测定和胰岛素注射都是在糖尿病治疗过程中常见的技能操作。口服葡萄糖耐量试验是目前糖尿病诊断"金标准",在临床工作中广泛应用。医学营养治疗作为糖尿病诊疗过程中的基础治疗手段,是糖尿病病程中任何阶段预防和控制必不可少的措施。

第一节　毛细血管法血糖测定

视频:毛细血
管法血糖测定

【适应证】

任何需要快速测定血糖水平的患者。

【禁忌证】

拟穿刺局部皮肤有感染者。

【操作前准备】

1. **患者准备**　告知患者毛细血管法血糖测定的目的与意义及注意事项。

2. **材料准备**　检查试纸条的有效期及条码是否符合要求,检查质控品的有效期。

3. **医生准备**　清洁血糖仪。

【操作方法】

1. **选择采血部位**　采血部位通常采用指尖、足跟两侧等末梢毛细血管全血。

2. **消毒**　用75%乙醇擦拭采血部位,待自然干燥后进行皮肤穿刺。

3. **采血**　皮肤穿刺后,勿过度用力挤压,弃去第一滴血液。

4. **测定**　严格按照仪器制造商提供的操作说明书要求和操作规程(SOP)进行检测。

5. **记录结果**　记录血糖结果,应包括患者姓名、测定日期及时间、结果、单位、医生签名等。

6. **复查**　出现血糖明显异常结果时,应重复检测1次;必要时查静脉血糖水平。

【注意事项】

　　1. 血糖仪检测的是毛细血管全血葡萄糖,其结果与静脉血有区别,且受进餐影响,因此,在出现明显偏离正常值时,需要根据静脉血糖水平来复核。

　　2. 乙醇消毒后要自然风干,否则乙醇会影响测量结果。不可使用含碘的消毒剂(如碘酊、碘伏等),碘会与试纸中的酶发生反应,产生测量误差。

　　3. 目前临床使用的血糖仪的检测技术均采用生物酶法,主要有葡萄糖氧化酶(GOD)和葡萄糖脱氢酶(GDH)。不同酶有不同的适应人群,应该根据不同患者的情况选用不同酶技术的血糖仪。

　　4. pH、温度、湿度和海拔高度都可能对血糖仪的检测结果造成影响。

5. 药物的干扰,如维生素 C、尿酸、胆红素、对乙酰氨基酚、三酰甘油、氧气、水杨酸、麦芽糖、木糖等均为常见干扰物。当血液中存在大量干扰物时,血糖值会有一定偏差。

6. 由于血糖仪采用的血标本大多为全血,因此血细胞比容影响较大,相同血浆葡萄糖水平时,随着血细胞比容的增加,全血葡萄糖检测值会逐步降低。若患者存在明显的血细胞比容异常,可采用有血细胞比容校正的血糖仪。

7. 要从手指根部向指尖挤血,不要掐住指尖使劲挤。过多的血清会导致结果偏低。

8. 操作不当、血量不足、试纸保存不当或更换试纸批号校正码未更改(部分型号)都会影响检测的准确性。

(刘　琦)

第二节　口服葡萄糖耐量试验

【适应证】

1. 糖调节受损人群。

2. 低血糖鉴别诊断。

3. 妊娠糖尿病筛查。

【禁忌证】

严重代谢紊乱者。

【操作前准备】

1. 口服葡萄糖耐量试验(oral glucose tolerance test,OGTT)前 3~7d 停用可能影响检测结果的药物如避孕药、利尿剂、苯妥英钠等。

2. OGTT 前 3d 内,每天碳水化合物摄入量不少于 150g。

【操作方法】

1. **采集空腹静脉血**　上午 7~9 时,患者空腹抽取外周静脉血。

2. **口服葡萄糖**　空腹口服溶于 300ml 水的无水葡萄糖粉 75g。儿童则予以 1.75g/kg,总量不超过 75g。糖水在 5min 内服完。

3. **采集静脉血**　自服第 1 口糖水开始计时,于 30min、60min、120min 分别留取静脉血送检。

4. **判读结果**　根据 OGTT 结果分析其临床意义。

【注意事项】

1. OGTT 过程中,患者不能进食其他食物,不能喝茶及咖啡,不吸烟,不做剧烈运动,但不要求绝对卧床。

2. 若 OGTT 过程中出现呕吐等不适,终止试验。

3. 血标本应尽早送检。

4. 感染、创伤及其他应激状态下不适合 OGTT。应在应激状态解除后进行。

5. 若进行低血糖鉴别诊断时,可在 180min、240min 时再分别采血。

(刘　琦)

第三节 胰岛素注射

【适应证】

任何需要胰岛素治疗的患者。

【禁忌证】

拟穿刺局部皮肤有感染或瘢痕者。

【操作前准备】

1. **患者准备** 核对患者的进餐情况。另外,注射前进行必要的心理疏导,尤其是初次注射胰岛素者,以帮助患者克服对胰岛素注射的恐惧心理。

2. **材料准备** 核对胰岛素剂型和有效期。

3. **医生准备** 注射前洗手。

【操作方法】

1. **安装笔芯** 如笔芯中胰岛素未使用完毕,无须更换。

2. **混匀** 预混胰岛素要混合均匀。

3. **安装针头** 安装胰岛素笔用注射针头。

4. **消毒** 选择合适的注射部位,用75%乙醇消毒局部皮肤,待其自然干燥。

5. **注射** 如注射针头为4mm,无须捏起皮肤,垂直进针即可。超过4mm的针头,需要捏起皮下组织,垂直或45°进针。

6. **留针** 注射完毕,针头在皮下停留至少10s。

7. **取针** 注射完成后立即戴上外针帽将针头从注射笔上取下,丢弃在加盖的硬壳容器或利器盒中。

【注意事项】

1. **选择注射部位**

(1)最适合胰岛素注射的部位顺序依次是腹部、上臂外侧1/4、大腿前侧和外侧、臀部外上侧。腹部是胰岛素注射优先选择的部位。要注意轮换注射部位,包括不同注射部位(手臂、腹部、大腿、臀部)的轮换和同一注射部位(如腹部)区域内的轮换。

(2)不同类型胰岛素注射部位可有不同,注射速效胰岛素首选腹部;中、长效胰岛素则可选择臀部或大腿。

2. **更换针头** 每次都要更换新的针头,避免疼痛、针头堵塞、折断。

3. **注射深度** 一定保证注射在皮下,不要误入真皮或肌肉内。

4. **滞留时间** 注射完毕,针头滞留在皮下10s,保证药液充分吸收。

5. **及时取下针头** 注射完成后应立即将针头从注射笔上取下,以免空气进入药液,导致再注射时注射时间的延长,并影响注射剂量。

6. **注意影响因素** 注射后,胰岛素吸收的快慢受运动和温度的影响。运动会加快吸收,洗热水澡也会加快吸收。

(刘 琦)

第四节 糖尿病营养食谱计算

微课：糖尿病
营养食谱
计算

医学营养治疗（MNT）是指在临床条件下对糖尿病的营养问题采取的特殊干预措施的总称，是糖尿病的基础治疗手段，包括对患者进行个体化营养评估、营养诊断、制定相应营养干预计划并在一定时期内随访。MNT 通过调整饮食总能量、饮食结构及餐次分配比例，有利于血糖控制，有助于维持理想体重并预防营养不良发生，是糖尿病病程中任何阶段预防和控制必不可少的措施。

【MNT 目标】

1. 保证成人患者正常生活和青少年患者正常生长发育。

2. 维持健康体重。

3. 膳食营养均衡合理，满足微量营养素的需求。

4. 达到并维持理想的血糖水平，降低 HbA1c 水平。

5. 降低心血管疾病并发症风险。

【营养相关因素】

1. **能量** 糖尿病患者应接受个体化能量平衡计划；对于超重或肥胖个体，应建议减重；按照每人 25~30kcal/(kg·d) 计算推荐能量摄入，根据个人具体情况调整个体化能量标准；不推荐长期接受极低能量（<800kcal/d）营养治疗计划。

2. **碳水化合物** 推荐每天碳水化合物供能比 50%~65%；推荐适当食用低血糖指数（GI）食物，但应同时考虑血糖负荷（GL）；推荐膳食纤维摄入，25~30g/d 或者 10~14g/1 000kcal；适量摄入糖醇和非营养性甜味剂是安全的；控制添加糖的摄入；不推荐饮酒，若饮酒则需计入全天总能量。另外，应警惕饮酒诱发的低血糖，避免空腹饮酒。

3. **脂肪** 推荐每天脂肪供能比为 20%~30%；限制饱和脂肪酸供能占比不超过总能量 7%；适当增加富含 ω^{-3} 多不饱和脂肪酸的植物油；控制胆固醇摄入（每天 300mg 以内）。

4. **蛋白质** 肾功能正常的糖尿病患者，蛋白质供能占 15%~20%，推荐每天蛋白质摄入量 0.8g/kg，保证优质蛋白比例超过三分之一。

5. **维生素** 适量补充 B 族维生素有助于改善糖尿病神经病变；补充 300~600mg/d 的硫辛酸可改善糖尿病神经传导速度和周围神经症状；对于无维生素缺乏的糖尿病患者，不推荐常规大剂量补充维生素。长期服用二甲双胍者应预防维生素 B_{12} 缺乏。

6. **无机盐及微量元素** 糖尿病患者限制钠盐摄入有利于血压控制；适量补充微量元素有助于提高糖尿病患者免疫功能，减少感染风险。

【MNT 方法】

1. **计算总热量** 按推荐能量摄入 25~30kcal/(kg·d)× 患者理想体重[kg=身高(cm)-105]，计算每天摄入总热量。

2. **确定营养成分组成** 依碳水化合物占比 50%~65%、脂肪 20%~30%、蛋白质 15%~20% 比例确定营养成分组成后，按照每克碳水化合物、蛋白质产热 4kcal，每克脂肪产热 9kcal，将热量换算成食品，根据个人情况制定食谱，按每天三餐分配为 1/5、2/5、2/5 或者各 1/3。

3. **食物交换份** 是按食物来源、性质分类，同类食物在一定重量内所含三大营养素和能量相近，不同食物间所提供的能量也是相同的。食物交换份的使用应在同类食物间进行，以可提供能量 80~90kcal 为一个交换单位。根据每天总热量确定食物交换份数。基于 GI/GL 概念指导的食物交换份应用有利于糖脂代谢紊乱和体重指数的改善。

4. 碳水化合物计数法　与食物交换份法相比,碳水化合物计数法着重管理好含有碳水化合物的食物,并与餐后血糖相关联。该方法以含 15g 碳水化合物的食物数量作为一份交换份,根据患者每天所需碳水化合物交换份的量管理饮食计划,多适用于 1 型糖尿病患者。

（刘　琦）

第五节　基本技能与临床诊疗思维评估示例

一、重点病史采集

（一）病例简介

患者,男性,19 岁,在校学生。因"多尿、多饮 2 个月余,意识模糊 3d"就诊。2013 年 12 月,无明显诱因,患者出现口渴、多饮、尿量增多、乏力等症状,5d 后于当地医院行全面检查,空腹血糖 23.4mmol/L。患者未继续诊治。3d 前,患者出现恶心、呕吐、意识模糊,无发热、腹痛、腹泻。于当地医院急诊就诊。辅助检查:尿常规显示尿糖(++++),酮体(++++),糖化血红蛋白(HbA1c)9.4%;血气提示代谢性酸中毒。诊断为"1 型糖尿病、酮症酸中毒",给予补液、降糖、消酮治疗,患者恶心、呕吐症状消失,神志恢复。给予"甘精胰岛素 16U+ 门冬胰岛素 14/12/10U"治疗。监测血糖:空腹血糖 5.5~9.0mmol/L,餐后血糖 4.8~11.5mmol/L。患者口渴、多尿、多饮、乏力症状较前减轻。发病以来,无视物模糊及皮肤发黑、破溃等症状,精神、睡眠不佳,尿量增多,大便如常,体重下降 2kg。既往体健,无传染病史,无手术外伤史,无药物过敏史,无烟酒嗜好。无肝炎、结核接触史。无糖尿病家族史。

（二）重点病史采集内容与评分要点

病史采集过程中要注意的重点内容与评分要点见表 12-1。

表 12-1　重点病史采集内容与评分要点

考号:＿＿＿＿＿＿　　姓名:＿＿＿＿＿＿　　总得分:＿＿＿＿＿＿　　考核教师:＿＿＿＿＿＿

采集项目	评分要点	分值	得分
自我介绍	介绍姓名、职称并解释自己的职责	0.5	
一般项目	患者的姓名、年龄、职业、住址、联系方式等	1.0	
主要症状	多尿、多饮、意识模糊	2.0	
病期	2 个月余	1.0	
起病情况	无明显诱因,慢性起病,近期加重	1.0	
主要症状特点	(1)口渴、多尿、多饮、乏力	1.5	
	(2)恶心、呕吐、意识模糊	1.5	
伴随症状	无发热、腹痛、腹泻	2.0	
诊治经过	(1)血糖高;尿糖、尿酮体阳性;血气:代谢性酸中毒	2.0	
	(2)补液、降糖、消酮及长期胰岛素治疗	2.0	

续表

采集项目	评分要点	分值	得分
一般情况	发病以来睡眠稍差,饮食如常,大小便无异常,体重减轻 2kg	1.0	
其他相关病史	(1)既往无乙型肝炎、结核病史	0.5	
	(2)患者无烟酒嗜好	0.5	
	(3)无药物过敏史	0.5	
	(4)家族中无糖尿病病史	0.5	
总结与安排	讨论初步诊断,安排下一步检查并给出处理意见	0.5	
技巧	(1)条理性强,层次清	0.5	
	(2)问诊规范(无诱导性、连续性、责难性及暗示性提问)	0.5	
	(3)注意倾听,举止亲切友好	0.5	
	(4)及时核实患者提供的信息,恰当使用过渡性语言及结束语	0.5	
	总分	20.0	

二、重点体格检查

病例同病史采集,根据上述病史采集的结果,进行有的放矢的重点体格检查,尽可能减少患者的不适,用较短的时间完成必要的体格检查项目:生命体征、一般检查、头颈部、胸廓和肺部、心脏、腹部、脊柱四肢、神经系统。检查的顺序和手法同系统体格检查,查体过程中注意保护患者,观察其反应并相互及时沟通。

针对本病例的重点查体内容和评分要点见表 12-2。

表 12-2 重点查体内容与评分要点

考号:＿＿＿＿＿＿＿ 姓名:＿＿＿＿＿＿＿ 总得分:＿＿＿＿＿＿＿ 考核教师:＿＿＿＿＿＿＿

查体项目	评分要点	分值	得分
生命体征	体温 36.3℃,脉搏 72 次 /min,呼吸 16 次 /min,血压 120/80mmHg	1.0	
一般检查	意识清楚,自动体位	0.5	
头颈部	巩膜未见黄染,结膜无充血和水肿,口唇无苍白,咽部无充血,扁桃体无肿大。颈静脉无怒张,气管居中,锁骨上淋巴结未触及肿大	1.0	
胸和肺	视诊:胸廓无畸形,呼吸运动对称,胸壁静脉无曲张	0.5	
	触诊:胸壁无压痛,无皮下气肿及皮下捻发感,胸骨无压痛,胸廓扩张度对称、触觉语颤对称,未触及胸膜摩擦感	2.0	
	叩诊:双肺叩诊呈清音,肝上界位于右锁骨中线上第 5 肋间。平静呼吸时肺下界位于肩胛线第 10 肋间隙	2.0	
	听诊:双肺呼吸音清,未闻及干、湿性啰音。语音共振对称,无胸膜摩擦音	2.0	
心脏	视诊:心尖搏动位于第 5 肋间左锁骨中线内 1.5cm,搏动有力	0.5	
	触诊:心尖搏动位置同视诊,心前区无震颤,无心包摩擦感	1.0	
	叩诊:心浊音界不大	2.0	
	听诊:心率 72 次 /min,律齐,$P_2>A_2$,未闻及杂音及心包摩擦音	1.5	

续表

查体项目	评分要点	分值	得分
腹部	视诊:腹部平坦,腹式呼吸存在	0.5	
	触诊:腹软,无压痛及反跳痛,未触及包块;肝肋下刚触及,无触痛;胆囊未触及,胆囊区无压痛;脾肋下触及,无触痛	1.0	
	叩诊:鼓音;肝浊音界正常,肝区无叩痛;无移动性浊音;肋脊角无叩痛	1.0	
	听诊:肠鸣音正常,未闻及血管杂音,无摩擦音	0.5	
脊柱四肢	无畸形,无压痛及叩痛,活动自如;无杵状指(趾),双下肢无水肿	0.5	
神经系统	肱二头肌反射、肱三头肌反射、膝反射正常,Kernig 征、Brudzinski 征阴性	0.5	
技巧	(1)查体前检查者须洗手	0.5	
	(2)动作熟练、手法规范	0.5	
	(3)注意对比,无重复、颠倒、遗漏	0.5	
	(4)注意交流和保护患者	0.5	
	总分	20.0	

三、内分泌与代谢系统疾病病例分析

患者,男性,62 岁,退休干部。因"多尿多饮 15 年,视物模糊 1 年,水肿 2 周"收住院。15 年前患者无明显诱因出现烦渴、多尿、多饮,主食由每天 300g(6 两)增加到每天 500g,6 个月内体重下降 7.5kg。查空腹血糖 11.3mmol/L,尿糖(+++)。诊断为糖尿病,服用二甲双胍每天 3 次,每次 0.5g,症状明显缓解,未规律检测血糖。饮食控制尚可,主食每天 300g(6 两),体重稳定。近 1 年视物模糊,眼科检查:"轻度白内障,视网膜有新生血管"。开始使用胰岛素,用量为三餐前常规胰岛素各 14U,睡前精蛋白胰岛素 8U,体重增加 10kg,血糖控制不佳,糖化血红蛋白 9.8%。近 2 周出现双下肢对称性可凹性水肿。经呋塞米每天 1 次,每次 20mg 治疗,水肿消退。发病以来夜间休息可。既往:高血压病史 7 年,现服硝苯地平缓释片每天 2 次,每次 20mg 治疗,血压控制不佳,平素血压(150~160)/(90~100)mmHg。无烟酒嗜好。无食物、药物过敏史,无手术外伤史。父母去世多年,病因不详。一姐姐患糖尿病。

查体:体温 36.7℃,脉搏 80 次 /min,呼吸 18 次 /min,血压 160/100mmHg。身高 168cm,体重 85kg,BMI 30.1kg/m²,一般情况可,发育正常,营养良好,步入病室。皮肤黏膜无黄染和出血点,浅表淋巴结未触及。眼睑无水肿,口唇无发绀,颈无抵抗,颈静脉无怒张,气管居中,甲状腺不大。胸廓无畸形,呼吸动度和语音共振对称,听诊双肺呼吸音清,未闻及干性、湿性啰音。心界不大,心率 80 次 /min,律齐,未闻及病理性杂音。腹平坦,肝、脾肋下未触及。肠鸣音 4 次 /min,移动性浊音阴性。双下肢无水肿,无杵状指(趾)。感觉减退,膝腱反射消失,巴宾斯基征(–)。血常规:白细胞计数 8.23×10⁹/L,红细胞计数 4.6×10¹²/L,血红蛋白 136g/L,中性粒细胞百分比 72.10%,血小板 235×10⁹/L;尿液检查:尿蛋白(++),尿糖(+++),WBC 0~3/ 高倍镜视野;血生化:血糖 13mmol/L,血尿素氮(BUN)7.0mmol/L,血肌酐(Cr)85μmol/L,白蛋白(ALB)30g/L。

根据以上临床资料,请写出初步诊断与诊断依据、鉴别诊断、进一步检查及治疗原则。

(一)初步诊断与诊断依据(初步诊断 12 分,诊断依据 8 分)

1. 2 型糖尿病　糖尿病眼底病变,糖尿病周围神经病变,糖尿病肾病。

(1)中年男性,慢性病程,进行性加重,出现多系统损害。

(2)多饮多尿 15 年,有体重下降,空腹血糖(FPG)>7.0mmol/L,糖化血红蛋白(HbA1c)≥ 6.5%,糖尿病诊断明确。

（3）患者成年起病，体型肥胖，无酮症酸中毒倾向，口服降糖药物治疗有效，支持 2 型糖尿病。

（4）近 1 年出现视物模糊，眼科检查：视网膜有新生血管，考虑为糖尿病性视网膜病变Ⅳ期，为增殖期视网膜病变。

（5）患者 2 周前出现双下肢可凹性水肿，尿检：尿蛋白（＋＋）。结合病史，可诊断为糖尿病肾病Ⅳ期，即临床糖尿病肾病期。

（6）患者四肢远端感觉减退，膝腱反射消失。考虑患者存在糖尿病周围神经病变。可进一步行神经电生理检查以明确。

2. 高血压（2 级，高危组） 根据患者的血压水平，为高血压 2 级。由于合并了糖尿病，为高危组，需要积极控制血压。

3. 白内障

（二）鉴别诊断（10 分）

1. 与其他原因导致的血糖升高相鉴别 通过病史，可以排除由于甲亢、胃空肠吻合术后、严重肝病等导致的血糖升高。

2. 分型 患者起病慢、无急性并发症、肥胖、口服降糖药治疗有效等，均支持其为 2 型糖尿病。

3. 排除其他原因所致的器官损害 患者的各种糖尿病并发症，结合病史，可除外其他原因造成的器官损害。

（三）进一步检查项目（4 分）

1. 监测空腹及三餐后血糖水平。

2. 测定 24h 尿蛋白。

3. 神经电生理检查。

（四）治疗原则（6 分）

糖尿病治疗综合管理 5 个要点：糖尿病教育、医学营养治疗、运动治疗、血糖监测和药物治疗。

1. 糖尿病健康教育 保证患者充分认识糖尿病并掌握自我管理的技能。

2. 医学营养治疗

（1）患者的理想体重为 63kg，每天所需热量 25~30kcal/kg 理想体重。患者肥胖，热量应酌减（建议 25kcal/kg）。

（2）营养物质含量：膳食中碳水化合物提供的能量应占饮食总热量的 50%~65%。患者有糖尿病肾病，肾功能尚正常，蛋白质摄入控制在每天每千克理想体重 0.8g。蛋白质应至少 1/3 来自优质蛋白质，以保证必需氨基酸的供给。膳食中由脂肪提供的能量不超过总热量的 30%，其中饱和脂肪酸供能不应超过总热量的 7%；食物中胆固醇摄入量应小于 300mg/d。

（3）合理分配：每天饮食总热量和营养物质可按三餐分配为 1/5、2/5、2/5 或 1/3、1/3、1/3。

（4）随访：治疗过程中及时随访调整。

3. 运动治疗 对于肥胖的 2 型糖尿病患者，运动可增加胰岛素敏感性，有助于控制血糖和体重。该患者应该适当运动、循序渐进并长期坚持。

4. 病情监测 血糖监测的基本指标包括空腹血糖、餐后血糖和 HbA1c。建议患者使用便携式血糖仪进行自我血糖监测（SMBG），指导调整治疗方案。

患者每次就诊时均应测量血压；每年至少 1 次全面了解血脂及心、肾、神经、眼底等情况，尽早给予相应处理。

5. 高血糖的药物治疗 患者已经出现多种慢性并发症，适合使用胰岛素治疗。使用原则：①胰岛素治疗应在综合治疗基础上进行；②胰岛素治疗方案应力求模拟生理性胰岛素分泌模式；③从小剂量开始，根据血糖水平逐渐调整至合适剂量。

6. 并发症的治疗

（1）严格控制血糖。

(2)控制高血压:应控制在 130/80mmHg 以下。ACEI 或血管紧张素 Ⅱ 受体阻断剂(ARB)除可降低血压外,还可减轻蛋白尿和减慢肾小球滤过率(GFR)下降速度,对于该患者为首选。使用过程中,注意电解质和肌酐水平。如血压控制不理想,可合用其他药物。

(3)糖尿病肾病(Ⅳ期):饮食蛋白质为每天每千克理想体重 0.8g,以优质动物蛋白为主,必要时加用复方 α- 酮酸。尽早使用促红细胞生成素(EPO)以纠正肾性贫血,治疗维生素 D- 钙磷失平衡可明显改善进展期患者的生活质量和预后。应比非糖尿病肾病患者更早启动肾脏替代治疗。

(4)增殖性糖尿病性视网膜病变患者存在威胁视力的情况时(如玻璃体积血不吸收、视网膜前出现纤维增殖、黄斑水肿或视网膜脱离等),应尽早行玻璃体切割手术,争取尽可能保存视力。

(5)除了严格控制血糖,对于糖尿病神经病变还可以使用如甲钴胺、前列腺素类似物、醛糖还原酶抑制物等,有一定的治疗作用。

四、临床操作考核

(一)毛细血管法血糖测定

毛细血管法血糖测定的考核评分要点见表 12-3。

表 12-3　毛细血管法血糖测定的考核评分要点

考号:＿＿＿＿＿　　姓名:＿＿＿＿＿　　总得分:＿＿＿＿＿　　考核教师:＿＿＿＿＿

操作项目	评分要点	分值	得分
操作前准备	(1)告知患者	2.0	
	(2)试纸条和质控品的检查	3.0	
	(3)清洁血糖仪	2.0	
操作方法	(1)消毒皮肤	2.0	
	(2)注意采血部位	2.0	
	(3)皮肤穿刺后,弃去第 1 滴血液,将第 2 滴血液置于试纸上指定区域	4.0	
	(4)记录检验结果	3.0	
	(5)处理针头、试纸等用品	2.0	
	总分	20.0	

(二)胰岛素注射

胰岛素注射的考核评分要点见表 12-4。

表 12-4　胰岛素注射的考核评分要点

考号:＿＿＿＿＿　　姓名:＿＿＿＿＿　　总得分:＿＿＿＿＿　　考核教师:＿＿＿＿＿

操作项目	评分要点	分值	得分
术前准备	(1)核对患者的进餐情况	2.0	
	(2)核对胰岛素剂型和有效期	2.0	
	(3)注射前洗手	1.0	
操作方法	(1)安装胰岛素笔芯,如笔中胰岛素未使用完毕,无须更换	1.0	
	(2)预混胰岛素要混合均匀	2.0	
	(3)安装针头	2.0	
	(4)选择注射部位	2.0	

续表

操作项目	评分要点	分值	得分
操作方法	(5)75% 乙醇消毒,干燥	2.0	
	(6)进针、注射,注意角度	2.0	
	(7)注射完毕,针头在皮下停留至少 10s	2.0	
	(8)注射完成后,处理针头	2.0	
	总分	20.0	

注:操作中不符合无菌操作要求扣 5 分。

(刘 琦)

第十三章

运动系统基本技能及临床诊疗思维评估

运动系统由骨、骨连接和骨骼肌组成,其主要功能是运动、支持和保护。运动系统疾病主要包括运动系统创伤、退变、畸形、炎症、肿瘤等方面疾病。运动系统基本技能与临床诊疗思维包括了运动系统疾病诊断治疗的常用基本技能、临床诊疗思维以及综合运用所学知识分析问题和解决问题的能力。通过对重点病史采集、重点体格检查、病例分析以及运动系统疾病常用基本技能的培训,考核与评估医学生临床基本技能操作的规范性、准确性、技巧性和完整性,评估医学生对患者的关爱、职业精神和工作态度等。

第一节 膝关节腔穿刺术

【适应证】

1. 关节腔积液、积血或积脓,穿刺抽液进行性状观察、检验、细菌培养等协助诊断。

2. 抽吸出关节腔内液体后注入药物作为治疗措施。

3. 穿刺抽出液体后注入造影剂,拍摄 X 线片,作为特殊检查方法。

【禁忌证】

1. 穿刺点有皮肤感染创面或开放创口。

2. 穿刺点有内固定物或手术后解剖变异不利于穿刺。

【操作前准备】

1. **患者准备** 告知患者穿刺目的、操作过程及注意事项,并签署知情同意书。

2. **材料准备** 关节腔穿刺包、消毒用品、麻醉药品、注射器、胶布、无菌手套、标本容器。

3. **医生准备** 戴口罩、帽子,操作前洗手,戴手套。

【操作方法】

1. **体位** 患者仰卧于手术台上,下肢伸直。

2. **确定穿刺点**

(1)髌骨外上缘穿刺点

1)定位与方法:髌骨外上缘处与股外侧肌交界处。按压股外侧肌下凹陷处,刺入 0.5~1cm,有落空感即可。

2)优点:神经分布少,感觉不敏感,组织薄,手感好,针头易达到关节腔。靠近髌上囊,将髌上囊的液体往下挤,抽液比较彻底,针头向上移动可以直接抽取髌上囊的液体。

(2)髌骨外下缘穿刺点

1)定位:屈膝 90° 位,髌骨下缘、髌韧带外侧 1cm 处(外侧膝眼)。

2)方法:定位好后,消毒患处,10ml 注射器针头与胫骨平台平行,向内呈 45° 穿刺进入,针头完全刺入即可(图 13-1)。

3)优点:比较好定位,关节注射后无疼痛。

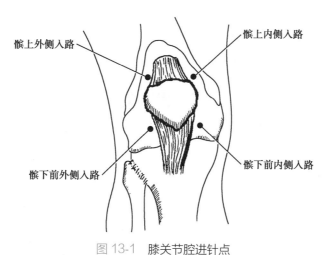

图 13-1　膝关节腔进针点

3. 消毒麻醉　常规进行皮肤消毒,戴无菌手套,铺消毒洞巾,2% 利多卡因局部麻醉。

4. 穿刺　用 10ml 注射器,一般于髌骨外上方,由股四头肌腱外侧向内下刺入关节囊;或于髌骨下方,由髌韧带旁向后穿刺达关节囊(图 13-2)。

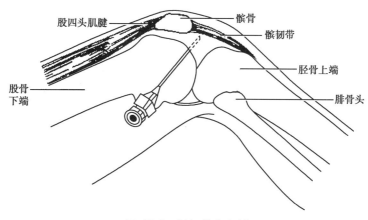

图 13-2　髌韧带旁穿刺

5. 包扎固定　抽液完毕后,用消毒纱布覆盖穿刺部位,胶布固定。如果抽液完毕需注入药物,则应另换无菌注射器,注射完毕再包扎固定。

【注意事项】

1. 穿刺器械及手术操作均需严格消毒,以防关节腔继发感染。

2. 动作要轻柔,避免损伤关节软骨。

3. 如关节腔积液过多,抽吸后可适当加压包扎。

4. 在关节及关节附近有感染或化脓时,穿刺前要保护周围组织,以防感染扩散蔓延。

5. 关节内有大量积液的患者,宜采用髌骨外上缘进针抽液,可注射玻璃酸钠。因为关节内有大量积液的时候,积液大多在髌上囊,髌骨关节间隙也比较大,髌骨外上缘进针容易操作,并抽出积液。

6. 无关节积液患者,采用髌骨外下缘穿刺法要定好位置,采用 10ml 注射器,与胫骨平台平行,向内呈 45°,针头完全刺入,有落空感,回抽时如见关节液,可放心注射;如未见关节液,可试注射玻璃酸钠,如果注射时比较费力,患者有痛、胀感,可以进一步向里面插下针头,左右移动一下,注射时比较轻松,患者无不适即可再注射。

(施学东)

第二节　止血和包扎方法

视频:止血和
包扎方法

一、止血

【适应证】

1. 周围血管创伤性出血。

2. 某些特殊部位创伤或病理血管破裂出血。

3. 减少手术区域的出血。

【禁忌证】

1. 需要施行断肢(指)再植者不用止血带。

2. 特殊感染截肢不用止血带,如气性坏疽截肢。

3. 有动脉硬化症、糖尿病、慢性肾病等,慎用止血带。

【操作前准备】

1. 材料准备

(1)急救包、止血钳、纱布垫、纱布、三角巾、四头带和绷带。

(2)橡皮管、弹性橡皮带、空气止血带、休克裤等。

2. 医生准备　戴口罩、无菌手套。

【操作方法】

1. 结扎止血法　是指用止血钳钳夹出血部位的血管,然后予以结扎或缝扎(图 13-3)。

(1)在手术过程中,对于可能出血的部位或已见的出血点,先进行钳夹,要准确钳夹出血点(最好一次成功)。

(2)要根据钳夹的组织多少以及血管粗细,选择合适粗细的结扎线,血管粗时应单独游离结扎。

(3)结扎线要将所需结扎组织完全套住,在收紧第一结时将提起的止血钳放下并慢慢松开,第一结完全扎紧时再松钳移去。

(4)止血钳不能过快松开,以免导致结扎部位脱落或结扎不完全,或因结扎不确切而导致更危险的术后出血。

(5)对于粗大的血管要双重结扎,同一血管两道线不能结扎在同一部位,必须要有适当的间隔,结扎时收线松紧适度,过紧易拉断结扎线或切割血管导致出血,过松可引起结扎线松脱出血。

2. 电凝止血法　即用电灼器止血,常用的电灼器有高频电刀、氩气电刀,就其止血的方式有单极电凝及双极电凝。在止血时,电凝可直接电灼出血点,也可先用止血钳夹住出血点,再用电刀接触止血钳,止血钳应准确地夹住出血点或血管,夹住的组织越少越好,不可接触其他组织以防烧伤(图 13-4)。

电凝止血法适用于小出血点,使用时要注意:

(1)使用前要检查电刀有无故障,连接是否正确,检查室内有无易燃化学物质。

(2)电灼前用干纱布或吸引器将手术野清理干净,电灼后残面不能用纱布擦拭,只能用纱布蘸吸,以防止血的焦痂脱落造成止血失败。

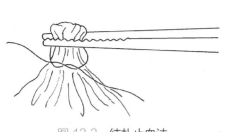
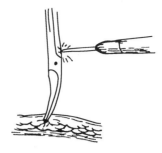

图 13-3 结扎止血法   图 13-4 电凝止血法

(3)电刀或导电的止血钳、镊不可接触其他组织,以防损伤。

(4)应随时用刀片刮净电刀前端的血痂,以免影响止血效果。

3. **手压止血法**   用手指、手掌或拳头压迫出血区域近侧动脉干,暂时性控制出血。压迫点应放在易于找到动脉走行的体表标志上,并压向骨骼。例如头、颈部出血,常可指压颞动脉、颌动脉;上肢出血,常可指压腋动脉、肱动脉、肘动脉、尺桡动脉;下肢出血,可指压股动脉、腘动脉。

4. **加压包扎止血法**   用厚敷料覆盖伤口后,外加绷带缠绕,略施压力,以能控制止血而不影响伤部血运为度。四肢的小动脉或静脉出血、头皮下出血,多数用此法可获得止血。

5. **强屈关节止血法**   前臂和小腿动脉出血不能制止时,如无合并骨折或脱位时,立即强屈肘关节或膝关节,并用绷带固定,可控制出血,以利迅速转送医院。

6. **填塞止血法**   广泛而深层的软组织创伤、腹股沟和腋窝等部位出血以及内脏实质性脏器破裂,如肝破裂出血,可用灭菌纱布填塞伤口,外加包扎固定。在做好彻底止血的准备之前,不得将填入的纱布抽出,以免发生大出血时措手不及(图 13-5)。

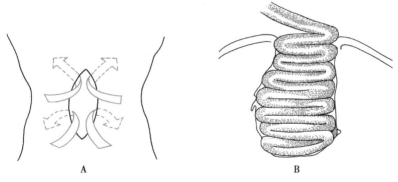

图 13-5 填塞止血法
A. 体腔填塞法;B. 深部组织填塞法。

7. **局部药物或生物制品止血法**   在手术创面进行充分止血后仍有渗血时,可用局部止血法,常用的药物或生物制品有:肾上腺素、凝血酶、明胶海绵、止血粉、氨甲环酸等,可采用局部填塞、喷洒、局部注射等方法,如在手术部位注射肾上腺素盐水或用蘸有肾上腺素盐水的纱布压迫局部可减少创面出血和止血,注意监测心脏情况。一些医用生物胶局部喷洒亦有较好的止血作用。

8. **止血带法**   适用于四肢大动脉的出血,常在加压包扎不能有效止血的情况下才选用止血带(图 13-6)。

(1)常用止血带类型

1)橡皮管止血带:用弹性较大的橡皮管。

2)弹性橡皮带:用宽约 5cm 的弹性橡胶皮带,抬高患肢,在肢体上重叠加压包绕几圈,以达到止血目的。

3)充气止血带:压迫面宽而软,压力均匀,有压力表测定压力,比较安全,常用于四肢活动性大出

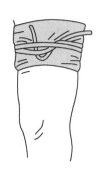
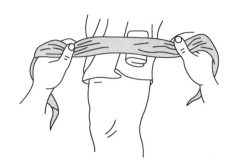

图 13-6　止血带止血法

血或四肢手术时。

（2）止血带使用方法和注意事项

1）止血带绕扎部位：扎止血带的标准位置在上肢为上臂上 1/3，下肢为股中、下 1/3 交界处。有人主张把止血带扎在紧靠伤口近侧的健康部位，有利于最大限度地保存肢体。上臂中、下 1/3 部扎止血带容易损伤桡神经，应视为禁区。

2）调控止血带的压力：止血带的松紧要合适，其压力大小以出血停止、远端不能摸到脉搏为度。过松时只压住静脉，使静脉回流受阻，反而加重出血。使用充气止血带时，止血带压力成年人上肢需维持在 300mmHg（40kPa），下肢约 500mmHg（66.7kPa）为宜。

3）维持时间：应尽量缩短使用止血带的时间，通常不超过 1h，每 30min 松带 1 次，每次松带间歇 30~60s。尽快采取其他方法进行有效止血。

4）止血带的解除：要在输液、输血和准备好有效的止血手段后，密切观察下放松止血带。若止血带缠扎过久，组织已发生明显广泛坏死时，在截肢前不宜放松止血带。

5）止血带不可直接缠在皮肤上：缠扎止血带的相应部位要有衬垫，如三角巾、毛巾、衣服等。

6）标志要清晰：要有明显标志说明上止血带的时间和部位，时间精确到分钟。

二、包扎

【适应证】

包扎的目的在于保护伤口，减少感染，固定敷料夹板，夹托受伤的肢体，减轻患者痛苦，防止刺伤血管、神经。加压包扎有压迫止血的作用。

【操作前准备】

1. **三角巾**　用一块边长 1m 的正方形棉布，沿其对角线剪开即为 2 条三角巾。将三角巾的顶角折向底边的中央，再根据包扎的实际需要折叠成一定宽度的条带。若将三角巾的顶角偏折到底边中央偏左或偏右侧，则成为燕尾巾，其夹角的大小可视实际包扎需要而定。

2. **绷带**　我国标准绷带长 6m，常见 3 列、5 列两种规格，供包扎实际需要选用。现场救护没有上述常规包扎材料时，可用身边的衣服、手绢、毛巾等材料进行包扎。

【操作方法】

1. **头部帽式包扎法**　将三角巾的底边向内折叠约 2 指宽，放在前额眉上，顶角向后拉盖头顶，将两底边沿两耳上方往后拉至枕部下方，左右交叉压住顶角，绕至前额打结固定（图 13-7）。

2. **头、耳部风帽式包扎法**　将三角巾顶角打一个结，置于前额中央，头部套入风帽内，向下拉紧两底角，再将底边向外反折 2~3 指宽的边，左右交叉包绕兜住下颌，绕至枕后打结固定（图 13-8）。

3. **三角巾眼部包扎法**

（1）包扎单眼时，将三角巾折叠成 4 指宽的带状，斜置于伤侧眼部，从伤侧耳下绕至枕后，经健侧耳上拉至前额与另一端交叉反折绕头一周，于健侧耳上端打结固定（图 13-9）。

(2)包扎双眼时,将带状三角巾的中央置于枕部,两底角分别经耳下拉向眼部,在鼻梁处左右交叉各包一只眼,呈"8"字形经两耳上方在枕部交叉后绕至下颌处打结固定(图 13-10)。

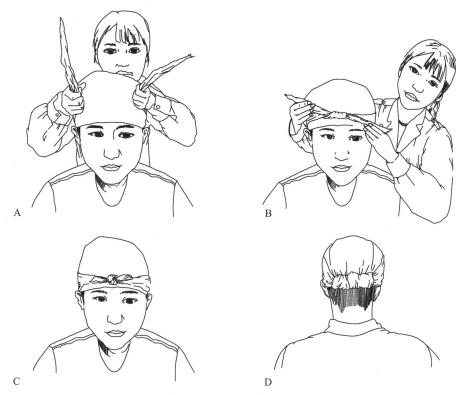

图 13-7 头部帽式包扎法

A. 三角巾底边中央放在前额眉上,两端向后拉至枕部交叉压住顶角,绕至前额;

B. 在前额打结固定;C. 打结固定后;D. 三角巾顶角卷曲收入底边的交叉中。

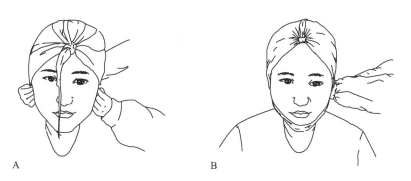

图 13-8 头、耳部风帽式包扎法

A. 三角巾顶角打结置于前额中央,头部套入风帽;B. 底边折边后向前交叉兜住下颌,绕至枕后打结固定。

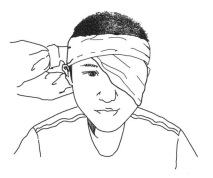

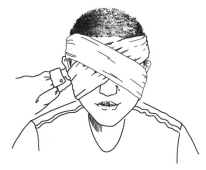

图 13-9 单眼带式包扎法　　　　　图 13-10 三角巾双眼包扎法

4. **三角巾胸部包扎法** 将三角巾的顶角置于伤侧肩上,两底边在胸前横拉至背部打结固定,之后再与顶角打结固定(图 13-11)。

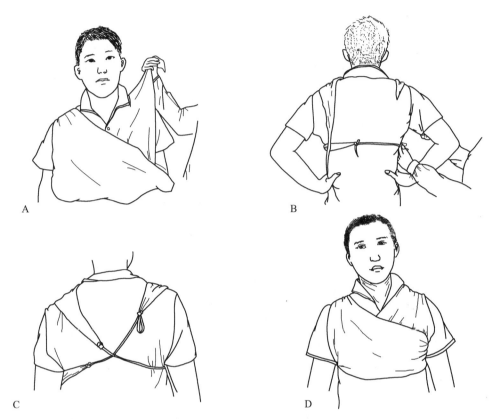

图 13-11 三角巾胸部包扎法
A. 三角巾顶角置于伤侧肩上;B. 三角巾底边在胸前拉至背部打结;
C. 底角打结后再与顶角打结固定;D. 固定后前面观。

5. **三角巾下腹部包扎法** 将三角巾顶角朝下,底边横放腹部,两底角在腰后打结固定,顶角经两腿间拉至腰后与底角打结固定(图 13-12)。

6. **燕尾巾肩部包扎法** 单肩包扎时,将三角巾折成约 80° 夹角的燕尾巾,夹角朝上,向后的一角压住向前的角,放于伤侧肩部,燕尾底边绕上臂在腋前方打结固定,将燕尾两角分别经胸、背部拉到对侧腋下打结固定。包扎双肩时,则将三角巾折叠成两尾角等大的双燕尾巾,夹角朝上,对准颈后正中,左右双燕尾由前向后分别包绕肩部到腋下,在腋后打结固定。

7. **三角巾四肢包扎法** 包扎膝、肘部时,将三角巾扎叠成比伤口稍宽的带状,斜放伤处,两端压住上下两边,绕肢体一周,打结固定。包扎手、足时,将三角巾底边横放在腕(踝)部,手掌(足底)向下放在三角巾中央,将顶角反折盖住手(足)背,两底角交叉压住顶角绕肢体一圈,反折顶角后打结固定。

8. **三角巾臀部包扎法** 将三角巾顶角朝下放在伤侧腰部,一底角包绕大腿根部与顶角打结,另一底角提起围腰与底边打结固定。

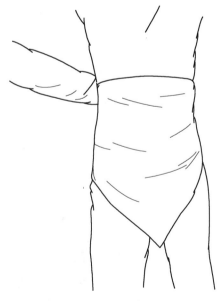

图 13-12 三角巾腹部包扎法

9. **绷带手腕、胸、腹部环形包扎法** 包扎手腕、胸、腹部等粗细大致相等的部位时,可将绷带作环形重叠缠绕,每一环均将上一环的绷带完全覆盖,为防止绷带滑脱,可将第一圈绷带斜置,环绕第二或第三圈时将斜出圈外的绷带角反扎到圈内,重叠环绕固定。

10. 绷带四肢螺旋包扎法 包扎四肢时,将绷带按一定间隔地向上或向下螺旋状环绕肢体,每环绕一圈将上一圈绷带覆盖 1/3 或 2/3。此法常用于固定四肢夹板和敷料。

11. 绷带螺旋反折包扎法 包扎粗细差别较大的前臂、小腿时,为防止绷带滑脱,多用螺旋反折法,与螺旋包扎法基本相同,只是每圈必须反扎绷带一次,反扎时用左手拇指按住反扎处,右手将绷带反折向下拉紧,绕缠肢体,绷带反扎处要注意避开伤口和骨突起。

【注意事项】

1. 包扎前要弄清包扎的目的,以便选择适当的包扎方法。

2. 包扎前应先对伤口做初步的处理。

3. 包扎要求动作轻、快、准、牢,包扎要松紧适度,包扎过紧可影响血液循环,过松会移动脱落。

4. 包扎材料打结的位置要避开伤口和坐卧受压的位置。

5. 为骨折制动的包扎应露出伤肢末端,以便观察肢体血液循环的情况。

(施学东)

第三节 手法复位技术

【适应证】

1. 新鲜的闭合骨折。

2. 稳定或易于外固定的骨折。

【禁忌证】

1. 开放性骨折。

2. 肢体高度肿胀难以复位及固定。

3. 骨折并发重要的血管、神经损伤。

4. 关节内骨折。

5. 整复后不易维持复位的不稳定骨折。

6. 患者无法配合麻醉或操作。

【操作前准备】

1. 患者准备 告知患者复位的目的、操作过程及注意事项,并签署知情同意书;测量患者血压、呼吸、脉搏。

2. 材料准备 消毒用品、麻醉药品、注射器、胶布、无菌手套、绷带。

3. 医生准备 戴口罩、帽子;操作前洗手。

【操作方法】

1. 解除疼痛 可用局部麻醉、神经阻滞麻醉或全身麻醉解除肌痉挛和消除疼痛,全身麻醉多用于儿童。局部麻醉时,将注射针于骨折处皮肤浸润后,逐步刺入深处,逐层浸润麻醉;进入骨折部血肿后,可抽出暗红色血液,在血肿内注射 0.5% 利多卡因约 10ml,即可达到麻醉目的。

2. 肌松弛位 麻醉后,将患肢各关节置于肌松弛位,减少肌肉对骨折段的牵拉力,有利于骨折复位。

3. 对准方向 骨折后,近侧骨折段的位置不易改变,而远侧骨折段因失去连续性,可使之移动,因此骨折复位时将远侧骨折段对准近侧骨折段所指的方向。

4. 拔伸牵引 在对抗下,于患肢远端沿其纵轴以各种方法施行牵引,矫正骨折移位。绝大多数骨折都可施行手力牵引,也可将骨牵引的牵引弓系于螺旋牵引架的螺旋杆上,转动螺旋进行牵引,称螺旋牵引。医生用两手触摸骨折部位,根据 X 线片所显示的骨折类型和移位情况,分别采用反折、回旋,端提、捺正、掰正和分骨等手法予以复位(图 13-13)。

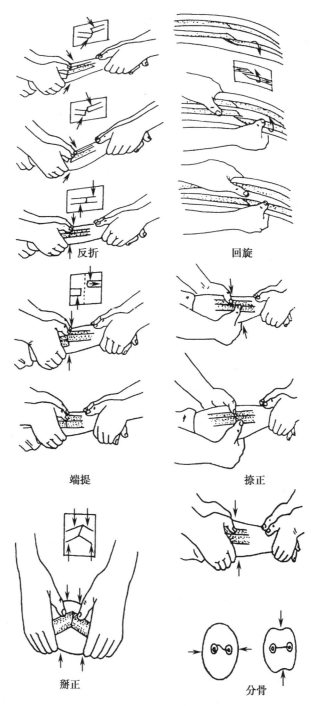

图 13-13 骨折复位手法

【并发症及处理】
1. 麻醉药物过敏 注射局部麻醉药物时出现心悸、气促、面色苍白等表现,应立即停止注射,并立即给予抗过敏治疗。
2. 手法复位失败 可由以下原因引起:
(1)受伤时间过久,局部软组织肿胀严重。

(2)适应证选择不当,如极度不稳定的骨折。

(3)患者不能充分配合。

(4)一次手法复位失败,可稍事休息后再次尝试手法复位,若再次失败,应放弃手法复位操作,切不可反复多次尝试和粗暴操作。

3. **罕见并发症** 包括复位过程中骨折端伤及血管、神经,出现患肢麻木、苍白、皮温下降等。应立即停止操作,转为切开复位,并探查、修复相应的血管、神经。

【注意事项】

1. 手法复位时,必须轻柔,并争取一次复位成功。

2. 粗暴的手法和反复多次复位均可增加软组织损伤,影响骨折愈合,且可能引起并发症。

3. 对于骨折的复位,应争取达到解剖复位或接近解剖复位。如不易达到,也不能为了追求解剖复位而反复进行多次复位,达到功能复位即可。

(施学东)

第四节 固 定 方 法

视频:固定方法

一、夹板固定方法

夹板固定的主要目的是临时固定,便于转移;骨折治疗,动静结合;止痛防休克;纠正骨折处畸形。

【适应证】

用于四肢长管状骨闭合性骨折。

【禁忌证】

1. 开放性骨折,伤口未闭合。

2. 皮肤损伤、感染、血供障碍者。

3. 伤肢严重肿胀,末端已有血液循环障碍现象者。

4. 骨折严重移位,整复对位不佳者。

5. 骨折肢体已有神经损伤症状,局部加垫可加重神经损伤者。

6. 患肢肥胖,皮下脂肪多,因固定不牢易发生延迟连接或不连接者。

【操作前准备】

根据病情准备相关材料,如夹板、绷带、棉垫、棉绳、棉纸、分骨纸垫。

【操作方法】

1. **体位** 患肢体位应摆放正确,外套纱套或包 1~2 层棉衬,以免压坏皮肤。

2. **固定分骨纸垫** 要选择大小合适的分骨纸垫,放置加压点要准确,并用胶布固定,以防移动。

3. **放置夹板** 选用夹板的型号要合适,按规定顺序放置前、后、内、外侧的夹板,由助手托稳,用棉绳包扎,捆绑棉绳用力均匀,松紧适度,以在夹板上、下移动 1cm 为宜。

4. **检查固定效果** 棉绳捆扎完毕后,应检查伤肢末端的血液循环及感觉情况,行 X 线检查骨折端对位情况。

【注意事项】

1. 在患肢固定后 1~3d,要特别注意观察患肢末梢血液循环及感觉情况,并随时酌情调整捆扎棉绳的松紧度;定期行 X 线检查并继续注意调整棉绳松紧度,直到骨折愈合。

2. 在夹板固定治疗期间,每天鼓励和指导患者定时定量地进行患肢功能锻炼。

3. 不能按时观察的患者不宜采用该方法。

二、石膏固定方法

石膏固定的目的在于维持治疗体位,固定骨折脱位。

【适应证】

1. 骨折脱位的固定包括临时固定及长期治疗固定。注意:石膏固定可根据肢体形状塑形,固定作用确实可靠,可维持较长时间。

2. 肢体肌腱、血管、神经损伤,吻合术后,维持肢体位置,保护上述组织修复。

3. 肢体矫形术后,固定肢体,对抗软组织挛缩,防止畸形再发。

4. 骨关节炎症、结核等可固定肢体,减轻疼痛,促进修复,预防畸形。

5. 运动损伤,包括韧带、肌腱损伤,石膏固定可减轻疼痛,促进修复,减少后遗症发生。

【禁忌证】

1. 开放性损伤,包括软组织缺损及开放骨折。

2. 肢体严重肿胀,张力水疱形成,血液循环障碍者。

3. 局部皮肤病患者酌情应用。

4. 儿童、年老、体弱、神志不清及精神异常,不能正确描述固定后感觉及异常者慎重使用。

【操作前准备】

1. **患者准备**　采取舒适体位,脱掉内外衣暴露固定肢体,局部清洗,需要手法复位者可局部消毒麻醉,维持治疗所需的位置,确定固定范围,测量石膏夹板或管型的长度。与患者进行良好沟通使其配合,可以达到良好的效果,减少或及时发现并发症。

2. **材料准备**　石膏绷带、普通绷带、棉衬及袜套、石膏床、拆除石膏所需剪锯及撑开器等。

3. **医生准备**　根据所测量长度准备石膏,助手维持肢体位置。戴口罩、帽子,洗手。

【操作方法】

1. 石膏夹板固定

(1)根据治疗所需固定范围,确定石膏夹板长度,剪裁相应长度的棉衬及合适大小的袜套。要点:调节水温可影响石膏硬化速度;助手应以手掌托扶肢体,不可用手指顶压石膏,以免产生局部压迫;在石膏彻底硬化前应持续保持体位,以防石膏折断。

(2)棉质袜套贴皮肤套在患肢,外附适当厚度的棉衬。

(3)根据测量长度在平整的桌面上反复叠加石膏绷带至12~14层。

(4)将铺好的石膏绷带卷成柱状,手掌堵在两端浸入温水中,浸透后两手掌对挤出多余水分,在石膏桌上展开抹平。

(5)将石膏夹板置于做好衬垫的患肢处,助手维持位置,医生用普通绷带自远端向近端缠绕,绷带不能有皱褶,重叠1/3,松紧度合适,固定可靠后,双手掌塑形使尽可能贴附,同时调整肢体关节位置达到治疗所需位置。

(6)石膏硬化后再用绷带加固1~2层,标记日期,上肢可用三角巾悬吊于颈部。

2. **石膏管型固定**

(1)确定固定肢体部位,局部皮肤清洗,剪裁相应大小的棉质袜套套在患肢上,外附适当厚度棉衬,骨突处加衬垫(图13-14)。

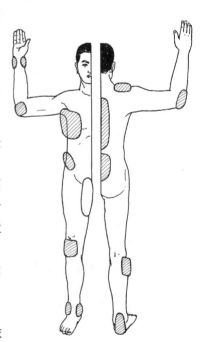

图13-14　石膏衬垫常用部位

（2）助手维持患肢位置,医生选择合适大小的石膏绷带,两手掌堵住绷带两端浸入温水中,对掌挤出多余水分。

（3）自远端向近端滚动缠绕,相邻重叠 1/3~1/2,适度拉紧展平,石膏绷带不能出现皱褶,松紧合适,助手同时用手掌抹平,使相邻层面贴附牢靠,反复缠绕达 12~14 层,塑形调整肢体固定需要的位置,表面抹平达到美观,塑形过迟可造成管型断裂,失去固定效果（图 13-15）。

（4）修整两端,远端肢体要充分外露,便于观察血液循环,近端要圆滑平整,避免损伤局部皮肤,抹平时手掌均匀用力,避免局部凹陷造成皮肤压迫。

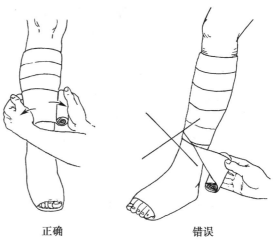

正确　　　　　　　　错误

图 13-15　包石膏绷带的基本方法

【并发症及处理】

1. **皮肤压疮**　主要原因是骨突未加衬垫,包扎过紧,石膏接触皮肤的部分不平坦,特别是在石膏固化前手指挤压造成局部凹陷,向内突出压迫皮肤,时间长久则出现压疮。操作时塑形及抹平石膏应使用手掌,避免手指挤压,应及时矫正不规范的操作,恢复石膏夹板或管型表面顺滑。

2. **神经麻痹**　主要发生在表浅神经,如腓总神经、尺神经等,因不熟悉这些表浅神经的解剖,保护不足,局部压迫时间过长,导致相应神经麻痹,早期发现并及时解除压迫可能恢复,时间过长则难以恢复,短腿石膏近端应远离腓骨小头 3~4 横指,长腿石膏腓骨小头处加充足衬垫,局部塑形不可过紧。

3. **筋膜间室综合征**　闭合骨折早期肢体肿胀、局部血肿或软组织反应会使肿胀加重,石膏固定过紧会进一步限制间室容积的扩大,造成间室内压力增高,影响血液回流,最终发生筋膜间室综合征。早期发现应及时彻底松解石膏,解除肢体的外部挤压因素。患者表现为剧烈疼痛,止痛药难以控制,被动活动足趾会加剧疼痛,应高度警惕,及时处理,重在预防。骨折早期固定不可过紧,要密切观察。

4. **肢体功能障碍**　关节固定时间过久会发生僵硬、粘连,特别是非功能位固定会造成肢体功能障碍,应及时拆除石膏,尽早进行关节功能练习,恢复关节活动度,必要时辅助理疗,可应用非甾体抗炎药止痛。

5. **肌肉萎缩**　石膏固定会造成失用性肌肉萎缩、骨质疏松,固定期间应做等长肌肉收缩练习,拆除石膏后加强肌肉力量训练及负重练习。石膏固定不能调节松紧度,固定范围较大,一般须超过骨折部的上、下关节,无法进行关节活动,易引起关节僵硬。

（施学东）

第五节　牵 引 术

【适应证】

1. 急救时应用可临时稳定骨折端,减轻疼痛,防止休克发生,避免加重损伤。

2. 骨折脱位治疗时,牵引可实现复位,矫正畸形,维持对位。

3. 对于关节畸形或挛缩,牵引可达到纠正关节挛缩的目的。

4. 术前牵引可纠正骨折短缩畸形或软组织挛缩,便于术中复位;术后牵引可悬吊患肢减轻肿胀。

5. 腰腿痛、颈肩痛,牵引可缓解疼痛。

【禁忌证】

1. **绝对禁忌证**　局部皮肤缺损感染,软组织感染,骨髓炎。

2. **相对禁忌证**　张力水疱形成,严重骨质疏松,骨缺损或关节漂浮,牵引可造成血管神经损伤加重者。

【操作前准备】

1. **材料准备**　长宽适合的胶布条、牵引床、牵引架、牵引弓、固定肢体的皮牵引套、骨针、牵引绳、不同重量的牵引砣、床尾调高或垫高器材、局部麻醉药、电钻、皮肤消毒剂、无菌手套等。

2. **患者准备**　牵引部位皮肤清洗,剃毛发。

3. **医生准备**　戴口罩、帽子,洗手。确定牵引方式,如采用骨牵引需确定牵引针进针部位及进针方向并做标记。术前注意沟通,有创操作需签署知情同意书。

【操作方法】

1. **皮牵引**

(1)骨隆起部位加衬垫保护,安装适合规格的皮牵引套,绷带包扎加固。采用胶布粘贴进行皮牵引容易引起皮肤过敏水疱,应加强护理;开始时牵引重量稍轻,患者适应1d后可调整至适当重量。

(2)越过肢体最远端安装撑木防止牵引带压迫肢体。

(3)牵引绳与撑木连接,将肢体抬高或置于牵引架上。

(4)牵引绳一端穿过牵引床或架上的滑轮,调整高度使牵引绳与肢体力线一致。

(5)牵引绳另一端在距地面适当高度连接牵引砣。

(6)牵引重量一般不超过5kg,使用胶布者1~2h后,待粘贴牢固加重量牵引,可维持3~4周。

(7)检查牵引部位的皮肤,避免包扎过紧使皮肤褶皱及骨突部位压迫。

2. **骨牵引**

(1)常用骨牵引的穿刺点和进针方向

1)股骨髁上牵引:由内向外,防止股血管损伤(图13-16)。

2)胫骨结节牵引:由外向内,防止损伤腓总神经(图13-17)。

3)跟骨牵引:由内向外,防止损伤胫后血管神经(图13-18)。

4)颅骨牵引:安全钻头与颅骨的弧度呈垂直方向钻穿颅骨外板(图13-19)。

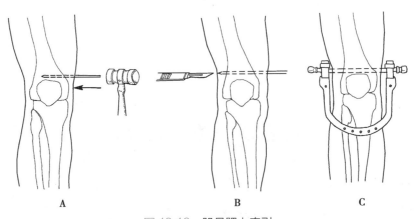

图13-16　**股骨髁上牵引**

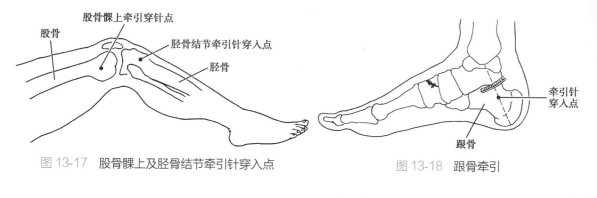

图 13-17　股骨髁上及胫骨结节牵引针穿入点

图 13-18　跟骨牵引

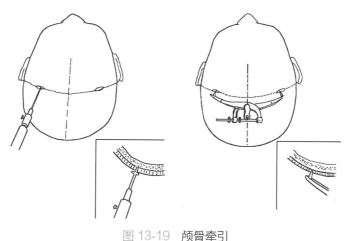

图 13-19　颅骨牵引

（2）基本方法

1）皮肤消毒包括对侧出针部位消毒、铺无菌单、进针点局部麻醉药分层麻醉到骨膜，助手将穿针部位皮肤向上拉紧。

2）皮肤戳口，插入骨牵引针到骨膜，垂直骨干纵轴，与邻近关节面平行，用骨锤敲击或骨钻穿过骨质，对侧出针部位软组织及皮肤注射局部麻醉药，皮肤戳口或牵引针直接穿出。

3）调整牵引针两侧长度对称，连接牵引弓，牵引针两端用抗生素药瓶或尾帽保护，调整进出针部位的皮肤保持平整，75% 乙醇纱布覆盖，定期滴加 75% 乙醇防止感染。

4）牵引绳一端与牵引弓连接，另一端通过牵引床或牵引架的滑轮，在距地面适当高度连接牵引砣，调整肢体高度使牵引绳与肢体力线一致，适度调整抬高床尾，利用体重对抗牵引。

5）牵引重量为体重的 1/12~1/7，根据部位、年龄、体重等进行调整。

【并发症及预防】

1. 皮牵引可因包扎过紧出现皮肤压疮，严重者坏死。骨突部位保护不足造成皮肤压疮，表浅神经麻痹，如腓总神经。定期检查牵引带的松紧度、远端肢体血液循环状况。牵引时应每日观察，及时复查 X 线片，了解骨折复位情况。

2. 骨牵引安装时可发生神经血管损伤，如股内侧血管神经束、胫后血管神经束、腓总神经等。熟悉牵引局部解剖结构，选择合适进针点及方向。

3. 骨牵引可发生针道软组织感染、骨髓炎，需加强针道护理，定期用 75% 乙醇消毒针道周围皮肤，发生感染者可静脉应用抗生素，针道周围及时清洗换药。

4. 长期制动可发生深静脉血栓、肺栓塞等，应加强护理，鼓励做等长肌肉收缩活动，可注射或口服预防血栓形成药物。

（施学东）

视频:搬运
方法

第六节 搬 运 方 法

【搬运器材】

担架是运送患者最常用的工具,担架的种类很多。

1. 担架器材

(1)折叠楼梯担架:便于在狭窄的走廊、曲折的楼梯中搬运。

(2)折叠铲式担架:为医用专业担架,担架双侧均可打开,将患者铲入担架,常用于脊柱损伤患者的现场搬运。

(3)真空固定垫:可以自动(或抽气)成形,并根据患者的身体形状将患者固定在垫中进行担架搬运。

(4)漂浮式吊篮担架:海上救护时,将患者固定于垂直的位置保证头部完全露出水面。

(5)帆布担架:适用于内科系列的患者,对怀疑有脊柱损伤的患者禁用。

2. 自制担架

(1)木板担架:可用门板等制作。

(2)毛毯担架:在患者无骨折的情况下运用,也可用床单、被罩、雨衣等替代。

(3)绳索担架:用木棒两根,将坚实的绳索交叉缠绕在两根木棒之间,端头打结。

(4)衣物担架:用木棒两根,将大衣袖翻向内成两管,木棍插入内,衣身整理平整。

【搬运护送原则】

1. 迅速观察受伤现场和判断伤情。

2. 做好患者现场的救护,先救命后治伤。

3. 应先止血、包扎、固定后再搬运。

4. 患者体位要适宜。

5. 不要无目的地移动患者。

6. 保持脊柱及肢体在一条轴线上,防止损伤加重。

7. 动作要轻巧、迅速,避免不必要的振动。

8. 注意伤情变化并及时处理。

【搬运方法】

正确的搬运方法能减少患者的痛苦,防止损伤加重;错误的搬运方法不仅会加重患者的痛苦,还会加重损伤。

现场救护后,要根据患者的病情严重程度和特点分别采取搀扶、背运、双人搬运等方法。疑有脊柱、骨盆、双下肢骨折时不能让患者试行站立;疑有肋骨骨折的患者不能采取背运的方法;病情较重,有昏迷、内脏损伤、脊柱、骨盆骨折、双下肢骨折的患者应采取担架搬运方法;现场如无担架,要制作简易担架,并注意禁忌范围。

1. 徒手搬运 徒手搬运是指在搬运患者过程中凭人力和技巧,不使用任何器具的一种搬运方法。该方法常适用于狭窄的阁楼和通道等担架或其他简易搬运工具无法通过的地方。此法虽实用,但因其对搬运者来说比较劳累,有时容易给患者带来不利影响。

(1)扶持法:扶持法适用于病情较轻、能够行走的患者(图 13-20)。

(2)背负法:呼吸困难的患者,如心脏病、哮喘、急性呼吸窘迫综合征等,以及胸部创伤者不宜采用此方法(图 13-21)。

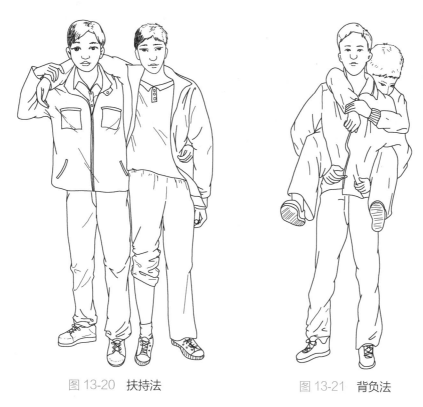

图 13-20　扶持法　　　　　　　图 13-21　背负法

(3)双人搭椅:有两种不同的握手方法,都形成类似于椅状而命名。此法的要点是两人的手必须握紧,移动步子必须协调一致,且患者的双臂必须搭在两个救护人员的肩上(图 13-22)。

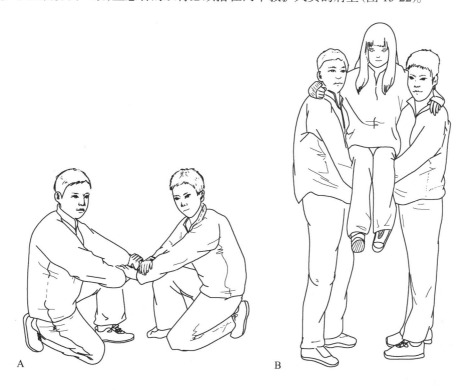

图 13-22　搭椅式
A.两名救护人员分别右手握住自己左腕,左手握住对方右腕,交叉握紧形成支撑;
B.患者坐在救护人员手部支撑上,双手搭在救护人员肩上。

（4）拉车式：由一名救护人员站在患者的头部侧，两手从患者腋下抬起，将其头背抱在自己怀内，另一名救护员蹲在患者两腿中间，同时夹住患者的两腿面向前，然后两人步调一致慢慢将患者抬起（图 13-23）。

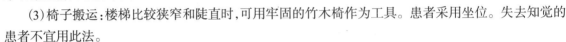

图 13-23　拉车式

2. **器械搬运**　器械搬运是指用担架（包括软担架、移动床轮式担架）等现代搬运器械或者因陋就简利用床单、被褥、竹木椅、木板等作为搬运工具的一种搬运方法。

（1）担架搬运：担架搬运是院前急救最常用的方法。目前最经常使用的担架有普通担架和轮式担架等。

（2）床单、被褥搬运：遇有窄梯、狭道，担架或其他搬运工具难以搬运情况下所采用的一种方法。

（3）椅子搬运：楼梯比较狭窄和陡直时，可用牢固的竹木椅作为工具。患者采用坐位。失去知觉的患者不宜用此法。

3. **脊柱损伤患者的搬运**

（1）判断方法：①从高空摔下，臀或四肢先着地者；②重物从高空直接砸压在头或肩部者；③暴力直接冲击在脊柱上者；④腰弓背时受到挤压力；⑤脊椎有压痛、肿胀，或有隆起、畸形；⑥双下肢有麻木，活动无力或不能。

（2）搬运原则：保持脊柱伸直位，严禁弯曲。

（3）搬运方法

1）如伤者被瓦砾等压住，不能硬拉在外面的肢体，以防加重血管、脊髓和骨折的损伤。立即将压在伤者身上的东西搬掉。

2）颈椎骨折要一人托住其头部，其余人协调一致用力将患者平直地抬到担架上，然后头部的两侧用软枕或衣服固定。

3）胸腰脊柱骨折要 2~3 人并排在患者一侧，同时分别抬住头肩（1 人）、腰臀（1 人）及双下肢（1 人），一齐将患者平移至担架上，身两侧用枕头、衣物塞紧，固定脊柱为正直位（图 13-24）。

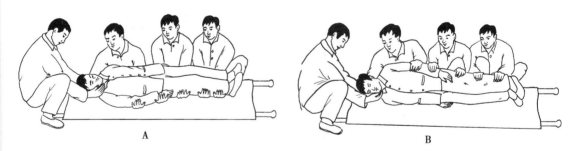

图 13-24　脊柱骨折患者搬运法
A. 平托法；B. 滚动法。

4）用几条带子把患者固定在担架上，使患者不能移动。

5）创口部分进行冲洗，止血、包扎。

（4）搬运过程中的注意事项：①怀疑脊柱骨折、脊髓损伤时，应立即按脊柱骨折要求急救。②运送中用硬担架，不能用软床。禁止 1 人抱背，应 2~4 人抬，防止加重脊柱、脊髓损伤。③搬运时让伤者两下肢靠拢，两上肢贴于腰侧，并保持体位为直线。④胸、腰、腹部损伤时，搬运中腰部要垫小枕头或衣物。

（施学东）

第七节 基本技能与临床诊疗思维评估示例

一、重点病史采集

(一) 病例简介

患者,男性,52 岁,建筑工人。腰痛病史 3 年,1 个月前无明显诱因出现腰骶部疼痛,休息后症状略减轻,活动或劳累后症状明显加重;症状持续加重,随后出现左下肢放电样疼痛,不能自如活动,自行热敷、按摩、口服镇痛药物未见好转,于今日来我院就诊,门诊以"腰痛待查"收入院。既往否认肝炎、结核等传染病病史。否认高血压、糖尿病病史。否认食物、药物过敏史。否认腰部外伤及手术史。生于原籍,无疫区居住史。平素生活规律,无吸烟史,无毒物接触史。适龄婚育,配偶及子女体健。否认家族性遗传病史。

(二) 重点病史采集内容与评分要点

病史采集过程中要注意的重点内容和评分要点见表 13-1。

表 13-1 重点病史采集内容与评分要点

考号:_____ 姓名:_____ 总得分:_____ 考核教师:_____

采集项目	评分要点	分值	得分
自我介绍	介绍姓名、职称并解释自己的职责	0.5	
一般项目	患者的姓名、年龄、职业、住址、联系方式等	1.0	
主要症状	腰腿疼痛	2.0	
病期	1 个月,既往腰痛病史 3 年	2.0	
起病情况	无明显诱因,逐渐加重	1.0	
主要症状特点	(1)腰骶部疼痛,休息后症状略减轻,活动后加重。	2.0	
	(2)左下肢放电样疼痛,不能自如活动	2.0	
伴随症状	(1)不能弯腰活动	1.0	
	(2)放电样疼痛	1.0	
诊治经过	未就医,自行热敷、按摩半个月,无效;但服"炎痛喜康"腰痛可稍减轻	1.5	
一般情况	发病以来睡眠稍差,饮食如常,大小便无异常,体重减轻 3kg	1.0	
其他相关病史	(1)既往无结核病史及其他传染病史	0.5	
	(2)患者无烟酒嗜好	0.5	
	(3)无药物过敏史	1.0	
	(4)家族中无肿瘤病史	0.5	
总结与安排	讨论初步诊断,安排下一步检查并给出处理意见	0.5	
技巧	(1)条理性强,层次清晰	0.5	
	(2)提问规范(无诱导性、连续性、责难性及暗示性提问)	0.5	
	(3)注意倾听,举止亲切友好	0.5	
	(4)及时核实患者提供的信息,恰当使用过渡性语言及结束语	0.5	
	总分	20.0	

二、重点体格检查

病例同病史采集,根据上述病史采集的结果,进行有的放矢的重点体格检查,尽可能减少患者的不适,用较短的时间完成必要的检查项目:生命体征、一般检查、头颈部、胸廓和肺部、心脏、腹部、脊柱四肢、神经系统。检查的顺序和手法同系统体格检查,查体过程中注意保护患者,观察其反应并及时沟通。

针对本病例的重点查体内容和评分要点见表 13-2。

表 13-2 重点查体内容和评分要点

考号:_____ 姓名:_____ 总得分:_____ 考核教师:_____

查体项目	评分要点	分值	得分
生命体征	体温 36.8℃,脉搏 88 次 /min,呼吸 27 次 /min,血压 120/80mmHg	1.0	
一般检查	意识清楚,正常面容,自动体位,查体配合	0.5	
头颈部	巩膜未见黄染,结膜无充血和水肿,口唇无发绀,咽部无充血,扁桃体无肿大颈静脉无怒张,气管居中,锁骨上淋巴结未触及肿大	1.0	
胸和肺	视诊:胸部对称,呼吸运动均匀,胸壁静脉无曲张	0.5	
	触诊:双侧胸壁无压痛,无皮下气肿及皮下捻发感,左右腋窝淋巴结未触及肿大,胸廓扩张度对称,双侧肺呼吸运动正常、触觉语颤正常,未触及胸膜摩擦感	1.0	
	叩诊:双肺叩诊呈正常清音,肺下界在肩胛下角线第 10 肋间,呼吸移动度 2 个肋间	1.0	
	听诊:双肺呼吸音清晰,未闻及干、湿啰音及胸膜摩擦音,语音传导两侧相等	2.0	
心脏	视诊:心尖搏动位于第 5 肋间左锁骨中线内 1.5cm,搏动减弱	0.5	
	触诊:心尖搏动位置同视诊,心前区无震颤,无心包摩擦感	1.0	
	叩诊:心浊音界右侧稍扩大,左侧无法确定	2.0	
	听诊:心率 88 次 /min,律齐,$A_2>P_2$,未闻及杂音及心包摩擦音	1.5	
腹部	视诊:腹部平坦,腹式呼吸存在	0.5	
	触诊:腹软,无压痛及反跳痛,未触及包块;肝肋下刚触及,无触痛;胆囊未触及,胆囊区无压痛;脾肋下触及,无触痛	1.0	
	叩诊:鼓音;肝浊音界正常;肝区无叩痛;无移动性浊音;肋脊角无叩痛	1.0	
	听诊:肠鸣音正常,未闻及血管杂音,无摩擦音	0.5	
脊柱四肢	脊柱居中,生理曲度存在,腰 4- 骶 1 棘间压痛(+),腰 4- 骶 1 棘突左侧压痛(+),腰 4- 骶 1 棘突右侧压痛(±),叩击痛(+),放射痛(±),仰卧挺腹试验(+),加强实验(±),梨状肌牵拉试验(±),直腿抬高试验左侧 55°、右侧 65°,加强试验左侧(±)、右侧(−),双侧 "4" 字试验(−),左下肢踝、趾背伸肌力Ⅳ级,左小腿前外侧和足内侧的痛、触觉减退,跟腱、膝腱反射正常	2.0	
神经系统	肱二头肌反射、肱三头肌反射、膝反射正常,凯尔尼格征、巴宾斯基征阴性	1.0	
技巧	(1)查体前检查者须洗手	0.5	
	(2)动作熟练、手法规范	0.5	
	(3)注意对比,无重复、颠倒、遗漏	0.5	
	(4)注意交流和保护患者	0.5	
	总分	20.0	

三、运动系统疾病病例分析

患者,男性,52 岁,建筑工人。腰痛病史 3 年,1 个月前无明显诱因出现腰骶部疼痛,休息后症状略减轻,活动或劳累后症状明显加重,症状持续加重,随后出现左下肢放电样疼痛,不能自如活动,自行热敷、按摩、口服镇痛药物未见好转,于今日来我院就诊,门诊以"腰痛待查"收入院。否认结核病史,否认腰部外伤及手术史。

查体:脊柱居中,生理曲度存在,腰 4~ 骶 1 棘间压痛(+),腰 4~ 骶 1 棘突左侧压痛(+),腰 4~ 骶 1 棘突右侧压痛(±),叩击痛(+),放射痛(±),仰卧挺腹试验(+),加强实验(±),梨状肌牵拉试验(±),直腿抬高试验左侧 55°、右侧 65°,加强试验左侧(±)、右侧(-),双侧"4"字试验(-),左下肢踝、趾背伸肌力Ⅳ级,左小腿前外侧和足内侧的痛触觉减退,跟腱、膝腱反射正常,巴宾斯基征(-),余病理反射未引出。

辅助检查:HLAB-27(-),ESR 12mm/h。

根据以上临床资料,请写出初步诊断与诊断依据、鉴别诊断、进一步检查及治疗原则。

(一)初步诊断与诊断依据(初步诊断 12 分,诊断依据 8 分)

1. 初步诊断　腰椎间盘突出症,腰椎退行性骨关节病。

2. 诊断依据

(1)病史:中老年男性,建筑工人,腰痛病史 3 年,再发腰骶部疼痛伴左下肢放射痛 1 个月,休息后无明显缓解,活动或劳累后加重。

(2)体征:腰 4~ 骶 1 棘间压痛(+),腰 4~ 骶 1 棘突左侧压痛(+),腰 4~ 骶 1 棘突右侧压痛(±),叩击痛(+),放射痛(±),仰卧挺腹试验(+),加强实验(±),梨状肌牵拉试验(±),直腿抬高试验左侧 55°、右侧 65°,加强试验左侧(±)、右侧(-),双侧"4"字试验(-),双下肢肌力正常,跟腱、膝腱反射正常,巴宾斯基征(-),余病理反射未引出。

(3)辅助检查　HLAB-27(-),ESR 12mm/h(魏氏法)。

(二)鉴别诊断(10 分)

1. 腰椎结核　可以产生腰痛及下肢痛,X 线片在早期表现为椎间隙狭窄,有时会与腰椎间盘突出症相混淆。一般腰椎结核在青少年较多,常有低热、血沉增快,有时可触及冷脓肿,病程进展后期 CT 或 MRI 影像可见骨质破坏。

2. 腰椎肿瘤　包括原发性及继发性腰椎肿瘤,CT 或 MRI 影像一般均有骨质破坏,放射性核素检查有助于鉴别。

3. 马尾肿瘤　常无明显腰痛,下肢疼痛进行性加重(非间歇性),夜间痛突出,卧床休息症状反而加重。常有马鞍区感觉减退及排尿困难,脑脊液蛋白质增高等。脊髓造影可以明确诊断,CT 及 MRI 有很高的分辨率。

4. 椎弓根崩裂及脊椎滑脱症　一般 X 线片即可区分,但有时两种病可以同时存在。

5. 腰椎椎管狭窄症　有时腰椎间盘突出症就是椎管狭窄的原因,但真正的腰椎椎管狭窄症不应包括腰椎间盘突出症。对于坐骨神经痛表现为主的椎管狭窄症,两者较难区别,可以通过 CT 或 MRI 了解椎管的矢状径及横径。

6. 强直性脊柱炎　病变为进行性,早期可有腰痛、坐骨神经痛。开始常发生在双侧骶髂关节,血沉快,病情发展后可见小关节突模糊或融合。后期脊柱有竹节样变。HLAB-27(+)。

(三)进一步检查项目(4 分)

1. X 线检查　先做常规 X 线检查,目的在于除外脊柱的其他病变,如结核、肿瘤等,以及观察有无椎间盘病变的间接征象:如脊柱侧弯、椎间隙变窄、椎体及小关节突退行性变,以及有无滑脱症等。

2. CT 或 MRI　可清晰显示椎间盘及突出的髓核,以及与周围神经根的解剖关系。

（四）治疗原则（6分）

椎间盘髓核突出后,可以逐渐萎缩吸收,症状缓解;当再次损伤使间盘内压力增高,髓核可以再次突出,卡压神经根,导致症状反复。其常见治疗方法如下:

1. 非手术治疗

(1)绝对卧床休息是最简单、有效的疗法,强调"绝对"两字,即使进食及排便也不应离开病床,髋和膝关节可略屈曲以减少椎间盘内和对神经根的压力。大部分初次发作的患者可以在3周内得到症状缓解。

(2)骨盆牵引,目的是希望椎间盘的破裂口能张大,减轻间盘压力,使突出的髓核回纳。

(3)推拿和按摩治疗。

(4)症状缓解后,下地活动应佩戴腰围,腰背肌锻炼非常重要。

2. 化学性溶髓核术

在影像设备引导下,将生物酶制剂准确注射到椎间盘突出部位,依靠生物酶的溶解作用使突出的椎间盘组织逐步分解吸收,消除其对神经根硬膜囊的刺激和压迫。

3. 手术治疗

(1)手术适应证:①经正规非手术治疗无效者;②非手术治疗虽有效但发作频繁,影响生活及工作者;③症状严重,患者难以忍受,止痛剂亦不能缓解者;④出现马鞍区感觉障碍,排尿困难者。

(2)手术目的:摘除突出的髓核,消除对神经根的压力。

(3)手术方法:可经后路"开窗"进入椎管、摘除突出髓核,或做半椎板或全椎板切除,视手术对稳定性的损伤程度选择适当的椎体固定技术。

四、临床操作考核

膝关节腔穿刺术考核评分要点见表13-3。

表13-3 膝关节腔穿刺术考核评分要点

考号:＿＿＿＿＿＿ 姓名:＿＿＿＿＿＿ 总得分:＿＿＿＿＿＿ 考核教师:＿＿＿＿＿＿

操作顺序	评分要点	分值	得分
术前准备	(1)医患沟通,签署知情同意书,测量患者血压、呼吸、脉搏	1.0	
	(2)准备膝关节腔穿刺包、消毒用品、麻醉药品、注射器、胶布、无菌手套、标本容器、口罩、帽子	1.0	
体位	协助患者采取合适体位	1.0	
膝部查体	望、触、动、量,选择穿刺点	1.0	
消毒	常规消毒皮肤,范围15cm;戴无菌手套,打开穿刺包	1.5	
铺巾	无菌孔巾中心对准穿刺点	0.5	
麻醉	(1)用注射器吸入2%利多卡因	1.0	
	(2)在穿刺点局部皮下注射形成一皮丘,将注射器垂直于皮肤表面,缓慢刺入各层行局部浸润麻醉	1.0	
	(3)间断负压回吸,每进2~3mm回吸一次,无液体或血液后注射利多卡因,逐层浸润麻醉,直至膝关节腔;如有刺空感并有液体吸出,则提示进入关节腔,退针并记录穿刺针长度	2.0	
穿刺	(1)抽吸穿刺针,试验通畅度及检查乳胶管有无漏气	1.0	
	(2)左手紧绷皮肤,右手执穿刺针,沿麻醉点进针直至相应深度,见有积液流出,停止穿刺,左手固定穿刺针	2.0	

续表

操作顺序	评分要点	分值	得分
抽液及注射	(1)将乳胶管连接注射器,松开血管钳,回抽注射器	1.0	
	(2)注射器抽满后,血管钳夹闭乳胶管,取下注射器,排出液体,留取标本	1.0	
	(3)循环重复上述操作	1.0	
	(4)抽吸完毕,关节内注射玻璃酸钠注射液 2.5ml	1.0	
拔针	(1)穿刺完毕,拔出穿刺针	0.5	
	(2)局部消毒,压迫片刻;无菌敷料覆盖,胶布固定	0.5	
术后处理	(1)嘱患者卧床休息,减少活动,测血压、心率,观察患者有无头晕、胸闷、气短等症状	1.0	
	(2)记录抽液量及性质,分送相应检查	0.5	
	(3)妥善处理穿刺用物	0.5	
总分		20.0	

注:操作中不符合无菌要求扣 5 分。

（施学东）

第十四章
神经与精神系统基本技能与临床诊疗思维评估

神经系统基本技能与临床诊疗思维包括了神经系统疾病诊断的常用基本技能、临床诊疗思维以及综合运用所学知识分析问题和解决问题的能力。通过对重点病史采集、重点体格检查、病例分析及神经系统疾病常用基本技能的培训，考核与评估医学生临床基本技能操作的规范性、准确性、技巧性和完整性，评估医学生对患者的关爱、职业精神和工作态度等。教师还可根据不同培养目标，调整病例分析和临床基本技能操作的难度，以达到分层培训与考核的目的。

第一节　腰椎穿刺术

视频：腰椎穿刺术

【适应证】

1. 诊断方面

（1）颅脑疾病：了解颅内压力情况，并进一步明确病变性质，如炎症性、肿瘤性、血管性、脱髓鞘性和代谢性等。

（2）脊髓疾病：了解脊髓病变性质是否为炎症、出血、肿瘤或脱髓鞘等；通过压颈试验以观察有无蛛网膜下腔阻塞。椎管造影可明确椎管阻塞部位（髓内、髓外硬膜下或髓外硬膜外）、阻塞程度和病变性质。

（3）多发性神经根病变：有助于吉兰-巴雷综合征等疾病的诊断。

2. 治疗方面

（1）椎管内注射药物：白血病中枢神经系统浸润行鞘内注射化疗药物，中枢神经系统结核行鞘内注射抗结核药物。

（2）蛛网膜下腔出血者行脑脊液置换。

【禁忌证】

1. 躁动不安无法合作或病情危重、体位变动可能影响呼吸道通畅和生命体征者。

2. 全身败血症或穿刺部位的皮肤、皮下组织或椎骨有局灶感染者，疑有腰段硬脊膜外脓肿者。

3. 已出现较明显的颅内压增高征象或有脑疝征象者。

4. 如怀疑后颅凹或枕骨大孔处颅内占位性病变，或怀疑有先天性小脑延髓下疝畸形（Arnold-Chiari 畸形）者。

5. 脊髓压迫症如高颈段脊髓肿物、椎管完全阻塞或脊髓外伤急性期者。

6. 开放性颅脑外伤或有脑脊液鼻漏或耳漏者。

7. 有凝血机制障碍、有出血倾向以及血小板计数低于 $50 \times 10^9/L$ 者。

【操作前准备】

1. **患者准备**　告知患者穿刺目的、操作过程及注意事项,并签署知情同意书;测量患者血压、呼吸、脉搏。

2. **材料准备**　腰椎穿刺包、测压管、木板、消毒用品、麻醉药品、注射器、无菌消毒纱布、胶布、无菌手套、标本容器、血压计。

3. **医生准备**　戴口罩、帽子;操作前洗手。

【操作方法】

1. **体位摆放**　核对姓名、性别、床号后,患者一般取左侧卧位,腰背部与床面保持垂直,头向前胸屈曲,双手抱膝,或由助手在医生对面用一只手挽住患者头部,另一只手挽住患者双下肢胭窝处并用力抱紧,尽量使脊柱后凸,打开椎间隙便于进针。

2. **穿刺定位**　成人可选 $L_{3\sim4}$ 或 $L_{4\sim5}$ 或 $L_5\sim S_1$ 间隙;婴儿尽量在最低的腰椎间隙。双髂嵴最高点作一直线,与脊柱中线相交处为 L_4 棘突处,其上为 $L_{3\sim4}$ 椎间隙,其下为 $L_{4\sim5}$ 椎间隙。

3. **消毒和麻醉**　选定穿刺点后,局部皮肤消毒,医生戴无菌手套,覆盖消毒洞巾。确认麻醉药和皮试,以 0.25% 或 0.5% 利多卡因,或 1% 或 2% 普鲁卡因(须预先做药物过敏试验)1~2ml 在穿刺点做皮内、皮下浸润麻醉,将针头刺入韧带后再向外退出并同时注入麻醉药。

4. **穿刺进针**　用左手固定穿刺点周围皮肤,右手持针,针头斜面向上刺入皮下,方向与背平面横轴垂直,针管向背平面纵轴尾端略斜,缓慢刺入韧带时可感受一定阻力,当阻力突然降低时即有突破感(一般成人为 4~5cm,但应根据患者年龄及体型胖瘦而异,小儿约 3~4cm),提示穿刺针已进入蛛网膜下腔。

5. **测压**　缓慢抽出针芯见脑脊液滴出,立刻接上测压管测压。接测压管后,让患者放松身体,伸直头及下肢,用手掌深压腹部见脑脊液压力迅速上升,解除压迫后,压力迅速下降,说明穿刺针头确实在椎管内。脑脊液在玻璃管内上升到一定水平出现液面随呼吸有轻微波动,此时液面所在测压管的刻度值即为患者脑脊液压力数值。

6. **脑脊液动力学检查**　穿刺成功后接上测压管读取初压后,患者完全放松身体,可行颈静脉压迫试验(奎氏试验,Queckenstedt test)。奎氏试验有指压法和压力计法。

(1)指压法:用手指压迫颈静脉 10s,观察测压管脑脊液压力上升速度及高度,然后迅速放松,再观察压力恢复与时间变化。

(2)压力计法:是常采用的测压法。颈部用血压计袖带气囊缠好并连接血压计,先测定初压,后迅速分别充气至 20mmHg、40mmHg、60mmHg,每 5~10s 记录测压管脑脊液压力上升变化值,至最高点不再上升时为止,或持续 30s,然后迅速将血压计气袋内的空气完全放出,记录脑脊液每 5~10s 压力下降变化值,直到测压管脑脊液压力值下降到初压水平,或不再下降,或持续 30s 时为止。最后将 3 次结果分别绘成曲线(以时间为横坐标,脑脊液压力值为纵坐标),以供分析。

7. **采集脑脊液**　撤去测压管,用消毒试管收集所需数量的脑脊液送检。

8. **拔针**　术毕重新插入针芯,迅速拔出穿刺针后用消毒纱布覆盖穿刺点并稍加压迫止血,再用胶布固定。

9. **术后处理**　正确处理标本与丢弃物,嘱咐患者去枕仰卧 4~6h,以免引起低颅压性头痛。

【注意事项】

1. 正确的体位和准确的穿刺点定位是穿刺成功的关键。

2. 怀疑颅内压增高者,可在穿刺前 30min 静脉滴注脱水剂降颅压。如腰椎穿刺压力高于正常时不应拔出针芯放脑脊液,应将针芯插入针管内缓慢滴取;如腰椎穿刺压力明显高于 $300mmH_2O$,则不应继续测压,以防发生脑疝。

3. 有时脑脊液因病变而压力降低不能自行滴出时,可接上针筒抽取一下观察有无脑脊液流出。有时因穿刺过浅或过深不能获得脑脊液,可将针芯插入略微推进,再拔出观察有无脑脊液,仍未见脑脊液时可将针管缓慢分几次退出少许,直至脑脊液流出。

4. 穿刺中如遇阻力无法继续,不需完全拔出穿刺针,可退回至皮下重新定位后再进针,以避免患者再次进针疼痛,必要时可更换穿刺间隙,如 $L_{4\sim5}$ 或 $L_5\sim S_1$ 间隙穿刺失败,可改在 $L_{3\sim4}$ 间隙。

5. 有颅内压增高或怀疑后颅窝肿瘤者,禁行压颈试验。

6. 穿刺时针尖偶尔会刺到马尾神经根,患者感到下肢触电样疼痛,但通常迅速消退,一般不会造成马尾损伤,可退回调整位置再次进针。

7. 有时针头会刺破脊髓被膜的静脉和静脉丛,流出的脑脊液混有血液,甚至可能流出纯粹的血液。这种出血无危害性,但影响脑脊液的检查结果。

8. 测压时需用压力管,不能用计算每分钟滴速替代,因计算滴速并不准确。测压时,患者必须完全放松,头部伸直,颈部避免受压,双下肢放置于最舒适位置,因紧张、屏气、咳嗽等会影响压力测定值的准确性。

【并发症与处理】

1. **腰椎穿刺后头痛**　最常见,与脑脊液量放出较多、穿刺后即刻站立活动或脑脊液持续由蛛网膜及硬膜穿孔外漏造成颅内压降低有关。由三叉神经感觉支支配的脑膜及血管组织牵拉、移位引起头痛。低颅压性头痛平卧时缓解,坐位或立位时头部胀痛及恶心。头痛在穿刺后 1~2d 出现,可持续数天,最长可达两周。多见于青年,女性较多。穿刺针头愈粗头痛愈多见。穿刺失败而连续多次穿刺,穿刺空白孔增多,脑脊液外漏增加,头痛也易发生。取脑脊液不宜过多,一般为 2~4ml,不超过 10ml 为宜。治疗可卧床休息,补充液体,口服大量饮料,静滴生理盐水或 5% 葡萄糖溶液。

2. **虚性脑膜炎**　腰椎穿刺后出现头痛及脑膜刺激征,但无发热。脑脊液复查发现轻度细胞增加及蛋白含量升高,对症处理后 1~2 周内症状消失。

3. **脑疝**　是最危险的并发症,颅内压增高或后颅窝占位性病变时,枕骨大孔处形成一个压力区,腰椎穿刺后脊髓腔内压力降低,小脑蚓部嵌入枕骨大孔内形成小脑扁桃体疝。延髓受压后神志昏迷,呼吸突然停止而死亡。

4. **蛛网膜下腔出血及硬脊膜下血肿**　创伤性出血大都刺破蛛网膜或硬膜的静脉,出血量少,不引起临床症状。偶尔刺破较大血管如供应马尾神经的根动脉,即可能出现较大量出血,类似原发性蛛网膜下腔出血。可在创伤性穿刺后 4h 内出现。患者主诉背部剧烈疼痛、迅速出现截瘫时提示硬膜下血肿的可能。对血小板减少或有出血倾向的患者尽量不做腰椎穿刺。硬膜下血肿根据患者病情及具体条件进行检查及手术清除血肿。

5. **腰背痛及根痛**　穿刺针孔斜面与脊髓韧带不平行,切断韧带纵行纤维,造成韧带失张力而产生腰背部酸痛;因穿刺损伤神经根而引起急性根痛或感觉障碍,少数病例症状遗留较长时间。

6. **感染**　消毒不严引起各种感染,包括脊柱骨髓炎、椎间盘感染、硬膜外脓肿和细菌性脑膜炎。

7. **鞘内引入异物或药物造成的并发症**　异物包括滑石粉、乙醇、棉花纤维、皮肤消毒剂,甚至较高浓度的普鲁卡因等。

8. **复视**　较少见,脑脊液持续由硬膜穿刺孔外漏使颅内压减低,展神经在颞骨的岩嵴上被牵拉或移位,造成单侧或双侧展神经麻痹,伴腰椎穿刺后头痛。腰椎穿刺后几天内出现,数天或数周后部分或完全恢复。

(刘建荣)

第二节 常见神经系统疾病脑脊液检查结果判读

一、脑脊液检查常用参数及参考值

脑脊液检查常用参数及参考值见表 14-1。

表 14-1 成人腰椎穿刺脑脊液检查常用参数与参考值

指标	参考值
压力 /(mmH$_2$O)	侧卧位:成人为 80~180
颜色	无色
透明度	清澈透明
凝固性	无凝块、无沉淀,放置 24h 不形成薄膜
比重	1.006~1.009
pH	7.3~7.4
红细胞	无
白细胞 /(×10^6/L)	成人:<10
有核细胞分类	多为淋巴细胞及单核细胞(7:3),偶见内皮细胞
蛋白质 /(g/L)	①定性(pandy 试验):阴性。②定量:0.15~0.45
葡萄糖 /(mmol/L)	2.5~4.4
氯化物 /(mmol/L)	成人:120~130
病原生物学	阴性

二、脑脊液常规检查结果判读

1. **压力**

（1）增高:脑脊液压力大于 200mmH$_2$O 称为颅内压增高,180~200 mmH$_2$O 为可疑增高。主要见于:①化脓性脑膜炎、结核性脑膜炎、真菌性脑膜炎等颅内各种炎症性病变;②脑肿瘤、脑出血、脑积水、脑水肿、良性颅内压增高症以及脑静脉窦血栓形成等颅内非炎症性病变;③高血压、动脉硬化等颅外因素;④静脉注射低渗溶液等。

（2）降低:脑脊液压力小于 80mmH$_2$O 称为颅内压降低。脑脊液压力降低主要见于脑脊液循环受阻、脑脊液丢失过多、脑脊液分泌减少,如低颅压综合征、脱水、休克、脊髓蛛网膜下腔梗阻和脑脊液漏等。

咳痰、用力、鼓腮、屏气、头位不正甚至轻微的紧张等均能使脑脊液压力急骤升高,应注意避免,以免误以为脑脊液压力升高或偏高。脑脊液压力随呼吸而产生波动,若这种呼吸波动消失,提示椎管内有梗阻。

2. **性状** 中枢神经系统发生感染、出血、肿瘤时,脑脊液颜色可发生变化,不同颜色的脑脊液常反映一定的疾病。但是脑脊液颜色正常不能排除神经系统疾病。脑脊液的颜色变化有红色、黄色(黄变症)、云雾色、绿色或黑色等,其常见的原因见表 14-2。

表 14-2　脑脊液常见的颜色变化及临床意义

性状与颜色	原因	临床意义
无色	无变化	正常脑脊液或其他神经系统疾病
红色	出血	穿刺损伤出血、蛛网膜下腔出血、脑出血、脊髓出血
橘红色	胡萝卜素	高胡萝卜素血症
黄色	黄变症	陈旧性出血、黄疸、椎管梗阻或蛋白含量高于 15g/L 等
绿色	脓性分泌物增多	化脓性脑膜炎(铜绿假单胞菌性脑膜炎、急性肺炎球菌性脑膜炎等)
褐色	色素增多	黑色素瘤
云雾状	白细胞增多	脑膜炎球菌、肺炎球菌、溶血性链球菌引起的化脓性脑膜炎

脑脊液细胞数量超过 300×10^6/L 或含大量细菌、真菌时呈不同程度浑浊。化脓性脑膜炎患者脑脊液细胞数量极度增高,其外观呈乳白色浑浊。结核性脑膜炎患者脑脊液细胞数量中度增高,其外观呈毛玻璃样浑浊。病毒性脑膜炎、流行性乙型脑膜炎、中枢神经系统梅毒等患者脑脊液细胞数量仅轻度增高,其外观仍清晰透明或微浊。正常人脑脊液可因穿刺损伤带入红细胞而呈轻度浑浊。

穿刺损伤抑或出血性病变的鉴别可用以下方法进行鉴别。

(1)三管法:三个试管连续接取脑脊液,其红色依次变淡最后转清,则为穿刺损伤性出血;各试管为均匀一致的红色,则为病理性出血。

(2)离心法:将血性脑脊液试管离心后,上清液呈黄色者为陈旧性出血;上清液呈无色透明者为穿刺损伤性出血。

(3)隐血试验法:离心后上清液隐血试验阳性为陈旧性出血;上清液隐血试验阴性则为穿刺损伤性出血。

脑脊液形成凝块或薄膜与其所含的蛋白质,特别是纤维蛋白原浓度有关。当脑脊液蛋白质浓度超过 10g/L 时可出现薄膜、凝块或沉淀。脑脊液同时存在胶样凝固、黄变症和蛋白质 - 细胞分离(蛋白质明显增高,细胞正常或轻度增高)的现象,称为 Froin-Nonne 综合征,常见于蛛网膜下腔梗阻的患者。不同疾病的脑脊液凝固性不同见表 14-3。

表 14-3　不同疾病的脑脊液凝固性变化

疾病	凝固性变化
化脓性脑膜炎	脑脊液在 1~2h 内呈块状凝固
结核性脑膜炎	脑脊液在 12~24h 内呈薄膜或纤细的凝块
神经梅毒	脑脊液可有小絮状凝块
蛛网膜下腔梗阻	脑脊液呈黄色胶样凝固

3. **细胞数**　正常脑脊液白细胞数小于 10×10^6/L,主要为淋巴细胞或单核细胞,无红细胞。脑脊液白细胞增高多见于脑脊膜和脑实质炎症,也见于脑血管病、血管炎、脑肿瘤以及脱髓鞘病变等。白细胞数量的多少和分类有助于鉴别炎症的性质。脑脊液细胞数量增高程度及细胞种类与病变的性质及转归有关(表 14-4)。结核性脑膜炎患者不同时期脑脊液中的细胞种类和数量不同,化脓性脑膜炎患者经有效的抗生素治疗后,其脑脊液细胞总数可迅速下降。

表 14-4　脑脊液血细胞增高的临床意义

增高程度	细胞	临床意义
显著	中性粒细胞为主	急性颅内炎症早期、化脓性感染
轻度或中度	早期中性粒细胞为主、后期淋巴细胞、单核细胞为主	结核性脑膜炎
	嗜酸性粒细胞为主	脑寄生虫感染
正常或轻度	淋巴细胞、单核细胞为主	正常、浆液性脑膜炎、病毒性脑膜炎、脑水肿、脑肿瘤

三、脑脊液生化检查结果判读

1. **蛋白质**　定性试验用苯酚试验（Pandy 试验），脑脊液中球蛋白能与饱和苯酚结合形成不溶性蛋白盐，球蛋白含量愈高，阳性反应愈显著。蛋白含量增高多见于中枢神经系统感染、脑肿瘤、脑出血、脊髓压迫症、吉兰 - 巴雷综合征等，尤以听神经瘤、脊髓压迫症增高更为显著。

2. **葡萄糖**　正常脑脊液糖水平为血糖水平的 50%~70%。糖尿病或注射葡萄糖后可增高，结核性脑膜炎降低，化脓性脑膜炎、隐球菌性脑膜炎、癌性脑膜炎时显著降低至 1.0mmol/L（20mg/100ml）或更低。

3. **氯化物**　细菌性脑膜炎和真菌性脑膜炎均可使氯化物降低，尤以结核性脑膜炎最为明显。全身性疾病引起电解质紊乱也可导致氯化物降低。脑脊液氯化物含量若低于 85mmol/L 可导致呼吸中枢功能抑制而出现呼吸停止，因此，氯化物含量低时应及时纠正。

四、脑脊液特殊检查结果判读

1. **细胞学检查**　可以协助诊断中枢神经系统疾病；了解中枢神经系统病程演进及转归；选择有效治疗药物和方案；研究中枢神经系统免疫功能。

正常脑脊液中常见细胞分类：淋巴细胞占 40%~80%；单核细胞占 15%~45%；中性粒细胞占 0~6%；还有其他罕见细胞如软脑膜和蛛网膜细胞、室管膜细胞及脉络膜细胞等。如果中枢神经系统发生化脓性、病毒性、结核性、真菌性、寄生虫性等感染则细胞分类出现变化。如果肿瘤发生颅内转移尤其是脑膜转移，在脑脊液中可找到异常的肿瘤细胞。

2. **蛋白质电泳**　脑脊液蛋白质电泳的正常值（滤纸法）为：前白蛋白 2%~6%；白蛋白 44%~62%；α_1 球蛋白 4%~8%；α_2 球蛋白 5%~11%；β 球蛋白 8%~13%；γ 球蛋白 7%~18%。蛋白质电泳分析有助于神经系统疾病的诊治。前白蛋白在神经系统炎症时降低，变性病变时升高；白蛋白减少多见于 γ 球蛋白增高；α 球蛋白升高见于中枢神经系统感染早期；β 球蛋白增高见于肌萎缩性侧索硬化和退行性病变；γ 球蛋白增高见于脱髓鞘病变和中枢神经系统感染等。

3. **免疫球蛋白（Ig）**　含量极少，IgG 为 10~40mg/L，IgA 为 1~6mg/L，IgM 含量极低。脑脊液免疫球蛋白增高见于中枢神经系统炎性反应（细菌、病毒、螺旋体及真菌等）。结核性脑膜炎和化脓性脑膜炎时 IgG 和 IgA 均升高，前者更明显，结核性脑膜炎 IgM 升高。流行性乙型脑炎急性期 IgG 基本正常，恢复期 IgG、IgA、IgM 均轻度升高。

4. **寡克隆带**　CSF 寡克隆带（oligoclonal bands，OB）测定是检测髓鞘内免疫球蛋白合成的重要方法。脑脊液寡克隆 IgG 作为中枢神经系统内自身合成的免疫球蛋白的标志，临床上检测脑脊液 IgG 型 OB 阳性是诊断多发性硬化的主要辅助指标。OB 阳性也见于其他神经系统疾病如吉兰 - 巴雷综合征、视神经脊髓炎、无菌性脑膜炎等。

5. **细菌学检查**　脑脊液涂片、培养和动物接种等有助于查明致病菌和确定治疗方案。

五、腰椎穿刺动力试验结果判读

1. 指压法　正常颈静脉加压 10~15s 后,脑脊液(CSF)压力迅速上升至 100~200mmH$_2$O 以上;解除加压后,压力迅速下降至初压,为压颈试验阴性。颈静脉加压时,CSF 压力不上升(完全梗阻),或上升、下降缓慢(部分梗阻),提示穿刺部位以上有椎管梗阻;压迫一侧颈静脉,CSF 压力不上升或上升极微,但压迫对侧上升正常,提示该梗阻侧的横窦或乙状窦闭塞,为压颈试验阳性。

2. 血压计法　颈部加压分别至 20mmHg、40mmHg、60mmHg 时,脑脊液压力迅速上升到 400mmH$_2$O 以上,除去颈部压力后迅速降到初压,提示脊髓蛛网膜下腔无阻塞;颈部加压分别至 20mmHg、40mmHg、60mmHg 时,脑脊液压力上升及下降均缓慢,或不能降到原来初压水平,提示脊髓蛛网膜下腔部分阻塞;颈部加压至 60mmHg 后,脑脊液压力仍不上升,提示脊髓蛛网膜下腔完全阻塞。

六、神经系统常见疾病脑脊液检查结果判读

微课:神经系统常见疾病脑脊液检查结果判读(GBS)

1. 蛛网膜下腔出血　主要依据临床症状和体征、辅助检查和实验室检查作出诊断。头颅 CT 检查对诊断 SAH 很有帮助,多数可见脑沟、脑池或外侧裂中有高密度影;脑血管造影对明确病因和决定治疗方案具有重要价值。但如果临床症状很典型,虽然 CT 未发现异常,也不能排除者,仍需做腰椎穿刺检查。脑脊液压力多增高,外观呈均匀血性。显微镜下检查可见大量红细胞,开始时红细胞与白细胞之比与血液相似,但可见皱缩红细胞。发病数小时后,非炎症性白细胞出现,2~3d 后达到高峰,1 周左右中性粒细胞消失。发病 3~6d 见红细胞吞噬细胞。1 周后红细胞破坏消失,脑脊液黄变,可见含铁血黄素吞噬细胞,蛋白常偏高,糖和氯化物正常。3~4 周后脑脊液恢复正常,但含铁血黄素吞噬细胞往往持续存在数周甚至数月。

2. 吉兰 - 巴雷综合征　本病的诊断根据病前 1~4 周有感染史,急性或亚急性起病,四肢对称性弛缓性瘫痪,可有脑神经损害,电生理检查提示神经传导速度明显减慢和出现失神经电位改变,并结合实验室腰椎穿刺脑脊液检查可明确诊断。典型的脑脊液改变是蛋白质含量增高,而细胞数正常,称为蛋白 - 细胞分离现象,乃本病的特点之一。起病 1 周内,半数病例蛋白质可正常,蛋白质增高在起病后第 3 周最明显,6 周后逐渐恢复正常。

3. 中枢神经系统感染

(1)细菌性脑膜炎:常见致病菌为脑膜炎双球菌、肺炎球菌和流感球菌等。脑脊液外观早期仍清亮,稍晚期显浑浊或脓性。细胞计数可显著增高数百至数万,通常数千。病变初期以中性粒细胞为主,后呈单核 - 吞噬细胞反应为主,最后以淋巴细胞和单核细胞为主。

(2)结核性脑膜炎:脑脊液外观清亮或呈毛玻璃样。白细胞计数增高,常为 (25~100)×10^6/L,很少超过 500×10^6/L。病初中性粒细胞较多,可占 80%,后呈中性粒细胞、淋巴细胞、单核细胞、浆细胞、嗜酸性粒细胞和嗜碱性粒细胞同时并存,但以淋巴细胞为主,经有效治疗后,脑脊液细胞逐渐以淋巴细胞和单核细胞为主。

(3)病毒性脑膜炎:脑脊液外观为无色透明,细胞计数多在 (50~500)×10^6/L 之间,起病后 24~48h 内可见明显中性粒细胞增多,48h 后以淋巴和浆细胞反应为主。

(4)真菌性脑膜炎:脑脊液外观清亮或微混浊,白细胞计数多在 (0~800)×10^6/L,平均 50×10^6/L 左右,以淋巴细胞、单核细胞、单核 - 吞噬细胞和中性粒细胞为主,单核 - 吞噬细胞常可吞噬隐球菌。脑脊液经细胞玻片离心制片并由 MGG 染色发现隐球菌。还可用墨汁染色、培养等方法检测隐球菌。

(5)脑寄生虫病:脑脊液外观清亮,白细胞计数多在 100×10^6/L 左右。急性期嗜酸性粒细胞增加,最高可达 95%,嗜碱性粒细胞和淋巴细胞也多见;慢性期单核细胞和浆细胞所占比例较高。

不同病因导致的中枢神经系统感染脑脊液的鉴别见表 14-5。

表 14-5　中枢神经系统感染脑脊液的鉴别

疾病性质	压力	白细胞数 / (×10⁶/L)	蛋白 / (g/L)	糖 / (mmol/L)	氯 / (mmol/L)
细菌性	常增高	数百至数万,通常数千,以中性粒细胞为主	0.8~5,可超过 10	明显降低,通常 0.25~2.2	降低较明显
结核性	常增高	常 25~100,很少超过 500,以淋巴细胞为主,早期中性粒细胞可占 80%	0.5~3,如有梗阻明显增高	常降低,75% 低于 2.5	降低最明显
真菌性	常增高	0~800,平均 50 左右,淋巴细胞为主	0.25~2,平均 1	多降低,平均 1.67	可轻度降低
病毒性	正常至中度增高	5~ 数百,淋巴细胞为主,早期以中性粒细胞为主	正常或轻度增高,0.3~1,少数明显增高	多正常,单疱病毒感染可降低	无变化
梅毒性	常增高	平均 500 左右,以淋巴细胞为主	0.5~1.5,平均 1	多正常	无变化
囊虫性	常增高	多在 100 左右,早期嗜酸性粒细胞增加,后期单核和多核细胞增加	平均 0.5~2	20% 者降低	无变化

(刘建荣)

第三节　抑郁自评量表

微课:抑郁自评量表(SDS)案例微课

　　抑郁(depression)是以显著而持久的心境低落为主要特征的一种常见综合征,其核心症状包括情绪低落、兴趣缺乏、情感缺失,可伴有躯体症状、自杀观念或行为等。抑郁可见于多种精神疾病,如心境障碍的抑郁发作、环性心境障碍、恶劣心境等,也可继发于脑器质性疾病、躯体疾病、使用某些精神活性物质或非成瘾物质所导致的精神障碍等,以及某些社会心理因素如失恋、亲人离世等。多数病例有反复发作的倾向,每次发作大多数可以缓解,部分可有残留症状或转为慢性。

　　1. **量表内容和适用范围**　抑郁自评量表(Self-rating Depression Scale,SDS)是由 Zung 编制于 1965 年,其特点是使用简便,并能相当直观地反映抑郁患者的主观感受及其在治疗中的变化,故应用颇广。抑郁自评量表见表 14-6。

表 14-6　抑郁自评量表

序号	题目	A 没有或很少时间有	B 小部分时间有	C 大部分时间有	D 绝大部分或全部时间都有	评分
1	我觉得闷闷不乐,情绪低沉(抑郁)					
2	*我觉得一天之中早晨最好(晨重晚轻)					
3	我一阵阵地哭出来或觉得想哭(易哭)					
4	我晚上睡眠不好(睡眠障碍)					
5	*我吃的和平时常一样多(食欲减退)					

续表

序号	题目	A 没有或很少时间有	B 小部分时间有	C 大部分时间有	D 绝大部分或全部时间都有	评分
6	*我与异性密切接触时和以往一样感到愉快（兴趣减退）					
7	我发觉我的体重在下降（体重减轻）					
8	我有便秘的苦恼（便秘）					
9	我心跳比平常快（心悸）					
10	我无缘无故感到疲乏（易倦）					
11	*我的头脑和平常一样清楚（思考困难）					
12	*我觉得经常做的事情并没有困难（能力减退）					
13	我觉得不安而平静不下来（不安）					
14	*我对将来抱有希望（绝望）					
15	我比平常容易生气激动（易激惹）					
16	*我觉得作出决定是容易的（决断困难）					
17	*我觉得自己是个有用的人，有人需要我（无用感）					
18	*我的生活过得很有意思（生活空虚感）					
19	我认为如果我死了，别人会生活得更好些（无价值感）					
20	*平常感兴趣的事我仍然照样感兴趣（兴趣丧失）					
总分统计						

本量表含有 20 个反映抑郁主观感受的项目，括号中为症状名称，其中 10 个为正向评分条目，反映消极症状；另 10 个注 * 号的条目（第 2、5、6、11、12、14、16、17、18、20 题）为反向评分题，反映积极症状。

本量表每个项目按症状出现的频度分为 4 个等级。等级标准为："A"表示没有或很少时间有（过去 1 周内有这类情况的时间不超过 1d）；"B"表示小部分时间有（过去 1 周内有这类情况的时间 1~2d）；"C"表示大部分时间有（过去 1 周内有这类情况的时间 3~4d）；"D"表示绝大部分或全部时间都有（过去 1 周内有这类情况的时间 5~7d）。

SDS 可以评定抑郁症状的轻重程度及其在治疗中的变化，特别适用于发现抑郁症状的患者。其评定对象主要为具有抑郁症状的成年人，包括广泛应用于门诊患者的粗筛、情绪状态评定以及调查、科研等。

2. 测评方法

（1）在自评者评定之前，一定要让患者把整个量表的填写方法及每条问题的含义仔细阅读都弄明白，然后作出独立的、不受任何人影响的自我评定。

（2）评定的时间范围是自评者近一周内的实际感觉。

（3）自评者在适当的条目框内打上"√"表示。

（4）如果评定者的文化程度太低,不能理解或看不懂 SDS 问题的内容,可由工作人员逐条读给他听,让评定者独自作出决定。

（5）评定时,应让自评者理解反向评分的各条目,SDS 有 10 项反向条目,请注意保障在填分、算分时的理解,如不能理解会直接影响统计效果。

（6）评定结束时,工作人员应仔细检查一下评定结果,应提醒自评者不要漏评某一条目,也不要在相同一个条目上重复评定(一个条目里打两个"√")。

3. **计分方法和结果解释**　SDS 20 个条目中有 10 项是用负性词陈述的(正向评分题),按 A~D 顺序评分,依次计分为粗分 1、2、3、4 分。其余 10 项注 * 号者是用正性词陈述的(反向评分题),按 A~D 顺序评分,则依次计分为粗分 4、3、2、1 分。

SDS 的主要统计指标为总分。将 20 个条目的各个得分相加即得到总粗分(X),然后通过公式转换得到标准总分(Y)。换算公式:$Y = int(1.25 \times X)$。即将总粗分(X)乘以 1.25 后取整数部分,就得到标准总分(Y)。式中 int 不大于所计算的值的整数。

中国常模结果,SDS 总粗分的分界值为 40 分,分值越低状态越好。SDS 标准分的分界值为 53 分,其中 53~62 分为轻度抑郁,63~72 分为中度抑郁,73 分以上为重度抑郁。

4. **注意事项**

（1）SDS 主要适用于具有抑郁症状的成年人,对心理咨询门诊及精神科门诊或住院精神障碍患者均可使用。对严重阻滞症状的抑郁患者,评定有困难。

（2）SDS 对住院患者测评的效度比较肯定,但用于非住院患者或非精神科领域要十分慎重。

（3）关于抑郁症状的分级,除参考量表分值外,主要还要根据临床症状。特别是要害症状的程度来划分。推荐的计分标准不能代替精神科诊断,量表分值仅作为一项参考指标而非绝对标准。

（4）SDS 对于文化程度较低或智力水平稍差的人的评定效果不佳。

(刘建荣)

第四节　焦虑自评量表

微课:焦虑自评量表(SAS)案例微课

焦虑(anxiety)是一种常见的情绪体验,目前尚难给予它一个非常确切、能够被广泛接受的定义。当人们预感到可能出现不利情景时,如重要的考试(如果失败会有严重的后果)、艰巨的工作任务、患有某种疾病等,会产生担忧、紧张、不安、恐惧、不愉快的综合性情绪体验,即为焦虑。焦虑是一种令人讨厌的、消极的,甚至是危险的情绪,常伴有明显的生理变化,尤其是自主神经活动的变化,如心悸、血压升高、呼吸加深加快、皮肤苍白、失眠、尿频、腹泻等。

焦虑可见于多种心理或精神障碍性疾病,如焦虑症、抑郁症、睡眠障碍、精神分裂症、应激相关障碍、酒精或药物滥用者,以及躯体疾病伴发的心理障碍等。目前主要根据病史、家族史、临床症状、病程及体格检查、量表测评和实验室辅助检查,由专科医生诊断。早期筛查或自我诊断可以采用一些简单的焦虑自评量表(SAS)进行测评。

1. **量表内容和适用范围**　焦虑自评量表(Self-Rating Anxiety Scale,SAS)由 Zung 于 1971 年编制,用于评定患者焦虑的主观感受及其在治疗中的变化。本量表含有 20 个反映焦虑主观感受的条目,括号中为症状名称,其中 15 个为正向评分条目,反映消极症状;5 个注 * 号的条目(第 5、9、13、17、19 题)

为反向评分题,反映积极症状。焦虑自评量表见表14-7。

表 14-7　焦虑自评量表

序号	题目	A 没有或很少时间有	B 小部分时间有	C 大部分时间有	D 绝大部分或全部时间都有	评分
1	我觉得比平常容易紧张和着急(焦虑)					
2	我无缘无故地感到害怕(害怕)					
3	我容易心里烦乱或觉得惊恐(惊恐)					
4	我觉得我可能将要发疯(发疯感)					
5	* 我觉得一切都很好,也不会发生什么不幸(不幸预感)					
6	我手脚发抖打战(手足颤抖)					
7	我因为头痛,颈痛和背痛而苦恼(躯体疼痛)					
8	我感觉容易衰弱和疲乏(乏力)					
9	* 我觉得心平气和,并且容易安静坐着(静坐不能)					
10	我觉得心跳很快(心慌)					
11	我因为一阵阵头晕而苦恼(头昏)					
12	我有晕倒发作或觉得要晕倒似的(晕厥感)					
13	* 我呼气吸气都感到很容易(呼吸困难)					
14	我手脚麻木和刺痛(手足刺痛)					
15	我因为胃痛和消化不良而苦恼(胃痛或消化不良)					
16	我常常要小便(尿意频数)					
17	* 我的手常常是干燥温暖的(多汗)					
18	我脸红发热(面部潮红)					
19	* 我容易入睡并且一夜睡得很好(睡眠障碍)					
20	我做噩梦					
总分统计						

本量表每个项目按症状出现的频度分为4个等级,等级标准为:"A"表示没有或很少时间有(过去1周内有这类情况的时间不超过1d);"B"表示小部分时间有(过去1周内有这类情况的时间1~2d);"C"表示大部分时间有(过去1周内有这类情况的时间3~4d);"D"表示绝大部分或全部时间都有(过去1周内有这类情况的时间5~7d)。

SAS可以评定焦虑症状的轻重程度及其在治疗中的变化,适用于具有焦虑症状的成年人。主要用于疗效评估,不能用于诊断。

2. 测评方法

(1)在自评者评定以前,一定要让患者把整个量表的填写方法及每条问题的含义都弄明白,然后作出独立的、不受任何人影响的自我评定。

（2）评定的时间范围是自评者近一周内的实际感觉。

（3）自评者在适当的条目框内打上"√"表示。

（4）如果评定者的文化程度太低,不能理解或看不懂 SAS 问题的内容,可由工作人员逐条读给他听,让评定者独自作出评定。

（5）评定时,应让自评者理解反向评分的各条目,SAS 中有 5 项反向评分的题,请注意保障在填分、算分时的理解,如不能理解会直接影响统计结果。

（6）评定结束时,工作人员应仔细检查一下评定结果,应提醒自评者不要漏评某一条目,也不要在相同一个条目上重复评定（一个条目里打两个"√"）。

3. **计分方法和结果解释**　SAS 20 个条目中有 15 项是用负性词陈述的（正向评分题）,按 A~D 顺序评分,依次计分为粗分 1、2、3、4 分。其余 5 项注 * 号者是用正性词陈述的（反向评分题）,按 A~D 顺序评分,则依次计分为粗分 4、3、2、1 分。

SAS 的主要统计指标为总分。将 20 个条目的各个得分相加即得到总粗分（X）,然后通过公式转换得到标准总分（Y）。换算公式:$Y = int(1.25 \times X)$。即将总粗分（X）乘以 1.25 后取整数部分,就得到标准总分（Y）。式中 int 不大于所计算的值的整数。

按照中国常模结果,SAS 标准差的分界值为 50 分,其中标准总分（Y）50~59 分为轻度焦虑,60~69 分为中度焦虑,70 分以上为重度焦虑。

4. **注意事项**

（1）本表可用于反映测试者焦虑的主观感受,对心理咨询门诊及精神科门诊或住院精神患者均可使用,但由于焦虑是神经症的共同症状,故 SAS 在各类神经症鉴别中作用不大。

（2）关于焦虑症状的临床分级,除参考量表分值外,主要还应根据临床症状,特别是要害症状的程度来划分,量表总分值仅能作为一项参考指标而非绝对标准。

（刘建荣）

第五节　基本技能与临床诊疗思维评估示例

一、重点病史采集

（一）病例简介

患者,男性,67 岁。清晨 7 点起床后排便,突感右侧肢体麻木、活动不利,说话口齿不清,流涎,即刻由家人扶持下送来医院。在来院途中呕吐 1 次,并诉头痛。本次发病以来无发热,大小便正常。高血压病史 20 余年,并有高脂血症,不规律服用抗高血压药物和降血脂药物。患者无烟酒嗜好,无药物过敏史,家族中有脑卒中病史。查体:血压 180/105mmHg,右侧肢体偏瘫。急诊辅助检查示血常规、尿常规、肝肾功能、凝血功能及血电解质正常。心电图正常。头颅 CT 扫描（上午 8 点）显示左侧基底节区高信号。以脑出血于当日上午 9 点收入病房。查体:体温 36.5℃,脉搏 84 次/min,呼吸 24 次/min,血压 180/105mmHg。嗜睡,言语含糊,双瞳孔 0.3cm,光反应正常,露齿时口角歪向左侧,伸舌偏右,颈略抵抗。四肢肌张力正常,右侧腱反射较左侧弱,右上肢肌力 0 级,右下肢肌力 0 级,左侧肢体肌力 5 级。右侧偏身针刺觉减退,右侧 Babinski 征阳性。

（二）重点病史采集内容与评分要点

重点病史采集内容与评分要点见表14-8。

表14-8 重点病史采集内容与评分要点

考号：　　　　　　　姓名：　　　　　　　总得分：　　　　　　　考核教师：

采集项目	评分要点	分值	得分
自我介绍	介绍姓名、职称并解释自己的职责	0.5	
一般项目	患者的姓名、年龄、职业、住址、联系方式等	1.0	
主要症状	右侧肢体无力	1.0	
发病时间、地点	2h前，家中	2.0	
起病情况	突发急性起病，上厕所大便中发病	1.0	
主要症状特点	急性突发偏身肢体瘫痪无力	1.0	
	同时伴肢体麻木，言语困难	1.0	
伴随症状	(1)右侧面部及肢体麻木	1.0	
	(2)口角流涎与歪斜	1.0	
	(3)言语困难	1.0	
	(4)有头痛、呕吐	1.0	
诊治经过	(1)测血压为180/105mmHg	0.5	
	(2)头颅CT扫描示右侧基底节区高信号	0.5	
	(3)血尿常规、肝肾功能、电血解质、凝血功能正常	0.5	
	(4)心电图检查正常	0.5	
病情演变	(1)送至医院途中出现头痛、呕吐	0.5	
	(2)右侧肢体无力加重	0.5	
一般情况	(1)本次发病以来无发热	0.5	
	(2)未进食	0.5	
	(3)大小便正常	0.5	
其他相关病史	(1)既往有高血压病近20年	0.5	
	(2)患者无烟酒嗜好	0.5	
	(3)无药物过敏史	0.5	
	(4)家族中有卒中病史	0.5	
询问技巧	(1)条理性强，层次清晰	0.5	
	(2)提问规范(无诱导性、连续性、责难性及暗示性提问)	0.5	
	(3)注意倾听，举止亲切友好	0.5	
	(4)及时核实患者提供的信息，恰当使用过渡性语言及结束语	0.5	
	总分	20.0	

二、重点体格检查

病例同病史采集，根据上述病史采集的结果，进行有的放矢的重点体格检查，尽可能减少患者的不适,用较短的时间完成必要的体格检查项目,包括生命体征、一般检查、头颈部、胸廓和肺部、心脏、腹部、脊柱四肢、神经系统。检查的顺序和手法同系统体格检查,查体过程中注意保护患者,观察其反应并相互及时沟通。

针对本病例的重点查体内容和评分要点见表 14-9。

表 14-9　重点查体内容与评分要点

考号:　　　　　　姓名:　　　　　　总得分:　　　　　　考核教师:

查体项目	评分要点	分值	得分
生命体征	体温 36.8℃,脉搏 80 次 /min,呼吸 18 次 /min,血压 180/105mmHg	1.0	
一般检查	意识嗜睡,被动体位	0.5	
头颈部	巩膜未见黄染,结膜无充血和水肿,口唇无发绀,咽部无充血,扁桃体无肿大。颈静脉无怒张,气管无移位,锁骨上淋巴结未触及肿大	0.5	
胸和肺	(1)视诊:胸廓正常,肋间隙无增宽,胸壁静脉无曲张	0.5	
	(2)触诊:胸壁无压痛,无皮下气肿及捻发感,腋窝淋巴结未触及,胸廓扩张度对称,呼吸运动正常、触觉语颤正常,未触及胸膜摩擦感	1.0	
	(3)叩诊:叩诊清音,肺上界宽度均为 4cm。平静呼吸时肺下界于肩胛线第 10 肋间隙,肺下界移动度 7cm	1.0	
	(4)听诊:双肺呼吸音清,未闻及异常呼吸音及干、湿性啰音,语音共振正常,未闻及胸膜摩擦音	1.0	
心脏	(1)视诊:心尖搏动位于第 5 肋间左锁骨中线内 1.5cm 无搏动减弱	0.5	
	(2)触诊:心尖搏动位置同视诊,心前区无震颤,无心包摩擦感	1.0	
	(3)叩诊:心浊音界无扩大	1.0	
	(4)听诊:心率 80 次 /min,律齐,$A_2 > P_2$,未闻及杂音及心包摩擦音	1.0	
腹部	(1)视诊:腹部平坦,腹式呼吸存在	0.5	
	(2)触诊:腹软,无压痛及反跳痛,未触及包块;肝肋下刚触及,无触痛;胆囊未触及,胆囊区无压痛;脾肋下未触及,无触痛	1.0	
	(3)叩诊:鼓音;肝浊音界正常,肝区无叩痛;无移动性浊音;肋脊角无叩击痛	1.0	
	(4)听诊:肠鸣音正常,未闻及血管杂音,无摩擦音	1.0	
脊柱四肢	无畸形,无压痛及叩痛;无杵状指(趾),双下肢无水肿	0.5	
神经系统	(1)脑神经:瞳孔等大,对光反应正常,眼球运动正常,眼震阴性,皱额闭眼正常,右侧鼻唇沟浅,露齿口角左歪;伸舌右偏;右面部痛觉减退;言语含糊;无呛咳	1.5	
	(2)肌力:右侧上下肢肌力 0 级,左侧正常	1.0	
	(3)腱反射:右侧肱二头肌反射、肱三头肌反射、膝反射、踝反射减弱,左侧正常	0.5	
	(4)痛觉:右侧上下肢及躯干痛觉减退,左侧正常	0.5	
	(5)病理征:右侧 Babinski、Chaddock、Gordon、Oppenheim 阳性,左侧阴性	1.0	
	(6)脑膜刺激征:颈项略抵抗,Brudzinski 征阴性,Kernig 征阴性	0.5	
技巧	(1)查体前检查者须洗手	0.5	
	(2)动作熟练、手法规范	0.5	
	(3)注意对比,无重复、颠倒、遗漏	0.5	
	(4)注意交流和保护患者	0.5	
总分		20.0	

三、神经系统疾病病例分析

患者,女性,69 岁,工人。因右侧肢体麻木无力伴言语不清 5h 急诊入院。患者于凌晨 3 时许睡醒后欲上厕所时,感觉右侧肢体麻木、无力,右上肢持物困难、抬举不能,须在家人搀扶下站立行走,同时伴有右侧面部麻木、口角流涎与歪斜,以及言语含糊不清,当时神志清晰,无头痛、头晕、视物模糊、恶心、呕吐、抽搐。前一天晚上 10 时入睡时尚无上述表现。发病 3h 后,由家属送至医院急诊,测血压为 165/95mmHg,头颅 CT 扫描显示右侧基底节区腔隙性梗死灶。在急诊期间上述症状进行性加重,遂于发病当日上午 8 时收入病房。本次发病以来无发热,食欲和精神可,大小便正常。既往有高血压近 5 年并确诊为 2 型糖尿病 2 年,未正规服药治疗。3d 前有短时间右侧肢体麻木发作。患者无烟酒嗜好,但配偶吸烟。无药物过敏史。家族中有卒中病史。

查体:体温 36.8℃,脉搏 80 次/min,呼吸 18 次/min,血压 170/95mmHg。意识清醒,言语含糊,营养好,平卧位。皮肤黏膜无黄染和出血点,浅表淋巴结未触及。球结膜无充血水肿,口唇无发绀,颈无抵抗,颈静脉无充盈,气管居中,甲状腺不大。肋间隙无增宽,呼吸活动度和语音共振正常,双肺叩诊呈清音,未闻及湿啰音。剑突下可见心脏搏动,心界不大,心率 80 次/min,律齐,未闻及病理性杂音。腹平坦,肝肋下触及,无压痛,肝颈回流征阴性,脾肋下未触及。肠鸣音 4~5 次/min,移动性浊音阴性。双下肢无水肿,无杵状指(趾)。

专科查体:双侧瞳孔等大等圆,对光反应存在,眼球活动正常;双侧额纹对称,闭眼正常,右侧鼻唇沟变浅,露齿口角左歪;伸舌偏右;右侧面部痛觉减退;右侧腱反射减弱,左侧正常;右侧上下肢肌力为 0 级,左侧肢体肌力 5 级;右侧偏身痛觉减退,左侧正常;右侧病理征阳性,左侧病理征阴性;脑膜刺激征阴性。

辅助检查:头颅 CT 扫描示右侧基底节区腔隙性梗死灶。血糖为 19.9nmol/L。血常规、血肝肾功能、血电解质、凝血功能和心电图检查均正常。

根据以上临床资料,请写出初步诊断与诊断依据、鉴别诊断、进一步检查及治疗原则。

(一)初步诊断与诊断依据(初步诊断 12 分,诊断依据 8 分)

1. 初步诊断

(1)主要诊断(10 分):急性缺血性脑卒中(左侧基底节脑梗死)。

(2)其他诊断(2 分):原发性高血压病,2 型糖尿病。

2. 诊断依据

(1)主要诊断依据(6 分)

1)定位诊断:右侧面部麻木、右侧口角流涎、右侧肢体麻木无力及言语不利。神经系统体检发现右侧中枢性面瘫、右侧肢体上运动神经元瘫痪、右侧偏身感觉减退,即表现为偏瘫、偏身感觉障碍及不完全性运动性失语(患者为右利手)。根据神经生理解剖特点,故定位病变在左侧基底核区。因为脊髓病变表现为截瘫或四肢瘫;脑干病变表现为交叉瘫;皮质病变常常表现为病灶对侧单肢瘫。

2)定性诊断:老年女性,是脑血管病的好发年龄;有高血压、糖尿病史,有脑卒中家族史,且 3d 前有短暂性脑缺血发作史,属于脑血管病高危人群;本次起病无明显诱因下在夜间安静状况下突然急性发病,临床症状逐渐进展,符合卒中起病方式;病程中无头痛、恶心、呕吐等颅内高压症状,无意识、瞳孔的改变,血压无明显增高,亦无脑膜刺激征;头颅 CT 检查未发现出血病灶,故符合急性缺血性脑卒中(脑梗死)的发病特点。头颅 CT 虽然显示右侧基底节区腔隙性梗死灶,但与本患者症状和体征不符,考虑为陈旧性病灶,而非责任病灶。

(2)其他诊断依据(2 分)

1)原发性高血压病:高血压 5 年,入院血压 170/95mmHg,并且出现脑血管病并发症,符合原发性高血压诊断标准。

2)2 型糖尿病:2 型糖尿病 2 年,入院随机血糖为 19.9nmol/L,符合 2 型糖尿病的诊断标准。

（二）鉴别诊断（10 分）

脑梗死主要与颅内占位性病变、中枢神经系统感染性疾病及其他脑血管疾病相鉴别。

1. 颅内占位性病变　某些硬膜下血肿、颅内肿瘤、脑脓肿等发病也较快，出现偏瘫等症状，与脑梗死相似，但颅内占位性病变常常有较明显的颅高压症状及体征，发病相对较慢，必要时头颅 CT、MRI 和腰椎穿刺检查可以鉴别。

2. 中枢神经系统感染　起病也较快，但往往表现颅内弥漫性病变，有发热、周围血象增高等感染中毒症状，有较明显的颅高压症状及体征，必要时头颅 CT、MRI 和腰椎穿刺检查可以鉴别。

3. 其他脑血管疾病　与其他常见脑血管疾病的鉴别诊断见表 14-10。

表 14-10　常见脑血管疾病鉴别诊断

鉴别点	脑梗死	脑出血	蛛网膜下腔出血
发病年龄	多在 60 岁以上	50~60 岁多见	中老年多
常见病因	动脉粥样硬化	高血压及动脉硬化	动脉瘤、血管畸形、高血压动脉硬化
TIA 史	常有	多无	无
起病时状况	多在安静、血压下降、血流缓慢时	多在活动、情绪激动、血压上升时	多在活动、情绪激动
起病缓急	较缓（时、天）	急（分、时）	急骤（分）
意识障碍	常无或较轻	常有、持续较重	少、短暂较浅
头痛	多无	常有	剧烈，爆裂样
呕吐	少	多	多
血压	正常或增高	明显增高	正常或增高
瞳孔	多正常	脑疝时患侧扩大	多正常或患侧扩大
眼底	动脉硬化	动脉硬化	玻璃体膜下出血
偏瘫	多见	多见	多无
脑膜刺激征	无	可有	明显
CT/MRI 检查	梗死灶	出血灶	蛛网膜下隙出血灶

（三）进一步检查项目（4 分）

1. 实验室检查　血尿粪常规、血肝肾功能、血糖、血电解质、血脂、心肌酶谱、凝血功能、C- 反应蛋白、同型半胱氨酸等作为疾病的基础资料，并筛查相关的危险因素。

2. 头颅 CT、MRI　明确责任病灶。

3. 颈动脉超声　了解颈动脉有无狭窄，有无斑块及性质。

4. 头颅 MRA　了解颅内动脉有无狭窄。

5. 心脏超声　了解有无心脏疾病。

6. 胸部 X 线检查　作为疾病的基础资料，并可了解有无肺部感染等并发症的发生。

（四）治疗原则（6 分）

1. 一般常规护理，生命体征监测，低盐低脂饮食，吞咽功能评估，防治并发症。

2. 由于患者从发病到医院已超过溶栓时间窗，故入院 48h 内给予阿司匹林 150~300mg/d 或氯吡格雷 75mg/d 治疗，有禁忌证者除外。

3. 血脂评价与管理，早期给予他汀类药物口服，有禁忌证者除外。

4. 调控血压、血糖；治疗高血压、糖尿病等原发病。

5. 对严重瘫痪或长期卧床者，应有预防深静脉血栓的措施。

6. 可给予改善脑循环、脑保护、抗自由基等药物。

7. 进行康复评价,早期实施康复治疗。

8. 在院期间为患者及其家属提供脑梗死的健康教育。

四、临床操作考核

腰椎穿刺术的考核评分要点见表 14-11。

表 14-11　腰椎穿刺术考核评分要点

考号:　　　　　姓名:　　　　　　总得分:　　　　　　考核教师:

操作项目	评分要点	分值	得分
术前准备	(1)物品准备和检查:穿刺包、药碗、镊子、消毒棉球、无菌手套、麻醉药品、注射器、无菌消毒纱布、胶布、标本容器、口罩、帽子	0.5	
	(2)核对姓名、性别、床号	0.5	
	(3)解释腰穿目的、注意事项、取得患者同意和配合	0.5	
	(4)正确戴口罩、帽子、洗手	0.5	
摆放体位	侧卧硬板床,背与床面垂直,头向前胸屈曲;或由助手在医生对面用以一只手挽患者头部,另一只手挽患者双下肢腘窝处并用力抱紧,使脊柱尽量后凸以增宽椎间隙	1.0	
选择穿刺点	两侧髂嵴最高点的连线与后正中线的交汇点,相当于第 3~4 腰椎棘突间隙,也可以上一个或下一个腰椎棘突间隙进行	2.0	
消毒	(1)常规消毒皮肤	1.0	
	(2)戴无菌手套	1.0	
	(3)覆盖消毒洞巾	1.0	
麻醉	(1)确认麻醉药和皮试,抽取麻醉药	1.0	
	(2)逐层皮肤、皮下到椎间韧带麻醉	1.0	
穿刺手法	(1)以左手固定穿刺部位的皮肤	1.0	
	(2)右手持针以垂直背部	1.0	
	(3)针头斜面向上,针尖稍向头部的方向缓慢刺入 4~6cm(儿童 2~4cm)	1.0	
	(4)当针头穿过韧带与硬脑膜时,阻力突然消失,可将针芯慢慢抽出	1.0	
	(5)有脑脊液流出	1.0	
测压放液	(1)取液前接测压管,测压力,脑脊液无外漏	1.0	
	(2)撤去测压管,收集脑脊液 2~5ml 送检	1.0	
拔针	(1)术毕,将针芯插入后一起拔出穿刺针	0.5	
	(2)压迫止血	0.5	
	(3)局部消毒	0.5	
	(4)覆盖无菌敷料,用胶布固定	0.5	
操作后处理	(1)嘱咐去枕仰卧 4~6h	0.5	
	(2)正确处理标本与丢弃物	0.5	
总分		20.0	

(刘建荣)

第十五章
女性生殖系统基本技能及临床诊疗思维评估

女性生殖系统涉及女性生殖系统生理、病理变化及生育调控,通过详细的病史采集、针对女性内外生殖器的专门检查以及必要的实验室检查,可以判断妊娠期、分娩期及产褥期母胎(婴)健康状况,可以评估女性生殖系统的健康及疾病状况。女性生殖系统的评估具有特殊性及私密性,本章详细阐述了医学生应该掌握的女性生殖系统基本技能,并且进一步阐述相关的临床诊疗思维。

第一节　产前筛查及产前诊断技术

微课:产前筛查及产前诊断技术的临床应用

一、产前筛查

【适应证】

所有妊娠早期及妊娠中期孕妇。

【禁忌证】

存在出生缺陷高风险,需通过产前诊断技术明确的孕妇。

【操作前准备】

1. **孕妇准备**　充分医患沟通,告知孕妇检查目的、局限性及注意事项。
2. **医生准备**　掌握产前筛查技术的适应证、禁忌证、操作要点及结果解读。

【操作方法】

1. 非整倍体染色体异常的筛查

(1)妊娠早期筛查:包括超声测量胎儿颈部透明层厚度(NT)和孕妇血清学检查。根据妊娠早期 B 超核实孕周后,建议所有孕妇妊娠 $11\sim13^{+6}$ 周超声测量 NT。妊娠 14 周前完成母体血清学检查,即早期唐筛,筛查指标包括妊娠相关血浆蛋白 -A(PAPP-A)和游离 β- 人绒毛膜促性腺激素(β-hCG),根据超声确定的孕周并确定采血当天的体重,联合应用妊娠早期的母体血清学指标和 NT,唐氏综合征的检出率为85%,假阳性率为5%。

(2)妊娠中期筛查:即中期唐筛,系血清学标志物联合筛查,包括甲胎蛋白(AFP)、β-hCG,或 AFP、β-hCG、游离雌三醇(uE_3)三联筛查,或增加抑制素 A 形成四联筛查,结合孕妇的年龄、孕周、体重等综合计算胎儿非整倍体发病风险。建议妊娠 15~20 周检查,最佳检测孕周为 16~18 周,唐氏综合征的检出率为 60%~75%,假阳性率为 5%。注意根据超声确定孕周并确定采血当天的体重。该方法还可作为 18- 三体和开放性神经管缺陷的筛查方式。

(3)整合妊娠早期及中期的筛查指标:采取不同的筛查策略,提高非整倍体检出率,降低假阳性率。常用策略是联合产前筛查,即联合妊娠早期 PAPP-A、β-hCG、NT 以及妊娠中期 AFP、β-hCG、uE3、抑制素 A,获得非整倍体的风险值。与早孕期筛查相比,可以降低假阳性率。

(4)超声筛查:包括妊娠早期 NT 增厚、鼻骨缺失、妊娠中期的颈部皮肤皱褶增厚、肠管回声增强、肾盂扩张、长骨(肱骨、股骨)短缩、心室内强光点、脉络丛囊肿、侧脑室增宽等。这些指标被称为超声软指标,可以是正常胎儿的变异,也可以是一过性的,至妊娠晚期或出生后可缓解或消失,不一定发生后遗症,仅提示染色体非整倍体异常的风险增高,不是确诊手段,需要进一步检查。超声软指标异常应注意是否存在其他结构畸形,并根据特定软指标的风险度,决定是否需要进一步产前诊断。

(5)无创产前基因检测(NIPT):NIPT 技术是根据孕妇血浆胎儿来源的游离 DNA 信息,筛查常见的非整倍体染色体异常的方法。筛查准确性高,目标疾病为 3 种常见的胎儿染色体非整倍体异常,即 21- 三体综合征、18- 三体综合征及 13- 三体综合征。对其检出率分别为 99%、97% 和 91%,假阳性率在 1% 以下。适宜孕周为 12~22^{+6} 周。

不适用人群:①孕周小于 12 周;②夫妇一方有明确的染色体异常;③ 1 年内接受过异体输血、移植手术、异体细胞治疗等;④胎儿超声检查提示有结构异常须进行产前诊断;⑤有基因遗传病家族史或提示胎儿罹患基因病的高风险;⑥孕期合并恶性肿瘤;⑦医生认为有明显影响结果准确性的其他情形。具体参考 2016 年国家卫生健康委员会发布的《孕妇外周血胎儿游离 DNA 产前筛查与诊断技术规范》。NIPT 检测结果为高风险,应进行介入性产前诊断。NIPT 目前仅用于高危人群的次级筛查,但是否可用于低危人群的一级筛查,还需要卫生经济学的进一步评价。

2. 神经管畸形筛查

(1)血清学筛查:即中期唐筛的 AFP 检测,检测时间即为中期唐筛检测时间,约 90% 的孕妇血清和羊水 AFP 水平升高,以中位数的倍数(MOM)为单位,以 2.0 MOM 为 AFP 参考值的上限,筛查阳性率为 3%~5%,敏感性 90% 以上,阳性预测值 2%~6%。但孕妇血清 AFP 水平受多种因素影响,如孕龄、体重、种族、糖尿病、死胎、多胎、胎儿畸形及胎盘异常等。

(2)超声筛查:中期唐筛提示神经管缺陷高风险时不用采集羊水检测 AFP,因为 99% 的神经管缺陷可以通过妊娠中期的超声检查诊断,故直接行彩超检查即可。

3. 胎儿结构畸形筛查　对于所有妊娠妇女,可在妊娠 20~24 周行系统胎儿超声检查,有条件者可包括胎儿心脏超声筛查,均为Ⅲ级产前超声筛查,胎儿畸形的检出率为 50%~70%,可以发现胎儿结构畸形如无脑儿、严重脑膨出、严重开放性脊柱裂、严重胸腹壁缺损并内脏外翻、单腔心、致死性软骨发育不良等。

【注意事项】

妊娠早期及中期采用由超声、血清学检查、NIPT 等组成的各种筛查策略,可以发现非整倍体染色体异常的高风险胎儿,但筛查阳性意味着患病风险增高,并非确诊,需要进一步产前诊断。筛选阴性仅提示低风险,并非完全正常。胎儿系统超声筛查可发现多种胎儿结构畸形,一旦发现,也需要行产前诊断针对性彩超检查,当超声发现与染色体疾病及基因有关的结构畸形时,需行胎儿染色体及基因检测。

二、产前诊断

【适应证】

1. 羊水过多或羊水过少者。

2. 筛查发现染色体核型异常的高危人群、胎儿发育异常或可疑胎儿结构畸形者。

3. 妊娠早期接触过可能导致胎儿先天缺陷的物质者。

4. 夫妻一方患有先天性疾病或遗传性疾病,或有遗传病家族史。

5. 曾经分娩过先天性严重缺陷婴儿者。

6. 预产期年龄在 35~39 岁而且单纯年龄为高危因素,在签署知情同意书的情况下可先行 NIPT;

预产期年龄≥40岁的孕妇,建议直接选择产前诊断技术。

【禁忌证】

影像学产前诊断无绝对禁忌证,采集羊水、绒毛或脐血等行胎儿染色体产前诊断的禁忌证为:

1. 孕妇先兆流产或先兆早产征象。

2. 孕妇有全身感染征象。

3. 孕妇凝血功能异常。

4. 穿刺部位皮肤有感染。

5. 术前2次测量体温(腋温)大于37.2℃。

6. 有盆腔或宫腔感染征象。

【操作前准备】

1. **孕妇准备** 充分医患沟通,告知孕妇检查目的、风险及注意事项,签署检查知情同意书,有创产前诊断术前应完善血常规、凝血功能、输血免疫全套及超声等检查。

2. **医生准备** 掌握产前诊断技术的适应证、禁忌证、操作要点及结果解读。影像学产前诊断无特殊准备,采集羊水、绒毛或脐血等进行有创产前诊断时,医生应该注意严格无菌操作,以防感染。

【操作方法】

1. **绒毛穿刺取样(CVS)** 一般在妊娠10~13^{+6}周进行,分为经腹和经宫颈两种穿刺路径,具体路径选择主要根据胎盘位置和医生经验决定。

(1)经腹CVS:孕妇排空膀胱后取仰卧位,腹部皮肤常规消毒铺巾,实时超声评估胎儿在宫腔内的位置以及胎盘位置,确定穿刺路径,局麻穿刺部位皮肤,在持续超声引导下,使用带有针芯的穿刺针经皮穿刺进入胎盘内,拔出针芯,用针筒保持负压来回抽吸绒毛至足够量用于检查,术后观察胎心变化,注意患者有无腹痛及阴道流血情况。

(2)经宫颈CVS:孕妇排空膀胱后取膀胱截石位,常规消毒铺巾,在超声引导下,将导管经宫颈穿刺入胎盘,余同经腹CVS。

2. **羊膜腔穿刺术** 通常在妊娠16周后进行,胎儿丢失风险约0.5%。

(1)孕妇排空膀胱后取仰卧位,常规消毒腹部皮肤,铺巾。

(2)实时超声评估胎儿在宫腔内的位置及胎盘位置,确定穿刺路径。

(3)在持续超声引导下,使用带有针芯的穿刺针经皮穿刺进入羊膜腔内,注意避开胎儿胎盘及脐带,拔出针芯,用5ml针筒抽吸初始羊水2ml,弃之以避免母体细胞污染标本。换针筒抽取所需羊水。

(4)术后观察胎心变化,注意有无腹痛及阴道流血情况。

3. **经皮脐血穿刺取样(PUBS)** 即脐带穿刺术。一般在妊娠18周后进行,需超声引导,其风险比绒毛穿刺取样及羊膜腔穿刺术高,胎儿丢失率约1%~2%。需要仔细权衡风险及收益后再决定是否实施。

(1)孕妇排空膀胱后取仰卧位,腹部皮肤常规消毒铺巾。

(2)实时超声评估胎儿宫腔内位置及胎盘脐带位置,确定穿刺路径。

(3)局麻穿刺部位皮肤,在持续超声引导下,使用带有针芯的穿刺针经皮穿刺进入脐静脉内,拔出针芯,用针筒抽吸足够量的脐静脉血。

(4)术后观察胎心变化,注意有无腹痛及阴道流血。

4. **超声产前诊断** 产前诊断针对性超声检查即Ⅳ级彩超,是针对临床或产前超声筛查发现的胎儿异常,围绕可能的疾病,进行有针对性的全面检查,并作出影像学诊断。一旦发现与染色体或基因有关的结构畸形,需行胎儿染色体及基因检测。

5. **胎儿磁共振** 虽然胎儿磁共振安全性高,但是因为价格昂贵、技术要求高,而不作为常规筛查方法。当超声检查发现异常但不能明确诊断时,可选择胎儿磁共振检查。可以使用胎儿磁共振诊断的结构异常有:①中枢神经系统异常,如侧脑室增宽、后颅凹病变、胼胝体发育不全、神经元移行异常、缺血性或出血性脑损伤等;②颈部结构异常,如淋巴管瘤及先天性颈部畸胎瘤等;③胸部病变,如先天性膈疝、先天性肺发育不良和先天性囊腺瘤样畸形;④腹部结构异常,包括脐部异常、肠管异常及泌尿生殖系统异常等。

【注意事项】

根据我国最新版《孕前和孕期保健指南》(2018 年),预产期年龄在 35~39 岁而且单纯年龄为高危因素,签署知情同意书可先行 NIPT 进行胎儿染色体非整倍体异常的筛查;预产期年龄 ≥ 40 岁的孕妇建议绒毛穿刺取样术或羊膜腔穿刺术,进行胎儿染色体核型分析和 / 或染色体微阵列分析。

【并发症与处理】

有创性的产前诊断技术(CVS、羊膜腔穿刺术、PUBS)相关并发症较少见。CVS 相关的并发症包括胎儿丢失、出血、绒毛膜羊膜炎等;羊膜腔穿刺术相关并发症包括胎儿丢失、胎儿损伤、出血、绒毛膜羊膜炎、胎膜早破等;而 PUBS 手术相关并发症包括胎儿丢失、胎儿心动过缓、脐带穿刺点出血、脐带血肿、绒毛膜羊膜炎等。

为了减少上述手术并发症,有创性产前诊断技术应该由经验丰富的医生施行,严格无菌操作,以防感染;尽可能一次成功,避免多次操作;注意避开肠管和膀胱;警惕羊水栓塞发生,注意孕妇生命体征变化,有无咳嗽、呼吸困难、发绀等异常;术后应该详细交代相关注意事项,如有发热、腹痛、阴道流血、流液、胎动异常等应该及时就诊,对于 Rh 阴性孕妇行羊膜腔穿刺术后建议注射 Rh 免疫球蛋白。

(姚　强)

第二节　产科四步触诊法

【适应证】

妊娠中晚期的孕妇。

【禁忌证】

无绝对禁忌证,但对于合并胎膜早破、前置胎盘、先兆早产等孕妇应注意沟通,动作务必轻柔。

【操作前准备】

1. **孕妇准备**　充分沟通,告知孕妇检查目的。

2. **医生准备**　清洁双手,戴口罩、帽子。

【操作方法】

1. **体位**　孕妇排空膀胱,仰卧于检查床上,头部稍垫高,暴露腹部,松开裤带,双腿屈曲略分开,使腹部放松。

2. **第一步**　医生立于孕妇右侧,面向孕妇头部,两手置于孕妇宫底部,确定子宫底部的位置,可初步估计孕周;同时感受子宫形状,正常妊娠子宫为椭球形,若子宫为心形、底部凹陷或局部凸起,应注意是否存在子宫发育异常、子宫肌瘤、子宫不全破裂等异常情况;医生以两手指腹相对轻推,判断宫底部的胎儿部分,若感受到的胎儿部分圆而硬且有浮球感应为胎头,若感受到的胎儿部分柔软而宽且形态不规则应为胎臀。

3. **第二步**　医生面向孕妇头部,两手掌分别置于孕妇腹部左右侧,一手固定,另一手轻柔按压检查,两手交替,仔细分辨胎背及胎儿肢体的位置,若触到平坦饱满的部分为胎背。若触到高低不平的部分为胎儿肢体侧,有时能感受到胎儿肢体的活动。

4. **第三步**　医生面向孕妇头部,右手拇指与其余 4 指分开,置于耻骨联合上方握住胎先露部,进一步查清是胎头或胎臀,左右推动确定是否入盆,若胎先露可以被推动,表示尚未入盆;若不能被推动,表示已入盆(衔接)。

5. **第四步**　医生面向孕妇足部,左右手分别置于胎先露部的两侧,向骨盆入口方向向下深按,再次核对胎先露部,并确定胎先露部入盆的程度(图 15-1)。

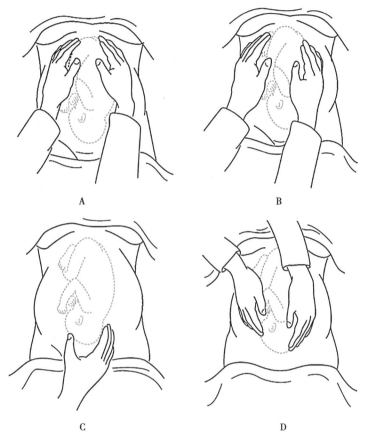

图 15-1　产科四步触诊法

【注意事项】

检查前应向孕妇说明检查目的,检查中应做到态度和蔼、动作轻柔,并与孕妇交流,以消除孕妇的紧张情绪,争取孕妇的配合。

(姚　强)

第三节　胎 心 听 诊

视频:胎心
听诊

【适应证】

适用于妊娠 12 周及以上的孕妇。

【操作前准备】

1. **孕妇准备**　充分沟通,告知孕妇检查目的。

2. **材料准备**　多普勒听诊器、耦合剂。

3. **医生准备**　清洁双手,戴口罩、帽子。

【操作方法】

1. **体位**　孕妇排空膀胱,仰卧于检查床上,头部稍垫高,暴露腹部,松开裤带,双腿屈曲略分开,伸直双腿。

2. **医生站位**　医生立于孕妇右侧,利用产科四步触诊明确胎产式、胎方位及胎背和胎儿肢体所处的位置。

3. **检查**　医生在多普勒听诊器的胎心探头上涂抹适当的耦合剂,长按听诊器的开关后开机,将探头垂直放于孕妇腹壁胎背侧上方,即可听到胎儿心率。为获取理想的胎心率,可适当调整探头位置,适当加压将探头与孕妇腹壁贴合,并调节音量开关。

4. **听诊时间**　常规听诊胎儿心率 1min 以上,听诊过程中应注意胎心节律是否整齐,胎心率是否正常,将结果记录在病历上。如果胎心有异常应及时分析原因,寻求进一步检查。

5. **整理**　长按开关关闭多普勒听诊器,擦净探头上的耦合剂,将仪器放于原位。协助孕妇擦净腹部的耦合剂,并协助孕妇坐起,整理衣裤。

【注意事项】

1. **寻找最佳听诊部位**

(1)胎儿心脏搏动最强的部位通常是靠近胎背上方的孕妇腹壁处。

(2)对于孕 20 周及以上的孕妇,枕先露时,胎儿心脏搏动最强的部位是孕妇肚脐左(右)下方,骶先露时,最强的部位是孕妇肚脐左(右)上方,肩先露(横位)时,最强的部位是孕妇肚脐周围(图 15-2)。

(3)对于孕 20 周之前的孕妇,将胎心探头置于孕妇肚脐与耻骨联合连线的中点即可获取满意的胎儿心率。

(4)临产后随着产程进展,第二产程后通常在产妇耻骨联合上方即可获得满意的胎儿心率。

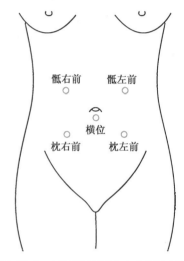

图 15-2　不同胎位时胎心音听诊部位

2. 正常胎儿心脏搏动为双音,类似于钟表的"滴答"声,速度较快,正常胎心率范围是 110~160 次 /min。多普勒听诊器除了能探测胎心,也能探及其他的血管声音,如胎盘血管音、子宫动脉音及孕妇腹主动脉音,应注意鉴别。

3. 若为多胎妊娠,应注意听诊的胎心是否来自同一胎儿。偶有将同一胎儿的心跳误认为不同胎儿的心跳,以至于延误了多胎妊娠中某一胎儿死亡的病情,引起不必要的医疗纠纷。若确定了多个胎儿胎心最强的位置,可以从一个位置向另一个位置移动胎心探头,如果胎心由强变弱然后再由弱增强,说明听诊的胎心来自不同的胎儿,当然如果确定多胎妊娠的胎心有困难,可以依靠超声进一步明确。

4. 孕妇出现宫缩时无法获取满意的胎心,为明确宫缩后胎心是否出现异常,建议在宫缩后立即听诊胎心至少 1min。

5. 若胎心率大于 160 次 /min,应注意是否发生于胎动之后。若胎心率小于 110 次 /min,应注意胎儿是否存在缺氧,建议立即采取改变体位、吸氧、停止缩宫素静脉滴注等宫内复苏的措施。如果没有改善,应采取电子胎儿监护等方法进一步明确胎儿状况。

6. 若听诊胎心发现胎儿心律不齐,应考虑胎儿心律失常,可采取胎儿超声心动图或胎儿心电图进一步明确诊断。

7. 若使用多普勒听诊器未能探及胎心,应尽快使用超声明确是否发生胎死宫内,同时应做好医患沟通。切忌单独依靠胎心听诊诊断胎死宫内。

8. 普通听诊器也能探及胎心,如果没有多普勒听诊器,也可使用普通听诊器听诊胎心。

(姚　强)

第四节 骨盆外测量

【适应证】

1. 妊娠晚期。

2. 拟选择阴道分娩。

3. 若无阴道分娩条件不必行骨盆外测量。

【操作前准备】

1. **孕妇准备** 充分沟通,告知孕妇检查目的,孕妇排空膀胱。

2. **材料准备** 骨盆外测量器、骨盆出口测量器、汤姆斯出口测量器、一次性检查手套、液体石蜡。

3. **医生准备** 清洁双手,戴口罩、帽子。

【操作方法】

1. **测量髂棘间径**

(1)双下肢伸直仰卧于检查床上。

(2)医生立于孕妇右侧,戴一次性手套,使用骨盆外测量器测量两髂前上棘外缘的距离(图 15-3)。

(3)参考值为 23~26cm,该径线间接反映骨盆入口平面横径大小。

2. **测量髂嵴间径**

(1)孕妇取双下肢伸直仰卧位。

(2)医生立于孕妇右侧,戴一次性手套,使用骨盆外测量器测量两侧髂嵴外缘最宽的距离(图 15-4)。

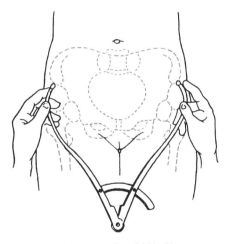

图 15-3 测量髂棘间径

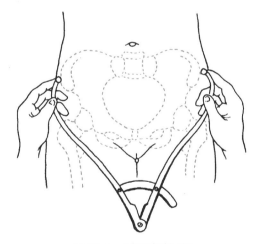

图 15-4 测量髂嵴间径

(3)参考值为 25~28cm,该径线也是间接反映骨盆入口平面横径大小。

3. **测量骶耻外径**

(1)孕妇取左侧卧位,右下肢伸直,左下肢屈曲。

(2)医生立于孕妇右侧,戴一次性手套,使用骨盆外测量器测量第 5 腰椎棘突下至耻骨联合上缘中点的距离(图 15-5)。

(3)参考值为 18~20cm,该径线间接反映骨盆入口平面前后径的大小。

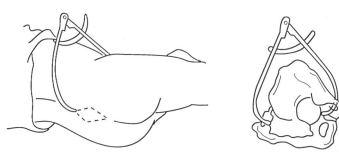

图 15-5　测量骶耻外径

4. 测量坐骨结节间径（出口横径）

（1）孕妇取仰卧位，双手紧抱双膝，髋关节和膝关节屈曲并充分外展。

（2）医生面向孕妇立于孕妇两腿之间，戴一次性手套，使用骨盆出口测量器测量两坐骨结节内侧缘的距离（图 15-6）。

（3）也可用医生的手估计，如果两坐骨结节之间能容纳医生横置的拳头多为正常。若坐骨结节间径小于 8cm，应进一步测量出口后矢状径。

（4）参考值为 8.5~9.5cm，该径线反映骨盆出口平面横径的大小。

5. 测量出口后矢状径

（1）孕妇取仰卧位，双手紧抱双膝，髋关节和膝关节屈曲并充分外展。

（2）医生戴一次性手套，使用液体石蜡润滑右手示指，将右手示指伸入孕妇肛门向骶骨方向，拇指置于孕妇体外骶尾部，两指共同找到骶尾关节予以标记，若骶尾关节已固定，则以尾骨尖为标记。

（3）用汤姆斯出口测量器一端放于坐骨结节间径的中点，另一端放于骶尾关节处，测量器标出的数字即为出口后矢状径值（图 15-7）。

（4）参考值为 8~9cm。若出口后矢状径与坐骨结节间径值之和大于 15cm 时，表明骨盆出口狭窄不明显，正常大小的胎儿可以试产。

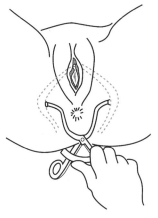

图 15-6　测量坐骨结节间径

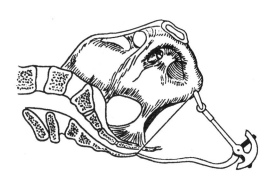

图 15-7　测量出口后矢状径

6. 测量耻骨弓角度

（1）孕妇取仰卧位，两腿弯曲，双手紧抱双膝，使髋关节和膝关节屈曲并充分外展。

（2）医生面向孕妇立于孕妇两腿之间，戴一次性手套，两手拇指指尖斜着对拢放置在耻骨联合下缘，左右两拇指平放在耻骨降支上，测量两拇指间角度（图 15-8）。

（3）参考值为 90°，小于 80° 为异常。

【注意事项】

1. 骨盆外测量可能引起孕妇不适，因此医生应注意与孕妇进行沟通，动作应轻柔，注意消除孕妇的紧张情绪,缓解孕妇不适。

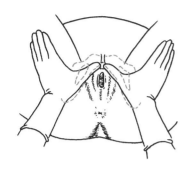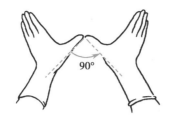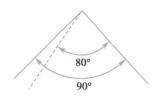

图 15-8　测量耻骨弓角度

2. 骨盆外测量需要经验丰富的医生完成。因骨盆外测量准确性不高,如果外测量提示骨盆大小异常时,务必请经验丰富的医生复核,以免因为误判而导致剖宫产率升高。

3. 骨盆外测量可以间接判断骨盆的大小及形状,骨盆内测量可进一步了解真骨盆的内径大小。目前已有充分的证据表明骨盆外测量并不能预测产时头盆不称。因此孕期不需要常规行骨盆外测量。对于阴道分娩的孕妇,妊娠晚期可测定骨盆出口径线。此外,临床上较少进行骨盆内测量,但可以通过肛门检查及阴道检查评估内骨盆的大小。

(姚　强)

第五节　产科肛门检查及阴道检查

视频:产科肛
门检查及阴
道检查

【适应证】

1. 产科肛门检查及阴道检查均适用于妊娠中晚期孕妇。

2. 产科阴道检查尤其适用于以下情况:

(1)产科肛门检查结果不理想。

(2)怀疑脐带先露或脐带脱垂。

(3)产程进展异常者。

(4)临产前需行人工破膜引产者。

(5)产程中需行人工破膜催产或处理宫颈者。

(6)无肛门检查经验的医生。

【禁忌证】

1. 产前出血诊断不清者。

2. 前置胎盘患者。

3. 合并严重痔疮无法忍受肛门检查者,医生可行阴道检查。

4. 先兆早产需行期待治疗者。

【操作前准备】

1. **孕妇准备**　充分沟通,因肛门检查及阴道检查均会引起一定程度的不适,孕妇应做好心理准备。

2. **材料准备**　肛门检查的材料准备:一次性会阴垫、一次性检查手套、液体石蜡。阴道检查的材料准备:一次性会阴垫、无菌手套、消毒液(0.5%的聚维酮碘)、一次性无菌洞巾、无菌棉签或消毒纱布。

3. **医生准备** 清洁双手,戴口罩、帽子,站立于孕妇右侧或两腿之间。

【操作方法】

1. **肛门检查**

(1)孕妇双腿屈曲分开仰卧于病床或检查床上,暴露外阴部,臀下垫上一次性会阴垫。

(2)医生右手戴一次性手套,示指蘸液体石蜡自肛门伸入直肠,其余四指屈曲,医生左手可扶住孕妇子宫底协助检查。

(3)医生示指向前用掌侧探查孕妇宫颈情况,感知宫颈的位置、软硬度、宫颈管容受及宫口开大情况,若宫口已开大,则估计宫口开大程度,有无破膜、胎先露高低,经验丰富者可通过肛门检查了解胎方位。

(4)医生示指向后触摸孕妇尾骨尖,进一步了解骶骨凹弧度、骶尾关节是否活动、尾骨是否前翘、两侧坐骨棘是否内聚、两侧坐骨切迹宽度等。

(5)检查结束后医生轻柔退出示指,向孕妇及家属交代检查结果及下一步处理。

2. **阴道检查**

(1)孕妇双腿屈曲分开仰卧于病床或检查床上,暴露外阴部,臀下垫上一次性会阴垫。

(2)行外阴擦洗及消毒。

(3)医生双手戴无菌手套,铺一次性无菌洞巾,暴露孕妇外阴,酌情导尿。医生用消毒液润滑手套,将示指及中指伸入阴道,其余各指屈曲。

(4)医生用示指及中指探查孕妇宫颈情况,感知宫颈的位置、软硬度、宫颈管容受及宫口开大情况,若宫口已开大,则估计宫口开大程度,有无破膜、胎先露高低。

(5)医生示指及中指向后触摸孕妇尾骨尖,进一步了解骶骨凹弧度、骶尾关节是否活动、尾骨是否前翘、两侧坐骨棘是否内聚、两侧坐骨切迹宽度等。酌情行人工破膜,详见相应章节。行阴道检查时应该根据胎儿矢状缝及囟门确定胎方位及胎头仰伸情况,应注意辨别有无异常胎产式及胎方位,如臀先露、面先露、前不均倾位、胎头高直位等。

(6)检查过程中若电子胎儿监护显示胎心变异差、无明显加速,可用示指及中指轻柔刺激胎儿头皮,并观察有无胎心加速反应。

(7)检查结束后轻柔退出示指及中指,去掉一次性洞巾,向孕妇及家属交代检查结果及下一步处理。

【注意事项】

1. 因肛门检查及阴道检查可能造成孕妇不适,医生应做好医患沟通,及时告知检查的目的,医生动作务必轻柔,争取孕妇配合。肛门检查时在医生将示指伸入孕妇肛门前可嘱孕妇屏气使用腹压放松肛门括约肌,医生顺势伸入示指以减轻孕妇不适。

2. 严格掌握肛门检查及阴道检查的指征,避免不必要的检查。

3. 阴道检查时医生手指应避免接触孕妇肛周、减少手指进出次数。

4. 产程中行肛门检查及阴道检查时建议分别在宫缩前后进行以便比较宫颈开大及先露下降是否发生变化。

5. 若阴道检查时医生右手示指及中指触及条索状物应考虑脐带脱垂,需作相应的急救处理;若触及胎膜上搏动的血管,则考虑血管前置,不应盲目行人工破膜,可行窥阴器检查明确诊断;若触及海绵样组织,应考虑前置胎盘。

6. 阴道检查比肛门检查更准确。严格消毒后的阴道检查并不增加孕妇感染的概率,阴道检查已经逐渐取代肛门检查。

(姚 强)

第六节　电子胎儿监护

微课:电子胎
儿监护

【适应证】

1. 无应激试验(NST)适用于妊娠 28 周及 28 周以上的孕妇。

2. 宫缩应激试验(CST)适用于进入产程的孕妇。

3. 缩宫素激惹试验(OCT)适用于具备阴道分娩条件的孕妇。

【禁忌证】

1. NST 及 CST 无明显禁忌。

2. OCT 的禁忌证是孕妇无阴道分娩条件,医生所在机构不具备紧急剖宫产条件。

【操作前准备】

1. **孕妇准备**　孕妇行电子胎儿监护前建议排空膀胱。行 OCT 需签署知情同意书。

2. **材料准备**　电子胎儿监护仪、耦合剂、胎监带。

3. **医生准备**　清洁双手,戴口罩、帽子。

【操作方法】

1. **体位**　孕妇排空膀胱,半卧于检查床上,暴露腹部,松开裤带。若孕妇胎膜已破则采取左侧卧位。

2. **检查监护仪**　医生检查电子胎儿监护仪是否正常工作、有无足够图纸。

3. **沟通交流**　医生与孕妇进行充分沟通,交流相关事宜。

4. **安放探头**　应将胎心探头放置于孕妇腹部胎心最强的部位,将宫缩探头放置于子宫体部接近宫底处以描记出良好的宫腔内压力变化。

5. **观察**　调试电子胎儿监护仪并开始走纸,观察 20~40min,必要时刺激胎头。

6. **整理物品**　结束后停止走纸、关机并妥善收拾电子胎儿监护仪,协助孕妇整理衣裤,分析图纸、针对结果采取进一步处理,切记妥善保管图纸。

7. **结果判断**　电子胎儿监护图纸的判读见表 15-1 及表 15-2。

表 15-1　NST 的判读及处理

参数	正常 NST	不典型 NST	异常 NST
基线	110~160 次 /min	100~110 次 /min >160 次 /min<30min 基线上升	<100 次 /min >160 次 /min>30min 基线不确定
变异	6~25 次 /min ≤ 5 次 /min<40min	≤ 5 次 /min 持续 40~80min	≤ 5 次 /min ≥ 80min ≥ 25 次 /min>10min 正弦型
减速	无减速或偶发变异减速 <30s	变异减速持续 30~60s	变异减速 >60s 晚期减速

续表

参数	正常 NST	不典型 NST	异常 NST
加速（≥孕 32 周胎儿）	40min 内≥2 次加速超过 15 次 /min，持续 15s	40~80min 内≤2 次加速超过 15 次 /min，持续 15s	>80min ≤2 次加速超过 15 次 /min，持续 15s
加速（<孕 32 周的胎儿）	40min 内≥2 次加速超过 10 次 /min，持续 10s	40~80min 内≤2 次加速超过 10 次 /min，持续 10s	>80min ≤2 次加速超过 10 次 /min，持续 10s
处理	观察或进一步评估	需进一步评估	采取行动：全面评估胎儿状况，生物物理评分，及时终止妊娠

表 15-2　CST 的判读及处理

分类	特征	临床意义	处理
第一类	胎心率基线 110~160 次 /min 基线变异为中等变异 没有晚期减速及变异减速 存在或缺乏早期减速 存在或缺乏加速	正常	常规监护
第二类	除了第一类和第三类胎监的其他情况	不能说明胎儿缺氧	严密监护 综合判断 宫内复苏
第三类	（1）胎心率基线无变异并且存在复发性晚期减速、或复发性变异减速、或胎心过缓 （2）正弦波型	胎儿缺氧	宫内复苏 紧急终止妊娠

【注意事项】

1. 通常 NST 需有要 20~40min，而进入产程中高危孕妇需持续 CST，因此应该充分沟通，争取孕妇的配合。

2. 在施行胎监时注意避免孕妇出现仰卧位低血压综合征，注意胎心有无异常，并及时分析处理。

3. 若 NST 为不典型，CST 为第二类时可采取宫内复苏措施或适当方式刺激胎儿，进一步评估胎儿状况。

4. 胎儿监护图纸为医疗文书，应与病历一起妥善保存。在图纸上应标注孕妇姓名、住院号等信息；应标注可能影响胎监的事件，并记录确切时间（如阴道检查、硬膜外麻醉等）；应记录医生发现、时间并签名；应记录分娩方式及时间。

5. 当提示可能存在胎儿缺氧时应尝试胎儿宫内复苏。

（姚　强）

第七节　产程图(表)

视频:产程图

【适应证】

所有临产的产妇均可使用产程图(表)。为了避免假临产及潜伏期产妇的产程图表过于冗长,通常在产妇宫颈扩张 2cm 以上才开始产程图(表)的记录。

【操作前准备】

1. **孕妇准备**　无特殊准备。

2. **材料准备**　空白产程图表、红蓝笔、直尺、橡皮。

3. **医生准备**　完成阴道检查获得产妇宫口开大及先露下降等数据。

【操作方法】

1. **准备材料**　仔细阅读空白产程图表的内容,产程图(表)的上部是产程曲线,横坐标标示时间,以小时为单位,纵坐标分别标示宫颈扩张及胎先露下降的程度,以 cm 为单位。一般在产妇宫颈扩张 2cm 以上开始绘制产程图(表)。

2. **使用规范的符号**　将每一次阴道检查所获得的宫颈扩张及先露下降数据标示在产程曲线上,通常用红色"○"表示宫颈扩张,用蓝色"×"表示胎先露下降,每次检查后用红笔连接红色"○",用蓝笔连接蓝色"×",然后得到两条曲线。

3. **产程曲线的画法**

(1)X 交叉型:宫颈扩张曲线自左向右、从下向上;胎先露下降曲线自左向右,但由上向下,两条曲线呈 X 形交叉发展。两条曲线多在第一产程后期交叉,然后又相互分离,直至胎儿娩出。

(2)伴行型:宫颈扩张及胎先露下降两条曲线走向一致,均自左向右、从下向上。

4. **绘制附属表格**　将产程中的每次重要检查及处理情况记录在产程图表的附属表格内,内容包括检查时间、血压、胎心率、宫缩、羊水性状等特殊发现及处理。

5. **识别产程关键点**　识别产程关键点是正确绘制产程图(表)的基础。产程关键点包括临产、活跃期起点、宫颈开全(宫口开大 10cm)及胎儿娩出。

【注意事项】

1. 产程图(表)可用以观察产程进展、早期识别异常产程,因此在产程中应及时绘制产程图(表),分析产程有无异常,尽早发现难产倾向,进行适时干预及处理。

2. 产程图(表)有助于产科教学,可将产程图(表)用于临床教学,帮助学生掌握正常分娩及异常分娩的概念及处理。

(姚　强)

视频:人工破
膜术

第八节　人工破膜术

【适应证】

1. 具备阴道分娩条件需要引产的孕妇,需宫颈成熟、胎头已入盆(对胎头未入盆的孕妇若行人工破膜需谨慎),单独使用效果不佳,应与缩宫素引产联用。

2. 产程进展不佳,如活跃期延长、活跃期停滞、胎头下降停滞等,伴宫缩乏力,需寻找原因、加快产程者。

3. 产程中需尽快了解羊水性状者,如羊水过少、过期妊娠、胎儿生长受限、妊娠期肝内胆汁淤积症、可疑胎儿窘迫等。

4. 宫口开全后若胎膜未破可考虑人工破膜。

5. 第二产程需行特殊技术,如内倒转术、胎头吸引术、产钳术。

【禁忌证】

1. 不具备阴道分娩条件的孕妇。

2. 虽然具备阴道分娩条件,但是胎头高浮的孕妇,应慎重行人工破膜,以防脐带脱垂。

3. 虽然具备阴道分娩条件,但是羊水过多的孕妇,应慎重行人工破膜,以防胎盘早剥、脐带脱垂等。

【操作前准备】

1. **产妇准备**　向产妇说明人工破膜术的相关问题,签署知情同意书。

2. **材料准备**　阴道检查包、消毒用品(0.5% 聚维酮碘)、破膜器械(根据各家医院常规可准备无菌中弯血管钳、鼠齿钳、无菌棉签等)、无菌手套、多普勒听诊器或电子胎儿监护仪、耦合剂等。

3. **医生准备**　人工破膜术应有一名助手协助操作。

【操作方法】

1. **体位**　孕妇双腿屈曲分开,仰卧于检查床上,暴露外阴部,臀下垫上会阴垫。

2. **消毒**　行外阴擦洗及消毒。

3. **医生站位**　医生立于孕妇两腿之间,双手戴无菌手套,铺无菌洞巾,酌情导尿。

4. **检查**

(1)医生用消毒液润滑右手手套,将右手示指及中指伸入阴道,其余各指屈曲,行阴道检查。若怀疑前置胎盘、前置血管或脐带隐性脱垂不应行人工破膜。

(2)医生用消毒液润滑左手手套,于宫缩间歇期以左手示指及中指伸入阴道引导,右手持中弯血管钳或鼠齿钳或无菌棉签,钳破或刺破胎膜,破膜后医生手指应堵住破口,控制羊水流出速度,以免宫腔内压力陡然降低引起胎盘早剥或脐带脱垂,等待 1~2 次宫缩胎先露入盆后,医生再将手指取出。

5. **听胎心**　破膜前后助手应听诊胎心,或行持续性电子胎儿监护。

6. **观察羊水性状**　医生应注意观察羊水性状,必要时可用无菌碗盘等容器收集流出的羊水进一步判断。若无羊水流出,可轻轻上推胎头,以利羊水流出。

7. **操作后处理**　操作结束后向孕妇及家属交代结果以及下一步处理。

【注意事项】

1. 人工破膜术具有一定风险,因此必须掌握适应证及禁忌证。

2. 对于胎头高浮、羊水过多、第二胎为臀位等特殊情况需要人工破膜者,应注意防止胎盘早剥、脐带脱垂、羊水栓塞等并发症。破膜前抬高孕妇臀部,在宫缩间歇期破膜,尽量采取高位破膜,不要急于扩大胎膜破口,控制羊水流出速度,医生应用手指应堵住破口,等待 1~2 次宫缩胎先露入盆后,医生再将手指取出。破膜前后立即听胎心,有条件者行电子胎儿监护。破膜前后应该观察孕妇生命体征、一般情况,如有异常应该积极寻找原因,对症处理。

3. 破膜后羊水性状对于临床决策很重要。正常足月羊水是清亮的,多混有乳白色胎脂颗粒,早产儿羊水清亮但少有胎脂。若羊水出现胎粪污染,应根据胎监及产程进展情况决定下一步处理。若发现为血性羊水,则应考虑胎盘早剥。

【并发症与处理】

1. **脐带脱垂**　表现为破膜后阴道内触及脐带或脐带脱出至阴道口外,应立即启动应急预案,实施宫内复苏,持续胎监,若短时间内无法娩出胎儿应该立即行剖宫产终止妊娠。

2. **胎盘早剥**　表现为破膜后出现子宫强直收缩,或伴阴道流血、血性羊水,伴胎心异常或胎监异常,若短期内无法阴道分娩,应考虑急诊剖宫产终止妊娠。

3. **羊水栓塞**　羊水栓塞为罕见而危险的并发症,表现为破膜后孕妇出现急性呼吸循环衰竭、休克,继而很快出现凝血功能障碍,一经怀疑应立即组织抢救,采取抗休克、抗过敏及纠正凝血功能障碍等措施,并尽快娩出胎儿。

4. **宫缩过强**　破膜后应该监测宫缩情况,如果 10min 内出现五次以上宫缩,则考虑宫缩过强,应注意胎监情况,若出现胎儿窘迫则进行相应处理。

(姚　强)

第九节　会阴切开缝合术

视频:会阴切
开缝合术

【适应证】

1. 会阴坚韧、水肿或瘢痕形成,胎头娩出前阴道流血,持续性枕后位,耻骨弓狭窄等,估计会阴裂伤不可避免者;会阴体短,恐会阴撕裂伤及肛门括约肌者。

2. 产妇存在合并症或并发症(如重度子痫前期、癫痫、增殖性视网膜病变、心脏病等)须尽快结束分娩者。

3. 胎儿窘迫需尽快娩出胎儿者,巨大儿可能发生肩难产者。

4. 拟行阴道助产如产钳术、胎头吸引术及臀位助产术。

5. 偶尔用于为扩大手术视野的经阴道手术。

【禁忌证】

1. 经充分评估后考虑不能经阴道分娩者。

2. 如果医生对阴道助产是否成功把握不大不应贸然行会阴切开。

3. 对于死胎、无法存活的畸形胎儿经阴道分娩时原则上应采取毁胎措施而不应行会阴切开。

4. 对于会阴条件好的经产妇尽量避免会阴切开。

【操作前准备】

1. **产妇准备**　应签署知情同意书。

2. **材料准备**　操作台、消毒用品、20ml 注射器、2% 利多卡因、会阴切开剪、持针器、组织镊、血管钳、针线、线剪、无菌纱布等,以上用品多为无菌产包内常备的器械。

3. **医生准备**　更换洗手衣、戴口罩帽子、常规洗手并消毒、穿手术衣、戴无菌手套。

【操作方法】

（一）会阴侧切及缝合术

1. **体位**　产妇取仰卧屈膝位或膀胱截石位。

2. **消毒**　常规消毒外阴部、铺无菌巾、导尿。

3. **麻醉**　采取阴部神经阻滞和局部浸润麻醉。

（1）医生将一只手示指及中指伸入阴道，触及坐骨棘作指引，另一手持长针头注射器，在肛门与坐骨结节中点进针，将针头刺向坐骨棘尖端内下方阴部神经经过处，回抽无血后，注射1%利多卡因5~10ml，逐步退回至皮下向阴唇后联合方向，沿拟切开的切口做扇形注射。

（2）为了保证麻醉效果，可行双侧阴部神经阻滞麻醉，并尽量在会阴即将切开前实施。如行会阴正中切开，则在会阴体局部行浸润麻醉。

4. **切开**　医生将左手示指及中指伸入阴道内，撑起左侧阴道壁并推开胎儿先露部，右手持会阴切开剪或钝头直剪刀，剪刀一叶置于阴道内，另一叶置于阴道外，使剪刀切线与会阴后联合中线呈旁侧45°角，于胎头拨露后、着冠前、会阴高度扩张变薄后、宫缩开始时，剪开会阴4~5cm。如有出血，则用纱布压迫或1号丝线结扎止血。切开角度应根据会阴条件、先露拨露及会阴膨隆情况适当调整。此为会阴左侧切，也可根据医生习惯采取会阴右侧切。

5. **保护会阴**　宫缩时保护会阴，协助胎头俯屈，使胎头以最小径线在宫缩间歇期缓慢通过阴道口。

6. **缝合**　胎盘胎膜娩出后检查完整性，再次消毒阴道外阴，更换无菌手术巾，用带尾的阴道纱条填塞阴道穹窿，上推子宫及宫颈，暴露阴道下段，仔细检查产道有无裂伤、血肿。按照解剖层次分层缝合会阴切开伤口。

（1）缝合阴道黏膜：用左手示指及中指撑开阴道壁，暴露阴道黏膜切口顶端及整个切口，用2-0可吸收线，自切口顶端上方0.5~1cm处开始，间断或连续缝合阴道黏膜及黏膜下组织，直至处女膜缘。

（2）2-0可吸收线间断缝合会阴体肌层、会阴皮下组织。

（3）4-0可吸收线皮内缝合会阴皮肤或1号丝线间断缝合会阴皮肤。

7. **检查**　取出阴道内带尾纱条，仔细检查缝合处有无出血或血肿。常规肛门检查有无缝线穿透直肠黏膜。如有缝线穿透直肠黏膜，应立即拆除，重新消毒缝合。

（二）会阴正中切及缝合术

常仅需采用局部浸润麻醉，沿会阴联合正中点向肛门方向垂直切开，长约2~3cm，一般为会阴体长度的1/3，注意不要损伤肛门括约肌。其他步骤同会阴侧切术。

【注意事项】

1. **掌握会阴切开的适应证**　常规会阴切开术并不降低软产道损伤发生率，而且产后12~18个月内出现性交疼痛及阴道润滑障碍的较多，因此应注意掌握会阴切开指征，避免无指征会阴切开。

2. **掌握会阴切开细节**　会阴切开的时机是胎头拨露后及着冠前、会阴极度扩张变薄后、宫缩开始时；注意会阴切开的角度及长度，阴道切口长度应等于会阴皮肤切口，切忌皮肤切口大而阴道切口小。虽然会阴正中切开出血少、缝合后愈合佳、产妇术后疼痛轻，但是掌握不当容易造成严重的会阴撕裂，因此对于阴道助产、可疑巨大儿、可能发生肩难产或接产技术不熟练者均不宜采用。

3. **掌握接产要领**　医生应在宫缩时保护会阴，协助胎头俯屈，使胎头以最小径线在宫缩间歇期缓慢通过阴道口，待胎儿双肩娩出后再停止保护会阴。

4. **注意缝合技巧**　会阴切开后伤口缝合应该严格遵循无菌原则、仔细止血、缝合时不留死腔、对合组织结构、术后加强局部清洁与护理，这样可以促进会阴切口愈合。

【并发症与处理】

会阴切开缝合术后常见的并发症包括切口水肿、感染、裂开等。切开、接生及缝合时应及时清洁消毒创面，仔细止血、缝合不留死腔、对合组织结构，术后加强局部清洁与消毒。若并发会阴Ⅲ或Ⅳ度损伤,应该由经验丰富的医生完成缝合。术后可酌情使用抗菌药物。若出现会阴水肿,术后24h后可用硫酸镁纱布湿热敷,或进行超短波或红外线照射理疗。若发生会阴伤口感染及裂开,应加强局部清洁消毒、坚持坐浴。

(姚　强)

第十节　顺产接生术

视频:顺产接
生术

【适应证】

正常阴道分娩者。

【操作前准备】

1. **产妇准备**　产妇采取膀胱截石位于产床上。初产妇宫口已开全,经产妇宫口开大3cm且宫缩规律即可准备接生。

2. **材料准备**　操作台、消毒用品、20ml注射器、2%利多卡因,盆子、弯盘、会阴切开剪、持针器、组织镊、血管钳、针线、线剪、无菌纱布等,以上用品多为无菌产包内常备的器械。

3. **医生准备**　更换洗手衣、戴口罩帽子、常规洗手消毒、穿手术衣、戴无菌手套。

【操作方法】

1. **体位**　产妇取仰卧屈膝位或膀胱截石位。

2. **消毒**　常规消毒外阴部、铺无菌巾、导尿。

3. **麻醉及会阴切开**　由医生评估是否行会阴切开,若需行会阴切开则采取阴部神经阻滞和局部浸润麻醉。

4. **保护会阴**　医生应在宫缩时保护会阴,协助胎头俯屈,使胎头以最小径线在宫缩间歇期缓慢通过阴道口,待胎儿双肩娩出后再停止保护会阴。产妇屏气必须与医生配合。

5. **接生**　医生站在产妇右侧或产妇两腿之间,当胎头拨露使阴唇后联合紧张时,应开始保护会阴。

(1)在会阴部盖消毒巾,医生右手拇指与其余四指分开,利用手掌大鱼际肌顶住会阴部。

(2)每当宫缩时应向上内方托压,同时左手应下压胎头枕部,协助胎头俯屈、使胎头缓慢下降。

(3)宫缩间歇时,保护会阴的右手稍放松,以免压迫过久引起会阴水肿。

(4)当胎头枕部在耻骨弓下露出时,左手应按分娩机制协助胎头仰伸。此时若宫缩强烈,应嘱产妇张口哈气消除腹压作用,然后让产妇在宫缩间歇时稍向下屏气,使胎头缓慢娩出。

(5)当胎头娩出见有脐带绕颈1周且较紧时,可用手将脐带顺胎肩推下或从胎头滑下。

(6)胎头娩出后,右手仍应注意保护会阴,协助胎头复位及外旋转,使胎儿双肩径与骨盆出口前后径相一致。医生的左手向下轻压胎儿颈部,使前肩从耻骨弓先娩出,再托胎颈向上使后肩从会阴前缘缓慢娩出。

(7)胎儿双肩娩出后,保护会阴的右手方可放松。然后双手协助胎体及下肢相继以侧位娩出,并记录胎儿娩出时间。

(8)胎儿娩出后应避免将新生儿托举过高,适当延迟钳夹剪断脐带,将新生儿交由台下医生或助产士处理,有条件者应由新生儿科医生参与新生儿处理及抢救。

6. **娩出胎盘**　胎儿娩出后,宫底降至脐平面,产妇感到轻松,宫缩暂停数分钟后重又出现,胎盘逐渐发生剥离。当出现胎盘剥离征象时应及时协助胎盘娩出,以减少产后出血的发生。

（1）切忌在胎盘尚未出现剥离征象时用手按揉下压宫底并暴力牵拉脐带，以免拉断脐带，严重时造成子宫内翻引起产妇休克。

（2）当确认胎盘已完全剥离时，于宫缩时以左手握住宫底并按压，同时右手轻拉脐带，协助娩出胎盘。

（3）当胎盘娩出至阴道口时，医生用双手捧住胎盘，向一个方向旋转并缓慢向外牵拉，协助胎盘胎膜完整剥离排出。

（4）若在胎膜排出过程中，发现胎膜部分断裂，可用血管钳夹住断裂上端的胎膜，再继续向原方向旋转，直至胎膜完全排出。

（5）胎盘胎膜排出后，按摩子宫刺激其收缩以减少出血，同时注意观察并测量出血量。

7. 检查胎盘胎膜　胎盘娩出后应常规检查胎盘胎膜。将胎盘铺平，先检查胎盘母体面胎盘小叶有无缺损。然后将胎盘提起，检查胎膜是否完整，再检查胎盘胎儿面边缘有无血管断裂，以便及时发现副胎盘。还应检查胎盘、胎膜有无其他异常；如有副胎盘、部分胎盘残留或大部分胎膜残留时，可在无菌操作下伸手入宫腔取出残留组织或行清宫术；若确认仅有少许胎膜残留，可给予宫缩剂待其自然排出。

8. 检查软产道　胎盘胎膜娩出后应仔细检查软产道，检查顺序由内向外包括宫颈、阴道穹窿、阴道上段、阴道中下段、会阴、尿道口周围、小阴唇内侧等部位。如有会阴切开或撕裂伤应及时缝合。

9. 预防产后出血　第三产程及第四产程（胎盘娩出后 2h）是产后出血最容易发生的时期，此阶段最重要的任务是预防产后出血。

【注意事项】

接生过程中应注意把握会阴切开指征、时机及要点、接生要领，防止产妇软产道严重撕裂伤。此外应注意娩出胎儿手法，防止新生儿损伤。注意产后出血的预防及急救。

【并发症与处理】

1. 产妇软产道严重损伤　软产道严重损伤包括软产道复杂撕裂伤及会阴Ⅲ或Ⅳ度损伤，应强调预防为主，一旦发生应准确评估，认真修复，加强护理。

2. 新生儿损伤　新生儿损伤包括新生儿骨折、臂丛神经损伤、头皮血肿，严重者发生颅内出血，影响新生儿远期预后。为避免上述并发症应注意接生动作轻柔，娩出胎儿时应按照分娩机制完成，发生肩难产时更应沉着冷静，严禁使用暴力。

（姚　强）

视频：新生儿复苏

第十一节　新生儿评分与新生儿复苏

【适应证】

适用于所有的新生儿。

【操作前准备】

1. 新生儿准备　所有新生儿出生前就应评估有无宫内窘迫，有无新生儿窒息的危险因素，以备复苏。

2. 材料准备　产房内应具有新生儿复苏必备的、功能良好的全部器械。应按照医院及科室工作流程进行定期检查、消毒及更新。常用的器械和用品如下：

（1）吸引器械：吸引球囊、吸引器和管道、吸管（5F 或 6F、8F、10F、12F）、胃管（8F）及注射器（20ml）、胎粪吸引管。

(2)正压人工呼吸器械:新生儿复苏气囊或 T- 组合复苏器、不同型号的面罩、配有气流表和导管的氧源。

(3)气管内插管器械:带直镜片的喉镜(0 号,早产儿用;1 号,足月儿用)、喉镜的备用灯泡和电池、不同型号的气管导管、金属芯、剪刀、气管导管的胶带或固定装置、乙醇棉球。有条件者准备喉罩气道、二氧化碳监测器。

(4)其他:辐射保暖台或其他保暖设备、无菌毛巾、无菌手套、时钟、听诊器、胶布。有条件者准备空氧混合仪和压缩气源、脉搏氧饱和度仪。

3. 医生准备　每个新生儿出生时,都应做好复苏准备,按照 WHO 的要求至少要有 1 名熟练掌握复苏技能的医务人员在场,条件许可的情况下还应有一名助手。

【操作方法】

(一)新生儿评分

新生儿评分由出生后心率、呼吸、肌张力、反射及皮肤颜色 5 项体征组成,每项体征 0~2 分,满分为 10 分(表 15-3)。新生儿出生后 1min 的评分是出生当时的情况,反映了宫内状况,评分 8~10 分为正常,4~7 分为轻度窒息,0~3 分为重度窒息。而 5min 及以后的评分反映复苏的效果,与预后密切相关。新生儿评分以呼吸为基础,皮肤颜色最灵敏,心率是最终消失的指标。临床恶化顺序是皮肤颜色→呼吸→肌张力→反射→心率,复苏有效顺序是心率→反射→皮肤颜色→呼吸→肌张力。肌张力恢复越快,预后越好。

表 15-3　新生儿评分

体征	0	1	2
心率	无	<100 次 /min	≥ 100 次 /min
呼吸	无	慢,不规律	规则,啼哭
肌张力	瘫软	四肢稍曲	活动、活跃
反射	无反应	皱眉	哭声响亮
皮肤颜色	全身苍白	躯干红润、四肢发绀	全身红润

(二)新生儿复苏流程

新生儿复苏按照 ABCD 复苏原则,复苏流程详见图 15-9,具体步骤如下:

1. 快速评估　新生儿出生后立即用数秒时间快速评估以下 4 个指标,如果任何一项为否,则需进行初步复苏。

(1)是否足月儿。

(2)羊水是否清亮。

(3)是否有哭声或呼吸。

(4)肌张力是否正常。

2. 初步复苏　初步复苏需时 30s。

(1)保温:将新生儿放在辐射保暖台上,早产儿尤其是极低出生体重儿,即使用传统措施减少热丢失,仍会发生低温。因此对体重小于 1 500g 的极低出生体重儿推荐用透明的薄塑料布覆盖并放于辐射源下。注意保温措施不应影响其他复苏措施。

(2)畅通呼吸道

1)摆正体位:新生儿应仰卧,颈部轻度仰伸,呈鼻吸气位,使咽后壁、喉和气管成直线,可以让空气自由出入。

2)吸引:胎儿娩出后,用吸球或吸管(12F 或 14F)先口咽后鼻清理分泌物。应限制吸管深度和吸引时间（小于 10s），吸引器负压不超过 100mmHg。

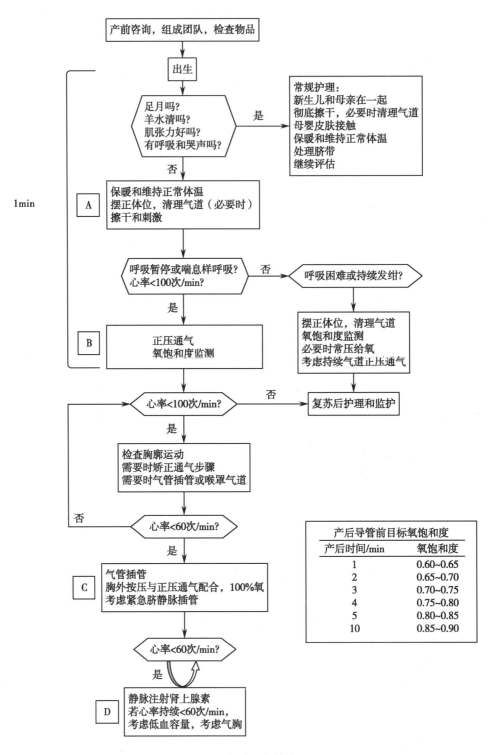

图 15-9　新生儿复苏流程

3）羊水胎粪污染时的处理：对羊水胎粪污染的新生儿首先判断有无活力。对羊水胎粪污染但有活力新生儿不需气管插管吸引胎粪。对羊水胎粪污染无活力新生儿应立即气管插管吸引胎粪。有活力的定义是规则呼吸或哭声响亮、肌张力好且心率大于 100 次 /min。

（3）擦干：快速擦干全身。

（4）刺激：用手拍打或手指弹患儿的足底或摩擦背部 2 次以诱发自主呼吸，如无效果，表明新生儿处于继发性呼吸暂停,应按以下步骤继续进行复苏。

3. **正压通气**　新生儿复苏成功的关键是建立充分正压通气。

(1)指征:呼吸暂停或喘息样呼吸,心率小于 100 次 /min。

(2)正压通气的实施

1)正压通气用氧。无论足月儿或早产儿,正压通气均建议在脉搏氧饱和度仪的监测指导下进行。足月儿可以用空气开始进行复苏,早产儿开始给 30%~40% 的氧,用空氧混合仪根据氧饱和度调整给氧浓度。

2)通气压力需要 20~25cmH$_2$O,少数病情严重的新生儿可用数次 30~40cmH$_2$O 压力通气,以后通气压力维持在 20cmH$_2$O。

3)正压通气频率为 40~60 次 /min,实施胸外按压时为 30 次 /min。

4)有效的正压通气应显示心率迅速增快,如正压通气达不到有效通气,胸廓起伏不好,需检查面罩和面部之间的密闭性、有无气道阻塞、气囊是否漏气、通气压力是否足够等。

5)经 30s 充分正压通气后,如有自主呼吸,且心率≥ 100 次 /min,可逐步减少并停止正压通气。如自主呼吸不充分,或心率小于 100 次 /min,必须继续用气囊面罩或气管插管施行正压通气,并检查及矫正通气操作。如心率小于 60 次 /min,气管插管正压通气并开始胸外按压。

6)持续气囊面罩正压通气(大于 2min)可产生胃充盈,应常规经口插入 8F 胃管,用注射器抽气并保持胃管远端处于开放状态。

4. **胸外按压**

(1)胸外按压的指征:充分正压通气 30s 后,心率持续小于 60 次 /min,应在继续正压通气的同时开始胸外按压。为保证与胸外按压有效配合,应进行气管插管正压通气。

(2)胸外按压的方法

1)拇指法:用 2 个拇指按压胸骨,两手环绕婴儿胸廓,其余手指支撑其脊柱。

2)双指法:①用一手的中指加示指或中指加无名指,用指尖压迫胸骨。②无硬垫时用另一手支撑患儿背部。③胸外按压应在新生儿两乳头连线中点的下方,即胸骨体下 1/3 进行按压,注意避开剑突。④下压深度为胸廓前后径的 1/3。⑤胸外按压的下压时间应稍短于放松时间。⑥按压的手指在按压及放松过程中,始终不离开胸骨压迫区。

(3)胸外按压与正压通气的配合:胸外按压需要两人合作完成,一人进行正压通气,另一人做胸外按压。按压与通气的比例为 3:1,即每分钟按压 90 次,正压通气 30 次,共 120 次,每 1 个循环即按压 3 次通气 1 次,需时 2s。按压 60s 后评估心率,如心率大于 60 次 /min,停止胸外按压继续正压通气,如心率仍小于 60 次 /min,加用肾上腺素。

5. **气管插管**

(1)指征

1)新生儿羊水胎粪污染且无活力时需气管插管吸引胎粪。

2)如正压通气不能充分改善临床症状,无良好的胸廓起伏,或需要正压通气持续超过数分钟时,可考虑气管插管,以改善正压通气的效果。

3)如需胸外按压,气管插管有利于正压通气和胸外按压更好配合,并使每次正压通气取得最大效率。

4)如需使用肾上腺素,在建立静脉途径前常用途径是直接注入气管,需要气管插管。

5)对于患膈疝或疑有膈疝的新生儿行气管插管可防止空气进入胃肠道,妨碍肺扩张。

(2)插管

1)选择喉镜:足月儿使用 1 号喉镜镜片,早产儿选择 0 号喉镜镜片。

2)根据体重选择合适内径的气管导管:①体重低于 1 000g 的新生儿选择 2.5mm 内径的导管;②体重介于 1 000~2 000g 的新生儿选择 3.0mm 内径的导管;③体重介于 2 000~3 000g 的新生儿选择

3.5mm 内径的导管;④体重大于 3 000g 的新生儿选择 4.0mm 内径的导管。

　　3)确定气管插管深度:按体重计算管端至口唇的长度(端唇距离),可按出生体重(kg)加 5~6 计算。

　　4)气管插管的步骤:①医生左手持握喉镜。②保持新生儿的头部呈鼻吸气位,准备插入喉镜。整个过程中常压给氧。③喉镜应沿着舌面右侧滑入,将舌推至口腔左侧,推进镜片直至尖端超过舌根,到达会厌软骨谷。④轻轻水平提起镜片,提升整个镜片。⑤寻找解剖标记,声带看起来像反向的字母“V”。必要时,吸引分泌物改善视野。⑥如声门关闭,等待其开放。插入气管导管直到声带线达到声门水平或导管进入深度达到要求的端唇距离。⑦撤出喉镜时,将导管紧贴患儿上腭。如有金属芯,握住导管,将金属芯从管中撤出。⑧固定气管导管。如正压通气数分钟以上,需将导管固定在面部,即剪一条胶带长度由口腔的一侧,跨过人中,止于对侧颊部 2cm。

　　6. 药物

　　(1)肾上腺素

　　1)指征:心搏停止或在 30s 正压通气及胸外按压后,心率仍小于 60 次 /min。

　　2)用法:经气管内导管给药或经脐静脉给药。推荐一旦静脉途径建立,应尽可能静脉给药。

　　3)剂量:肾上腺素浓度应为 1:10 000(0.1mg/ml)。静脉给药剂量是 0.1~0.3ml/kg 的 1:10 000 溶液,不推荐大剂量静脉给药。气管导管内给药剂量是 0.5~1.0ml/kg 的 1:10 000 溶液,必要时 3~5min 重复 1 次。

　　(2)扩容剂

　　1)指征:对怀疑有失血或休克,呈低血容量表现的新生儿,或对其他复苏措施无反应时。

　　2)用法:推荐生理盐水,10ml/kg,经外周静脉或脐静脉缓慢推入(大于 10min),必要时可重复 1 次。大量失血时需输入同型血或 O 型红细胞悬液。

　　7. 复苏后的监护和护理

　　(1)监测生命体征及实验室指标。

　　(2)维持合适体温。

　　(3)维持水、电解质及血糖稳定。

　　(4)尽早发现并发症并进行干预。

　　【注意事项】

　　1. 做好准备工作　现场至少有 1 名熟练掌握复苏技术的医护人员,其职责是照料新生儿。复苏 1 名重度窒息儿需要儿科医生和助产士(师)各 1 人。多胎分娩的每名新生儿都应由专人负责。小组成员需有明确的分工,均应具备熟练的复苏技能。新生儿复苏设备和药品齐全,单独存放,功能良好。

　　2. 选择合适的方法　拇指法较双指法能产生更高的收缩压和冠状动脉充盈压,不易疲劳,能更好地控制压迫深度。但当患儿较大而医生的手较小时,双指法则更方便,并且经脐血管给药时,双指法不影响脐部操作。

　　3. 掌握基本程序　复苏的基本程序是评估—决策—措施,在整个复苏中不断重复。主要指标是新生儿呼吸、心率及氧饱和度,心率是关键。

　　4. 按照流程进行复苏　新生儿复苏分为 4 步:①快速评估和初步复苏;②正压通气和氧饱和度监测;③气管插管正压通气和胸外按压;④药物。

　　5. 气管插管的注意事项　气管插管应在 30s 内快速完成。如 30s 内气管插管未成功,应撤出喉镜,用气囊面罩给新生儿做正压人工通气使新生儿稳定,然后重试。可通过以下几点判断气管插管是否到位:①心率和肤色改善,心率迅速增加;②每次呼吸时胸廓对称扩张,有双肺呼吸音,但胃区无声音;③呼气时,管内壁有雾气凝结;④ CO_2 检测器可确定呼出 CO_2 的存在;⑤胸片显示导管管端在第 2、3 胸椎水平。

　　6. 加强新生儿复苏后的管理。

　　7. 应定期开展新生儿复苏培训及模拟训练。

(姚　强)

第十二节　新生儿脐带处理方法

视频:新生儿
脐带处理方法

【适应证】

所有存活的新生儿。

【操作前准备】

1. **新生儿准备**　新生儿断脐后将新生儿放置于预热的辐射台。

2. **材料准备**　新生儿脐带结扎包(绒布、纱布、棉签等物)、2把中弯血管钳、钝头线剪或组织剪,以上用品均应灭菌消毒,无菌7号或10号丝线,消毒液。

3. **医生准备**　清洁双手,戴口罩、帽子。

【操作方法】(丝线双重结扎法)

1. **钳夹脐带**　新生儿娩出后,医生使用两把无菌中弯血管钳钳夹脐带,两钳之间间隔2~3cm,在其中剪断。

2. **评估新生儿状况**　医生将新生儿放置于预热的辐射台上,交由台下医护人员完成新生儿的评估、复苏及脐带处理。医生应戴无菌手套,快速评估新生儿状况,如果需要复苏,则应先行复苏,复苏后再处理脐带。

3. **消毒脐带**　使用5%聚维酮碘消毒新生儿脐带根部及周围。

4. **结扎第1道**　使用无菌7号或10号丝线在距脐根部0.5cm处结扎第1道。

5. **结扎第2道**　同法在第1道结扎线外0.5cm处结扎第2道。

6. **剪断脐带**　在第2道结扎线外0.5cm处剪断脐带。

7. **包扎固定**　挤出新生儿脐带断端的残余血液,用5%聚维酮碘消毒脐带断面,待脐带断面干燥后,用无菌纱布覆盖,再用脐带纱布包扎。

【注意事项】

1. 新生儿脐带处理有各种方法,如丝线双重结扎法、气门芯结扎法、脐带夹法等,都有很好的效果。

2. 丝线结扎脐带时应该注意力度,过松会导致脐带断端出血,用力过猛会导致脐带断裂。

3. 如果新生儿脐带过粗或华通胶过多,会增加脐带处理的难度,应注意第一道结扎线不宜太靠近新生儿脐根部,脐带断端距离结扎线不宜过短,防止结扎线滑脱。

4. 消毒时消毒液不可接触新生儿皮肤。

5. 在处理新生儿脐带时应关注新生儿状况。

6. 整个过程应该注意无菌观念及无菌技术。

【并发症与处理】

1. **脐带断端渗血或血肿**　发生原因往往是结扎线过松或滑脱,应注意预防。一旦发现应重新结扎,必要时局部缝扎止血。如果出血较多应该注意监测新生儿全身状况,给予相应处理。

2. **新生儿脐部感染**　发生原因多为新生儿护理不当引起。预防方法是注意保持新生儿脐部干燥,定期使用消毒液消毒脐带断端。一旦发生应加强局部护理,定期消毒,如有全身症状应使用抗生素以免感染加重。

(姚　强)

视频：盆腔检查

第十三节　盆腔检查

【适应证】

1. 疑有生殖系统疾病的女性患者。

2. 需排除生殖系统疾病的女性患者。

3. 需行健康检查及妇科检查的女性。

【禁忌证】

无绝对禁忌证，但对某些特殊人群可采取盆腔检查的部分手段。

【操作前准备】

1. **患者准备**　患者排空大小便，对于便秘者可灌肠后再行检查。

2. **材料准备**　一次性会阴垫、无菌手套、适宜规格的阴道窥器、宫颈刮板、玻片、棉拭子、消毒液、石蜡油或肥皂水、0.9% 氯化钠、10% 氢氧化钾等。

3. **医生准备**　充分了解患者情况，充分医患沟通，说明盆腔检查目的、必要性及过程，态度和蔼，消除患者的紧张及焦虑。清洁双手，戴无菌手套。

【操作方法】

1. **体位**　患者采取膀胱截石位。患者臀下应垫一次性会阴垫，臀部置于检查床缘，头部略抬高，两手平放于身旁，以使腹肌松弛。医生面向患者，立在患者两腿之间。危重患者不宜搬动时可在病床上检查，医生可站立于病床右侧。

2. **检查步骤**

(1) 外阴部检查

1) 观察外阴发育及阴毛多少和分布情况，有无畸形、水肿、皮炎、溃疡、赘生物或肿块，注意皮肤和黏膜色泽及质地变化，有无增厚、变薄或萎缩。注意有无阴虱。

2) 用一手拇指和示指分开大小阴唇，暴露阴道前庭、尿道口及阴道口。查看阴道前庭、尿道口及周围皮肤黏膜色泽及有无赘生物，观察处女膜完整性。

3) 以一手拇指与示指中指相对触摸一侧前庭大腺部位，了解有无局部红肿热痛，有无囊肿，并注意大小、质地、挤压腺体开口观察有无异常分泌物溢出。同法检查对侧。

4) 请患者用力向下屏气，观察有无阴道前壁或后壁膨出、子宫脱垂或尿失禁等。

(2) 阴道窥器检查：应根据患者年龄、是否有阴道分娩及阴道壁松弛情况，选用大小适当的阴道窥器。无性生活者除非病情需要，并且经本人及家属同意并签字，否则禁用阴道窥器检查。

1) 正确使用阴道窥器：①检查阴道窥器的开合及机关是否灵活，如使用金属窥器应注意预先加温以免引起患者不适；②左手将大小阴唇分开，暴露阴道口，右手持前后叶闭合的经过肥皂液润滑的阴道窥器，避开敏感的尿道周围区，斜行沿阴道侧后壁缓慢插入阴道内，然后向后推进，边推进边将两叶转平，并逐渐张开两叶，直至完全暴露宫颈为止；③取出窥器前，应旋松侧部螺丝，待两叶合拢再取出；④放入或取出过程中注意避免将小阴唇和阴道壁组织夹入窥器两叶引起患者疼痛或不适；⑤若拟作宫颈刮片或阴道上段涂片细胞学检查，则不宜使用润滑剂，以免影响检查结果，必要时可改用 0.9% 氯化钠润滑。

2) 视诊：①检查宫颈：暴露宫颈后，观察宫颈大小、颜色、外口形状，有无出血、糜烂样改变、撕裂、外翻、腺囊肿、息肉、肿块，宫颈管内有无出血或分泌物。宫颈刮片及宫颈管分泌物涂片和培养的标本均应于此时采集。②检查阴道:观察阴道前后壁和侧壁黏膜颜色、皱襞多少,是否有阴道隔或双阴道等先天畸形,有无溃疡、赘生物或囊肿等。注意阴道内分泌物量、性质、色泽,有无异味。分泌物异常者应作涂片或培养找滴虫、念珠菌、淋病奈瑟菌及线索细胞等。

(3)双合诊

1)医生右手(或左手)戴好消毒手套,示、中两指涂润滑剂后,轻轻通过阴道口沿后壁放入阴道,检查阴道通畅度和深度,有无先天畸形、瘢痕、结节或肿块等;再触诊宫颈大小、形状、硬度及宫颈外口情况,注意有无宫颈举痛及摇摆痛,有无接触性出血。

2)将阴道内两指放在宫颈后方,另一手掌心朝下手指平放在患者腹部平脐处,当阴道内手指向上向前方抬举宫颈时,腹部手指往下往后按压腹壁,并逐渐向耻骨联合移动,通过内、外手指同时分别抬举和按压,相互协调,即可触清子宫位置、大小、形状、软硬度、活动度以及有无压痛。多数女性的子宫是前倾略前屈。

3)触诊子宫情况后,将阴道内两指由宫颈后方移至一侧穹窿部,尽可能往上向盆腔深部触诊;与此同时,另一手从同侧下腹壁髂嵴水平开始,由上往下按压腹壁,与阴道内手指相互对合,以触摸该侧附件处有无肿块、增厚或压痛。若触及肿块,应查清其位置、大小、形状、软硬度、活动度、与子宫的关系以及有无压痛等。正常卵巢偶可触及,约为 $3cm \times 2cm \times 1cm$ 大小,可活动,触之稍有酸胀感。正常输卵管不能触及。

(4)三合诊:指经直肠、阴道及腹部联合检查。

1)医生除一手示指放入阴道,中指放入直肠以替代双合诊时阴道内的两指外,其余检查步骤与双合诊相同。

2)三合诊的目的在于弥补双合诊的不足。通过三合诊可触清后倾或后屈子宫的大小,发现子宫后壁、直肠子宫陷凹、宫骶韧带及双侧盆腔后部的病变,估计盆腔内病变范围,特别是癌肿与盆壁间的关系,触诊直肠阴道隔、骶骨前方或直肠内有无病变等。

(5)直肠 - 腹部诊:医生一手示指伸入直肠,另手在腹部配合检查,称直肠 - 腹部诊。一般适用于无性生活、阴道闭锁或因其他原因不宜行双合诊的患者。

3. **记录**　应将盆腔检查结果按由外向内的检查顺序进行记录。

(1)外阴:发育情况及婚产式(未婚、已婚未产或经产式)。有异常发现时应详细描述。

(2)阴道:是否通畅,黏膜情况,分泌物性状、量,有无异常气味。

(3)宫颈:大小、硬度、有无撕裂、糜烂样改变、息肉、腺囊肿,有无接触性出血、举痛及摇摆痛等。

(4)宫体:位置、大小、软硬度、表面是否平整、有无凸起、有无压痛等。

(5)附件:有无包块、增厚或压痛。若触及包块,记录其位置、大小、硬度、活动度、有无压痛以及与子宫及盆壁关系。左右两侧附件情况应分别记录。

4. **医患沟通**　将检查结果及后续处理告知患者及家属,做好医患交流及沟通。

【注意事项】

1. 要关心体贴患者,态度严肃、语言亲切、检查熟练、动作轻柔,在整个过程中注意与患者交谈,可转移患者注意力,缓解其焦虑情绪,有助于进一步了解病情,协助诊断。

2. 盆腔检查应该遵循无菌观念,防止交叉感染。要求医生在检查前后要清洁双手,检查时应该戴无菌手套,每检查一人,应更换手套,并更换置于患者臀下的会阴垫。

3. 应避免于经期做盆腔检查。但若为异常出血则必须检查。检查前应先消毒外阴,并使用无菌手套及器械,以防发生感染。若患者孕期出现阴道流血可在征得患者同意后行阴道窥器检查明确出血原因。

4. 行阴道窥器检查时若患者阴道壁松弛,宫颈常难以暴露,医生有可能将阴道窥器两叶前方松弛而鼓出的阴道前后壁被误认为宫颈前后唇。此时应调整窥器,使其两叶能张开到最大限度,或改换大号阴道窥器进行检查。

5. 行双合诊、三合诊或直肠 - 腹部诊时，除应按常规操作外．还应注意：①当两手指放入阴道后，患者感疼痛不适时，可单用示指替代双指进行检查；②三合诊时，在将中指伸入肛门时，可嘱患者像解大便一样用力向下屏气，以使肛门括约肌自动放松，可减轻患者疼痛和不适感；③若患者腹肌紧张，可边检查边与患者交谈，使其张口呼吸而使腹肌放松；④当医生无法查明盆腔内解剖关系时，继续强行触诊，不但患者难以耐受，而且往往徒劳无益，此时应停止检查，有待下次检查。

6. 若双合诊或三合诊上抬宫颈，或两侧活动宫颈时患者感疼痛称为宫颈举痛及摇摆痛，若手指触及后穹窿时患者感疼痛为后穹窿触痛，为盆腔内器官病变的表现。

7. 对无性生活者禁行双合诊、三合诊及阴道窥器检查，可行直肠 - 腹部诊。若确需检查，必须征得本人及家属同意并签署知情同意书后，方可行双合诊及阴道窥器检查。

8. 男医生进行盆腔检查时，需有其他女性医护人员在场，以减轻患者紧张心理，避免发生不必要的误会。

9. 对疑有盆腔病变的腹壁肥厚、高度紧张不合作患者，若盆腔检查不满意时，可在麻醉下进行盆腔检查，或选用超声来代替盆腔检查。

10. 对于患宫颈息肉、宫颈癌等患者行盆腔检查后可能出现少许阴道流血，一般不需特殊处理，应向患者及家属说明注意事项，嘱出血多时及时就诊。

（姚　强）

第十四节　阴道分泌物检查

【适应证】

1. 适用于所有行妇科检查的女性，了解阴道分泌物的性状及有无异常。

2. 适用于疑有外阴阴道炎症的患者。

3. 推测患者处于月经周期的哪一个时段。

【禁忌证】

1. 对阴道窥器检查有禁忌的患者。

2. 对疑有外阴阴道炎症的患者可用无菌棉签擦拭小阴唇内侧及阴道口分泌物送检。

【操作前准备】

1. **患者准备**　患者应排空大小便，检查前 24~48h 不宜行性生活、不宜行阴道检查、阴道灌洗，为避免阴道上药的干扰应停药 3d 后再行检查。

2. **材料准备**　一次性会阴垫、无菌手套、阴道窥器、宫颈刮板、玻片、棉拭子、消毒液、石蜡油或肥皂水、0.9% 氯化钠、10% 氢氧化钾等。

3. **医生准备**　向患者说明相关事宜。清洁双手，戴帽子和无菌手套。

【操作方法】

1. **体位**　患者采取膀胱截石位，臀下应垫一次性会阴垫，臀部置于检查床缘，头部略抬高，两手平放于身旁，以使腹肌松弛。医生面向患者，站立在患者两腿之间。危重患者不宜搬动时可在病床上检查，医生可站立于病床的右侧。

2. **检查步骤**

(1)外阴部检查

1)观察外阴情况，特别注意有无发红、肿胀、水肿、皮炎、溃疡、赘生物或肿块等，注意有无异常分泌物,常可根据上述情况初步判断患者有无生殖道炎症。

2)用一只手的拇指和示指分开小阴唇,暴露阴道前庭、尿道口及阴道口,注意外阴部有无触痛,查看阴道口、尿道口及周围皮肤黏膜色泽,有无异常分泌物等。

(2)阴道窥器检查

1)阴道窥器的放置及取出方法同盆腔检查。

2)注意阴道壁色泽是否正常,有无溃疡、赘生物或囊肿等。注意阴道分泌物量、性质、色泽,有无异味。注意观察宫颈大小、颜色、外口形状,有无出血、糜烂样改变、撕裂、外翻、腺囊肿、息肉、肿块,宫颈管内有无出血或分泌物等。

(3)阴道分泌物标本的采集:阴道分泌物标本既用于验证有无外阴阴道炎症,也用于推测患者处于月经周期的哪一个时段。

1)怀疑患有外阴阴道炎症,可使用宫颈刮板刮取阴道侧壁上 1/3 黏膜上附着的分泌物,均匀涂抹在清洁玻片上,立即送检。注意标识患者信息,切勿混淆。

2)需要判断患者在月经周期的哪一时段,可以上阴道窥器,暴露宫颈,以长弯钳伸入宫颈管,钳取宫颈黏液后打开长弯钳,观察钳尖处黏液性状及拉长度,并将黏液置于干燥玻片上令其自然干燥后,在低倍显微镜下观察结晶形状。正常月经周期中第 7d 开始出现羊齿状结晶,并逐渐增多,而排卵后结晶减少,一般在月经第 22d 消失,出现椭圆小体。

【注意事项】

1. 采集阴道分泌物之前,患者 24~48h 不宜行性生活、不宜行阴道检查、阴道灌洗,为避免阴道上药的干扰应停药 3d 后再行检查。

2. 为避免干扰,阴道窥器不宜使用润滑剂。

3. 针对检查目的选取最佳取材部位。

4. 阴道分泌物标本应及时送检。

5. 注意标识患者信息,切勿混淆标本。

(姚　强)

第十五节　宫颈细胞学检查

视频:宫颈细胞学检查

【适应证】

1. 子宫颈癌筛查。

2. 因接触性出血、不规则阴道流血、异常阴道流液就诊者,阴道窥器检查发现宫颈异常者。

3. 拟行子宫全切或子宫体切除者术前应排除宫颈恶性病变。

4. 子宫颈病变或子宫颈癌术后复查者。

【禁忌证】

对阴道窥器检查有禁忌的患者。

【操作前准备】

1. **患者准备**　同盆腔检查。

2. **材料准备**　一次性会阴垫、无菌手套、阴道窥器、宫颈刮板、毛刷、玻片、石蜡油或肥皂水、95%乙醇、含检查介质的标本瓶等。

3. **医生准备**　同盆腔检查。

【操作方法】

1. 体位　患者采取膀胱截石位,臀下应垫一次性会阴垫,臀部置于检查床缘,头部略抬高,两手平放于身旁,以使腹肌松弛。医生面向患者,立在患者两腿之间。危重患者不宜搬动时可在病床上检查,医生可站立于病床的右侧。

2. 检查步骤

(1)放置阴道窥器:同盆腔检查。

(2)取材方法

1)宫颈刮片:在宫颈外口鳞-柱上皮交接处,以宫颈外口为圆心,将木质铲形小刮板轻轻刮取1周,避免损伤组织引起出血而影响结果。若白带过多,先用无菌干棉球轻轻擦拭黏液,再刮取标本,然后均匀涂布在玻片上,将玻片用95%乙醇固定后送检。宫颈刮片适用于基层医院筛查,但是因获取的脱落细胞少,制片质量不高,目前推荐涂片法。

2)宫颈管涂片法:先将宫颈表面的分泌物擦拭干净,将细胞刷置于宫颈管内距宫颈外口上方1cm处,在宫颈管内旋转360°后取出,旋转细胞刷将附着于小刷子上的标本均匀涂布于玻片上并立即固定,或洗脱于保存液中。

3. 染色　将制备好的宫颈细胞学玻片进行染色,传统的染色方法是巴氏染色,可用于筛查宫颈癌细胞。现推荐阴道细胞TBS命名系统。

4. 辅助诊断技术　可采用免疫细胞化学、原位杂交技术、影像分析、流式细胞仪测量等技术协助诊断。

【注意事项】

1. 采集阴道分泌物之前,患者24~48h禁性生活、阴道检查、阴道灌洗及阴道上药。

2. 为避免干扰,阴道窥器不宜使用润滑剂。

3. 阴道炎症严重时应待炎症治疗后再行检查。

4. 行宫颈刮片及宫颈管涂片时不应过于暴力,以免局部出血明显影响标本质量。

5. 应告知行宫颈细胞学检查后会出现少量阴道流血,或白带带血,不必惊慌,一般不需特殊处理。

6. 注意标识患者信息,切勿混淆标本。

(姚　强)

第十六节　经阴道后穹窿穿刺术

视频:经阴道
后穹窿穿刺术

【适应证】

1. 明确直肠子宫陷凹积液性质,怀疑有内出血如异位妊娠、黄体破裂等,或怀疑有盆腔积液、积脓等。

2. 盆腔脓肿穿刺引流及局部注药。

3. 辅助生育技术中可在超声介导下经阴道后穹窿穿刺取卵。

【禁忌证】

1. 盆腔有严重粘连,直肠子宫陷凹被粘连块状组织完全占据,并已凸向直肠。

2. 怀疑肠管与子宫后壁粘连,穿刺易损伤肠管及子宫者。

3. 异位妊娠拟采取非手术治疗者应避免穿刺以免感染。

4. 对高度怀疑恶性肿瘤者不宜行经阴道后穹窿穿刺,以免肿瘤细胞种植。

5. 合并严重的阴道炎症。

【操作前准备】

1. **患者准备** 向患者及家属说明穿刺相关事宜,包括必要性、风险、签署知情同意书。监测生命体征,建立静脉通道,做好抢救措施。完成血常规、凝血功能检查,如有凝血功能异常不宜盲目行阴道后穹窿穿刺。

2. **材料准备** 穿刺包(含宫颈钳、18号腰椎穿刺针)、无菌手套,消毒液、10ml、5ml及2ml注射器数个,无菌大棉签或无菌纱布。

3. **医生准备** 清洁双手,戴口罩、帽子。

【操作方法】

1. **体位** 患者排尿后取膀胱截石位,臀下应垫一次性会阴垫,臀部置于检查床缘,抬高上半身。

2. **站位** 医生站立于患者两腿之间,常规消毒外阴及阴道,铺无菌巾,行盆腔检查了解子宫、双附件情况,了解有无阴道炎症,注意阴道后穹窿是否饱满。

3. **消毒** 放置阴道窥器,暴露宫颈及阴道后穹窿,再次消毒阴道及宫颈。用宫颈钳钳夹宫颈后唇,向前提拉,充分暴露阴道后穹窿。

4. **穿刺**

(1)用18号腰椎穿刺针接10ml注射器,检查针头是否通畅,确认针头无阻塞。

(2)医生左手持宫颈钳提拉宫颈,右手持腰椎穿刺针于宫颈后唇与阴道后壁交界处稍下方,取与宫颈管平行稍向后的方向刺入2~3cm,有落空感后抽吸。

(3)抽吸至液体满足检验需要的量为止,然后边抽吸边拔出针头。必要时可适当改变方向和深浅度。

5. **止血** 抽吸完毕后拔针。若穿刺点渗血,用无菌棉球或棉签压迫止血,待血止后连同阴道窥器取出。

6. **判读穿刺液性状**

(1)血液:如果抽出新鲜血液,放置后迅速凝固,多为刺伤血管所致,应改变穿刺针方向,或重新穿刺;如果抽出暗红色血液,放置10min以上不凝固表明有腹腔内出血,多见于异位妊娠、黄体破裂或其他内脏破裂;如果抽出小血块或不凝固陈旧性血液,多见于陈旧性宫外孕。如果抽出巧克力色黏稠液体,多为卵巢子宫内膜异位症破裂。

(2)脓液:如果抽出液体为黄色、黄绿色、淡巧克力色,稀薄或浓稠,有臭味,提示盆腔或腹腔内有化脓性病变,或脓肿破裂。脓液应该行细胞学涂片、细菌培养及药敏试验。

(3)炎性渗出物:呈粉红色、淡黄色浑浊液体,提示盆腔及腹腔内有炎症。应该行细胞学涂片、细菌培养及药敏试验。

(4)盆腹腔积液:有血性、浆液性、黏液性等。应送常规化验及细胞学检查,必要时查抗酸杆菌、结核杆菌培养及动物接种。肉眼血性盆腹腔积液,多为恶性肿瘤,应行脱落细胞检查。

【注意事项】

1. **注意穿刺点的选择及进针方向** 穿刺点应该在阴道后穹窿的中点,进针方向应该与宫颈管平行,不可过分向前或向后,以免针头刺入子宫体或直肠。可以通过左手牵拉宫颈调整方向。

2. **注意穿刺的深度** 穿刺时针头进入直肠子宫陷凹不可过深,以免超过液平面吸不出积液。怀疑肠管与子宫后壁粘连时,禁止行阴道后穹窿穿刺。

3. **假阴性率的问题** 穿刺未抽出血液并不能完全排除异位妊娠。内出血量少、血肿位置高或与周围组织粘连时可造成假阴性。

4. **其他** 如有条件可在超声引导下穿刺提高阳性率。如果盆腹腔液体较多可直接选择腹腔穿刺来代替经阴道后穹窿穿刺。

【并发症与处理】

1. **穿刺损伤血管**　常与进针方向错误、进针过深、局部解剖变异等有关。若抽出新鲜血液,放置后迅速凝固,多为刺伤血管所致。应该注意穿刺后患者有无肛门坠胀或症状加剧,有无腹痛,注意生命体征变化,及时行盆腔检查及超声检查。

2. **误伤周围脏器**　若进针方向不当及深度过深可能损伤直肠或子宫,对于直肠穿刺伤一般不需特殊处理,必要时请外科会诊。

3. **感染**　应严格按照无菌技术进行操作。严重的阴道炎症或异位妊娠拟采取非手术治疗者应避免穿刺以免感染。必要时选用适宜抗生素。

（姚　强）

第十七节　基本技能与临床诊疗思维评估示例

一、重点病史采集

（一）病例简介

患者,女性,22 岁,因"右下腹隐痛半个月,加重半天"就诊,平素月经不规律,初潮为 12 岁,月经周期 21~45d,月经期 3~7d,量不多,无痛经。末次月经无改变。半月前逐渐出现右下腹隐痛,能正常工作生活,未重视,半天前活动后出现右下腹剧痛,撕裂样,感肛门坠胀,半小时前如厕时晕倒 1 次,由家人送至急诊室。$G_3P_0^{+3}$,半年前行最后一次人工流产,以后月经来潮,仍不规律,未就医。未采取正规避孕措施。患病以来,精神、食欲、睡眠尚可,大小便无变化,体重无明显变化。

（二）重点病史采集内容与评分要点

针对本病例的重点病史采集内容与评分要点见表 15-4。

表 15-4　重点病史采集内容与评分要点

考号：　　　　　姓名：　　　　　总得分：　　　　　考核教师：

采集项目	评分要点	分值	得分
自我介绍	姓名、职称、职责及目的	1.0	
一般项目	患者的姓名、年龄、职业、住址、联系方式等	1.0	
主诉	右下腹隐痛半个月,加重半天	2.0	
起病情况	无明显诱因,逐渐起病	1.0	
主要症状特点	腹痛部位:右下腹	1.0	
	腹痛性质:隐痛、半天前开始出现剧痛、撕裂样	1.0	
	腹痛频率:持续存在	1.0	
	加重缓解因素:活动后突发右下腹剧痛	1.0	
伴随症状	(1)肛门坠胀	1.0	
	(2)晕倒 1 次	1.0	
诊治经过	未就医	0.5	
一般情况	精神食欲睡眠尚可,大小便无变化,体重无明显变化	0.5	

续表

采集项目	评分要点	分值	得分
相关病史	(1)月经史:平素月经不规律,初潮为 12 岁,月经周期 21~45d,月经期 3~7d,量不多,无痛经	1.0	
	(2)末次月经:自觉无改变	1.0	
	(3)孕产史:$G_3P_0^{+3}$,半年前行最后一次人工流产,以后月经来潮,仍不规律	1.0	
	(4)避孕措施:未采取正规避孕措施	1.0	
总结	讨论初步诊断,安排下一步检查并给出处理意见	2.0	
技巧	(1)条理性强,层次清晰	0.5	
	(2)提问规范(无诱导性、连续性、责难性及暗示性提问)	0.5	
	(3)注意倾听,举止亲切友好	0.5	
	(4)核实患者提供信息,使用过渡性语言及结束语	0.5	
	总分	20.0	

二、重点体格检查

病例同病史采集,根据上述病史采集的结果,进行有的放矢的重点体格检查,用较短时间尽快完成必要的体格检查项目:生命体征,一般检查、头颈部、胸部、腹部及盆腔检查。因该患者为急腹症,在检查过程中应注意监测生命体征、关注患者病情变化、做好急救准备。

针对本病例的重点查体内容和评分要点见表 15-5。

表 15-5 重点查体内容与评分要点

考号: 姓名: 总得分: 考核教师:

查体项目	评分要点	分值	得分
生命体征	体温 37.3℃,脉搏 115 次 /min,呼吸 26 次 /min,血压 85/55mmHg	2.0	
一般项目	意识清楚,急性病容,表情痛苦,自动体位,四肢冷,脉搏细速	2.0	
头颈部	巩膜未见黄染,结膜苍白,口唇苍白,咽部未见充血,扁桃体未见肿大	2.0	
胸部	肺脏未查见异常,心脏检查除心率为 115 次 /min 外未查见异常	2.0	
腹部	(1)视诊:下腹部略隆起,腹式呼吸存在	1.0	
	(2)触诊:下腹部肌张力略高,压痛及反跳痛明显,未触及明显包块;肝脾未触及肿大	1.0	
	(3)叩诊:移动性浊音阳性	1.0	
	(4)听诊:肠鸣音正常	1.0	
盆腔检查	(1)外阴:已婚未产式,阴毛分布正常	1.0	
	(2)阴道:通畅、有少许血迹,咖啡色	1.0	
	(3)宫颈:光滑、色泽正常,阴道后穹窿饱满,宫颈举摆痛明显	2.0	
	(4)子宫:正常大小,有漂浮感,活动尚可,右侧附件区增厚,压痛明显	2.0	
技巧	(1)查体前医生清洁双手	0.5	
	(2)动作熟练、手法规范	0.5	
	(3)注意对比,无重复、颠倒、遗漏	0.5	
	(4)注意医患沟通和保护患者隐私	0.5	
	总分	20.0	

三、女性生殖系统疾病病例分析

患者,女性,37岁,因"停经33^{+2}周,下腹痛1d,加重伴阴道流血2h"入院。既往月经规律,孕4月出现双下肢凹陷性水肿至今,孕期未正规产检,孕中期曾在某医院行超声检查显示"胎儿正常"(未见报告单)。孕晚期无头晕头痛、无皮肤瘙痒等不适。1d前于同房后出现下腹隐痛,未重视,2h前出现腹痛加剧,自觉腹胀难受,伴腰背痛,出现阴道流血,色鲜红,量略多于月经量,无阴道流液。遂到妇产科急诊室就诊。G$_4$P$_1$$^{+2}$,10年前足月顺产分娩一女活婴。此后行两次人工流产。既往体健,否认高血压、心脏病史。

查体:体温36.3℃,心率97次/min,呼吸22次/min,血压169/102mmHg。心肺检查未发现异常。腹膨隆,双下肢膝关节以下见凹陷性水肿。专科查体:子宫张力高,宫高34cm,腹围102cm,头位,胎心率120次/min,胎动不明显,骨盆外测量24-27-20-8.5cm,可触及宫缩(30~40)s/(2~3)min,较强。

辅助检查:血常规示RBC 3.79×10^{12}/L,Hb 101g/L,WBC 9.3×10^9/L,N 0.82,PLT 110×10^9/L。凝血功能正常。尿常规显示尿蛋白(++)。

根据以上临床资料,请写出初步诊断与诊断依据、鉴别诊断、进一步检查及治疗原则。

(一)初步诊断与诊断依据(初步诊断12分,诊断依据8分)

1. 胎盘早剥

(1)育龄妇女,现平素月经规则,停经33^{+2}周,1d前同房后出现下腹隐痛,2h前腹痛加剧,并出现阴道流血,色鲜红,量多于月经量。

(2)查体发现子宫张力高,子宫底高于同孕周的子宫。

2. G$_4$P$_1$$^{+2}$33^{+2}宫内孕头位活胎先兆早产

(1)育龄妇女,现平素月经规则,停经33^{+2}周,孕中期曾行超声为"胎儿正常",现有腹痛及阴道流血。

(2)胎心率120次/min,触及宫缩(30~40)s/(2~3)min。

3. 重度子痫前期

(1)高龄孕妇,既往否认高血压史。

(2)入院时查血压169/102mmHg,尿常规显示尿蛋白(++)。

4. 轻度贫血 血红蛋白101g/L。

(二)鉴别诊断(10分)

1. 前置胎盘 前置胎盘的典型临床症状是妊娠中晚期无痛性阴道流血,阴道流血出现的时间及阴道流血量与前置胎盘的类型有关,通常中央性前置胎盘阴道流血出现的时间早、血量大,而边缘性前置胎盘阴道流血多发生在妊娠晚期或临产后,血量较少,查体子宫高度与孕周相符,子宫张力不高,可能出现胎产式异常,宫缩有间歇期。超声是重要的辅助检查手段,其诊断准确性较高。

2. 与血压增高有关的疾病 妊娠期高血压、子痫前期、妊娠合并高血压及高血压并发子痫前期均为妊娠期高血压疾病的不同类型,诊断主要依据血压升高出现的时间及血压升高的程度、是否存在尿蛋白及尿蛋白的严重程度。该患者否认高血压病史,孕期未正规产检,孕晚期才发现血压增高,达到重度子痫前期的标准,此外尿蛋白为阳性,因此考虑重度子痫前期的诊断,但需进一步监测血压、完善相关检查确诊。

(三)进一步检查项目(4分)

1. 急诊产科超声检查 明确胎盘位置,有助于判断是否存在胎盘早剥。

2. 电子胎儿监护 有助于了解有无胎儿窘迫。

3. 其他 24h尿蛋白、肝肾功能、肝胆胰脾及泌尿系超声及眼底检查进一步了解妊娠期高血压疾病的严重程度。

（四）治疗原则（6分）

1. 积极完善相关检查。

2. **密切监护孕妇及胎儿状况** 孕妇生命体征、子宫底高度的变化、阴道流血情况、持续电子胎儿监护了解胎儿状况。

3. **积极完善术前准备** 交叉配血、备皮、交代病情、签署手术同意书、准备新生儿抢救及产后出血的抢救。

4. 急诊剖宫产。

四、临床操作考核

（一）产科四步触诊法

产科四步触诊法的考核评分要点见表15-6。

表 15-6 产科四步触诊法的考核评分要点

考号： 姓名： 总得分： 考核教师：

操作项目	评分要点	分值	得分
操作前准备	与孕妇进行医患沟通、注意人文关怀及隐私保护；检查物品是否齐备；医生清洁双手	2.0	
操作顺序	产科四步触诊法操作顺序正确	2.0	
孕妇体位	孕妇排空膀胱，仰卧于检查床上，头部稍垫高，暴露腹部，松开裤带，双腿屈曲略分开	2.0	
操作步骤	(1)医生面向孕妇头部，两手置于宫底部，了解子宫形状；以两手指腹相对轻推，判断宫底部的胎儿部分	2.0	
	(2)医生面向孕妇头部，左右手分别置于腹部左右侧，一手固定，另一手深按检查，两手交替，仔细分辨胎背及胎儿肢体的位置	2.0	
	(3)医生面向孕妇头部，右手拇指与其余4指分开，置于耻骨联合上方握住胎先露部，进一步查清是胎头或胎臀，左右推动确定是否衔接	2.0	
	(4)医生面向孕妇足部，左右手分别置于胎先露部的两侧，向骨盆入口方向向下深按，再次核对胎先露部，并确定胎先露部入盆的程度	2.0	
回答问题	(1)该孕妇胎产式是什么	2.0	
	(2)胎儿背部位于该孕妇哪一侧	2.0	
	(3)胎心最清晰的部位在哪里	2.0	
	总分	20.0	

（二）骨盆外测量

骨盆外测量的考核评分要点见表15-7。

表 15-7 骨盆外测量的考核评分要点

考号： 姓名： 总得分： 考核教师：

操作项目	评分要点	分值	得分
操作前准备	与孕妇进行医患沟通、注意人文关怀及隐私保护；检查物品是否齐备；医生清洁双手	2.0	
操作顺序	骨盆外测量操作顺序正确	2.0	

续表

操作项目	评分要点	分值	得分
操作步骤	(1)孕妇取伸腿仰卧位,测量两髂前上棘外缘的距离	2.0	
	(2)孕妇取伸腿仰卧位,测量两髂嵴外缘最宽的距离	2.0	
	(3)孕妇取左侧卧位,右腿伸直,左腿屈曲,测量第5腰椎棘突下至耻骨联合上缘中点的距离	2.0	
	(4)孕妇取仰卧位,双手紧抱双膝,使髋关节和膝关节屈曲外展,测量两坐骨结节内侧缘的距离	2.0	
	(5)孕妇取仰卧位,双手紧抱双膝,使髋关节和膝关节屈曲外展,两手拇指指尖斜着对拢放置在耻骨联合下缘,左右两拇指平放在耻骨降支上,测量两拇指间角度	2.0	
回答问题	(1)在骨盆外测量的各个径线中评价骨盆入口平面的是哪些径线	1.0	
	(2)在骨盆外测量的各个径线中评价骨盆出口平面的是哪些径线	1.0	
	(3)如果坐骨结节间径小于8cm,应该增加测量哪个径线	1.0	
	(4)目前认为评价阴道分娩的条件可以在妊娠晚期测量哪些骨盆径线	1.0	
	(5)如何评价中骨盆平面是否正常	2.0	
总分		20.0	

(三)人工破膜术

人工破膜术的考核评分要点见表15-8。

表15-8 人工破膜术的考核评分要点

考号: 姓名: 总得分: 考核教师:

操作项目	评分要点	分值	得分
操作前准备	与孕妇进行医患沟通、注意人文关怀及隐私保护;检查物品是否齐备;医生清洁双手	2.0	
孕妇体位	孕妇双腿屈曲分开,仰卧于检查床上,暴露外阴部,臀下垫上会阴垫	2.0	
操作步骤	(1)医生立于孕妇两腿之间,行外阴擦洗及消毒	2.0	
	(2)医生双手戴无菌手套,铺无菌洞巾,导尿	2.0	
	(3)医生用消毒液润滑右手手套,将右手示指及中指伸入阴道,其余各指屈曲,行阴道检查	2.0	
	(4)医生用消毒液润滑左手手套,于宫缩间歇期以左手示指及示指伸入阴道引导,右手持中弯血管钳(鼠齿钳或无菌棉签),钳破(刺破)胎膜	2.0	
	(5)破膜前后助手听诊胎心	2.0	
	(6)医生观察羊水性状,如无羊水流出可轻轻上推胎头,以利羊水流出	2.0	
操作后处理	向孕妇交代检查结果、注意事项及下一步处理	2.0	
回答问题	问题:如果破膜后突然出现胎心下降应该怎么办	2.0	
总分		20.0	

(四)会阴切开缝合术/顺产接生术

会阴切开缝合术/顺产接生术的考核评分要点见表15-9。

表 15-9 会阴切开缝合术 / 顺产接生术的考核评分要点

考号： 姓名： 总得分： 考核教师：

操作项目	评分要点	分值	得分
操作前准备	(1) 与孕妇进行医患沟通、注意人文关怀及隐私保护；检查物品是否齐备	1.0	
	(2) 更换洗手衣、戴口罩帽子、常规洗手消毒、穿手术衣、戴无菌手套	1.0	
产妇体位	产妇取膀胱截石位	0.5	
消毒	常规消毒外阴部、铺无菌巾、导尿	0.5	
麻醉	行阴部神经阻滞 / 局部浸润麻醉	2.0	
会阴切开	(1) 将左手示指及中指伸入阴道内，撑起左侧阴道壁并推开胎先露部	1.0	
	(2) 右手持会阴切开剪刀，剪刀一叶置于阴道内，另一叶置于阴道外	1.0	
	(3) 使剪刀切线与会阴后联合中线呈旁侧 45°	1.0	
	(4) 选择恰当时机剪开会阴 4~5cm	1.0	
顺产接生	(1) 在宫缩时保护会阴	1.0	
	(2) 协助胎头俯屈	1.0	
	(3) 使胎头以最小径线在宫缩间歇期缓慢通过阴道口	1.0	
	(4) 胎儿双肩娩出后再停止保护会阴	1.0	
胎盘娩出	(1) 观察胎盘剥离征象	0.5	
	(2) 协助娩出胎盘	0.5	
	(3) 检查胎盘胎膜是否完整	0.5	
检查软产道	(1) 再次消毒阴道外阴，更换无菌手术巾	0.5	
	(2) 用带尾阴道纱条填塞阴道穹窿，上推子宫及宫颈，暴露阴道下段	0.5	
	(3) 检查产道有无裂伤、血肿	0.5	
会阴切口缝合	(1) 按照解剖层次缝合阴道黏膜	0.5	
	(2) 按照解剖层次缝合会阴体肌及会阴皮下组织	0.5	
	(3) 按照解剖层次缝合会阴皮肤	0.5	
操作后检查	(1) 取出阴道内纱条	0.5	
	(2) 检查有无出血或血肿	0.5	
	(3) 行肛诊检查有无缝线穿透直肠黏膜	0.5	
操作后处理	说明注意事项；整理接生器械；填写分娩记录	1.0	
	总分	20.0	

（五）电子胎儿监护

电子胎儿监护的考核评分要点见表 15-10。

表 15-10 电子胎儿监护的考核评分要点

考号： 姓名： 总得分： 考核教师：

操作项目	评分要点	分值	得分
操作前准备	与孕妇进行医患沟通、注意人文关怀及隐私保护；检查物品是否齐备；医生清洁双手	2.0	
孕妇体位	孕妇排空膀胱，半卧于检查床上，暴露腹部，松开裤带	2.0	
仪器检查	医生检查电子胎儿监护仪是否正常工作、有无足够图纸	2.0	
探头安放	安放胎心探头及宫缩探头；应将胎心探头放置于孕妇腹部胎背侧；将宫缩探头放置于子宫体部近宫底处	2.0	

续表

操作项目	评分要点	分值	得分
监护记录	调试电子胎儿监护仪并开始走纸,观察 20~40min	2.0	
操作后处理	结束后停止电子胎儿监护、妥善收拾电子胎儿监护仪;协助孕妇整理	2.0	
监护结果分析	分析胎监图纸(准备胎监图纸)分别确定:①胎心率基线;②胎心率变异;③胎心加速;④胎心减速;⑤宫缩;⑥结果(NST 或 CST)	6.0	
结果告知	向孕妇交代结果及下一步处理	2.0	
	总分	20.0	

(六) 新生儿复苏术

新生儿复苏术的考核评分要点见表 15-11。

表 15-11　新生儿复苏术的考核评分要点

考号:　　　　姓名:　　　　总得分:　　　　考核教师:

操作项目	评分要点	分值	得分
操作前准备	检查物品是否齐备;医生清洁双手,戴无菌手套	1.0	
新生儿评估	是否足月妊娠;有无呼吸或哭声;肌张力;羊水	2.0	
初步复苏	若新生儿无自主呼吸,开始初步复苏 (1)将患儿置于预热的辐射台上 (2)将新生儿头取轻度仰伸位 (3)记录开始抢救时间 (4)清理呼吸道(口、鼻) (5)快速擦干全身 (6)进行触觉刺激	1.5 3.0	
再次评估	评价呼吸、心率、肤色	1.0	
正压通气	若新生儿心率小于 100 次 /min 或呼吸暂停,行正压通气 (1)选择适合型号面罩扣住口鼻 (2)给予气囊面罩正压通气 (3)观察胸廓有无起伏 (4)连接脉搏氧饱和度仪传感器 (5)正压通气 30s 后,评价心率、呼吸、氧饱和度	3.0 1.0	
胸外按压	若新生儿心率小于 60 次 /min 者,同时进行胸外按压 (1)部位:新生儿两乳头连线中点的下方,即胸骨体下 1/3 (2)方法:采用拇指法或双指法 (3)深度:前后胸直径的 1/3 (4)按压与通气比为 3∶1	2.0	
复苏后处理	30s 后评估复苏效果 (1)若复苏成功,则行进一步生命支持 (2)结扎新生儿脐带 (3)给新生儿保暖,侧卧位,继续观察 (4)整理用物,摘除无菌手套	1.0 1.5	
操作后处理	(1)记录抢救时间及经过 (2)向产妇及家属交代病情及下一步处理	2.0	
操作顺序	整个复苏过程有条不紊、操作准确、动作娴熟	1.0	
	总分	20.0	

（七）经阴道后穹窿穿刺术

经阴道后穹窿穿刺术的考核评分要点见表 15-12。

表 15-12 经阴道后穹窿穿刺术的考核评分要点

考号： 姓名： 总得分： 考核教师：

操作项目	评分要点	分值	得分
操作前准备	(1)与患者进行医患沟通、注意人文关怀及隐私保护 (2)检查物品是否齐备 (3)医生清洁双手	2.0	
操作过程	(1)患者排空膀胱,取膀胱截石位 (2)医生戴无菌手套,消毒外阴及阴道,铺巾	2.0	
	(3)医生行双合诊,了解子宫及双附件情况	2.0	
	(4)放置阴道窥器暴露宫颈,消毒宫颈及阴道	2.0	
	(5)18 号腰椎穿刺针接 10ml 注射器,检查针头是否通畅	2.0	
	(6)宫颈钳夹宫颈后唇,向前提拉,充分暴露后穹窿,再次消毒阴道后穹窿	2.0	
	(7)左手牵拉宫颈钳暴露阴道后穹窿,右手持穿刺针于阴道后穹窿中点平行宫颈管方向刺入 2~3cm	2.0	
	(8)当有落空感后开始抽吸,如无液体可边抽吸边缓慢退出针头,可适当调整方向。如有液体抽出则停止退针,继续抽吸	2.0	
	(9)抽吸完毕,拔出穿刺针	1.0	
	(10)使用无菌纱布(无菌大棉签或无菌棉球)压迫穿刺点止血	1.0	
	(11)取出无菌纱布(无菌大棉签或无菌棉球)及窥阴器	1.0	
操作后处理	向患者交代相关事宜;协助患者整理;记录操作过程	1.0	
	总分	20.0	

（姚 强）

第十六章
儿科基本技能与临床诊疗思维评估

儿科基本技能与临床诊疗思维不同于其他学科,如生长发育测量、人工喂养奶量的计算等都是其他学科所不具备的。儿童与成人的差异不仅仅是体格大小的差异,更大的区别在于儿童具有成长性。在儿童各个不同的生长发育阶段,其解剖、生理、免疫等方面都有所不同,在疾病的病因、发病机制及临床表现等方面亦有明显的差异,因此医生需要有更强的诊疗能力和沟通能力。

第一节　儿童病史采集与体格检查特点

一、儿童病史采集特点

1. **儿童病史采集**　婴幼儿不会表达,即使能够表达,也不一定准确,所以绝大多数病史都由成人提供。医生要有和蔼可亲的态度和良好的沟通能力才能取得患儿和家长的信任。医生既要耐心听取家长的病情介绍,又要擅于提问,及时打断家长跑题的叙述。其个人史主要包括出生史、喂养史、生长发育史、预防接种史、生活史等。如考虑营养不良要重点询问喂养史;有发育落后则以上各项都要仔细询问;如因肺炎入院,智力及生长发育正常,则简明扼要地询问即可。

2. **新生儿病史采集**　年龄记录要求精确到出生时间,记录日龄,不满24h者要记录时龄。除主要症状外,新生儿个人史部分还要重点询问出生史,包括胎龄、出生体重、分娩方式、分娩过程,胎盘、脐带、羊水情况,出生评分及复苏情况等;询问母亲情况,包括怀孕及生产次数、是否伴有疾病、是否有服药史、是否按期产检等。喂养史中要详细询问何时开奶、乳品种类、喂养方法及奶量情况。生长发育史要询问体重、身长、头围,以及对外界反应情况。预防接种史主要询问乙肝疫苗和卡介苗接种情况。在家族史中则要详细询问父母年龄、健康情况、文化程度、经济状况,是否近亲结婚以及同胞的健康状况。

二、儿童体格检查特点

1. **儿童体格检查**　在陌生环境中患儿会感到恐惧,尤其是婴幼儿,医生应尽量创造自然轻松的氛围,可在诊室配备一些小玩具以取得患儿的配合。医生要多用微笑、赞美或爱抚来安慰患儿。检查时不要过多暴露患儿身体,以防受凉。患儿安静时先检查易受到部位如心脏、肺脏和腹部,患儿不易配合的检查如咽部检查应放在最后。查体时要善于观察患儿的面部表情,以确定局部是否真的有疼痛或不适。对于急症患儿,可以先重点进行生命体征和与疾病密切相关部位的检查,待病情稳定之后再进行全身检查。

2. **新生儿体格检查**　不同于儿童,要严格遵守消毒隔离制度,并遵循易受哭闹影响的项目先查,影响不大和可引起不舒适的项目后查的原则。新生儿体格检查中视诊最重要,神经系统检查有其特殊的检查项目,如拥抱反射、吸吮反射、握持反射、觅食反射、交叉伸腿反射等,同时还要检查围巾征、肌张力、肌力,有无臂丛神经麻痹等。

除常规体格检查之外,还应测量身长、体重。2 岁以下的患儿要测量头围。身材异常的患儿还要测量上下部量。需要注意某些生理变化,如正常婴幼儿可在肋缘下 1~2cm 处触及肝脏,且柔软无压痛;正常婴儿腹壁反射及提睾反射可以为阴性,肌腱反射可呈阳性;2 岁以内 Babinski 征可呈阳性,但一侧为阳性另一侧为阴性有临床意义。

(张秋月)

第二节　人工喂养

【适应证】

各种原因不能进行母乳喂养者。

【操作前准备】

1. **环境准备**　配奶间宽敞、明亮,操作台干净、清洁。

2. **材料准备**　配方奶粉、量杯、已消毒奶瓶、奶嘴、奶粉专用小勺、搅拌小勺、温度计、温开水、冷开水、清洁小毛巾。

3. **患儿准备**　清醒,更换尿布。

4. **医生准备**

(1)了解患儿的年龄、病情以及喂养时间。

(2)了解所需奶粉的种类以及奶量。根据不同年龄及病情选择合适的奶粉并计算奶量。

【操作方法】

1. **手卫生**　洗手、戴口罩、帽子。

2. **检查奶粉**　仔细检查奶粉的名称、开罐时间及有效期、奶粉的颜色及性状。

3. **配奶**

(1)将适量温开水倒入量杯中,加冷开水调节水温在 40~45℃左右。

(2)将调好水温的温水准确称量倒入奶瓶。

(3)使用奶粉专用小勺量取准确分量的奶粉加入瓶中。

(4)用搅拌小勺进行充分搅拌使其完全溶解。

视频:人工喂养(配奶)

4. **喂养**

(1)安装奶嘴。

(2)将配好的奶滴几滴到手腕内侧,感觉不烫或不太凉,便可给患儿食用。

5. **记录**　记录患儿吃奶量以及喂奶时间。

【注意事项】

1. **首选母乳**　中华医学会儿科学分会儿童保健学组《婴幼儿喂养建议》指出:"在引入其他食物满足婴儿生长发育需要的同时,建议对婴儿母乳喂养至 12 月龄。"在不能进行母乳喂养或母乳不足时应优先选择配方奶。配方奶根据其不同的特点和适用对象可分为早产儿奶粉(适用于早产儿);适度或深度水解蛋白奶粉、氨基酸奶粉(适用于牛奶蛋白过敏患儿);无乳糖奶粉(适用于乳糖不耐受患儿)以及用于特殊疾病的配方奶粉如苯丙酮尿症奶粉等。

2. **奶量的计算**   根据患儿实际体重、能量需求(每天 80~95kcal/kg,1kcal=4.18kJ)以及奶制品规格等估计。一般市售婴儿配方奶粉 100g 提供约 500kcal 能量,以 <6 月龄婴儿为例,婴儿的能量需求约 90kcal/(kg·d),故婴儿配方奶粉 18g/(kg·d)或 135ml/(kg·d)可满足需要。

3. **配奶工具**

(1)目前使用的奶粉专用勺一般有 2 种,分别配 30ml 和 60ml 水,在配制时应注意。取用奶粉时应为 1 平匙,勿压实勺内奶粉。

(2)适宜的奶嘴孔径是将奶瓶倒置时奶液连续滴出,既不成线也不断流。奶嘴过大容易引起呛咳,过小使吸吮费力。

4. 喂养后要将婴儿抱直拍嗝。

5. 注意奶具的消毒、保存,避免受病原体污染。

(张秋月)

微课:人工
喂养

第三节   儿科常用静脉补液的计算

微课:儿科常
用静脉补液
的计算

【适应证】
维持或恢复正常体液容量和成分。

【计算前准备】
了解患儿的年龄、体重及病情。

【计算方法】

1. **补液量的计算**   补液总量由累积损失量、继续损失量和生理需要量组成。累积损失量根据脱水程度计算,轻度脱水为 30~50ml/kg,中度脱水为 50~100ml/kg,重度脱水为 100~120ml/kg。生理需要量不同年龄小儿所需水量不同:0~10kg 为 100ml/(kg·d);11~20kg 为 1 000ml+ 超过 10kg 体重数 × 50ml/(kg·d);>20kg 为 1 500ml+ 超过 20kg 体重数 ×20ml/(kg·d)。继续丢失量可依据原发病的具体情况评估后给予。

2. **确定补液性质**   低渗性脱水补 2/3 张液体;等渗性脱水补 1/2 张液体;高渗性脱水补 1/5~1/3 张液体。如临床上脱水性质判断有困难,可按等渗性脱水处理。继续损失量的补充通常给予 1/3~1/2 张液体;生理需要量的补充给予 1/5~1/4 张液体。

3. **补液速度**   取决于脱水程度,原则上先快后慢。有循环障碍时必须先用 2:1 等张含钠液或生理盐水 20ml/kg,于 30~60min 内静脉推注或快速滴注以扩充血容量。其余累积损失量在 8~12h 内完成。

【注意事项】

1. 依靠血钠水平判断脱水性质,低渗是指血清钠低于 130mmol/L,等渗是血清钠为 130~150mmol/L,高渗是血清钠高于 150mmol/L。

2. 高渗性脱水没有循环血量不足,高钠血症的纠正需缓慢进行(每 24h 血钠下降低于 10mmol/L)。不能直接使用低渗溶液会使细胞内发生水肿。

3. 见尿补钾,钾浓度低于 0.3%。

(张秋月)

第四节　体格生长指标测量

视频:体格生长指标测量

【适应证】

需进行体格生长测量的儿童。

【操作前准备】

1. **环境准备**　清洁、安静、舒适,温度适宜。

2. **材料准备**　体重测量仪、测量床、身高测量仪、软尺、垫布等。

3. **患儿准备**　安静,协助排大小便后,婴儿更换尿布。

4. **医生准备**　向家长说明测量的目的和方法,取得同意和配合;医生清洁手。

【操作方法】

1. **体重测量**　在晨起空腹排尿后或进食后 2h 称量为佳。3 岁以下的婴幼儿用载重 10~15kg 的婴儿电子秤测量,准确读数至 10g。3 岁以上的儿童用载重 100kg 的站式儿童秤测量,准确读数至 100g。测量时,婴幼儿脱去衣物,卧于秤盘中央。3 岁以上站立于站板中央,两手自然下垂。

2. **身长 / 身高**

(1)3 岁以下儿童:采用测量床卧位测身长。①儿童脱帽、鞋、袜,仰卧于量板中线上;②助手将儿童头扶正,使其头顶接触头板,医生一手按直儿童膝部,使两下肢伸直紧贴底板,一手移动足板使其紧贴儿童两侧足底并与底板相互垂直,当量板两侧数字相等时读数,记录至小数点后一位数。

(2)3 岁以上儿童:可用身高测量仪测量身高。①儿童脱鞋、帽,直立,背靠身高计的立柱,两眼正视前方,挺胸抬头,腹微收,两臂自然下垂,手指并拢,脚跟靠拢,脚尖分开约 60°,使两足后跟、臀部及肩胛间同时接触立柱;②医生移动身高计头顶板与儿童头顶接触,当头顶板呈水平位时读立柱上数字,记录至小数点后一位数。

3. **坐高**　3 岁以下婴幼儿取仰卧位于测量床上,测量者一手握住儿童小腿使其膝关节屈曲,骶骨紧贴底板,大腿与底板垂直,一手移动足板紧压臀部,测量床两侧刻度相等时读数,记录至小数点后一位数。3 岁以上儿童取正坐位。

4. **头围**　儿童取坐位或立位、仰卧位,医生位于小儿右侧或前方,用左手拇指将软尺零点固定于头部右侧眉弓上缘处,软尺经枕骨粗隆及左侧眉弓上缘回至零点,读至 0.1cm。

5. **胸围**　儿童取立位或卧位,两手自然平放或下垂,医生一手将软尺 0 点固定于儿童一侧乳头下缘,一手将软尺紧贴皮肤,经背部两侧肩胛骨下缘回至 0 点,取平静呼吸时的中间读数,记录至小数点后一位数。

【注意事项】

1. 体重测量时儿童要脱鞋、不可接触其他物体或摇动,衣服不能脱去时应除去衣服重量,以求准确。

2. 头围测量时应经枕骨枕外隆凸最高点。

(张秋月)

第五节 小儿头皮静脉穿刺术

【适应证】

1. 呕吐、腹泻等水电解质失衡经口服补液不能纠正者。

2. 不能进食或不能消化所进食物,需补充能量摄入者。

3. 某些药物易被消化液破坏或不被胃肠道吸收。

4. 休克等需要补充血容量。

5. 各种严重感染等疾病。

【禁忌证】

1. 穿刺部位皮肤有破损或感染。

2. 头颅血肿部位附近禁止穿刺。

【操作前准备】

1. **环境准备** 清洁、安静、舒适。

2. **材料准备** 治疗盘、三瓶架(75% 乙醇、2% 碘酊或碘伏、无菌瓶镊)、快速手消毒剂、输液器(备用输液器及头皮针)、药液(按医嘱备好)、无菌手套、网套(若为软袋装液体则不需要)、无菌棉签、剃刀、输液牌或医嘱单、胶布(或敷贴)、输液架、锐器回收盒、污物桶。

3. **患儿准备** 与家长做好沟通请其配合,协助大小便(小婴儿更换尿布)后,取适当体位。

4. **医生准备** 修剪指甲,洗净双手,戴帽子、口罩;评估患儿病情、意识状态、合作程度、出入液量、营养状况、头皮皮肤完整性、静脉血管状况、患儿对输液的理解与合作程度;检查各物品的消毒状态及有效期是否符合规范。

【操作方法】

1. **核对患儿信息** 备齐用物携至患儿床旁核对患儿信息。

2. **选择血管** 患儿取舒适体位,医生戴无菌手套,选择血管,用 75% 乙醇湿润准备剃除的毛发,使用剃刀轻柔剃除毛发,暴露穿刺部位血管。

3. **检查药液** 检查药液并核对信息,开启软袋输液头(或铝盖、套网套);取出棉签。

4. **消毒** 蘸取 2% 碘酊或碘伏常规消毒输液头及穿刺部位(软袋输液头若未污染,则无须消毒);用 75% 乙醇脱碘(若为碘伏消毒,则无须脱碘,但需要碘伏消毒 2 次)。

5. **检查输液器** 将输液管插入软袋或溶液瓶内。

6. **再次核对** 再次核对药液,挂瓶,排尽空气。

7. **穿刺** 请家属或其他工作人员协助约束患儿,医生左手拇指及示指绷紧皮肤,右手持针,针尖斜面向上,与皮肤呈 15°~20°,自静脉上方先刺入皮下,再沿静脉走向潜行刺入,见回血证明针头已进入静脉,再顺静脉进针少许。

8. **固定** 打开输液开关,用胶布(或敷贴)固定穿刺针,调节输液滴速。

9. **观察患儿反应** 观察用药后患儿的反应,询问患儿及家属不再需要帮助后离开病房。

【并发症与处理】

1. **静脉炎** 立即停止该静脉输液,及时进行局部处理。

2. **误入动脉** 立即拔针,停止输液,穿刺点局部按压,防止血肿。

3. **感染** 穿刺部位红肿、感染时,停止该静脉输注,局部干燥,外用抗生素软膏。

【注意事项】

1. 严格执行无菌操作制度和查对制度。

2. 连续 24h 以上输液者,需每天更换输液器。

3. 注意区分头皮动脉和静脉,若穿刺为动脉,则立即拔出针头,加压止血至少 5min。头皮静脉呈浅蓝色,管壁薄,不易滑动,较固定,手指触摸无搏动感,穿刺后回血为暗红色;头皮动脉呈浅红色或浅紫色,管壁厚,易滑动,不易固定,手指触摸有搏动感,穿刺后迅速回血呈鲜红色,推注液体时呈放射状发白。

4. 输液期间密切观察输液是否通畅,局部是否肿胀,针头有无移动和脱出。

5. 头皮针和输液管的固定应牢固,防止头皮针移动和脱落。

6. 静脉补钾时,注意核对浓度小于 0.3%,并且询问患儿小便是否正常。

(张秋月)

第六节　婴儿鼻胃插管术

【适应证】

1. 对不能经口进食的患儿,通过胃管供给营养。

2. 需进行胃肠减压者。

3. 需要监测有无食管及胃出血者。

4. 需进行洗胃治疗、胃液监测分析者。

【禁忌证】

1. 鼻咽部或食管梗阻,如后鼻孔闭锁。

2. 食管、胃穿孔。

【操作前准备】

1. **环境准备**　清洁、安静、舒适。

2. **材料准备**　执行单或医嘱单、治疗车、治疗盘、治疗巾、治疗碗(内有止血钳、镊子)、胃管、注射器、纱布、压舌板、液体石蜡、快速手消毒剂、棉签、胶布、弯盘、听诊器、电筒、适量温开水、胃肠减压器或鼻饲饮料等。

3. **患儿准备**　协助大小便,取适当体位。

4. **医生准备**　修剪指甲,洗净双手,戴口罩;评估患儿病情、意识状态、合作程度、鼻腔状况;检查各物品的消毒状态及效期是否符合规范。

【操作方法】

1. **体位**　协助患儿取坐位、半坐位或侧卧位。

2. **铺治疗巾**　患儿颌下铺治疗巾,放置弯盘,准备胶布(用于做标识,安置完毕后固定)。

3. **清洁鼻腔**　检查鼻腔并用湿棉签清洁鼻腔。

4. **测量胃管长度**　插入的胃管长度一般为发际至剑突或耳垂到鼻尖再到剑突的长度,测量后用胶布做标识。

5. **插管**

(1)塞好胃管尾端的塞子,用液体石蜡棉签润滑胃管前端 5~10cm。

(2)请家属或其他工作人员协助约束患儿,一手持纱布托住胃管,另一手持镊子夹住胃管,从一侧鼻腔轻轻插入。

（3）当胃管通过咽部时,若为较年长儿童,则嘱其做吞咽动作(若为小婴儿,则将头部托起,使下颌靠近胸骨柄),同时将管子迅速往前推进至所需长度。

6. 检查胃管的位置 验证胃管在胃内的方法：①用注射器抽吸胃液;②将胃管末端浸入水中无气体逸出;③用注射器快速向胃管内注入 2~5ml 空气,同时将听诊器放置于胃部能听到气过水声。

7. 固定 用胶布固定于鼻翼及颊部。

8. 插管后的处理 连接胃肠减压器或进行管饲喂养。

【并发症与处理】

1. 误入气道 如患儿发生呛咳或经胃管确认方法不在胃内,要及时拔出。

2. 黏膜损伤 操作时注意不要强行抽吸,做好损伤处黏膜的护理。

【注意事项】

1. 做好沟通,告知患儿及家属在安置胃管过程中可能有较短暂的不适感,消除其顾虑,取得合作。

2. 插管过程中注意观察患儿情况,若有呛咳、发绀等误入气管征象,应立即拔出,休息片刻后再行插管,不要强行插管。

3. 操作轻柔,防止损伤黏膜。

4. 指导患儿或家属注意勿扭曲、折叠或压迫胃管,勿牵拉或自行拔出胃管,如有任何不适及时通知医护人员。

5. 胃管安置后必须确认胃管在胃内才能进行下一步操作。

（张秋月）

第七节 儿童注射器洗胃术

视频:儿童注
射器洗胃术

【适应证】

1. 各种毒物中毒的患儿。

2. 需要做手术及特殊检查的患儿。

【禁忌证】

1. 强腐蚀性毒物(强酸、强碱)中毒。

2. 食管梗阻。

3. 食管、胃穿孔。

4. 肝硬化伴食管胃底静脉曲张、胃癌等。

【操作前准备】

1. 环境准备 清洁、安静、舒适。

2. 材料准备 执行单或医嘱单、治疗车、治疗盘、治疗巾、治疗碗(内有止血钳、镊子)、胃管、注射器、压舌板、纱布、液体石蜡、快速手消毒剂、棉签、胶布、弯盘、听诊器、电筒、洗胃溶液(常用温生理盐水)、一次性中单、手套、大号注射器(50ml)、盛水桶等。

3. 患儿准备 与患儿及家长做好沟通,使其配合操作。协助大小便,取适当体位。

4. 医生准备 修剪指甲,洗净双手,戴口罩;评估患儿病情、意识状态、合作程度、鼻腔状况;检查各物品的消毒状态及效期是否符合规范。

【操作方法】

1. **核对**　再次核对医嘱。

2. **体位**　患儿取侧卧位(昏迷者去枕平卧,头偏向一侧),将胃管从鼻腔置入。

3. **洗胃**　确定胃管在胃内后,固定,用注射器连接胃管抽取胃内容物,吸干净后反折夹闭胃管。依年龄大小经注射器每次缓慢注入 20~200ml 洗胃液体(不包括早产儿),反复抽吸冲洗直至引流液清亮。

4. **拔出胃管**　洗胃完毕,关闭胃管末端,用纱布包裹近鼻孔处胃管边拔边擦,嘱患儿憋气,迅速拔出。

5. **记录**　记录洗胃溶液成分及入量,洗出液体的量、颜色、气味以及洗胃过程中患儿病情变化。

【注意事项】

1. 插管动作要轻柔,防止损伤食管或误入气管。

2. 一定要确认胃管在胃内才可进行洗胃操作。

3. 中毒物质不明时,可先用生理盐水洗胃。明确毒物时,可用相应拮抗剂或保护剂洗胃。

4. 洗胃过程中,要密切观察患儿生命体征及病情变化(尤其是昏迷患儿)。

(张秋月)

第八节　儿童心肺复苏术

视频:儿童心
肺复苏术

【适应证】

任何原因引起的心搏呼吸骤停患儿。

【心搏呼吸骤停的临床表现】

1. 突然昏迷,部分可有一过性抽搐。

2. 瞳孔扩大、对光反射消失,皮肤黏膜苍白或发绀。

3. 大动脉搏动消失、听诊心音消失、呼吸停止。

4. 心电图或心电监护显示等电位线、室颤、无脉性室性心动过速和无脉性电活动。

5. 心率小于 60 次 /min 伴循环不良,心音极微弱或无效呼吸(过于浅慢或极度困难)为心搏呼吸骤停前兆。

【操作前准备】

1. **环境准备**　远离危险地带,如车祸现场、火灾现场等。

2. **用物准备**　硬板一块、复苏气囊、面罩、常用复苏药物、骨穿针、除颤仪、血压计、听诊器、气管导管、气管导管内芯、喉镜、手电筒、治疗盘(胶布、碘伏、输液针、纱布等)、速干手消毒剂。

【操作方法及步骤】　基础生命支持方法主要包括胸外心脏按压(C)、开放气道(A)和人工呼吸(B)。按 CAB 顺序进行,但新生儿按 ABC 顺序进行。

1. **评估环境**　迅速评估周围环境是否安全,评估患儿反应、呼吸和大动脉搏动。

2. **启动急救应急系统**　若为心搏呼吸骤停,立即呼叫启动急救应急系统,并获取除颤仪。

3. **患儿体位**　将患儿搬离危险环境,平卧地上或身下垫以硬板,头部不高于胸部,双手放于躯干两侧,解开衣物,暴露胸部,开始胸外按压。

4. **实施心肺复苏术**

(1)按压方法

1)双手按压法:适用于 8 岁以上年长儿。一手掌根叠放在另一手背上,十指相扣,下面手的手指抬起,肘关节伸直,手掌根部垂直按压双乳头连线水平之胸骨上。

2) 单手按压法:适用于幼儿,用一只手固定患儿头部以便通气,另一只手掌根部置于胸骨下半段,掌根长轴与胸骨长轴一致(图16-1),垂直按压。

3) 双指按压法:适用于婴儿,一手放于患儿后背起支撑作用,另一手示指和中指置于乳头连线中点下方垂直按压胸骨,效果不如双手环抱按压法。

4) 双手环抱拇指按压法:用于婴儿和新生儿,将双拇指重叠或平放于两乳头连线中点正下方,双手其余四指环托住两侧背部,双拇指向背部按压胸骨的同时用其他手指挤压胸背部(图16-2)。

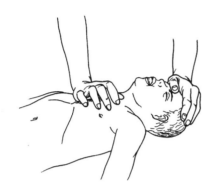 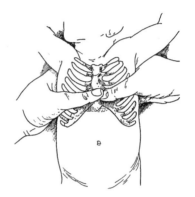

图 16-1　单手按压法　　　　　图 16-2　双手环抱拇指按压法

(2) 按压频率:100~120 次 /min。

(3) 按压深度:胸廓厚度的 1/3(婴儿约 4cm、儿童约 5cm、青春期最大不超过 6cm)。

(4) 按压与通气比例:单人复苏 30∶2;双人复苏 15∶2;气管插管高级气道建立后胸外心脏按压不停止,人工呼吸 8~10 次 /min。

5. 开放气道　首先清理口鼻腔分泌物、异物或呕吐物。

(1) 仰头提颏法:一手的小鱼际轻压额头,另一只手示指、中指置于下颏将下颌骨上提,使下颌角与耳垂连线和地面垂直,保证咽后壁、喉和气管成直线。

(2) 推举下颌法:适用于外伤患儿疑有颈椎损伤时,双手置于患儿头部两侧,握住下颌角向上推下颌,但当推举下颌法无法有效打开气道时,仍需使用仰头提颏法,但需注意保护颈部。

6. 人工呼吸

(1) 口对口人工呼吸法:适用于现场急救。医生先深吸气,对小婴儿嘴要罩住口鼻吹气,对儿童则口对口吹气,同时用另一手捏住患儿鼻孔,吹气时间 1s,停止吹气后放开鼻孔。

(2) 球囊面罩通气法:选择合适的球囊和面罩,面罩要覆盖患儿口鼻。医生采取 EC 钳方式通气(图16-3),一手的中指、无名指、小指呈 E 字形向面罩方向托颌,拇指和示指呈 C 字形将面罩紧扣在面部,另一手有规律地挤压放松气囊,每次通气时应注意观察胸廓是否抬起。

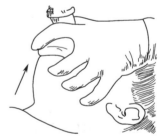

图 16-3　"EC"钳方式的面罩通气

(3) 气管插管:需要持久通气或面罩吸氧不能提供足够通气时给予气管插管。气管导管有无囊和有囊两种,均可用于婴幼儿及儿童。无囊导管内径选择小于 1 岁 3.5mm,1~2 岁 4mm,大于 2 岁[4+(年龄 /4)]mm;有囊导管内径选择较上述数值减掉 0.5mm 即可。插管后可继续球囊加压通气,也可连接呼吸机机械通气。插管方法详见气管插管节。

7. 再次判断　做 5 个循环的 CPR 约 2min 后判断呼吸和循环,决定是否继续心肺复苏。

8. 医生交换　做 5 个循环的 CPR 约 2min 后,胸外按压者和人工呼吸者要相互交换,注意交换过程中要尽量缩短心肺复苏中断的时间。

【高级生命支持操作方法】

1. **尽快做好监护**　心电监护有助于尽早确认是否为室颤或无脉性室性心动过速等需要除颤的心律。

2. **建立静脉通路**　尽快建立 2 条以上静脉通路,若在短时间(90s)内建立静脉通路困难,可骨髓穿刺给药。所有需静脉输入的复苏药物均可经骨髓通路给予。骨髓穿刺部位胫骨,操作方法详见骨髓穿刺节。

3. **药物治疗**

(1)肾上腺素:适用于心脏停搏和心动过缓,有正性肌力和正性频率作用,能提高主动脉舒张压和冠状动脉灌注压。静脉注射(IV)或骨髓腔输液(IO)给药剂量 0.01mg/kg(1:10 000 溶液 0.1ml/kg),最大剂量 1mg,经气管给药剂量 0.1mg/kg,最大剂量 2.5mg,必要时间隔 3~5min 重复 1 次,不能与碱性液体同一管道输注。

(2)碳酸氢钠:不主张常规给予。在抢救中毒、高血钾所致的心搏骤停以及较长时间心搏骤停时需要使用,首剂 1mmol/kg,IV 或 IO 缓慢注入。自主循环建立及抗休克液体输入后,碳酸氢钠用量依血气分析结果而定。

(3)葡萄糖:监测血糖,低血糖时给予 0.5~1.0g/kg,IV 或 IO 给予。CPR 时用无糖液,血糖高于 10mmol/L 要控制。

(4)胺碘酮:用于多种心律失常,尤其是室性心动过速;对于室颤,经 CPR、2~3 次电除颤、注射肾上腺素无效者可以使用。剂量 5mg/kg,IV 或 IO 给药,可重复给药 2 次至总剂量达 15mg/kg,单次最大剂量为 300mg。用药时应监测心电图和血压,心搏停止时可快速负荷;若出现已灌注心率,给药要慢 (20~60min);慎与其他延长 Q-T 间期药物合用。

(5)利多卡因:用于复发性室性心动过速、室颤和频发性室性期外收缩以及电复律无效时。IV 或 IO 负荷剂量为 1mg/kg,维持量 20~50μg/(kg·min)。

(6)其他药物治疗:根据复苏后患儿出现的情况,给予相应对症处理。

4. **除颤**　用于室颤或无脉性室性心动过速患儿。

(1)选择电极板:体重大于 10kg 者选成人用直径 8.0cm 电极板,小于 10kg 者选直径 4.5cm 电极板。

(2)电极板涂好导电膏。

(3)根据患儿体重调节除颤剂量,首次除颤剂量 2J/kg,第 2 次及以后除颤应至少达 4J/kg,但最高不超过 10J/kg 或成人剂量。

(4)电极板一个置于胸骨右侧第 2 肋间,另一个置于左腋中线第四肋间。

(5)让所有人离开患儿床边,双手拇指同时按下放电键除颤。

(6)除颤后立刻开始心肺复苏,2min 后评估心律是否恢复。

【停止心肺复苏的指征】

自主循环恢复,心率大于 60 次/min 可停止胸外按压;对自主循环不能恢复者,目前尚无证据支持何时终止心肺复苏最为恰当,只要心脏对各种刺激(包括药物)有反应,CPR 至少应持续 1h。

【注意事项】

1. 用 5~10s 触摸脉搏(儿童触摸颈动脉或股动脉,婴儿可触摸肱动脉)即可,不要时间过长。如 10s 内无法确认到脉搏或脉搏明显缓慢(小于 60 次/min)伴灌注不良表现,立即开始胸外按压。

2. 胸外按压时肘关节要伸直,保证作用力垂直作用于胸骨下半部。不要按压到剑突和肋骨。

3. 尽可能减少胸外按压中断的时间(小于 10s)。每次按压后让胸廓充分回弹,双手不可在每次按压后倚靠在患儿胸上。

4. 药物治疗不能替代心肺复苏。

(张秋月)

视频:光照
疗法

第九节　蓝光箱和暖箱使用方法

一、蓝光箱使用方法

【适应证】

新生儿高未结合胆红素血症。

【禁忌证】

新生儿高结合胆红素血症。

【操作前准备】

1. **环境准备**　清洁、安静的环境。

2. **材料准备**　蓝光箱、护眼罩、尿布、温度计、湿度计、灭菌水、记录单。

3. **患儿准备**　系好尿布,戴眼罩。

4. **医生准备**　按要求着装,洗手,戴口罩。

【操作方法】

1. **评估患儿**　了解日龄、胆红素检查结果、生命体征、反应等情况。

2. **清洁光疗箱**　清洁、消毒光疗箱;检查并调节上、下方灯管,与患儿距离分别为 40cm 和 2~25cm;水槽中加入灭菌水。

3. **开启关,光疗箱**　接通电源,调节箱温至 30~32℃,相对湿度达 55%~65%。

4. **保护患儿**　将戴好护眼罩、系好尿布的新生儿,裸体置入蓝光箱床中,登记入箱时间。

5. **记录结果**　光照结束称体重,除去护眼罩,记录灯管照射时间。

【并发症与处理】

1. **一般症状**　如发热、腹泻、皮疹,多轻微,呈一过性,对症处理即可。

2. **不显性失水**　注意补充液体量。

3. **青铜症**　停止光疗。

【注意事项】

1. 注意调节箱内温度、湿度。

2. 光照时患儿不显性失水增加,注意补充液体并记录出入量。

3. 患儿应经常更换体位,使全身皮肤均匀受光。

4. 正确记录灯管使用时间,连用 300h 需要更换灯管,以免影响疗效。

5. 每次使用后的光疗箱用 0.1% 苯扎溴铵消毒擦洗。

二、暖箱使用方法

视频:暖箱的
使用

【适应证】

1. 体重在 2 000g 以下未成熟儿。

2. 体重大于 2 000g 但无法较长时间在室温中维持正常体温的患儿。

3. 疾病需要在保温箱实行暴露者。

【操作前准备】

1. **环境准备** 清洁、安静的环境,暖箱置于温暖无风地带。
2. **材料准备** 暖箱、尿布、温度计、湿度计、蒸馏水、记录单。
3. **患儿准备** 核对患儿床号、姓名;着少量单衣,系好尿布,对于足后跟等易磨损处可用创可贴加以保护。
4. **医生准备** 按要求着装,洗手,戴口罩。

【操作方法】

1. **评估患儿** 测量体温,了解胎龄、出生体重、日龄等。
2. **接通电源** 检查暖箱的性能完好,在湿化器中加入适量的蒸馏水,铺好床单。
3. **预热暖箱** 根据新生儿的日龄及体重调节所需温度。调节箱内湿度为55%~65%。极(超)低出生体重儿需要的湿度要求更高。
4. **放入新生儿** 为新生儿穿上单衣,更换清洁尿布,在暖箱温度达到预定值后放入暖箱内。
5. **记录结果** 记录新生儿的生命体征及暖箱的温湿度。

【并发症与处理】

1. **体温过高** 下调暖箱温度或将患儿抱出暖箱。
2. **体温过低** 上调暖箱温度,增加患儿衣物。

【注意事项】

1. 根据新生儿体重设定暖箱温度,一般体重 >2 000g 者,暖箱温度在 28~30 ℃;体重在 1 501g~2 000g 者,暖箱温度在 30~32℃;体重在 1 001~1 500g 者,暖箱温度在 32~34℃;体重 ≤ 1 000g 者,暖箱温度在 34~36℃。应密切监测体温,至少每 4h 1 次,根据情况调节暖箱温度,使患儿体温维持在 36.5℃左右。

2. 严禁骤然提高箱温,以免患儿体温突然升高造成不良后果。

3. 操作尽量在箱内集中进行,如喂奶、换尿布及检查等,并尽量减少开门次数和时间,以免箱内温度波动。

4. 注意观察暖箱各种仪表显示是否正常,出现报警应及时查找原因并给予妥善处理,必要时切断电源,请专业人员进行维修。

5. 在使用中要掌握暖箱性能,严格执行操作规程,并要定期检查、维修、检测(每 6 个月检测 1 次),如有失灵、漏电等应立即断电维修,以保证使用安全。

6. 长期使用暖箱时,应每周更换 1 次暖箱并进行彻底清洁消毒。

7. 使用过程中定期进行细菌学检测。

8. 暖箱操作完毕及时复位,并做好终末消毒(500mg/L 的含氯消毒剂擦拭)。

（张秋月）

第十节 基本技能与临床诊疗思维评估示例

一、重点病史采集

(一)病例简介

患儿,女性,2 岁 7 个月。咳嗽 4d,加重伴发热 1d。患儿 4d 前受凉后出现咳嗽,伴流涕,无发热,在当地医院就诊,诊断为"上呼吸道感染",给予"蒲地蓝消炎口服液""艾畅""易坦静"治疗后流涕缓解,咳嗽无明显好转。近 1d 咳嗽加重,伴发热,体温波动于 37.5~38.8℃。发病以来睡眠稍差,饮食较平常有所减少,小便无异常,大便 3~4 次 /d,为黄色稀便,无黏液脓血。既往体健,足月剖宫产,按时进行预防接种,无传染病史,无手术外伤史,无药物过敏史,无结核病接触史。

（二）重点病史采集内容与评分要点

病史采集过程中要注意的重点内容与评分要点见表 16-1。

表 16-1　重点病史采集内容与评分要点

考号:　　　　姓名:　　　　总得分:　　　　考核教师:

采集项目	评分要点	分值	得分
自我介绍	介绍姓名、职称并解释自己的职责	0.5	
一般项目	患儿姓名、年龄、监护人姓名、住址、联系方式等	1.0	
主要症状	咳嗽、发热	2.0	
病程	4d	2.0	
起病情况	受凉为诱因,起病急	1.0	
主要症状特点	咳嗽频次、性状、痰情况	2.0	
	发热(热度、频度、时间和时程):体温波动 37.5~38.8℃	2.0	
	伴随症状:流涕	1.0	
	无寒战、无盗汗	1.0	
诊治经过	就医,诊断为"上呼吸道感染"	0.5	
	服"蒲地蓝""艾畅""易坦静"4d	0.5	
	流涕缓解,咳嗽无效	0.5	
一般情况	睡眠稍差,饮食有所减少,小便无异常,大便次数增多,无黏液脓血	1.0	
其他相关病史	既往无结核病史及其他传染病史	0.5	
	接种卡介苗	0.5	
	无药物过敏史	1.0	
	喂养史、生长发育史无异常	0.5	
总结与安排	讨论初步诊断,安排下一步检查并给出处理意见	0.5	
技巧	条理性强,层次清晰	0.5	
	提问规范(无诱导性、连续性、责难性及暗示性提问)	0.5	
	注意倾听,举止亲切友好	0.5	
	及时核实患儿提供的信息,恰当使用过渡性语言及结束语	0.5	
总分		20.0	

二、重点体格检查

病例同病史采集,根据上述病史采集的结果,进行有重点的体格检查,尽可能减少患儿的不适,用较短的时间完成必要的体格检查项目:生命体征、一般检查、头颈部、胸和肺部、心脏、腹部、脊柱四肢、神经系统。检查的顺序和手法易于配合的先查,不易配合或引起不适的后查。查体过程中注意保护患儿,观察其反应并与照看人及时沟通。

针对本病例的重点查体内容与评分要点见表 16-2。

表 16-2　重点查体内容与评分要点

考号：　　　　姓名：　　　　总得分：　　　　考核教师：

查体项目	评分要点	分值	得分
生命体征	体温 37.8℃，脉搏 112 次/min，呼吸 46 次/min，体重 12kg	2.0	
一般检查	意识清楚，急性病容	1.0	
头颈部	巩膜未见黄染，结膜无充血和水肿，口唇轻度发绀，鼻翼扇动，咽部充血，扁桃体Ⅱ度肿大（扁桃体检查可在最后进行）	1.0	
胸和肺	视诊：胸廓对称，呼吸较快，吸气性凹陷	1.0	
	触诊：无皮下气肿及皮下捻发感，左右腋窝淋巴结未触及肿大，胸廓扩张度对称	1.0	
	叩诊：胸廓左侧第 4 肋间隙以上叩诊呈清音，以下为浊音；右肺叩诊清音	1.0	
	听诊：左侧肩胛区闻及中、细湿性啰音。未闻及喘鸣音	2.0	
心脏	视诊：心尖搏动位于第 5 肋间左锁骨中线内 1.5cm，搏动减弱	1.0	
	触诊：心尖搏动位置同视诊，心前区无震颤，无心包摩擦感	1.0	
	叩诊：心左界在左乳线外 1cm，右界在右胸骨旁线与右胸骨线之间	1.0	
	听诊：心率 112 次/min，律齐，未闻及杂音	1.0	
腹部	视诊：腹部平坦，腹式呼吸存在	1.0	
	触诊：腹软，无压痛及反跳痛，未触及包块；肝肋下 1cm，柔软，无压痛	1.0	
	叩诊：鼓音；肝浊音界正常，无移动性浊音	1.0	
	听诊：肠鸣音正常，未闻及血管杂音，无摩擦音	1.0	
脊柱四肢	无畸形，无"X""O"形腿	0.5	
神经系统	脑膜刺激征阴性，未引出巴宾斯基征	0.5	
技巧	查体前检查者须洗手	0.5	
	动作熟练、手法规范	0.5	
	注意对比，无重复、颠倒、遗漏	0.5	
	注意交流和保护患儿	0.5	
	总分	20.0	

三、儿科疾病病例分析

患儿，女性，1 岁 11 个月。因"发热伴咳嗽 3d，呼吸困难 1d"就诊。3d 前患儿洗澡着凉后开始出现发热，最高体温 39℃，每天发热 2~3 次，用退热药可退。伴有阵发性咳嗽，有痰，咳嗽非痉挛性，非犬吠样。在家自行服用头孢，布洛芬和氨溴索无好转，今日仍有发热咳嗽且出现呼吸困难。疾病过程中进食减少，大小便正常，睡眠可。

查体：体温 38.1℃，脉搏 120 次/min，呼吸 45 次/min。神志清楚，面色潮红，口唇无发绀。浅表淋巴结未触及。颈软，咽充血，扁桃体无肿大。呼吸急促，三凹征阳性。胸廓未见畸形，双肺呼吸音粗，可闻及中细湿性啰音。心率 120 次/min，律齐，胸骨左缘第 3、4 肋间可闻及响亮全收缩期杂音。腹平坦，肝脾未触及。四肢末梢温暖。神经系统检查无异常。

辅助检查：血常规示白细胞计数 15.9×10⁹/L，中性粒细胞百分比 91%，淋巴细胞百分比 6.7%。

根据以上临床资料，请写出初步诊断与诊断依据、鉴别诊断、进一步检查及治疗原则。

（一）初步诊断与诊断依据（10分）

1. 初步诊断 支气管肺炎、室间隔缺损。

2. 诊断依据（8分）

（1）支气管肺炎：发热伴咳嗽3d，呼吸困难1d；呼吸急促，三凹征阳性，双肺呼吸音粗，可闻及中细湿性啰音。

（2）室间隔缺损：胸骨左缘第3、4肋间可闻及响亮全收缩期杂音。

（二）鉴别诊断（10分）

急性支气管炎、支气管异物、支气管哮喘、肺结核、急性喉炎。

（三）进一步检查项目（4分）

胸部影像学检查，病原学检查，血气，心脏超声检查。

（四）治疗原则（8分）

改善通气、控制炎症、对症治疗、防止和治疗并发症。

四、临床操作考核

（一）婴儿奶量计算及奶液的配制

婴儿奶量计算及奶液配制考核评分要点见表16-3。

表16-3　婴儿奶量计算及奶液配制考核评分要点

考号：　　　　姓名：　　　　总得分：　　　　考核教师：

操作项目	评分要点	分值	得分
操作前准备	（1）清洁准备	1.0	
	（2）喂养工具及食物准备	2.0	
具体操作	（1）选择合适的奶粉	2.0	
	（2）计算每天所需的点热量	2.0	
	（3）计算每天所需的奶粉量	1.0	
	（4）计算每次的奶量	2.0	
配制奶液	（1）水温合适	1.0	
	（2）先加水	1.0	
	（3）后加奶粉	1.0	
	（4）奶粉小勺使用得当	1.0	
喂养婴儿	（1）体位得当	1.0	
	（2）奶液完全浸没奶嘴	2.0	
	（3）奶嘴大小合适	1.0	
	（4）喂养完后将婴儿抱直，头部靠在喂养者的肩上	1.0	
	（5）轻拍背部，使空气排出	1.0	
	总分	20.0	

注：操作中不符合无菌要求扣5分。

（二）儿童注射器洗胃术

儿童注射器洗胃术的考核评分要点见表16-4。

表 16-4 儿童注射器洗胃术的考核评分要点

考号：　　　　　姓名：　　　　　总得分：　　　　　考核教师：

操作项目	评分要点	分值	得分
术前准备	(1)医患沟通,取得家长知情同意	1.0	
	(2)评估患儿病情、意识状态	1.0	
	(3)执行单或医嘱单、治疗车、治疗盘、治疗巾、治疗碗(内有镊子、止血钳)、胃管、压舌板、注射器、纱布、液体石蜡、快速手消毒剂、棉签、胶布、弯盘、听诊器、电筒、洗胃溶液(常用温生理盐水)、一次性中单、手套、大号注射器(50ml)、盛水桶等	3.0	
体位	协助患儿采取合适体位	1.0	
操作前准备	(1)检查鼻孔有无疾患是否通畅并用湿棉签清洁鼻腔	1.0	
	(2)检查胃管是否通畅,测量插管长度即患儿发际至剑突或由鼻尖经耳垂到剑突的距离,并用胶布做好标记	2.0	
插胃管	(1)塞好胃管尾端的塞子,用液体石蜡棉签润滑胃管前端,一手持纱布托住胃管,另一手持镊子夹住胃管前端,沿一侧鼻孔缓缓插入	2.0	
	(2)检验胃管是否在胃中	2.0	
洗胃	(1)证实胃管在胃中后,固定	1.0	
	(2)用注射器连接胃管抽取胃内容物,吸干净后反折夹闭胃管。依年龄大小经注射器每次缓慢注入 20~200ml 洗胃液体,反复抽吸冲洗直至引流液清亮	2.0	
	(3)洗胃完毕,关闭胃管末端,用纱布包裹近鼻孔处胃管边拔边擦,嘱患儿憋气,迅速拔出	2.0	
术后处理	(1)记录洗胃溶液成分及入量,洗出液体的量、颜色、气味以及洗胃过程中患儿病情变化	1.0	
	(2)医疗废物处理	1.0	
	总分	20.0	

(三)小儿头皮静脉穿刺术

小儿头皮静脉穿刺术的考核评分要点见表 16-5。

表 16-5 小儿头皮静脉穿刺术的考核评分要点

考号：　　　　　姓名：　　　　　总得分：　　　　　考核教师：

操作项目	评分要点	分值	得分
术前准备	(1)医患沟通	1.0	
	(2)准备头皮静脉穿刺所需物品、胶布、无菌手套、口罩、帽子	2.0	
体位	协助患儿采取合适体位	1.0	
穿刺	(1)洗手、戴帽子、口罩	2.0	
	(2)再次核对患儿身份及药物	1.0	
	(3)戴手套,选穿刺部位,按需要剃掉部分头发,手消毒	2.0	
	(4)消毒局部皮肤,消毒药液瓶口	2.0	
	(5)连接药液与输液器,挂于输液挂柱上	2.0	
	(6)消毒穿刺部位,排净空气,穿刺	2.0	
	(7)穿刺成功后,打开输液器开关判断是否通畅,如通畅则妥善固定,调节滴速	2.0	
	(8)脱手套,手消毒	1.0	
术后处理	(1)嘱患儿休息,观察患儿有无不适反应	1.0	
	(2)穿刺用物的处理	1.0	
	总分	20.0	

注:操作中不符合无菌要求扣 5 分。

(四) 儿童心肺复苏术

儿童心肺复苏术的考核评分要点见表 16-6。

表 16-6 儿童心肺复苏术考核评分要点

考号：　　　　　姓名：　　　　　总得分：　　　　　考核教师：

操作项目	评分要点	分值	得分
操作前准备	硬板一块、复苏气囊、面罩、常用复苏药物、骨穿针、除颤仪、血压计、听诊器、气管导管、气管导管内芯、喉镜、手电筒、治疗盘(胶布、碘伏、输液针、吸痰管、纱布等)、速干手消毒剂	2.0	
评估	(1) 评估周围环境是否安全	0.5	
	(2) 评估患儿反应、呼吸和大动脉搏动	1.0	
胸外按压	(1) 将患儿搬离危险环境,平卧地上或身下垫以硬板	0.5	
	(2) 头部不高于胸部,双手放于躯干两侧,解开衣物,暴露胸部	0.5	
	(3) 胸外按压姿势、位置、深度、频率、与通气比例	5.0	
开放气道	(1) 先清理口鼻腔	1.0	
	(2) 仰头抬颏法,有颈椎损伤的用托颌法	1.0	
人工呼吸	(1) 口对口呼吸,捏住鼻孔或嘴覆盖小婴儿口鼻	1.0	
	(2) 球囊面罩通气手法 EC 钳方式	1.0	
	(3) 气管插管导管内径的正确选择	1.0	
	(4) 气管插管左手持喉镜右手插管,避免以牙齿为支点	1.0	
	插管成功	1.0	
除颤	(1) 选择合适的电极板	0.5	
	(2) 涂导电膏	0.5	
	(3) 选择合适的除颤剂量	1.0	
	(4) 所有人离开,双手同时按键	0.5	
	(5) 除颤后立即开始心肺复苏	1.0	
	总分	20.0	

注:胸外按压中断大于 10s 扣 5 分。

(张秋月)

第十七章

急诊科基本技能与临床诊疗
思维评估

在日常生活和医疗场所中,急危症常威胁人民群众的健康,急诊基本技能是救治急危症最基本而又重要的手段,因为如果不能快速而熟练应用这些技能救治患者,患者则可能出现生命危险,因此要求所有医生必须熟练掌握急诊基本技能:气管插管术和环甲膜穿刺与切开术是保障患者气道通畅的重要方法;对呼吸困难患者实施人工呼吸需要正确使用简易呼吸器;当患者心肺骤停时,及时而熟练的心肺复苏术和电除颤能够快速挽救生命;洗胃术可以迅速清除患者胃内毒物。烧伤评估和补液治疗案例微课有助于快速掌握烧伤的急诊处理原则。在本章节设置了案例分析以演示急诊临床诊疗思维,而课后提供了评分表有助于学生和教师对技能掌握程度进行有效评价。

第一节　环甲膜穿刺与切开术

视频:环甲膜
穿刺术

【适应证】

1. 急性上呼吸道梗阻需要紧急快速开放气道者。

2. 头面部外伤无法经口或经鼻建立人工气道者。

3. 气管插管失败或有气管插管禁忌且无法快速行气管切开者。

4. 需气管内注射药物者。

【禁忌证】

绝对禁忌证:明确呼吸道梗阻发生在环甲膜水平以下者。相对禁忌证:有出血倾向者。

【操作前准备】

1. **患者准备**　告知患者穿刺目的、操作过程及注意事项,并签署知情同意书;监测患者血压、呼吸、脉搏。

2. **材料准备**　12~14G 注射器针头、环甲膜切开包、消毒用品、麻醉药品、10ml 注射器、胶布、无菌手套、生理盐水、简易呼吸器 / 高频喷射呼吸机。

3. **医生准备**　戴口罩、帽子,洗手。

【操作方法】

1. **体位**　患者取仰卧位,头颈保持中线位,头后仰,垫肩,不能耐受上述体位者可取半卧位。

2. **定位**　环甲膜位于颈正中线甲状软骨下缘与环状软骨弓上缘之间,呈一约黄豆大小椭圆形凹陷,用手指可触及。

3. **消毒**　常规消毒皮肤,范围不少于 15cm。紧急情况无消毒用品时可不消毒。

4. **检查用品**　戴无菌手套,检查穿刺针是否通畅,检查切开包物品是否齐全,注射器内抽 2~3ml

生理盐水备用。

5. 麻醉　局部浸润麻醉,情况紧急可不麻醉。

6. 穿刺或切开

(1)环甲膜穿刺:以左手拇指、中指固定穿刺部位两侧,示指触摸环状软骨上缘,穿刺针头接注射器,在正中线环甲膜处刺入,针尖朝向患者足部,穿刺针与颈长轴成45°,边进针边回抽,出现落空感并回抽出气泡即表示穿刺针已进入气管,再顺气管方向向下推进少许,确认位置后用胶带固定穿刺针于颈部,接简易呼吸器或高速喷射呼吸机。如无专用接口,可将注射器内活塞拔出,插入气管导管到注射器内并将气囊充气,然后气管导管末端接简易呼吸器或高速喷射呼吸机。

(2)环甲膜切开:于甲状软骨和环状软骨间横行切开皮肤 2~3cm,注意避免损伤甲状腺和环状软骨,于接近环状软骨处切开环甲膜,以弯曲止血钳扩大切口至适合插入气管导管,插入气管导管,拔出气管导管导芯,并妥善固定,接简易呼吸器或呼吸机。

【注意事项】

1. 环甲膜穿刺与切开是一种急救措施,应争分夺秒,在尽可能短的时间内实施完成。

2. 作为一种应急措施,置针留置时间一般不超过 24h,如需继续通气,需改为气管插管或气管切开。

3. 如遇血凝块或分泌物阻塞套管,可用注射器注入空气,或用少许生理盐水冲洗,以保证其通畅。

4. 术后床边应备有氧气、吸引器、气管切开器械及急救药品,以及另一套同号气管套管。

5. 严防导管脱出,若脱出可导致患者窒息死亡。

6. 目前已有多种商业化一次性环甲膜穿刺专用套针,其穿刺方法步骤与前述基本相同,其他的细微差别可参考其说明书。

【并发症与处理】

1. 皮下气肿　是术后常见的并发症,与气管前软组织分离过多,气管切口外短内长或皮肤切口缝合过紧有关。自气管套管周围逸出的气体可沿切口进入皮下组织间隙,沿皮下组织蔓延,气肿可达头面、胸腹部,但一般多限于颈部。大多数于数天后可自行吸收,不需要做特殊处理。

2. 气胸及纵隔气肿　在暴露气管时,向下分离过多、过深,损伤胸膜后,可引起气胸。右侧胸膜顶位置较高,儿童尤甚,故损伤机会较左侧多。轻者无明显症状,严重者可引起窒息。如发现患者呼吸困难缓解或消失,而不久再次出现呼吸困难时,则应考虑气胸,X 线片可确诊。

3. 出血　术中伤口少量出血,可经压迫止血或填入明胶海绵压迫止血,若出血较多,可能有血管损伤,应检查伤口,结扎出血点。

4. 气管食管瘘　少见,切开气管前壁时损伤到后壁所致。操作时宜缓慢进针,避免损伤气管后壁。

(刘景仑)

第二节　成人心肺复苏术

视频:成人心
肺复苏术

【适应证】

呼吸、心搏骤停患者。

【禁忌证】

无绝对禁忌证,但当患者或者家属明确签署拒绝心肺复苏,可不进行心肺复苏。

【操作前准备】

1. 观察患者反应　发现患者无反应,应立即启动急救系统。如为单人,拨打电话后立即开始心肺复苏,如为双人,则一人开始心肺复苏,一人呼救并尽快取得除颤仪。

2. **环境评估**　评估环境是否安全,将患者放置于安全环境中,摆好复苏体位,一般为平卧位,暴露前胸以便判断按压部位。

【操作方法】

1. **识别**(识别时间不超过 10s)

(1)判断患者意识:拍患者双侧肩部,呼唤患者观察反应情况。

(2)判断患者呼吸:观察有无胸廓起伏,评价患者有无呼吸或者非正常呼吸。

(3)脉搏检查:示指、中指放于患者气管正中部喉结部位,旁开 2 指,即胸锁乳突肌前缘凹陷处判断有无颈动脉搏动。此项检查仅限医务人员,非医务人员可以不做此项检查。应在 10s 内完成,并且判断呼吸和判断脉搏应同时进行。

2. **循环支持**　立即给予胸外心脏按压。

(1)按压部位为胸骨下半段,简便的确定方法为剑突的位置再往上(头侧)两横指或者两乳头连线的中点。

(2)手法:医生一手掌根部置于按压部位,另一只手重叠于其手背上,十指相扣,指尖翘起不能接触胸壁,双上臂与患者胸壁垂直,用上身力量用力向下按压。

(3)按压深度至少 5cm,频率 100~120 次 /min,尽量减少按压中断,按压与抬起时间为 1:1,尽量保证胸廓完全回弹,抬起时掌根不离开胸壁,并保持按压位置固定不变。

3. **开放气道**　完成 30 次心脏按压后立即对患者实施开放气道,清理口腔异物,常用手法有仰头举颏法和推举下颌法。如单人则按压后开始开放气道,如双人则另一个人在按压 30 次后开放气道。

(1)仰头举颏法

1)医生一手置于前额,手掌用力后压,使头部后仰,另一只手放在下颌近颏的骨体部分,向上抬起下颌,使颏向前。

2)此法可以支撑下颌并后仰头部,使舌和会厌抬起,开放呼吸道。但是仰头举颏法可能引起脊髓损伤,因此禁止应用于怀疑有颈椎损伤的患者。

(2)推举下颌法

1)医生将双手分置于头部两侧,将肘部撑于患者仰卧的平面,紧握患者的下颌角然后双手抬举,如果患者口唇紧闭,可用拇指推开下唇。

2)主要应用于怀疑有颈椎损伤的患者。

3)只能有限度的开放气道,如果仍不能保证患者的通气,则改为仰头举颏法来开放气道或采用紧急气道管理技术如环甲膜切开或者气管切开技术。

4. **人工呼吸**　人工呼吸包括口对口(鼻)人工呼吸、口对面罩通气、人工呼吸器(气囊)面罩通气 3 种方式。

(1)口对口人工呼吸

1)潮气量 500~600ml,但更强调足够引起胸廓上抬的潮气量。

2)每次人工呼吸时间 2s,即吹气时间 1s 和呼气时间 1s,同时要求看到胸部抬高,按压 / 通气时方法相同。

3)做口对口人工呼吸时,应通畅患者气道、捏住患者鼻子并经口进行人工呼吸。医生应保持正常呼吸而非深呼吸。最常见的通气困难原因是人工呼吸过程中没有保持开放气道,因此在第 1 次吹气后如果患者胸廓没有抬起,应将使患者气道开放,然后再吹第 2 次气。

(2)口对面罩通气:方法及注意要点同口对口人工呼吸。

(3)人工呼吸器(气囊)面罩通气:如果有条件,推荐使用。

单人使用人工呼吸器(气囊)面罩通气时应同时抬下颏开放气道,使面罩与患者面部完全吻合并压紧以防止漏气。每次吹气时,使用者应注意观察胸廓上抬情况。双人使用人工呼吸器(气囊)面罩通气是最有效的通气方式,施救时一人开放气道并压紧面罩防止漏气,另一人挤压人工呼吸器(气囊),两人都应该注意胸廓抬高情况。

推荐 500~600ml 潮气量,如果气道通畅并没有漏气(即面罩与口密闭),在用 1L 人工呼吸器(气囊)时所需容量约为气囊的 1/2~2/3,而 2L 人工呼吸器(气囊)时约为 1/3。

心肺复苏时心脏按压和人工呼吸的比例是 30∶2,即按压 30 次,继而给予 2 次人工呼吸,如此循环。对于有自主心跳而无须心脏按压的患者则保持 10~12 次 /min 的频率给予人工呼吸。人工呼吸时应停止胸外按压,每次时间应 2s 共 2 次。如果有条件,应给予氧气。

5. 评估结果　每 5 组 30∶2 的心肺复苏后评估患者循环情况,如自主循环未恢复,则持续进行按压通气比为 30∶2 的心肺复苏。

【注意事项】

1. 应尽量减少判断时间,尽早实施按压。

2. 按压部位要正确,避免冲击式按压,按下和松开时间应相同,心肺复苏指南强调尽早实施胸外按压,为达到"有效"胸外按压,应尽最大可能减少胸外按压的中断时间。

3. 应尽快取得除颤仪开始除颤,除颤后立即给予 5 组或 2min 30∶2 的心肺复苏(cardiopulmonary resuscitation,CPR)后再判断心律。除颤时电极板要与胸壁连接紧密,放电前确认所有人员不接触患者及病床,确保安全。

4. 双人复苏时每 5 组 CPR 后双方交换位置。

5. 初级心肺复苏成功的标志是自主循环恢复(ROSC),判断方法同心搏骤停的识别。初级心肺复苏成功仅代表患者自主循环恢复,患者还需要由专业医务人员进行高级心肺复苏、进一步抢救和治疗,包括患者心搏骤停的病因诊断治疗和进一步的器官支持治疗。

【并发症与处理】

1. 按压的主要并发症为肋骨骨折、胸骨骨折、气胸、血胸、肺挫伤等,注意不能因为害怕发生并发症而降低按压质量,规范而正确的按压手法可减少并发症的发生,但不能完全避免。

2. 人工呼吸的主要并发症为胃胀气、胃内容物反流和误吸。通气过程中保持气道开放,限制通气量到胸廓适当抬高的程度可以减少其发生。

3. 电除颤的并发症为局部皮肤烧伤,尽量在电极板上涂满导电膏,除颤时保证电极板与胸壁贴合紧密以避免皮肤烧伤。

(刘景仑)

第三节　气管插管术

视频:气管插管术

【适应证】

1. 心肺复苏及抢救新生儿窒息者。

2. 需保护气道者。昏迷患者为防止呕吐物误吸、气管支气管分泌物过多咳痰无力不能自行排出者、喉反射阙如者。

3. 需机械通气者。呼吸衰竭需行机械通气者;全身麻醉或静脉复合麻醉者。

【禁忌证】

1. 严重喉水肿或急性喉炎。

2. 喉腔黏膜下血肿或气道内大量出血无法显露声门者。

3. 颜面部损伤无法进行插管者。

4. 咽喉部肿瘤堵塞气道。

【操作前准备】

1. **患者准备** 向患者及家属交代操作风险及操作必要性,签署知情同意书。

2. **材料准备**

(1)组成:包括喉镜(内装 2 号电池)及镜片(分大、中、小)、插管导芯、气管导管、简易呼吸器、听诊器、灭菌润滑油、棉签、注射器、牙垫、胶布、吸痰装置、备用的口咽通气导管和开口器。

(2)准备:①选择合适喉镜镜片,将喉镜镜柄与镜片连接查看是否完好,打开喉镜查看灯光是否明亮;②确认气管导管在使用期内,撕开包装,将气囊充气;③清点其他物品无误;④确认导管气囊不漏气,抽出气囊空气,用棉签润滑气管导管,插入导芯塑成"J"形备用。

3. **医生准备** 戴口罩、帽子、无菌手套。开始检查并准备操作物品。助手用简易呼吸器和面罩加压去氮给氧辅助呼吸,尽量维持患者氧饱和度 90% 以上。

【操作方法】

1. **镇静** 清醒患者给予适当镇静。

2. **体位** 平卧位,清除松动牙齿及义齿,头枕部垫高 10cm,仰头举颏法使头后仰,使颈椎呈伸直状,咽轴线与喉轴线重叠成一线,从而充分打开气道。

3. **插管**

(1)医生站于患者头侧,推开口唇,以右手示指拉上颌,从而使患者张口。

(2)医生左手持喉镜沿患者右侧口角置入镜片,将舌体推向左侧后使镜片移至正中,见到悬雍垂。

(3)镜片进入咽喉部并见到会厌;镜片置入舌根与会厌交界处,再上提喉镜,使会厌翘起而显露声门。

(4)右手持气管插管,在直视下将气管插管插入声门;待气囊刚好全部进到声门下,继续插入 1~2cm 时即可拔出导芯,继续插入 2~3cm。

(5)导管气囊充气,气管导管接简易呼吸器辅助呼吸,用听诊器判断确认气管插管在气管内,立即塞入牙垫,然后退出喉镜,将导管与牙垫一起用胶布固定,以防导管脱出或被咬瘪。

【注意事项】

1. 成年男性气管导管型号选择 7.0~8.0 号,女性选择 6.5~7.5 号,儿童可按以下公式计算:导管型号 =4+(年龄 /4)。

2. 气管导管塑形时,导芯长度不能超过导管尖端斜面口和侧孔,检查导管气囊有无漏气。

3. 一次插管操作不要超过 30s,插管动作迅速、轻柔。

4. 气管插管深度一般距离门齿为男性 22~24cm,女性 20~22cm。

5. 气囊充气恰好封闭气道,一般为 5~8ml。

6. 插管过程中严禁喉镜镜片碰到患者牙齿;显露声门时,应向前、向上约 45° 角提拉喉镜,而避免以牙齿为支点上翘喉镜。

7. 插管结束需确认导管在位,常用的确认插管成功的方法还有:

(1)呼气时导管管壁可见白色气雾,吸气时导管管壁则变清凉透明。

(2)用简易呼吸器人工呼吸听诊上肺部可听到呼吸音,上腹部听诊无气过水声。

(3)条件允许可行胸部正位片确认插管深度。

(4)呼气末 CO_2 可监测到 CO_2 波形。

【并发症与处理】

1. **插管损伤**

(1)插管操作技术不规范,可致牙齿损伤或脱落,口腔、咽喉部的黏膜损伤引起出血。用力不当或过猛,还可引起下颌关节脱位。

(2)气管导管内径过小,可使呼吸阻力增加;导管内径过大或质地过硬都容易损伤呼吸道黏膜,甚至引起急性喉头水肿或慢性肉芽肿。导管过软容易变形,或因压迫、扭折而引起呼吸道梗阻。预防方法为选择合适的气管导管。

2. 导管误入支气管　导管插入太深可误入一侧支气管内,引起通气不足、缺氧或肺不张。导管插入太浅时,可因患者体位变动而意外脱出,导致严重意外发生。插管后及改变体位时应仔细检查导管插入深度,并常规听诊两肺的呼吸音。

3. 气管导管误入食管　困难插管患者较为常见,如不能及时发现,可能会导致患者严重缺氧,甚至死亡。气管导管误插食管的第一个征象是听诊呼吸音消失和"呼出气"无 CO_2;施行人工呼吸时胃区呈连续不断地隆起(胃扩张);脉搏氧饱和度骤降;全身发绀;同时在正压通气时,胃区可听到气泡咕噜声。一旦判断导管误入食管,应立即果断拔出导管,随即用气囊面罩进行通气并给氧气,在此基础上再试行重新插管。

4. 其他　浅麻醉下行气管内插管可引起剧烈呛咳、喉头及支气管痉挛;心率增快及血压剧烈波动导致心肌缺血。严重的迷走神经反射可导致心律失常,甚至心搏骤停。预防方法有:适当加深麻醉,插管前行喉头和气管内表面麻醉,应用麻醉性镇痛药或短效降压药等。

(刘景仑)

第四节　电除颤术

视频:电除颤术

【适应证】

1. 心室颤动。

2. 无脉性室性心动过速。

【禁忌证】

1. 对除颤无效的其他心律失常。

2. 对院外无目击者的心搏骤停患者,急救专业人员赶到时,检查心律和除颤前,应先进行短时(即5组或大约2min)的CPR。在院内或急救专业人员目击患者倒下,施救人员应尽可能早作除颤抢救。

【操作前准备】

1. 患者准备　患者应处于平卧位,衣服打开,移除患者胸部的金属物件。

2. 材料准备　除颤仪、导电膏、纱布。

3. 医生准备　核对患者信息,掌握适应证,医生及其他人员不能接触病床。

【操作方法】

1. 调试设备　迅速开启除颤仪,调试除颤仪至监护位置,安放除颤电极板显示"室颤",进行电除颤。

2. 清洁皮肤　迅速清洁患者胸部皮肤,手持电极板时不能面向自己,将手控除颤电极板涂以专用导电膏,并均匀分布于两块电极板上。

3. 放置电极板　用较大压力将胸骨电极板置于胸骨右缘锁骨下方,心尖电极板放在左乳头外侧,电极板中心在腋中线上,尽量使胸壁与电极板紧密接触,以减少胸部阻抗。并观察心电波型,确定仍为室颤心律。

4. 选择除颤能量　单相波除颤仪用360J,直线双相波除颤仪用120J,双相指数截断(BTE)波除颤仪用150~200J。

5. **充电与除颤**　按压除颤器充电按钮,使除颤器充电。充电至所需能量后,除颤电极板紧贴胸壁,适当加以压力,并确定周围无人员直接或间接与患者接触。两手同时按压放电开关。

6. **实施 CPR**　除颤后继续 CPR 5 组(约 2min)后复检心电活动,若维持灌注心律,则说明心肺复苏成功(在无心电监护的情况下则复查脉搏、呼吸)。如未恢复,则继续 CPR 5 组后再次除颤。

【注意事项】

1. 除颤模式应选择"非同步"除颤,此为除颤仪默认模式。

2. 电击除颤后不要立即检查患者脉搏和心跳,而应是立即重新开始 CPR,进行 5 组 CPR(2min)后再检查脉搏,必要时再进行另一次电击除颤。

3. 除颤仪需定期清洁及保养,检查导线有无断裂、脱落、接触不良等,定期检测始终保持其良好性能。

4. 放电前确认所有人员离开病床,不与患者接触。

5. 如患者有永久起搏器,电极板应距离起搏器至少 10cm,临时起搏器应先予关闭。

【并发症】

1. **心肌损伤**　可能发生心肌酶升高。

2. **皮肤烧伤**　由电极板与皮肤接触不紧密或未涂抹导电膏所致。

3. **心律失常**　心室颤动或者心动过缓。

4. **低血压**　电击后患者血压短时降低,可能与心肌损伤有关。

5. **肺水肿**　可由于心肌损伤导致肺水肿。

【自动体外除颤仪的使用】

近年来,自动体外除颤仪(AED)越来越普及,应该学会正确使用 AED。AED 是一种便携式的、可供非专业人员使用的、用于心搏骤停患者电除颤的医疗设备。

(1)AED 除颤的时机:只要考虑患者心搏骤停,如果可以取得 AED 的,应立即使用 AED;若不能立即取得 AED 时,应该在他人前往获取以及准备 AED 时立即开始心肺复苏。

(2)使用步骤:AED 上有图示指引步骤:①打开电源;②按照图示,分别在心底部和心尖部贴上电极片;③插上插头;④ AED 会自动分析心律,判断是否需要除颤;⑤如果可以除颤,AED 会提示,则按下除颤按钮除颤。

(3)AED 除颤注意事项:①在 AED 分析心律时要求不要接触患者;②在 AED 充电完毕,给予电击前,医生除颤之前必须确认所有人与患者无接触;③在 AED 给予电击后,应立即开始心肺复苏;④在 AED 提示不可电击后,也应该立即开始心肺复苏。

(刘景仑)

第五节　简易呼吸器的使用

视频:简易呼吸器的使用

【适应证】

1. **人工呼吸**　用于抢救时增加或辅助患者的自主通气,改善患者的气体交换功能,纠正患者的低氧血症,缓解组织缺氧,为临床抢救争取时间。

2. **运送患者**　适用于机械通气患者做特殊检查、进出手术室等短时间辅助通气者。

3. **临时应急**　遇到呼吸机故障、停电等特殊情况时,可临时应用简易呼吸器替代应急。

【操作前准备】

1. **患者准备**　清除患者口腔与咽喉中的异物及义齿,确定患者呼吸道通畅,松开衣领,暴露胸廓,去枕平卧,头后仰打开气道。对清醒患者告知操作目的,缓解紧张情绪,指导患者使其主动配合呼吸。

2. **材料准备**　简易呼吸器、氧气连接管、开口器、口咽通气导管、吸痰装置等。需确认简易呼吸器可用,并确认其压力安全阀在功能位。

3. **医生准备**　戴口罩、帽子。

【操作方法】

1. **单人提供呼吸支持**　将患者头后仰打开气道,一手用 E-C 手法固定住面罩,一手挤压气囊,并观察通气是否充分。施救时应观察:

(1)患者胸廓是否随着气囊的挤压而起伏。

(2)在呼气时观察面罩内是否呈雾气状态。

(3)每次送气量 500~600ml。

(4)频率为 10~12 次 /min。

(5)气囊单向阀工作正常。

(6)CPR 时按压和通气比例为 30:2。

2. **双人提供呼吸支持**　如果人力足够,使用双人法,双人气囊 - 面罩通气效果更好,双人人工呼吸时,一人挤压气囊,一人使患者头后仰打开气道,同时用 E-C 手法固定住面罩。

【注意事项】

1. 保持气道开放是有效人工呼吸的关键,通常采用仰头举颏法开放气道,但如怀疑患者颈椎损伤,应采用推举下颌法开放气道,以避免脊髓损伤。

2. 根据患者选择合适的面罩,减少漏气等,使用前确保氧气管接实,氧流量足够(8~10L/min),保证储氧袋充满氧气。无氧源的情况下,将储氧阀、储氧袋卸下。

3. 如患者存在自主呼吸,则挤压气囊尽量与患者呼吸同步,如果感到送气压力很大,则需确认气道通畅情况。

4. 挤压气囊时,压力适中,不可时快时慢,常见的错误是频率过快,导致患者呼吸性碱中毒。

5. 抢救者需注意确认患者胸廓有上升及下降,氧饱和度改善,面罩内呈气雾状。

6. 每次使用前要检查压力安全阀,依患者情况合理选择输送气体压力。

7. 使用后严格消毒,检查无损坏后装好备用。

【并发症与处理】

胃胀气、反流与误吸,通过用拇指和示指轻轻下压环状软骨,可使食管闭塞,防止气体进入胃内。

(刘景仑)

第六节　洗 胃 术

【适应证】

各种急性口服毒物、药物或其他有害物质中毒。

【禁忌证】

1. 口服腐蚀性毒物急性中毒。

2. 肝硬化伴有食管胃底静脉曲张。

3. 食管或贲门狭窄或梗阻。

【相对禁忌证】

昏迷及严重心肺疾患慎行洗胃术。这部分患者通常需要进行气管插管保护气道后再行洗胃操作。

【操作前准备】

1. **患者准备** 履行告知义务,取得患者配合,签署知情同意书。取出义齿,患者可取坐位或左侧头低位。

2. **材料准备** 洗胃机、洗胃专用管、洗胃溶液、水溶性润滑剂、压舌板、牙垫、开口器、治疗巾、注射器、检验标本容器等。

3. **医生准备** 戴手套、口罩。

【操作方法】

1. **体位** 患者取坐位或左侧头低位。

2. **插胃管** 胃管前端涂液体石蜡,经口腔或鼻腔缓慢送入,到达45~50cm即到胃腔,先抽尽胃内容物,留标本送检。如抽出胃内容物,证实胃管确实在胃内,或可向胃管内注入空气,在上腹部可闻及气过水声。

3. **连接洗胃机** 将胃管与洗胃机相连,并将洗胃机上的药液管一端放在溶液管内液面以下,出水管的一端放入污水桶内,调节好液量大小,一般为250~300ml,接通电源后按手吸键,吸出胃内容物,再按自动键,机器开始对胃进行冲洗,待冲洗干净后,按停机键。

4. **拔出胃管** 洗胃结束后,反折胃管迅速拔出,防止管内液体误入气管。帮助患者漱口、洗脸,平卧休息。

5. **洗胃后的处理** 整理用物并消毒,记录灌洗液及洗出液的总量及性质。

【注意事项】

1. 当中毒性质不明时,应抽出胃内容物送检,洗胃液可选用温开水或等渗盐水,待毒物性质明确后再选用拮抗剂洗胃。

2. 每次进胃液量不宜超过500ml,避免液体过多从口鼻涌出可引起窒息,并可使胃内压升高,增加毒物吸收,引起迷走神经兴奋,导致反射性心搏骤停。

3. 洗胃过程中,如有阻碍、疼痛,流出液有较多鲜血或出现休克现象,立即停止洗胃。洗胃过程中监测患者生命体征,并做详细记录。

4. 幽门梗阻患者,须记录胃内滞留量。

5. 服毒患者洗胃所需总液体量依毒物性质及毒物量而定,一般为2~5L,必要时可适当增加。确认胃内容物彻底清除后,结束洗胃。

6. 洗胃后注入50%硫酸镁30~50ml或25%硫酸钠30~60ml导泻。

7. 自动洗胃机使用前必须接妥地线,以防触电,并检查机器各管道衔接是否正确、接牢,运转是否正常。打开控制台上的按钮向胃内注入洗胃液的同时观察正压表,压力不超过40kPa,并观察洗胃液的出入量,如有水流不畅,进、出液量相差较大,可交替按手冲和手吸两键进行调整。

8. 急性口服中毒、插管洗胃有禁忌或困难者,可行剖腹胃造口洗胃术。

9. 根据中毒物种类不同,选用适当溶液或加入相应解毒物质,如保护剂或溶剂等。

【并发症与处理】

1. **喉头水肿** 药物或毒物对喉头的直接刺激和损害及插管对喉头的机械刺激均可造成喉头水肿,尽量避免反复插管,插管时动作轻柔,胃管涂一层液体石蜡等可减轻喉头水肿。一旦出现则应停止插管,给予局部喷洒皮质激素和抗生素等治疗。

2. **胃出血** 毒物对胃黏膜的腐蚀作用、胃管的直接机械损害、患者昏迷所致应激性溃疡等均可导致胃出血。插管时动作轻柔、抽吸胃液时负压适度则可避免。出现后可灌服肾上腺素、凝血酶、云南白药局部止血,静脉应用PPI及止血剂。

3. **水中毒** 洗胃时注入大量清水,胃内贮存压力增高,洗胃液进入小肠内吸收,超过肾脏排泄能力,可导致组织细胞水肿,表现为意识不清、躁动、昏迷等。预防措施为每次灌洗液量不超过 500ml,严格记录出、入洗胃液量,保持灌入与抽出液量平衡。出现水中毒后的基本措施为严格控制入水量,重者立即给予高渗氯化钠溶液滴注,适当利尿。

4. 插管误入气管　插管误入气管,患者立即出现呼吸困难、发绀及烦躁不安等,可因缺氧、呼吸衰竭而死亡。插管时必须明确胃管是否在胃内,插管中遇阻,不可强行插入。一旦发现插管误入气管,应立即拔出胃管并开放气道,及时吸氧,待患者缺氧纠正后再进行插管。

(刘景仑)

第七节　烧伤评估与补液治疗基本方法

微课:烧伤评估与补液治疗

(一)烧伤评估

烧伤评估需要对烧伤面积、烧伤深度、烧伤严重程度和吸入性损伤 4 个方面进行评估,其中烧伤面积和深度是估计烧伤严重程度的主要因素,也是进行治疗的重要依据。

1. 烧伤面积评估　常用方法包括中国九分法和手掌法。

(1)中国九分法:目前采用最多的方法是中国九分法,中国九分法易于计算,且评估比较准确。中国九分法把身体各部位按烧伤面积占比,划分成 11 个 9% 加 1 个 1%。其中头、面、颈各占 3% 共 1 个 9%;双手、双前臂、双上臂分别占 5%、6%、7%,共 2 个 9%;躯干前后各占 13% 加上会阴部 1%,共 3 个 9%;臀部、双足、双小腿、双大腿分别占 5%、7%、13%、21%,共占 5 个 9%,再加 1 个 1%(表 17-1)。

表 17-1　中国九分法

部位	占体表面积(成人)/%			占体表面积(儿童)/%
	九分法占比	部位	占体表面积/%	
面颈	1×9%	发部	3	9+(12- 年龄)
		面部	3	
		颈部	3	
双上肢	2×9%	双手	5	9×2
		双前臂	6	
		双上臂	7	
躯干 + 会阴	3×9%	腹部	13	9×3
		背侧	13	
		会阴	1	
双下肢	5×9%+1%	双臀	5	46-(12- 年龄)
		双大腿	21	
		双小腿	13	
		双足	7	

（2）手掌法：手掌法适用于小面积烧伤评估，通常患者本人五指并拢的手掌面积占总体表面积的1%，如果患者五指分开，则占总体表面积的1.25%。

2. **烧伤深度评估**　目前通用三度四分法，即Ⅰ度烧伤、浅Ⅱ度烧伤、深Ⅱ度烧伤和Ⅲ度烧伤（表17-2）。

表 17-2　烧伤深度评估

分度	伤及层次	临床表现	预后
Ⅰ度	表皮浅层，生发层完好	局部发红，烧灼感，皮肤温度增高	不留瘢痕
浅Ⅱ度	表皮生发层、真皮乳头层	红肿明显，疼痛剧烈，可形成大水疱，基底红润	通常不留瘢痕
深Ⅱ度	真皮深层	痛觉迟钝，有水疱形成，基底红白相间	一般留有瘢痕
Ⅲ度	全层皮肤	创面苍白、焦黄甚至碳化，痛觉消失	一般需要手术植皮

3. **烧伤严重程度评估**　烧伤严重程度是烧伤补液治疗补液量估算的重要依据，因此所有烧伤患者均应该烧伤严重程度评估。根据烧伤面积和深度，烧伤严重程度分为轻度烧伤、中度烧伤、重度烧伤和特重烧伤。轻度烧伤是指烧伤面积在10%以下的Ⅱ度烧伤；中度烧伤是指烧伤面积在11%~30%之间的Ⅱ度烧伤，或者有Ⅲ度烧伤，但烧伤面积不足10%；而重度烧伤则指的是烧伤面积在31%~50%的Ⅱ度烧伤，或烧伤面积在11%~20%的Ⅲ度烧伤，或Ⅱ、Ⅲ度烧伤面积虽达不到上述百分比，但已有休克，或者合并较重的吸入性损伤和复合伤。特重烧伤则是指烧伤面积在50%以上，或Ⅲ度烧伤面积20%以上。

4. **吸入性损伤评估**　吸入性损伤又称"呼吸道烧伤"，之所以称为吸入性损伤，是因为除了热损伤外，患者吸入燃烧时烟雾中的化学物质到肺泡中而引起局部腐蚀或全身中毒。合并重度吸入伤可使烧伤死亡率增加20%~40%，因此必须引起重视。

（二）烧伤补液治疗原则

1. **伤后第1个24h**

（1）补液量：补液量（ml）= 成人每1% Ⅱ度、Ⅲ度烧伤面积每千克体重补充电解质液1ml和胶体液0.5ml（电解质与胶体比例为2∶1），另加基础水分2 000ml。

电解质与胶体比例为2∶1，但伤情严重者可增加胶体量到1∶1。

（2）补液速度：伤后前8h内输入总量的一半，后16h补入另一半。

2. **伤后第1个24h补液量**

（1）补液量：伤后第1个24h补液量的胶体液和电解质液均为第1个24h实际输入量的50%，另外加上基础水分2 000ml。

（2）补液速度24h内匀速输入即可。

3. **烧伤补液的监测**　补液不足会导致烧伤患者病情加重，但补液过快或过多又会引起患者出现肺水肿、心衰，因此补液过程中需要对患者进行密切监测，常用简便易行的临床指标包括：①患者安静，无烦躁；②无明显口渴；③尿量大于1ml/（kg·h）；④患者脉搏有力，心率在120次/min以下；⑤呼吸平稳；⑥收缩压在90mmHg以上。

有条件者可进行血流动力学监测，这些监测更精准、更安全，包括维持中心静脉压8~12cmH$_2$O；血气分析乳酸少于2mmol/L；心输出量监测正常等。

（刘景仑）

第八节　基本技能与临床诊疗思维评估示例

一、重点病史采集

(一) 病例简介

患者,男性,30 岁。黑便 2d,呕血 1 次。患者入院前 1 晚与朋友聚餐饮酒,回家后出现黑便,呈柏油样稀烂便,至今晨共大便 5 次,每次量约 300~500ml,入院前觉恶心,呕吐暗红色血液 1 次,量约200ml。伴剑突下不适感,无腹痛、腹胀,今晨呕吐后自觉疲乏无力,冒冷汗,头晕,心悸,故来医院就诊。发病以来睡眠稍差,未进食,小便无异常,大便如上述,体重无明显变化。既往体健,无乙型肝炎等传染病史,无手术外伤史,无药物过敏史。有烟酒嗜好,吸烟 5 年,每天 1 包,饮酒 5 年,平均每天 250g(半斤)。未婚。父亲已故,死于胃癌,母亲健在。

(二) 重点病史采集内容与评分要点

病史采集过程中要注意的重点内容与评分要点见表 17-3。

表 17-3　重点病史采集内容与评分要点

考号:　　　　　　姓名:　　　　　　总得分:　　　　　　考核教师:

采集项目	评分要点	分值	得分
自我介绍	介绍姓名、职称并解释自己的职责	0.5	
一般情况	患者的姓名、年龄、职业、住址、联系方式等	1.0	
主要症状	呕血、黑便	2.0	
病期	1d	2.0	
起病情况	饮酒后,突然起病	1.0	
主要症状特点	(1)黑便:昨日夜间至今晨共便 5 次,每次量约 300~500ml	2.0	
	(2)呕血:就诊前呕暗红色血 200ml	2.0	
伴随症状	(1)剑突下不适感	1.0	
	(2)今晨呕吐后自觉疲乏无力,冒冷汗,头晕,心悸	1.0	
诊治经过	未就医,未服药	1.0	
一般情况	发病以来睡眠稍差,未进食,小便无异常,体重无明显变化	1.5	
其他相关病史	(1)既往无乙型肝炎等慢性肝炎病史	0.5	
	(2)有烟酒嗜好,吸烟 5 年,每天 1 包,饮酒 5 年,平均每天 250g(半斤)	0.5	
	(3)无药物过敏史	1.0	
	(4)家族中有肿瘤病史	0.5	
总结与安排	讨论初步诊断,安排下一步检查并给出处理意见	0.5	
技巧	(1)条理性强,层次清晰	0.5	
	(2)提问规范(无诱导性、连续性、责难性及暗示性提问)	0.5	
	(3)注意倾听,举止亲切友好	0.5	
	(4)及时核实患者提供的信息,恰当使用过渡性语言及结束语	0.5	
	总分	20.0	

二、重点体格检查

病例同病史采集,根据上述病史采集的结果,进行有的放矢的重点体格检查,尽可能减少患者的不适,用较短的时间完成必要的体格检查项目:生命体征、一般检查、头颈部、胸廓和肺部、心脏、腹部、脊柱四肢、神经系统。检查的顺序和手法同系统体格检查。查体过程中注意保护患者,观察其反应并相互及时沟通。

针对本病例的重点查体内容与评分要点见表17-4。

表 17-4　重点查体内容与评分要点

考号:　　　　　姓名:　　　　　总得分:　　　　　考核教师:

查体项目	评分要点	分值	得分
生命体征	体温37.0℃,脉搏110次/min,呼吸24次/min,血压92/43mmHg	1.0	
一般检查	意识清楚,贫血貌,自主体位	0.5	
头颈部	巩膜苍白,结膜无充血和水肿,口唇苍白,咽部无充血,扁桃体无肿大。颈静脉无怒张,气管居中,锁骨上淋巴结未触及肿大	0.5	
胸部	视诊:胸廓对称	0.5	
	触诊:无压痛,无皮下气肿及皮下捻发音,左右腋窝淋巴结未触及肿大,胸廓对称,触觉语颤正常,未触及胸膜摩擦感	1.0	
	叩诊:双肺叩诊清音	1.0	
	听诊:双肺呼吸音清,未闻及干、湿啰音	2.0	
心脏	视诊:心尖搏动位于第5肋间左锁骨中线内0.5cm,搏动增强	1.0	
	触诊:心尖搏动位置同视诊,心前区无震颤,无心包摩擦感	1.0	
	叩诊:心浊音界正常	1.0	
	听诊:心率110次/min,律齐,A_2>P_2,未闻及心包摩擦音	2.0	
腹部	视诊:腹部平坦,腹式呼吸存在	0.5	
	听诊:肠鸣音活跃,未闻及血管杂音,无摩擦音	1.0	
	叩诊:鼓音;肝浊音界正常,肝区无叩痛;无移动性浊音,肋脊角无叩痛	2.0	
	触诊:腹软,剑突下轻压痛,无反跳痛,未触及包块;肝肋下刚触及,无触痛;胆囊未触及,胆囊区无压痛;脾肋下触及,无触痛	2.0	
脊柱四肢	无畸形,无压痛及叩痛,活动自如;无杵状指(趾),双下肢无水肿	0.5	
神经系统	肱二头肌反射、肱三头肌反射、膝反射正常,凯尔尼格征、巴宾斯基征阴性	0.5	
技巧	(1)查体前检查者须洗手	0.5	
	(2)动作熟练、手法规范	0.5	
	(3)注意对比,无重复、颠倒、遗漏	0.5	
	(4)注意交流和保护患者	0.5	
总分		20.0	

三、急诊疾病病例分析

患者,男性,30岁,业务主管。因"黑便1d,呕血1次"收住院。患者入院前1晚与朋友聚餐饮酒回家后出现黑便,呈柏油样稀烂便,至今晨共便5次,每次量约300~500ml,今晨有恶心,呕吐暗红色血1次,量约200ml。伴剑突下不适感,无腹痛、腹胀,呕吐后自觉疲乏无力,冒冷汗、头晕、心悸,故来医院就诊。发病以来睡眠稍差,未进食,小便无异常,大便如上述,体重无明显变化。平素工作压力大,饮食不规律,近 3 个月来时有饥饿时剑突下隐痛。无乙型肝炎等传染病史,无手术外伤史,无药物过敏史。有烟酒嗜好,吸烟 5 年,每天 1 包,饮酒 5 年,平均每天 250g(半斤)。未婚。父亲已故,死于胃癌,母亲健在。

查体:体温 37.0℃,脉搏 110 次/min,呼吸 24 次/min,血压 92/43mmHg。表情焦虑,神志清,对答正确,查体合作。贫血貌,浅表淋巴结未触及。口唇苍白,颈软,颈静脉无充盈,气管居中,甲状腺不大。胸廓对称,肋间隙无增宽,双肺听诊音清,未闻及干湿性啰音。心界不大,心率 110 次/min,律齐,未闻及病理性杂音。腹平坦,剑突下深压痛,肝、脾肋下未触及。肠鸣音 8 次/min,移动性浊音阴性。双下肢无水肿。肱二头肌反射、肱三头肌反射和膝反射正常,凯尔尼格征、巴宾斯基征阴性。

实验室检查:血常规示白细胞计数 10.54×10^9/L,红细胞计数 2.8×10^{12}/L,血红蛋白浓度 62g/L,中性粒细胞百分比 79.10%;血生化示尿素氮 16.2mmol/L。胸部 X 线片:无异常;心电图:窦性心动过速。粪便 OBT 阳性。

根据以上临床资料,请写出初步诊断与诊断依据、鉴别诊断、进一步检查及治疗原则。

(一) 初步诊断与诊断依据(初步诊断 12 分,诊断依据 8 分)

1. 十二指肠溃疡出血

(1)青年男性,急性发病,吸烟、饮酒 5 年,长期工作压力大,饮食不规律,近 3 个月来有剑突下饥饿痛。

(2)饮酒后黑便、呕血,血常规示血红蛋白低,粪便 OBT 阳性。

2. 重度贫血。

(1)有呕血、黑便病史,贫血貌。

(2)血常规提示血红蛋白 62g/L。

(二) 鉴别诊断(10 分)

十二指肠溃疡出血需与胃溃疡出血、急性糜烂性胃炎出血、食管胃底静脉曲张出血相鉴别。

1. 胃溃疡出血　发病年龄通常较十二指肠溃疡大,多为中老年,可有饱食痛病史,可行胃镜检查进行鉴别。

2. 急性糜烂性胃炎出血　可有长期服用非甾体抗炎药(NSAIDs)或肾上腺皮质激素类药物病史,发病前可有饮酒病史。

3. 食管胃底静脉曲张出血　既往有慢性肝病或长期酗酒史,查体可有慢性肝病面容、肝大、脾大、肝掌、蜘蛛痣及腹壁静脉曲张等表现。

(三) 进一步检查项目(4 分)

1. 电子胃镜　首选的检查,可判别是否有继续出血或再出血的危险性,并行内镜下止血治疗。

2. 血管造影　选择性血管造影对活动性大消化道出血或血管性病变的诊断及治疗具有重要作用,可检出血速率大于 0.5ml/min 的出血,也是发现血管畸形、血管瘤所致出血的可靠方法。属于有创检查,有造影剂过敏风险。

3. 放射性核素显像　多用于活动性消化道出血,内镜和 X 线钡剂无法确诊或无法进行内镜检查者。可发现 0.05~0.1ml/min 活动性出血的部位。

4. CT 相关检查　CT 多期增强扫描相比单期增强扫描更具优势,CT 血管造影可准确检出并定位出肠道血管性疾病。

(四) 治疗原则(6 分)

1. 一般急救措施　保持呼吸道通畅,避免呕血时血液吸入引起窒息,必要时吸氧,活动性出血时期禁食。监测生命体征,如心率、血压、呼吸、尿量、神志变化,观察呕血与黑便情况,定期复查血常规、血尿素氮。

2. 积极补充血容量　配血,建立静脉通道,在配血过程中先输盐水。

3. 抑制胃酸分泌和保护胃黏膜:H_2 受体阻断剂或质子泵抑制剂。

4. **内镜直视下止血治疗** 内镜检查过程中如见有活动性出血或暴露血管的溃疡应进行内镜止血。

5. **手术治疗** 内科治疗仍大量出血不止危及患者生命者,需及时行手术治疗。

6. **介入治疗** 如内科治疗无效,无法进行内镜治疗,又不能耐受手术,可考虑在选择性动脉造影找到出血灶的同时进行血管栓塞治疗。

四、临床操作考核

(一) 环甲膜穿刺术

环甲膜穿刺术的考核评分要点见表 17-5。

表 17-5　环甲膜穿刺术的考核评分要点

考号:　　　　姓名:　　　　总得分:　　　　考核教师:

操作项目	评分要点	分值	得分
术前准备	(1) 医患沟通,向患者解释施行环甲膜穿刺的必要性,消除紧张情绪和顾虑,签署知情同意书;监测患者血压、呼吸、心率、脉搏、血氧饱和度	1.5	
	(2) 准备环甲膜穿刺包、消毒用品、麻醉药品、吸痰装置、注射器、胶布、无菌手套、口罩、帽子	1.5	
体位	患者仰卧位,头后仰	1.0	
颈部查体	选择穿刺点(环甲膜)	1.0	
消毒	常规消毒皮肤,范围 15cm;戴无菌手套,打开穿刺包	1.5	
铺巾	无菌孔巾中心对准穿刺点	0.5	
麻醉(紧急情况下可不麻醉)	(1) 用注射器吸入 2% 利多卡因	1.0	
	(2) 在穿刺点局部皮下注射形成 1 个皮丘,将注射器垂直于皮肤表面,沿肋骨上缘缓慢刺入各层行局部浸润麻醉	1.5	
	(3) 间断负压回吸,每进 2~3mm 回吸 1 次,无液体或血液后注射利多卡因,逐层浸润麻醉,直至气管内;如有气体吸出,则提示进入气管内,退针并记录穿刺针长度	2.0	
穿刺	(1) 确定穿刺针通畅	1.0	
	(2) 估算穿刺深度	1.0	
	(3) 穿刺:左手紧绷皮肤,右手执穿刺针,沿麻醉点进针直至有落空感,停止穿刺,回抽有空气说明进入喉腔,按压胸廓有气体流出也说明进入喉腔	1.5	
固定	(1) 左手固定穿刺套,右手扭下穿刺针	1.0	
	(2) 连接简易呼吸器或呼吸机	1.0	
术后处理	(1) 嘱患者卧床休息,监测血压、心率、呼吸、脉搏、血氧饱和度,观察患者有无憋气、胸闷等症状	1.0	
	(2) 观察穿刺局部出血情况,有无皮下气肿等并发症发生	1.0	
	(3) 穿刺用物的处理	1.0	
	总分	20.0	

注:操作中不符合无菌操作要求扣 5 分。

(二) 环甲膜切开术

环甲膜切开术的考核评分要点见表 17-6。

表 17-6 环甲膜切开术的考核评分要点

考号： 姓名： 总得分： 考核教师：

操作项目	评分要点	分值	得分
术前准备	(1)医患沟通,向患者解释施行环甲膜切开的必要性,消除紧张情绪和顾虑,签署知情同意书;监测患者血压、呼吸、心率、脉搏、血氧饱和度	1.5	
	(2)准备环甲膜切开包、消毒用品、麻醉药品、吸痰装置、注射器、胶布、无菌手套、口罩、帽子	1.5	
体位	患者仰卧位,头后仰	1.0	
颈部查体	选择切开部位(环甲膜)	1.0	
消毒	常规消毒皮肤,范围 15cm;戴无菌手套,打开切开包	1.5	
铺巾	无菌孔巾中心对准切口处	0.5	
麻醉(紧急情况下可不麻醉)	(1)用注射器吸入 2% 利多卡因	1.0	
	(2)在局部皮下注射形成 1 个皮丘,将注射器垂直于皮肤表面,沿肋骨上缘缓慢刺入各层行局部浸润麻醉	1.0	
	(3)间断负压回吸,每进 2~3mm 回吸 1 次,无液体或血液后注射利多卡因,逐层浸润麻醉,直至气管内;如有气体吸出,则提示进入气管内	2.0	
切开	(1)确认切开包物品齐全	1.0	
	(2)于甲状软骨和环状软骨间做一长 2~3cm 的横行皮肤切口,于接近环状软骨处切开环甲膜,以弯曲止血钳扩大切口,插入气切导管	1.5	
固定	(1)气切导管气囊充气 6~8ml,将气切导管两翼系至患者颈部,确认松紧合适	1.0	
	(2)连接简易呼吸器或呼吸机	1.0	
术后处理	(1)嘱患者卧床休息,监测血压、心率、呼吸、脉搏、血氧饱和度,观察患者有无憋气、胸闷等症状	2.0	
	(2)观察切开部位局部出血情况,有无皮下气肿等并发症发生	1.5	
	(3)处理医疗垃圾	1.0	
总分		20.0	

注:操作中不符合无菌操作要求扣 5 分。

(三) 成人心肺复苏术

成人心肺复苏术的考核评分要点见表 17-7。

表 17-7 成人心肺复苏术的考核评分要点

考号： 姓名： 总得分： 考核教师：

操作项目	评分要点	分值	得分
判断患者意识	(1)发现患者,判断周围环境是否安全,重呼轻拍患者:"您好,醒醒。"患者无反应	1.0	
	(2)呼救,准备 CPR	1.0	
	(3)5~10s 内检查脉搏呼吸:扫视患者面部和观察胸部有无起伏,同时检查患者颈动脉有无搏动	2.0	
体位及准备	平卧位,解开患者衣物,暴露胸廓,清除患者身上金属物件	1.0	

续表

操作项目	评分要点	分值	得分
心脏按压	(1)立即给予胸外心脏按压,双臂伸直与患者胸壁垂直,按压部位为胸骨下半段,标准体型者为两乳头连线中点与胸骨交叉处	1.0	
	(2)按压深度至少 5cm	1.0	
	(3)频率 100 至 120 次/min	1.0	
	(4)按压方向与胸壁垂直,尽量减少按压中断,按压与抬起时间为 1∶1,尽量保证胸廓完全回弹,抬起时掌根不离开胸壁,保持按压位置固定不变	1.0	
开放气道	清理口腔中异物:		
	(1)患者头偏向一侧,用手清理患者口腔	1.0	
	(2)将患者头部摆成气道开放位,保证患者气道打开。常用手法有仰头举颏法和推举下颌法,推举下颌法主要用于颈部有损伤者	2.0	
人工呼吸	(1)口对口人工呼吸时将患者鼻子捏住,深吸一口气,用口唇将患者的口唇完全包住,保证不漏气	1.0	
	(2)匀速吹气,时间 1s	1.0	
	(3)人工呼吸过程中必须保证患者气道打开,看到患者胸廓抬起后,松开口唇及鼻子	1.0	
心脏按压与人工呼吸循环	(1)持续 2min 的 CPR:按压 30 次后进行 2 次人工呼吸,即按压与呼吸比为 30∶2	2.0	
	(2)再接着完成 5 组 CPR,动作规范	1.0	
再次评估	5 组 CPR 后再次判断脉搏和呼吸	1.0	
整理患者	整理患者,进一步生命支持	1.0	
	总分	20.0	

(四) 气管插管术

气管插管术的考核评分要点见表 17-8。

表 17-8　气管插管术的考核评分要点

考号：　　　　　姓名：　　　　　总得分：　　　　　考核教师：

操作项目	评分要点	分值	得分
操作前准备	(1)医患沟通,签署知情同意书	1.0	
	(2)患者体位摆放得当,保持气道开放	1.0	
	(3)皮囊辅助人工呼吸,去氮给氧:动作正确,面罩位置恰当,通气时无漏气	1.0	
	(4)准备及清点用物,选择合适喉镜及叶片和气管导管,气管导管塑形满意,确认气管导管气囊无漏气	1.0	
气管插管操作	(1)插入喉镜、暴露声门,过程中动作轻柔得当,镜片插入深度适中,不得撬动门齿	2.0	
	(2)插入气管导管:右手持气管导管,在直视下将导管插入声门,拔出导芯	3.0	
	(3)继续插入导管至合适深度 22~24cm 时即可气囊充气 5~8ml,接呼吸器或呼吸机辅助呼吸	3.0	
	(4)确认气管导管位置:听诊可及两肺尖及侧胸部呼吸音,双肺呼吸对称,未出现单肺通气	2.0	

续表

操作项目	评分要点	分值	得分
气管插管操作	(5)放置牙垫,撤出喉镜,用胶带固定导管。避免牙垫压迫嘴唇,避免胶布黏住嘴唇	2.0	
	(6)恢复患者头位至正位	2.0	
	注:撬动牙齿该步骤不得分;气管导管插入过深、过浅该步骤不得分;气管导管插入试管则气管插管操作不得分;		
插管后操作	收拾用物,物品复位,处理医疗垃圾	2.0	
	总分	20.0	

注:操作中不符合无菌要求扣5分。

(五)电除颤术

电除颤术的考核评分要点见表17-9。

表17-9　电除颤术的考核评分要点

考号:　　　　　姓名:　　　　　总得分:　　　　　考核教师:

操作项目	评分要点	分值	得分
操作前准备	(1)正确开启除颤仪,调至监护位置,安放除颤电极板,报告心律情况(无脉室速或心室颤动)须紧急进行电除颤。如患者已有心电监护,则监护步骤可省略,只需确认是否需要除颤	2.0	
	(2)迅速擦干患者胸部皮肤,在电极板上涂以适量导电膏混匀(无导电膏可用浸湿生理盐水的纱布代替)	2.0	
患者体位	平卧位,衣服解除,暴露胸廓,移除胸部的金属物品	2.0	
除颤操作	(1)确认监护仪在非同步除颤设置(监护仪默认设置)	2.0	
	(2)调节除颤器能量(单向波除颤仪选择360J,双向波除颤仪选择120~200J)	3.0	
	(3)正确放置电极板位置,保持胸壁与电极板紧密接触	3.0	
	(4)开始充电至所需能量,喊出"请闪开"确认无人与患者接触后,两手同时按压放电开关进行除颤	4.0	
除颤后处理	移开电极板,立即开始5组的CPR后方可检查脉搏及心律	2.0	
	总分	20.0	

(六)简易呼吸器使用

简易呼吸器使用的考核评分要点见表17-10。

表17-10　简易呼吸器使用的考核评分要点

考号:　　　　　姓名:　　　　　总得分:　　　　　考核教师:

操作项目	评分要点	分值	得分
准备	(1)正确连接简易呼吸器各配件	1.0	
	(2)检查简易呼吸器各配件性能完好:面罩无漏气,单向阀工作正常,减压阀开关打开并确认可用,储氧袋无漏气等	1.0	
	(3)判断患者需简易呼吸器辅助呼吸:呼吸骤停、机械通气患者需转运等	1.0	
患者准备	暴露胸廓,摆好体位,清除口腔内分泌物、异物等	1.0	
开放气道	仰头举颏法,保持气道通畅	2.0	
检查环境	检查周围环境用氧安全,检查用氧装置性能良好	1.0	

续表

操作项目	评分要点	分值	得分
接氧	将简易呼吸器接上氧气,确定给氧管道通畅	2.0	
辅助通气	(1)一手以 EC 手法维持气道开放并固定面罩	3.0	
	(2)另一手挤压气囊,每次送气量 500~600ml,匀速送气	3.0	
	(3)施救时应观察:患者胸廓是否随着气囊的挤压而起伏;在呼气时观察面罩内是否呈雾气状态	3.0	
	(4)人工呼吸频率为 10~12 次 /min。心肺复苏时按压与人工呼吸为 30∶2。避免频率过快导致过度通气	2.0	
	总分	20.0	

（七）洗胃术

洗胃术的考核评分要点见表 17-11。

表 17-11　洗胃术的考核评分要点

考号:　　　　姓名:　　　　总得分:　　　　考核教师:

操作项目	评分要点	分值	得分
操作前准备	(1)医患沟通,签署知情同意书,了解患者中毒时间、中毒种类等,评估患者口腔黏膜情况	3.0	
	(2)准备洗胃机、洗胃专用管、洗胃溶液、水溶性润滑剂、压舌板、牙垫、开口器、治疗巾、注射器、检验标本容器等	2.0	
	(3)医生戴手套、口罩、帽子	2.0	
安装洗胃机	安装好洗胃机,插好电源,检查洗胃机性能,调节每次灌洗液量 250~300ml	3.0	
体位	协助患者采取合适体位,胸前围围裙,弯盘置口角处,盛水桶放于床头下方	2.0	
插管固定	将胃管前端涂液体石蜡后自鼻腔或口腔插入,证实胃管在胃内后固定,按"手吸"键回抽胃液送检	3.0	
洗胃	按"自动"键,反复冲洗直至洗出的液体澄清无味,再按"停机"键,机器停止工作	2.0	
拔管整理	反折胃管,迅速拔出。整理患者衣物、床单位,清理用物,洗手,记录灌洗液及洗出液总量及性质	3.0	
	总分	20.0	

（刘景仑）

第十八章
眼科基本技能与临床诊疗思维评估

　　眼科检查和操作技能主要包括视力、视野、裂隙灯、眼压、泪道冲洗、斜视、屈光及眼底等检查方法，是眼部疾病诊断、病情评估的主要依据，也是医学生临床实践中需要掌握的基本技能。掌握眼科基本检查方法，熟悉眼科基本检查方法的适应证、禁忌证及操作步骤，建立系统规范的临床诊疗思维，在眼科疾病及某些全身疾病的诊断治疗及随访中具有重要的意义。

视频:视力
检查

第一节　视　力　检　查

【适应证】

1. 眼科就诊及其他科室要求会诊的患者。

2. 健康体检者。

【禁忌证】

1. 全身状况不允许的患者。

2. 因精神或智力状态不能配合的患者。

【操作前准备】

　　1. **环境准备**　视力表可选用对数视力表、国际标准视力表、近视力表。视力表的1.0行应与被检眼同高。视力表的照明应均匀，无眩光，可采用自然照明。如用人工照明，照明强度为300~500lx。

　　2. **材料准备**　遮眼板（消毒后使用）、小孔镜、指示棒。

　　3. **患者准备**　告知患者检查的目的、检查过程及注意事项。

　　4. **医生准备**　仪表端庄，洗手消毒，戴口罩、帽子。

【操作方法】

　　1. 远视力检查

　　(1) 患者距视力表5m，遮盖一眼。医生由上而下指点视标，患者指出视标的缺口方向，逐行检查并记录。

　　(2) 如患者在5m处不能识别最大的视标，嘱其逐步向视力表走近，直到识别最大视标为止。记录公式：视力＝患者所在的距离(m)/5(m)×0.1。

　　(3) 如至视力表1m处，仍不能识别最大的视标，嘱患者背光，医生伸出不同数目的手指，距离从1m开始，逐渐移近到能辨认为止，记录该距离，如"指数/30cm"。

　　(4) 如指数在5cm处仍不能识别，则医生在患者眼前轻轻摆动手，如患者能看到，记录该距离，如"手动/20cm"。

　　(5) 如眼前手动不能识别，则先遮盖非受检眼至不透光，在暗室中用烛光或手电光在被检眼前方时亮时灭,检查患者能否感觉光亮,记录"光感 / 距离"。然后检查光定位,嘱被检眼注视前方,光源在被检眼前 1m 处,分别于上、中、下,颞侧上、中、下,鼻侧上、中、下九个方位检查,用"+""－"记录光定位的准确与否。如测试感觉不到光亮,则记录"无光感"。

2. 近视力检查　将近视力表放在患者眼前 30cm 处,同远视力检查,找出患者在 30cm 处能正确辨认的最小字号。正常近视力为 30cm 能看到 1 号字或 1.0,记录为 J1 或 1.0。如果患者在 30cm 处不能辨认 1 号字或 1.0,则嘱患者手持视力表前后移动,找出能看到的最小字号,并记录下实际距离。例如:患者在 50cm 处能看到的最小字号为 2,则其近视力记录为 J2/50cm。

【注意事项】

1. 非受检眼遮盖要完全,但不要压迫眼球。

2. 每个字母辨认时间控制在 2~3s 内。

3. 矫正视力小于 1.0 的患者,应加针孔板后再查小孔视力,避免遗漏散光的可能。

4. 患者头位要摆正,不能眯眼。

5. 如患者佩戴眼镜,应检查和记录裸眼视力及戴眼镜矫正视力。

6. 视力检查是心理物理检查,评价结果时应当谨慎,避免伪盲可能。

(蒋　沁)

第二节　视　野　检　查

视频:视野检查(对照法)

【适应证】

1. 适用于视野的粗略测量。

2. 不能很好注视,无法进行视野计检查的患者。

3. 对于有明显视野改变的视神经萎缩、视网膜脱离和偏盲的患者,此方法能粗略测知患者视野的大概情况。

【禁忌证】

1. 全身状况不允许的患者。

2. 因精神或智力状态不能配合的患者。

【操作前准备】

1. 环境准备　环境清洁、安静、光线适宜。

2. 患者准备　告知患者检查目的、操作过程和注意事项。

3. 医生准备　洗手消毒,戴口罩、帽子。

【操作方法】(对照法)

1. 体位　患者与医生双眼相距 1m 相向而坐,眼位保持与医生等高。检查右眼时,患者遮左眼,其右眼注视医生的左眼,此时医生遮右眼,左眼注视患者的右眼,检查左眼时反之。

2. 检查

(1)检查右眼时,医生将左手手指起始处分别置于自己身体平面的上方、下方、颞侧、鼻侧。患者则伸出右手手指进行同样的操作,医生和患者手指必须同时对称以相同速度从上方、下方、颞侧、鼻侧各方位逐渐向视线中央移动。(检查鼻侧视野时,如果医生和患者操作不便,建议医生可转换为左手遮盖,右手指移动,患者右手遮盖,左手指移动)。

(2)检查左眼时与右眼相反。

3. 判断视野　医生和患者在发现各自手指时停止移动,在医生视野正常的情况下,通过对比医生和患者手指位置的距离和角度差异来粗略判断患者的视野情况。

4. 记录结果　告知患者检查结果,并记录结果。

【注意事项】

1. 检查过程中患者头部切勿转动,与医生始终保持注视状态并用余光感知手指是否出现。

2. 医生指导患者进行检查时,各方向按顺序进行,避免重复和遗漏。

3. 可以通过反复多次检查以确保结果的准确性。

4. 对照法只能粗略评估患者的视野是否正常,若发现异常可通过 Goldmann 视野计检查法、计算机自动视野计检查法等进一步确定。

(蒋　沁)

视频:裂隙灯
检查

第三节　裂隙灯检查

【适应证】

眼科就诊患者,健康体检者。

【禁忌证】

因全身状况不允许及不能坐位者,不能配合的患者。

【操作前准备】

1. 环境准备　将室内光线调至略暗。

2. 材料准备　消毒裂隙灯额托,更换下颌纸垫。

3. 患者准备　告知患者裂隙灯检查(slit-lamp examination)的目的、过程及注意事项。佩戴眼镜者摘下眼镜,调整座椅和检查台高度以舒适为度,嘱患者下颌放在颌托上,前额抵住额托,调整下颌架及检查台高度,使参考线位于睑裂水平,儿童根据身高调整检查姿势。需检查周边晶状体,后部玻璃体及眼底时,可根据情况选择相应的扩瞳药(注意扩瞳前检查患者前房深度和眼压),必要时嘱患者适当转动眼球。

4. 医生准备　洗手消毒,戴口罩、帽子。调整目镜瞳距和屈光度。

【操作方法】

1. 开启仪器　对准患者鼻根部打开裂隙灯光源。按照先右后左、从前往后的顺序检查。

2. 调整　一只手操纵摇杆,可前后左右上下移动裂隙灯显微镜,一只手操纵裂隙宽窄和裂隙灯柱臂角。必要时调整放大倍数、光斑大小、角度、宽窄和滤光片。

3. 检查

(1)弥散光照明法:大体初步检查眼睑、结膜、泪膜及角膜浅表病变。其要点是:①光阑全开;②宽裂隙斜向投射;③裂隙灯柱与显微镜臂角 30°;④低倍放大。

(2)直接焦点照明法:最常用,详细检查病变特征及位置。其要点是:①光源焦点与显微镜焦点合一;②灵活调整裂隙高度和宽窄及裂隙灯柱与显微镜臂夹角(一般采用 30°~40°);③同侧投射以获得良好光学切面。

(3)镜面反光照明法、间接照明法等。

(4)裂隙灯可以常规进行眼前节检查,还可以配合前置镜、三面镜进行玻璃体和眼底检查,配合房角镜进行房角检查,配合压平眼压计检查眼压等。

4. 记录结果　告知患者检查结果,并记录结果。

【注意事项】

1. 检查结膜、角膜、巩膜时，裂隙灯柱与显微镜臂的夹角一般为 40°。检查前房、晶状体和前部玻璃体时，夹角应小于 30°。检查后部玻璃体和眼底时，除需加用前置镜或三面镜等辅助设备外，夹角应调为 10° 或更小。

2. 应综合使用裂隙灯显微镜的几种不同使用方法，以免遗漏病变的细微改变。

3. 检查时医生应动作轻柔，语言通俗易懂，态度亲切柔和。

4. 注意裂隙灯显微镜的维护和保养。

（蒋　沁）

第四节　眼　压　检　查

视频：眼压
检查

一、指压法

【适应证】

无法使用仪器检查眼压的患者和需要了解眼压者。

【禁忌证】

1. 眼球开放性损伤者。

2. 结膜或角膜急性传染性或活动性炎症者。

3. 全身状况不允许或不能合作者。

4. 内眼术后早期患者。

【操作前准备】

1. **环境准备**　环境清洁、安静、光线适宜。

2. **患者准备**　告知患者眼压检查的目的、过程及注意事项。佩戴眼镜者摘下眼镜，取坐位或立位，保持头位相对固定状态。

3. **医生准备**　洗手消毒，戴口罩、帽子。

【操作方法】

检查时嘱患者闭眼放松，双眼向下方注视。医生将双手示指置于患者上睑皮肤近睑板上缘处，向眶下壁方向交替按压眼球，如此反复多次，借指腹触之眼球壁的硬度感来估计眼压的高低。

【注意事项】

1. 指压法只能粗略估计眼压的高低，而非定量测量，需要医生有一定的临床经验。

2. 操作时按压的部位为眼球上方的巩膜处，而非角膜。

3. 交替按压眼球时用力适中，否则无法感受眼压高低的轻微变化。避免用力过大，防止对眼球造成过度压迫。

4. 同一患者可行左右眼比较，必要时可与正常人进行比较。

二、非接触眼压计法

【适应证】

眼科就诊患者或健康体检者，需要了解眼压者。

【禁忌证】

1. 结膜、角膜急性传染性或活动性炎症者。

2. 严重角膜上皮损伤者。

3. 眼球开放性损伤者。

4. 全身状况不允许及不能合作者。

【操作前准备】

1. **环境准备** 环境清洁、安静、光线适宜。

2. **材料准备** 消毒非接触眼压计额托,更换下颌纸垫。

3. **患者准备** 告知患者眼压检查的目的、过程及注意事项。佩戴眼镜者摘下眼镜,嘱患者下颌置于颌托,前额抵住额托。儿童根据身高选择检查姿势。

4. **医生准备** 调试座椅和检查台高度,洗手消毒,戴口罩、帽子。

【操作方法】

1. **体位** 开启仪器,调整患者头位,使其角膜位于观察镜视区内。一般按照先右后左顺序检查。

2. **检查** 将定位圆点移至聚焦清晰的方框正中,嘱患者被检眼注视圆点,再确认角膜位置无误后,启动按钮,测量成功后显示屏上有数值显示。

3. **报告结果** 连续测量 3 次,取平均值。也可选择自动测量模式。

4. **关闭仪器** 关闭非接触眼压计。

【注意事项】

1. 正式测量前为消除患者的紧张情绪,可先以示指在通气孔前体会气流强度。

2. 测量时如出现眼球位置移动、泪液过多、数据相差过大等情况,应重新测量。

3. 其测量值受中央角膜厚度影响,测量值小于 1.08kPa(8mmHg)或超过 5.36kPa(40mmHg)时,准确度较低。

(蒋 沁)

视频:泪道冲
洗术

第五节 泪道冲洗术

【适应证】

1. 眼科就诊的溢泪患者检查泪道是否通畅。

2. 外伤性泪道损伤患者检查泪小管是否断裂。

3. 眼科内眼手术前常规检查。

4. 眼科泪道手术前后的常规冲洗。

5. 慢性泪囊炎的治疗。

【禁忌证】

1. 急性泪囊炎、急性泪囊周围炎患者。

2. 全身状况不允许的患者。

3. 因精神或智力状态不能配合的患者。

【操作前准备】

1. **环境准备** 环境清洁、安静、光线适宜。

2. **材料准备** 棉签、棉球、表面麻醉药、5ml 注射器及泪道冲洗针头、无菌生理盐水、泪点扩张器、盛水器。

3. **患者准备**　患者取舒适坐位或仰卧位,告知患者检查目的、操作过程及注意事项。

4. **医生准备**　洗手消毒,佩戴帽子、口罩和无菌手套。核对患者姓名、检查眼别等信息。

【操作方法】

1. **体位与麻醉**　请患者背靠墙坐好或仰卧位,并进行表面麻醉。

2. **固定针头**　取 5ml 注射器抽取无菌生理盐水并将泪道冲洗针头紧固于注射器头部。

3. 冲洗

(1)嘱患者头向后仰并稍向受检侧倾斜,请患者自己将盛水器紧贴受检侧面部。

(2)以棉球向外下方牵拉受检眼下睑内眦部,嘱患者向外上方注视。

(3)如泪小点过小,则需用泪点扩张器将泪点扩大。

(4)冲洗针头轻柔的垂直插入泪小点 1~2mm 后,将下睑朝颞侧方向拉紧,针头转向鼻侧水平方向 5~6mm 进入泪囊,或触及骨壁稍后退,将冲洗液缓慢注入泪道,同时询问患者有无盐水流入鼻腔或咽喉,注意泪点处有无生理盐水或分泌物反流。

(5)如下泪点冲洗不通畅,则需行上泪点冲洗。冲洗完毕后退出针头,无菌棉球擦拭眼部余液。

4. **判断结果**

(1)如患者诉有盐水流入鼻腔或咽喉,表明泪道通畅。

(2)如由下泪小点注入,冲洗液自上泪点反流,则为鼻泪管或泪总管阻塞。

(3)如冲洗液伴有黏脓性分泌物自上泪点反流,则为鼻泪管阻塞合并慢性泪囊炎。

(4)如有部分冲洗液反流,部分冲洗液流入鼻腔或咽喉,则为鼻泪管或泪总管狭窄。

(5)如冲洗液从注入的泪小点反流,则为泪小管阻塞。

5. **记录结果**　记录冲洗情况,包括从何处进针,有无阻力,冲洗液流通情况及是否有分泌物等。并告知患者检查结果。

【注意事项】

1. 冲洗针头插入泪道的角度应顺应泪道走向,动作应轻柔,遇到阻力可退回少许重新尝试进针,切勿强行推进,以免穿破泪道壁形成假道。退针时要沿泪道方向缓慢退出,勿用力抽出针头。

2. 冲洗液注入时应缓慢推注,观察下睑是否肿胀,如出现肿胀,为误入皮下而形成假道,应立即停止冲洗,酌情给予抗生素药物治疗,以免发生蜂窝织炎。

3. 有慢性泪囊炎者,冲洗前应先挤压泪囊部,排出分泌物后再冲洗。

4. 婴幼儿冲洗时,必须将头部妥善固定,以确保安全。

5. 操作时应询问患者感受,安抚其紧张焦虑的情绪。

6. 勿反复冲洗,避免黏膜损伤后粘连引起泪小管阻塞。

(蒋　沁)

第六节　斜视检查

视频:斜视检查

【适应证】

1. 斜视专科就诊及其他科室要求会诊的患者。

2. 健康体检者。

【禁忌证】

1. 全身状况不允许的患者。

2. 因精神或智力状态不能配合的患者。

【操作前准备】

1. **环境准备** 环境清洁、安静、光线适宜。

2. **材料准备** 手电筒、遮盖板、三棱镜、红色滤光片等。

3. **患者准备** 告知患者检查目的、操作过程及注意事项,取坐位或立位。

4. **医生准备** 洗手消毒,戴口罩、帽子。

【操作方法】

1. **角膜映光法** 嘱患者注视前方33cm处的点光源,医生通过观察光映点落在角膜上的位置及其与瞳孔的关系来判断斜视的类型和斜视度(光点落在瞳孔缘为15°,在瞳孔缘与角膜缘的中点为30°,角膜缘为45°)。外斜视用"−"表示,内斜视用"+"表示。

2. **遮盖检查法**

(1)遮盖-去遮盖法

1)患者取坐位,与医生相向而坐,医生用手电筒照射患者鼻根部。

2)嘱患者注视前方33cm或6m处的视标,遮眼板遮盖任意一眼。如果对侧眼有移动,说明显性斜视;如果对侧眼无移动,说明对侧眼处于注视位。

3)随后去除遮眼板,观察被遮眼的变化:如果返回注视位,说明有隐性斜视;如果停留在偏斜位,说明有显性斜视。此方法用于鉴别显斜视与隐斜视/正位眼。

(2)交替遮盖法:嘱患者注视前方33cm或6m处视标,用遮眼板遮盖一眼,然后迅速从一眼移动到对侧眼,交替遮盖,来回反复多次,观察是否有眼球移动。保证两眼中总有一眼被遮盖,充分打破双眼由于同时注视产生的融合。该方法可以发现包括显性斜视和隐性斜视在内的全部斜视。可以鉴别正位眼与显斜视或隐斜视,但不能鉴别显斜视与隐斜视。

3. **复视像检查**

(1)于暗室中,患者与医生相向而坐,检查过程中始终保持头部固定。

(2)医生将红色滤光片置于患者右眼前,并距离患者1m处手持电筒。正常者可见一淡红色光源,有复视者可见一红一白两个光源。

(3)医生按次序向9个方位(上、中、下,左上、中、下,右上、中、下)移动光源,并嘱患者眼球随光源向各个方向转动。如果患者看到两个光源在各向位置始终重合,则表明无复视。如果患者在某一位置看到红白光源分离,则提示复视可能。如有复视,应进一步确定麻痹肌。

【注意事项】

1. 详尽的病史询问对于正确的诊断非常重要。

2. 斜视检查通常需要多次重复和全面分析以最终确定治疗方案。

3. 儿童斜视与调节、融合关系密切,通常需要分别检查戴镜和裸眼的斜视度,并比较其差异。

4. 复像检查原则上是在患者眼球各向的最大转动位(约15°~20°)判断光源是否分离及分离的最大距离,但要提示患者避免眼球过度转动。

5. 如果需要精确计算斜视度数,还可以采用三棱镜遮盖法或同视机检查法。必要时还需要进行眼球运动功能和双眼视功能检查。

(蒋 沁)

第七节 屈光检查

视频:屈光
检查

一、睫状肌麻痹下检影验光法

【适应证】

1. 所有首次验光的儿童;16岁以下中高度远视性屈光不正儿童,尤其伴有内斜视者;弱视儿童。

2. 矫正视力不正常且不能用其他眼病解释者。

3. 怀疑调节异常及复杂的屈光不正,如高度近视、高度远视或高度散光,近视或远视合并散光等。

【禁忌证】

1. 青光眼患者,禁忌散瞳验光;或可疑青光眼患者发现前房浅、眼压偏高或在正常值高限者,应慎重。

2. 对睫状肌麻痹药物成分过敏者。

3. 因精神或智力状态不能配合的患者。

4. 全身状况不允许的患者。

【操作前准备】

1. **环境准备** 环境清洁安静,光线适宜。

2. **材料准备** 目前临床常用的睫状肌麻痹剂有1%阿托品眼膏或眼用凝胶、1%盐酸环喷托酯滴眼液、复方托吡卡胺滴眼液、检影镜、电脑验光仪和综合验光仪等。

3. **患者准备** 取坐位并告知患者检查目的、操作过程及注意事项。

4. **医生准备** 消毒洗手,戴口罩、帽子。

【操作方法】

1. **检查双眼前房深度** 询问患者视力,测量眼压,并在裂隙灯下检查双眼前房深度。

2. **选择睫状肌麻痹药物**

(1)1%阿托品眼用凝胶(指南建议适用于6岁以下首次验光的低龄儿童、16岁以下伴有内斜视及中高度远视的屈光不正儿童):每天3次,连用3d,或每日1次,连用7d后,验光当天早晨用药1次后检影验光。

(2)1%环喷托酯(指南建议适用于6岁以上不伴有内斜视的首次验光儿童):每5min使用1次,每次1滴,共3次,末次用药30min后检影验光。

(3)复方托吡卡胺滴眼液(指南建议适用于12岁以上单纯性近视儿童):每5min 1次,每次1滴,共3~4次,末次用药30min后检影验光。

(4)成人原则上可采用小瞳检影,但对于有调节异常的患者可采用睫状肌麻痹验光。

3. **检查**

(1)患者与医生的距离为1m,患者佩戴试镜架。医生嘱患者睁开双眼,先右后左分别检查,通过视网膜检影镜观察影动是顺动还是逆动,增加相应度数的球镜,直至影动不动(即中和状态)。如有散光,需要检查子午线相互垂直两向的影动状态。

(2)调整屈光度数并试戴,分别检查两眼的矫正视力。

（3）瞳孔恢复后,再次检查戴镜视力,调整屈光度数。

（4）测量瞳距,定制镜片。

【注意事项】

1. 验光前仔细询问患者眼病史及全身疾病史。

2. 检查远、近视力,矫正视力及原有戴镜度数。

3. 检查前需向患者详细解释并告知睫状肌麻痹药物的使用注意事项及不良反应,即有发生过敏及毒性反应的可能性,注意观察并及时处理。

4. 用药后会出现视物不清及户外畏光现象。

5. 所有的睫状肌麻痹药物滴眼后均应嘱患者压迫泪囊 2~3min,以减少药物全身吸收。

6. 配镜处方应在验光检查结果基础上结合患者的年龄、职业、戴镜史及有无隐斜等。

二、电脑验光法

【适应证】

1. 可疑屈光不正者。

2. 确定屈光不正性质及程度。

【禁忌证】

1. 全身状况不允许的患者。

2. 因精神或智力状态不能配合的患者。

【操作前准备】

1. **环境准备**　环境清洁、安静、光线适宜。

2. **材料准备**　消毒电脑验光仪额托,更换下颌纸垫。

3. **患者准备**　取坐位并告知患者检查目的、操作过程及注意事项。

4. **医生准备**　调试座椅及检查台高度,洗手消毒,戴口罩、帽子。

【操作方法】

1. **开机**　开启电源,预热仪器。

2. **体位**　嘱患者取舒适坐姿,将下颌部放入颌托,额部顶住额托,使头面部固定。旋转颌托手轮,使患者外眦角与支架立柱的眼位刻度高度持平。

3. **检查**

（1）嘱患者睁开双眼,注视雾视视标。

（2）旋转或推拉调焦手柄,使机位前后、上下、左右微量移动,直至将电脑验光仪的屏幕圆圈或十字对准瞳孔中心,并呈最清晰状态。

（3）按下测量按钮,重复 3 次,监视屏显示测试处方(包括单次和平均测试结果)。

4. **打印检查结果**　当数据相近且稳定时以平均结果作为最终测量结果。

【注意事项】

1. 嘱患者头面部固定,尽量少眨眼,少转动眼球。如果上睑下垂或睫毛较长遮盖角膜时,需助手协助上提上睑至合适的位置。

2. 对于眼表异常、屈光手术后、瞳孔异常、调节异常或无法固视等患者,测量结果不可靠或无法测量时需结合检影获得其客观验光的结果。

3. 瞳孔较小时,需散瞳后检查。

4. 睫状肌麻痹验光可参照电脑验光结果,并使用综合验光仪进行分析。

5. 定期保养和维护仪器。

（蒋　沁）

第八节 眼底检查法与常见疾病眼底改变

微课:眼底检
查法与常见疾
病眼底改变

【适应证】

1. 眼病患者,尤其怀疑玻璃体或眼底病变时。

2. 健康体检者。

【禁忌证】

1. 屈光间质明显混浊者。

2. 瞳孔明显缩小者。

3. 不能合作者。

4. 急性结膜炎患者不宜检查。

【操作前准备】

1. **环境准备** 将室内光线调至略暗。

2. **材料准备** 直接检眼镜。

3. **患者准备** 告知患者眼底检查的操作目的、操作过程及注意事项,佩戴眼镜者脱下眼镜,取坐位或立位。

4. **医生准备** 洗手消毒,戴口罩、帽子。

【操作方法】

1. **体位** 医生站在患者右侧,右手持检眼镜,头向右肩倾斜,将检眼镜的观察孔置于患者右眼前方,检查患者右眼。

2. **检查**

(1)指引患者注视远处视标,将检眼镜置于患者眼前 20cm 偏颞侧,与患者视线成 15° 夹角,用点状光配合 +8 到 +10 屈光度的镜片,聚焦于被检眼瞳孔。嘱患者上下左右各方向转动眼球,检查屈光介质的透明性。

(2)减少正镜度数并向患者移近,直到聚焦于眼底,用示指转动镜片转盘,根据患者和医生屈光度数选择检眼镜所需的屈光度数。首先检查视盘,包括边界、颜色、视杯的大小及深度,有无隆起、水肿、出血或渗出,确定杯盘比(C/D)等。然后沿从视盘出发的血管,分别从上方、下方、鼻侧到颞侧,依次观察眼底中周部和周边部,主要观察视网膜血管情况,了解视网膜有无出血、渗出、色素改变、变性区、裂孔、脱离和增殖等。检查过程中,根据所检查的象限,引导患者转动眼球,如检查 3 点钟方位,令受检眼向 3 点钟方向注视。最后嘱患者注视光源,观察黄斑部,主要检查中心凹反光是否锐利,黄斑部颜色是否均匀,有无出血、渗出、裂孔、前膜等。

(3)医生站在患者左侧,左手持镜,头向左肩倾斜,重复 1~3 步骤,用左眼观察患者左眼。

3. **记录结果** 记录视盘、视网膜血管、黄斑中心凹及视网膜等情况。

【注意事项】

1. 一般先检查右眼再检查左眼,或者先检查患眼再检查对侧眼。

2. 检查眼底要逐个象限依次检查。

3. 即使单眼发病也要进行双眼眼底检查。

4. 眼底检查需要在暗室中进行,小瞳孔可检查眼底后极部,如需详细检查周边眼底,应先行瞳孔散大。对于闭角型青光眼或浅前房患者,散瞳应谨慎,检查完毕应及时缩小瞳孔。

5. 对于患有感染性眼表疾病的患者,如急性结膜炎、化脓性角膜炎,一般不行该项检查。

6. 眼底检查的其他方法包括间接检眼镜,裂隙灯显微镜配置前置镜或三面镜检查以及眼底影像学检查(眼底照相和广角眼底照相)等。

【常见疾病眼底改变】

1. 正常眼底(左眼)见图 18-1。

2. 视网膜动脉阻塞眼底见图 18-2。

3. 视网膜静脉阻塞眼底见图 18-3。

4. 糖尿病视网膜病变眼底见图 18-4。

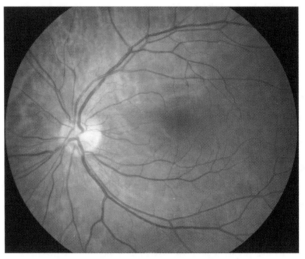

图 18-1　正常眼底(左眼)

正常眼底呈橘红色,视盘椭圆形,淡红色,边界清楚,杯盘比 =0.3。

视网膜血管走行正常,视网膜动静脉管径比为 2∶3,黄斑中心凹反射(+)。

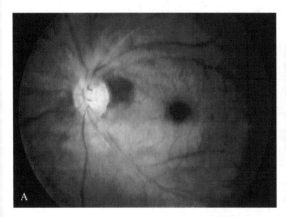
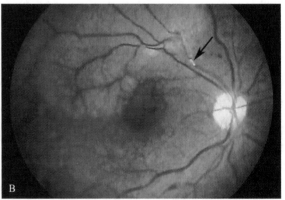

图 18-2　视网膜动脉阻塞眼底

A. 左眼视网膜中央动脉阻塞眼底。视网膜动静脉明显变细,视网膜弥漫性混浊、水肿,黄斑中心凹呈樱桃红斑。

B. 右眼颞上视网膜分支动脉阻塞眼底。颞上视网膜分支动脉变细,动脉内可见栓子(箭头),受累动脉供血区视网膜灰白水肿。

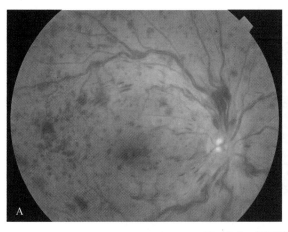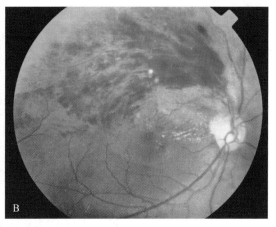

图 18-3 视网膜静脉阻塞眼底

A. 右眼视网膜中央静脉阻塞。B. 右眼颞上视网膜分支静脉阻塞。阻塞支静脉扩张、纡曲。受阻静脉引流区视网膜浅层放射状出血,视网膜水肿及棉绒斑,黄斑区水肿。

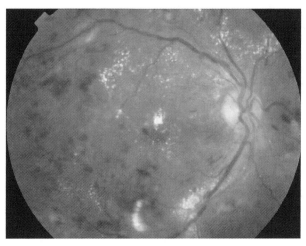

图 18-4 糖尿病视网膜病变眼底(左眼)

视网膜广泛微血管瘤和点状出血,伴有硬性渗出斑及棉絮状白斑。

（蒋 沁）

第九节 基本技能与临床诊疗思维评估示例

一、重点病史采集

（一）病例简介

患者,女性,42 岁。右眼视力逐渐下降伴眼痛 20d,加重 3d。患者 20d 前无明显诱因出现右眼视物轻微模糊,视远物及近物均受影响,逐渐加重。同时伴有右眼持续性胀痛、红、畏光、右眼眶疼痛。无视物变形、恶心、呕吐等症状。自行使用"氧氟沙星滴眼液"1 周,每天 3 次点右眼,上述症状无明显好转。3d 前因过度疲劳后右眼视力下降、眼痛加重，故来医院就诊。发病以来睡眠稍差，饮食如常，大小便无异常，体重无明显减轻。既往体健，无屈光不正病史，无风湿及结核病史，无传染病史，无手术外伤史，无药物过敏史。无烟酒嗜好，工作环境良好。父母、子女和配偶体健。

（二）重点病史采集内容与评分要点

病史采集过程中要注意的重点内容评分要点见表18-1。

表 18-1　重点病史采集内容与评分要点

考号：＿＿＿＿＿＿＿　姓名：＿＿＿＿＿＿＿　总得分：＿＿＿＿＿＿＿　考核教师：＿＿＿＿＿＿＿

采集项目	评分要点	分值	得分
自我介绍	介绍姓名、职称并解释自己的职责	0.5	
一般项目	患者的姓名、年龄、职业、住址、联系方式等	1.0	
主要症状	右眼胀痛、视力下降	2.0	
病期	20d	2.0	
起病情况	无明显诱因，逐渐起病	1.0	
主要症状特点	(1)视力下降(程度、频度、时间和时程)：轻度视力下降，视远及近物均受影响，逐渐加重	2.0	
	(2)眼痛(部位、性质、影响因素)：右眼胀痛，持续性，使用抗生素滴眼液后无好转	2.0	
伴随症状	(1)眼红，逐渐发展	1.0	
	(2)无视物变形、恶心、呕吐	1.0	
诊治经过	未就医，自用"氧氟沙星滴眼液"1周，无效	1.5	
一般情况	发病以来睡眠稍差，饮食如常，大小便无异常，体重无明显减轻	1.0	
其他相关病史	(1)既往无结核病史及其他传染病史	0.5	
	(2)患者无烟酒嗜好	0.5	
	(3)无药物过敏史	1.0	
	(4)家族中无遗传病史	0.5	
总结与安排	讨论初步诊断，安排下一步检查并给出处理意见	0.5	
技巧	(1)条理性强，层次清晰	0.5	
	(2)提问规范(无诱导性、连续性、责难性及暗示性提问)	0.5	
	(3)注意倾听，举止亲切友好	0.5	
	(4)及时核实患者提供的信息，恰当使用过渡性语言及结束语	0.5	
总分		20.0	

二、重点体格检查

(一)重点体格检查

病例同病史采集，根据上述病史采集的结果，进行有的放矢的重点体格检查，尽可能减少患者的不适，用较短的时间完成必要的全身体格检查(见前面相关章节)和眼科专科检查项目：视力、眼睑、泪器、结膜、巩膜、角膜、前房、虹膜、瞳孔、晶状体、玻璃体、视网膜、眼位、眼球运动、眼压。检查过程中注意保护患者，观察其反应并相互及时沟通。

(二)重点查体内容与评分要点

针对本病例的重点查体内容和与评分要点见表18-2。

表 18-2　重点查体内容与评分要点

考号：_____ 姓名：_____ 总得分：_____ 考核教师：_____

查体项目	评分要点		分值	得分
	右眼	左眼		
视力	远视力：0.5	远视力：1.0	1.0	
	近视力：0.5	近视力：1.0	0.5	
	小孔视力：0.6		0.5	
眼睑	眼睑无红肿、气肿、淤血、瘢痕或肿物，无内翻或外翻	眼睑无红肿、气肿、淤血、瘢痕或肿物，无内翻或外翻	0.5	
	睑裂对称，无上睑下垂，睑裂闭合正常	睑裂对称，无上睑下垂，睑裂闭合正常	0.5	
	睫毛整齐，生长方向正常，无变色、脱落，睫毛根部无充血、鳞屑、脓痂或溃疡	睫毛整齐，生长方向正常，无变色、脱落，睫毛根部无充血、鳞屑、脓痂或溃疡	0.5	
泪器	上下泪小点开放，无狭窄、闭塞、外翻或内翻	上下泪小点开放，无狭窄、闭塞、外翻或内翻	0.5	
	泪囊区皮肤无红肿、压痛或瘘管，压迫泪囊区无分泌物自泪点溢出	泪囊区皮肤无红肿、压痛或瘘管，压迫泪囊区无分泌物自泪点溢出	0.5	
结膜	结膜睫状充血伴轻度水肿，无出血、乳头肥大、滤泡增生、瘢痕、溃疡、睑球粘连，无色素沉着、异物、分泌物或新生物	结膜无充血、出血、水肿、乳头肥大、滤泡增生、瘢痕、溃疡、睑球粘连，无色素沉着、异物、分泌物或新生物	1.0	
巩膜	无黄染，巩膜血管无扩张	无黄染，巩膜血管无扩张	1.0	
角膜	角膜大小正常，无异物、新生血管及混浊	角膜大小正常，角膜透明、无异物、新生血管及混浊	1.0	
	角膜后沉着物呈羊脂状，集中于角膜下方	无角膜后沉着物	0.5	
前房	前房深度正常，前房闪辉、无积血或积脓	前房深度正常，无混浊、积血或积脓	1.0	
虹膜	虹膜水肿，无结节、异物及新生血管	虹膜纹理清晰，无混浊、萎缩、结节、异物及新生血管	0.5	
	无虹膜根部离断、缺损，无虹膜震颤	无虹膜根部离断、缺损，无虹膜震颤	0.5	
	无虹膜前粘连，3：00~6：00 虹膜后粘连	无虹膜前粘连及后粘连	0.5	
瞳孔	大小 2.5mm×2.5mm，圆形居中	大小 3mm×3mm，圆形居中	0.5	
	无永存瞳孔膜，无瞳孔领色素外翻	无永存瞳孔膜，无瞳孔领色素外翻	0.5	
	直接及间接对光反应迟钝	直接及间接对光反应正常	0.5	
晶状体	无混浊，位置无异常	无混浊，位置无异常	1.0	
玻璃体	透明，无混浊物及增殖	透明，无混浊物及增殖	1.0	
视网膜	视盘橘红色，视盘边界清晰，C/D=0.3	视盘橘红色，视盘边界清晰，C/D=0.3	0.5	
	视网膜平伏，无水肿、渗出、出血、增生物	视网膜平伏，无水肿、渗出、出血、增生物	0.5	
	视网膜血管走行正常，动静脉管径比 A：V=2：3，黄斑中心凹反光阳性	视网膜血管走行正常，动静脉管径比 A：V=2：3，黄斑中心凹反光阳性	0.5	
眼位	角膜荧光法：0°	角膜荧光法：0°	0.5	
眼球运动	双眼球各方向运动正常	双眼球各方向运动正常	1.0	
眼压	16mmHg	20mmHg	1.0	
技巧	(1)查体前检查者须洗手		0.5	
	(2)动作熟练、手法规范		0.5	
	(3)注意对比，无重复、颠倒、遗漏		0.5	
	(4)注意交流和保护患者		0.5	
	总分		20.0	

三、眼科疾病病例分析

患者，女性，55 岁。因"右眼阵发性胀痛 6 个月，疼痛加重伴视力下降 2d"收入院。患者 6 个月前无明显诱因出现右眼胀痛，伴有雾视及右眼眶不适，傍晚时较明显，经短暂休息后胀感减轻。上述症状平均每 2 个月发作 1 次，视力无明显影响。未给予系统诊治。2d 前因情绪激动出现右眼明显胀痛伴视物模糊，右侧眼眶疼痛、头痛伴恶心呕吐，因休息后未见好转，故来医院就诊。发病以来睡眠稍差，饮食如常，大小便无异常，体重无明显减轻。既往体健，无传染病史，无手术外伤史，无药物过敏史。无烟酒嗜好。无结核病接触史，工作环境良好。子女和配偶体健。无眼病家族史。

查体：体温 36.6℃，脉搏 92 次 /min，呼吸 20 次 /min，血压 135/85mmHg。急性痛苦病容，步入病房。全身检查未见明显异常。眼科检查：右眼视力为指数 /20cm，左眼远近视力均为 0.6，右眼球结膜明显混合性充血，右眼角膜雾状水肿，角膜后弹力层皱褶，KP（-），中央前房 3CT，周边前房 1/4CT，右侧瞳孔直径均为 6.5mm，直接对光反射消失，虹膜水肿、纹理不清。右眼晶状体皮质楔形混浊，右眼底窥不清。左眼无充血，左眼角膜清晰，KP（-），中央前房 4CT，周边前房 1/4CT，虹膜膨隆，房水清，左侧瞳孔直径均为 3.5mm，直接对光反射存在，左眼晶状体皮质楔形混浊，玻璃体清晰，左眼视盘边界清晰，左眼 C/D=0.3，A/V=2：3，黄斑中心凹反光可见。眼压：右眼 65mmHg，左眼 12mmHg。

根据以上临床资料，请写出初步诊断与诊断依据、鉴别诊断、进一步检查及治疗原则。

（一）初步诊断与诊断依据（初步诊断 12 分，诊断依据 8 分）

1. 原发性急性闭角型青光眼（右眼急性大发作期，左眼临床前期）

（1）中年女性，半年前间断出现右眼阵发性胀痛的小发作史，傍晚时较明显。

（2）眼科检查发现双眼中央及周边前房均浅，右眼角膜雾状水肿，瞳孔散大，对光反射消失。眼压：右眼 65mmHg，支持右眼原发性急性闭角型青光眼急性大发作期的诊断。

（3）右眼有急性发作，左眼具有浅前房和窄房角的特点，为临床前期。

2. 年龄相关性白内障（双眼初发期）　左眼远近视力轻度下降，查体发现双眼晶状体皮质楔形混浊。

（二）鉴别诊断（10 分）

原发性急性闭角型青光眼急性大发作期需与急性虹膜睫状体炎、继发性闭角型青光眼、其他系统疾病相鉴别。

1. 急性大发作期与急性虹膜睫状体炎的鉴别　角膜后沉着物为棕色色素而不是灰白色细胞；前房极浅；瞳孔中等扩大；虹膜有节段性萎缩；可能有青光眼斑；以往有小发作病史；对侧眼具有前房浅、虹膜膨隆、房角狭窄等解剖特征。急性虹膜睫状体炎一般无角膜上皮水肿，眼压也常常偏低。

2. 与继发性闭角型青光眼的鉴别　如果对侧眼前房较深，则应考虑患眼为继发性闭角型青光眼，如眼后节占位性病变所导致的房角关闭。

3. 与其他系统疾病的鉴别　如胃肠疾病、颅内疾病或偏头痛等。急性闭角型青光眼发作期患者常伴有恶心、呕吐、剧烈头痛等全身症状，易被误诊为胃肠疾病、颅内疾病或偏头痛等。

（三）进一步检查项目（4 分）

1. 房角镜检查　待右眼压降低，角膜无水肿时给予双眼房角镜检查。

2. 视野检查　计算机自动视野计通过检测视阈值改变，为青光眼早期诊断提供了依据。

3. 超声生物显微镜　对眼前段的解剖结构进行记录，并可作定量测量，特别对睫状体的形态、周边虹膜、房角开放程度进行检测，为原发性闭角型青光眼的诊断治疗提供极有价值的资料。

4. 术前全身检查　心、脑、肺、肾等脏器功能检查，确保可耐受手术，必要时请内科会诊。

（四）治疗原则（6 分）

1. 缩瞳　使用拟副交感神经药物，缩小瞳孔和增加虹膜张力，减少周边虹膜对小梁网的阻塞，使房角重新开放,为治疗急性闭角型青光眼的一线药物。

2. 降眼压药物 多联合使用。

(1)局部应用降眼压药物:① β- 肾上腺素能受体阻断剂;②肾上腺素能受体激动剂;③前列腺素衍生物;④碳酸酐酶抑制剂。

(2)全身应用降眼压药物:①高渗剂;②碳酸酐酶抑制剂。

3. 辅助治疗 全身症状严重者,可给予止吐、镇静、安眠药物。局部滴用糖皮质激素有利于减轻充血及虹膜炎症反应。应用视神经保护性药物以控制视神经节细胞凋亡。

4. 手术治疗

(1)临床前期:对于虹膜膨隆、浅前房、房角窄的临床前期患者,采用解除瞳孔阻滞的手术,如周边虹膜切除术、激光虹膜切开术,使前后房沟通,解除瞳孔阻滞,减轻虹膜膨隆,加宽房角,防止周边虹膜与小梁网接触。

(2)急性大发作期:经药物治疗后眼压下降,房角开放后粘连范围小于 1/3 周,仅用毛果芸香碱滴眼液的情况下眼压在 21mmHg 以下,可采用解除瞳孔阻滞的手术。如房角已有广泛粘连,单独应用毛果芸香碱滴眼液眼压仍超过 21mmHg,表示小梁功能已遭永久性损害,应做滤过性手术。

四、临床操作考核

直接检眼镜检查的考核评分要点见表 18-3。

表 18-3 直接检眼镜检查的考核评分要点

考号:＿＿＿＿＿ 姓名:＿＿＿＿＿ 总得分:＿＿＿＿＿ 考核教师:＿＿＿＿＿

操作顺序	评分要点	分值	得分
检查前准备	(1)医患沟通,如需散瞳者,应询问有无青光眼病史	1.0	
	(2)暗室环境下检查,准备直接检眼镜	1.0	
体位	(1)患者取坐位	1.0	
	(2)三右三左原则。用右眼检查患者的右眼,右手拿检眼镜,坐在或站在患者的右侧,左眼则反之	1.5	
透照法	(1)将镜片转盘拨到 +8D~+10D	1.5	
	(2)检眼镜置于患者眼前约 20cm	1.5	
	(3)观察患者屈光间质是否透明	1.0	
眼底检查	(1)将镜片转盘拨到"0"处	1.5	
	(2)距患者 2cm	1.5	
	(3)根据检查者和受检眼的屈光状态,旋转检眼镜转盘,直至看清眼底	1.5	
	(4)嘱患者先注视正前方,检眼镜光源经瞳孔偏鼻侧约 15° 可检查视盘,再沿血管走行观察视网膜周边部	1.5	
	(5)最后嘱患者注视检验镜的灯光,检查黄斑部	1.5	
记录	(1)视盘:大小、形状、颜色、边界	1.0	
	(2)视网膜血管:管径大小、颜色、动静脉比例、形态	1.0	
	(3)黄斑中心凹光反射情况	1.0	
	(4)视网膜:是否出血、渗出、色素增生或缺失,并描述其大小、形状、数量等	1.0	
总分		20.0	

(蒋 沁)

第十九章

耳鼻咽喉科基本技能与临床诊疗思维评估

　　耳鼻咽喉检查法、上颌窦穿刺、鼻腔冲洗、外耳道冲洗是耳鼻咽喉科临床实践的基本技能，掌握这些技能将为后续的临床诊疗打下坚实的基础。耳鼻咽喉科基本技能与临床诊疗思维评估示例提供临床诊疗中病史采集、体格检查及诊疗分析的范例学习，以培养医学生的临床基本能力。

第一节　鼻　检　查　法

视频：鼻检
查法

【适应证】

鼻、鼻窦及邻近部位疾病或相关疾病就诊患者，健康体检者。

【禁忌证】

全身状况不允许，因精神或智力状态不能配合检查。

【操作前准备】

1. **患者准备**　告知患者鼻检查的目的、操作过程及注意事项。

2. **材料准备**　检查工作台座椅、盛放清洁器械及污染器械的柜、光源、额镜及电头灯、压舌板、前鼻镜、后鼻镜。

3. **医生准备**　口罩、帽子，洗手。

【操作方法】

1. **体位**　患者与医生相对而坐，上身稍前倾。检查不合作的儿童可由家长或医护人员抱持，用双腿夹住其下肢，一手将头部固定于胸前，另一手环抱两臂，以防乱动。

2. **外鼻的检查**　观察鼻外形有无畸形、缺损，皮肤是否正常，鼻梁有无偏曲、塌陷、肿胀、增宽。以拇指和示指触诊，检查外鼻有无触痛，鼻骨有无塌陷、移位、骨摩擦感。注意讲话时有无闭塞性或开放性鼻音。

3. **鼻前庭检查**　患者头稍后仰，医生用拇指将鼻尖抬起并左右活动，检查鼻前庭有无充血、肿胀、皲裂、溃疡、结痂、肿块及鼻毛脱落。堵挡一侧鼻孔，嘱患者呼吸，比较两侧鼻孔的通气程度。

4. **前鼻镜检查**　将两叶合拢的前鼻镜与鼻底平行伸入鼻前庭并轻轻打开，按3种头位顺序进行检查。

（1）第一头位：患者头面部呈垂直位或头部稍低，观察鼻腔底部、下鼻甲、下鼻道、鼻中隔前下部分及总鼻道的下段。

（2）第二头位：患者头稍后仰，与鼻底成30°，检查鼻中隔的中段及中鼻甲、中鼻道和嗅裂的一部分。

（3）第三头位：头部继续后仰30°，检查鼻中隔的上部、中鼻甲前端、鼻丘、嗅裂和中鼻道的前下部。

检查时应注意各鼻甲有无充血、肿胀、肥大、萎缩、干燥、息肉状改变或脓痂附着。总鼻道有无增宽或狭窄，鼻中隔有无偏曲、嵴、距状突，鼻腔有无异物和新生物，鼻道分泌物位置、颜色、性质和量等。

5. 后鼻镜检查法

（1）患者取正坐、头略前倾位，将鼻咽镜镜面加温，并在自己手背触试不烫方可使用。

（2）医生左手用压舌板压下舌背，同时嘱患者用鼻呼吸，右手持鼻咽镜经一侧口角伸入口内，绕过悬雍垂，置于软腭与咽后壁之间，通过镜面进行检查。

（3）检查软腭背面、鼻中隔后缘、后鼻孔内各鼻道及鼻甲后部、鼻咽顶壁、咽鼓管咽口、咽鼓管隆突及咽隐窝。注意鼻咽黏膜有无充血、粗糙、出血、溃疡、新生物以及两侧鼻咽腔是否对称等。

6. 鼻窦检查　观察面颊部、内眦及眉根附近皮肤有无红肿，局部有无隆起，眼球有无移位及运动障碍，左右面颊部、眼眶内上角、鼻根部与眼内眦之间有无压痛，额窦有无叩击痛等。

【注意事项】

1. 前鼻镜不宜进入过深，勿超过鼻阈，以免引起疼痛或损伤鼻中隔黏膜。取出鼻镜时不可完全闭紧双叶，以免夹持鼻毛引起疼痛。

2. 对疑有鼻窦炎而鼻道未见分泌物或鼻甲肥大肿胀，用1%麻黄碱生理盐水或其他鼻用减充血剂喷雾，以达到收敛鼻黏膜之目的。

3. 后鼻镜注意勿碰及咽后壁及舌根，以免恶心影响检查。检查时需将镜面左右转动和水平移动，以便观察鼻咽全貌。

4. 咽部过于敏感、检查不能合作者，可用1%丁卡因行表面麻醉后再检查。对鼻咽部暴露困难者，可用软腭拉钩、细导管或塑料管将软腭拉起检查。

（林　昶）

第二节　咽喉检查法

视频：咽喉检查法

【适应证】

咽喉及邻近部位疾病及相关疾病就诊患者，健康体检者。

【禁忌证】

全身状况不允许，因精神或智力状态不能配合。

【操作前准备】

1. 患者准备　告知患者咽喉检查的目的、操作过程及注意事项。

2. 材料准备　检查工作台座椅、盛放清洁器械及污染器械的柜、光源、额镜及电头灯、压舌板、后鼻镜、间接喉镜。

3. 医生准备　戴口罩、帽子，洗手。

【操作方法】

1. 体位　患者正面端坐，头正，自然放松。

2. 口咽检查法

（1）患者自然张口，观察牙、牙龈、硬腭、舌及口底有无出血、溃疡及肿块。

（2）用压舌板轻压舌前 2/3 处，使舌背低下，观察硬腭、软腭有无充血、肿胀及新生物，悬雍垂有无水肿及过长。并嘱患者发"啊"声，观察软腭运动情况。检查腭舌弓、腭咽弓、扁桃体有无充血、肿胀、溃疡，扁桃体肿大程度，表面有无瘢痕，隐窝口有无脓液或干酪样物。再检查咽后壁有无充血、淋巴滤泡增生及隆起，咽黏膜是否干燥，有无脓液或干痂附着。

3. **鼻咽检查法**　间接鼻咽镜检查即后鼻镜检查。

4. **喉咽部检查法**　喉的外部检查主要是视诊和触诊。

（1）视诊甲状软骨是否在颈前正中，两侧是否对称等。

（2）触诊甲状软骨、环状软骨、环甲间隙，注意喉部有无肿胀、触痛，颈部有无肿大的淋巴结。然后用拇指、示指按住甲状软骨两侧左右推移，触及喉关节的摩擦和移动感觉。

（3）间接喉镜检查法是最常用而简便的喉及喉咽部检查法。

1）患者头微前倾，张口、伸舌、用口呼吸。

2）医生用消毒纱布包住患者舌前端，左手用拇指与中指轻轻捏住舌前部，并将其拉向前下方，示指抵于上唇。

3）医生右手执笔式持经加温后的间接喉镜沿患者舌背进入，镜面朝前下，但不与舌背接触，当镜背抵达悬雍垂时，向后上推压悬雍垂及软腭，转动及调整镜面角度及位置，首先看到舌根、舌扁桃体、会厌谷、喉咽后壁、喉咽侧壁、会厌舌面游离缘、杓状软骨及两侧梨状窝等处。

4）嘱患者发较长"yi"声，使会厌上举，此时可看到会厌喉面、杓会厌襞、杓间区、室带、声带及其闭合情况。

正常情况下，发声时可见两侧声带内收向中线靠拢，深吸气时，两侧声带外展，此时可通过声门窥见声门下区或部分气管环。检查时应注意有无充血、肿胀、增生、溃疡，两侧是否对称，有无声带运动障碍，喉室及声门下区有无肿物，梨状窝有无积液，杓间区有无溃疡或肉芽等。

【注意事项】

1. 检查时患者必须头正、端坐，避免因头部偏斜所致的咽部不对称。

2. 间接喉镜检查有时可因舌背高拱、咽反射过于敏感、会厌不能上举等原因，不能暴露喉腔，可对患者加强解释和训练，使其能较好配合，或于咽部喷少量 1% 丁卡因表面麻醉后，让患者自己拉舌，医生左手持喉镜，右手持会厌拉钩或弯喉滴管、弯卷棉子等物将会厌拉起，暴露喉腔。

（林　昶）

视频：耳检
查法

第三节　耳　检　查　法

【适应证】

耳科及邻近部位疾病就诊患者，健康体检者。

【禁忌证】

全身状况不允许，因精神或智力状态不能配合。

【操作前准备】

1. **患者准备**　告知患者耳检查的目的、操作过程及注意事项。

2. **材料准备**　检查工作台座椅、盛放清洁器械及污染器械的柜、光源、额镜及电头灯、耳镜、枪状镊、耵聍钩。

3. **医生准备** 戴口罩、帽子,洗手。

【操作方法】

1. **体位** 患者取坐位,受检耳朝向医生。

2. **外耳检查法** 观察耳郭形状、大小、位置是否对称,有无畸形、增厚、红肿、压痛。耳周有无瘘口及淋巴结肿大,牵拉耳郭或按压耳屏有无疼痛。鼓窦区、乳突等处有无肿胀、压痛。

3. **外耳道及鼓膜检查法**

(1)徒手检查法:将耳郭向后、上、外方轻轻牵拉,使外耳道变直,同时可用示指将耳屏向前推压,使外耳道口扩大,以便看清外耳道及鼓膜。观察外耳皮肤有无红肿、疖肿,外耳道有无耵聍、异物,外耳道内有无分泌物及其形状,骨性外耳道后上壁有无塌陷等。

(2)耳镜检查法

1)患者侧坐,受检耳朝向医生。

2)医生将额镜反光焦点对准外耳道口,一手将耳郭向外后上方牵拉(婴幼儿向后下方牵拉),一手示指向前推压耳屏,以使外耳道变直。若有耳毛阻挡看不清楚时,可选用大小适宜的耳镜轻轻旋转置入,并向上、下、左、右各方向转动,以观察外耳道及鼓膜全貌。

3)观察锤骨柄、短突及前、后皱襞,鼓膜的松弛部及紧张部。检查鼓膜色泽,有无充血、膨隆、内陷、混浊、增厚、瘢痕、钙斑、液面(发线)、穿孔与分泌物等病变。

4. **鼓气耳镜检查法** 将大小合适的鼓气耳镜置于外耳道内,务必使耳镜与外耳道皮肤紧贴、避免漏气。通过挤压、放松皮球,使外耳道内产生正压、负压,同时观察鼓膜的活动。

5. **耳内镜检查法** 耳内镜为耳科专用硬管内镜,镜身可配备电视监视系统和摄录系统。通过各角度耳内镜可观察到徒手法或耳镜检查法不易观察到的深部结构和细微病变。

【注意事项】

1. 婴幼儿外耳道呈裂隙状,检查时应向下牵拉耳郭,方能使外耳道变直。

2. 检查鼓膜时,应先清除外耳道耵聍及分泌物,有时松弛部病变易被痂皮、碎屑遮盖,极易疏忽误认为正常。必要时可使用鼓气耳镜或耳内镜以鉴别病变。

3. 置入的耳镜不宜超过软骨部,以免压迫骨部引起疼痛。亦可利用鼓气耳镜观察鼓膜细微病变,如微小穿孔、粘连、液面等,并可挤压橡皮球向外耳道加压或减压,观察鼓膜活动度,吸出鼓室分泌物或试验有无迷路瘘管。

(林 昶)

第四节　上颌窦穿刺术

【适应证】

1. 亚急性和慢性上颌窦炎的治疗。

2. 上颌窦造影,穿刺后注入 40% 碘油,X 线拍片供诊断用。

3. 上颌窦疑有恶性肿瘤者穿刺做细胞学检查。

【禁忌证】

1. 7 岁以下儿童,上颌窦发育过小,穿刺有危险。

2. 个别成人患者上颌窦腔小,骨壁厚,不适合行上颌窦穿刺术。

3. 妇女月经期或有出血倾向者。

4. 急性期的鼻窦炎,穿刺有可能引起感染扩散。

【操作前准备】

1. **患者准备**　告知患者上颌窦穿刺术的目的、过程及注意事项。

2. **材料准备**　准备上颌窦穿刺针、无菌器械盘、弯盘、20ml 及 50ml 针筒、无菌手套、前鼻镜、枪状镊、橡皮管、1% 丁卡因溶液、1% 麻黄素溶液、生理盐水、棉片或细棉签。

3. **医生准备**　口罩、帽子,洗手。

【操作方法】

1. **体位**　患者取坐位。

2. **麻醉**　先用 1% 麻黄素棉片收缩下鼻甲和中鼻道黏膜,然后将 1% 丁卡因棉片置于下鼻道外侧壁的前 1/3 处行黏膜麻醉,5min 更换棉片 1 次。

3. **固定穿刺针**　在前鼻镜窥视下,将上颌窦穿刺针(带针芯)尖端置于距下鼻甲前端 1.0~1.5cm 下鼻道外侧的穿刺部位,并固定。

4. **穿刺**　穿刺针向外上指向同侧外眦方向。取出前鼻镜,一手固定头部,一手拇指与示指固定穿刺针,针尾抵住大鱼际,轻轻推针或经旋捻后刺透骨壁,此时有"落空"感。

5. **抽液**　拔出针芯,接注射器回抽检查有无空气和脓液,抽出脓液送培养和药敏试验。用一橡皮管连接于穿刺针和注射器间,嘱患者双手托弯盘,头向前倾,缓缓注入生理盐水冲洗,如此连续冲洗,必要时可注入抗生素溶液。

6. **压迫止血**　放入针芯,退出穿刺针,穿刺部位用棉片压迫止血。

7. **观察患者反应**　穿刺完毕后,患者应休息 15min,无不良反应方可离去。

【注意事项】

1. 穿刺部位及穿刺方向要准确,防止刺入眶内及面颊部软组织。

2. 在未确定已进入窦腔前,不要进行冲洗。

3. 避免将空气注入,以免发生气栓。

4. 穿刺过程中若出现晕针及局麻药过敏时,应立即使患者平卧并适当处理。

(林　昶)

第五节　鼻腔冲洗法

【适应证】

1. 鼻腔鼻窦病变围手术期,防止术腔感染,促进术腔黏膜功能的恢复。

2. 萎缩性鼻炎或鼻咽癌放射治疗后,冲洗出鼻腔脓痂,改善干燥症状。

3. 治疗和预防过敏性鼻炎及鼻腔的日常卫生护理。

【禁忌证】

鼻腔大面积创伤者;严重氯化钠代谢障碍和过敏者;急性中耳炎患者。

【操作前准备】

1. **患者准备**　告知患者鼻腔冲洗的目的、操作过程及注意事项。

2. **材料准备**　冲洗器、橡皮管、夹子、洗鼻用橄榄头、吊架、盛水器、生理盐水或其他药液、纱布。

3. **医生准备**　戴口罩、帽子,洗手。

【操作方法】

1. **确定冲洗器高度**　患者取坐位,将装有温盐水的冲洗器悬挂于距患者头顶约 50cm 的高度。

2. **确定患者头部位置**　患者头略偏斜并向前倾,下接盛水器,橄榄头塞入一侧前鼻孔,张口自然呼吸。

3. **冲洗**　使盐水冲洗液缓缓冲入鼻腔,并经对侧流出至盛水器。同法冲洗另一侧。

4. **冲洗后处理**　洗毕,让鼻腔内残余盐水排出,然后两侧分别轻轻擤鼻,以助排净。

【注意事项】

1. 冲洗时压力不可过大,水流不要向鼻腔顶部直冲。

2. 若冲洗时出现咳嗽、呕吐、喷嚏等不适,应立即停止,稍待片刻后再冲洗。

3. 冲洗时嘱患者勿说话,以免引起呛咳。

4. 冲洗完毕嘱患者勿用力擤鼻。

(林　昶)

第六节　外耳道冲洗法

【适应证】

耵聍栓塞、某些外耳道异物的处理。

【禁忌证】

急性中耳炎鼓膜穿孔,鼓膜外伤呈裂孔状,外耳道湿疹及外耳道炎。

【操作前准备】

1. **患者准备**　告知患者外耳道冲洗的目的、操作过程及注意事项。

2. **材料准备**　耳冲洗器(或 50ml 注射器)、弯盘、温生理盐水、纱布、棉签、额镜或头灯。

3. **医生准备**　戴口罩、帽子,洗手。

【操作方法】

1. **体位**　患者取坐位,头略偏向对侧。

2. **铺治疗巾**　使患耳稍向上,同侧颈及肩部围以治疗巾。

3. **放置弯盘**　患者手托弯盘紧贴耳垂下皮肤,以便冲洗时水可回流入弯盘。

4. **暴露外耳道**　医生左手将耳郭牵向后上(婴幼儿则向后下方牵拉),使外耳道成一条直线。

5. **冲洗**　右手持耳冲洗器置于外耳道口,使冲入的水流方向呈 30° 角向外耳道后上壁,冲洗液进入外耳道深部借回流力量将耵聍或异物冲出,反复冲洗,直至将耵聍冲净或异物冲出为止。

6. **拭干外耳道**　冲洗后用干棉签拭干外耳道,检查外耳道及鼓膜有无损伤或病变。

【注意事项】

1. 冲洗液最好与体温相近,过冷过热均可引起眩晕。

2. 冲洗用力不可过猛,不可向鼓膜直接冲洗。

3. 冲洗方向不宜直接对着耵聍或异物,避免将其冲向耳道深部,不利取出。

4. 鼓膜和外耳道炎症期不宜冲洗,以免感染扩散。

(林　昶)

第七节 基本技能与临床诊疗思维评估示例

一、重点病史采集

(一) 病例简介

患者,男性,28 岁。间歇性鼻塞 5 年。患者 5 年前无明显诱因出现双侧鼻塞,呈间歇性、交替性,以左侧为重,每于受凉、感冒后加重,无咳嗽、咳痰,无发热、盗汗,并逐渐出现前额胀痛及鼻根胀痛不适,不伴流脓涕及鼻出血,自行使用萘甲唑啉滴鼻液后未见缓解,为求进一步治疗来医院就诊。发病以来睡眠良好,饮食如常,大小便无异常,体重无明显减轻。既往体健,无传染病史,无手术外伤史,无药物及特殊食物过敏史。无烟酒嗜好。子女和配偶体健。

(二) 重点病史采集内容与评分要点

病史采集过程中要注意的重点内容和评分要点见表 19-1。

表 19-1 重点病史采集内容与评分要点

考号:　　　　姓名:　　　　总得分:　　　　考核教师:

采集项目	评分要点	分值	得分
自我介绍	介绍姓名、职称并解释自己的职责	0.5	
一般项目	患者的姓名、年龄、职业、住址、联系方式等	1.0	
主要症状	鼻塞	2.0	
病期	5 年	2.0	
起病情况	无明显诱因,逐渐起病	1.5	
主要症状特点	鼻塞:双侧,间歇性,交替性,左侧明显	2.0	
伴随症状	(1)前额胀痛及鼻根胀痛不适	1.0	
	(2)不伴发热、流脓涕	1.0	
诊治经过	未就医,自用"萘甲唑啉滴鼻液"1 周,无效	2.0	
一般情况	发病以来睡眠良好,饮食如常,大小便无异常,体重无减轻	1.0	
其他相关病史	(1)既往无外伤史、传染病史	0.5	
	(2)患者无烟酒嗜好	0.5	
	(3)无药物及食物过敏史	1.0	
	(4)家族中无相关病史	0.5	
总结与安排	讨论初步诊断,安排下一步检查并给出处理意见	1.5	
技巧	(1)条理性强,层次清晰	0.5	
	(2)提问规范(无诱导性、连续性、责难性及暗示性提问)	0.5	
	(3)注意倾听,举止亲切友好	0.5	
	(4)及时核实患者提供的信息,恰当使用过渡性语言及结束语	0.5	
	总分	20.0	

二、重点体格检查

病例同病史采集,根据上述病史采集的结果,进行有的放矢的重点体格检查,尽可能减少患者的不适,用较短的时间完成必要的全身(见前面相关章节)及专科体格检查项目:鼻部检查、咽喉部及耳部检查。查体过程中注意保护患者,观察其反应并相互及时沟通。

针对本病例的重点查体内容与评分要点见表 19-2。

表 19-2 重点查体内容与评分要点

考号: 姓名: 总得分: 考核教师:

查体项目	评分要点	分值	得分
鼻部检查	(1)外鼻部:无畸形、缺损,鼻梁无偏曲、塌陷、肿胀、增宽,皮肤颜色正常,外鼻无触痛,鼻骨无塌陷、移位、骨摩擦感。患者讲话时无鼻音,两侧鼻腔通气不良	1.0	
	(2)鼻前庭部:无红肿、压痛、溃疡、皲裂及结痂,鼻毛无脱落	1.0	
	(3)鼻腔:前鼻镜检查鼻中隔左偏曲,各鼻甲无充血、肿胀、肥厚、萎缩、干燥、息肉状改变或脓痂附着;左侧鼻腔狭窄,无血肿、血管扩张、出血、糜烂、溃疡及脓痂;鼻腔无异物和新生物;双侧总鼻道及下鼻道可见少量黏性分泌物	2.0	
	(4)后鼻孔:各鼻甲后端黏膜色泽正常,无肥厚、萎缩,后鼻孔无分泌物积留,鼻咽顶部及后壁黏膜无增殖肥大及肿瘤,无溃疡;咽鼓管及咽隐窝无淋巴组织增生及肿物;软腭背面及悬雍垂后面黏膜正常	2.0	
	(5)鼻窦:面颊部、内眦及眉根附近皮肤无红肿,局部无隆起,左右颧部、眼眶上缘内侧、鼻根部与眼内眦之间无压痛	1.0	
咽喉部检查	口咽部:硬腭、软腭、悬雍垂无畸形,运动良好,黏膜无白斑、溃疡、血肿及疱疹,腭舌弓及咽腭弓无充血、肿胀,扁桃体无突出,挤压扁桃体时隐窝无分泌物溢出;咽后壁及咽侧壁黏膜无充血、瘢痕、萎缩、干痂附着、淋巴颗粒增生肥大,咽侧壁无脓肿、肿瘤及溃疡 鼻咽部:同后鼻孔检查	2.0	
	喉外部检查:甲状软骨位于颈正中,两侧对称;触诊无肿胀、触痛及畸形,颈部无肿大的淋巴结;甲状软骨摩擦音存在 喉咽部及喉部:间接喉镜检查发现舌根无淋巴组织增生	1.5	
	会厌、梨状窝、杓状隆突、杓状软骨间区、室带、声带、前连合及声门下区等部的形状及黏膜色泽正常,无红肿、水肿、溃疡、分泌物、假膜及肿块;声带在呼吸与发音时运动无障碍	2.5	
耳部检查	耳郭:无畸形、瘘管、皮疹、糜烂、红肿、血肿及脓肿,耳屏无压痛,耳郭无牵拉痛,耳周围淋巴结无肿大及压痛	1.5	
	外耳道:无畸形、耵聍、分泌物、肿胀、狭窄、异物及肿瘤	1.0	
	鼓膜:无充血、肿胀、膨出、内陷、穿孔、瘢痕及钙质沉着等	1.5	
	乳突部:无红肿、压痛、瘢痕及瘘管	1.0	
技巧	(1)查体前医生须洗手	0.5	
	(2)动作熟练、手法规范	0.5	
	(3)注意对比,无重复、颠倒、遗漏	0.5	
	(4)注意交流和保护患者	0.5	
	总分	20.0	

三、耳鼻咽喉疾病病例分析

患儿,女性,14 岁。咽部疼痛伴发热 3d,加重 1d。3d 前患儿淋雨受凉后出现咽喉部疼痛,吞咽时明显,伴持续发热,体温 38.0~39.0℃,自行含服"西瓜霜含片"(3 次 /d,每次 3 片),未见明显好转。1d 前咽痛加剧,伴有转头不便,遂来就诊。病程中患者精神状态欠佳,睡眠不佳,进食明显减少,大小便减少。

一般检查:体温 38.4℃,脉搏 100 次 /min,呼吸 24 次 /min,血压 130/80mmHg。一般状态欠佳,急性病容,表情痛苦,面颊红赤。左侧颈部下颌角处淋巴结肿大,伴有压痛。

耳鼻咽喉科查体:咽部黏膜充血,双侧腭舌弓及软腭红肿,腭垂水肿。双侧扁桃体Ⅱ度肿大,表面充血、有黄色点状渗出物。间接喉镜检查因咽腔狭窄而无法进行。

根据以上临床资料,请写出初步诊断与诊断依据、鉴别诊断、进一步检查及治疗原则。

(一)初步诊断与诊断依据(初步诊断 12 分,诊断依据 8 分)

1. 初步诊断　急性化脓性扁桃体炎。

2. 诊断依据　①青少年,急性发病,受凉为发病诱因;②症状表现为咽部疼痛伴吞咽困难;③查体发现双侧扁桃体肿大,伴有黄色点状渗出物,伴有下颌下淋巴结肿大。

(二)鉴别诊断(10 分)

1. 咽白喉　咽痛较轻,灰白色假膜常超出扁桃体的范围,假膜坚韧不易擦去,强行剥离易出血;颈淋巴结有时肿大呈"牛颈"状;全身表现为精神萎靡不振、低热、面色苍白。实验室检查咽分泌物涂片发现白喉杆菌;血常规检查白细胞一般无变化。

2. 樊尚咽峡炎　表现为单侧咽痛,一侧扁桃体覆有灰色或黄色假膜,擦去后可见下面有溃疡,牙根常见类似现象;患侧有时有淋巴结肿大;全身症状轻。咽分泌物涂片可见梭状杆菌及樊尚螺旋体;血常规检查白细胞稍有增多。

3. 单核细胞增多症性咽峡炎　咽痛一般不明显,咽部检查可见扁桃体红肿,有白色假膜,易擦去;全身淋巴结多发性肿大;常有高热、头痛等急性病容。实验室检查咽分泌物涂片常为呼吸道常见菌或阴性;血液检查异常淋巴细胞、单核细胞增多,可占 50% 以上;血清嗜异性凝集试验(+)。

4. 粒细胞缺乏症性咽峡炎　咽痛程度不一,咽部检查可见扁桃体坏死性溃疡,盖有黑褐色假膜,周围组织苍白缺血。常有弛张性高热,全身状况迅速衰竭。实验室检查咽分泌物涂片常为呼吸道常见菌或阴性;血液检查白细胞显著减少,粒细胞数量锐减或消失。

5. 白血病性咽峡炎　一般无咽痛,咽部检查早期为一侧扁桃体浸润肿大,表面坏死,表面有灰白色假膜,通常伴有口腔黏膜肿胀、溃疡或坏死;全身淋巴结肿大;常有急性期体温增高、全身性出血。实验室检查咽分泌物涂片常为呼吸道常见菌或阴性;血液检查白细胞增多,分类以原始白细胞和幼稚白细胞为主。

(三)进一步检查项目(4 分)

1. 咽部分泌物涂片、细菌培养和药物敏感试验。

2. 血常规检查通常发现白细胞及中性粒细胞增高。

(四)治疗原则(6 分)

1. 一般治疗　患者应适当隔离或戴口罩,注意休息,多饮水,通大便,进流质食物或禁食。

2. 药物治疗　首选青霉素,根据病情轻重选择给药途径,治疗 2~3d 后病情无好转改用其他种类抗生素。

3. 局部治疗　常用复方硼砂溶液或复方氯己定含漱液漱口。

4. 中医中药治疗　给予疏通经络、消肿解毒治疗。

5. 手术治疗　对已有并发症者,应在急性炎症消退后行扁桃体切除术。

四、临床操作考核

(一)鼻检查法

鼻检查法的考核评分要点见表 19-3。

表 19-3 鼻检查法的考核评分要点

考号： 姓名： 总得分： 考核教师：

操作项目	评分要点	分值	得分
操作前准备	(1)医患沟通,告知患者鼻检查的目的、操作过程及注意事项	1.0	
	(2)准备光源、额镜及电头灯、前鼻镜、无菌手套、麻黄碱棉片、口罩、帽子等	1.0	
体位	患者与检查站者对面坐,患者头部稍低	0.5	
外鼻	(1)视诊外鼻的形态、颜色、活动	1.0	
	(2)以拇指和示指触诊,检查外鼻有无触痛,鼻骨有无塌陷、移位及骨摩擦感	1.0	
	(3)嘱患者发音,检查有无闭塞性或开放性鼻音	1.0	
鼻前庭	(1)患者头后仰,医生用拇指抬起鼻尖,左右活动,利用反射光线观察鼻前庭	1.0	
	(2)以拇指堵挡一侧鼻孔,嘱患者呼吸,比较两侧鼻孔的通气程度	1.0	
鼻镜检查	(1)以左手持鼻镜,轻轻插入鼻前庭,展开鼻翼,观察鼻腔内情况	2.0	
	(2)右手托住患者枕部或下颌调节患者头位,以三种头位分别观察鼻底、下鼻甲、下鼻道、鼻中隔前下部、总鼻道下端;中鼻甲、中鼻道、鼻中隔中段和嗅裂的一部分;以及中鼻甲前端、中鼻道前下部、鼻丘、嗅裂	3.0	
	(3)取出鼻镜时,应保持半开状态,防止镜页夹住鼻毛	1.0	
体表鼻窦区检查	(1)上颌窦:医师双手固定于患者的两耳后,将拇指分别置于左右颧部向后按压,询问有无压痛,并比较两侧压痛有无区别	1.5	
	(2)额窦:一手扶持患者枕部,用另一手拇指或示指置于眼眶上缘内侧向后向上按压。询问有无压痛,两侧压痛有无差异,也可用中指叩击该区,询问有无叩击痛	1.5	
	(3)筛窦:双手固定患者两侧耳后,双侧拇指分别置于鼻根部与眼内眦之间向后方按压,询问有无压痛,并比较两侧压痛有无区别	1.5	
操作后处理	(1)整理器械	1.0	
	(2)记录	1.0	
	总分	20.0	

(二)上颌窦穿刺术

上颌窦穿刺术的考核评分要点见表 19-4。

表 19-4 上颌窦穿刺术的考核评分要点

考号：　　　　姓名：　　　　总得分：　　　　考核教师：

操作项目	评分要点	分值	得分
术前准备	(1)告知患者及家属上颌窦穿刺术的必要性及可能发生的意外	1.0	
	(2)准备上颌窦穿刺针、无菌器械盘、弯盘、20ml 及 50ml 针筒、无菌手套、前鼻镜、枪状镊、橡皮管、1% 丁卡因溶液、1% 麻黄素溶液、生理盐水、棉片或细棉签	1.0	
体位	取坐位	1.0	
麻醉	1% 麻黄素棉片收缩下鼻甲和中鼻道黏膜	1.0	
	1% 丁卡因棉片置于下鼻道外侧壁的前 1/3 处行黏膜麻醉	1.0	
穿刺位点	将上颌窦穿刺针(带针芯)尖端置于距下鼻甲前端 1.0~1.5cm、下鼻道外侧的穿刺部位	2.0	
穿刺方向	穿刺针方向向外上指向同侧外眦方向	2.0	
穿刺方法	一手固定头部，一手拇指与示指固定穿刺针，针尾抵住大鱼际，轻轻推针或经旋捻后刺透骨壁，此时有"落空"感	3.0	
冲洗	拔出针芯，接注射器回抽检查有无空气和脓液，抽出脓液送培养和药敏试验。用一橡皮管连接于穿刺针和注射器间，嘱患者双手托弯盘，头向前倾，缓缓注入生理盐水冲洗	3.0	
退出穿刺针	放入针芯，退出穿刺针	2.0	
穿刺部位处理	穿刺部位用棉片压迫止血	1.0	
穿刺后观察	穿刺完毕后，患者应休息 15min，无不良反应方可离去	1.0	
操作后处理	整理器械	1.0	
总分		20.0	

注:操作中不符合无菌要求扣 5 分。

（林　昶）

第二十章
皮肤性病科基本技能与临床
诊疗思维评估

皮肤性病科基本技能与临床诊疗思维评估包括常见皮肤病皮疹鉴别,以及对于皮肤性病科常见检查技能,如真菌检查、淋球菌检查、斑贴试验与结果的判读。同时,采用实际病例对皮肤科基本技能与临床诊疗思维进行考核与评价。

第一节 常见皮损的鉴别

一、原发性皮损

1. **斑疹（macule）** 皮肤黏膜的局限性颜色改变,与周围皮肤平齐,无隆起或凹陷。直径达到或超过 1cm 者称为斑片（patch）。斑疹可分为红斑、出血斑、色素沉着斑及色素减退（或脱失）斑等。红斑又可分为炎症性红斑（如丹毒、猩红热、麻疹等）及非炎症性红斑（如鲜红斑痣等）（图 20-1~图 20-5）。

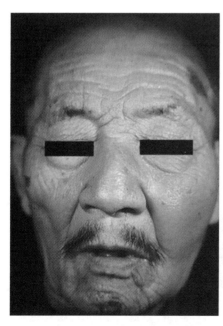

图 20-1 丹毒（炎症性红斑）

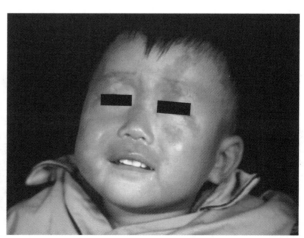

图 20-2 鲜红斑痣（非炎症性红斑）

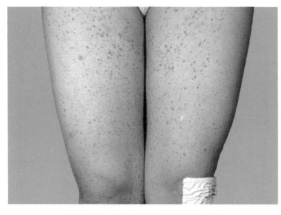

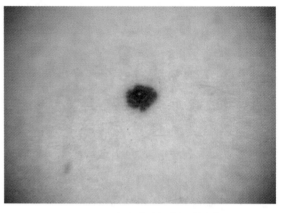

图 20-3　过敏性紫癜（出血斑）　　　　　　　　　图 20-4　色素斑（色素沉着斑）

2. **丘疹（papule）**　局限性、实质性、直径小于 1cm 的表浅隆起性皮损。触诊可触及，常见于扁平疣、传染性软疣、扁平苔藓等（图 20-6）。

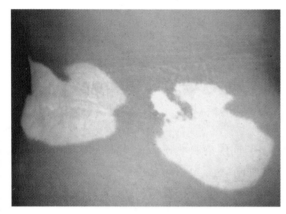

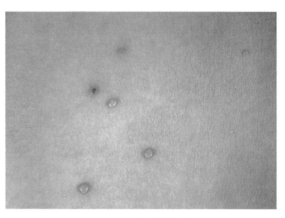

图 20-5　白癜风（色素减退斑）　　　　　　　　　图 20-6　传染性软疣

3. **斑块（plaque）**　丘疹扩大或较多丘疹融合成片，直径大于 1cm，局限性、实质性隆起性扁平皮损。常见于银屑病等（图 20-7）。

4. **风团（wheal）**　真皮浅层暂时性、隆起性皮损，由真皮浅层水肿所致。皮损可呈红色或苍白色，周围常有红晕，大小不一，形态不规则，发生快，此起彼伏，一般经数小时消退，消退后不留任何痕迹。见于荨麻疹（图 20-8）。

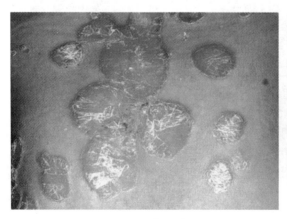

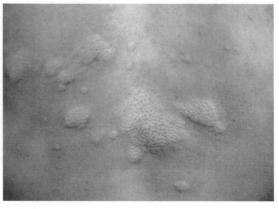

图 20-7　银屑病　　　　　　　　　　　　　　　图 20-8　荨麻疹

5. **水疱(vesicle)和大疱(bulla)** 水疱是局限性、隆起性、内含液体的腔隙性皮损,直径一般小于1cm,大于1cm者称为大疱,内容物含血液者称为血疱。常见于单纯疱疹、带状疱疹、天疱疮等(图20-9)。

6. **脓疱(pustule)** 局限性、隆起性、内含脓液的腔隙性皮损,可由细菌(如脓疱疮)或非感染性炎症(如脓疱型银屑病)引起。水疱继发感染后形成的脓疱为继发性皮损(图20-10)。

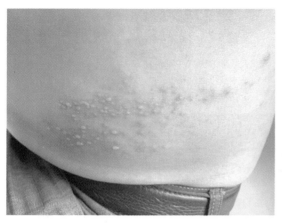

图 20-9 带状疱疹

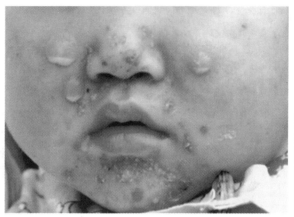

图 20-10 脓疱疮

7. **结节(nodule)** 局限性、实质性、深在性皮损,呈圆形或椭圆形,可隆起于皮面,亦可不隆起,位置可深达真皮或皮下组织,触之有一定硬度或浸润感,可由炎症浸润(如结节性红斑)或代谢产物沉积(如结节性黄色瘤)引起(图20-11)。

8. **囊肿(cyst)** 含有液体或黏稠物及细胞成分的囊性皮损,一般位于真皮或更深位置,可隆起于皮面或仅可触及,触之有囊性感,外观呈圆形或椭圆形,大小不等。常见于表皮囊肿、皮脂腺囊肿等(图20-12)。

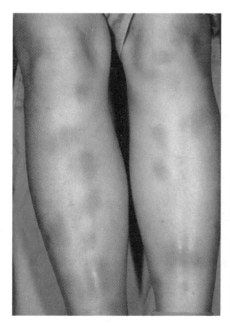

图 20-11 结节性红斑

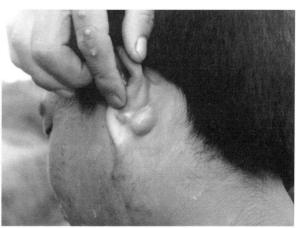

图 20-12 表皮囊肿

二、继发性皮损

1. **糜烂（erosion）**　为局限性表皮或黏膜上皮缺损形成的红色湿润创面,愈合后一般不留瘢痕。常见于湿疹、天疱疮等（图 20-13）。

2. **溃疡（ulcer）**　为局限性皮肤或黏膜缺损形成的创面,深达真皮或更深位置,愈合后可留瘢痕。常由感染、损伤、肿瘤、血管炎等引起（图 20-14）。

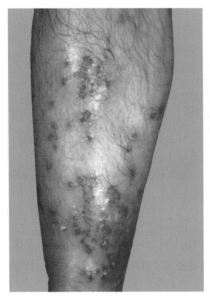

图 20-13　湿疹

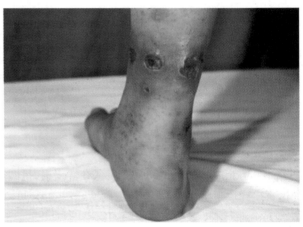

图 20-14　变应性血管炎

3. **鳞屑（scale）**　为脱落的或即将脱落的角质细胞成层堆积,常见由干燥或油腻的角质堆积而成。见于银屑病、脂溢性皮炎、玫瑰糠疹等（图 20-15）。

4. **浸渍（maceration）**　为皮肤角质层吸收较多水分导致表皮变软变白,常见于长时间浸水或处于潮湿状态下的皮肤部位,摩擦后表皮脱落而露出糜烂面。常见于足癣等（图 20-16）。

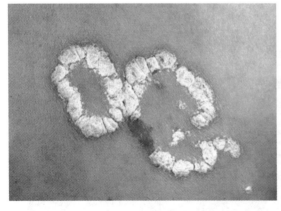

图 20-15　银屑病

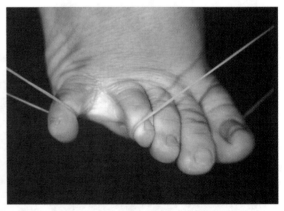

图 20-16　足癣

5. **裂隙（fissure）**　也称为皲裂,为线状的皮肤裂口,可深达真皮,好发于掌跖、指趾、口角等部位。常见于手足癣、湿疹等（图 20-17）。

6. 瘢痕(scar)　为真皮或深部组织损伤或病变后,由新生结缔组织增生修复而成,可分为增生性和萎缩性两种,前者常见于烧伤性瘢痕和瘢痕疙瘩,后者常见于外伤,红斑狼疮等(图 20-18、图 20-19)。

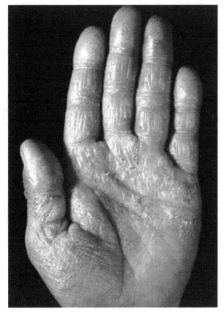

图 20-17　手癣

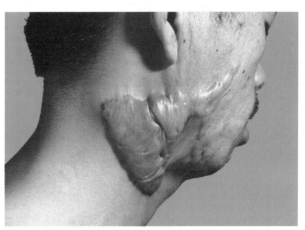

图 20-18　瘢痕疙瘩(增生性瘢痕)

7. 萎缩(atrophy)　为皮肤的退行性变,可发生于表皮、真皮及皮下组织,因表皮厚度或真皮和皮下结缔组织减少所致。常见于硬皮病等(图 20-20)。

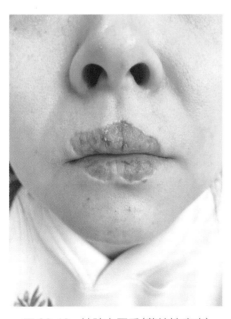

图 20-19　祛除文唇后(萎缩性瘢痕)

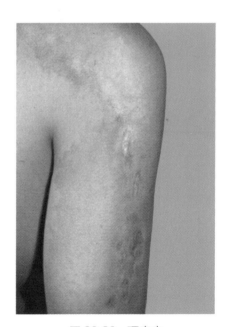

图 20-20　硬皮病

8. 痂(crust)　由皮损中的浆液、脓液、血液与脱落组织、药物等混合干涸后凝结而成。常见于湿疹、脓疱疮等(图 20-21)。

9. 抓痕(excoriation)　也称为表皮剥脱,为线状或点状的表皮或深达真皮浅层的剥脱性缺损,常由机械性损伤所致。常见于湿疹、痒疹、瘙痒症等(图 20-22)。

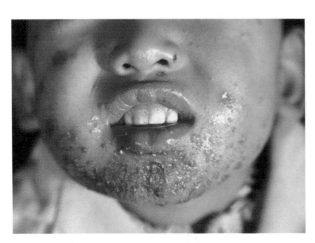

图 20-21　脓疱疮

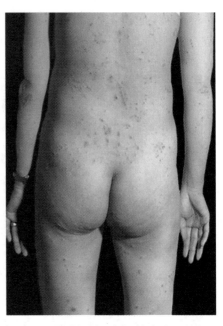

图 20-22　妊娠性痒疹

10. 苔藓样变（lichenification）　因反复搔抓、不断摩擦导致的皮肤局限性粗糙增厚,表现为皮嵴隆起、皮沟加深、皮损境界清楚。常见于慢性湿疹、慢性单纯性苔藓等(图 20-23)。

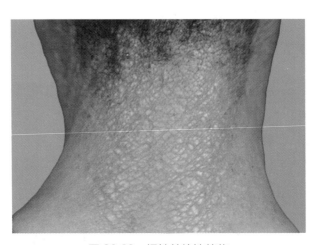

图 20-23　慢性单纯性苔藓

（王　俐）

视频:真菌
检查

第二节　真菌检查

【适应证】

1. 皮肤癣菌病(手足癣、体股癣、甲癣及头癣等)。
2. 马拉色菌感染(花斑癣、马拉色菌毛囊炎)。

3. 皮肤黏膜念珠菌感染(各种皮肤念珠菌病、口腔念珠菌病、外阴阴道念珠菌病、念珠菌性包皮龟头炎及慢性皮肤黏膜念珠菌病等)。

4. 某些深部真菌病(如孢子丝菌病、隐球菌病及着色芽生菌病等)。

【禁忌证】

抗真菌药物治疗期间,一般检查前 3d 停用。

【操作前准备】

1. **材料准备**　显微镜、刮刀(钝)、75% 乙醇、10% 氢氧化钾溶液、载玻片、盖玻片、酒精灯、小镊子、纸巾、棉签。

2. **医生准备**　与患者进行简短交流,简单询问患者的主要发病情况及发疹部位,告诉患者将为其做什么检查,嘱其放松配合。

【操作方法】

1. **消毒**　让患者暴露皮疹部位,选择活动性皮损的边缘,局部用 75% 乙醇消毒。

2. **刮取皮屑**　用消毒钝性刮刀轻轻刮取皮损边缘皮屑、甲屑、毛发、痂、分泌物,置于载玻片上。

3. **滴加试剂**　加 10% 氢氧化钾溶液 1 滴于载玻片上,并盖上盖玻片。

4. **制备涂片**　手持载玻片在酒精灯上微微加温,避免煮沸,轻压盖玻片驱除水泡,并将标本压薄成云雾状,吸去溢液。

5. **镜检**　调节显微镜,先用低倍镜观察,发现可疑菌丝及孢子后再用高倍镜证实(图 20-24)。

6. **报告结果**　填写报告单,并告知患者检查结果。

7. **检查后处理**　处理废弃物品。

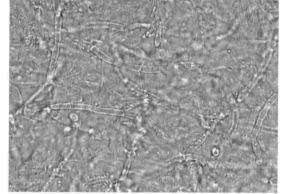

图 20-24　真菌镜检

【注意事项】

1. 用消毒刮刀刮取皮损边缘取材时标本应适量,动作应轻柔,以不出血为度。

2. 镜检时先用低倍镜观察,发现可疑菌丝或孢子后换用高倍镜证实。

(王　俐)

第三节　淋球菌直接涂片检查

【适应证】

1. 淋球菌感染引起的泌尿生殖系统的化脓性炎症。

2. 淋球菌引起眼、咽、直肠的化脓性炎症。

【禁忌证】

头孢类等抗生素药物治疗期间,一般需停药 1 周后检查。

【操作前准备】

1. **材料准备**

(1)帽子、口罩、一次性手套。

(2)含无菌生理盐水的藻酸钙棉拭子、阴道窥器、载玻片 2 张、革兰氏染色液、香柏油、吸水纸、酒精灯、显微镜。

2. 医生准备

(1)核对患者姓名,与患者简单交流,向患者简要说明检查目的及可能引起的不适感受,消除患者紧张情绪。

(2)戴帽子、口罩,洗手,戴一次性手套。

【操作方法】

1. 暴露尿道口　患者取合适体位以充分暴露尿道口,如女患者上检查床脱去一只裤腿进行取材,男患者可取站立位暴露尿道口取材。

2. 采集标本

(1)采集前先用无菌脱脂棉擦去阴道口(阴道内)黏液。

(2)对男性患者用左手分开患者尿道口,右手用含无菌生理盐水的藻酸钙棉拭子深入男性尿道 2cm,轻轻转动取出分泌物。

(3)未婚女性患者取阴道口或尿道口分泌物,已婚女性患者在宫颈内 1~2cm 处旋转取分泌物。

3. 涂片　将脓性分泌物涂于载玻片上,涂片 2 张。

4. 固定　涂片自然干燥后酒精灯加热固定。

5. 染色　涂片做革兰氏染色。

6. 镜检　晾干后的载玻片滴加香柏油,先用低倍镜观察,找到视野后转换成油镜观察结果。镜下见大量多形核细胞,细胞内外(急性者主要见于细胞内)找到成双排列、呈肾形的革兰氏阴性双球菌为阳性结果(图 20-25)。

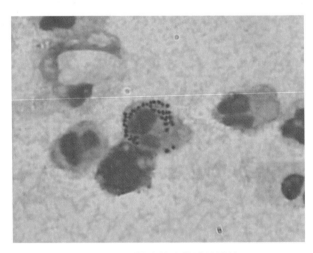

图 20-25　淋球菌直接涂片镜检

7. 报告结果　填写报告单,并告知患者检查结果。

8. 检查后处理　处理废弃物品。

【注意事项】

1. 涂片时动作宜轻柔,防止细胞破裂变形。

2. 涂片厚薄要合适,脱色时间要根据涂片厚薄进行适当调整。

3. 固定染色时只要将涂片迅速通过火焰 2~3 次,以加热的涂片背面放到手背上感到不烫为宜。

4. 染色后的载玻片用吸水纸吸干水分而不是擦干。

(王 俐)

第四节　斑 贴 试 验

视频：斑贴
试验

【适应证】

接触性皮炎、职业性皮炎、手部湿疹、化妆品皮炎等Ⅳ型变态反应相关疾病。

【禁忌证】

1. 高敏体质或有过敏性休克史者。

2. 皮肤病急性发作期。

3. 抗组胺类或糖皮质激素类药物治疗期间，一般检查前 3d 停用抗组胺类药物，检查前至少 1 周停用糖皮质激素。

【操作前准备】

1. **材料准备**

(1)帽子、口罩、一次性手套。

(2)变应原斑贴试剂盒、生理盐水、消毒纱布、棉签、记号笔。

2. **医生准备**

(1)核对患者姓名,与患者简单交流(包括过敏史、治疗经过、家族史及近期用药史)。向其交代试验方法及可能出现的问题。

(2)戴帽子、口罩,清洗双手,戴一次性手套。

【操作方法】

1. **体位**　患者取坐位,暴露背部或前臂屈侧皮肤(受试部位)。检查受试部位皮肤,确定无任何皮肤损害。

2. **清洁局部皮肤**　用生理盐水清洁受试部位皮肤,棉签或纱布擦干皮肤。

3. **贴敷试剂**　将变应原斑贴测试剂贴敷在患者背部脊柱两侧或前臂屈侧的健康皮肤,使之均匀接触到皮肤,并做好标记。

4. **判读结果**

(1)嘱患者 48h 后来医院去除斑贴测试剂,静坐 30min 后由医护人员判读结果。告知患者如果斑贴处 72h 红肿加剧,出现水疱、大疱等反应,应立即来医院由医生再次判读结果并处理。

(2)斑贴试验结果判读见表 20-1。结果判读完成后,告知患者,试验后 72h 至 1 周内局部出现红斑、瘙痒等表现,应及时到医院检查。

表 20-1　斑贴试验结果判读

受试部位皮肤表现	反应强度	意义
无反应	−	阴性
仅有轻度红斑	±	可疑
红斑、浸润,可有少量丘疹	+	弱阳性反应
红斑、浸润、丘疹、水疱	++	强阳性
红斑、浸润明显、丘疹、出现水疱和大疱	+++	极强反应
	IR	刺激反应
	NT	没有测试

【注意事项】

1. 皮肤病急性发作期不宜做斑贴试验,患者应在皮肤损害完全消退 2 周后做斑贴试验。

2. 嘱咐患者,如局部发生剧烈瘙痒,红肿明显,大疱等强烈反应,需立即终止斑贴贴敷。

3. 患者检查前至少 1 周及受试期间停用皮质激素(泼尼松 15mg/d 即可抑制斑贴试验反应),试验前 3d 及受试期间停用抗组胺类药物。

4. 试验期间不能洗澡、饮酒及搔抓试验部位。

5. 应保持斑贴测试剂在皮肤上 48h,尽量不要过早地去除斑贴测试剂,试验部位要有标记,受试点之间距离应大于 4cm,胶带粘贴一定要密闭,以避免出现假阳性结果。必要时(如高度怀疑对该变应原过敏而 72h 呈阴性者),在斑贴后第 7d 进行重复试验。

6. 在检查期间发生全身过敏反应,如荨麻疹、哮喘等或局部炎症反应过重,应及时到医院就诊,必要时终止试验。

【并发症与处理】

1. 高敏患者可能会发生较强烈的局部反应,必要时可局部使用含糖皮质激素的乳膏或口服抗组胺药物。

2. 若出现严重的全身反应即过敏性休克,应按照过敏性休克的治疗方案实施抢救。过敏性休克可发生在给予变应原后几秒至几分钟,往往在局部反应前出现,其典型警觉症状是舌头上下、咽部,特别是手心和足底有瘙痒、针刺感和灼热感,进而出现喉头梗阻感、呼吸困难、面色苍白、四肢湿冷、头晕、濒危感、皮肤风团等症状。出现严重的全身过敏反应首选药物盐酸肾上腺素,0.01~0.03mg/kg 皮下注射,30min 后可重复使用。同时给予地塞米松 5~10mg 静脉推注。应用肾上腺素和地塞米松后再快速开通静脉通道,给予扩容、护胃等对症支持治疗。

(王　俐)

第五节　基本技能与临床诊疗思维评估示例

一、重点病史采集

(一) 病例简介

患者,男性,18 岁,学生。因"四肢发现瘀点、瘀斑伴间歇性腹痛 1 周"收住院。患者于 1 周前无明显诱因从足背开始出现散在针尖至米粒大小暗红色瘀点、瘀斑,皮疹逐渐增大,数目逐渐增多,延及双下肢及双上肢,对称分布,皮损以足背及小腿为主,部分皮疹相互融合,无血疱、破溃、风团等,皮疹处偶有瘙痒,同时自觉腹部疼痛,以脐周为主,呈间歇性隐痛,晚餐后及夜间为甚,疼痛明显影响睡眠,疼痛时无反酸、嗳气、恶心、呕吐、腹泻、黑便、血便等。双小腿肌肉酸痛,活动后加重,双侧踝关节轻度肿胀疼痛,但不影响行走。不伴畏寒、发热、咽痛、咳嗽、血尿等不适。在当地医院行腹部彩超检查示:胃黏膜毛糙,胃动力减弱,其余腹部脏器未见异常,给予"山莨菪碱 10mg"静脉滴注对症治疗 2d,腹痛稍减轻,但皮疹仍继续增多。为进一步诊治今来医院就诊。患者自起病以来精神、食欲、睡眠欠佳,大小便正常,体力稍下降,体重无明显变化。既往史:有多年"慢性扁桃体炎"病史,病情偶有发作。否认药物及食物过敏史,无手术外伤史,无家族遗传性疾病史,无结核、乙型肝炎等传染病史。

(二) 重点病史采集内容与评分要点

病史采集过程中要注意的重点内容和评分要点见表 20-2。

表 20-2　重点病史采集内容与评分要点

考号：_____姓名：_____总得分：_____考核教师：_____

采集项目	评分要点	分值	得分
自我介绍	介绍姓名、职称并解释自己的职责	0.5	
一般项目	患者的姓名、年龄、职业、住址、联系方式等	1.0	
主要症状	四肢有瘀点、瘀斑，腹痛	2.0	
病期	1周	2.0	
起病情况	无明显诱因，逐渐起病	1.0	
主要症状特点	(1)四肢有瘀点、瘀斑：从足背开始出现散在针尖至米粒大小暗红色瘀点、瘀斑，延及双下肢及双上肢，对称分布，皮损以足背及小腿为主，无血疱、破溃、风团等，皮疹处偶有瘙痒	2.0	
	(2)腹痛(部位、性质、影响因素)：以脐周为主，呈间歇性隐痛，晚餐后及夜间为甚，疼痛时无反酸、嗳气、恶心、呕吐、腹泻、黑便、血便等。山莨菪碱可减轻疼痛	2.0	
伴随症状	(1)双小腿肌肉酸痛，活动后加重	0.5	
	(2)双侧踝关节轻度肿胀疼痛，但不影响行走	0.5	
	(3)不伴畏寒、发热、咽痛、咳嗽、血尿等不适	1.0	
诊治经过	在当地医院行腹部彩超检查示：胃黏膜毛糙，胃动力减弱，其余腹部脏器未见异常。给予"山莨菪碱10mg"静滴对症治疗2d，腹痛稍减轻	1.5	
一般情况	自起病以来精神、食欲、睡眠欠佳，大小便正常，体力稍下降，体重无明显变化	1.0	
其他相关病史	(1)既往有多年"慢性扁桃体炎"病史	1.0	
	(2)无药物及食物过敏史	0.5	
	(3)无手术外伤史	0.5	
	(4)无家族遗传病及结核乙肝等传染病史	0.5	
总结与安排	讨论初步诊断，安排下一步检查并给出处理意见	0.5	
技巧	(1)条理性强，层次清晰	0.5	
	(2)提问规范(无诱导性、连续性、责难性及暗示性提问)	0.5	
	(3)注意倾听，举止亲切友好	0.5	
	(4)及时核实患者提供的信息，恰当使用过渡性语言及结束语	0.5	
	总分	20.0	

二、重点体格检查

　　病例同病史采集，根据上述病史采集的结果，进行有的放矢的重点体格检查，尽可能减少患者的不适，用较短的时间完成必要的体格检查项目：生命体征、一般检查，头颈部、胸廓和肺部、心脏、腹部、脊柱四肢、神经系统检查。检查的顺序和手法同系统体格检查，查体过程中注意保护患者，观察其反应并及时与其沟通。

　　针对本病例的重点查体内容与评分要点见表20-3。

表 20-3　重点查体内容与评分要点

考号：_____　姓名：_____　总得分：_____　考核教师：_____

查体项目	评分要点	分值	得分
生命体征	体温 37.0℃,脉搏 80 次/min,呼吸 19 次/min,血压 120/80mmHg	1.0	
一般检查	意识清楚,正常病容,自动体位	0.5	
头颈部	巩膜未见黄染,结膜无充血和水肿,口唇无发绀,牙龈无出血,咽部充血,双侧扁桃体Ⅱ度肿大。颈静脉无怒张,气管居中,浅表淋巴结未触及肿大	1.0	
胸和肺	(1)视诊:双侧胸廓对称,胸壁静脉无曲张	0.5	
	(2)触诊:胸壁无压痛,无皮下气肿及皮下捻发感,腋窝淋巴结未触及肿大,双侧呼吸运动正常,触觉语颤正常,未触及胸膜摩擦感	1.0	
	(3)叩诊:双肺叩诊呈清音,肺下界正常	1.0	
	(4)听诊:双肺呼吸音正常,未闻及干湿性啰音,无胸膜摩擦音	1.0	
心脏	(1)视诊:心尖搏动位于第 5 肋间左锁骨中线内侧 1.0cm,搏动正常	0.5	
	(2)触诊:心尖正常搏动位置同视诊,心前区无震颤,无心包摩擦感	1.0	
	(3)叩诊:相对浊音界正常	2.0	
	(4)听诊:心率 80 次/min,律齐,$A_2>P_2$,未闻及杂音及心包摩擦音	1.5	
腹部	(1)视诊:腹部平坦,腹式呼吸存在	0.5	
	(2)触诊:腹软,肝脾肋下未触及,脐周轻度压痛,无反跳痛,未触及包块,胆囊区无压痛,Murphy 征阴性	2.0	
	(3)叩诊:鼓音,肝浊音界正常,肝区无叩痛,无移动性浊音,肋脊角无叩痛	2.0	
	(4)听诊:肠鸣音正常,未闻及血管杂音,无摩擦音	1.0	
脊柱四肢	脊柱无畸形,无压痛及叩痛,活动自如,无杵状指(趾),双下肢无水肿,四肢关节无红肿、畸形及压痛	1.0	
神经系统	肱二头肌反射、肱三头肌反射、膝反射正常,凯尔尼格征、巴宾斯基征阴性	0.5	
技巧	(1)查体前检查者须洗手	0.5	
	(2)动作熟练、手法规范	0.5	
	(3)注意对比,无重复、颠倒、遗漏	0.5	
	(4)注意交流和保护患者隐私	0.5	
	总分	20.0	

三、皮肤科疾病病例分析

　　患者,男性,37 岁,农民。因"全身反复发作丘疹、斑块、鳞屑,痒 20 年,加重 1 年余"收住院。患者于 20 年前无明显诱因躯干出现散在绿豆大小红色丘疹,大小不一红色斑块,上覆较厚银白色鳞屑,鳞屑易刮除,皮损境界清楚,无脓疱、水疱、糜烂,皮疹处瘙痒明显,自行外用药物治疗,瘙痒可稍缓解。类似皮疹逐渐增多加重,延及四肢,同时头皮出现红色丘疹,上覆白色鳞屑。曾多次来我院就诊,给予"阿维 A 酸""高维 E""氨肽素"等口服,"乐肤液""达克罗宁软膏"等外用,部分皮疹可暂时消退,但病情反复发作,时轻时重,以冬春季节为甚。近 1 年上述部位皮损明显增多,瘙痒加重。病程中无发热、关节痛、心慌、胸闷等不适。自起病以来,患者精神、食欲、睡眠可,大小便正常,体力、体重无明显变化。既往史:否认高血压、糖尿病病史;否认手术外伤史;否认食物及药物过敏史;否认乙型肝炎、结核等传染病及家族遗传病史。

　　查体:体温 36.3℃,脉搏 84 次/min,呼吸 19 次/min,血压 122/68mmHg,神志清楚,步入病房,自动体位,查体合作。全身皮肤巩膜无黄染,浅表淋巴结无肿大,咽部无充血,扁桃体无肿大,颈静脉无怒张,气管居中。双侧胸廓对称,呼吸运动正常,双肺叩诊呈清音,肺下界正常,双肺呼吸音正常,未闻及干湿性啰音。心尖搏动位于第 5 肋间左锁骨中线内侧 1.0cm,搏动正常,心前区无震颤,相对浊音界正常,心率 84 次/min,律齐,$A_2>P_2$,未闻及杂音及心包摩擦音。腹部平坦柔软,肝脾肋下未触及,无压痛及反跳痛,未触及包块,胆囊区无压痛,Murphy 征阴性,肝区无叩痛,肝浊音界正常,无移动性浊音,肋脊角无叩痛,肠鸣音正常。脊柱及四肢关节无红肿、畸形及压痛,生理反射存在,病理反射未引出。

皮肤科情况:躯干、四肢、头皮见广泛分布的大小不一的红色丘疹、片状斑块,部分融合成地图状,上覆较厚银白色鳞屑,鳞屑易刮除,成层状,去除鳞屑露出一层淡红发亮的半透明薄膜,刮除薄膜后可见点状小出血点。无水疱、脓疱、糜烂、渗出,未见明显束状发。皮损以头皮发际缘、四肢伸侧及背部明显。

根据以上临床资料,请写出初步诊断与诊断依据、鉴别诊断、进一步检查及治疗原则。

(一)初步诊断与诊断依据(初步诊断 12 分,诊断依据 8 分)

1. 初步诊断 寻常型银屑病。

2. 诊断依据

(1)男性患者,青少年期发病,慢性病程,反复发作,时轻时重,以冬春季节为甚。

(2)躯干、四肢、头皮见广泛分布的大小不一的红色丘疹、斑块,部分融合成地图状,上覆较厚银白色鳞屑。

(3)可见蜡滴现象、薄膜现象和点状出血现象(Auspitz 征)。

(4)皮损分布以头皮发际边缘、四肢伸侧及背部明显。

(二)鉴别诊断(10 分)

寻常型银屑病需与副银屑病、扁平苔藓、脂溢性皮炎、头癣、二期梅毒疹、慢性湿疹、玫瑰糠疹等鉴别。寻常型银屑病的鉴别诊断见表 20-4。

表 20-4 寻常型银屑病的鉴别诊断

疾病	鉴别诊断要点
副银屑病	常发生于青年,好发于躯干两侧及四肢近端,以屈侧较多。皮损为红色丘疹或斑块,上覆细小鳞屑,无薄膜现象和点状出血现象,一般无自觉症状
扁平苔藓	皮损多发生在四肢,为多角形扁平紫红色丘疹,表面有蜡样光泽。可见 Wickham 纹。口腔黏膜常有损害,常有不同程度瘙痒,组织病理具有特异性
脂溢性皮炎	皮损为边缘不清的红斑,上覆细小的黄色油腻鳞屑,无点状出血现象,毛发可稀疏、变细、脱落,但无束状发
头癣	皮损上覆灰白色糠状鳞屑,有断发及脱发,真菌检查阳性。多见于儿童
二期梅毒疹	有不洁性交和硬下疳史,典型皮损为掌跖部铜红色、浸润性斑疹或斑丘疹,梅毒血清反应阳性
慢性湿疹	往往瘙痒剧烈,急性期或早期可有水疱、糜烂、渗出、结痂,慢性期皮损浸润肥厚,苔藓样变及色素沉着
玫瑰糠疹	皮损主要发生在躯干及四肢近端,皮疹的长轴与皮纹一致。鳞屑细小而薄。病程短暂,愈后不易复发

(三)进一步检查项目(4 分)

为进一步确诊,可进行皮损组织病理检查。寻常型银屑病的典型病理变化是表皮角化过度及角化不全。角化不全区可见中性粒细胞构成的小脓肿,称为 Munro 微脓肿,颗粒层明显减少或消失,棘层增厚,表皮突规则向下延伸,其下端增宽呈杵状,真皮乳头上方棘层变薄。毛细血管扩张、延伸并迂曲,周围可见淋巴细胞、中性粒细胞等浸润。

(四)治疗原则(6 分)

1. 一般治疗 去除诱发或激发因素,避免上呼吸道感染、劳累、精神紧张,避免饮酒及进食辛辣刺激性食物。

2. 外用药物治疗 外用药物以止痒、消炎、安抚为原则。急性期外用药宜缓和,无刺激性,常用植物油、凡士林油膏、氧化锌油剂、硅油乳膏、糖皮质激素乳膏等。外用糖皮质激素仍是目前治疗银屑病常用的疗法,应注意其不良反应。需要长期用药者宜采用间断疗法,即每 2~3d 涂 1 次。与其他药物合并使用(维生素 D_3 衍生物、维 A 酸类、焦油类、蒽林等),有利于巩固疗效和减少不良反应。

3. 系统药物治疗

(1)维 A 酸类:维 A 酸类药物适用于各型银屑病,常用药物有阿维 A 酯、阿维 A 等,单独服用或与其他疗法联合应用有较满意的疗效。

(2)免疫疗法和生物制剂疗法:环孢素 A、他克莫司、吗替麦考酚酯等免疫抑制剂目前应用于严重型银屑病有较好疗效。一些新型生物制剂,如针对 TNF-α、IL-12、IL-17 以及 IL-23 的单克隆抗体应用是银屑病治疗的新进展。

(3)抗生素:部分银屑病的发生和复发与细菌等微生物感染有关,特别是急性点滴状银屑病常伴有急性扁桃体炎或上呼吸道感染,故可应用青霉素、头孢菌素类药物治疗。

糖皮质激素一般不主张系统用于寻常型银屑病。

4. 物理疗法 可应用光化学疗法(PUVA)、宽谱中波紫外线(BB-UVB)疗法、窄谱中波紫外线(NB-UVB)疗法。瘙痒剧烈、鳞屑显著者可进行矿泉浴、淀粉浴、米糠浴等。

5. 中医中药治疗 可应用中草药或复方青黛丸、雷公藤、复方丹参片等中成药。

四、临床操作考核

(一)真菌镜检

真菌镜检的考核评分要点见表 20-5。

表 20-5 真菌镜检的考核评分要点

考号:_____ 姓名:_____ 总得分:_____ 考核教师:_____

操作项目	评分要点	分值	得分
操作前准备	(1)核对患者姓名、年龄与患者简短交流,告知将为其做什么检查	1.0	
	(2)准备显微镜、手术刀片、75% 酒精、10% 氢氧化钾溶液、载玻片、盖玻片、酒精灯、小镊子、纸巾、棉签	2.0	
体位	协助患者采取合适体位,充分暴露皮损部位	1.0	
操作过程	(1)选择活动性皮损并消毒	1.0	
	(2)用消毒刀片刮取皮屑置于载玻片上	2.0	
	(3)加 1 滴 10% 氢氧化钾溶液并盖盖玻片	1.0	
	(4)酒精灯上微微加温	1.0	
	(5)轻压盖玻片驱除水泡,吸去溢液,将标本压薄成云雾状	2.0	
	(6)调节显微镜,低倍镜观察	2.0	
	(7)发现可疑菌丝及孢子后,再用高倍镜证实	2.0	
操作后处理	(1)填写报告单并告知患者检查结果	1.0	
	(2)操作用物的处理	1.0	
操作质量	取材量是否适中,玻片是否清洁干净,有无气泡,标本是否压薄呈云雾状	3.0	
	总分	20.0	

（二）淋球菌直接涂片检查

淋球菌直接涂片检查的考核评分要点见表20-6。

表20-6 淋球菌直接涂片检查的考核评分要点

考号：_____姓名：_____总得分：_____考核教师：

操作项目	评分要点	分值	得分
操作前准备	(1)核对患者姓名、年龄与患者简短交流,告知将为其做什么检查	1.0	
	(2)帽子、口罩、一次性手套	1.0	
	(3)准备含无菌生理盐水的藻酸钙棉拭子、窥阴器、载玻片2张、革兰氏染色液、香柏油、吸水纸、酒精灯、显微镜	2.0	
体位	安置患者体位以充分暴露生殖器部位,如女患者上检查床脱去一只裤腿进行取材,男患者可取站立位暴露尿道口取材	1.0	
操作过程	(1)操作者戴好帽子、口罩。清洗双手,戴一次性手套	1.0	
	(2)对男性患者用左手分开患者尿道口,右手用含无菌生理盐水的藻酸钙棉拭子深入男性尿道2cm,轻轻转动取出脓性分泌物。未婚女性患者取阴道口或尿道口分泌物,已婚女性患者最好在宫颈内1~2cm处旋转取分泌物。操作前均先用无菌脱脂棉擦去阴道口(阴道内)黏液,再取标本	2.0	
	(3)将脓性分泌物涂于载玻片上,涂片2张	1.0	
	(4)涂片自然干燥后酒精灯加热固定	1.0	
	(5)革兰氏染色	3.0	
	(6)镜检:晾干后的载玻片滴加香柏油,先用低倍镜观察,找到视野后转换成油镜观察结果,镜下见大量多形核细胞,细胞内外(急性者主要见于细胞内)找到成双排列、呈肾形的革兰氏阴性双球菌为阳性结果	2.0	
操作后处理	(1)填写报告单并告知患者检查结果	1.0	
	(2)操作用物的处理	1.0	
操作质量	(1)涂片时动作宜轻柔,防止细胞破裂变形	1.0	
	(2)涂片的厚度、固定和革兰氏染色要合适	2.0	
	总分	20.0	

（三）斑贴试验

斑贴试验的考核评分要点见表20-7。

表20-7 斑贴试验的考核评分要点

考号：_____姓名：_____总得分：_____考核教师：

操作项目	评分要点	分值	得分
操作前准备	(1)核对患者姓名、年龄与患者简短交流,告知将为其做什么检查	1.0	
	(2)帽子、口罩、一次性手套	1.0	
	(3)准备变应原斑贴试剂盒、生理盐水、消毒纱布、棉签、记号笔	1.0	
体位	患者取坐位,暴露背部或前臂屈侧的皮肤(受试部位),确定无任何皮肤损害	1.0	
操作过程	(1)操作者戴好帽子、口罩。清洗双手,戴一次性手套	1.0	
	(2)用生理盐水清洁背部或前臂屈侧的皮肤,棉签或纱布擦干皮肤	2.0	
	(3)将变应原斑贴测试剂贴敷在患者受试部位,使之均匀接触到皮肤,并做好标记	3.0	
	(4)嘱患者48h后去除斑贴测试剂,72h来医院判读结果	2.0	

续表

操作项目	评分要点	分值	得分
操作后处理	(1)嘱咐患者,如局部发生强烈反应,可随时去掉斑贴测试剂	1.0	
	(2)试验期间不宜洗澡、饮酒及搔抓试验部位	1.0	
	(3)应保持斑贴测试剂在皮肤上48h,尽量不要过早地去除斑贴测试剂,试验部位要有标记,胶带粘贴一定要密闭,以避免出现假阳性结果	2.0	
	(4)操作用物的处理	1.0	
操作质量	皮肤斑贴试验结果能清晰判读	3.0	
	总分	20.0	

（王　俐）

第二十一章
临床技能综合水平考试

临床技能教学培训与考核评价是临床医学教育的重要组成部分,是实现医学生向医生转变的基础,是培养医学生临床岗位胜任力的重要方法之一。《本科医学教育标准—临床医学专业(2016版)》明确指出,本科临床医学专业的学业成绩评定体系须建立形成性和终结性评定相结合的学生学业成绩全过程评定体系和评定标准,国务院办公厅《关于深化医教协同进一步推进医学教育改革与发展的意见》(国办发〔2017〕63号)指出,加快构建标准化、规范化医学人才培养体系,全面提升人才培养质量。2014年11月,教育部等六部门出台了《关于医教协同深化临床医学人才培养改革的意见》,要求深化开展以岗位胜任力为导向的教育教学改革,积极推进以能力为导向的医学人才考核评价方式。近几年来,迷你临床演练评估(mini-clinical evaluation exercise,Mini-CEX)和临床操作直接观察评估(direct observation of procedural skills,DOPS)等临床能力评估方法逐渐引入我国,作为教学和考核的双重工具广泛应用于临床教学、住院医师规范化培训等教学环节。

本章着重介绍现阶段常用的临床技能综合水平考试,如标准化病人、客观结构化临床考试、国家执业医师资格实践技能考试、各种形成性评价的方案方法等,使学生了解临床技能评估体系的考试内容、评分要素、流程技巧等,以期达到适应技能考试、评价学习效果的目的。

第一节　标准化病人与客观结构化临床考试

一、标准化病人

标准化病人(standardized patients,SP)又称为模拟病人(simulate patients),是指经过标准化、系统化培训后,能准确表现患者实际临床问题的健康人。医学生根据这些SP表现出来的症状进行病史采集、体格检查、疾病诊断和处置。经过专业培训,SP还可进行临床操作评分并对操作技巧进行反馈。SP可同时起到模拟患者、考核评估和反馈指导的作用,可用于对医学生临床技能以及职业态度的培养和评估。SP本身不是一种独立的考试方法,它通常是许多临床能力评估方法,尤其客观结构化临床技能考试的一部分,它克服了以往临床教学或评价中难以找到针对性病例的困难,可以根据教学需求针对性地使用,以提高评价的有效性。每个考生都面对同样的SP,提高了评估的可靠性。SP可以重复多次使用,提高了考试的可行性,有效避免了找患者难的问题。

SP不但能真实模拟患者,更重要的是,合格的SP还具有评估者和指导者的作用,这是以往考试手段做不到的。同时,也可规避医学考试中涉及道德伦理和医患纠纷的问题。这种考试方法更接近于临床实际,常作为重要组成部分与多站式客观结构化临床技能考试相结合,常用于临床技能的培训与评估。

二、客观结构化临床考试

美国医师考试委员会(National Board of Medical Examiners,NBME)研究认为,医学生应当具备下列临床能力:收集病史能力;体格检查能力;运用辅助检查的诊断能力;医疗决策能力;治疗护理能力;处理医患关系能力;职业态度。客观结构化临床考试(objective structured clinical examination,OSCE),又称为多站式考试(multiple station examination,MSE),是近30多年来在全球医学教育领域兴起的一个新观念。

OSCE是针对以上各种评价目的所采用的各种评价手段的综合体,是一种客观的临床能力考试模式。它并非某种具体的考核方法,而是提供一种客观、有序、有组织的考核框架。在这个框架中,医疗机构或考试机构可以根据考试大纲加入相应的考核内容与考核方法。这种新型临床能力考核形式主要通过一系列事先设计好的模拟临床场景来评价医学生的临床能力。考生依次在模拟的多个考站中完成各站所规定的任务并接受评估。

OSCE主要包括对SP、医学模拟人上的实际操作、临床资料的采集、文献检索等内容。这种考试可对传统笔试无法评价的临床技能进行考核,借助统一的评分标准,能有效免除评分教师主观差异,是一种可靠、客观的考核方式,同时也是一种对知识、技能和态度并重的临床能力考核评估方法。考站设置分长站、短站,SP站和非SP站,共10~15站不等。每站考试时间约5~15min不等,由主考人或SP依据考试要求对考生进行考核和反馈。

OSCE被认为是目前评价医学生临床能力的最好方式之一,也是比较全面的评价体系,能正确、客观、公正、全面地评估医学生的临床技能、医学知识和综合素质,克服了高分低能的培养弊病,具有有效性、可靠性、先进性、真实性,可延续性、可重复性、针对性强等优点。

三、客观结构化临床考试示例

内科长站(SP问诊和体格检查)

(一) 病例简介

患者,女性,26岁,体重60kg,汉族,教师。

主诉:多食、腹泻3个月,加重伴突眼1周。

现病史:3个月前患者无明显诱因出现多食、易饥饿,主食增加至400g/d(8两/d)。同时伴有腹泻,4~6次/d,为黄色稀便,无脓血、黑便,无发热、腹痛、腹胀等。渐出现脾气急躁易怒,怕热多汗,失眠多梦。未予重视和诊疗。1周前患者自觉以上症状加重,其家人发现患者双眼明显外突,炯炯有神,瞬目减少,自觉畏光流泪,无视物模糊或复视,遂来门诊就诊。发病以来患者食欲旺盛,小便如常,体重下降约6kg。

既往史:否认肝炎、结核等传染病史。否认高血压、心脏病等慢性病史。否认食物、药物过敏史及手术、外伤史。无输血史。

个人史:平素月经规律,近半年月经周期不规则,经量减少。未婚。无烟、酒嗜好。

(二) 重点体格检查

体温37.1℃,脉搏110次/min,呼吸22次/min,血压133/75mmHg。发育正常,营养中等,神志清楚,皮肤潮湿,掌心多汗,皮肤无明显黄染、苍白及出血点。全身浅表淋巴结未触及肿大。双眼轻度外突,巩膜无黄染,角膜无溃疡,瞬目减少,上视有额纹,Graefe征阴性,对光反射存在,辐辏反射不良。咽部稍充血,扁桃体无肿大,伸舌细颤。双侧甲状腺Ⅰ度肿大,无触痛,未触及包块.未闻及血管杂音。双肺呼吸音清,未闻及干性、湿性啰音,心浊音界不大,心率110次/min,律齐,心前区未触及震颤,心尖部可闻及2/6级收缩期杂音,余瓣膜听诊区未闻及明显杂音。腹软,无压痛或反跳痛,肝脾肋下未触及。

双手平伸有细颤。双下肢无水肿。

（三）重点问诊内容考核评分项目（30分）

重点问诊内容考核评分项目见表21-1。

表21-1　重点问诊内容考核评分项目

考号：　　　　　姓名：　　　　　总得分：　　　　　考核教师：

问诊项目	满分	得分
医生介绍自己的姓名、职责	1.0	
医生询问患者的姓名、年龄等信息	1.0	
询问主诉：多食、腹泻3个月，加重伴突眼1周	3.0	
起病的诱因有无，起病急缓	2.0	
多食是否伴随多饮和多尿	2.0	
腹泻的次数、大便的性状	2.0	
腹泻有无伴随症状	1.0	
多食的量化描述	2.0	
眼部症状的描述	3.0	
其他伴随症状及相鉴别的阴性症状	3.0	
诊疗经过（诊断及治疗情况）	2.0	
疾病演变情况	1.0	
月经史（经期、经量变化）	1.0	
既往史（过敏史、肝病、高血压、糖尿病及心脏病史）	2.0	
家族史	1.0	
与患者讨论下一步检查安排和初步处理意见	3.0	
总分	30.0	

（四）重点体格检查内容及考核评分项目（25分）

重点体格检查内容及考核评分项目见表21-2。

表21-2　重点体格检查内容及考核评分项目

考号：＿＿＿＿＿姓名：＿＿＿＿＿总得分：＿＿＿＿＿考核教师：＿＿＿＿＿

体格检查内容	满分	得分
医生洗手	1.0	
测体温、呼吸	1.0	
测脉搏、血压	1.0	
检查皮肤、掌心有无潮湿多汗	1.0	
检查双眼有无外突	1.0	
检查甲亢眼征	2.0	
检查伸舌有无细颤	1.0	
正确地触诊甲状腺	3.0	
听诊甲状腺有无杂音	1.0	
对称地听诊双肺至少每侧6个点	2.0	

续表

体格检查内容	满分	得分
触诊心尖搏动	1.0	
叩诊心脏浊音界	2.0	
听诊心率、心律	1.0	
听诊心尖区及各瓣膜区心音及杂音	2.0	
检查周围血管征(有无水冲脉)	1.0	
触诊有无腹部压痛、肝、脾有无肿大	2.0	
检查双手平伸向前有无细颤	1.0	
检查双下肢有无浮肿	1.0	
总分	25.0	

（五）重点问诊、体格检查技巧考核评分（15分）

重点问诊、体格检查技巧考核评分见表21-3。

表21-3　重点问诊、查体技巧考核评分

考号：_____　姓名：_____　总得分：_____　考核教师：_____

问诊、查体技巧内容	满分	得分
按问诊顺序系统提问,条理性强,层次清晰	1.0	
无诱导性提问、为难性、暗示性、套取性提问	1.0	
不用医学名词或术语提问	1.0	
询问者注意聆听,不轻易打断患者讲话	1.0	
问诊应有过渡语言,恰当使用过渡性语言	1.0	
内容全面,重点突出	1.0	
注意倾听,友好自然,给予肯定性、鼓励性话语	1.0	
衣冠整洁,尊重,获得患者的信任	1.0	
有同情心,使患者感到温暖	1.0	
问诊结束有小结和结束语	1.0	
根据拟诊疾病,进行有顺序、倾向疾病特点重点查体	1.0	
按"视触叩听"顺序,认真仔细地检查,无重复、遗漏	1.0	
手法正确、规范,内容完整	1.0	
检查熟练、轻柔	1.0	
注意与患者进行交流,自然亲切,注意保护尊重患者	1.0	
总分	15.0	

（六）完成该病例单项选择题（每题10分,共30分）

1. 为明确诊断,本例最合理的检查组合是（D）

A. 胸部X线片 + 甲状腺核素扫描

B. 肝功能 + 血 FT_3、FT_4、TSH 检查

C. TRAb、TSAb+ 心脏彩色多普勒超声检查

D. 血 FT_3、FT_4、TSH 检查 +TRAb、TSAb+ 甲状腺核素扫描

2. 对本例患者进行体格检查时,循环系统可能出现的体征是（D）

A. 心率增快

B. 心律不齐如期前收缩

C. 脉压增大

D. 以上均是

3. 对患者的眼部病变,不正确的诊疗措施是(C)

A. 眼部 CT 检查

B. 夜间高枕卧位

C. 存在严重突眼、暴露性角膜炎行眼眶减压手术

D. 应用眼罩,保护角膜等

(马肖容)

第二节　国家执业医师资格实践技能考试简介

国家执业医师资格实践技能考试是参加医师资格考试的必经环节,只有通过了实践技能考试的考生才有资格参加后续的医学综合考试。实践技能考试采用多站测试的方式,各考区设有实践技能考试基地,根据考试内容设置若干考站,考生依次通过各考站以接受实践技能测试。每位考生必须在同一考试基地设置的各个考站进行测试,考试时间共 65min,总分 100 分。具体考站设计及实施方案如表 21-4。

表 21-4　临床实践技能考试考站设计及实施方案

考试内容		考试分值 / 分	考试时间 /min
第一考站: 临床思维考试	心肺听诊	8	40
	影像诊断	6	
	心电图诊断	7	
	医德医风	2	
	病史采集	15	
	病例分析	22	
第二考站:体格检查考试		20	15
第三考站:基本操作考试		20	10

第一考站:

(1)考试内容:包含心肺听诊、影像诊断、心电图诊断、医德医风、病史采集、病例分析等临床思维能力。

(2)考试方法:试题在计算机上呈现,考生机考作答。

第二考站:

(1)考试内容:体格检查。

(2)考试方法:考生在标准体检者身体(直肠指检和乳房检查应当在医用模具)上进行检查。

第三考站:

(1)考试内容:基本操作。

(2)考试方式:考生在医学教学模拟人或医用模具上进行相关操作。

(马肖容)

第三节　常用形成性评价量表

　　形成性评价(formative assessment)是区别于终结性评价,通过查找培养方案、教学过程和教学活动中存在的问题,为正在进行的教与学提供反馈信息,在实践中提高教育活动质量的评价。其突出特点是充分重视评价的过程,教师不仅是评价的客体,也是评价的主体。师生双方在教学中共同参与、双向反馈、调整和优化教学内容和方式,达到通过反馈不断完善评估体系,从而提高教学水平和教学质量的目标。在医学教育中常用的形成性评价量表,包括临床操作技能直接评价(DOPS)观察表、迷你临床演练评价(Mini-CEX)观察表和病历汇报(SOAP)评价观察表。

视频:临床操
作技能直接
评价观察

一、临床操作技能直接评价

　　临床操作技能直接评价(direct observation of procedural skills,DOPS),最初由英国皇家内科医师协会设计提出,是一种兼具教学和考核功能的临床技能评价工具。作为一种形成性评价方法,是由教师直接观察并以客观量表评估及反馈学员技能操作的方法,适用于评估临床实践操作能力的学习成效。

　　DOPS观察表通常包括基本信息、评价内容、反馈意见和满意度等。基本信息是对教师、学员及患者信息资料的描述。评价内容包括评价项目和计分标准,通过医学相关知识、临床技能操作、交流沟通能力及专业素养水平等方面来评价学员是否达到该临床技能预期能力水平。其计分制在各院校应用中具有一定差异性,有6分制、8分制、9分制和10分制。评价结果分为3个等级:未达到能力预期标准(尚不能进入临床实践),接近或达到能力预期标准(可以在教师指导下完成实践操作),高于能力预期标准(操作技能十分熟练,能够独立完成并指导他人)。DOPS观察表见表21-5。

表21-5　DOPS观察评价表

教师姓名:_____(□副高以上医师　　□主治医师　　□高年资住院医师)

评价日期:_____年_____月_____日　　□上午　　　　□下午　　　□晚上

学员姓名:_____　年级:_____　班级:_____　学号:_____

学员类别:□见习医师　　□实习医师　　□住院医师　　□研究生

　　　　　□住培1年级　□住培2年级　□住培3年级

评价地点:□病房　□门诊　□急诊　□ICU　□技能中心　□其他:_____

患者基本资料:年龄:_____岁　性别:　□男　□女

临床技能操作名称:_____

操作难易程度:□低　□中　□高

学员进行同样技能的经历:□0次　　□1-4次　　□5-9次　　□10次以上

评价项目	不适用	计分标准 / 分								
		未执行	不符合要求		基本符合要求			高标准符合要求		
		0	1	2	3	4	5	6	7	8	9
适应证明确										
告知签署同意										

续表

评价项目	不适用	计分标准 / 分									
		未执行	不符合要求			基本符合要求			高标准符合要求		
		0	1	2	3	4	5	6	7	8	9
术前准备充足											
合理安全麻醉											
技能操作熟练											
无菌观念严格											
合理寻求协助											
术后适宜处理											
沟通顺畅多样											
关心同情患者											
操作总体表现											

直接观察时间：_____min；反馈时间 _____min

教师对此次测评满意程度：劣 □1 □2 □3 ┃ □4 □5 □6 ┃ □7 □8 □9 优

学员对此次测评满意程度：劣 □1 □2 □3 ┃ □4 □5 □6 ┃ □7 □8 □9 优

教师评语：

教师签名：_____ 学员签名：_____

二、迷你临床演练评估

视频：迷你临床演练评估

迷你临床演练评估（mini-clinical evaluation exercise，Mini-CEX）是由美国内科医学会创立，兼具教学与评量功能的考评工具，可从知识、能力、态度、胜任力等方面学员进行临床能力的全面评价。其基本框架有 7 方面。

（1）医疗面谈 / 病史采集：考查学员如何鼓励患者陈述病情，阐述与疾病相关的正确而足够的信息，适时整理病史，并对患者的情绪和肢体语言作出恰当回应。

（2）体格检查：考查学员是否告知患者所做检查事项，检查的手法和顺序是否正确，能否合适地处理患者表现的不适。

（3）专业态度：考查学员能否对患者尊重、同情，是否善于换位思考，能否得到患者的信任、满足患者对受尊重、守密的需求。

（4）临床判断：考查学员能否给予患者适当处置和诊治步骤。

（5）沟通技能：考查学员能否与患者顺畅沟通、解释病情以获得认可、配合，能否进行科学、普及的健康宣教。

（6）组织效能，考查学员能否按优先顺序处理患者，处置是否及时、适当、高效。

（7）整体胜任力：对学员判断、处置、人文、效率、组织等临床能力的整体评量。上述项目分值分别以 1~10 分评价，1~5 分为不合格，6~8 分为合格，9~10 分为优秀。

Mini-CEX 观察表见表 21-6。

表 21-6　Mini-CEX 观察表

教师姓名：_____（□副高以上医师　　□主治医师　　□高年资住院医师）

评价日期：_____ 年 _____ 月 _____ 日　　□上午　　□下午　　□晚上

学员姓名：_____　年级：_____　班级：_____　学号：_____

学员类别:□见习医师　　□实习医师　　□住院医师　　□研究生
　　　　　□住培1年级　□住培2年级　□住培3年级
评价地点:□病房　□门诊　□急诊　□ICU　□技能中心　□其他:＿＿＿＿
患者基本资料:年龄:＿＿＿＿岁　性别:　□男　□女
初步诊断:＿＿＿＿＿＿＿＿＿＿＿＿＿＿＿＿＿＿＿＿＿＿＿＿＿＿＿＿
操作难易程度:□低　□中　□高
考评重点:□病史采集　□体格检查　□临床思维与治疗　□沟通与人文关怀　□其他＿＿＿＿

一、病史采集(□未测评)
□正确称呼患者
□自我介绍
□向患者说明目的
□尽可能让患者自己陈述,适时给患者支持、鼓励
□耐心倾听患者陈述
□与患者有适当的眼神、言语、肢体的交流
□适时引导患者,以充分获取正确资料
□问诊逻辑清晰、条理清楚
□采用易懂语言
□重点突出,信息收集完整
□必要的记录

表1　病史采集 Mini-CEX 考评结果

不合格					合格			优秀	
1分	2分	3分	4分	5分	6分	7分	8分	9分	10分

二、体格检查(□未测评)
□准备必需的体检用物
□注意保护患者的隐私
□必要时,请其他人员在旁
□清洁双手
□按病情需要进行检查,顺序合理,及时处理患者在体检中出现的不适
□检查手法规范
□检查内容全面

表2　体格检查 Mini-CEX 考评结果

不合格					合格			优秀	
1分	2分	3分	4分	5分	6分	7分	8分	9分	10分

三、沟通技能与人文关怀(□未测评)
□仪表端正,态度和蔼,表达清晰
□尊重患者与家属,具有同情心
□获得患者与家属的信任
□注意患者的舒适度,适时正确处理患者出现的不适
□适当解释患者及家属提出的问题

表3 沟通技能与人文关怀 mini-CEX 考评结果

不合格					合格			优秀	
1分	2分	3分	4分	5分	6分	7分	8分	9分	10分

四、临床思维与治疗(□ 未测评)

□能对病史与体检内容进行整合、分析

□能解释相关的检查结果

□临床分析具有逻辑性

□有一定的诊断、鉴别诊断能力

□治疗方案合理可行

表4 临床思维与治疗 mini-CEX 考评结果

不合格					合格			优秀	
1分	2分	3分	4分	5分	6分	7分	8分	9分	10分

五、整体表现(□ 未测评)

□对患者及家属态度

□时间得当,过程精炼

□有整合资料与判断能力

□能按优先顺序进行正确处理

□整体效率高

表5 整体表现 mini-CEX 考评结果

不合格					合格			优秀	
1分	2分	3分	4分	5分	6分	7分	8分	9分	10分

直接观察时间:_____min;反馈时间 _____min

教师对此次测评满意程度: 劣 □1□2□3 ┃ □4□5□6 ┃ □7□8□9优

学员对此次测评满意程度: 劣 □1□2□3 ┃ □4□5□6 ┃ □7□8□9优

教师评语:

教师签名:_____ 学员签名:_____

三、SOAP 病例汇报评价

病历汇报采用 SOAP 格式,SOAP 起源于全科医生对健康问题进行描述时,采用的以问题为导向的病历记录(problem-oriented medical record,POMR)方式,即对患者的健康问题按照主观资料(subjective data,S)、客观资料(objective data,O)、评估(assessment,A)、计划(plan,P)的格式来描述。S:指由患者提供的病史资料;O:指医生获得的查体、辅助检查等资料,还包括患者的态度、行为等;A:指医生依据获得的主、客观资料,进行综合、分析,得出的诊断、鉴别诊断、严重程度、预后判断等;P:指针对患者制订的处置计划,包括诊断计划、干预措施(预防、治疗、护理、康复指导、患者教育等)。

SOAP 病历汇报评价表用于培养及评估学员临床思维、解决问题、独立思考等岗位胜任能力。SOAP 病历汇报评价表见表21-7。

视频:病例汇报(SOAP)

表 21-7　SOAP 病例汇报评价观察表

教师姓名:_____(□副高以上医师　　□主治医师　□高年资住院医师)

评价日期:_____ 年 _____ 月 _____ 日　□上午　　□下午　　□晚上

学员姓名:_____　年级:_____　班级:_____　学号:_____

学员类别:□见习医师　　□实习医师　　□住院医师　　□研究生

　　　　　□住培 1 年级　□住培 2 年级　□住培 3 年级

评价地点:□病房　□门诊　□急诊　□ICU　□其他:_____

患者姓名:_____ 性别:____ 年龄:____ 病区:_____ 床号:_____ 住院号:____

	缺项/分	内容完整性/分		内容条理性/分	
		遗漏重要内容	未遗漏重要内容	完整但条理差	完整且有条理
Subjective data 主观资料					
1. 主要症状和体征描述	1	2	3	4	5
2. 患病过程描述	1	2	3	4	5
3. 既往史及药物治疗	1	2	3	4	5
4. 药物过敏史	1	2	3	4	5
5. 其他相关病史	1	2	3	4	5
Objective data 客观资料					
1. 生命体征	1	2	3	4	5
2. 心肺腹查体	1	2	3	4	5
3. 受累系统重点查体	1	2	3	4	5
a) 阳性体征	1	2	3	4	5
b) 相关阴性体征	1	2	3	4	5
Assessment 评估					
1. 总结资料	1	2	3	4	5
2. 列举问题	1	2	3	4	5
3. 制定计划	1	2	3	4	5
4. 结果和随访	1	2	3	4	5
Plan 计划					
1. 安排辅助检查	1	2	3	4	5
2. 治疗指导	1	2	3	4	5
3. 相关操作	1	2	3	4	5
4. 药物治疗	1	2	3	4	5
5. 健康教育	1	2	3	4	5
6. 随访时间	1	2	3	4	5

直接观察时间:_____min;　反馈时间 _____min

教师对此次测评满意程度:　劣 □1□2□3　|　□4□5□6　|　□7□8□9优

学员对此次测评满意程度:　劣 □1□2□3　|　□4□5□6　|　□7□8□9优

教师评语:

教师签名:_____　　学员签名:_____

（马肖容）

推荐阅读

［1］ 万学红, 卢雪峰. 诊断学. 9 版. 北京：人民卫生出版社, 2018.

［2］ 万学红, 陈红. 临床诊断学. 3 版. 北京：人民卫生出版社, 2015.

［3］ 刘成玉. 诊断学. 4 版. 北京：人民卫生出版社, 2019.

［4］ 刘成玉, 沈建箴, 王元松. 临床基本技能考核与评价. 北京：人民卫生出版社, 2019.

［5］ 葛均波, 徐永健, 王辰. 内科学. 9 版. 北京：人民卫生出版社, 2018.

［6］ 卫生部. 病历书写基本规范. 卫医政发〔2010〕11 号.

［7］ 卫生部. 电子病历基本规范 (试行). 卫医政发〔2017〕8 号.

［8］ 陈孝平, 汪建平, 赵继宗. 外科学. 9 版. 北京：人民卫生出版社, 2018.

［9］ 马跃美, 郭光金, 凌光烈, 等. 外科手术学基础. 2 版. 北京：人民卫生出版社, 2011.

［10］ 李小寒, 尚少梅. 基础护理学. 6 版. 北京：人民卫生出版社, 2018.

［11］ 陈红. 中国医学生临床技能操作指南. 2 版. 北京：人民卫生出版社, 2014.

［12］ 中华医学会. 临床技术操作规范 (呼吸病学分册). 北京：人民军医出版社, 2008.

［13］ 钟南山, 刘又宁. 呼吸病学. 2 版. 北京：人民卫生出版社, 2012.

［14］ 周怡, 赖莉芬, 赵卫国. 肺功能检查病例分析. 北京：人民军医出版社, 2012.

［15］ 郑劲平, 高怡. 肺功能检查实用指南. 北京：人民卫生出版社, 2009.

［16］ 朱蕾, 刘又宁, 于润江. 临床肺功能. 北京：人民卫生出版社, 2004.

［17］ 罗炎杰, 冯玉麟. 简明临床血气分析. 2 版. 北京：人民卫生出版社, 2009.

［18］ 刘成玉, 郑文芝. 实验诊断学. 2 版. 北京：人民卫生出版社, 2017.

［19］ 刘成玉, 林发全. 临床检验基础. 4 版. 北京：中国医药科技出版社, 2019.

［20］ 林果为, 王吉耀, 葛均波. 实用内科学. 15 版. 北京：人民卫生出版社, 2017.

［21］ 医师资格考试指导用书专家编写组. 2020 临床执业医师资格考试实践技能指导用书. 北京：人民卫生出版社, 2019.

［22］ 吴江, 贾建平. 神经病学. 3 版. 北京：人民卫生出版社, 2015.

［23］ 谢辛, 孔北华, 段涛. 妇产科学. 9 版. 北京：人民卫生出版社, 2018.

［24］ 刘兴会, 徐先明, 段涛, 等. 实用产科手术学. 北京：人民卫生出版社, 2014.

［25］ 王卫平, 孙锟, 常立文. 儿科学. 9 版. 北京：人民卫生出版社, 2018.

［26］ 陈翔, 吴静. 湘雅临床技能培训教程. 2 版. 北京：高等教育出版社, 2019.

［27］ 张学军. 皮肤性病学. 9 版. 北京：人民卫生出版社, 2018.

［28］ 中国新生儿复苏项目专家组. 新生儿复苏指南 (2016 年北京修订). 中国新生儿科杂志, 2016, 31 (4): 241-246.

［29］ 中华医学会检验医学分会. 便携式血糖仪临床操作和质量管理规范中国专家共识. 中华医学杂志, 2016, 96 (36): 2864-2867.

［30］ 中华医学会糖尿病学分会. 中国血糖监测临床应用指南 (2015 年版). 中华糖尿病杂志, 2015, 07 (10): 603-613.

［31］ 中华医学会糖尿病学分会. 中国 2 型糖尿病防治指南 (2017 版). 中华糖尿病杂志, 2018, 10 (01): 4-67.

［32］ CUNNINGHAM F, LEVENO K, BLOOM S, et al. Williams Obstetrics (25rd Edition). McGraw-Hill Professional, 2018.

［33］ SWARTZ M H. 诊断学：问诊与查体. 7 版. 范洪伟, 译. 北京：中国协和医科大学出版社, 2015.

［34］ PORTER RS, KAPLAN JL, HOMEIER BP. The merck manual of patient symptoms. Merck and CO., Inc, 2009.

［35］ PAULMAN PM, PAULMAN AA, Harrison JD. Taylor's 10-minute diagnosis manual. Lippincott Williams and Wilkins Inc., 2007.

［36］ TALLEY NJ, O'CONNOR S. Clinical examination. Churchill Livingstone, 2006.

［37］ PAGANA KD, PAGANA TJ. Diagnostic and Laboratory Test Reference, 8th. St. Louis: mosby, Inc., 2007.

［38］ MCPHERSON RA, PINCUS MR. Henry's Clinical diagnosis and Management by laboratory methods. 21th. Philadelphia: Saunders, 2007.

［39］ LISTON R, SAWCHUCK D, YOUNG D. No. 197a-Fetal Health Surveillance: Antepartum Consensus Guideline. J Obstet Gynaecol Can, 2018, 40 (4): e251-e271.

［40］ None. ACOG Practice Bulletin No. 106: Intrapartum Fetal Heart Rate Monitoring: Nomenclature, Interpretation, and General Management Principles. Obstetrics & Gynecology, 2009, 114 (1): 192-202.

中英文名词对照索引